中国医学救援

—— 蓝皮书 ——

（2021—2023）

主编　李宗浩

人民卫生出版社
·北 京·

图书在版编目（CIP）数据

中国医学救援蓝皮书：2021—2023 / 李宗浩主编
. —北京：人民卫生出版社，2024.11
　ISBN 978-7-117-36328-0

Ⅰ. ①中… Ⅱ. ①李… Ⅲ. ①医学 – 救援 – 研究报告
– 中国 –2021-2023　Ⅳ. ①R129

中国国家版本馆 CIP 数据核字（2024）第 096433 号

人卫智网	www.ipmph.com	医学教育、学术、考试、健康，
		购书智慧智能综合服务平台
人卫官网	www.pmph.com	人卫官方资讯发布平台

中国医学救援蓝皮书（2021—2023）

Zhongguo Yixue Jiuyuan Lanpishu（2021—2023）

主　　编：李宗浩
出版发行：人民卫生出版社（中继线 010-59780011）
地　　址：北京市朝阳区潘家园南里 19 号
邮　　编：100021
E - mail：pmph @ pmph.com
购书热线：010-59787592　010-59787584　010-65264830
印　　刷：北京盛通数码印刷有限公司
经　　销：新华书店
开　　本：889×1194　1/16　　印张：28
字　　数：887 千字
版　　次：2024 年 11 月第 1 版
印　　次：2024 年 12 月第 1 次印刷
标准书号：ISBN 978-7-117-36328-0
定　　价：159.00 元

打击盗版举报电话：010-59787491　E-mail：WQ @ pmph.com
质量问题联系电话：010-59787234　E-mail：zhiliang @ pmph.com
数字融合服务电话：4001118166　E-mail：zengzhi @ pmph.com

编委会名单

序　言

  应急管理是国家安全体系和国家治理体系及治理能力的重要组成部分,承担着防范化解重大安全风险、及时应对处置各类灾害事故的重要职责,担负着保护人民群众生命财产安全和维护社会稳定的重要使命。医学救援是医疗应急工作的重要组成部分,也是应急管理的重要内容。中华人民共和国成立以来,党和国家始终高度重视应急管理和医学救援工作,应急管理体系不断调整和完善,成功应对了一次又一次重大突发事件,有效化解了一个又一个重大安全风险,创造了许多抢险救灾、应急管理的奇迹。医学救援在有效减轻自然灾害、事故灾难、公共卫生事件和社会安全等各类突发事件对人民群众身心健康和生命安全的危害,保障社会和谐稳定中发挥着重要作用。正如习近平总书记 2016 年 8 月 19 日在全国卫生与健康大会上的讲话中指出的,"长期以来,我国广大卫生与健康工作者弘扬'敬佑生命、救死扶伤、甘于奉献、大爱无疆'的精神,全心全意为人民服务,特别是在面对重大传染病威胁、抗击重大自然灾害时,广大卫生与健康工作者临危不惧、义无反顾、勇往直前、舍己救人,赢得了全社会赞誉"。

  党的十八大以来,以习近平同志为核心的党中央团结带领全国各族人民取得了改革开放和社会主义现代化建设的历史性成就,中国特色社会主义进入新时代,应急管理工作进入新时期。国家安全得到全面加强,经受住了来自政治、经济、意识形态、自然等方面的风险挑战考验,为党和国家快速发展、长治久安提供了有力保证。新时期应急管理呈现了新理念、新态势、新格局,集中体现在以总体国家安全观为统领,统筹发展和安全;以人民安全为宗旨,坚持人民至上、生命至上;以服务和建设与现代化强国相适应的中国特色大国应急体系为目标,积极推进应急管理体系和能力现代化;以防范化解重大风险挑战为主线;以加强优化统筹国家应急能力建设为重点;以科技进步,特别是现代信息技术为支撑;以中国特色社会主义法治体系为保障;以构建人类命运共同体为己任。我国应急管理事业改革发展取得重大进展,防范化解重大安全风险能力明显提升,应急管理体系不断健全,应急救援效能显著提升,安全生产水平稳步提高,防灾减灾能力明显增强。

  与此同时,医学救援取得显著成效。一是管理体制不断健全,在认真总结抗击严重急性呼吸综合征(曾称"传染性非典型肺炎")、甲型 H1N1 流感和新型冠状病毒感染疫情防控等突发事件紧急医学救援实践经验的基础上,完善了四方责任、属地为主的管理体制。二是预案体系不断完善,各类应急预案、工作规范的针对性和可操作性进一步增强。三是机制建设取得进展,建立了由卫生健康部门统筹协调、多部门参与、军地协同的紧急医学救援协调联动机制,在一系列突发事件应对中发挥重要作用。四是能力建设得到强化,按区域规划布局,建设了包含紧急医学救援队伍在内的 59 支国家卫生应急队伍。各级医疗机构和疾病预防控制机构的紧急医学救援能力稳步提升,院前医疗急救体系建设持续加强。五是突发事件有效处置,十年来,卫生健康系统成功有效地开展了针对地震、森林火灾和洪涝灾害等一系列重特大突发事件的紧急医学救援。有效防控了人感染高致病性禽流感(H5N1、H7N9)、中东呼吸综合征、埃博拉出血热和鼠疫等突发急性传染病疫情,特别是新型冠状病毒感染医疗救治取得显著成效,切实保障了人民群众身心健康和生命安全,得到了党中央、国务院的充分肯定及社会各界的高度认可。圆满完成了应对埃博拉疫情的国际合作任务,意大利、阿塞拜疆、埃塞俄比亚等国的新型冠状病毒感染患者救治等国际医学救援任务,赢得受援国及国际社会的广泛赞誉。

  当前,我国发展进入战略机遇和风险挑战并存,不确定、难预料因素增多的时期,新时期突发事件呈现出伤亡大、损失大、影响大,复杂性加剧、新风险新隐患增多、防控难度加大等特点,各种可以预见和难以预见的风险因素明显增多,各种"黑天鹅"事件和"灰犀牛"事件可能随时发生。自然灾害的突发性、异常性和复杂性增加,极端性凸显;安全生产处在脆弱期、爬坡期、过坎期,存量风险和增量风险交织叠加,形势依然复杂严峻;公共安全风险多样化、复杂化,突发性更加明显;科技进步,特别是信息技术蓬勃发展带来新机遇与新挑战,网络安全风险凸显化,放大性更加明显;高风险的城市和低设防的农村并存,城市脆弱性凸显;我国社会主要矛盾已经转化,平安是老百姓解决温饱后的第一需求;世界百年未有之大变局加速演变,不稳定性和不确定性更加明显。总而言之,维护国家主权安全发展利益任务更加艰巨繁重,维护改革发展稳定大局任务更加艰巨繁重。应急管理和医学救援事业任重道远。习近平总书记在党的二十大报告中强调:"全面建设社会主义现代化国家,是一项伟大而艰巨的事业,前途光明,任重道远……我们必须增强忧患意识,坚持底线思维,做到居安思危、未雨绸缪,准备经受风高浪急甚至惊涛骇浪的重大考验。"

了解历史才能看得远,理解历史才能走得远。党的十八大以来,以习近平同志为核心的党中央不断加强对国家安全工作的集中统一领导,把坚持总体国家安全观纳入坚持和发展中国特色社会主义基本方略,把统筹发展和安全纳入"十四五"时期我国经济社会发展的指导思想,并作出战略部署。国务院印发的《"十四五"国家应急体系规划》和国家卫生健康委员会印发的《突发事件紧急医学救援"十四五"规划》,全面贯彻了党中央和习近平总书记关于应急管理工作的一系列重要指示和决策部署。特别是党的二十大报告强调,"国家安全是民族复兴的根基,社会稳定是国家强盛的前提……建设更高水平的平安中国,以新安全格局保障新发展格局。""提高公共安全治理水平。坚持安全第一、预防为主,建立大安全大应急框架,完善公共安全体系,推动公共安全治理模式向事前预防转型……提高防灾减灾救灾和重大突发公共事件处置保障能力,加强国家区域应急力量建设。""推进健康中国建设……健全公共卫生体系,提高重大疫情早发现能力,加强重大疫情防控救治体系和应急能力建设,有效遏制重大传染性疾病传播"等方面,系统阐明了应急管理工作和医学救援工作的理念、原则、目标、路径、方法和要求,为新时代应急管理和医学救援工作指明了发展方向,提供了根本遵循。

深信在以习近平同志为核心的党中央领导下,增强"四个意识"、坚定"四个自信"、做到"两个维护",坚持总体国家安全观,坚持人民至上、生命至上,坚持系统观念,坚持底线思维,坚持依靠科技进步,坚持自信开放,坚持与时俱进,就一定能够将应急管理和医学救援事业不断推向前进,为保障人民群众的生命安全和身体健康,为建设更高水平的平安中国作出更大贡献!

国务院原参事
国务院应急管理专家组原组长
国家减灾委专家委员会原副主任
闪淳昌
2023 年 8 月 18 日

前 言
当代急救领域的智慧思想和科学声音

一

信息化时代的信息,对于科技人员而言是何等重要。尽管在这个信息总量爆炸式增长的大环境下,信息带给我们的有时就像北京春天街头巷尾漫天飞舞的柳絮,窒息得让人难以正常呼吸。但对于信息的渴望,如人们欣赏的是繁花似锦的春阳百花和它日后秋天的累累硕果一样,爱之、求之、用之。本书盼成为智库信息之大成,希望人们坚定对信息作用的认同和厚爱。

就在前些年春天,我到北京亦庄开发区的国研智库参加座谈,看到了智库编撰出版的整套书籍,眼前一亮。从那天起,我的脑海中埋下了由中国急救专家编撰一部蓝皮书的理想。因为每当经历一些重大突发事件的医学救援后,心中就涌上一阵冲动。加上现在不仅专业领域,连社会大众都很关注急救,还有不少影视作品描述了急救的情景,特别是当出现一些不甚科学甚至有违历史的场景时,着实增加了我对编写此书的紧迫感。凡此种种,使我认识到急救医学既有很强的科学性、专业性,又具有广泛的全民普及性。

"急救"这个题材,其历史沿革早期(或更早)可追溯到 1800 年前中国医圣张仲景所著《伤寒论》类似心肺复苏的描述,但那些都是故事。经过多年的学习践行与讨论交流,我认为现代急救医学科学应该萌芽于 19 世纪欧洲战伤救护的弗罗伦萨·南丁格尔(1820—1910)和亨利·杜南(1828—1910)的红十字运动。他们是现代急救科学的先行者,是救护理念的创立与践行者。所以,从某种意义而言,现代急救医学科学是欧洲文艺复兴运动到了 18 世纪以人为中心的重要成果之一。

我们往往高度评价欧洲文艺复兴运动对人类文明的伟大贡献,对科学及文学、艺术等方面作出的杰出成就,却似乎忽略了对与人生老病死相关的"急救"的重大作用,这是令人遗憾的。我作为中国的学者,"补上一笔"是历史的责任。其实早在 1989 年、1991 年,我与彼得·沙法(Peter Safar,1924—2003)教授当面表述过这个观点,他原则上是赞成的,在 1993 年为我的急救专著《现代急救医学》(浙江科技出版社,1993)作序时,一开头他讲的一些话就有这个意思;20 世纪 60 年代,诞生了现代急救复苏医学,其学术核心是心肺复苏。随着科技进步、经济发展、疾病谱改变,常态下医院外、社区的急危重症发生率扶摇直升,彼得·沙法的团队在 1976 年于德国美因茨创立了现代急救灾害医学。人们的目光和脚步由医院内转向了医院外更为广阔的现场。在此过程中,中国几乎同步于发达国家。

这些论述和文件经过与国内外同行的多年讨论获得共识。为此,我应约于 2023 年年初在全国科技名词审定委员会主办的《中国科技术语》发表了《中国现代急救医学学科名称及其关键术语规范》一文(2023 年 4 月,25 卷第 2 期)。可喜的是,从世纪之交到如今的三十多年间,尤其是近十几年来,因 SARS 等传染病以及各种自然灾害,我国高度重视急救事业的发展,急救医学回归到面对常态急重症、应对突发灾害疫情,立足于医院外、社区等各种现场,一种不同于医院内的新的医学结构模式,一种不同于医院体系的急救服务悄然而立并迅速壮大,这就是包括"第一目击者"志愿者队伍和社区医疗卫生工作者在内的急救医疗服务体系(emergency & disaster medical service,EMS)。与欧美等发达国家随处可见的 EMS 相比,我国的 EMS 还有很大的提升空间。

二

我很欣赏毛泽东主席的一句名言,"战争教育了人民,人民赢得了战争"。近三十年来,我们在与危重急症、意外伤害、突发事件的"战争"中,逐步取得了主动和胜利。在此前提下,将"急救"这个历史悠久、众人熟知的,既属专业又关系公众,更与"天灾人祸"密切关联的名词,通过理论到实践,将其现状和与其相承的历史脉络进行梳理、呈现,立足国内、勤耕家园、放眼他山,编撰一部植根于中华民族深厚文化沃土、视野开阔的《中国医学救援蓝皮书(2021—2023)》,以作为政府有关部门领导进行科学决策的依据,以及我国急救领域管理者和专家、学者及广大医学、救援工作者的参考,并通过此书为国际同行了解中国急救现状和互相交流所用,已是一件不能再拖延下去的事情。这是一个具有深邃内涵的大题材,需要我们付诸行动。

由于"急救"涉及领域十分广阔,仅医学范畴的医院而言就难以划界,更不用说社会常态下的急症、意外伤害的抢救,乃至重大突发灾害疫情时的救援,还涉及国内外需要互相帮助的情况。所以提出并勇于承担撰写这样一本"蓝皮书"的任务,的确需要胆量。但想到自己在急救领域里已是一个驰骋了整整一"甲子"的"老急救人",这些工作必须得有人做。何况在 20 世纪的最后 20 年,我就提出要创立"救援医学"学科和"医学救援"行业,刚开始颇受质疑,但很快在 21 世纪第一个十年里得到了认可。以此为契机,2008 年 11 月成立了中国医学救援协会。

"名不正则言不顺","正名"是重要的,它是原则,更是方向。作为中国医学救援协会的主要负责人,理应有责任、有担当。令我感动的是,本书的顺利交稿不仅凝聚了协会医学领域同事们的心血,还得到了社会不少领域专家的认同和支持,更有不少人出主意、提建议,无疑是给了我们极大的鼓励。凡此种种,读者可以从本书中看到他们的名字。为保证质量,在时间紧迫的前提下,我们力求尽量做到全面一些,但肯定有以偏概全之处,对此将在今后逐步完善。

三

本书总的构想是反映中国急救(确切讲重点是院外急救)的基本概况和发展的经历,以近五年为主。专业结构建设涉及从大中城市的急救站到现在的急救中心、急救网络;运行脉络从过去各地自行设立的城市急救号码到全国统一的"120",以及救护车、装备及功能;从基础的救护转运到如今的现场挽救生命及严重创伤的救护;通过现场急救到监护运输,形成我国较为完整的立体急救医疗服务体系(EMS);从地面到水上、空中乃至地下(矿山)的现场急救。基本主体既有院内也有院外,既有国内也有国外,力争勾勒出中国医学救援事业的发展概况。

急救离不开医院这个重要的基地,尤其是急诊、危重症病房(ICU)及医院外与医院内的无缝隙衔接。正如 20 世纪 90 年代初国际主流生命链(chain of survival)的提出,而"心脏性猝死"则是重点,具有代表性。如今的胸痛中心遍及大中型医院,成为承接医院外胸痛救治的重要组织。

医院外抢救,不仅是常态下城市社区的突发急症和意外伤害,更有重大灾害、群体伤害时的救命和创伤救护,离不开生命链起点的现场"第一目击者"(first responder),离不开社区基层卫生组织各种现场抢救的参与。

20 世纪末的最后十年,是联合国提出的"国际减灾十年"。1987 年,第 42 届联合国大会通过了第 169 号决议,决定把 20 世纪最后十年定名为"国际减灾十年",呼吁各国政府和科研机构积极行动起来,中国政府迅速响应。1989 年,由国家科学技术委员会联合国家计划委员会、国家经济贸易委员会共同成立了自然灾害研究组,开启了我国十年减灾工作。1989 年 12 月 22 日,联合国通过第 44/236 号决议,正式宣布 1990—2000 年为"国际减轻自然灾害十年"(international decade for natural disaster reduction,IDNDR),包括我国在内的世界不少国家参与了这项计划。

十年减灾取得了不小的成就,但灾害形势仍然十分严峻。时任联合国秘书长的安南先生在 2000 年国际减灾文告中说:"我们的世界比任何时候更容易受到灾害的伤害……作为一个国际社会相当被动。"事实上,医学界的前辈也早想到此事。1976年,彼得·沙法等一批医学界精英在德国美因茨成立了"世界灾害急救协会"(world association for disaster and emergency medicine,WAEDM)。21世纪初,期盼和平、安宁的地球却仍是风雨交加,灾害此伏彼起,包括我国在内的各国都经历了灾害疫情。所以本书在灾害救援方面应该重描一笔。我对此深有体会,参与了一些研讨和践行,进行了必要的介绍。

四

构想确定后,我们从2020年底开始着手编写本书。组织专家队伍,物色相关篇章的主要作者。他们是在行业、学术上具有一定学术造诣、知名度,学风正派,并乐于为中国急救事业贡献聪明才智、付出辛劳汗水的编写者。

四个直辖市的急救中心主任,以及武汉的江旺祥、杭州的张军根、深圳的周强主任,还有帮助综合梳理历史与现状的杭州急救中心袁轶俊医生,都非常热心并很好地承担了这项工作。

北京大学第一医院的霍勇教授,近些年来在胸痛中心建设领域取得了令人瞩目的成就,他的团队与"院外120"体系很好地合作,开启了医院内外胸痛救治的无缝衔接。

"标准"之重要毋庸赘述,"立体救援规范行标"是协会的重点工作,中国标准化研究院王金玉研究员的团队为急救量体裁衣制定标准,其工作在书中亦有反映。

在医疗装备上,王运斗研究员团队的文章,使我们了解了我国急救装备的基本面貌和进展。"工欲善其事,必先利其器"之古训,在现代化的今天作用更大。

近年来,公共卫生疫情等受到普遍关注,清华大学万科公共卫生与健康学院梁万年教授在这个领域里的辛勤劳作,从文章中可以"管中窥豹"。

最应该感谢的是国务院原参事、国务院原应急管理专家组长、国家减灾委原专家委副主任闪淳昌教授为本书撰写了序言。中华护理学会吴欣娟理事长高度重视与中国医学救援协会的紧急合作,"救""护"在本书中又一次得到了体现。解放军总医院急救、创伤医学专家黎檀实教授、海军总医院原院长钱阳明教授、中山大学第七医院院长何裕隆教授,他们在百忙工作中专门抽出时间为本书写下文章或作了大量的审稿工作。

此外,还要感谢各位同事和专家,他们在本书编写过程中进行了编辑和校对,使本书质量得到提升。

中国医学救援协会从创立至今,始终得到国家卫生健康委员会和中国科学技术协会的指导、支持与帮助。本书得到了主管急救事业的医政司、医疗应急司等部门一如既往的关心,在此表示衷心感谢。

作为本书的主编,本人才疏学浅,但历史责任责无旁贷,从担任急救智库、本书主要负责人的那一刻起,面对浩瀚的急救领域、风起云涌的医学救援事业,心中无比兴奋。接下了这副担子,深感责任重大,毕竟我个人和我的团队知识能力有限,呈上这本《中国医学救援蓝皮书(2021—2023)》,恳请专家学者、广大读者不吝指教。

2023年10月30日于北京

目 录

第一章

中国医学救援事业创建与发展报告

"医学救援"是一个具有较长历史、专业性强、为大众熟知,且经常使用的科技名词。现代急救的概念萌生于19世纪欧洲战场并由此开始了急救的公众实践。1976年在德国成立的世界灾害急救协会,形成了当代急救医学的新概念。20世纪末至21世纪初的近30年间,面对常态下的急危重症和应对突发时的灾疫情,催生了医学救援事业和学术的形成和发展。与此同时,中国医学救援事业和学术建设在时代大潮下为国家和人民的安康作出了应有的贡献。

一、医学救援事业创立的时代社会学基础

20世纪70年代以来,由于全球社会相对稳定,高科技迅速发展并渗入生产、生活的各个层面,推动了经济的发展,人类的生活方式、质量发生了较大变化。人类在享受现代文明的同时,平均寿命逐渐增长,疾病谱也在发生改变,如心脑血管疾病发病率明显增高,并以危重急症的形式危及生命。随着人们交往前所未有的频繁,交通运输的多样化,各种交通意外伤害急剧增多,威胁着生命安全和健康。在日常生活中,人类对急救需求的迫切性和广泛性已远远超过了此前的任何时期。

都市在不断地形成、扩大,社区在不断地兴建、发展,城市人为恶性事件,乃至各种天灾人祸不断发生。人们对急救的需求在形式和内容上已无法以传统的救护活动来完成。1976年,由国际著名麻醉科、内外科医生在德国美茵茨(Minze)发起成立的急救、灾害医学俱乐部将急救医学(emergency medicine,EM)和灾害医学(disaster medicine,DM)联系在一起。急救、灾害医学俱乐部的成立引起各国医学专家的兴趣和重视,不久即更名为世界灾害与急救医学协会(World Association for Disaster and Emergency Medicine,WADEM)。

1989年,世界卫生组织(WHO)在斯德哥尔摩举行的首届世界预防事故与伤害会议上提出了《安全社区宣言》,指出"安全的生活是一项基本权利,使人人安全。"这是基于现代城市意外伤害、天灾人祸严重地威胁着人类安全生产、生活而提出的,这是因为现代城市意外伤害、天灾人祸已构成世界主要公共卫生问题之一,并随着都市现代化而继续恶化。

WHO于1993年4月7日在世界卫生日发表的文章指出,长期以来,人们对在家中、路上、工作场所可能遇到的危险认识不足,未能形成公众理论。但是一个新的流行病学模式已经出现,意外事故和肉体伤害行为对受害者个人及其家庭常常造成灾难性后果。每年约有350万人死于各种事故,而日常生活中的意外和个人或集体的暴力行为造成的受伤需要治疗的人数为上述情况的100~150倍,其中约有200万名受害者形成永久性残疾。为此,联合国将20世纪最后的10年作为"国际减轻自然灾害十年"(International Decade For Natural Disaster Reduction,IDNDR)。此决议开宗明义,即通过当代全球最具权威、广泛的政府间的国际性组织来协调、部署、实施一项重大行动:减轻因自然灾害和其他自然因素造成的生命损失、财产破坏以及社会和经济的停顿。不言而喻,这一决议产生的历史背景是各种灾害事故的不断增加和对人类正常生活、工作的严重威胁,目的是让人类更好地生存。因此,这一决议得到包括我国在内的各国政府、地区组织的积极响应和支持。

二、推进中国医学救援事业势在必行

中国自然灾害之重、灾史之长、灾域之广、灾种之全,在世界上是少有的。自中华人民共和国成立以来,我国政府贯彻"以防为主,防、抗、救相结合"的方针,取得了很大成绩,如对1976年唐山大地震的救援以及1991年江淮洪涝中把灾害对人民的危害降到最低程度等工作为世人瞩目,但我国的减灾任务仍十分繁重。

我国政府及有关部门积极响应、支持联合国的"国际减轻自然灾害十年"计划,于1989年4月成立了中国国际减灾十年委员会,当时的民政部、外交部、经贸部、国家科委、国家计委、公安部、财政部、国防科工委、国家教委、地矿部、建设部、铁道部、交通部、邮电部、水电部、农业部、林业部、商业部、物资部、卫生部、广电部、总参谋部、国家地震局、国家海洋局、中国气象局、中国科学院、中国社会科学院等单位共同参与。

该委员会的宗旨是"响应联合国倡议,积极开展减灾活动,增强全民族、全社会的防灾意识,提高我国防灾、抗灾、减灾工作的水平,减轻自然灾害带来的损失。"该委员会规定了我国减灾十年的目标和在国内外的任务。

中国政府制定的《中国 21 世纪议程——中国 21 世纪人口、环境与发展白皮书》在 1994 年 3 月 25 日国务院常务会议上获得通过,它描绘了中国在 21 世纪走向持续发展道路的蓝图,提出了一系列与安全减灾和环境保护有关的议题。同时,中国国际十年减灾委员会也在积极制定我国减灾工作的长期规划。1994 年 10 月,该委员会和国家计划委员会组织有关部门编制《中国减灾规划》,同时在部分省份开展了编制地方减灾规划的试点工作。

医学救援在减灾工作中扮演着十分重要的角色,医学救援工作直接关系到灾害对人群损伤的程度,可以评价和衡量一个国家、地区、城市在灾害救援方面的科学决策、部门协调、救援和医疗技术水平,直接影响着灾害总体救援的进展和结果。

三、发展中的中国医学救援事业

我国针对城镇社区的日常急救工作主要由急救中心(站)承担,120 急救电话是全国统一的呼救号码。无论是家庭还是个人发生紧急病情,或是个体、群体发生意外伤害、突发事件等也可以向其呼救。120 急救中心的指挥调度系统将最早获得相关信息并迅速派出医护人员和救护车,及时奔赴现场进行急救工作。如果事故规模较大,形成群体伤害,120 急救通信指挥系统会将事故情况同时报告给当地卫生行政部门或当地政府,组织力量进行救援。

对于一个城市而言,大量日常的市民急救,多为各种危重急症,如心脑血管病(急性心肌梗死、严重的心律失常)和急性中毒、创伤等,在此基础上还要应对群体伤害,尤其是当发生重大灾害时,对于其组织能力、科技力量和运行机制等是很大的考验,这就必然要求有一个新的行业来适应新的形势,医学救援也在这种形势下应时而生。就学术领域而言,中国在经历了近 30 年城市急救站至急救中心,由单个站逐步形成网络的急救体系,医学救援科技在较快发展中已形成了救援医学的学术基础。

(一)现代急救医学的建立和发展

现代急救医学的建立和发展,是对传统医院内急诊及包括手术室在内的其他临床科室抢救规范化的提高;是对建立重症监护病房(intensive care unit,ICU)系列救治经验和理论的完善与支持;是广泛的医院外环境在技术、装备、经验、理论上的重大发展,同时将通信、运输等纳入了医学科学理论、技术范畴。可以这样理解,现代急救医学对于 20 世纪 60 年代以前尚未形成体系的急救是一种重大变革。

专业急救机构已由医疗卫生部门扩展到多功能的救护机构,相互渗透,具备了在现场开展及时有效的脱险救治、在医学监护下转运和后送患者的能力。

专业急救机构由城市、地区单一的若干个组织逐步联合协作,形成了城市、地区的专业急救医疗服务系统,从而适应了现代社会人类交往广泛频繁的紧急医疗需求。

由于上述变革为保险业、旅游业对急救的要求提供了保证,为国际紧急救援机构创造了条件,因而出现了跨洲越洋的远距离急救运输,包括空中救援的商业性组织。

社会已较全面地评估了现代急救医学与人类生活、生产的关系,从而给予其有力支持,其结果不仅极大地扩充了急救系统,更重要的是动员了广大群众参与急救活动。在传统的中国红十字会的救护活动外,还出现了大量救援活动志愿者。

现代急救医学的学术内容,主要由院外急救(包括灾害医学)及医学监护运输、院内急诊、院内危重急症监护等学科形成融合态势。由于院内急诊、院内危重急症监护有其独立的、较规范的学科体系,且与院外环境不同的工作条件,因此急救医学的院外急救是现代急救医学的主体部分,它的形成和发展对本学科的建设具有举足轻重的作用。

基于高科技在世界范围内的迅速渗透,尤其是信息技术的发展与应用,使人类生产、生活发生明显变化,现代急救医学得以形成和发展;而社会的进步、医学模式的转变,又在现场救护医学的基础上衍生出现代急救医学。现代急救医学借助急救社会化,使其内涵日益丰富,外延更为广阔。

在李宗浩等学科专家的共同努力下,相继出版了《现代急救医学》《现代救援医学》,李宗浩又获得了2013年度国家科学技术学术著作出版基金项目资助,出版了《中国灾害救援医学》(共三卷,400余万字),这部著作由百余位专家共同完成,是一部全面反映我国医学救援发展的学术专著。2020年出版的《现代心肺复苏急救学》,入选《"十三五"国家重点图书、音像、电子出版物出版规划》,由60余位专家参与编写、审定,较为系统地论述了我国在复苏急救领域的学术进展。我国在急救领域的重要出版物见表1-1。

表1-1　我国在急救领域的重要出版物

序号	书名	主编	出版社	出版年份
1	《现代急救医学》	李宗浩	浙江科技出版社	1993
2	《现代救援医学》	李宗浩	中国科学技术出版社	1999
3	《中国灾害救援医学》	上卷　李宗浩 中卷　吴永平 下卷　徐卸古	天津科技出版社	2014
4	《现代心肺复苏急救学》	李宗浩	湖南科技出版社	2020

(二)中国医学救援协会成立

2001年1月,中国灾害防御协会向民政部申请并获准成立中国灾害防御协会救援医学会,2001年4月21日在北京举行成立大会。军、地急救医学专家积极参与,时任中国科学院院士吴阶平当选名誉会长,李宗浩教授当选会长,标志着我国救援医学行业及学科初步形成。

2008年11月15日由国家卫生部申请,民政部批准成立以创建发展我国医学救援事业,开展以挽救生命、减轻伤残为核心的医学救援行业活动,提高我国常态下急救急诊和灾害突发事件的应急救援能力为宗旨的国家一级协会——中国医学救援协会。2009年1月,中国医学救援协会正式获准登记注册。

时任卫生部副部长马晓伟当选会长,急救灾害医学专家李宗浩教授当选为常务副会长兼秘书长。全国政协副主席张梅颖、中国红十字会会长彭珮云为名誉会长。《新华社》《健康报》等主流媒体对此进行了专题报道,指出协会的成立是为了推动我国医学救援事业的发展,旨在扭转长期以来医学救援体系主要依托医院的局面;成立中国医学救援协会标志着我国急救事业与学术的发展将不仅在医疗卫生系统内,更多地将在全社会广泛发展,并将提升公众的急救理念,普及医学救援知识与技能。

中国医学救援协会是从事医学救援的全国性的一级行业协会。我国现有的医学救援体系主要以医院为主,但随着社会的进步、经济的发展,尤其是当今全球灾害的严峻挑战,所以无论是常态下急救急诊,还是灾害突发时的应急处理,任务都十分繁重。现代急救已发生了很大变化,而社区公众作为紧急事件中第一目击者的参与也更为突出。

中国医学救援协会的创立发展,是以科学发展观为统领,以关爱生命、科学救援为宗旨,团结广大医务工作者和社会相关领域救援人员,当好政府助手,配合政府有关工作,积极推动行业建设,制定标准、规范,开展学术活动,进行科学研究、培训教育和国际交流合作。

作为全国性社团组织,协会负责国家突发事件的医学救援技术指导、辅助科学决策、咨询和业务支撑,承担国家行政部门委托的技术管理工作。

2010年10月,中国科学技术协会批准中国医学救援协会为其团体会员单位。2017年中国医学救援协会换届选举,李宗浩教授任会长至今。经过15年的发展,协会下属二级分会及专业组织达到了36家,如表1-2所示。

表 1-2 中国医学救援协会下属二级分会及专业组织

序号	分会名称	成立时间
1	矿山灾害救援分会	2014-05-12
2	护理救援分会	2014-05-12
3	儿科分会	2014-05-12
4	水系灾害救援分会	2014-05-12
5	石油石化灾害救援分会	2014-05-12
6	装备分会	2015-11-28
7	社区救援分会	2015-06-12
8	急诊分会	2015-06-12
9	灾害救援分会	2015-08-28
10	家庭救护分会	2016-05-08
11	空中急救分会	2016-06-16
12	标准化工作委员会	2016-08-22
13	青年科学家委员会	2016-12-03
14	救援防护分会	2017-01-20
15	运动伤害分会	2017-04-21
16	心血管急救分会	2017-05-28
17	保险分会	2017-06-18
18	整合康复医学分会	2017-09-09
19	急救分会	2017-09-10
20	教育分会	2017-09-10
21	科普分会	2017-11-25
22	危重症医学分会	2017-12-09
23	影像分会	2018-05-06
24	心肺复苏分会	2018-05-06
25	动物伤害救治分会	2018-05-06
26	创伤分会	2018-05-06
27	军民融合发展分会	2018-05-06
28	卫生应急管理工作委员会	2018-05-06
29	神经生物反馈干预分会	2019-07-21
30	心理救援分会	2019-08-20
31	旅游救援分会	2019-09-16
32	救援资源保障分会	2020-08-17
33	公共卫生分会	2020-10-31
34	医院后勤与安全保卫分会	2020-11-15
35	生命支持技术分会	2022-12-15
36	志愿者分会	2023-05-01

（三）中国医学救援相关学术发展

我国急救医学专家在 2003 年严重急性呼吸综合征发生当年的"国际防灾减灾日"（2003 年 10 月）举办了首届中国（国际）现代救援医学论坛。论坛邀请国内外该领域专家对灾害中的医学救援组织、指挥、抢救、转运等有关理论及践行、发展展开讨论。该论坛每年举办一次，至今已连续成功举办了 19 次，世界灾害与急救医学协会（WADEM）、国际救援组织（SOS）、美国心脏协会（AHA）、挪度总部（Laedral）、匹兹堡大学、夏威夷大学、华盛顿大学、德国空中救援总部（DRF）、日本地震急救组织等近百家国际救援机构、院校、学术组织，数百名国际国内著名专家学者积极参与，互相交流，受到广泛关注。历届中国（国际）现代救援医学论坛主题见表 1-3。

表 1-3 历届中国（国际）现代救援医学论坛主题

届次	时间	地点	主题
1	2003 年 11 月 11—15 日	北京市	共创全球救援一体化
2	2004 年 10 月 11—15 日	杭州市	缅怀过去，勠力前行
3	2005 年 10 月 13—18 日	桂林市	加速共创全球救援一体化
4	2006 年 7 月 14—18 日	唐山市	为了明天的纪念
5	2007 年 11 月 29—31 日	北京市	肩负历史使命感，涌动时代责任心
6	2008 年 11 月 14—18 日	北京市	关爱生命，科学救援
7	2009 年 10 月 24—28 日	成都市	医学救援的时代特征与历史重任
8	2010 年 11 月 19—22 日	北京市	科学敬业，诚信学习
9	2011 年 10 月 14—17 日	天津市	挽救生命，减轻伤残
10	2012 年 8 月 17—20 日	北京市	十年论坛百年伟业，莘莘学子建设学科
11	2013 年 5 月 11—13 日	绵竹市	浴火重生，铸造救援
12	2014 年 5 月 10—12 日	长沙市	医学救援，全球化，立体化
13	2015 年 6 月 25—28 日	徐州市	与时俱进，与时同步
14	2016 年 7 月 1—2 日	南京市	把论文写在祖国大地上，将才华奉献于急救事业中
15	2017 年 9 月 8—11 日	杭州市	立体救援、规范行标
16	2018 年 5 月 4—8 日	成都市	砥砺奋进十年、共筑救援伟业
17	2019 年 7 月 19—21 日	广州市	科学救援，规范培训
18	2022 年 8 月 26—28 日	武汉市	面对常态急危症，应对突发疫情
19	2023 年 10 月 27—29 日	湖州市	立体救援，规范行标

徐州医学院（现徐州医科大学）在 21 世纪初建立了急救急诊医学专业，成为我国首家在医院外常态下开展急救和处置突发事件的大学本科生培养单位。随着自然灾害、事故灾难、突发事件的频频发生，徐州医学院扩充、加强了该专业的理论课程和实践能力，毕业的学生受到了各地的欢迎。

2011 年徐州医学院成立了救援医学研究所，成为我国第一所医学院校内设立的以灾害救援医学和常态下急救急诊、心肺复苏为主的科研机构。研究所吸纳了国内长期从事急救、灾害医学的专家参与，建立灾害医学硕士研究生点并开始招收研究生。

2021 年，中山大学附属第七医院、中山大学医学院于深圳成立心肺复苏研究所，这是一所医学院校与临床医院联合创建的急救复苏研究机构。

《中国急救复苏与灾害医学杂志》于 2006 年 7 月创刊，是经国家新闻出版署批准，由国家卫生部主管、中国医学救援协会主办的国家级医学学术出版物,是中国唯一冠以"灾害医学"的专业医学学术期刊(月刊),创刊第3年即被收录为中国科技论文统计源期刊(中国科技核心期刊)。该刊曾多次在第一时间发表中国医学救援同行参加国内外重大灾害救援而编著的论述与学术研讨报告。

(四)中国医学救援基地建设

为贯彻落实国家卫生健康委员会医政医管局《关于委托开展空中医疗急救及心肺复苏技术培训的函》(国卫医资源便函〔2018〕305号)和中国民用航空局、国家卫生健康委员会关于印发《航空医疗救护联合试点工作实施方案》的通知(民航发〔2019〕17号)等文件精神,在中国科学技术协会科普部的指导下,以科普中国——灾害医学救援及公众自救互救科普基地项目为契机,牢固树立大卫生、大健康理念,坚持以人民健康为中心的发展思想,经中国医学救援协会办公会研究决定,在全国建设航空医疗救护培训基地和心肺复苏急救科普培训基地。经过组织申报、专家评审、命名公示等程序,在每届中国(国际)现代救援医学论坛上对通过认定的培训基地进行授牌。心肺复苏急救科普培训基地(16处)如表1-4所示,综合培训演练基地(1处)如表1-5所示,航空医疗救护培训基地(2处)如表1-6所示。

表1-4 心肺复苏急救科普培训基地

序号	基地名称
1	徐州医科大学心肺复苏急救科普培训基地
2	苏州工业园区中国心血管健康研究院心肺复苏急救科普培训基地
3	湖州师范学院医学院心肺复苏急救科普培训基地
4	武汉大学中南医院心肺复苏急救科普培训基地
5	天津市胸科医院心肺复苏急救科普培训基地
6	河北清河县中心医院心肺复苏急救科普培训基地
7	上海健康医学院心肺复苏急救科普培训基地
8	幸福营地(北京)文化发展有限公司心肺复苏急救科普培训基地
9	江苏鱼跃医疗设备股份有限公司心肺复苏急救科普培训基地
10	国药器械医疗器材(天津)有限公司心肺复苏急救科普培训基地
11	天津大学心肺复苏急救科普培训基地
12	西藏大学第一附属医院心肺复苏急救科普培训基地
13	中邮恒泰药业有限公司心肺复苏急救科普培训基地
14	盾禾牌安全设备科技河北有限公司心肺复苏急救科普培训基地
15	中山大学心肺复苏急救科普培训基地
16	中山大学第七附属医院心肺复苏急救科普培训基地

表1-5 综合培训演练基地

基地名称
卫生应急综合培训演练(湖北)基地

表1-6 航空医疗救护培训基地

序号	基地名称
1	北京市红十字会999急救中心航空医疗救护培训基地
2	厦门大学附属翔安医院航空医疗救护培训基地

（五）中国医学救援标准化建设

为推动中国医学救援事业健康发展,中国医学救援协会本着"立体救援,规范行标"的理念,推动中国医学救援行业标准化建设协会联合中华护理学会自 2017 年起推出《现场心肺复苏和自动体外心脏除颤技术规范》团体标准(technical specifications for cardiopulmonary resuscitation and automatic extracorporeal defibrillation)。

（六）中国医学救援事业相关制度建设

根据第 42 届联合国大会第 169 号决议,我国于 1989 年 4 月成立了中国国际减灾十年委员会,部分地方政府相应成立了减灾综合机构,专门负责组织减灾对策的研究,开展减灾管理、规划等工作,增加与国际社会在减灾方面的合作。一批规模宏大、效益显著的减灾项目投入论证、立项和组织实施,减灾工作正式纳入国民经济和社会发展总体规划中。

当地震、洪涝等重大灾害发生时,国务院成立国家救灾防病领导小组,小组办公室在原卫生部的领导下,指导、组织、协调各项救灾防病具体措施。在火灾、恶性交通事故等重大意外事故发生时,当地政府及卫生行政部门首先成立紧急救援领导小组,研究部署各项救援措施,协调有关部门在救援中的行动,迅速调集医疗防疫力量,组织落实各项救援措施。

制定卫生减灾规划是各级卫生行政部门的重点工作之一。在卫生减灾规划中,原卫生部成立"卫生部灾害事故医疗救援领导小组",由原卫生部部长任组长,主管副部长任副组长;办公厅、医政司、疾病控制司、计财司、药政司、全国爱国卫生运动委员会、监督司、外事司等相关领导参与,办公室设在原卫生部医政司,由医政司具体负责规划实施,组织全国卫生系统进行减灾和医学救援的科研、教学、培训、信息交流、急救联网建设及评估、宣传普及公众卫生急救知识等,并配合整个减灾规划和实践的实施。省(自治区、直辖市)政府的卫生行政部门应当相应成立灾害事故医疗救援工作领导小组,灾害多发地区的县级以上地方政府卫生行政部门可根据实际需要设立相应的组织。

原卫生部于 1995 年 4 月 27 日发布《灾害事故医疗救援工作管理办法》,各地区、各行业的医疗部门、应制订一系列具有地区、行业特点的应急方案和技术方案。在原有的卫生信息统计中增加灾害事故及其救援的卫生信息统计项目任务,采用原卫生部信息统计中心编制的标准化表格,内容根据各地灾害的种类、频度、危害程度有所侧重。

急救中心(站)或指定的医疗机构在相应的灾害事故医疗救援领导小组的领导下,应掌握当地曾发生的灾害事故的种类和伤亡情况、医疗救援资源、城乡居民区和公共场所建筑结构、内外交通状况等信息,编制各类灾害事故现场救护预案。

原卫生部负责制订和落实灾害事故医疗救援管理人员的培训计划。各地卫生行政主管部门要组织、落实培训工作,使相关人员能够熟练掌握检伤分类、徒手心肺复苏、骨折固定、止血、气管插管、气管切开、清创缝合、饮用水消毒等基本技术,并定期举行模拟演习,达到实战要求。

减灾和救援工作的一项长期重要任务是要开展宣传教育。首先,要提高各级领导的减灾意识,增强防大灾的紧迫感和责任感;其次,要组织和扩大社会宣传,利用电视、广播、报刊等大众传播媒介,集中报道大灾防病知识和救灾防病的方法。

随着救援医学的发展,与之匹配的社会急救网络建设势在必行。急救工作走上社会、走入家庭的进程,迫切需要与之相适应的急救社会化。群众急救知识水平的提高,有赖于社会对急救事业的关注。社会急救意识最确切的评价是自救互救是否得到最好的落实。因此,应加强对群众的宣传教育,开展大众减灾教育,普及卫生知识和灾害救援知识,提高群众的自救互救能力和全民减灾意识。对公众的宣传教育应因地制宜,针对不同区域主要灾害造成的健康后果进行宣传,扶持易受害的群体,有条件的可组织救灾演习,对群众的宣传可以先从孩子做起,在相关课程中增加有关自然灾害、工业灾害的内容,使他们对灾害有基本认识,增加减灾常识和卫生知识。

在全国卫生减灾规划中,针对迫切需要解决的问题确定了 3 个优先发展项目:一是加强急救中心(站)

建设,完善急救网络;二是急救人员教育培训规划;三是灾害事故卫生资源管理、信息交流,制订应急预案。这 3 个优先项目的实施,会大幅度提升我国急救医学水平,并全面带动全国医疗救援工作的开展,成为跨世纪的工程。

(七) 中国医学救援事业相关法规建设

代表性法规之一:《国家突发公共事件总体应急预案》

为加快突发公共事件应急机制建设,2003 年 12 月成立了国务院办公厅应急预案工作小组,2004 年 1 月召开了国务院有关部门和单位建立健全突发公共事件应急预案工作会议,全面启动编制国家应急预案这项重要而具有深远意义的工作。

《国家突发公共事件总体应急预案》(以下简称《总体应急预案》)是全国应急预案体系的总纲,是国务院应对突发事件的综合性预案,由国务院制定,指导全国突发公共事件的应对工作。

制定《总体应急预案》的指导原则是以人为本,减少危害;居安思危,预防为主;统一领导,分级负责;依法规范,加强管理;快速反应,协同应对;依靠科技,提高素质。

《总体应急预案》于 2005 年 1 月经国务院常务会议原则通过,2006 年 1 月经国务院常务会议正式通过。现将《总体应急预案》的主要内容摘录如下。

1　总则

1.1　编制目的

提高政府保障公共安全和处置突发公共事件的能力,最大程度地预防和减少突发公共事件及其造成的损害,保障公众的生命财产安全,维护国家安全和社会稳定,促进经济社会全面、协调、可持续发展。

1.2　编制依据

依据宪法及有关法律、行政法规,制定本预案。

1.3　分类分级

本预案所称突发公共事件是指突然发生,造成或者可能造成重大人员伤亡、财产损失、生态环境破坏和严重社会危害,危及公共安全的紧急事件。根据突发公共事件的发生过程、性质和机制,突发公共事件主要分为以下 4 类:

(1) 自然灾害:主要包括水旱灾害,气象灾害,地震灾害,地质灾害,海洋灾害,生物灾害和森林草原火灾等。

(2) 事故灾难:主要包括工矿商贸等企业的各类安全事故,交通运输事故,公共设施和设备事故,环境污染和生态破坏事件等。

(3) 公共卫生事件:主要包括传染病疫情,群体性不明原因疾病,食品安全和职业危害,动物疫情,以及其他严重影响公众健康和生命安全的事件。

(4) 社会安全事件:主要包括恐怖袭击事件,经济安全事件和涉外突发事件等。

各类突发公共事件按照其性质、严重程度、可控性和影响范围等因素,一般分为 4 级:Ⅰ级(特别重大)、Ⅱ级(重大)、Ⅲ级(较大)和Ⅳ级(一般)。

1.4　适用范围

本预案适用于涉及跨省级行政区划的,或超出事发地省级人民政府处置能力的特别重大突发公共事件应对工作。

本预案指导全国的突发公共事件应对工作。

1.5　工作原则

(1) 以人为本,减少危害。切实履行政府的社会管理和公共服务职能,把保障公众健康和生命财产安全作为首要任务,最大程度地减少突发公共事件及其造成的人员伤亡和危害。

(2) 居安思危,预防为主。高度重视公共安全工作,常抓不懈,防患于未然。增强忧患意识,坚持预防与应急相结合,常态与非常态相结合,做好应对突发公共事件的各项准备工作。

(3) 统一领导,分级负责。在党中央、国务院的统一领导下,建立健全分类管理、分级负责,条块结合、属地管理为主的应急管理体制,在各级党委领导下,实行行政领导责任制,充分发挥专业应急指挥机构的作用。

（4）依法规范,加强管理。依据有关法律和行政法规,加强应急管理,维护公众的合法权益,使应对突发公共事件的工作规范化、制度化、法治化。

（5）快速反应,协同应对。加强以属地管理为主的应急处置队伍建设,建立联动协调制度,充分动员和发挥乡镇、社区、企事业单位、社会团体和志愿者队伍的作用,依靠公众力量,形成统一指挥、反应灵敏、功能齐全、协调有序、运转高效的应急管理机制。

（6）依靠科技,提高素质。加强公共安全科学研究和技术开发,采用先进的监测、预测、预警、预防和应急处置技术及设施,充分发挥专家队伍和专业人员的作用,提高应对突发公共事件的科技水平和指挥能力,避免发生次生、衍生事件;加强宣传和培训教育工作,提高公众自救、互救和应对各类突发公共事件的综合素质。

2　组织体系（略）

3　运行机制

3.1　预测与预警

各地区、各部门要针对各种可能发生的突发公共事件,完善预测预警机制,建立预测预警系统,开展风险分析,做到早发现、早报告、早处置。

预警级别和分布

根据预测分析结果,对可能发生和可以预警的突发公共事件进行预警。预警级别依据突发公共事件可能造成的危害程度、紧急程度和发展势态,一般划分为4级:Ⅰ级（特别严重）、Ⅱ级（严重）、Ⅲ级（较重）和Ⅳ级（一般）,依次用红色、橙色、黄色和蓝色表示。

预警信息包括突发公共事件的类别、预警级别、起始时间、可能影响范围、警示事项、应采取的措施和发布机关等。

预警信息的发布、调整和解除可通过广播、电视、报刊、通信、信息网络、警报器、宣传车或组织人员逐户通知等方式进行,对老、幼、病、残、孕等特殊人群以及学校等特殊场所和警报盲区应当采取有针对性的公告方式。

3.2　应急处置

3.2.1　信息报告

特别重大或者重大突发公共事件发生后,各地区、各部门要立即报告,最迟不得超过4小时,同时通报有关地区和部门。应急处置过程中,要及时续报有关情况。

3.2.2　先期处置

突发公共事件发生后,事发地的省级人民政府或者国务院有关部门在报告特别重大、重大突发公共事件信息的同时,要根据职责和规定的权限启动相关应急预案,及时、有效地进行处置,控制事态。

在境外发生涉及中国公民和机构的突发事件,我驻外使领馆、国务院有关部门和有关地方人民政府要采取措施控制事态发展,组织开展应急救援工作。

3.2.3　应急响应

对于先期处置未能有效控制事态的特别重大突发公共事件,要及时启动相关预案,由国务院相关应急指挥机构或国务院工作组统一指挥或指导有关地区、部门开展处置工作。

现场应急指挥机构负责现场的应急处置工作。

需要多个国务院相关部门共同参与处置的突发公共事件,由该类突发公共事件的业务主管部门牵头,其他部门予以协助。

3.2.4　应急结束

特别重大突发公共事件应急处置工作结束,或者相关危险因素消除后,现场应急指挥机构予以撤销。

代表性法规之二:《国家突发公共事件医疗卫生应急救援预案》

我国将突发公共事件分为自然灾害、事故灾害、突发公共卫生事件及社会安全事件四大类。由于上述四大类事件都涉及人员伤亡,所以及时组织、开展以现场救援为主的医学救援将贯穿于所有突发公共事件救援的始终。

无论是我国还其他国家,面对灾害救援,人们最为关注的焦点是人员伤亡。医学救援的目的是"挽救生命,减轻伤残",这是救援的核心,是永恒的主题,是社会、公众评价政府对突发事件处置能力的重要标准,也是体现政府执政能力、保持社会稳定的重要因素。

医学救援是所有突发事件抢救中不可或缺的内容,因此,国务院办公厅应急预案工作小组在制定专项预案中专门制定了突发公共事件医疗卫生救援应急预案。该预案为灾害医学救援工作的开展提供了极为重要的保障。

现将该预案的主要内容摘录如下。

1　总则

1.1　目的

为保障自然灾害、事故灾难、社会安全事件等突发公共事件(以下简称突发公共事件)发生后,各项医疗卫生救援工作迅速、高效、有序地进行,提高卫生部门应对各类突发公共事件的应急反应能力和医疗卫生救援水平,最大程度地减少人员伤亡和健康危害,保障人民群众身体健康和生命安全,维护社会稳定,特制定本预案。

1.2　工作原则

统一领导、分级负责;属地管理、明确职责;依靠科学、依法规范;反应及时、措施果断;整合资源、信息共享;平战结合、常备不懈;加强协作、公众参与。

1.3　编制依据

《中华人民共和国传染病防治法》《中华人民共和国食品卫生法》《中华人民共和国职业病防治法》《中华人民共和国放射性污染防治法》《中华人民共和国安全生产法》,以及《突发公共卫生事件应急条例》《医疗机构管理条例》《核电厂核事故应急管理条例》等法律法规。

1.4　适用范围

本预案适用于突发公共事件所导致的人员伤亡、健康危害的医疗卫生救援工作。突发公共卫生事件应急工作按照《国家突发公共卫生事件应急预案》的有关规定执行。

2　医疗卫生救援的事件分级

根据突发公共事件导致人员伤亡和健康危害情况将医疗卫生救援事件分为特别重大(Ⅰ级)、重大(Ⅱ级)、较大(Ⅲ级)和一般(Ⅳ级)4级。

2.1　特别重大事件(Ⅰ级)

(1)一次事件伤亡100人以上,且危重人员多,或者核事故和突发放射事件、化学品泄漏事故导致大量人员伤亡,事件发生地省级人民政府或有关部门请求国家在医疗卫生救援工作上给予支持的突发公共事件。

(2)跨省(区、市)的有特别严重人员伤亡的突发公共事件。

(3)国务院及其有关部门确定的其他需要开展医疗卫生救援工作的特别重大突发公共事件。

2.2　重大事件(Ⅱ级)

(1)一次事件伤亡50人以上、99人以下,其中,死亡和危重病例超过5例的突发公共事件。

(2)跨市(地)的有严重人员伤亡的突发公共事件。

(3)省级人民政府及其有关部门确定的其他需要开展医疗卫生救援工作的重大突发公共事件。

2.3　较大事件(Ⅲ级)

(1)一次事件伤亡30人以上、49人以下,其中,死亡和危重病例超过3例的突发公共事件。

(2)市(地)级人民政府及其有关部门确定的其他需要开展医疗卫生救援工作的较大突发公共事件。

2.4　一般事件(Ⅳ级)

(1)一次事件伤亡10人以上、29人以下,其中,死亡和危重病例超过1例的突发公共事件。

(2)县级人民政府及其有关部门确定的其他需要开展医疗卫生救援工作的一般突发公共事件。

3　医疗卫生救援组织体系（略）

4　医疗卫生救援应急响应和终止

4.1　现场医疗卫生救援及指挥

医疗卫生救援应急队伍在接到救援指令后要及时赶赴现场,并根据现场情况全力开展救援工作。在实施救援的过程中,既要积极开展救治,又要注重防护和自我保护,确保安全。

为了及时准确掌握现场情况,做好现场医疗卫生救援指挥工作,使医疗卫生救援工作紧张有序地进行,有关卫生行政部门应在事发现场设置现场医疗卫生救援指挥部,主要或主管领导同志要亲临现场,靠前指挥,减少中间环节,提高决策效率,加快抢救进程。现场医疗卫生救援指挥部要接受突发公共事件现场处置指挥机构的领导,加强与现场各救援部门的沟通与协调。

4.1.1　现场抢救

到达现场的医疗卫生救援队伍,要迅速将伤员转送出危险区,本着"先救命后治伤、先救重后救轻"的原则开展工作,按照国际统一的标准对伤病员进行检伤分类,分别用蓝、黄、红、黑四种颜色。对轻、重、危重、死亡病例作出标志(分类标记用塑料材料制成腕带),扣系在伤病员的手腕或脚踝部位,以便后续救治辨认或采取相应的措施。

4.1.2　转送伤员

当现场环境处于危险或在伤病员情况允许时,要尽快将伤病员转送并做好以下工作。

（1）对已经检伤分类待送的伤病员进行复检。对有活动性大出血或转运途中有生命危险的急危重症病人,应就地先予抢救、治疗,做必要的处理后再进行监护下转运。

（2）认真填写转运卡提交接纳的医疗机构,并报现场医疗卫生救援指挥部汇总。

（3）在转运中,医护人员必须在医疗舱内密切观察伤病员病情变化,并确保治疗持续进行。

（4）在转运过程中要科学搬运,避免造成二次损伤。

（5）合理分流伤病员或按现场医疗卫生救援指挥部指定的地点转送,任何医疗机构不得以任何理由拒诊、拒收伤病员。

4.2　疾病预防控制和卫生监督工作

突发公共事件发生后,有关卫生行政部门要根据情况组织疾病预防控制和卫生监督等有关专业机构和人员,开展卫生学调查和评价、卫生执法监督,采取有效的预防控制措施,防止各类突发公共事件造成的次生或衍生突发公共卫生事件的发生,确保大灾之后无大疫。

（以下略）

代表性法规之三:《中华人民共和国突发事件应对法》

全国人民代表大会常务委员会于2007年8月30日通过了《中华人民共和国突发事件应对法》,于2007年11月1日实施。总则的主要条款摘录若干。

第一条　为了预防和减少突发事件的发生,控制、减轻和消除突发事件引起的严重社会危害,规范突发事件应对活动,保护人民生命财产安全,维护国家安全、公共安全、环境安全和社会秩序,制定本法。

第二条　突发事件的预防与应急准备、监测与预警、应急处置与救援、事后恢复与重建等应对活动,适用本法。

第三条　本法所称突发事件,是指突然发生,造成或者可能造成严重社会危害,需要采取应急处置措施应对的自然灾害、事故灾难、公共卫生事件和社会安全事件。

按照社会危害程度、影响范围等因素,自然灾害、事故灾难、公共卫生事件分为特别重大、重大、较大和一般四级。法律、行政法规或者国务院另有规定的,从其规定。

突发事件的分级标准由国务院或者国务院确定的部门制订。

第四条　国家建立统一领导、综合协调、分类管理、分级负责、属地管理为主的应急管理体制。

第五条　突发事件应对工作实行预防为主、预防与应急相结合的原则。国家建立重大突发事件风险评估体系,对可能发生的突发事件进行综合性评估,减少重大突发事件的发生,最大程度地减轻重大突发事件的影响。

第六条 国家建立有效的社会动员机制,增强全民的公共安全和防范风险的意识,提高全社会的避险救助能力。

第七条 县级人民政府对本行政区域内突发事件的应对工作负责;涉及两个以上行政区域的,由有关行政区域共同的上一级人民政府负责,或者由各有关行政区域的上一级人民政府共同负责。

突发事件发生后,发生地县级人民政府应当立即采取措施控制事态发展,组织开展应急救援和处置工作,并立即向上一级人民政府报告。

(以下略)

四、结语

时代催生了现代医学救援行业创建,"人民需要"助推了救援医学学术发展。越是生活工作在现代化的城镇、社区、家园,对危重急症,尤其是突发灾疫情抵御处置能力越弱。社会文明的进步、救援事业的发展,与人类的生活和工作联系愈发密切,这为医学救援事业的发展提供了巨大空间。

(中国医学救援协会 李宗浩)

参 考 文 献

[1] 张必科,安佰京,李宗浩,等.中国紧急医学救援能力建设策略与措施探析[J].中国急救复苏与灾害医学杂志,2019,14(1):5-8.

[2] 李宗浩.中国现代急救医学学科名称及其关键术语规范[J].中国科技术语,2023,25(2):27-31.

[3] 李宗浩.现代救援医学[M].北京:中国科学技术出版社,1999,6-9.

[4] 刘建清.加强安全社区建设实现社会管理创新[J].广东经济,2013(5):9-15.

[5] 葛新,张晓雷,毛立群,等.救援医学专业微生物学实验课新教学方法的探索[J].中国急救复苏与灾害医学杂志,2011,6(11):999-1000.

[6] 王莹.国际减灾日Q&A[J].中国减灾,2017(20):16-17.

[7] 来红州.联合国框架下的减灾国际合作[J].中国减灾,2015(9):34-36.

[8] 中国21世纪议程——中国21世纪人口、环境与发展白皮书(摘要)[J].中国中医基础医学杂志,1997(S2):149-150.

[9] 世界地震工程编辑部.中国国际减灾十年委员会研究制定《中国减灾规划》[J].世界地震工程,1994(4):53.

[10] KJ RINNERT,JG WIGGINTON,PE PEPE,等.灾难的时代错误:灾害医学的过去、现在和将来(一)[J].中国急救复苏与灾害医学杂志,2006,1(1):14-16.

[11] KJ RINNERT,JG WIGGINTON,PE PEPE,等.灾难的时代错误:灾害医学的过去、现在和将来(二)[J].中国急救复苏与灾害医学杂志,2006,1(2):71-74.

[12] 江左.中国灾害防御协会救援医学会成立[J].中国健康教育,2001,17(5):279.

[13] 王建影,张灿灿,吴敏.中国医学救援协会成立[J].中国急救复苏与灾害医学杂志,2008(12):710.

[14] 卫生部.灾害事故医疗救援工作管理办法[J].中国卫生法制,1995,(3):30-31.

[15] 闪淳昌.认真学习贯彻《国家突发公共事件总体应急预案》切实提高应对突发事件和风险的能力(上)[J].中国急救复苏与灾害医学杂志,2006,1(1):5-8.

[16] 闪淳昌.认真学习贯彻《国家突发公共事件总体应急预案》切实提高应对突发公共事件和风险的能力(下)[J].中国急救复苏与灾害医学杂志,2006,1(2):67-68.

[17] 国家突发公共事件医疗卫生救援应急预案[EB/OL].(2006-02-26)[2006-02-26].http://www.gov.cn/zhuanti/2006-02/26/content_2615973.htm.

[18] 中华人民共和国突发事件应对法(2007年8月30日第十届全国人民代表大会常务委员会第十九次会议通过)[EB/OL].(2007-08-30)[2022-10-25].http://www.npc.gov.cn/npc/c198/200708/91cd75de0e74484bb912f9b6c96af839.shtml.

第二章

院前（外）

第一节
中国院前急救发展与成就

院前急救是医疗卫生事业的重要、基础组成部分，在医疗急救、重大活动保障、突发公共事件紧急救援、急救培训等方面发挥着重要作用。中华人民共和国成立后，在党中央、国务院坚强领导下，始终贯彻落实党的卫生健康工作方针，走中国特色卫生健康发展道路，我国院前急救事业发生了翻天覆地的变化，急救体系进一步完善，服务能力和效率明显提升，人民群众对院前急救服务满意度显著提高。

一、开启中国院前急救新篇章

中华人民共和国成立后，百废待兴，院前急救进入起步阶段。20 世纪 50 年代，我国借鉴苏联的急救体制，在北京、上海等大城市开始逐步建立急救站，主要从事现场急救和转运工作。

北京市院前急救机构成立于 1952 年，当时的名称为北京市急救组，1954 年更名为北京市公共卫生局急救站；1955 年成立北京市急救站，设医护人员 30 余人，救护车 5 辆，急救呼叫电话为 5678，直属北京市公共卫生局，负责全市院前医疗急救工作。

上海市院前医疗急救机构成立于 1951 年，当时的名称为上海市人民政府卫生局巡回医疗队，同年年底更名为上海市人民政府卫生局医疗救护大队，设立救护分站和救护车 15 辆，急救呼叫电话为 44010。

以北京和上海为代表的院前急救模式开启了中国院前急救新篇章，是我国现代院前急救的雏形，为后期我国院前急救的蓬勃发展奠定了基础、提供了宝贵经验。

二、现代化城市院前医疗急救体系初步形成

自 1978 年起，我国院前急救事业开始进入快速发展期。1980 年 3 月，卫生部医政司召开了中华人民共和国成立后第一次急救站工作会议，来自北京、上海、天津、重庆、杭州等在内的 10 个城市的急救站工作人员参加了会议。会议成立了我国第一个急救医学学术团体，即中国急救医学研究会，旨在加强急救机构、急救医学工作者的联系和学术交流。同年 10 月，卫生部正式颁布了我国第一个急救相关文件《关于加强城市急救工作的意见》，文件提出急救医学工作对于国家建设和人民健康的重要作用；明确了其性质和任务；对建立健全急救站组织，从以院外抢救为主的急救站到医院建立急诊科等进行了一系列规定。文件总结了中华人民共和国急救工作的基本情况，提出建立城市急救网络，按照适合中国国情的基本原则发展急救医学事业。

1982 年初，我国开始与欧美等拥有现代急救体系的国家建立合作关系。先是与意大利政府共同商讨建设北京急救中心和重庆急救中心；随后，在世界银行对华贷款项目中，在浙江省的杭州、金华，江西省的南昌、九江，陕西省的西安、宝鸡等地开始建设与欧美接轨的现代化城市急救服务体系，极大地推动了我国院前急救事业的发展。

1986 年 1 月，卫生部发布了《关于启用"120"为全国急救中心（站）的统一电话号码的通知》，要求全国各地卫生部门结合当地具体情况、与本地邮电系统联系，逐步启用 120 急救电话。自此，我国院前急救

有了统一的电话号码——120。

我国院前急救在经历了发展初期后，基础建设进一步完善，现代化城市院前急救体系已初步形成。院前急救工作的范围与效率明显提高，标志着我国院前急救事业进入了新阶段。

三、扬帆起航，院前急救事业进入高速发展期

进入 21 世纪，我国院前急救事业得到了飞速发展，特别是在经历了严重急性呼吸综合征疫情、四川汶川地震等多样化突发重大事件的实践淬炼和生死洗礼后，急救中心作为公共卫生体系中的重要组成部分，受到党和政府的高度重视。

（一）专业组织和管理机构相继建立

2002 年，中国医院协会急救中心（站）分会成立，标志着我国院前急救专业组织和管理机构的建立。之后，在中华医学会、中国医师协会、中国中西医结合协会等行业组织下设置了院前急救专业学术组，在中国医学救援协会成立急救急诊分会。随后，各省（自治区、直辖市）先后成立了本区域的院前急救学术组织。

（二）行业管理逐步规范

2013 年国家卫生和计划生育委员会出台《院前医疗急救管理办法》，加强对从事院前急救工作医疗机构和人员的管理，规范了机构设置、网络建设、行业行为、监督管理，同时部分地方政府出台了地方性院前急救管理条例，促进院前急救事业规范、快速发展。

2014 年，为促进院前急救事业发展，规范院前急救服务行为，国家卫生和计划生育委员会开展了规范院前急救管理工作，出台了《规范院前医疗急救管理工作方案（2014—2015 年）》。

（三）体系建设日趋完善

2003 年 9 月，为提高医疗救治机构应对突发疫情的能力，建成有效应对突发公共卫生事件的医疗救治体系，国务院办公厅发布了《突发公共卫生事件医疗救治体系建设规划》（简称《规划》）。《规划》要求全国各直辖市、省会（首府）城市和地级市在现有资源基础上，根据服务人口和医疗救治需求，分别建立或改扩建 1 个规模不同的紧急救援中心。《规划》的出台对推动我国院前急救和紧急医学救援体系的发展起到了决定性的助推作用。

2009 年 3 月，《中共中央国务院关于深化医药卫生体制改革的意见》提出要全面加强公共卫生服务体系建设，加强城乡急救体系建设。

2012 年，为提高农村医疗机构急救服务能力，建立健全农村急救体系，国家发展和改革委员会会同卫生部联合印发了《农村急救体系建设方案（2011—2013）》。中央和地方政府通过各种渠道不断加大对院前急救基础建设的投入，重点加强我国县级医疗急救机构建设，并配备必要的急救设备和救护车。在改善基础设施的同时，坚持机构管理运行机制改革，加强人才培养，逐步建立长效、稳定的财政保障机制。截至 2013 年底，基本建立了功能较为完善、反应较为迅速的农村急救网络，能够为广大农村居民提供规范、便捷、适宜、有效的基本院前急救服务。

可以说，通过十年的发展，全国已初步构建完成了以省级急救中心为核心、市级急救中心为主体、县（区）急救中心为基础的、覆盖城乡的省（自治区、直辖市）、市、县三级院前急救体系。

（四）人才队伍建设逐步加强

2006 年，由国家卫生部医政司、中国医院协会急救中心（站）分会主办的首届全国急救中心急救技能大赛在云南昆明成功举办，来自 28 个省、自治区、直辖市的 42 支代表队的 126 名选手参加了竞赛，展现了当时我国院前急救的水平和临床应急处置能力，在全国范围内掀起了"比学赶帮超"的热潮，加强了院前

急救队伍建设。随后,每两年举办一届的全国急救中心急救技能大赛成为我国院前急救行业建设的标志性工作,院前急救质量和效率日益增强。

2015年,国家执业医师考试对院前急救从业人员实行相关专业内容的加分考试,适当放宽从业人员准入条件。积极推进医疗救护员制度,成立了医疗救护员国家职业专家委员会,对900余人开展了职业鉴定考核工作,确保院前急救人才队伍建设稳步推进。

四、走进新时代,开启新征程

《"健康中国2030"规划纲要》明确提出,到2030年,建立起覆盖全国、较为完善的紧急医学救援网络,突发事件卫生应急处置能力和紧急医学救援能力达到发达国家水平。进一步健全医疗急救体系,提高救治效率。

《"十三五"卫生与健康规划》提出,加强卫生应急体系建设。依托现有机构,布局建设国家紧急医学救援基地和区域紧急医学救援中心,构建陆海空立体化的紧急医学救援网络,完善核辐射和中毒紧急医学救援网络,切实提升重特大突发事件的紧急医学救援水平。提高突发急性传染病医疗救治能力。加强县乡两级急救体系建设。

在此背景下,我国院前医疗急救获得了前所未有的发展机遇,在完善院前急救法律法规体系、加强院前医疗急救网络建设、加强院前医疗急救人才队伍建设、提升院前医疗急救服务能力和推动标准化建设等方面得到了空前的发展。

(一)近年来院前急救工作取得的成绩

1. 进一步完善院前急救法律法规体系　2013年出台《院前医疗急救管理办法》,加强对从事院前急救工作的医疗机构和人员的管理,规范了机构设置、网络建设、行业行为、监督管理,同时部分地方政府出台了地方性院前急救管理条例,促进院前急救事业规范和快速发展。2017年,在《院前医疗急救管理办法》的基础上,推进《院前医疗急救管理条例》等相关法律法规的制定,明确政府和院前急救机构的法定责任与义务,厘清体制机制,加强监督管理,落实急救事业公益性,完善院前急救医疗服务体系建设,规范急救行为,使院前急救工作有法可依,依法保障人民群众的急救权益。

2020年7月9日,国家卫生健康委员会发文《关于新冠肺炎疫情防控常态化下进一步提高院前医疗急救应对能力的通知》,要求各地高度重视,加强院前急救能力建设,统筹推进院前急救事业健康发展,科学规划院前医疗急救网络布局。加强院前医疗急救人才培养,提高院前急救质量与效率。加强质量控制,确保院前急救服务质量和安全。2020年9月17日,国家卫生健康委员会联合国家发展和改革委员会、教育部、工业和信息化部、公安部、人力资源和社会保障部、交通运输部、应急管理部、国家医疗保障局等八部委联合发文《关于印发进一步完善院前医疗急救服务指导意见的通知》,进一步加强院前急救体系标准化、规范化建设,提高院前急救服务能力,更好地满足人民群众对院前急救的需求。

2. 不断提升院前急救服务能力　初步构建以省(自治区、直辖市)级急救中心为核心,市级急救中心为主体,县(区)急救中心为基础的覆盖城乡的省(自治区、直辖市)、市、县三级院前急救体系。中央和地方政府通过各种渠道,不断加大对院前急救基础建设的投入,对全国农村急救体系投入45.88亿元。通过改扩建业务用房,配置指挥调度系统、急救车和必要的车载急救设备,推动院前急救硬件设施水平不断提高。推动制定院前急救诊疗常规、技术操作规范和质量控制标准,推广急救分级分类救护,合理配置院前急救资源,确保群众医疗急救基本需求。完善院前院内急救衔接机制。推进院前急救医疗机构信息化建设,积极探索"互联网+院前急救医疗"服务。利用大数据、移动互联网等技术推动院前急救网络与院内急诊有效衔接,打造院前医疗急救机构和胸痛中心、卒中中心、创伤中心、危重孕产妇救治中心、危重儿童和新生儿救治中心实时交互智能平台,规范院前院内交接工作程序,建立院前院内一体化绿色通道,建立完善院前急救-院内急诊-危重症监护的新型一体化急救医疗体系。2015年,国家执业医师资格考试对院前急救从业人员实行相关专业内容的加分考试,适当放宽从业人员准入条件。积极推进医疗救护员制度,成立了医疗救护员国家职业专家委员会,对900余人开展了职业鉴定考核工作,确保院前急救人才队伍建设稳步推进。

3. 加强航空医疗急救体系建设,构建立体化院前急救网络　2017年,为规范我国航空医学救援行为,突破航空急救发展过程中存在的瓶颈,国家卫生健康委员会研究起草制定《航空医疗救援管理条例》。2018年1月,与中国民用航空局联合开展航空医学救援试点工作,在全国航空医学救援工作基础较好的12个省(自治区、直辖市)开展航空医学救援联合试点城市和试点医院遴选工作,最终确定北京市、河北省、辽宁省、上海市、江苏省、浙江省、山东省、湖北省、广东省、重庆市、四川省、陕西省等12个省(自治区、直辖市)作为航空医学救援工作试点。2019年3月,中国民用航空局、国家卫生健康委员会联合印发了《关于印发〈航空医疗救护联合试点工作实施方案〉的通知》,试点工作的开展,对提升我国航空医学救护体系和能力建设、满足人民群众对优质医疗服务的迫切需要、促进我国通用航空业与医疗救护事业的融合发展有着深远的意义。2022年2月,为进一步提升航空医疗救护能力,促进航空医疗救护业务实现广泛覆盖,中国民用航空局和国家卫生健康委员会联合印发《关于深化航空医疗救护联合试点工作的通知》,明确到2024年底,航空医疗救护范围进一步扩大,建立具有中国特色的覆盖广泛、模式多元、服务优质的航空医疗救护体系,更好地保障人民生命安全和身体健康。

(二)我国院前急救面临的形势与挑战

进入"十四五"时期,我国院前急救面临着发展的新机遇和新挑战。伴随我国人口老龄化问题,院前医疗急救等服务的刚性需求将日益增加。同时,以交通事故为主的意外伤害、突发急性传染病防控、各类自然灾害、暴力恐怖事件的发生也给新形势下的院前医疗急救提出了严峻挑战。随着"一带一路"倡议的实施,我国参与国际应急救援和急救体系建设的能力也有待提高。

目前,我国院前急救体系的建设水平仍不能完全满足人民群众日益增长的急救医疗需求,与发达国家相比仍有较大差距。

1. 整体基础比较薄弱　虽然"十三五"期间我国院前急救事业有了一定的发展,但总体而言,建设水平仍然落后于我国医疗卫生事业发展的总体水平,仍不能完全满足人民群众日益增长的急救医疗需求,院前急救质量与国际先进水平相比仍有较大差距。主要表现在以下几个方面。

(1)体制机制问题:目前全国仍有部分急救中心未开通120专线电话。全国地市一级急救中心大多虽已独立建制,但各地运行体制机制存在很大差异。大多数区县一级急救中心(站)未独立建制,仍依托于医院。

(2)行业标准问题:尽管《院前医疗急救管理办法》的正式实施为院前医疗急救的发展创造了良好的基础,但由于我国地域辽阔,各地经济社会发展水平不一,需要各地在国家相关规定的基础上根据自身实际情况推进地方院前医疗急救法规的制定。与此同时,我国院前医疗急救体系仍缺乏一系列统一的行业标准,如急救网络布局与站点设置标准,各类人员准入、培训、考核标准以及人员配置标准、车内医疗设备配置标准、院前医疗急救临床诊疗规范、质量控制标准等,影响了我国院前医疗急救体系的建设与发展。

(3)网络布局问题:全国各地急救网络布局普遍存在不合理的情况,地市级,特别是大中城市急救中心由于城市快速扩张,新兴人口密集区迅速增加,但急救站点建设往往明显滞后,导致上述区域急救半径偏长、急救反应时间长,影响急救效率。农村地区普遍存在急救站点密度偏低、急救半径过长的问题,部分地区急救车到达时间甚至超过1小时,无法满足广大农村地区的院前医疗急救需求。由于针对院前医疗急救网络布局缺少相应政策规定,许多地区新增急救站点较为困难,网络布局不合理情况持续存在。

(4)人员队伍问题:院前医疗急救工作存在工作环境艰苦、危险性高、收入偏低等问题。目前我国高等医学教育未设置独立的院前医疗急救专业,导致院前医疗急救专业人员招聘难、晋升难、发展难;各地急救中心普遍面临编制不足、缺乏增加编制依据的困境;对多年从事院前医疗急救一线工作的医生缺少高龄后的退出分流机制;院前医疗急救临床工作人员普遍缺乏临床、教学、科研等学术发展的平台……以上种种原因导致全国各地急救中心普遍存在一线临床工作人员紧缺的情况,严重影响院前急救事业的长远发展。

（5）硬件设备问题：目前全国急救中心救护车配置整体水平依然较低，仍有很多地区的急救中心车辆配置数没有达到国家标准，特别是区县急救中心（站），不仅救护车数量严重不足，车内抢救设备、药品的配备均难以满足院前医疗急救临床工作的需要，还有相当多的基层急救站点救护车内没有任何抢救设备，救护车仅被作为转运交通工具使用，完全没有发挥应有的救治功能。在智慧医疗建设方面，目前全国仍有40%的急救中心没有智能调度系统，仅依靠电话接警，调派效率低下。国内院前医疗急救体系无论是急救中心与站点之间的信息化管理、质量控制、通信调度系统的区域联网、与其他部门信息系统的互联互通、患者信息的院前院内衔接等方面信息化水平均较低。公共场所自动体外除颤器（AED）配置严重不足，社会公众急救参与度较低。

2. 老龄化程度不断加深，群众日常急救服务需求快速增长　截至2022年，中国60岁及以上人口为26 402万人，占总人口的18.70%，与2010年相比上升了5.44个百分点。伴随人口老龄化程度进一步加深，未来一段时期将持续面临人口长期均衡发展的压力，院前医疗急救等服务的刚性需求将日益增加。近年来，各地急救中心每年救治患者数均以5%~10%的速度递增。

3. "健康中国"建设全面推进，对院前医疗急救提出更高要求　"完善突发事件卫生应急体系，提高早期预防、及时发现、快速反应和有效处置能力。建立包括军队医疗卫生机构在内的海陆空立体化的紧急医学救援体系，提升突发事件紧急医学救援能力。到2030年，建立起覆盖全国、较为完善的紧急医学救援网络，突发事件卫生应急处置能力和紧急医学救援能力达到发达国家水平。进一步健全医疗急救体系，提高救治效率。到2030年，力争将道路交通事故死伤比基本降低到中等发达国家水平"等一系列目标，都对院前医疗急救提出了更高的要求。院前医疗急救是重大民生工程，是基本医疗卫生制度公益性的重要体现，直接关系群众身体健康和生命安全，必须从讲政治、讲大局和维护人民群众切身利益的高度加快发展步伐。

4. 地区发展不平衡　受经济条件影响，我国院前医疗急救事业发展不平衡，在一线城市和经济发达的城市，院前医疗急救体系较为完善，政府对院前医疗急救的人员、物资、装备和财政支持都比较完善。在经济欠发达地区和多数县市、乡村以及部分西部地区，政府对院前医疗急救的投入和财政保障明显不足，院前医疗急救专业队伍、救护车辆和医疗设备缺乏，院前医疗急救基础建设亟待加强。

随着工业化、城镇化、信息化以及交通基础设施建设的快速发展，在流动人口增多、生活节奏加快、工作压力加大等因素的影响下，以交通事故为主的意外伤害数量急剧增加；再加上自然灾害、暴力恐怖事件，给新形势下的院前急救事业提出了严峻挑战。

（三）主要任务和措施

1. 完善院前急救体系建设　建立科学高效的院前急救空间布局网络。加快建设覆盖城乡的省（自治区、直辖市）、市、县三级院前急救体系，推动各县（区）急救中心（站）独立建制和规范化建设。将院前急救作为社区卫生服务中心或乡镇卫生院履行公共卫生职能的重要组成部分，积极探索依托社区卫生服务中心及乡镇卫生院建立完善基层院前急救网络。初步建成以急救中心为主体，二级以上综合性医院或专科医院急救站点为支撑，社区卫生服务中心或乡镇卫生院急救站点为网底的区域院前急救网络。

加强航空和水上医疗急救体系建设，省（自治区、直辖市）级（省会/首府城市）急救中心和有条件的地区开展航空和水上医疗急救。制定行业规范，开展专业培训，加强监督管理，加快建成水、陆、空立体化协同急救网络。

2. 完善院前急救硬件配置　各级急救中心（站）救护车数量达到国家要求，车辆及车载医疗、通信装备配置符合国家标准。区域内急救车辆统一编号，借助信息化手段对急救车辆的运行状态实行全过程、动态实时信息监控，实现精细化管理。

各级急救中心（站）根据所在区域特点和服务人口等建立相应规模的突发事件应急物资储备库，制定应急物资储备目录和管理制度。

完善院前急救信息化平台建设，加强指挥调度中心硬件设备、急救站点信息网络、救护车及人员通信设备建设，推动物联网等技术在院前急救设备管理及质量控制等方面的应用。

省（自治区、直辖市）、市级院前急救机构应建立急救培训中心，配备必要的培训设施，以满足院前急救专业人员及社会公众急救技能培训需求。

3. 加强院前急救人才队伍建设　大力加强院前急救专业化人才队伍建设。建立与专业要求相适应的院前急救专业住院医师规范化培训制度，建立公立医院医生赴急救中心轮转培训制度。对急救从业医护人员晋升晋级给予适当政策倾斜。通过加强院前急救学科建设为专业人员提供科研、教学发展平台。根据院前急救工作特点，建立科学合理的人员结构体系和薪酬制度。

4. 提升院前急救服务能力　建立院前急救专业人员岗位培训和准入制度，院前急救医师、护士、调度员等从业人员上岗前须经省（自治区、直辖市）、市级急救中心培训考核并取得合格证书。

制定院前急救诊疗常规、技术操作规范和质量控制标准，推动建立省（自治区、直辖市）、市、县（区）三级院前急救质量控制体系，将院前急救作为临床质量控制管理的重要组成部分。

加强院前急救人员核、生、化、爆、暴等现场第一时间专业抢救和个人防护的知识、技能培训，提升院前急救从业人员突发事件应急处置能力。

5. 推进全国院前急救信息平台建设　加快调度系统信息化建设，推动在各级急救中心（站）普及信息化调度系统。充分利用信息化手段，将院前急救数据与居民电子健康档案、医院急诊信息系统互联互通，使急救人员及时掌握各医院的急诊资源信息，科学确定送治医院；同时，将危重患者生命体征和实验室检查等数据推送到目标医院，便于院内急救资源的早期介入和快速衔接，实现院前、院内衔接智能化；建立与公安、交通、应急管理等部门的信息系统联网，实现路况视频监控信息、现场信息、救治信息的双向共享。

根据院前急救工作特点，提升内部管理智能化水平。通过信息技术手段推进站点运营、人员工作绩效、急救车辆和物资状况、后勤保障等的数字化建设，实现由传统管理向智能化管理的转变。

6. 大力推进社会急救能力的提升　推进社会公众急救技能普及。建立社会急救技能培训规范和准入制度，积极发挥急救中心、红十字会、公立医院及社会化培训机构等多方培训力量，加强急救培训体系建设，推动社会公众培训规范化、标准化。制定公共场所急救设施配置指导目录，推动公共场所自动体外除颤器（AED）配置。

综上所述，我国院前急救事业经过不断发展，风雨兼程写大爱，大医精诚铸丰碑。相信在党中央的坚强领导下，当代卫生人一定会不忘初心、坚定信念、砥砺奋进、勇毅前行，肩负起实现中华民族伟大复兴的历史责任和使命。

（浙江省杭州市急救中心　袁轶俊）

第二节
北京急救中心院前急救发展报告

自 1949 年以来,在北京市委、市政府、市卫生管理机构的领导下,在社会各界的大力支持下,北京市院前医疗急救事业实现了从急救站到建立完善的院前医疗急救服务体系的跨越,院前医疗急救服务水平不断提升,尤其是《北京市院前医疗急救服务条例》施行以来,院前医疗急救体系日臻完善,院前医疗急救事业稳步发展,院前医疗急救服务效率再提高、服务质量再提升,形成了"决策果断、体系完善、部署周密、机制高效、公平可及"的大急救体系。

一、北京市院前医疗急救发展历程回顾

北京急救组织承担的最早的医疗急救保障任务当属 1949 年 10 月 1 日,首都人民参加在天安门广场隆重举行的开国大典。

1950 年,由北京市公共卫生局成立两支巡回医疗队(北京市急救站前身),奔赴全市城郊开展医疗防病及急救工作。

1952 年 11 月,北京市卫生局成立了北京市急救组,对外称为北京市急救站。

1954 年 11 月,北京市急救组改名为北京市公共卫生局急救站,此时急救站从组织到行政机构已完全独立。

1955 年北京市政府制定《北京市急救工作管理办法》;同年 12 月 13 日,北京市政府批准成立北京市急救站。

1958 年,为方便市民呼救,北京市急救站在全国范围内第一个设立急救呼叫电话,选择了易记的5678,后来又增加了 5809。目前,5678 这个号码已变为 65255678,在北京急救中心继续沿用。

1960 年 11 月 28 日,北京市人民委员会批准建立急救网。

1979 年 9 月 5 日,北京市卫生局发出《关于城近郊区建立区急救站的通知》,12 个区县相继建立了急救站,与市急救站协作联网,初步形成全市医疗急救网。

1981 年,北京市卫生局将北京市急救站改为北京市红十字会急救站。

1983 年 11 月,中意两国政府签订《关于建立北京急救中心的合作发展议定书》,合作兴建北京急救中心。

1988 年,北京市红十字会急救站与急救中心筹备处合并,命名为北京急救中心。

二、北京急救中心概况

(一)基本情况

北京急救中心是北京市卫生健康委员会直属的公益一类事业单位,位于和平门的现址大楼由中国政府与意大利政府合作建设,1988 年 3 月 25 日正式投入运行,同年全市统一使用 120 急救号码。1992 年北

京市编办批准加挂北京市急救医学研究所的牌子；1997 年北京急救中心被评为三级甲等急救中心；2001年成立北京急救医疗培训中心；2004 年加挂北京紧急医疗救援中心的牌子；2005 年北京急救中心从形式到内涵完全转变成北京紧急医疗救援中心；2017 年、2022 年先后被批准成立北京市院前医疗急救质量控制中心、北京市社会急救培训质量控制与改进中心；2018 年、2022 年分别被指定为北京市院前医疗急救专业培训机构、2022 年北京冬奥会和冬残奥会定点院前医疗急救机构。

（二）北京急救中心院前医疗急救工作情况

1. 北京市医疗急救调度指挥发挥作用

（1）北京市急救资源统一调度指挥：2009 年实现城区 120 统一调度，2011 年建立 120/999 联合指挥调度平台，2015 年在全国范围内率先实现全市统一调度，全市 120 急救任务调度标准和流程实现统一，院前车组运行数据更加准确，当年呼叫满足率同比提高 4.65%。自 2020 年始，将北京市红十字会紧急救援中心符合条件的车辆和人员分批次纳入 120 统一调度平台；2022 年全市院前医疗急救服务号码统一为 120，实现了统一呼叫号码、统一指挥调度，当年 120 转接 999 电话 2.5 万余次，同比增加 53.81%；999 转接 120电话 3 万余次，同比增加 1 410.04%。

（2）近 5 年全市调度指挥工作量：近 5 年来，120 调度指挥中心电话工作量由 226 万个 / 年增至 377万个 / 年，涨幅 66.81%；接听电话量由 150 万个 / 年增至 232 万个 / 年；受理要车电话量自 48 万个 / 年增长至 95 万个 / 年，涨幅 97.92%。

（3）强化 120 调度指挥中心中枢作用：完善 120 调度指挥中心的平急结合应急机制，优化调度席位设置。120 电话中继线路扩容到 720 路，电话受理席位增至 100 个。在全国领先启用急救优先调度系统（MPDS），2022 年自主研发高级调度在线生命支持系统（ADLS），通过 120 急救电话对现场急危重症患者进行医学指导，从调度员接听电话开始，患者就能够获得有效救治。推进多种 120 急救呼叫模式，可通过固定电话、移动电话、微信公众号、手机小程序（App）、一键呼救按钮等多种方式呼叫 120 急救系统；全市老旧小区加装电梯信息、自动体外除颤器定位信息和志愿者信息等多种急救服务信息与调度指挥系统联通；与 110、119、122 等城市公共服务平台联动次数约为 100 次 / 年；建设院前院内医疗急救衔接平台，与 31家医疗机构急诊实现信息互转。

2. 院前医疗急救服务水平稳步提升

（1）北京市院前医疗急救服务能力持续提升：近 5 年来，院前急救出车量从 38 万次 / 年增至 92 万次 / 年，涨幅 142.11%；全市急救站点从 205 个增至 468 个，涨幅 128.29%；呼叫满足率由 80.61% 提高至99.50%；平均急救反应时间由 22 分钟缩短至接近 16.04 分钟，2023 年 6 月北京市平均急救反应时间为12.33 分钟；急救服务满意率保持在 98% 以上。

（2）院前医疗急救服务蓬勃开展：北京急救中心主要负责东城区、西城区、通州区、北京经济技术开发区院前医疗急救服务的供给，通过建立科学、有效的临床路径信息化管理系统，优化、规范院前医疗急救服务流程，针对高危孕产妇、危重新生儿、胸痛、卒中、创伤等院前医疗急救重症人群和疾病类型，定期开展全市 120 网络疑难病例讨论，医疗急救水平不断提升。目前北京急救中心现场心肺复苏成功率远高于全国平均水平。

近 5 年来，北京市累计开展各类突发事件医疗救援 1.2 万余次，派出救护车近 1.7 万车次，救治伤员近3.2 万人次。北京急救中心作为北京市紧急医疗救援的主体力量，快速有效地完成了全市乃至全国各类突发事件紧急医疗救援任务。在 2008 年汶川地震救灾工作中，北京急救中心完成当地 70% 的转运工作，展示了全地形救援、野外宿营、供给保障等综合能力，被当地百姓誉为"首都铁军"，被中央军委、党中央、国务院授予"英雄集体"光荣称号。在新冠疫情期间，北京急救中心承担北京市新冠疫情确诊、危重症等相关病例调度指挥和转运近 23 万次，指导和统筹各区急救力量协同抗疫，在保障城市运行安全、维护人民群众身体健康方面发挥了不可替代的作用。

近 5 年来，北京急救中心累计完成国家和市级重大政治活动、国际国内体育赛事医疗保障任务 5 000余次，派出救护车近 1.3 万车次、急救人员 3.8 万余人次。常年负责重要地区专项保障任务，近 5 年来共执行任务近 1.4 万次,派出救护车近 1.4 万车次,急救人员近 4.4 万人次。在重点历史保护单位建立常态化急救医疗保障点,为国际交往服务提供保障。每逢重大活动、法定节假日,北京急救中心统筹指挥全市医疗应急力量,在和平门本部全天候应急备勤保障首都核心区安全,为首都社会的稳定和经济发展奠定了安全基础。

3. 院前医疗急救培训开展如火如荼

(1)院前医疗急救培训行业引领:5 年来,北京急救中心累计培训北京市院前急救人员 1.2 万人次。承担重大活动和重要体育赛事急救培训任务,为北京 2022 年冬奥会和冬残奥会 2 300 余人次的专业人员进行培训。编著《院前急救诊疗规范》《院前急救专业人员培训教材》《院前创伤培训教程》《医疗救护员培训教材》《航空医学转运指南》等 10 余部专著,由人民卫生出版社出版,在全国急救中心作为通用和参考培训教材使用。作为北京大学医学部和海南医学院教学基地,每年承担海南医学院教学基地见 / 实习约 30 人、北京市住院医师规范化培训约 130 人、医防融合项目 600 人,以及中心 400 余名专业技术人员的继续教育工作。作为院前急救专业培训考核机构,每年需完成约 8 000 人次的院前急救人员岗前准入、医防融合、继续教育认证、定期轮训等任务。目前,北京急救中心附属北京急救医疗培训中心是国际创伤生命支持(ITLS)中国分部所在地、国际野外医学中国 120 培训总基地、美国心脏协会认证培训中心。目前在全国发展了 55 家附属培训基地[各省(自治区、直辖市)25 家,北京 30 家],签约急救导师共有 600 余名,大部分为 120 临床一线的技术骨干。60% 以上具有国际认证资质。北京急救医疗培训中心是 2008 年北京奥运会、北京 2022 年冬奥会和冬残奥会、中华人民共和国成立 70 周年、中国共产党成立 100 周年等大型活动专业医疗保障人员唯一指定培训机构;是《国家执业医师考试 - 院前部分》《国家医疗救护员职业大纲》的制定单位。为全国 120 系统和医院系统培训了大量急救骨干。发挥中国医院协会急救中心(站)分会主委单位作用,协助国家卫生健康委员会制定全国 120 行业相关技术和管理规范。

(2)社会急救能力建设不断加强:北京急救医疗培训中心同时也是北京市社会急救培训质控与改进中心、北京急救科技馆、全国科普教育基地、北京市科普教育基地、北京市科普培训基地、北京市健康促进基地。2009 年北京市科学技术协会授牌建立中国首个急救科技馆,采用参与式模拟案例教学,在灾害场景设置急救演练,至今免费接待了 1.2 万人次的参观学习,现场授证培训 20 余万人次。5 年来,对高风险岗位人员公众现场授证培训 2.2 万人次;开展普通社会公众急救科普培训,累计培训 80 万人次;年线上急救培训专题课程覆盖 3 000 万人次。每年 1 月 20 日带动全国 120 召开国家急救日倡议活动。以“六进”的形式开展“120 急救大课堂”,广受社会好评,多次受到中国科学技术协会表彰。北京急救医疗培训中心是《北京市社会医疗急救培训教学大纲》(以下简称《大纲》)和标准化教材的撰写单位,《大纲》明确了公众在现场的救助行为的内容与边界,出版的教材制定了技术标准与规范,是中华人民共和国成立以来第一个完整全面具有直接法律依据的社会急救科普教学体系。在国内率先倡导普及自动体外除颤器,为提高公共场所自动体外除颤器的应用效率,北京急救中心从 2020 年开始,就对社会公共场所配置的自动体外除颤器进行现场踏勘,对安装单位进行详细的现场安装指导,并测量经纬度、制定取用路径,明确管理方案。目前已完成 980 台自动体外除颤器在 120 调度系统电子定位工作,2023 年预计完成 3 000~5 000 台自动体外除颤器的定位工作,形成城市自动体外除颤器电子地图。当呼叫者拨打 120 的时候,120 调度人员可以在电子地图上找到适宜的自动体外除颤器提示目击者取用,并指导其操作,能够更高效地发挥急救作用。同期,北京急救中心的专家还设计了自动体外除颤器在公共场所安装的统一标识,同时组织中国医院协会急救中心(站)分会的全国 120 专家修订了自动体外除颤器安装标准,最后由国家卫生健康委员会发布了《公共场所自动体外除颤器配置指南》,为规范全国公共场所自动体外除颤器安装标准作出了重要贡献。2022 年成立了北京市社会急救培训质量控制与改进中心,负责全市社会急救科普质控工作。编写的急救科普文章入选中小学课本,开创了急救培训走进国家基础教育新局面。培训工作入选中国科学技术协会《科技志愿服务全国典型案例》。以北京急救中心附属北京急救医疗培训中心为载体的培训事业,立足首都、带动全国、对标世界,为中国院前医疗急救体系的发展完善和社会急救能力建设的提高作出了巨大贡献。

4. 院前医疗急救服务支撑能力增强

(1)科研助力院前医疗急救服务质量不断改进:北京急救中心以第一作者发表论文529篇;发表科学引文索引(SCI)学术论文18篇,IF总分超过60分,在2021年度中国医院科技量值(STEM)急诊医学学科全国排名第34位;主持国家"十四五"重点研发计划、北京市重点科技计划项目、首都发展科研专项等科研项目10余项,参与科学技术部重点研发计划项目2项,与各医疗机构合作开展科研项目20余项,累计科研经费超过1 000万元。

在全国首创开展区域急救网络研究,院前急救网络布局规划水平全国领先。目前全市运行120急救工作站468个、救护车辆1 000余辆;近5年全市院前白班、夜班日均值班车组分别增加了108.39%和110.10%,急救服务公平性和可及性明显提升。2017年成立北京市院前医疗急救质量控制中心后,组建院前医疗急救专家委员会,构建北京市院前医疗急救质控绩效考核体系,制定《北京市院前急救医疗质量控制考核三级指标》,对各急救中心站、救护车组运行环节进行全程质量控制,院前急救服务能力得到显著增强。每月开展呼叫满足率、平均急救反应时间等院前急救运行数据定期分析,为北京市政府和北京市卫生健康委员会提供管理依据。

(2)信息化驱动院前医疗急救服务高速发展:一是利用信息化手段,开通听障人士文字呼救、电子收费、医保实时结算、高德及百度地图App主动避让救护车提示等各项便民急救服务功能,院前急救电子收费数量达17万次/年,建设全市卫生应急指挥调度系统,在疫情防控中发挥作用。二是推进救护车第五代移动通信技术(简称"5G")改造项目,5G救护车累计完成远程会诊和心电监护传输1万余次,在北京2022年冬奥会和冬残奥会医疗保障中,实现冬奥会和冬残奥会场馆、定点医院和急救指挥中心多方联动和实时远程在线指导。北京急救中心紧急医疗救援5G急救系统集成项目荣获第五届绽放杯5G应用大赛智慧医疗健康专题赛决赛一等奖、全国总决赛二等奖,是全国卫生行业入围总决赛2个5G应用案例之一。三是不断完善智慧急救项目设计方案,完成《北京市智慧急救顶层设计》编制。四是构建院前监测指标体系,盘活数据资源,建立急救驾驶舱,实现对120接听调派、急救站点运行、急救反应时间、院前院内衔接等全周期全链条靶向监控,实现提前预警、提早部署,兼顾重点人群,有效聚焦堵点,信息化支撑科学辅助决策。

(3)院前急救人才队伍建设量质双增:多种途径补充院前急救人员,建立健全首都医科大学临床医学急救定向培养机制。院前医疗急救机构纳入医防融合培训体系,依据《北京市深化卫生专业技术人员职称制度改革实施办法》,北京市二级、三级医疗卫生机构相关临床专业的主治医师在晋升副主任医师前到院前医疗急救机构参加服务。建立院前医疗急救专业技术人员席位序列制。根据职工需求,建立为职工提供保障性住房的机制。推荐市级、国家级突出贡献人才各1人,初步形成高水平人才培养的良性竞争环境;获得领军人才等人才培养项目,高层次人才培养工作取得新进展。

三、近十年北京市院前急救工作主要成就

近十年,北京市院前急救系统坚持以人民健康为中心,不断健全院前急救体系,提升服务能力和水平,实现了高质量发展。

(一)院前医疗急救服务体系更加健全

1. 强化顶层设计,明确建设目标　2017年施行了《北京市院前医疗急救服务条例》,对保障公众生命健康权益,规范北京市院前医疗急救服务及院前院内急救衔接,提高急救服务能力和水平,及时、有效抢救急、危、重患者起到了重要的作用;同时也广泛提高了北京市社会急救整体水平。将院前医疗急救体系纳入首都公共卫生应急管理体系建设范畴统筹推进。以北京市政府办公厅名义印发《关于加强本市院前医疗急救体系建设的实施方案》,确立了政府举办为主、社会参与为辅、独立形成体系、市区各负其责的建设管理体制;明确了实施统一规划布局、统一指挥调度、统一服务规范、统一监督管理、统一保障标准、统一绩效考核;确定了管理高效、高度信息化、可持续发展的院前医疗急救服务体系建设目标。

2. 统一规划布局,完善网络建设　印发北京市院前医疗急救首个专项规划《北京市院前医疗急救设施空间布局专项规划》,按照"市级统一规划、属地政府主建"的原则,完善全市急救网络布局。2022年底,北京市已完成468处院前医疗急救设施标准化建设,急救网络覆盖城乡,布局更加公平可及。院前急救进入高质量、可持续发展的新时代。

3. 统一服务规范、统一监督管理　制定《北京市院前医疗急救相关标准规范》等系列配套文件,对院前医疗急救体系建设进行全面规定和细化要求;制定急救工作站配置规范等地方标准;指定专业培训机构,规范岗前岗中培训;成立北京市院前医疗急救质量控制中心,建立质控管理体系,质控数据覆盖全流程;开展多种形式的督导检查。各区、各单位根据质控结果调整资源配置,针对性改进工作,全市院前医疗急救服务满意率稳定在98%以上。

(二)实现全市院前医疗急救统一指挥调度

2022年,实现120一个急救号码面向社会提供服务。北京成为全国唯一实现统一指挥、一级调度的省(自治区、直辖市)。印发《北京市院前医疗急救统一呼叫号码　统一指挥调度工作方案》,制定统一规范,明确工作流程和要求。解决了北京市院前急救两个呼叫号码、两套调度系统问题,实现北京市院前急救统一呼叫号码,统一指挥调度;120调度指挥中心对城区、郊区的呼救任务由"统一接听、二级调度"调整为"统一受理、一级调度",一键垂直调派任务到救护车组,实现了调度派车流程环节大幅缩减,急救资源高效统筹使用。

(三)呼叫满足率大幅提升

院前急救资源配置持续完善,服务供给能力显著增加。2022年,日均院前急救值班车组数达到700个;120接听电话近232万个;受理急救电话95万余人次;出车近92万车次;同时处置各类突发事件的时效也大幅提升,有力保障了首都城市安全运行。在完成新型冠状病毒感染患者以及相关风险人员转运任务的同时,院前急救呼叫满足率稳定在98%以上。

(四)服务质量显著改善

院前急救管理体系不断健全,服务质量明显改善。院前急救服务更加便捷化、同质化,服务水平整体大幅提升。建立专项质控体系,不断强化质量控制;完善培训体系,持续分类开展院前急救人员培训。配置担架员,着力解决急救患者搬抬问题。开发App,实现残障人士文字呼叫120、一键呼叫120。实现院前急救线上、线下多种方式收费,推行医保卡在救护车上刷卡结算,方便患者缴费报销。完善危急重症患者急救绿色通道,建立院前院内急救信息衔接平台,已实现120调度指挥中心、部分救护车与北京协和医院等31家医院信息共享,提高院前院内交接效率。修订《北京市院前与院内医疗急救衔接工作管理办法》等文件,建立定期通报机制,持续推进院前院内医疗急救信息衔接平台应用。将院前院内衔接工作纳入对三级公立医院履行公共卫生职责考核评估,压实责任。通过制作短视频等方式,多种途径加强对患者急诊预检分诊的宣传引导。创建5G院前医疗急救联合创新实验室,实现5G救护车与120调度指挥中心、医院急诊高清医疗影像数据同步传输,提高院前院内衔接效率。

(五)特殊保障能力持续提升

围绕服务于四个中心,打造特色院前急救服务保障体系。建立健全重要会议、重大活动、重点节日院前急救服务保障信息系统,健全组织管理体系,规范配置标准和工作流程。守护每年春节、清明节、劳动节、国庆节等重点节日,让首都市民祥和过节;护航每年中考、高考等重要考试,让莘莘学子健康应试;高水平服务北京2022年冬奥会和冬残奥会、篮球世界杯、中国网球公开赛、北京马拉松等重要体育赛事,圆满完成亚洲太平洋经济合作组织、中非合作论坛北京峰会、亚洲文明对话大会、"一带一路"国际合作高峰论坛以及中华人民共和国成立70周年、中国共产党成立100周年等重大国务政务活动医疗急救保障任务。

（六）有序推进社会急救能力建设

1. 整体规划社会急救能力建设　15 个部门联合印发《北京市重点公共场所社会急救能力建设三年行动方案（2021 年—2023 年）》，首次系统规划本市社会急救能力建设，整体布局自动体外除颤器等急救设施设备配置、社会急救与专业急救衔接、社会急救培训体系建设。目前，全市重点公共场所已配置自动体外除颤器近 3 500 台，其中地铁、火车站、各级各类学校已实现自动体外除颤器配置全覆盖。已配置的自动体外除颤器和培训的人员多次成功抢救公共场所突发心搏骤停患者。

2. 系统规范社会急救能力培训　制定并动态修订《北京市社会医疗急救授证培训课程教学大纲及设施设备指导目录》等文件，成立北京市社会急救培训质量控制与改进中心，促进社会急救培训工作规范开展。初步建立了以 120 急救体系为依托的社会急救培训网络。

（七）倾力投入新冠疫情防控工作

2020 年新冠疫情发生以来，不断强化对院前急救疫情防控设施建设和设备配置的投入，各区强化救护车洗消站建设和负压救护车配置，全市院前急救系统疫情防控能力显著提升。完成 21 处救护车洗消站建设，实现了每个区至少有一处标准化的固定救护车洗消站，疫情防控物资储备进一步完善。院前急救系统严格落实疫情防控措施，规范工作流程，感染者、疑似病例使用负压救护车专项转运，工作人员实施闭环管理等，有效保障了院前急救系统疫情防控的能力和安全。

四、典型案例

（一）圆满完成 2016 中国 G20 杭州峰会医疗保障任务

北京急救中心承担 2016 中国 G20 杭州峰会医疗保障任务，是首次接到外省（自治区、直辖市）支援高规格的医疗保障任务。北京急救中心进行了精心的筹划和部署，在车辆准备、人员安排、专业培训、后勤保障、预案完善等方面进行充分准备，选派技术过硬的医生、护士、司机各 30 名，管理人员 14 名，共 104 名，配备精良的 30 辆救护车组成峰会医疗保障队，由中心副主任刘红梅带队，赴杭州执行 2016 中国 G20 杭州峰会医疗保障任务。

全体保障人员于 8 月 22 日晚抵达杭州，连夜部署工作。根据峰会医疗保障工作总体部署，北京急救中心 2016 中国 G20 杭州峰会医疗保障队主要承担 G20 峰会宾馆区、B20 峰会宾馆区、媒体接待宾馆区等 17 个地区的 11 项保障任务。北京急救中心充分发挥多年的大型活动会议医疗保障工作经验和自身的医疗急救能力技术优势，积极配合杭州市 G20 峰会医疗保障任务指挥部工作，与杭州市急救中心通力合作，共同完成 G20 峰会各项医疗保障任务。

北京急救中心 2016 中国 G20 杭州峰会医疗保障队充分展示了首都急救工作者良好的精神风貌、过硬的政治素养、精湛的医疗技术水平和甘于奉献、肯于吃苦的精神，临时党支部充分发挥了党支部凝心聚力的作用和党员先锋官的作用。医疗队的工作表现得到了原国家卫生与计划生育委员会、原浙江省卫生与计划生育委员会、杭州市筹备工作领导小组等方面的高度赞扬和肯定；同时也受到了新加坡、印度尼西亚等国家会议代表团医疗官员的高度称赞和信任。北京急救中心圆满完成医疗保障任务的同时，在全中心的共同努力下，首都的各项日常急救、应急保障任务等院前急救工作，同样出色地完成了。

（二）顺利完成北京 2022 年冬奥会和冬残奥会医疗保障任务

北京 2022 年冬奥会和冬残奥会前期，北京急救中心组织开展市属 74 家医疗机构 2 531 人、河北云顶 40 人医疗保障团队、各类支援人员和社会力量的培训和考核，完成 56 辆救护车新装负压功能和 2 辆负压急救车轮椅"无障碍"改造。

北京 2022 年冬奥会和冬残奥会期间，直接负责国家速滑馆、国家体育场等 4 个竞赛场馆、6 个非竞赛场馆及开闭幕式、外国元首驻地、火炬接力医疗保障。按照一馆一策工作原则,建立扁平化全市急救指挥体系,开设120指挥调度保障冬奥会和冬残奥会专席,编制《医疗保障工作手册》等工作规范,制定相应任务调派方案和应急预案,对入境有症状阳性、入境无症状阳性、国内阳性等病例建立分类转运机制。以科技手段为支撑,自行研发病历管理、信息上报及可视化系统,利用5G救护车及车载视频等专用设备,实现现场与中心实时、高效对接。

北京急救中心直接参与北京2022年冬奥会和冬残奥会保障救护车50辆、负压车44辆、保障小组78组234人。2022年1月4日至3月19日,累计值班6 434人次、2 028车次,累计转运437人次、406车次,累计洗消391车次,完成各类应急演练100余次,重点人群跨省转运任务4次。获得北京2022年冬奥会和冬残奥会先进集体称号。

(三)抗击新冠疫情工作经验得到推广

抗击新冠疫情三年来,在北京市委、市政府的坚强领导下,全市院前急救系统不忘初心、牢记使命,全力保障首都市民生命安全和身体健康,形成了院前急救的北京经验,被国务院应对新冠疫情联防联控机制医疗救治组发文推广全国借鉴。

1. 夯实院前急救体系网底 在政府主导下,筑牢北京市院前急救网底。超目标完成468个急救设施标准化建设和21个洗消站建设任务,院前救护车、负压救护车达到配置标准,固化了行政支援一线、疫情防控专项转运应急梯队、二三级医疗机构抽调医护人员支援、社会力量支援、城市保障与"多场景、多链条"专项转运保障等5个工作机制。

2. 120调度中枢高效运转 在北京市120统一调度的基础上,结合新冠疫情处置需要增设机场口岸专席、京办专班,搭建首都机场120移动指挥平台,通过一增三调发挥120调度哨点作用。应对规模性疫情,120调度指挥中心迅速扩容,中继线增加至720路,席位扩至100个,拓展60个云坐席,启用区级二级调度;加强宣传引导合理使用120急救电话,为急危重症患者让出生命热线;压实各区责任建立非急救转运专班并公布电话。2022年12月7日以来,120调度系统呼叫量剧增,12月9日最高达3万余个,在北京市委、市政府、市卫生健康委员会高位调度、有力指挥下,多措并举保障急救电话打得通、接得起。

3. 提升行业同质管理水平 推进院前急救疫情防控标准规范建设。持续完善院前运行、服务、质量指标体系建设,制定2项地方标准,建立院感防护、洗消站建设等系列标准规范,持续提升全市120同质同标管理水平。健全疫情下院前急救监测指标体系,实时监控辅助科学决策,实现提前预警,提早部署,院前院内全流程督导,养老机构等重点人群统筹兼顾。

4. 信息、科研多维度支撑 信息化赋能急救,自主研发应急保障病例管理、急救优先调派系统,为救护车安装不停车电子收费系统,建立院前院内信息衔接平台,推动智慧急救、电子收费、医保实时结算。坚持科研工作,发表新冠疫情相关SCI文章13篇,获批国家及地方科研项目11项。

5. 凝聚强大合力 中共北京急救中心委员会坚持党建引领抗击新冠疫情,强化思想政治工作,发挥党支部战斗堡垒和党员先锋模范作用。新冠疫情初期战时状态,委员会亲自动员,广大职工请战书、按手印,白衣执甲,投入抗疫阻击战。以党员干部为骨干组建转运组,建立临时党支部,党旗始终飘扬在转运一线。外防输入、内防反弹,北京急救中心副主任驻守机场转运组。面对疫情,党员干部身先士卒、日以继夜、勠力同心、勇毅担当,用行动诠释了共产党员的使命和责任。主动向前把握宣传阵地,通过媒体采访、新媒体平台等,讲述院前急救故事、宣传先进典型、树立身边榜样,展示院前急救人勇毅担当、无私奉献的精神,取得良好的社会反响。在新冠疫情120呼叫高峰期,有效宣传引导公众合理使用120急救电话,为急危重症患者让出生命热线。

新冠疫情期间,圆满完成了建党100周年、北京2022年冬奥会和冬残奥会、党的二十大等重要会议活动保障任务,同时保障了日常院前急救服务标准不降、值班车数不降、服务质量不降。

(北京市急救中心 杨 桦 胡 南 高 丁 韩鹏达 卢秋颖 向珍君)

第三节
上海市院前急救服务体系发展综述

一、上海市院前急救服务体系发展历程

中华人民共和国成立之前,上海市设有一个医疗救护调度站,配有 1 辆救护车、2 名驾驶员、4 名担架员和 2 名调度员。中华人民共和国成立后,由上海市军管会卫生处接管,暂设在原上海市卫生局内。

上海市院前急救医疗事业的发展可划分为三个阶段。

(一)探索初创阶段

1950 年夏,根据华东军政委员会和上海市人民政府的指示,选址在海宁路 96 号(原上海市立妇婴保健院)进行筹建新中心(以下简称"中心")。1951 年 1 月 1 日,成立上海市人民政府卫生局巡回医疗队,隶属于原上海市卫生局,属于卫生事业单位。当时主要负责本市市民意外创伤的紧急救护转运工作;配合郊区农民医疗的需要;协助办理棚户区医疗工作;协助本市救济性医疗卫生工作;协助群众游行临时救护工作;协助各机关、团体、学校临时体格检查工作,同时,还为难民收容所提供免费巡回诊疗服务和调度病床业务。

1952 年 4 月,根据市卫生局的指示,巡回医疗队更名为上海市人民政府卫生局救护总站,除海宁路总站外,还在医院内设立了 8 个分站,配备昼夜值班车,形成救护网络的雏形,但由于各种原因,仅设立 10 个月后即全部撤回。

1953 年,根据原国家计划委员会和国务院"一五"规划大力开展增产节约、挖潜增效的精神,废除了医师签字制度,调离医务人员和医疗设备,医疗急救由经过初级急救技术培训的担架员承担。院前急救仅具备单纯运输的救护职能,并一直延续至 1985 年初。

20 世纪 60 年代初,全市救护网络的发展进入第一个高峰期。在市区和部分重点发展的郊县新建 8 个救护分站,救护分站数量达到 15 个,救护车数量达到 80 多辆。根据医疗卫生工作重点放到农村去的指示精神,由中心调拨车辆,选派驾驶技术娴熟、急救经验丰富的急救人员帮带川沙、奉贤、青浦、金山、南汇和崇明等县人民医院设立救护站,初步形成了全市的救护网络。

(二)快速发展阶段

党的十一届三中全会以后,院前急救事业得到了迅速发展。1978 年,中心被命名为上海市医疗救护大队。1980 年,根据原卫生部《关于加强城市急救工作的意见》(〔80〕第 34 号)的文件精神,中心的业务范围拓展至负责上海市的日常急救工作,负责意外灾害事故患者的现场和转运途中的抢救工作;负责做好各种大型集会和文娱活动等的救护工作;接受上级下达的临时性救护任务。

1983 年,更名为上海市医疗救护中心站。1985 年 3 月,经上海市人民政府卫生办公室批准,中心开始实行医疗救护站与医院挂钩开展医师随车救护的改革方案,率先在新华分站和新华医院开展挂钩试点。1987 年,经原上海市卫生局批准,中心委托市三好医卫职业学校开始定向培养专职随车急救医士,初步建立起一支专业的院前急救队伍,实现了院前急救专职医师零的突破。1989 年,中心根据原邮电部(1986)

邮部字第 18 号《关于启用"120"特种服务号码为全国急救中心（站）的统一电话号码的通知》和原卫生部（86）卫医字第 1 号《关于启用"120"为全国各地急救中心（站）电话号码的通知》文件精神，开始筹建 120 急救特种服务电话，上海市区 120 急救电话于 1990 年 12 月 26 日正式启用，方便了市民的呼救，提高了快速受理率。1993 年，随着院前急救职能的拓宽和服务规模的不断发展，中心更名为上海市医疗救护中心。中心被世界卫生组织任命为西太平洋地区唯一的院前急救研究和培训合作中心，并正式成立原卫生部医政司全国急救人员培训中心。1997 年，迁址至上海市徐汇区宜山路 638 号。

至 20 世纪末，各郊区先后成立专业院前急救机构并得到快速的发展（表 2-1）。

表 2-1　上海市郊区急救医疗机构发展历程

单位名称	发展历程
青浦区医疗急救中心	前身为青浦县医疗救护站，始建于 1973 年 10 月，青浦县医疗救护车站于 1993 年 6 月改名为青浦县医疗救护站。1983 年从青浦镇医院路搬迁至救护大队路 60 号，2005 年 9 月从救护队路 60 号搬迁至华科路 550 弄 1 号，2008 年 7 月更名为青浦区医疗急救中心
奉贤区医疗急救中心	始建于 1962 年，由上海市医疗救护大队分派 1 辆车、1 名驾驶员到奉贤县从事医疗救护工作，开启奉贤医疗急救事业的发展之路。1975 年 9 月，成立奉贤县卫生局车队，1981 年更名为奉贤县卫生局救护车队。1983 年 7 月正式成立奉贤县医疗救护站。2001 年因撤县建区，更名为奉贤区医疗救护站。2003 年 7 月迁至奉贤区南桥镇沪杭公路 2183 号。2017 年 11 月更名为奉贤区医疗急救中心，2021 年 12 月迁至奉贤区德顺路 160 号
浦东新区医疗急救中心	始建于 1976 年 5 月 1 日，其前身是川沙县医疗救护站。1993 年 7 月更名为浦东新区医疗救护站。2001 年 4 月更名为浦东新区医疗急救中心。2010 年 1 月起南汇区医疗救护站正式划入浦东新区医疗急救中心
松江区医疗急救中心	原名松江县医疗救护站，成立于 1981 年 11 月，2003 年 7 月迁入松江区文诚路 801 号新址，2004 年 7 月更名为松江区医疗救护站，2005 年 7 月正式更名为松江区医疗急救中心
宝山区医疗急救中心	始建于 1960 年，其前身为上海市医疗救护大队吴淞救护分站。1985 年，正式成立上海市吴淞区医疗救护站。1988 年吴淞区宝山县撤二建一成立宝山区，更名为宝山区医疗救护站。2005 年更名为宝山区医疗急救中心
金山区医疗急救中心	始建于 1984 年 6 月，当时地址设于金山县朱泾镇卫生路 46 号，占地面积 1 748m²，挂名为金山县医疗救护站。1997 年因撤县改区，更名为金山区医疗救护站。2016 年，单位总部搬迁至金山区金一东路 391 号，并于 2022 年正式更名为金山区医疗急救中心
崇明区医疗急救中心	1984 年 9 月成立崇明县医疗救护站，位于城桥镇东门路 298 号。2007 年 4 月迁至城桥镇大陈路 28 号，12 月更名为崇明县医疗急救中心，2017 年 1 月更名为崇明区医疗急救中心
嘉定区医疗急救中心	成立于 1959 年秋，当时隶属于嘉定县人民医院。1960 年 1 月更名为上海市医疗救护大队嘉定分站。1985 年 6 月 15 日划归嘉定县卫生局管辖，更名为嘉定县医疗救护站。1993 年 4 月，由于区属规划调整更名为嘉定区医疗救护站。2009 年 5 月 14 日起正式更名为上海市嘉定区医疗急救中心
闵行区医疗急救中心	闵行区院前急救事业起步于 20 世纪 60 年代，当时隶属上海市救护大队，建址于上海市第五人民医院（当时名为工农医院）。1985 年 8 月 9 日，闵行区医疗救护站正式成立；1987 年 5 月 29 日，上海县医疗救护站正式成立；1993 年原闵行区医疗救护站、上海县医疗救护站合并建成新闵行区医疗救护站，总部位于闵行区瑞丽路 100 号；1993 年 8 月 26 日，更名为闵行区医疗救护站；1995 年，总部搬迁至莘庄镇莘谭路 187 号；2002 年 7 月总部搬迁至莘庄镇莘东路 540 号；2003 年 11 月，更名为上海市闵行区医疗急救站；2007 年 5 月 22 日，总部搬迁至莘庄镇水清路 1099 号；2010 年 9 月，更名为上海市闵行区医疗急救中心；2018 年 5 月总部迁至莘庄镇友东路 358 号

(三)跨越式发展阶段

进入 21 世纪,上海市院前急救事业得到快速发展。先后被列入市府实事、上海公共卫生体系三年行动计划,以及上海卫生事业"十一五""十二五""十三五"以及"十四五"发展规划。院前急救工作围绕着保障城市公共安全和市民急救服务两个核心展开。

2002 年,以成功申办上海世博会为契机,以"十一五"规划为依托和遵循,对急救队伍、值班车辆、通信保障设备等多方面进行了资源配置,进一步提升了应对重大活动和突发事件的应急处置能力。

2003 年,承担全市确诊和疑似严重急性呼吸综合征的患者的转运工作。城市医疗急救机构成为医疗救治系统的组成部分,并要求初步建成与亚洲一流医疗中心要求相适应的公共卫生医疗救治系统。增配了一批监护型救护车和普通型救护车。

2005 年,郊区(县)急救中心(站)增配一批普通型救护车。结合立体救治项目建设,建成华山、瑞金医院直升机停机坪。

2008 年,四川汶川地震期间,上海市院前急救体系第一时间组建了抗震救灾医疗救护车队,驰援四川广元市,成为外省(自治区、直辖市)第一支到达抗震前线的救护车队。先后出动 5 批次救护车和急救人员,救援过程中没有一名伤员发生意外,急救人员没有一例伤亡,救护车没有发生一起事故,此举为跨省(自治区、直辖市)医学救援积累了经验。

2010 年,以备战、保障上海世博会为契机,层层推进,扎实备战,从急救队伍建设、值班车辆、通信保障设备等方面入手,提升上海世博会医疗急救保障和突发事件的应急处置能力。与上海市公安局所属警务航空队达成意向,将警用直升机服务于紧急医疗救护,打造上海立体医疗急救体系,依托空中救援机,急救医师可随时待命,并在 15 分钟内起飞前往急救车辆无法快速到达的地方。2011 年 6 月,上海市医疗急救中心虹桥警航分站正式投入使用,这标志着本市已建立快速有效的城市空中紧急救援机制。

2011 年新年之际《上海院前急救》创刊,本着专业性、学术性、前沿性、创新性、指导性的办刊宗旨,给院前急救从业人员提供学术交流的平台,进一步提高院前急救人员的综合素质和服务水平与能力,紧跟国际先进的急救理念,使院前急救医学更快更好地发展。

2016 年,上海市政府下发了《关于深化本市院前急救体系改革与发展的指导意见》(沪府〔2016〕12号),原上海市卫生与计划生育委员会出台了《关于推进本市院前急救体系一体化管理的实施意见》(沪卫计医政〔2016〕1 号)、《关于加强本市院前急救体系网络布点、硬件设施和信息化建设的实施意见》(沪卫计医政〔2016〕2 号)、《关于加强本市院前院内急救衔接工作的实施意见》(沪卫计医政〔2016〕6 号)、《关于完善本市院前急救体系分类救护的实施意见》(沪卫计医政〔2016〕17 号)、《关于加强院前急救人员队伍建设的实施意见》(沪卫计人事〔2016〕20 号)等相关配套文件,使得本市院前急救体系在硬件和软件方面取得了明显改善,急救网络布局趋于完善,硬件装备得到提升,一线急救人员待遇得以改善,急救资源配置更加精细。

2016 年 7 月,《上海市急救医疗服务条例》(以下简称《条例》)颁布实施。为使上海市民能够及时有效获得院前急救医疗服务,条例明确救护车配置与使用方面的要求,规定上海市根据区域服务人口、服务半径、地理环境、交通状况以及业务需求增长情况等因素,确定合理的院前急救机构救护车配备数量;规定救护车的标志、名称及装备标准,强调救护车应当专车专用。条例还明确救护车的人员配备要求,规定每辆救护车应当至少配备急救医师 1 名,驾驶员、担架员等急救辅助人员 2 名,同时提出社会急救免责,明确规定"紧急现场救护行为受法律保护,对患者造成损害的,不承担法律责任"。

根据《条例》第九条"院前急救服务和非急救转运服务实行分类管理"的要求,上海市院前急救系统于 2018 年 4 月开通 962120 康复出院专线,设置预约服务功能,对非急救患者的分流效应非常明显,120急救车反应时间降至历年最高水平,有效缓解"急救车急不起来"的问题。

2018 年由原上海市卫生与计划生育委员会提出,市急救中心组织起草的上海市地方标准 DB31/T 1108—2018《监护型救护车配置规范》正式发布实施。本标准规定了监护型救护车改装、医疗舱内部功能布局、通信及信息化系统配置和急救药械配置等要求,其中电路系统的特别设置、隔离设施以及信息化系统的特别配置要求等,都充分体现了人性化和精细化管理理念。这一标准的制定实施,使院前院内急救衔接更加紧密,救治流程更加顺畅更加高效,确保了上海市院前急救的服务能级和保障能力处于行业较高水平,为人民群众的健康提供了重要支撑。基于本标准在院前急救领域内具有先进性、创新性,具备支撑和引领行业高质量发展、助力城市能级提升的功能,于2020年获评"上海标准"标识。

2019年10月,在华东三省一市卫生健康委员会及院前急救医疗机构的领导和专家的大力支持下,在上海举行了长三角院前急救联盟成立仪式暨进博会5G移动医疗保障平台与专用救护车、上海市新生儿救护专用车发布会,长三角院前急救联盟正式成立。第一批联盟成员共25家急救中心,包括上海市医疗急救中心及上海市各区9个急救中心,江苏省南京、南通、盐城、淮安、无锡5家急救中心;浙江省杭州、湖州、嘉兴、宁波、绍兴5家急救中心;安徽省合肥、马鞍山、铜陵、芜湖、宣城5家急救中心。联盟明确了建立长三角区域内重特大突发公共事件应急联动机制、信息共享机制、做强陆上之路、构建空中之路、探索水上之路,构建多维度合作平台、提升区域内城市安全运行保障能力的工作目标,并提出了管理、业务、科研等方面进行全方位合作的设想。

上海市每年有超过100起涉水救助类警情发生,并常伴有外伤、骨折、淹溺等急重症危情。以往,水上民警将伤员送至码头,救护车在码头等待予以抢救,该模式对急重症伤员的救治,尤其是溺水心搏呼吸停止的患者来说,往往错过了抢救的黄金时间。2020年上海市医疗急救中心与上海市公安局边防和港航公安分局积极对接,决定建立水陆医疗救援联动合作模式,并开展了五个一筹备工作:一是在外滩水上派出所水上警务站筹建水上急救分站;二是合作打造一艘水上120救护艇,艇上配备专业的全导联除颤起搏监护仪、急救呼吸机、自动心肺复苏机、急救包等医疗设备;三是编制一份《水上救护指导手册》,作为溺水、创伤、基础生命支持等急救知识的科普教材;四是组织一次水上救援联合演练;五是探索开展水上联合巡逻。

通过水上救护机制的建立,双方共同构筑起水上救护三道防线:一是应对突发事件的水上现场救护防线,通过在重点时段、重点河段的联合巡逻实现第一时间应急处置;二是便于伤病员转运的水陆衔接防线,勘察沿江沿河水陆衔接点,绘制水陆衔接地图,实现患者快速转运;三是沿江沿河的急救站点防线,强化一江一河沿线急救分站的人员、设备、技能储备,有针对性地提升水上救援能力。2020年12月16日,上海市医疗急救中心与上海市公安局边防和港航公安分局水上救护合作项目启动仪式暨水上急救分站揭牌仪式在白莲泾公安码头举行,标志着上海市陆上与水面急救一体化建设与联动拉开了新的序幕,也标志着院前急救"十三五"规划既定的建立上海市水陆空立体救护模式目标的实现。水上急救分站位于外滩水上公安码头,是开展水上医疗救援的前哨点与大本营,主要为驻点急救医师提供值守场地,储备医疗应急救援物资,确保水上救援联动的有效开展。

2021年,行业信息资料《上海院前急救》取得了内部资料性出版物的准印证,并正式命名为《上海院前急救医学》,以内刊的形式赋能提级,服务广大院前急救从业人员,为管理人员、急救医师、调度人员、急救辅助人员等提供信息交流的平台,促进地区学术交流与院前急救医学事业发展。

2021年12月上海市医疗急救中心主持起草的团体标准T/SICCA 012—2021《负压救护车》正式发布。本文件规定了负压救护车的术语和定义、分类与命名、技术要求、试验方法、检验规则和标志、运输、贮存,适用于救治、监护和转运高危传染性疾病患者的负压救护车,为负压救护车圆满完成高危传染性疾病患者的医疗转运工作提供了技术标准上的支撑。

二、上海市院前急救服务体系发展现状

(一)运行机制

上海市院前急救医疗服务体系逐步建立了统一受理、区域调度、分类救护、现场救治、就近转运、危重预报的管理和运行模式。

在行政管理体制上,实行市、区分级管理。上海市院前急救医疗服务体系由上海市医疗急救中心与9个郊区医疗急救中心组成,独立建制,均为独立法人单位。上海市医疗急救中心隶属于市卫生行政主管

部门,各郊区急救中心隶属于所在区的卫生行政主管部门。人事任命、财政投入和资源分配实行属地化管理。上海市急救中心对各区急救中心进行业务上的指导。

在业务运行机制上,上海市医疗急救中心负责中心城区(包括黄浦区、徐汇区、长宁区、静安区、普陀区、虹口区、杨浦区)以及陆家嘴地区的日常急救服务工作,下设5个急救分中心和56个急救分站;郊区急救中心分别负责本辖区的日常急救服务工作,下设146个急救分站(表2-2)。120是全市唯一的院前急救特服号码,施行一级受理、二级调度机制,全部120呼叫由设在市医疗急救中心的市调度指挥中心统一受理。其中,中心城区的业务由市急救中心进行直接调派,郊区业务初步受理后转接至各区120调度指挥中心,由各区进行二级调度。日常急救业务实行全市统一受理、市区二级调度;发生重大灾害性事件时,全市院前急救资源由上海市医疗急救中心实行统一指挥和调度。

表 2-2　2022 年上海市郊区急救医疗机构分站情况
单位:个

浦东区	宝山区	闵行区	嘉定区	松江区	青浦区	崇明区	奉贤区	金山区
45	13	18	16	16	11	9	9	9

在财政保障机制上,市医疗急救中心由市财政拨款,各郊区急救中心由区级财政拨款,其中市急救中心、闵行区急救中心是差额保障单位,其余几家均为全额财政保障单位。

在监督考核机制上,上海市各急救中心分别接受市、郊区卫生行政管理部门的监督考核。上海市医疗急救中心对各郊区急救中心担负业务指导的义务。2006年,成立上海市院前急救质量控制中心,挂靠上海市医疗急救中心,通过完善质控考核体系和标准,加强质控督查力度,逐步实现了工作规范的统一。但如何发挥质控中心的第三方的监督作用机制,还需要进一步地探讨。

(二) 急救人员、车辆和站点

截至2022年底,上海市市、区两级10家医疗急救中心核定编制总数为1 635人,实有人数1 474人;政府购买服务额度为2 880人,实有2 628人。全市院前急救从业人员中,医务人员为1 026人,占从业人员总人数的25.01%;调度人员为243人,占总人数的5.92%;驾驶员为1 189人,占总人数的28.99%;担架员为1 227人,占总人数的29.91%。表2-3为2022年上海市郊区急救医疗机构人员情况。

表 2-3　2022 年上海市郊区急救医疗机构人员情况
单位:人

急救从业人员	浦东区	宝山区	闵行区	松江区	嘉定区	青浦区	崇明区	奉贤区	金山区	合计
调度员	33	11	14	15	11	8	9	16	12	129
医师	191	61	85	81	67	65	44	57	46	697
驾驶员	183	79	81	112	66	72	39	70	60	762
担架员	280	86	97	67	63	75	28	133	77	906

截至2022年12月底,全市救护车总量1 392台(表2-4),已达到每3万人口拥有1辆救护车的配置标准;全市拥有急救分站202个,平均覆盖半径≤3.5km,城市急救网络框架已基本成型。

表 2-4　2022 年上海市各急救中心值班车辆配置
单位:台

单位	8:00—16:00 值班车辆数	16:00—20:00 值班车辆数	20:00—次日8:00 值班车辆数	非急救 值班车辆数
上海市中心城区	153	67	43	39
浦东新区	75	65	43	8

续表

单位	8:00—16:00 值班车辆数	16:00—20:00 值班车辆数	20:00—次日 8:00 值班车辆数	非急救 值班车辆数
宝山区	21	13	12	5
闵行区	20	20	14	3
嘉定区	21	13	13	2
松江区	29	26	17	5
青浦区	18	18	15	2
崇明区	12	11	10	1
奉贤区	19	19	19	2
金山区	13	9	9	2
合计	381	261	195	69

（三）通信调度

120 急救电话是上海市唯一的院前急救专用电话,由专业调度员负责接警并派遣急救资源赶赴现场。上海市 120 调度指挥中心与区级调度指挥系统已建立统一的业务信息平台,可实时掌控资源调配情况,监测并反馈任务状态、车辆定位系统定位、患者生理数据等。一旦出现重大的突发灾害、事故、公共卫生事件等紧急状态,上海市 120 调度指挥中心可统一调度指挥全市急救系统的资源和力量。截至 2022 年底,上海市共有调度席位数 122 个(表 2-5)。2018 年 4 月 19 日开通的 962120 非急救业务专线电话,有效缓解了 120 急救电话的受理压力。

表 2-5　2022 年上海市各急救中心调度席位配置　　　　　　　　单位:个

单位	席位数	日班席位	夜班席位
上海市中心城区	52	29	13
浦东新区	20	9	7
宝山区	6	3	2
闵行区	8	4	3
嘉定区	5	2	2
松江区	6	3	2
青浦区	3	2	2
奉贤区	12	3	3
崇明区	4	2	2
金山区	6	3	2
合计	122	60	38

（四）急救装备

2018 年 10 月,上海市质量技术监督局发布了上海市地方标准 DB31/T 1108—2018《监护型救护车配置规范》,使用于市民日常急救的救护车性能配置处于国内领先水平(表 2-6)。为适应院前急救服务高强度、高损耗、高出车频率需要,增配具有高性能型底盘的急救车辆。统一全市急救随车装备配置标准,实现急救及相关配套装备水平的同质化,配备在性能、体积、重量、稳定性、抗震性上满足院前急救需要的随车装备。全面提升全导联除颤起搏监护仪、可视喉镜、升降担架等装备的性能标准,增配自动心肺复苏机、血生化分析仪、血气分析仪、脊椎固定板、楼梯担架等先进装备,为提升现场心肺复苏、呼吸支持、固定搬运等救治工作质量提供保障。标准化配置提升了现场急救能力:新型升降式上车担架,其功能、安全、承载、抗震、舒适、操作等方面比传统的推床式担架有了相当的提升;楼梯担架,增加了患者在上下楼转运过程中的舒适性和安全性,大大减轻了工作人员的体力消耗,加强了劳动防护;可视喉镜,通过屏幕的直视,扩大了视野,降低了插管操作的难度,使气道管理更加快捷、高效;自动心肺复苏机对应原有的人工按压,对按压频率、深度进行了标准化、规范化,确保了按压的准确性,改善了心肺复苏的效果,减轻了急救人员的工作强度和压力;全导联除颤起搏监护仪进一步提升了患者生理参数的监护能力;探索血生化、血气分析仪在院前急救中的使用。

表 2-6 监护型救护车车载装备配置清单

类别	序号	项目
抢救设备	1	十二导联除颤起搏监护仪
	2	便携式呼吸机
	3	呼吸气囊
	4	可视喉镜
	5	便携式吸引器
	6	自动心肺复苏机
	7	心脏按压泵
	8	氧气瓶(10L)
	9	氧气瓶(2~3L)
诊疗设备	10	急救箱(包)
	11	血糖仪
	12	血氧饱和度测定仪
	13	血生化分析仪、血气分析仪(选配)
创伤设备	14	脊椎固定板
	15	头部固定器
	16	负压固定垫
搬运设备	17	升降担架
	18	铲式担架
	19	楼梯担架
监控及信息传输设备	20	移动支付终端
	21	电子病历移动书写终端
	22	车载视频监控存储仪
	23	车辆安全监控终端
	24	车载信息集成及传输终端

（五）服务能力

随着城市社会经济快速发展、服务人口增加、市民急救意识日益增强及人口老龄化不断加剧，上海市院前急救服务需求持续增长。自 2001 年来，院前急救业务量每年均以较大幅度增长，2022 年全市来电总数 625.6 万件，受理 134.5 万件，派遣救护车 118.9 万车次，救助 114.1 万人次，院前院内实时信息化传输 20.8 万件，行驶 2 910.8 万 km。

三、主要管理探索

（一）推进院前急救体系市区一体化管理

上海市在区政府对区急救中心管理体制保持不变的框架下，以推进市级统筹为抓手，通过统一指挥调度、统一管理考核、统一建设标准、统一薪酬核定标准、统筹人才队伍建设、落实财政保障等措施，强化市、区院前急救体系的一体化管理，实现全市急救服务效率提升和能力平衡。

（二）构建院前急救分类救护服务模式

明确界定急救与非急救的业务范围，完善分类救护服务模式，提高院前急救资源的配置和利用效率。在急救业务领域，引入急救优先分级调度系统，对病情轻重缓急进行评估，开展分层救护，合理调派急救资源，优先确保危及生命的急救服务，实现急救业务的精细化管理；在非急救领域，院前急救机构内部设立专门承接非急救业务的运营部门，同步探索非急救业务的社会化运行，满足上海市民多元化服务需求。实现急救业务的分层救护和非急救业务的相对剥离。下一步，条件成熟时，可望逐步实现非急救业务的完全剥离。

（三）完善院前急救人才队伍建设体系

实施人员分级分类科学管理，优化人员结构和配置标准，科学合理设置岗位等级，规范人员使用管理，完善急救医师职业发展通道；建立符合院前急救工作特点的收入分配机制，在合理确定绩效工资总量的基础上，建立健全绩效考核办法，按考核结果进行分配，使绩效工资分配与职务、职称脱钩，以真正体现按业绩取酬、优绩优酬；健全院前院内联动的急救人才培养制度，完善临床医学院校教育，完善院前急救医师规范化培训模式，加强在职人员继续教育；完善院前院内联动的院前急救服务模式，建立公立医院临床医师到院前急救机构定期服务模式，坐实相关专业临床主治医师在晋升副高职称前到院前急救机构定期工作制度；建立和完善院前急救人员配套激励保障政策。

（四）健全院前急救体系网络

进一步明确急救中心在城市医疗卫生用地中的功能定位，急救中心、急救分中心、急救分站应结合城市医疗卫生用地优先设置；按照"统筹规划、整合资源、合理配置、提高效能"的原则，建立科学的测算模型，合理确定院前急救服务设施网络规划，并纳入城市总体规划中的卫生设施专项规划；分区规划中应包含院前急救服务设施网络规划的相关内容，在《上海市控制性详细规划技术准则》中明确院前急救服务设施的规划布局标准，并依据上位规划要求将院前急救服务设施规划落地；规划急救站点由所在区负责建设；加强公安、卫生健康等多部门联动，在现有空中与水上应急救援力量基础上，搭建陆上、水面和空中立体化急救网络初步框架；加强军地联动，建立日常急救与核生化等应急救援相结合的急救网络。

（五）提升院前急救车辆装备配置水平

明确急救车辆和装备的数量配置标准，按照 3 万人／辆的标准配置高性能底盘日常急救车辆和应急保障车辆，按日常急救当班车、日常急救备用车、应急保障车 1：1：（0.5~1）的比例，对急救车辆进行分类配置；统一全市急救装备的配置标准，制订包括抢救设备、诊疗设备、创伤固定设备、搬运设备等设备的配置清单；提升急救车辆和装备的质量性能，配置能够适应院前急救服务高强度、高损耗、高出车频率需要的车型，配备在性能、体积、重量、稳定性、抗震性方面满足院前急救需要的随车装备；完善急救车辆和装备的更新报废机制和标准；加强急救车辆和装备的精细化管理及质量控制，实行急救车辆标示、编号、内部装备配置格局的统一。

（六）推进院前急救体系信息化建设

推进院前急救机构的人员、车辆、业务运行等全环节的信息化建设，实现院前急救机构管理和急救服务智能化；统一上海市各急救中心的院前急救业务数据标准和数据交换接口，建立全市院前急救业务管理信息平台，实现全市急救业务运行的统一管理；推进院前急救信息与院内急救、居民健康档案等卫生行业信息共享，推进与公安、交通、应急管理等相关部门信息的互联互通；提高指挥调度和信息处理分析能力，提升院前急救信息基础设施能级。

（七）完善院前院内急救衔接机制

加强院前院内信息交互协同，建设急救车与院内急救信息的实时交互平台，规范院前院内交接工作流程。做好急危重患者收治抢救预报工作，及时启动院内急救资源，切实提高救治质量。做好急救患者到院时的书面交接工作，加快院前急救资源的有效周转。

（八）实现救护车医保实时结算

秉承便民利民服务理念，重新设计管理流程，建立医保办，具体实施移动医保结算工作，开发搭建医保实时结算平台，完善药品、耗材管理制度与流程，实现"数据多跑路，群众少跑腿"的管理初衷。

（九）抗击新冠疫情

新冠疫情发生以来，"120"呼入量和院前急救业务量出现明显上升，急救中心及时分析业务数据、汇总工作进展、加强风险评估、完善防控制度，针对呼叫高峰紧急扩容调度受理席位，迅速建立调度指挥备份中心。同时通过增加班次、组建闭环转运专班等方式，扩充急救资源，积极应对爆发式需求。

四、专业发展方面存在的一些问题

随着"十四五"规划的深入推进，上海市院前急救事业得到飞跃式发展，急救网络布局趋于完善，硬件装备得到提升，一线急救人员待遇得以改善，急救资源配置更加精细，服务保障能力显著提高。但也应该注意到，仍存在一些问题有待逐步研究解决。

（一）院前急救服务需求仍保持上升趋势

老龄化程度加剧，就医观念改变，急救服务需求进一步得到释放，通过增设急救站点，增配值班车辆，市民急救服务需求基本得到满足，但在高峰时段仍有迟缓派车的情况，急救资源在特定时间和空间仍存在不平衡不充分的矛盾。

（二）院前急救分散执业影响精细化管理

调度人员与一线急救人员的有效沟通、急救小组成员的默契配合、救治规范的高效执行等因素，都会影响最终的救治效果的优劣。除了需要急救人员做到高度自律外，更离不开针对过程和目标绩效考核的精细化管理手段。此外，患者和家属陈旧的就医观念往往影响就近、就急、就专业能力送院原则的有效执行。

（三）院前院内衔接尚不够紧密

社会急救、院前急救和院内急救大急救体系的构建尚处于起步阶段,社会公众的自救互救意识和能力尚不足,院前院内的业务协同和信息沟通路径不够完善;急救车辆在急诊室压担架情况还未得到根本解决,影响了院前急救资源的快速周转。

（上海市医疗急救中心　张志锋　郑小坚）

第四节
天津市院前急救事业发展概况

一、历史沿革

1956年,天津市成立天津市救护车调配站,1964年更名为天津市救护车站,1984年更名为天津市医疗急救站,坐落于和平区大理道5号(原蔡氏家祠),拥有救护车20余部。

1993年,经天津市编制委员会批准,合并天津市医疗急救站和天津市卫生通信总台,成立天津市医疗急救指挥中心,为原天津市卫生局直属县处级事业单位。主要任务是:①负责指挥、协调全市医疗急救工作;②负担日常及重大灾害事故时全市的院前急救的指挥调度和医疗急救工作;③对区域及专科的院前、院中急救进行协调指挥;④ 120急救电话专线的管理和应用;⑤对卫生系统各无线电分台实行日常业务管理;⑥普及急救医疗知识,进行急救知识技术培训和学术交流。主要办公地点位于和平区大沽北路75号天津市口腔医院院内。同时,逐步在市内六区各二三级医疗机构建设急救分站和急救站点。

2005年,经天津市机构编制委员会批复,更名为天津市急救中心,并增名天津市紧急医疗救援中心。同年,迁入位于河东区华龙道15号的新址。作为天津市唯一的院前医疗急救医疗机构,主要承担天津市市内六区和环城四区的院前医疗急救工作;各类突发性事故、灾害、公共卫生事件的紧急救援;各类国际、国内重要活动会议的医疗保障;全市急救人员的专业培训及全市普通市民的急救知识普及。

二、发展现状

近年来,天津市委、市政府高度重视院前医疗急救工作,将院前医疗急救体系建设纳入2019年20项民心工程,印发了《天津市加强院前医疗急救工作实施方案》,颁布了《天津市院前医疗急救服务条例》,高位推动,周密部署,通过实施统一规划、统一接报、统一质控、明确人员配置、明确财政保障的三统一、两明确工作机制,建立起快速反应、高效运转、安全可靠的院前医疗急救体系。目前,天津市120急救电话10秒接听率已达到100%,接报至到达现场时间保持在10分钟内,达到了国内一流、国际领先水平。

1. 急救网络 在滨海新区、武清区、宝坻区、蓟州区、静海区、宁河区分别建成运行1个独立法人的急救分中心,形成1个市级急救中心+6个区级急救分中心的院前医疗急救机构布局。天津市按照每8万人口建设1个急救站点的标准,共建成运行205个急救站点。市急救中心为独立型院前急救运行模式,实行急救中心、急救分部和急救站点三级网络化管理,下设5个急救分部、1个转送分部,共管理109个急救站点。同时对全市院前医疗急救行业进行业务指导。

2. 车辆装备 目前,天津市救护车数达到474辆,其中,负压救护车数达到156辆。天津市急救中心目前运行救护车280辆,其中负压救护车105辆,并配备有通信指挥车、乌尼莫克多功能防生化救护车、综合保障车、宿营车、干保车等特种车辆。救护车上装备有GPS卫星定位系统和车载音视频监控系统;大部分救护车均配有呼吸机、注射泵、输液泵、自动心肺复苏机、除颤监护仪、12导联心电图机、多功能吸引器、可视喉镜、负压担架、脊柱固定板、铲式担架、心电传输设备等完备的医疗急救设备及先进的车载音视频传输设备。

3. 通信系统　天津市 120 急救指挥调度系统集成了急救调度指挥、呼救电话地址自动显示及对话自动录音、计算机自动调派、大屏幕信息显示、急救任务管理、电子病历、院前告知系统和全流程监控系统等功能,并在救护车上安装有系统终端,终端采用第四代移动通信技术(4G)全网通设计、覆盖国内所有频段,支持北斗卫星导航系统。

天津市 120 急救呼叫电话由市急救中心统一接报,市内六区和环城四区由市急救中心直接调派,远郊五区和滨海新区由市急救中心一键转接到各区急救分中心,由各区急救分中心区域调派。目前开通语音专线 8 条,可同时满足 240 路急救电话的打进打出。全市调度席位达到 43 个(市急救中心 23 个),接报和调派效率大大提高。以医疗优先分级调度系统(MPDS)的使用为基础,加强院前急救电话指导,不断提高抢救成功率。在健康天津 App 开通听障报警和 962120 转送服务模块、在互联急救 App 开通呼叫 120 模块,拓展人民群众呼叫 120 的途径。新冠疫情期间,完成 50 个咨询席位储备,有效分流呼入电话,减轻调度席接听压力,根据咨询电话数量随时调整咨询席位数,并可随时转换为调度席,最大程度地保障 120 急救电话畅通。

通过院前告知系统加强院前院内信息互联和协同救治,急救医生通过移动电子病历终端向目标医院发送危急重症患者病情信息,给目标医院更多的救治准备时间,同时院内医生还可指导院前急救进行救治,前移救治关口。目前,已实现天津市 47 家医疗单位与院前急救机构院前告知系统联通,平均每日发送告知信息达 500 余条,为胸痛、卒中、创伤等危急重症患者及时有效救治打造了信息推送"高速公路"。

4. 急救人员　天津市急救中心人员编制为 628 人,现有在岗人员 1 160 人(包括在编及派遣人员)。在编职工中,专业技术人员 444 人。中心共有正高级职称 8 人,副高级职称 25 人,中级职称 134 人。

5. 日常急救　随着社会经济的快速发展、城镇化水平的提高、人口数量的增长和老龄化趋势,院前医疗急救服务业务量呈持续快速上升态势。自 2000 年以来,天津市院前医疗急救业务量平均年递增幅度超过 20%,2019 年急救任务量达到 19.54 万人次,2022 年达到 31.63 万人次。

在天津市加强急诊急救体系建设过程中,天津市急救中心与各医疗机构胸痛、卒中、创伤、新生儿、危重孕产妇、中毒中心进行深度协同救治,院前医疗急救质量不断提升。天津市居民急性心肌梗死死亡率自 2014 年出现可喜的下降拐点,至 2022 年底,已连续 9 年持续下降。

三、突发事件应急救援和医疗保障

(一)"5·12"汶川地震救援

2008 年 5 月 12 日,四川汶川发生了特大地震,造成重大人员伤亡。按照原国家卫生部和原天津市卫生局指令,天津市急救中心先后派出 4 批紧急救援队、共 41 人跨省份开展紧急医疗救援。第一批紧急救援队由 28 名急救人员和 20 辆救护车组成,于 5 月 14 日凌晨集结出发,通过平板货运列车与急救车一起运载赶赴灾区,途中急救人员克服了没有活动空间、没有卫生间、因列车全程无停靠而无法提供供给等困难,历经 48 小时到达成都,成为全国首批赶赴灾区的医疗救援队伍。随后,救援队分散到青川、广元、江油、绵竹等地开展救援工作。在被人们称为"生死路"的救援道路上,队员们平均每天行驶 200 余千米,经历了千余次余震,面对随时可能出现的生死考验,救援队员们没有丝毫犹豫地进行着震后巡诊工作。救援任务持续了 2 个月余,累计行驶 8 万余千米,巡诊伤员 5 374 例次,跨省份转送 382 例次。

(二)天津港"8·12"特别重大火灾爆炸救援

2015 年 8 月 12 日深夜,天津市滨海新区某物流公司内的危化品堆垛发生火灾,在消防队员、救援官兵实施灭火处置过程中发生爆炸。事故发生 5 分钟内,天津市急救中心接到大量求救电话,调度员立即上报,中心领导立即启动应急预案,赶赴现场指挥。除最初派出的开发区分站 2 部救护车外,市内增援的第二批 6 组急救车组于事件发生后 1 小时内到达事故现场(爆炸现场距市区 50 余千米),随后从市内陆续调派多部救护车赶赴现场。事故发生 24 小时内,市急救中心共派出 1 部指挥车、64 部急救车、143 名急救人员承担现场救援任务。此次事件救援及后续多阶段任务共历时1个月,派出急救车辆326车次,共救治转运伤员1 130人次。

（三）抗击新冠疫情

2020年新冠疫情发生以来,天津市急救中心统筹全市院前医疗急救资源,全力以赴搭建疫情防控屏障,从2020年的一船两机三楼遭遇战到2022年的奥密克戎疫情攻坚战,无论是外防输入战线还是内防反弹战线,天津市急救中心始终奋战在抗击疫情的第一线,第一时间组建新冠疫情专车队伍,建立新冠疫情专用站点,升级扩容调度指挥系统,科学分类调派急救任务,及时有序地完成了相关人员的院前医疗急救处置,最大程度地防止疫情扩散蔓延;同时,在天津滨海国际机场建立临时站点,在停机坪和机场应急通道派驻多组急救人员,专门对所有入境人员进行医疗保障。

在开展天津市疫情防控工作的同时,全力支援国内其他省（自治区、直辖市）疫情防控工作,2020年,派员先后9次赴湖北省武汉市运送防疫物资;2021年1月,派出两支医疗队支援河北省邢台市、石家庄市疫情防控工作;2022年4月,派出了50辆负压救护车、108人的援沪医疗队,千里奔赴支援上海市疫情防控工作,均圆满完成了支援任务,得到了国务院联防联控机制、国家卫生健康委员会、上海市与河北省领导、急救同行和人民群众的一致好评。

2022年12月,新冠疫情转段期间,在天津市120急救电话日接听量最高达1.3万个(同比增加4.5倍),日急救工作量最高达3 200车次(同比增加近3倍)的巨大压力下,在天津市卫生健康委员会的坚强领导下,在各兄弟单位的全力支持下,中心统筹全市院前医疗急救资源,通过增加急救电话受理席位、科学分级分类调派、增加运行车辆和人员调配、提高转运效率和加强院前院内衔接等措施,保证了天津市院前医疗急救体系总体保持平稳运行,切实保障了人民群众生命安全和身体健康,得到了国家卫生健康委员会的高度肯定。

天津市急救中心通过强化培训、严查快反,顺利通过2022年年初津南首战奥密克戎、援沪疫情防控、下半年本土作战和年末疫情决战的考验,各项院感防控措施落实到位,成效显著,转段前中心一线职工"零感染"。

（四）医疗保障工作

天津市急救中心还承担着重大活动、重要会议等的医疗保障工作。圆满完成了2008年北京奥运会天津赛区比赛项目、2017年第十三届全运会、在天津举办的历届夏季达沃斯论坛、历届中国·天津投资贸易洽谈会、第一至四届中国天津国际直升机博览会和历届海河国际龙舟赛等重要会议和大型活动的医疗保障工作。

四、院前医疗急救立法

为巩固天津市院前医疗急救体系建设成果,推进院前医疗急救行业高质量发展,天津市人大、天津市卫生健康委员会、天津市司法局牵头天津市急救中心成立立法项目工作组,列出工作清单进行台账式管理,赴外省（自治区、直辖市）开展广泛深入调研,为天津市立法工作汲取经验。全面梳理立法需要解决的管理模式、服务规范、保障措施和社会急救等问题,经过多次讨论修改,于2021年7月30日由天津市第十七届人民代表大会常务委员会第二十八次会议通过,自2021年9月1日起施行。

《天津市院前医疗急救服务条例》共八章,五十一条。主要内容包括:明确院前医疗急救服务的公益性和政府职责、明确具有天津市特点的院前医疗急救服务体系及其建设模式、规范院前医疗急救服务行为、提出院前医疗急救服务的保障措施、明确部门和公众在医疗急救中的角色和作用。

《天津市院前医疗急救服务条例》立法特色主要有突出公益性和政府部门责任、形成具有天津市特点的建设模式、实施贯穿全流程的服务规范、引入加强社会急救建设内容、体现部门和区域协同等。

五、社会公众急救知识培训

2020年,天津市将公众心肺复苏培训纳入民心工程项目。为更好地向公众提供规范化急救知识与技能的培训服务,按照天津市卫生健康委员会和中国公众心肺复苏培训(HQCC)基地认定相关要求,天津市急救中心积极推进基地和项目培训导师申报等相关工作,经过层层上报审核,成功通过项目组实地验收,成为全市十五家基地之一。组织项目认证的导师,每年开展公众心肺复苏培训,并实行培训、考试分离机制,以学员考试通过率对导师进行考核。

自2019年起,连续成功申报两届河东区公益创投项目,深入社区开展急救知识与技能培训,提高社区居民自救互救能力。

依托津急医疗救援培训学校,与天津市消防救援总队合作,为消防队员、救援官兵进行急救知识技能培训,考核合格的颁发急救员证书。

广泛开展急救知识进机关、进企业、进社区、进校园、进乡村的活动,大力普及急救知识,提高人民群众健康素养。

建设完成情景化教室和医疗急救体验馆,为开展内容丰富、形式生动的院前医疗急救能力培训打下良好设施基础。

六、天津市急救中心收获的荣誉

天津市急救中心先后被中央精神文明建设指导委员会授予"全国文明单位",中华全国总工会授予"全国五一劳动奖状",国家卫生健康委员会授予"2019年度改善医疗服务创新医院""2018—2020年改善医疗服务行动先进典型";中心党委获评天津市先进基层党组织,中心获评"天津市模范集体称号""第六届人民满意的好医院""十五立功先进集体""市级文明单位""双十佳单位""纪检工作优秀单位""天津市退役军人工作模范单位";中心团委被评为"天津市五四红旗团委";中心通讯信息科被评为"全国三八红旗集体称号""巾帼文明岗"、国家级"青年文明号""天津市模范集体";中心两个业务科室党支部分别荣获"示范党支部"和"先进基层党组织"称号。

(天津市急救中心　李尚伦　张　擎　谭沛泽)

第五节
重庆市院前急救发展历程

重庆市院前急救结构的前身为 1964 年的重庆市急救站,属于独立法人单位,无门急诊和病房。配备救护车 12 辆,医护人员 22 名,其中主治医师 2 名,住院医师 5 名,医士 2 名,主管护师 3 名,护士 10 名。1972 年以来,组建重庆市院前急救网,对基层医疗单位抢救技术上有困难的患者,采取原重庆市卫生局直属和部队直属的 15 家医疗机构 17 个专科轮流急诊值班的办法,及时派出专科医师专家外出会诊。1983 年,重庆市政府争取到了意大利捐建中国两个急救站(另一个在北京)中的一个项目。基于重庆市急救站无门急诊及病房,经过会诊的危重患者以及现场抢救后需继续观察或住院治疗的急诊患者不能得到进一步的规范性治疗的现实问题,1986 年 8 月,原重庆市卫生局党组研究决定,将重庆市第四人民医院与原重庆市急救站合并组建为重庆市急救医疗中心。1988 年 3 月,重庆市急救医疗中心挂牌成立,重庆市第四人民医院为该中心的依托医院,实行一套领导班子,对外两块牌子,业务工作分别管理,各司其职。中心设"六部一室",即指挥室、医院外急救部(院前急救部)、门诊急救部、重症监护部、科教情报部、医技部、车辆管理部。

重庆市急救医疗中心院前急救部成立初期,对外院前急救电话号码为 51880、52545,拥有院前急救医务人员 40 名,配置先进设备的意大利援助的菲亚特进口专用救护车 19 辆,现场急救出车由院前急救部和车辆管理部负责,主要承担重庆市主城八区院前急救的指挥调度和部分现场急救任务,以及重庆市周边省份部分急、危、重病员的转送任务;而基层医院危重患者会诊,仍按照原重庆市卫生局要求,根据市属和各家大医院的专科特长,轮流值班。

1997 年 1 月 20 日,由重庆市政府出资 320 万元建立 120 模拟院前急救通信网络,重庆市所辖 9 区 12 县 120 专用医疗急救电话正式开通,重庆市 120 指挥调度中心设在重庆市急救医疗中心,负责重庆市所辖 9 区 12 县 120 电话的接收与指挥调度,指挥调度属地急救技术力量最强的区县人民医院急救出诊。

1997 年 6 月 18 日,重庆直辖地域扩大到 39 个区县,重庆市 120 指挥调度中心负责主城 8 区(北碚除外)120 电话的接警与指挥调度,主城 8 区 76 家急救网络医院初步建立,其余 32 区县的 120 电话落地属地区县人民医院,由属地区县人民医院急救出车。2001 年,基本建成覆盖重庆市市、区县、乡镇的三级院前急救网络。

2003 年 7 月,实现了数字化 120 指挥调度系统,由深圳中兴科技有限公司升级改造完成,实现了电子地图、卫星定位跟踪等多项功能。

2005 年,原国家卫生部配发 29 辆监护型救护车,3 辆负压救护车;2012 年,建成重庆万州、巫山水上 120 救援艇;2017 年,已实现直升机空中转运,建立水地空立体救援体系。2012—2017 年,重庆市急救医疗中心不断更新救护车辆,现拥有 60 辆救护车,包括日常急救使用的监护型救护车、移动 ICU 救护车、移动手术车、全地形越野型救护车、卫星通信车、指挥车、医疗保健车、特殊转运的负压救护车,为日常急救、医疗保障、应急抢险、重特大灾难事故救援发挥了不可替代的生力军作用。

2012 年 8 月重庆市 120 指挥调度系统再次改造升级,由重庆亚德科技有限公司系统承建,实现 120 接警信息与院前急救电子病历的无缝链接。

2018 年 11 月,重庆市 120 指挥调度系统升级为安克接警调度系统,重庆市急救医疗中心牵头构建重庆市智慧急救体系,重庆市 120 智慧调度云平台主平台建成并正式上线,在全国较早实现了全新的互联网＋医疗云急救的新模式。2021 年 6 月,全面启动的重庆市智慧急救指挥调度中心,进一步推动了院前急救服务能力的提升,也标志着重庆市 120 急救体系迈入智慧化的新阶段。新落成的智慧急救指挥调度中心具备语音／视频接警、呼叫定位、远程视频指导等综合服务功能。目前,重庆市共有 1 115 家医疗机构、1 515 辆救护车已经接入平台,全市院前急救信息互联互通、同质化的急救一张网建设基本完成,是全国覆盖面积最广、服务人群最大的急救服务体系。同时,指挥调度中心还能开展对重庆市 120 核心数据的实时动态监测与预警管控,为突发事件救援提供及时、准确、科学决策依据。

2018 年以来,重庆市急救医疗中心实现了院前院内信息交互(上车即入院),现场开具电子发票,明显缩短胸痛、卒中、创伤患者的救治时间。

2022 年 1 月,重庆市急救医疗中心(以下简称"中心")自主创新研发视频 120 的渝视救系统正式在市 120 指挥调度中心上线。该系统在传统的 120 电话呼叫基础上融入视频 120 自救互救系统,实现视频呼叫及常规电话报警向视频报警转换的功能,是我国院前急救事业发展中重要里程碑意义的一次创新。目前,该系统已在重庆市 32 个 120 调度指挥中心正式启用,覆盖全市 3 200 万人口,重庆市民可以主动通过微信小程序视频报警,指挥调度中心调度员也可以短信推送视频连接,实现了指导现场自救互救以及多次指导第一目击者在现场进行心肺复苏、异物卡喉抢救成功案例,有效提高了全市院前急救服务能力及公众自救互救能力。

新冠疫情三年,许多地方的 120 被严重挤兑。2022 年年初,中心提前谋划,制定新冠疫情严峻复杂情况下院前急救预案,建设 80 门"966520"云呼叫座席,建立 120 调度人员按键接入云呼叫座席的"一键接入"机制,扩容 120 指挥调度中心席位,抽调区县调度员,抽调医院具有医学背景的行政管理人员。2022 年年底,在重庆面临新冠疫情复杂严峻之际,及时启动预案,调整接警调度模式,举全中心之力确保 120 生命电话打得进、接得通,确保了重庆市院前急救在新冠疫情期间无重大不良舆情发生。

新的发展时期,重庆市院前急救工作将以党的二十大精神为引领,以国家卫生健康发展战略为指引,在重庆市委、市政府及重庆市卫生健康委员会领导下,坚持"完善院前急救体系、加强院前队伍建设"的发展思路,紧密围绕院前急救能力提升、内涵建设、创新发展要求,以全市 120 智慧急救平台为依托,以成渝双城经济圈建设为契机,力争打造全市统一、川渝协同的院前—急诊—专科全流程一体化院前急救新体系,促进全市院前急救服务能力的不断提升,推进川渝院前急救事业协同发展,并为重庆和四川紧急医学救援能力建设发挥积极重要作用,为我国院前急救事业的发展、为保障人民身体健康作出积极贡献。

(重庆市急救医疗中心　马　渝)

第六节
四川省卫生应急发展回顾与展望

四川省位于中国大陆地势三大阶梯中的第一级青藏高原和第三级长江中下游平原的过渡地带,由山地、丘陵、平原、盆地和高原构成,横跨全省的鲜水河、安宁河-则木河、金沙江、松潘-较场、龙门山、理塘、木里-盐源、名山-马边-昭通地震带,给予四川复杂的地质结构与地貌,和独有的景色与魅力,但也造成了地质灾害的多样性,如近年省内发生的汶川地震、九寨沟地震、长宁地震、泸县地震、泸定地震和邻近地区的鲁甸地震、玉树地震,以及叠溪镇山体垮塌、普格县山洪等自然灾害都造成了大量的人员伤亡。同时,四川省是全国少数几个40种经国家政府规定需进行严格管理的传染病都有报告过的省份,事故灾难、社会安全事件和突发公共卫生事件时有发生,给人民生命安全和社会经济带来严重影响和损失。

面对频发的地震侵扰,四川卫生人不忘初心、砥砺前行,卫生应急经历了从无到有、从小到大、从应对处置到科学管理的成长过程,形成了生命至上、仁爱奉献、科学救治、精益求精、团结拼搏、永不言弃的四川卫生应急精神。

一、工作历程

中华人民共和国成立以来,到20世纪末,四川省经历的1966年6月22日合江32111石油钻井队井喷事件,1973年2月6日炉霍7.9级地震,1974年5月11日四川雷波、云南永善、大关、盐津、绥江7.1级地震,1976年8月16日松潘、平武7.2级地震等较大灾难伤员救援事件等,都是在党和政府的统一领导下,省市卫生行政部门组织和抽调在川各级各类医疗卫生机构的医务人员赶赴灾区救治伤员,救治效果同步于当时的国际水平,但卫生系统还基本没有建立独立运作的卫生应急体系。

经过2003年严重急性呼吸综合征疫情的洗礼,四川省卫生应急工作起步,突发公共事件卫生应急体系开始建设,2003年成立四川省卫生应急指挥中心,2004年初成立卫生应急办公室,突发事件处置有了专门的作业部门;2007年实现所有市州成立独立编制的卫生应急办公室,构成了省、市、县三级卫生应急管理体系,并在2008年的汶川地震救援工作中得到检验和历练。

近10年来,我国卫生应急工作快步发展,充分发挥集中力量办大事的制度优势,对突发公共事件卫生应急体系建设进行不断完善,全面提高卫生应急规范化管理和应急处置能力。2012年,四川省人民医院承建的国家(四川)紧急医学救援队完成组建,标志着四川省第一支建制性专业性应急救援力量的诞生;2014年,四川省政府成立和常设四川省突发公共卫生事件应急指挥部,由32个省级相关部门(单位)与原四川省卫生与计划生育委员会共同组成,市、县政府和同级卫生行政部门也成立相应的指挥部,标志着统一领导、统一指挥应对处置突发公共事件的组织、协调和应急处置的指挥体系形成。

近10年,国家"十二五""十三五"规划发展期间,四川省卫生应急管理体系由省、市、县三级向省、市、县、乡四级补充完善建设,管理职能从分散到集中、管理方式从经验管理到依法科学规范管理、工作重点从重处置到预防与处置相结合、应急机制从单一部门应对到跨部门协调联动,形成了统一指挥、反应灵敏、协调有序、运转高效的较为完善的突发公共事件卫生应急指挥体系和管理体系;构建了覆盖全省的省、市、县卫生应急救援队伍和定点救治医疗机构网络。建立了由政府主抓、卫生行政部门统筹协调、多部门参与、军地协同的紧急医学救援协调联动机制,在多次突发事件应对中通过与省政府各部门、中国人民解放军西部战区、中国人民武装警察部队四川省总队、中国民用航空局等部门的紧密合作,确保医护人员第一时间到达现场,快速后送伤员和受灾群众。构建了覆盖全面、相互衔接、横向到边、纵向到底的卫生应急预案体系,使应急管理和处置工作有法可依,规范开展。先后制定了《四川省突发公共卫生事件应急预案》《四川省突发公共事件医疗卫生救援应急预案》《四川省鼠疫控制应急预案》等专项预案,制定颁布《突发中毒事件应急预案》《核事故和辐射事故卫生应急预案》《自然灾害卫生应急预案》《国防动员卫生应急预案》《社会安全事件卫生应急预案》等部门预案,以及相配套的各类卫生应急工作规范和技术方案,增强了各类预案的针对性、实效性和可操作性。截至 2022 年底,四川省累计制定 / 修订自然灾害、事故灾难、公共卫生事件、社会安全事件等各类卫生应急预案 2 143 个、应急工作规范和技术方案 2 263 个,基本满足了突发公共事件应急处置的法务需要。

"十四五"期间,应急卫生救援将迎来快速发展新机遇。四川省卫生应急工作应着重开展卫生应急救援体系各要素的能力提升工作,以应对巨震大灾的准备为前提,扩容提质。重点开展省、市、县三级救援队伍的规范建设、围地震带市县的医疗承灾和容灾能力扩增、全省应急通信的可及和联通能力建设、区域后方救援基地救治能力建设以及系统性应急培训能力建设。

二、队伍建设

四川省卫生应急救援队伍的建设,起于 2011 年国家卫生和计划生育委员会首批 7 支国家级紧急医学救援队伍的创建,按照一干多支、五区协同的救援队伍建设发展战略,围绕四川省高原山地环境,地质灾害多发特点,逐步建成了以卫生应急咨询专家咨询委员会、3 支国家级队伍为主干引领、8 支省级、21 支市(州)级、183 个县(区)级队伍多支竞相发展的专业性建制性卫生应急救援队伍体系,全省划分为成都、川东、川南、川西北、攀西五个区域分区覆盖,围绕灾害高发区布局和完善定点医疗救治机构的网络建设,以及针对地质灾害救援的应急物资储备,实施干、支协同联动,实现了区域性卫生应急快速处置能力整体提升。目前,全省建成各级各类卫生应急队伍 1 210 支,13 941 人,专业涵盖医学救援、卫生防疫、中毒、核辐射、心理干预等多层次多专业多种类的卫生应急队伍。

四川省卫生应急专家咨询委员会于 2006 年成立,以处置各类突发事件实际需要的政策、法规、技术为落脚点,调配整合省内医疗机构、疾病预防控制机构、卫生监督、医药行业和省级相关单位等专业人才组建,在 2008 年的汶川地震救援工作中发挥了重要作用。2016 年设立卫生应急专家咨询委员会公共卫生专家组和紧急医学救援专家组办公室,日常为专家参与应急管理提供政策咨询、规划指导工作条件,突发事件发生时协调和组织专家发挥决策咨询、技术支撑、现场指导作用。

西部首支国家紧急医学救援队——国家(四川)紧急医学救援队,是目前全国唯一实战经历最多、经验成果最丰富的队伍,依托四川省人民医院于 2011 年筹建,2012 年 4 月完成车载型移动医院组建,由专用医疗车辆(和帐篷)组成,集成了医疗救治、辅助医疗、现场救援、办公通信、后勤保障五大系统的现代救援医疗技术装备,具备高原环境作业,能独立运行 30 天,承担四川省及周边省(自治区、直辖市)的巨震大灾的医学救援和现场指挥等任务。队伍全装先后参加芦山、九寨沟、长宁、泸县、泸定等地的地震救援和尼泊尔地震国际救援工作,总结出了一系列批量伤员救治的四川救援经验和成果。全队经过 2020 年武汉的方舱医院抗疫磨砺,队伍功能从创伤性救援向综合性救援队伍扩能和高原山地全环境适应能力的升级,增补了 5 个车载模块,如车载二级生物实验室(P2)+综合检验、移动计算机断层扫描(CT)、全地形高原平台、卫生淋浴、物资保障,全队车载装备 23 辆。再经 2022 年吉林长春方舱医疗和集群核酸检测、四川马尔康全域新冠疫情抗疫救治、四川广安方舱医疗指导、新疆方舱医疗的检验工作,综合应变能力得到显著提升。

全球第一支最高级别的非军方国际应急医疗队,也是全国第一支、全球第二支国际最高级别 Type 3 的国际应急医疗队(EMT),依托四川大学华西医院于 2017 年组建,具备高原、山地、雪域环境救援适应性,覆盖所有临床医学专业二级学科,具备我国一所二级医院的医疗能力,能独立完成 28 天的临床医疗工作,队伍常年开展各种突发事件的演练,具备随时承担国际应急医疗救援、参与全球突发事件紧急医学救援的能力。队伍小分队先后参与国内外芦山、九寨沟、长宁、泸定和尼泊尔等地震救援工作,取得了突出的救援成效。

全国首批中医应急医疗队——国家(四川)中医紧急医学救援队,依托四川省骨科医院于2013年建成,队伍以成都为中心,覆盖川东、川西、川南、川北以及攀西地区的中医院救援队,由指挥通信、伤员转运、手术、医技、保障、运输、水电等16辆车载平台加帐篷组成。先后参加芦山、九寨沟、长宁、泸县、泸定等地的地震救援,和武汉、成都、海南、新疆新冠疫情抗疫工作,充分发挥了中医药特色优势。

四川省级卫生应急队伍依托大型医疗机构2018年开始建立,现有3个区域性综合性卫生应急队伍、4个专业性卫生应急队伍、1个高原急救队伍。按其所承担的任务类别划分为紧急医学(包括高原救援)、中医医学、核与辐射医疗、中毒处置和传染病防控等5个类别。全省21支市(州)级、183个县(区)级队伍"十三五"期间开始建立,"十四五"纳入全省规范化建设,着重进行小快灵的人员精、速度快、装备轻的快速反应能力建设,开展人员应急工作标准化培训和实景演练轮训,开展背囊化队伍的装备研发和实践应用。

三、运行管理

着重四川省卫生应急队伍体系的协作、整合、执行、应变能力的提升,建立能力提升标准操作规程(SOP)管理闭环,通过救援实践和实景演练的复盘,系统性查找薄弱环节和能力短板,制订的培训演练要素和建设改进台账,推进应急管理工作的开展。

(一)资源单一到整合集成

2016年以来,逐步建立和完善了全省4类卫生应急资源网络,提升了应急预警、快速处置、伤员救治效率。应急资源网络如下:①分级队伍网络,由省国家级救援队、国际救援队、省级片区救援队、市县级辖区救援队组成。②分类转运网络,院前急救为依托的陆路转运、轨道疏散转运、库区水上分段转运、固定翼+直升机航空投送转运组成。③国家区域救援基地、省级市级救援中心、专业救治中心组成。④监测预警网络,区域媒体监测、属地行政和警消通报、区域院前急救中心、属地卫生医疗机构报告组成。

(二)演练由表演到务实

四川省卫生应急队伍先后开展2012年四川防灾救灾综合实战演练,2013年凉山州德昌长途拉动演练、阿坝州理县高原适应演练,2014年凉山州冕宁全省联合防灾演练,2017年川渝紧急医学救援联合演练,2018年凉山州德昌(国防动员)联合演练,2019年长江上游五省实景演练,2020年川渝联动甘孜高原习服训练,2021年雅安全国应急救援演练,2021年广安双灾双应川渝军地联合卫生应急演练。2017年始,全装演练由脚本引导操演到实景任务训练,由练技术流程到训队伍精神,建成了演练—修正—训练—再演练的四川实景演练闭环修正模式,先后派出教官团队指导多支西部地区卫生应急队伍开展演练和培训。

(三)信息紊乱到标准作业

2018年,在总结多次灾难救援实践经验基础上,发布的《四川省突发事件医学救援应急预案》,明确了信息报送格式和流程、伤员伤情评估参考标准、伤员救治情况统计标准,规范了应急处置的作业标准,为近3年来的突发事件高效组织提供了基础。

(四)应急培训从零碎到系统

2019年,利用中国香港赛马会项目经费,借鉴世界卫生组织应急共识和国际经验,总结四川历次灾害救援实践经验,建立了四川卫生应急的专业培训系统,采用院校合作方式建立了四川省卫生健康委员会应急培训外训基地,应用沉浸式实景教学方式,为四川和 29 个省、自治区、直辖市的卫生应急队伍培训了 1 000 余名学员。

四、救援实践

四川省突发事件的救援实践可以追溯至中华人民共和国成立初期,现仅报告近十余年的重大和有影响的事件。

(一) 省内地震灾害应对

2008 年"5·12"汶川地震,黄金 72 小时内实现了对重灾区医疗救援的全覆盖,完成 3.5 万余名医疗救援人员的集结,收治伤员 33.6 万人次;通过航空、铁路和公路运输,及时向外省(自治区、直辖市)转出伤员 1 万余名,实现了中外历史上非战时最大规模的伤员转移治疗;灾后两周 1.6 万名卫生防疫人员分布到全部重灾区的 4 185 个村;灾后 3 个月灾区三级医疗服务体系基本恢复。

2013 年"4·20"芦山地震,在充分借鉴汶川地震救灾经验的基础上,快速实现灾区医疗救援、卫生防疫、医用物资的三个全覆盖,做到医疗救援与伤员搜救、医疗救治与卫生防疫、卫生服务与社会动员的三个同时;累计救治伤员 4 万余人次;先后组织 1 200 余名卫生防疫人员到灾区,落实卫生防疫五有四强化措施,确保实现灾后无大疫的目标。

2014 年"11·22"康定地震,采取快速反应、统一指挥、区域联动、三级救援、陆空疏散、集中收治模式,迅速调集省级和雅安市紧急医疗救援队昼夜兼程赶往灾区;分批派出四川大学华西医院、四川省人民医院、四川省骨科医院和四川省疾病预防控制中心专家,驻守甘孜州,指导重伤员救治和卫生防疫等工作。共计收治伤员 75 名,实现了高原地震医疗救治中院内伤员零死亡。

2017 年"8·8"九寨沟地震,震后 2 小时完成医疗救治前线指挥部建立,采取自救互救、区域联动、军地协作、融合通信、陆空协同、分级投送、分级收治模式,共计救治各类伤员 201 人次,直升机转运危重伤员 9 例,组织救护车陆路转运伤员 42 例,巡诊地震灾区安置点 591 人次,实现了地震伤员最低致残率,救治零死亡。创新采取多路协同、梯次增援、分类后送、分级收治的工作方法,展现了四川卫生应急队伍及时、高效、科学、专业的最佳医学救援效果。

2019 年"6·17"长宁 6.0 级地震,四川省卫生应急指挥部采取多灾点救援支持模式,立即调派国家级紧急医学救援队和灾区邻近市级医疗队,分赴灾区长宁、珙县协助现场指挥,建立应急秩序、赶赴宜宾市级医院提供危重症伤员救治技术支持。国家(四川)紧急医学救援队第一次启用成都市城市航空医学救援平台投入灾难救援,第一次将 5G 技术运用灾难医学救援,应急小分队第一次投入使用,第一次实现院前院内,多学科协作,搭建一站式救治平台,为极危重症伤员救治实现了全程无缝对接,实现了医疗救治零死亡,成功完成了全球首例 5G+ 航空救援的案例。

2021 年"9·16"泸县 6.0 级地震,四川省卫生应急预案立即启动,事件发生 20 分钟,调派国家(四川)紧急医学救援队小分队立即从演练场赶赴在泸县人民医院接管现场指挥部,全国首次通过卫星 +5G 融合通信的方式建立省、市、县联合指挥部,打通卫星、5G、移动互联网之间的屏障,实现了现场指挥部、后方四川省人民医院抢救室、泸县人民医院手术室和医疗抢救小组医生的四方应急视频通信,将后方医疗资源直接无缝链接到手术现场,为国内首次经过实战验证的救援专科技术远程共享支持模式。

2022 年"9·5"泸定 6.8 级地震,四川省卫生应急指挥部启动新冠疫情下地震灾害应急预案,事件发生 30 分钟,国家级、省(自治区、直辖市)级、市级紧急医学救援队 12 支小分队,国家、省级卫生防疫队 5 支,立即赶赴围地震区的泸定、石棉县和邻近灾点的乡镇,防疫采取分区分圈控制,救援采取分级梯次收治、重症梯次后送、中轻伤情就地救治模式,开展多灾点现场联合指挥、盲区联合巡救、军地协同转运、现场技术支持工作,共计收治伤员 424 例,设立 52 个临时医疗点,巡诊医疗 5.31 万人次,加强核酸检测,开展健康知识宣传教育、环境消杀、饮用水采样检测。取得收治伤员零死亡,大灾后无大疫的成果。

回顾 2020—2023 年新冠疫情防控工作,在 2020 年 1—4 月应急超常规防控阶段,以响应快、体系全、动员早的工作方式,迅速行动、以快制快阻止了疫情的输入;2020 年 4 月—2022 年 11 月应急常态化防控阶段,以防控政策准、疫情处置灵活、能力提升快、大局意识强的工作思路创新实干、精准防控,牢牢守住不发生规模性疫情底线;在 2022 年 11 月—2023 年 1 月应急常态化向乙类乙管常态化过渡转段阶段,以新冠患者应治尽治、重点人群应保尽保、农村地区应管尽管、社会关切应回尽回的工作策略,保健康、防重症、降病亡,平稳度过感染高峰。

(二)省外地震灾害援助

2010 年"4·14"青海玉树 7.1 级地震,就近指派甘孜州和石渠县医疗卫生救援队伍迅速赶赴灾区,成为震后首支进入灾区的青海省外医疗队,得到国家卫生健康委的高度评价。黄金 72 小时内派出 465 名医疗卫生人员和 90 辆救援车抵达灾区投入医疗卫生救援,设立医疗救治点 11 个,救治伤员 4 013 人;通过专机和陆路收治地震伤员 437 名,占转往外省(自治区、直辖市)治疗伤员总数的 44.7%。

2014 年"8·3"云南鲁甸 6.5 级地震,及时派出宜宾、泸州、凉山三支医疗救援队,共 121 名队员于当晚赶到灾区,是到达得最早的云南省外医疗救援队。

(三)国际地震灾害援救

2015 年"4·25"尼泊尔地震,四川卫生健康委员会主动请缨,组织救援力量赴尼泊尔抗震救灾,按照上级指示,在省委、省政府的领导下,以超高的工作效率,8 小时内完成 60 名队员和 12 吨医药后勤物资的筹备工作。医疗队在尼泊尔杜力克市工作 13 天,与尼方建立了双向转诊、学科协同、联合查房、医防同步机制;创新运用多学科协作,快速检伤救治处置流程,使蜂拥而至的伤员得到快速、安全、高效的救治。救治伤员 694 人,巡诊 2 603 人次,防疫消毒 12 万平方米,实现了打胜仗、零死亡的目标。联合国副秘书长瓦莱丽·阿莫女士和欧盟人道主义援助委员会委员克里斯托斯·斯蒂利亚尼德斯先生评价中国政府医疗队的救援非常有效、非常漂亮。

五、经验成果

四川经历地震灾难的同时,也感受到了四面八方涌来的无私大爱。全国乃至全球的应急救援技术力量纷纷聚焦四川,地震救援经验在四川得到了检验和总结,形成了独到的地震救援四川经验:以人为本、抢救生命的主题,政府主导、部门配合、全民参与的应急机制,统筹指挥、医疗救援、卫生防病、心体康复、灾后重建五环相扣的救援策略,一体化分级救治、两点一线组织、快速安全转运、危重伤员的四集中救治、康复心理同步介入的医学模式。

(一)医学救援经验

1. 资源沉底,区域自救　四川在经历了"5·12"汶川地震的沉痛教训后,开始着手在各市(州)、县以及地震高发区县乡逐步储备灾难医学紧急救援物资。同时各地定期进行应急医疗培训演练并开展公众自救互救教育。所以,在五年后的芦山地震发生时,由于资源沉底,灾区医疗力量能够及时自救互救。

2. 快速构建两点一线的紧急医学救援资源　灾后快速布局出紧急医学救援资源,在前方现场开展搜救、初步损伤控制,在后方大型医院进行集中救治,以陆路转运为主、航空转运为辅部署两点转运力量。

3. 危重伤员的四集中原则　按照集中伤员、集中专家、集中资源、集中救治的"四集中"原则配置医疗救援资源,既减轻了灾区的医疗负担,也从总体上降低了群体伤患中危重患者的病死率和致残率。

4. 快速恢复灾区医疗服务秩序　除了紧急医学救援,医疗卫生保障是灾后除生活物资外,受灾群众最需要的保障,尽快恢复医疗服务秩序才能确保当地群众的就医需求。

(二)卫生防疫经验

1. 精准防病　按照重点区域、重点人群、重点疾病、重点措施,从"5·12"汶川地震到"4·20"芦山地震、"8·8"九寨沟地震,一切以群众的生命与健康为出发点,逐步建立起了一整套地震灾害卫生防疫应急策略和措施。

2. 五有四强化　　五有四强化,即有专业防疫队、有固定医疗站、有卫生厕所、有垃圾收集处、有清洁水供应点,强化发动群众参与、强化环境综合治理、强化健康促进与教育、强化爱国卫生检查。安置点防疫关乎防疫成败全局。

3. 迅速恢复传染病监测与报告系统　　迅速恢复传染病监测与报告系统、强化应急预防接种,加强风险沟通与心理干预等成功经验,形成了涵盖灾后公共卫生风险与评估、安置点卫生、饮水食品和环境卫生、传染病监测与防控等系统和完整的灾后卫生防疫技术方案。

4. 加强风险沟通与心理干预　　按照早介入、多层次、分重点、高质量的原则,尽早给予心理治疗,组织开展医务人员灾后心理援助培训,组建心理咨询专家队伍,对伤员、安置点群众、灾区学生等重点人群,提供心理咨询、危机干预、情绪抚慰等心理服务。

六、展望

卫生应急是一项以预防、消减和控制突发事件危害和影响为目的,通过实践 - 理论 - 再实践的方式,系统探索危机管理理论、方法及综合策略的专业工作;涉及预防与准备、响应与处置、恢复与重建等过程的计划、组织、领导、协调与控制等的全过程、全方位。

四川卫生应急管理体系的制度规则系统和组织功能系统因灾而变,以实事求是的观念不断优化完善。在新的时期,扩容提能、增效提质成为新的发展方向,四川省卫生应急提出了四化同步(应急管理的法治化、标准化、规范化、信息化)、城乡融合(救援组织的城市乡村全覆盖)、五区共兴(省 5 个片区协同发展)的发展策略。为应对巨震大灾,卫生应急管理系统高效、快速、安全的运行需持续完善和优化应急程序、运作、权利、操作,救援组织系统应强化指挥协调能力、快速反应能力、综合保障能力和高效处置能力。因此,卫生应急管理体系的预警监测网格化、救援院前统筹化、指挥通信融合化、两点一线一体化、救援队伍规范化、救治机构阶梯化、救援装备专业化、演练培训的系统化成为重点工作。

在四川省突发事件应急救援工作实践中,卫生应急队伍 +5G+ 卫星 + 院前急救体系 + 航空转运的融合救援模式的成功应用,印证了卫生应急体系向智慧化、智能化、合作化发展的国际趋势;救援行动的各组织和队伍进行紧密的横向协同成为必然,加之通信、信息的技术和装备的融合应用,应急决策指挥的模式将由梯级指挥向合成指挥发展,真正做到救援工作的中枢和神经;随着应急装备技术的不断研究、创新、实践,伤员救治由现场独立处置向前后方联合处置发展,两点一线的同质性医疗技术实施成为必然;救援队伍核心骨干的职业化,成为保持应急救援能力的核心依靠。

(四川省医学科学院,四川省人民医院　陈　康)

第七节
杭州市院前急救及信息化建设实践与展望

一、杭州市院前急救与信息化建设现状

浙江省杭州市急救中心（以下简称"中心"）为杭州市主城区唯一院前急救机构，服务范围包括上城区、拱墅区、西湖区、钱塘区、滨江区及辐射周边区县。中心现有东南西北4个综合急救站及34个急救点，平战结合，站点布局合理，急救半径、每万人救护车配置数等基本满足杭州主城区的院前急救需求和应对突发公共卫生事件的救援要求。

中心院前医疗信息化为助力院前急救事业作出了重要贡献，信息化建设一直排名全国院前医疗机构前列，形成了数智赋能院前医疗的杭州模式。在全国院前医疗机构中率先引进医疗优先分级调度系统（MPDS）、急救志愿者系统，使急救前移，为挽救生命赢得宝贵时间。遍布杭州重要公共场所的AED，已成功救治多例患者，取得良好的社会效益。院前院内信息化传输系统自开发实施以来，已形成完善的网络，真正做到了上车即入院。还有一键护航、电子支付与电子发票、一键急救、实时定位、远程视频指导等一系列数智化系统，保障着杭州市百姓的生命健康。

二、杭州市院前急救与信息化建设实践

（一）站点建设

2018年，为满足人民群众对日益增长的院前医疗服务需求，加强院前急救网络建设，提高急救站点的硬件配置水平，提升院前急救能力和服务水平，在杭州市委、市政府的统一部署下，出台了《杭州市深化院前医疗急救体系建设三年行动计划（2018—2020年）》，对急救站点建设提出了具体可行的实施规划，到2020年建成相对完善的急救网络体系，初步形成地面、空中、水上立体救援网络，进一步缩短个急救点平均服务半径，城镇服务区缩短至5~8千米，工业服务区缩短至8~10千米，乡村服务区不超过15千米，城区急救平均反应时间小于12分钟。按照《杭州市急救中心急救点布局规划》要求，遵循老站提升、新站达标、增加中心站的原则，结合属地医疗卫生设施建设改造工作，提升一批、新建一批急救站点，为此，杭州市急救中心2018年当年就新建1个标准化急救点，提升改造6个急救点。

2019年，杭州推出了由杭州市卫生健康委员会、杭州市发展和改革委员会、杭州市城乡建设委员会、杭州市规划和自然资源局四部门联合发文的《杭州市急救中心急救站点建设标准》，标志着杭州有了标准化的站点建设标准。该标准在急救站点选址、功能分区、设备配置、救护车专用通道等方面，都作出了明确的要求规范。新增普通急救点要求达到150平方米，满足两个急救单元同时值班需求，新增中心急救点要求达到250平方米，满足3个急救单元同时值班的需求。

随着新冠疫情的暴发，对急救站点功能有了新的要求，中心急救站在设计施工过程中充分考虑了承担日常急救和应对重大突发事件救援、重大传染性疾病防控、人员车辆设备洗消等功能，配备了4个日常急救车位、4个应急保障车位（用于救护车的专业洗消），并配有医护、驾驶员、担架员等工作人员值班室、药

械库、战略储备用房等配套用房。

2022年，《浙江省急救站点建设标准》出台，结合防疫要求，杭州市新冠疫情防控工作领导小组办公室出台了《关于做好区域救护车洗掉中心标准化建设的通知》。杭州主城区完成了4个综合洗消中心建设，每个洗消中心建筑面积达1 500平方米。洗消区分车辆洗消区、人员洗消区、衣物设备洗消区等，具备传染病转运救护车及核酸检测车洗消、工作人员洗消、空气净化、视频监视等功能。还设有人员值班与等候区、设备物资库房、管理区、污水处理站、医疗垃圾暂存点、消毒液配制间等标准化建筑。四大洗消中心为抗击新冠疫情作出了重要贡献。

洗消中心建设兼顾了抗疫与日常急救的功能。随着新冠疫情的缓解，洗消中心经改造转变为综合急救站，承担各大区域的日常急救、培训等工作。

（二）信息化建设

杭州市急救中心的信息化建设形成了都市急救的杭州模式。立足于杭州都市圈、着眼于顶层设计的杭州模式有6个核心要素：一是寻求规范，立法先行；二是政府主导，科学谋划；三是着眼全局，独立规划；四是统一标准，制定规范；五是创新思路，稳定队伍；六是优化课程，扩面培训。6个核心要素＋数字化就构成了都市急救杭州模式。

2013年杭州市急救中心引入医疗优先分级调度系统（MPDS），按照MPDS流程，调度员第一时间派车并询问患者病情，根据呼救者的回答，进一步判断患者病情的轻重缓急，调度系统则根据所获取的信息自动判断呼救者病情的严重等级。此外，在救护车到达前，接听调度员持续为呼救者提供远程电话医学指导，以便其采取力所能及的自救和互救措施。

杭州市急救中心还开发了数智化调度车辆决策系统，该系统可智能呼叫、调度急救单元，还能智能提醒急救人员出车。2019年杭州市急救志愿者救助系统投入实战，月均发送志愿急救任务1 000余次。

2016年杭州市急救中心研发上车即入院协同救治系统。该系统是一套集救护车、急救中心、接诊医院患者数据链的综合信息数字化系统，建立了院前院内联动机制，院前院内实现了信息共享与有效沟通；院前院内还可以实现高效衔接，从而缩短患者入院后分诊、评估、检验和抢救时间，大大提升了救治效率和效果。

杭州市急救中心的拯救大脑行动使脑卒中患者在最短时间到达最优医院，一是绘制脑卒中地图，建立急救市县一体化数字信息联网，院前急救医师可以在急救中心指挥平台及工作手机院前告知应用程序上及时获取具备溶栓、取栓资质的医院信息。二是大动脉闭塞筛查，根据快速识别脑卒中的方法，患者送往不同等级的卒中中心救治。三是转运时间选择优化，通过工作手机院前告知App的智能算法，推荐将患者送至转送时间DNT（从上车到使用溶栓药治疗的时间）最小值的医院；预警提示急救医师院前急救措施的质量水平等，实现智能化急救质量改进。

实施健康大脑＋体系中的一键护航系统，通过大数据分析测算，在救护车出车时，自动为车辆匹配并发送精确的导航信息，引导车辆躲避拥堵路段，调节交通信号灯，通过地图软件向周围车辆发送警示信息，以达到全程绿灯放行的目的，缩短急救反应时间。

第19届亚运会在杭州召开，中心联合多家机构开发的5G亚运会智能医疗急救保障系统，实现了亚运会医疗急救诊疗过程可视化，定点医院能提前实时接收患者信息，可进行远程指导，并通过智能驾驶舱实时动态呈现医疗保障力量分布，救治接诊情况等信息，更合理科学调派急救资源，确保亚运会的医疗急救保障高效运行。

2021年1月1日，《杭州市公共场所自动体外除颤器管理办法》（简称《办法》）正式实施。目前，杭州已建立全市统一的AED信息管理平台，对全市公共场所AED的位置信息、实时状态、电池电量、电极片状态及管理人员信息等进行实时动态监管。在此基础上，杭州建立了AED位置导航，以便在突发急救事件时，AED能够更好地发挥保护人民群众生命安全和身体健康的作用。

此外，数字赋能应急联动场景还包括大型活动智能急救联动平台、疫情防控一体化视频监督、电子支付、电子票据等。

三、未来展望

急救站点建设要适应社会发展和城市变迁需求,杭州市政府将推动急救站点建设纳入民生实事工程,是对院前急救事业的大力支持与充分肯定。根据服务人口数量、经济发展水平、服务半径、地理位置等综合因素合理布局,努力实现城市地区每3~5千米、农村地区每8~10千米设置一个急救站点,并根据实际需要建设平战结合的综合急救站点(洗消中心),形成布局合理、规模适宜、功能完善的院前急救网络。

数智急救助力共富先行,做到呼救、接警、指挥调度、医疗救治与应急保障的全流程数智化体系化,医疗质控数智化标准化,使院前急救到得更快、救得更好、服务更优、管理更智,依托城市大脑上车即入院系统、志愿者系统以及一键护航、区县一体化等院前急救多跨场景应用,助力浙里急救院前数字化建设应用,发挥在院前急救数智化应用的标杆优势,确确实实为百姓健康保驾护航。

（浙江省杭州市急救中心　沈晓峰）

第八节
武汉市院前急救发展报告

一、历史回顾

武汉市急救中心成立于 1958 年,最初名为武汉市医疗急救站;2001 年,武汉市医疗急救站正式更名为武汉市急救中心,是原武汉市卫生局所属的正处级非营利性医疗单位。2020 年 9 月,湖北省卫生健康委员会下发《关于成立湖北省急救中心的通知》,依托武汉市急救中心成立湖北省急救中心。此后,武汉市急救中心在承担全市院前急救、突发事件紧急医疗救援、重大社会活动保障、院前急救知识培训以及全市院前急救体系建设的同时,还指导湖北省院前急救工作。具体内容包括:一是制定湖北省救护车辆及车载设备配置、救护车洗消、航空医疗救护、应急物资储备、急救标识、急救服装、信息化建设和急救质量控制等相关标准;二是组建省级医疗救援专家库;三是建立省级急救培训中心和急救医师规范化培训基地;四是加强全省院前急救服务质量管理;五是加强全省院前急救宣传工作;六是发生重大公共事件时,在湖北省公共卫生应急委员会的领导下,统筹调度全省院前急救力量,执行紧急医学救援任务。

武汉市院前急救体系包括 1 个市急救中心和 6 个新城区急救中心。武汉市急救中心负责全市院前急救的组织、指挥、调度及实施工作,区急救中心服从市急救中心的行业管理和急救指挥调度。急救站包括市急救中心直属急救站、区急救中心直属急救站和网络医疗机构急救站。"十三五"期间,武汉市坚持保增长、优布局、补短板的发展理念,服务保障能力不断提高。武汉市急救中心完成迁建,江夏、蔡甸、东西湖等新城区急救完成新建。采取与医疗机构合作建站的形式,在急救资源相对薄弱的地区设立网络急救站,全市急救站数量从 46 个增加到 80 个。与上海金汇通用航空公司合作开展航空医疗救援,建立全国首个经卫生主管部门审批的武汉市急救中心太子湖急救站。救护车内配置除颤监护仪、呼吸机、吸痰器、心电图机、注射泵、自动上车担架等设备,努力打造移动 ICU。深化互联网 + 院前急救,实现市区急救指挥一体化,探索院前院内急救信息一体化,做到患者未到、信息先行。在此基础上,武汉市院前急救"十四五"规划提出,要以公平可及、群众受益为核心发力点,以改革创新为动力,理顺体制机制、优化运行模式、健全急救网络、提升服务能力,深化院前急救体系改革与发展,建设与三化大武汉、国家中心城市相匹配的院前急救体系,着力打造体系建设的武汉模式,切实保障城市安全运行和人民群众生命健康。

经过多年发展,武汉市急救中心目前已成为中国医学救援协会常委单位、中国医学救援协会空中急救分会副会长单位、中国医学救援协会急救分会副主委单位、中国卒中学会急救医学分会副主委单位、中国医师协会胸痛专业委员会常委单位和中国医院协会急救中心(站)分会副主委单位;荣获"全国卫生系统先进集体""全国抗震救灾先进基层党组织""全国青年文明号""湖北省文明单位""湖北省抗震救灾先进集体""湖北省先进基层党组织""湖北省卫生厅群众满意窗口单位"等荣誉。

二、建设现状

武汉市总面积 8 569.15 平方千米,常住人口 1 364.89 万人,下辖 13 个行政区。市中心城区面积 955.15 平方千米(江岸、江汉、硚口、汉阳、武昌、青山、洪山等 7 个城区),占总面积的 11.15%,常住人口

789.5万，占全市总人口数的57.8%。6个新城区面积7 614平方千米（东西湖、汉南、蔡甸、江夏、黄陂、新洲区），占总面积的88.85%，常住人口575.39万，占全市总人口数的42.2%。全市三级医院67家，80%以上集中在中心城区（数据来自《2022年武汉统计年鉴》）。武汉市现建有1个市级急救中心，由武汉市卫生健康委员会主管，武汉市财政经费支持，主要为中心城区人民群众提供院前急救服务。6个新城区均依托区人民医院建立区级急救中心，由区卫生健康委员会主管，运行经费来自区财政经费和依托医疗机构自筹，为各自行政区域内人民群众提供院前急救服务。中心城区人口密度高，医疗资源丰富，急救体系建设速度不断加快，若与之匹配，新城区急救中心建设相对滞后。

（一）中心城区院前急救体系建设情况

截至2022年底，武汉市急救中心单位总建筑面积15 994平方米，在编职工91人，编外聘用人员74人，实际从业人数（包括网络急救站）1 200余人。具备指挥调度、日常急救、紧急医疗集结与救援、培训教学、航空医疗、急救车洗消等功能。武汉市急救中心与医疗机构合作，以每年新增5~8个站点的速度持续织密急救网底。现已建成急救站90个，每日值班救护车90辆。

急救中心建设情况。2007年建设武昌分中心，建筑面积约2 000平方米，具备日常救护、应急集结、培训教学、救护车洗消、调度分席等功能。2021年，投资300万元对武昌分中心进行改造升级，在原有基础上，扩充指挥调度系统备灾功能，优化升级救护车洗消能力。2019年，江岸分中心挂牌运行，建筑面积近1 000平方米，成为全国首个急救—消防一体的急救站点。2019年12月，武汉市急救中心新总部大楼正式启用。一主两副的急救中心设置，在应对公共卫生事件时，能基本满足区域内人员集结、物资保障、车辆和人员消杀需求。

1. 装备配置情况　武汉市急救中心现有救护车177辆，包括51辆负压救护车、4辆涉水救护车、1辆装备车、1辆保障餐车和2辆通信指挥车，以应对日常急救、传染病疫情、内涝灾害等突发事件。按照性能优、集成化、便携式的原则，所有救护车均配备除颤监护仪、呼吸机、心电图机、心肺复苏机、注射泵、自动上车担架等各类专业设备，实现救护车配置标准化，满足危重症患者救治需要。按照实时性、可视化、能传送的要求，智能化改造救护车，实现救护车视频监控、5G移动基站网络、体温监测平台、院前院内急救信息一体化车载终端的4个全覆盖。2020年，全部急救站点均配置救护车车载超低容量过氧化氢消毒机，满足传染性疾病患者转送后的快速消杀需要。

2. 信息化建设情况　自2016年以来，武汉市急救中心在全国率先开展院前院内一体化信息系统建设，根据国家卫生健康委员会《关于深入开展"互联网＋医疗健康"便民惠民活动的通知》要求，积极院探索前救护车车载监护系统与区域或医院信息平台连接，加强患者信息共享、远程急救指导和院内急救准备；构建包含脑卒中、心血管病、危重孕产妇、外伤等急救流程的协同信息平台，做到在院前急救第一时间识别病情、分诊转院。2019年，武汉市急救中心在财政资金的支持下，全面升级120指挥调度系统，总投入1 240万，建成全国领先的120计算机指挥调度系统，是第一个与急救优先调度理念深度结合的我国急救调度系统，内置多种不同语言支持，具备通信服务热备、全系统热备、120呼叫全程无断点等功能。实现市区急救指挥一体化，建立起集院前急救指挥调度、质量控制、突发事件评估、紧急救援视频指挥、远程会诊等功能于一体的指挥调度中心，与卫生主管部门、区急救中心及其他医疗机构的信息互享功能进一步完善。2020年，武汉市急救中心完成全市60家二级以上医疗机构院前院内急救一体化信息平台建设。至此，急救中心、救护车、院内三方急救信息互联互通的软硬件建设完成，打造患者上车即入院的诊疗模式。2021年，平战结合的院前院内急救一体化系统入选工业和信息化部和国家卫生健康委员会发布的5G+医疗健康应用试点项目。2021年，与电信部门合作，实现调度系统云备份，拓展异地增设调度坐席功能，在现有基础上能够快速实现接听线路扩容。2022年，大力开展医疗优先分级调派系统（MPDS）应用，全年通过该系统指导市民自救互救6万余人次。推广格式化移动电子病历，建立以电子病历为核心的质量控制系统。变更急救呼救模式，上线急救App、微急救，呼救者地理位置信息、健康信息随电话呼救同步到达，提高响应速度。让信息多跑路，让患者少跑腿，在全国率先使用移动端医疗电子票据，2022年6月上线"出车记录单"网上自助开取通道。

3. 专科急救情况　武汉市急救中心围绕五大中心建立胸痛、脑卒中、创伤、新生儿、传染病等10个专科急救站,2022年,精准救治转运心脑血管、孕产妇、新生儿等急危重症患者5万多例次;绘制胸痛、脑卒中急救地图,畅通院前院内衔接;深化水、陆、空院前急救协作联动机制,加强与应急管理、交通运输、海事、公安等部门合作,依托属地医疗机构或者利用现有资源,积极开展水上、航空医学救护服务,建立空地一体急救站2个、水陆一体急救站2个,在建规范停机坪8个。全年空地急救站飞行50多次,位居全国前列,航空医学救护1小时急救圈逐步形成。

4. 急救管理情况　武汉市急救中心是湖北省和武汉市院前急救质控中心挂靠单位,在挂牌湖北省急救中心之后,履行湖北省急救中心职责,修订完善《急救中心、急救站、车载设备配置标准》《进一步加强院前急救服务体系建设实施办法(初稿)》《湖北省院前急救绩效考核办法》等文件,起草《湖北省院前急救事业发展"十四五"规划》,建立全员参与、覆盖急救诊疗服务全过程的医疗质量管理与控制工作制度,建立不良事件预警机制,完善急救服务质控平台,推动临床路径实施和四化急救(标准化、信息化、一体化、精准化)管理,运用质量管理循环(PDCA)等管理制度开展医疗质量评价,建立以电子病历为核心的质量控制系统。同时,《武汉市院前急救"十四五"规划》提出,要加强院前急救队伍建设与人才培养,积极引进高层次人才和急需紧缺人才,培养急救领军人才。通过定向培养、重点招聘、公开选拔等方式,实施针对人才培养计划,建立多维度立体人才梯队。

5. 急救培训情况　2021年,武汉市急救中心建立起了全新的急救培训基地,运用互联网、物联网、虚拟现实(VR)技术手段,建立了一套系统化、标准化的急救培训管理体系,设置了一系列急救知识与技能普及的培训课程,发挥国际创伤生命支持联合会(ITLS)、国际急救调派研究院(IAED)、美国心脏病学会(AHA)等授权培训基地的作用,广泛开展面向民众和专业技术人员的培训活动。依托急救站建立90个培训微基地,配备心肺复苏模拟人、AED等教学设备,持续开展急救知识进学校、社区、机关、企业、工地、农村的急救知识六进活动。2020年以来,利用网络、电视、报纸等多种形式,普及急救知识,宣传行业先进个人和典型事迹,提高公众对急救行业的认识,提升公众自救互救能力,引导公众合理利用院前急救资源。配合实施武汉市AED安装计划,做到"AED安到哪里,培训就做到哪里"。通过多种形式,年均培训受众近万人。

6. 区域合作情况　武汉市急救中心牵头组建长江中游城市群院前急救联盟,搭建体系建设、学科建设、人才培养等的协作交流平台,目前联盟城市达40个;与鄂州、孝感签订合作协议,以武鄂同城化、汉孝一体化为突破口,推动1+8城市圈急救协作健康发展。

(二)新城区急救体系建设与运行

2021年,武汉市人民政府办公厅下发《关于进一步加强全市院前急救体系建设的通知》(武政办〔2021〕50号),要求科学布局新城区院前急救网络,新城区急救中心可根据实际情况建立直属急救站点,也可以依托医疗机构建立合作急救站点。建制街道应当在街道卫生院或者社区卫生服务中心设立急救站,人口较少的相邻街道可以联合设立急救站,距离偏远的农村地区可以在村卫生室配备自动体外除颤器(AED)等急救设备。到2025年,农村地区将完成12分钟急救圈建设,服务半径10~20千米。

目前,武汉市东西湖、汉南、蔡甸、江夏、黄陂、新洲区等6个新城区已依托属地区人民医院建有区急救中心,由医院负责管理和运行,在区卫生健康委员会领导下,服从武汉市急救中心的行业管理和急救指挥调度,负责本行政区院前急救的组织、指挥与调度工作。根据2025年全部区级急救中心将独立运行的建设目标,各区急救中心人员编制批复已基本完成,编制批复数量10~20个。其中,江夏区、东西湖区、经开(汉南)区建有功能比较齐全的120指挥调度系统,实现与市急救中心信息互联互通。6个新城区共建急救站25个,其中10个直属站,与医院、乡镇中心卫生院合作建设15个网络急救站,配置救护车88台。

武汉市已实现标识、服装、医疗文书、急救规范、收费标准等方面的统一。按照平战结合原则,中心城区院前急救资源平时由市急救中心统一调度,发生重大公共卫生事件时,在市急救中心统筹下由区急救中心统一调度。各新城区急救中心负责对辖区内院前急救资源实施机构运行统一、人员管理统一、经费安排统一、电话受理统一、车辆调度统一、站点管理统一的六统一管理,到2025年,各新城区急救中心将全部实现独立运行。

三、问题分析

(一)急救体系存在短板

1. 急救体系不够健全　武汉市中心城区除东湖新技术开发区外,其他区尚未解决区急救中心机构编制。新城区除东西湖区急救中心获批医疗机构许可证外,其他 5 个区急救中心均未实现独立运行。6 个新城区中,仅江夏区、蔡甸区、东西湖区将维持基本运转和车辆更新等纳入政府财政预算,经费来源主要部分靠所依托医院自筹资金补贴。除江夏区建成、东西湖区待建新 120 计算机指挥调度系统外,其他新城区急救中心普遍面临硬件老化,软件急需升级等问题。新城区力量相对太过薄弱,常常需要市急救中心补充其急救缺口,协助完成医疗保障和紧急医疗救援等任务,而中心城区急救站只能基本满足中心城区的需求,很难抽调大量的急救资源为新城区群众提供院前急救服务。

2. 急救网络不够均衡　武汉市优质卫生资源主要集中在中心城区,新城区医疗资源相对偏少。近年来,由于中心城区省部属大型综合性医疗机构的虹吸效应,造成部分新城区人民医院自身运行比较困难,区财政投入不够,甚至是不投入,导致区级急救中心运行经费不足,体系建设发展严重滞后。截至 2022 年底,武汉市新城区网络覆盖不全,未实现每个建制街乡至少设立 1 个急救站的目标,救护车到达现场平均时间超过 20 分钟,与中心城区差距较大。

3. 大急救格局待完善　通过交管部门清查,目前武汉市登记在册救护车共 869 辆。其中市、区急救中心 265 辆,其他 604 辆救护车均登记在非院前急救机构,疾病防控和血液配送 18 辆,非急救转送中心 64 辆,其他医疗机构 522 辆,用于院后转运、院间转诊、入户医疗和助行便民服务。受经营主体不同、人员配备不全、功能定位不同的负面影响,大量救护车未纳入 120 统一调度管理。

4. 资源滥用现象较普遍　从年出车数据看,约 15% 为患者出院用车,7% 为医院间转院用车。为破解急救资源不足与浪费并存的困境,2021 年,武汉市加速非急救转运机构审批,引入民间资本成立非急救转运机构,但仍然无法有效满足市场需求。

(二)专业人才匮乏

急救人员执业范围多样,但专科性不强,专业成长空间受限,急救人员在职称评定、职业成长中与院内相比处于明显劣势地位;执业压力大,社会认可度低,与院内同类人员相比薪酬待遇差别较大。以上原因导致多数医护人员不愿选择进入急救行业,据了解,全国急救中心普遍存在医师招聘难的问题。

目前,只有海南医学院每年为上海市急救中心定向培养 40 人,上海提供落户、培养优惠政策,其他城市尚无相关培养倾斜政策。

(三)经费投入不足

1. 保运转自筹比重较高　目前,武汉市级财政主要对编内人员经费、基本日常运转、车辆维护、网络站补贴等方面给予财政保障,其他方面需要单位自筹。如编外人员实行同工同酬,财政每人每年补贴 6 万元外,还存在不小差距。自筹经费主要来源为院前急救服务收费,但每年有近 20% 出诊不能收到费用(主要为无身份、无责任机构或人员、无支付能力的"三无"患者等特殊情况),导致单位自筹经费压力较大。

2. 救护车更新不足　近 3 来,武汉市急救中心新购入救护车 14 辆,报废和正在走报废程序的救护车有 25 辆,其他运行的救护车已使用年限多在 5~10 年,整体车况偏向老旧。由于救护车纳入公车管理范畴,在公车缩减的大背景下,申请增加救护车编制困难大,救护车更新不够及时。

3. 网络急救站补贴较低　单个网络急救站点工作人员总数在 15 人左右。经调查,每个网络急救站如需保障基本运行,其房屋租赁和人工薪酬等成本,依托医院每年需要支出 150 万 ~200 万元,扣除通过出车收费、收治患者等产生的收入,平均经费缺口在 50 万 ~80 万元。市级财政按照每个网络急救站平均每年 20 万元补助运行经费,补助后仍存在 30 万 ~50 万元缺口。

与武汉市急救中心不同,新城区急救中心编制虽已基本完成编制批复,但人员和运行经费尚未落实到位,仍然还是依托区人民医院原有人员开展工作。多年来,区级政府、行政主管部门、区人民医院在急救中心建设过程中,未形成明确的发展思路,在人、财、物的投入上未形成长效机制,主体责任仍然不清。依托医院对急救中心的救护车、办公用房、业务用房等存在随意侵占情况,无法从根本上解决这一问题。由于投入不足,区急救中心在人员配置、车辆配置、信息化建设、站点建设等方面距离《关于进一步加强全市院前急救体系建设的通知》(武政办〔2021〕50 号)规划目标尚有不小差距。除江夏区给予每年 30 万元补助外,其他 5 个新城区财政均未安排网络急救站运行专项经费补贴。

(四)法规规划落实不到位

1. 法规建设不健全　武汉市于 2013 年出台了《院前医疗急救条例》,10 年间,院前急救体系经受了大考验,发生了新变化,出现了新问题。原有的院前急救地方法规已不能完全适应新形势下的院前急救工作实际需要,有待更新调整。

2. 各项规划落实有折扣　2014—2020 年的院前急救规划早已到期,但从市、区的总体情况来看,规划落实情况并不是很乐观。如市区应急物资储备明显欠缺,培训教材具缺少和落后等。随之而来的问题就是,对近年城市出现的地铁和高铁等突发事件处置效能不足,公众急救知识普及难以迅速提高等。

四、发展趋势

(一)急救资源均衡化

院前急救资源整体不足、体系不完善、布局不合理等问题,是全国院前急救工作中普遍存在的共性问题。新时代院前急救事业发展的主要矛盾是人民群众对院前急救全方位需求与院前急救发展不平衡不充分之间的矛盾。从需求侧来看,是人民群众急与救要求日益提高;从供给侧来看,是院前急救体系不完善、发展不均衡带来的问题。其中,由于大部分城市在发展中都存在中心城区发展速度更快、资源倾斜度更高等现象,中心城区的院前急救体系完善程度和急救资源的丰富程度远超新城区,城乡院前急救事业发展不均的问题长期存在。随着社会的不断发展,人民群众对院前急救工作重要程度的认识不断深化,在党和政府的领导下,近年来武汉市新城区的院前急救事业稳步前进,呈现出了均衡化发展的趋势。

1. 政策制度推动院前急救事业快速发展　2013 年,武汉市在全国率先颁布了《武汉市院前医疗急救条例》,明确要求市、区人民政府应当将院前急救事业发展规划纳入本级卫生事业发展规划,建立经费投入及人员、物资保障机制,保障院前急救事业与社会经济同步协调发展。其后,《武汉市院前医疗急救事业发展规划(2014—2020)》提出,要加快建设新城区急救站,打造新城区 15 分钟急救圈。2020 年,《武汉市院前医疗急救事业发展“十四五”规划》提出,到 2025 年,建立适应三化大武汉和国家中心城市发展需要,结构合理、布局优化、质量提升的急救体系,新城区急救站平均服务半径≤10 千米,急救车辆数量达到每 5 万人 1 辆,急救平均反应时间≤12 分钟。2020 年新冠疫情暴发后,国家、湖北省、武汉市相继出台了系列加强院前急救体系建设的指导性文件,这一系列配套政策制度,为急救事业发展提供了重要支撑。

2. 社会经济发展为院前急救体系均衡发展提供了契机　武汉市正在加快建设现代化、国际化、生态化大武汉,随着社会经济的快速发展,城市规模不断扩大和国际化进程不断加快,产业、人口的转移将会形成新的人口集聚区,公共安全保障要求也将不断提高。新区院前急救体系建设在现有经验基础上,将以更高的标准进行超前规划。

(二)急救发展信息化

信息化建设滞后,智能调度系统未普及,院前急救体系之间、院前院内之间、急救体系与其他部门之间未建立实时信息联系,曾是院前急救工作中普遍存在的难点问题。随着人工智能、5G、云计算、大数据等信息技术的快速发展,将为远程急救和在线医疗、优化院前急救流程、提高急救效率、提升服务质量,以及为服务科学化、管理精细化提供强有力的技术支撑;国家、省、市多平台互联,110、119、120等多系统互通,救护车、120调度中心、医疗机构等多方共享的技术障碍已经逐渐清除,将极大促进急救技术创新和模式转变。

(三)急救事业专业化

由于长期以来院前急救体系缺乏系列的行业标准,院前急救工作规范化程度不高,专业性方面也有所欠缺。近年来,《院前急救管理办法》《关于建立疾病应急救助制度的指导意见》《关于规范院前急救管理工作的通知》《深入落实进一步改善医疗服务行动计划重点工作方案的通知》《关于印发进一步改善医疗服务行动计划(2018—2020年)的通知》《中华人民共和国基本医疗卫生与健康促进法》等政策法规规范相继出台,对院前急救医疗服务的规范化建设提出了更高的要求。

(四)急救知识普及化

长期以来,社会各界对院前急救的认识不足,广大人民群众医疗急救知识和技能比较匮乏。随着社会经济的不断发展,人民健康意识的不断提高,急救中心、医疗机构开展普及培训力度逐年加强,两微一端等宣传途径逐渐主流化,群众学习急救知识的主观要求和客观条件不断提升,急救知识与技能的科普工作迎来了新的发展机遇。

五、对策建议

(一)完善院前急救体系

1. 加快区级急救中心建设　根据《关于进一步加强院前急救体系建设的实施意见》(鄂办发〔2020〕11号),按照不求所有、但求所用的原则,落实人员编制,落实保障经费,推进区级急救中心建设进入快车道。

2. 补齐网络短板　充分体现院前急救的急与救的特点,按照救护车总量控制、系统内统筹调用、急救站均衡布局的原则,结合人口密度、急救半径、应急响应时间等因素,在各区、街乡均衡设置急救站,高效利用救护车。考虑到目前中心城区71个急救站平均到达时间接近10分钟,新城区所辖街乡距大型医疗机构路途较远,建议到2025年,中心城区根据急救车出车量预测建设79个急救站,新城区按成建制的街乡设急救站建设66个急救站。做到中心城区急救站布局进一步均衡,新城区基本实现街乡急救站全覆盖,实现中心城区10分钟急救圈、新城区12分钟急救圈。

3. 加大投入保障　按照《中共湖北省委办公厅　湖北省人民政府办公厅印发〈关于改革完善疾病预防控制体系的实施意见〉等5个文件的通知》(鄂办发〔2020〕11号)要求,市级急救中心须按50万人配置1个调度席位,共需调度席位26个;区级急救中心按20万人1个调度席位配置,共需调度席位65个。本着满足基本需要、逐步实现市级调度统筹的原则,平时调度席位根据上年度电话总量设置,必要时增加全市调度席位到43个以上,并且按照呼叫量梯次补充调度员。根据2025年全市增加30个急救站的规划要求,统筹调用或采购60辆救护车及配套设备,匹配随车人员,按管理权限由市、区财政分别给予经费保障;加大对网络急救站运行补贴,建议将平均20万元/年的补贴标准,提高到不少于30万元/年。

(二)建设稳定人才队伍

1. 加大人才培养　参照武汉市"学子留汉"政策要求,为急救人员落户提供便利。加强校地合作,建议由市教育局积极探索依托武汉地区高校开展急救医师定向培养,设置急救专业;建立急救人员轮训制度,深化急救人员继续教育,提升专科急救水平。同时,依托市急救中心作为中国医院协会急救中心(站)分会副主任委员单位、湖北省医院协会急救中心(站)管理专业委员会主任委员单位、湖北省、武汉市院前急救医疗质量控制中心等学术地位的优势,助推新城区加强人才队伍的培养。

2. 打通职业发展渠道　提升院前急救医师职业化程度,科学合理设计院前急救医师职业发展通道。建议参照农村基层医疗机构人员职称晋升政策,为急救医护人员职称晋升设立专门通道。

3. 提高薪酬待遇　参照武汉市、区同级医疗机构薪酬水平,合理确定院前急救人员工资待遇。鼓励多劳多得、优绩优酬,实行编内编外人员同工同酬。

(三) 加强信息化系统建设

利用信息技术,实现全市急救呼救电话定位,120 调度系统升级为互为备份的双活系统,促进救护车向智能化发展升级。

建设一网通达的信息系统,缩小中心城区与新城区、急救中心与医疗机构之间的信息差,到 2025 年基本实现市急救中心、区急救中心、各医疗机构和救护车辆的信息无缝连接,达到全市急救资源一屏知家底、急救行为一网全监测、指挥调度一键达网底。

(四) 强化监督管理与主体责任意识

1. 明确区急救中心建设主体,加快推进新城区急救中心设置　根据国家卫生健康委员会《院前医疗急救管理办法》以及武汉地方法规要求,院前急救作为公益事业,必须加强政府主导。建议由各新城区卫生健康委员会负责统筹规划,将急救事业的发展列入卫生规划,并明确相关经费保障和政策支持,以加快新城区急救中心建设步伐。建议由依托医院院长担任各区急救中心法人,由业务副院长主抓日常工作。只有明确建设主体,厘清责任,才能保障事业可持续性发展;才能积极拓宽思路,面对问题,挖掘潜力;才能依据实际,提出行之有效的办法和事业发展规划;才能保证培养院前急救相关人才,加强管理,保证医疗质量。

2. 发挥院前急救质量控制中心作用,整合现有卫生资源,建立管理体系　严格机构和人员准入,加强对从业人员的考核。推进区急救中心建设,加大对各级各类急救站、救护车车辆和急救人员的日常管理,做到全行业、全区域、全专业、全人员的监管。配合相关部门,打击非法开展急救和转运行为,维护医疗服务秩序,保护人民群众健康。

(五) 提升紧急医疗救援能力

1. 建立紧急医疗救援四级响应机制　通过大数据分析,以 120 电话呼入量为主要参考值,按单日最高呼叫量 3 500、7 000、10 000、15 000 进行分级,建立四级响应机制。将武汉市三级医院拥有的救护车,平时纳入监管范畴,急时分响应级别予以调用。一级响应由急救中心内部挖潜,扩增调度席位和日值班救护车;二级响应调用市区属三级医院救护车(随车人员齐全,下同);三级响应调用省部属和部队三级医院救护车;四级响应调用其他社会救护车资源参与。

2. 构建武汉市大急救格局　盘活社会资源,平时强化监管,急时统一指挥,分步将三级医院、二级及以下医疗机构、非急救转运中心救护车纳入 120 调度指挥范畴。根据 120 电话呼叫量,建立分级调用机制,高效利用各类应急资源。通过组织社会培训,组建志愿者急救服务体系,志愿者通过安装 App,在救护车到达前开展救护,提高抢救成功率。

3. 保证急时应急专项经费　依据重大突发事件应对实际,为扩容调度坐席梯次补充的调度员、扩充应急救护车增加的随车人员提供临时用工薪酬、应急物资、后勤保障提供所需经费。

六、2022 年主要成绩

2022 年,武汉市急救中心电话受理量 93 万余次,同比增长 14.85%,有效派车 19 万余次,同比增长 15.85%。平均到达现场时间 10 分 17 秒,院前急救服务综合满意度 99.86%。12320 卫生热线投诉办理满意率 100%,市民热线满意度位居市卫健系统满意度排名第 2 名。

(一)应急保障能力逐步加强

全年调派救护车 428 车次、出动急救人员 2 195 人次,圆满完成各类医疗保障任务。调派救护车 8 377 车次、出动急救人员 4 万余人次,参与车祸、火灾、中毒等突发事件医学救援工作,救治伤病员 8 098 例次。与110、119、122 等应急平台联动协作,联动出车 2.35 万次。

(二)特色急救服务持续推进

2022 年,已启用包括胸痛、脑卒中、创伤、新生儿、高危孕产妇、传染病、精神病等专科急救站 10 个,各专科急救站精准救治转运心脑血管、孕产妇、新生儿等急危重症患者 5 万余例次。打通医疗绿色通道,为计生特殊家庭成员提供 111 次免费医疗转运服务;通过快递小哥突发事件医疗应急绿色通道,救治转运快递小哥 354 例。提供多样化院前急救服务,开展长途急救转运 1 027 车次,单次最远距离 1 072 千米。

(三)四级院前急救网络日趋完善

江夏、东西湖、汉南区等新城区急救中心已建成功能齐全的 120 指挥调度系统,与武汉市急救中心实现了信息互联互通。功能区东湖新技术开发区已批复区级急救中心编制,工作用房正在建设中。

(四)智慧急救服务水平不断提升

按照计划完成了院前—院内一体化系统、车载定位系统和视频终端、医疗优先分级调派系统(MPDS)、调度信息化系统、电话定位系统运行维护,完成了调度系统网络安全三级年度测评,完成武昌急救分中心调度云备灾系统建设。大力推动调度员使用医疗优先调派系统(MPDS)进行病情初步评估及急救指导,2022 年通过 MPDS 指导自救互救 6 万余人次,同比增长了近 2 倍;实现救护车视频监控、5G 移动基站网络、5G+ 体温监测、院前院内急救一体化信息系统的 4 个全覆盖,打造上车即入院的全新诊疗模式;全面实现急救呼叫定位,在呼叫地址表述不清时,引导急救人员快速抵达现场;在全国率先使用移动端医疗电子票据,年开具电子发票 16 万余张;2022 年 6 月,上线"出车记录单"网上自助开取通道,半年调取电子出车记录 160 张。

(五)急救知识科普走向深入

配合公共场所自动体外除颤器(AED)配备计划,在地铁站、公园、江滩等人流密集场所开展 AED 使用的急救知识培训。结合国家急救日、世界急救日、传统节日等时间节点,走进公园、警营、社区、消防站、学校等地,开展急救知识六进活动;结合一下三民主题实践活动,组织开展"弯下腰学一项急救技能""花开江城　志愿相聚""小手牵大手——我带家人学急救"等急救知识培训;邀请部队卫生人员参与活动,由其配合开展急救能力带教和培训。全年开展义诊和社区教育近 200 次,服务市民超万人,发放急救知识手册数万册。

(六)人才培育工作有序开展

按照内培外引原则,通过公开招聘方式引进 3 人,通过进修、规培、轮训等方式持续提升医疗技术水平。采取线上 + 线下的方式,举办为期 90 天的"2022 年湖北省院前急救医务人员培训班",来自湖北省 17 个地市州 51 名院前急救工作人员参加培训,其中线上直播课程受益人员近千人。

(七)新冠疫情转段保障平稳开展

随着新冠疫情"乙类乙管"政策实施,为做好医疗保障工作,采取了多项有效措施。一是新增 120 电话接听线路,在原有人员基础上通过紧急抽调、招募志愿者、社会招聘等方式,扩充接线员队伍,实现 120 电话任何时候都打得通,且接听及时。二是通过调用应急救护车辆、征用非急救转运机构救护车、抽调三级医院救护车的方式,扩充院前急救资源,确保救护车随时派得出。三是组建医疗救治调度专班,第一时间解决就医诉求,市区联动协调医疗机构解决收治难,确保急危重症能收治。疫情应对工作取得良好效果,受到国务院督导组的肯定。

(八)信息公开工作逐步加强

2022 年,武汉市急救中心着力强化信息公开与业务宣传工作,通过各类媒体发布院前急救体系建设、先进典型案例、急救知识科普等信息百余次;通过武汉急救微信公众号,发布车辆甄别、普法宣传、最新工作情况等信息近百次。廉政微电影《急救者》在武汉市委组织部组织开展的 2022 年全市党员教育电视片观摩交流活动中获得三等奖。急救医师王科在武汉市委宣传部、武汉市卫生健康委员会主办的第六届"我心目中的好医生"活动中获得"我心目中的好医生"称号。多名职工的工作事迹入选武汉市文明办、武汉广播电视台联合主办《一城好人》专栏。

(武汉市急救中心 江旺祥 丁方勇 徐步安)

第九节
海口市 120 急救中心发展报告

院前急救是城市应急安全保障体系、公共卫生体系的重要组成部分,是城市功能与文明的体现,事关人民群众的生命安危,事关社会和谐和经济发展。为满足城市急救服务的需求,海口市 120 急救中心坚持以人民为中心,在海南自贸港建设的重大历史时期,以创新发展为驱动,服务新发展格局,不断为急救事业注入澎湃动力,奋力谱写新时代海口院前急救发展新篇章。

一、传承急救精神,砥砺奋勇前行

1995 年 5 月 17 日,海口市 120 急救中心(以下简称"中心")依托海口市人民医院创建,是海南省第一家 120 专线急救中心。成立之初,在急救站点、急救网络还十分单薄的情况下,仅凭几辆救护车、几个诊室、几名调度员和少量急救人员,秉承时间就是生命、责任重于泰山的宗旨,拉开了海口院前急救发展的序幕。

在海口市委、市政府的正确决策和部署下,为有效解决急救资源分布不均,院前急救效率低下、应急能力不足等突出问题,2010 年 4 月 26 日,海口市机构编制委员会正式下文批准海口市 120 急救中心加挂海口市紧急医疗救援中心牌子,与海口市人民医院剥离,成为海南省唯一的一家独立设置的院前急救中心,隶属于原海口市卫生局,是财政全额预算副处级单位。中心占地面积 30 亩,总建筑面 26 670m²,于 2010 年正式投入使用,工程总投资 9 700 万元;内设办公室、财务科、调度指挥科、培训科和急救科 5 个正科级职能机构,据工作需要,内部增设人事科、后勤管理科 2 个科室。中心主要承担日常医疗急救服务、跨省(自治区、直辖市)及国际长途患者转运服务、突发事件的紧急医学救援、急救网络建设与管理、重大活动的医疗保障以及急救医学培训和科研等职责任务。

成立 20 多年来,海口市 120 急救中心始终不忘初心,时刻牢记使命,在抗击严重急性呼吸综合征和新冠疫情的考验中,在抗击超强台风威马逊、抗雾保运等突发事件应急医学救援中,在中国国际消费品博览会、博鳌亚洲论坛、文昌火箭发射等重大活动医疗保障中,均发挥了不可替代的重要作用,得到了社会各界的一致好评和各级领导的充分肯定,成为海口市院前急救的生力军和中坚力量。

二、汇聚急救动力,服务城市发展

(一)加强自身建设,满足急救需求

海口市全市占地面积 2 304.84km²,分设秀英、龙华、琼山、美兰 4 个区,共辖 22 个镇和 20 个街道办事处,总人口约 300 万;急救电话受理 20 万次 / 年、派车 4.5 万次 / 年、有效出车 3.6 万次 / 年。作为海口市院前急救服务主体,海口 120 不断强化自身建设,补齐短板。一是强化急救队伍建设,现有急救人员 148 人,其中:医师 23 名,护士 35 名,司机 25 名,调度员 26 名,网络管理员 3 名,行政人员 30 名,后勤人员 6

名;同时,加强专业技术人员继续医学教育,增强日常救护、传染病转运和突发事件处置能力;建立健全各项规章制度,加强日常管理与考核,提升院前急救规范化管理水平。二是完善急救设施,中心现有各种类型救护车 86 辆,包括日常出诊急救的监护型救护车、负压型救护车、越野型涉水救护车、新生儿救护车、物资保障救护车、转运型救护车及通信指挥车等;救护车上均配有信息系统和急救设备,其中直属急救站救护车上还配置了电动心肺复苏机,以提高急救转运途中胸外按压质量,提高患者抢救成功率。三是加强应急储备,设置了面积约 300 平方米应急物资储备仓库,储备 17 个大类 112 种应急物资和 15 类 31 种应急药品,主要用于重大自然灾害、事故灾难、重大传染病防控等方面的应急救援使用。

(二)优化急救资源,加强网络建设

海口 120 不断加强急救网络建设,在城区建立了 5 个直属急救站,并积极整合急救资源,签约省、市级共计 13 家医院为急救网络医院,建立网络医院急救站。中心负责对网络医院工作情况进行监督和指导,基本形成了以直属急救站为主、网络医院急救站为辅的急救网络。同时,为进一步提高急危重症患者救治水平,与各医疗机构的胸痛、卒中、创伤、危重孕产妇救治中心建设紧密衔接,规范院前、院内急诊急救流程,构建快速、高效的绿色通道。2016—2020 年,中心还在乡镇建立了 2 个急救站进行试点运行,为乡镇急救站点建设积累了宝贵经验。2023 年,为有效解决乡镇急救能力不足的问题,中心拟定并上报了《乡镇急救站点建设方案》,计划在全市新建 8 个乡镇急救站点。目前,在海口市卫生健康委员会的统筹协调和领导下,该项工作正在稳步推进中。计划落实后,能基本实现乡镇急救站服务半径 10~25 千米,乡镇急救平均反应时间≤20 分钟的目标。

(三)强化信息支撑,提升调度能力

近年来,中心不断推进指挥调度信息化能力建设,先后对指挥调度信息系统进行了 2 次升级改造,累计投入资金 2 000 余万元。调度指挥大厅现有面积 400m²,建设有多功能大屏 1 块,设 9 个急救调度席位,其中日常急救受理席 3 个,分级调度指导席 3 个,质控席 1 个,应急指挥席 2 个,各受理席位均采用一机 5 屏。引入了急救优先分级调度系统(medical priority dispatch system,MPDS),通过对院前急救信息化系统、应急物资仓库信息化系统和海口市院前急救数据平台的优化建设,初步实现了急救车辆、急救业务交互等相关信息化功能。急救优先分级调度系统(MPDS)电话指导占比基本在 90% 以上,心肺复苏、分娩、气道异物梗阻等每年都有成功案例。同时,中心还积极探讨 5G 及增强现实(AR)在院前急救的应用,即通过增强现实产品(AR 眼镜)采集伤患的院前急救现场或转运途中的音视频信息,如患者伤病情况、心电图、血压等,通过云计算技术和 5G/4G 网络完成实时多方连接,传输至后方指挥中心及远程专家端,开展远程会诊;专家根据现场患者情况,与现场急救人员实时交换救治方案,完成现场联合施救,提高急危重患者的救治成功率。2022 年,中心初步完成远程医疗项目建设,并在第三届中国国际消费品博览会中试点运用。

(四)深耕急救培训,勇担社会责任

中心积极开展急救医学培训工作,设置了面积达 9 800 平方米的培训中心,配备了价值 1 000 多万元的培训设备。引进先进课程,先后获得美国心脏协会心血管急救培训中心、国际创伤生命支持中国分部 120 海口培训基地、社区急救医学培训中心、水上医疗救援培训中心,以及中国台湾地区国际蓝衣天使医疗救护员(emergency medical technician,EMT)培训中心等培训资质,可以开设 26 门急救医学培训课程,成功打造海口急救医学培训的良好品牌。在开展专业急救培训的同时,中心还积极开展急救知识普及培训活动,并先后在海口市万绿园公园、海南省农垦中学、海口经济学院、海南华侨中学(初中部)、海南科技职业大学、海南卫生健康职业学院等处建成 10 个急救安全屋,日常开设急救微课堂,以提升普通市民急救能力和健康素养。组建海口市 120 急救志愿服务队,以互联网＋社会智能急救的先进理念构建社会急救体系。

三、聚焦短板弱项,打好攻坚战

(一)院前急救人员队伍建设不足

一是人员数量不足。主要表现在留不住人、招不到人,很大程度上影响院前急救工作开展。因人员不足,无法支撑全市急救站点扩充,导致市区站点少、救护车服务范围过大,经常出现无车可派的困境。

二是人员工资待遇收入低。与市属医院急诊科同类岗位人员比较,急救中心人员收入远低于市属医院同类岗位人员收入水平;同时,还存在中心内部同工不同酬的情况,如编制外人员与编制内人员承担着相同的业务工作,但个人收入差距较大。

三是专业培养和个人发展受限。主要表现在职称晋升途径单一;院前急救工作性质单一,与院内临床工作脱节;院前专业科研能力较低,相关领域科研深度较为局限;职业年龄受限,随着年龄增长,无法从事院前一线工作时,职业生涯可能终止。

四是院前急救担架员缺乏。在日常急救任务中,需要搬抬转运的患者约为75%,以2022年为例,需要提供担架服务的超过18 000人次。而中心近年来收到的投诉中,因等待时间过长、没有担架员而引发的投诉就占85%以上,与百姓实际需求差距较大。

(二)院前急救网络体系不完善

目前,海口市仅建有5个城区120直属急救站,远低于国家《急救中心建设标准》中18~50km^{2}设置一个急救分中心或急救站,服务半径为3~5km的标准要求,与市民不断增加的院前急救服务需求不相匹配。城区急救站主要依托于市区内各大医院建设,明显存在分布不均、借用医院用房、工作条件差、场所不固定等问题。乡镇急救站仅开展试点,未形成全面覆盖,在试点运行期间,也存在无专职院前急救队伍、无专项运行经费保障、运行情况不稳定等问题。鉴于海南省独特的地理位置,尤其是海口市处于省会地位,在海陆空立体救援上还处于空白,成为自贸港医疗保障能力建设发展的短板弱项。

(三)缺乏地方性法律法规和行业规范

目前我国尚没有急救法,仅北京、上海等少数城市专门出台了院前急救地方性法规,在急救范围、急救网络、服务管理、急救保障等多方面都作出了细致而又有可操作性的规定,有效规范和解决了当下院前急救中存在的诸如主动避让救护车、各种急救任务分级调度、打击黑救护车、社会公众参与急救的合法性等问题。与之相比,海口市院前急救的运行和管理缺乏规范化、标准化、制度化。

四、立足长远发展,激发内生动力

(一)政府主导,凸显公益

毫不讳言,院前急救体系建设应在确保市民基本院前急救医疗服务需求的前提下,进行整体规划,满足群众不断增长的院前急救服务需求,满足城市整体规划建设布局需求,满足重大活动保障的需求,满足应对突发灾害、事故应急救援工作的需求。坚持政府主导,加大政府对院前急救体系建设的投入和保障力度,强化院前急救软硬件和急救队伍建设,凸显院前急救的公益性,确保公平可及、群众受益,这些应当是院前急救体系建设的核心指导思想。唯此,才能建成反应敏捷、救治有效、转运迅速、服务高效,与院内救治协调配合的院前急救体系。

(二)加强主体,健全网络

以急救中心作为全市急救体系建设的主体,切实加强主体能力建设,进一步完善急救网络建设,科学编制院前急救医疗网络站点设置规划并纳入城市总体建设规划,合理布局急救站点,将院前急救网格的触角向城乡接合部和乡镇延伸,尽快实现救急网点市、区、乡镇三级全覆盖。

(三)资源优化,统一调配

优化急救卫生资源配置,加强对急救卫生资源的管理,科学规划,合理配置卫生资源。根据地区经济发展及急救服务需求、卫生资源等实际状况,统一规划、统一设置、统一管理,基本实现城乡院前急救服务能力均等化,实现急救队伍、车辆装备、服务运营、机构管理的标准化、规范化,实现院前院内急救一体化,院前急救服务效率显著提升。

五、挖掘问题根源,找症结定对策

(一)加强急救人才队伍建设

建立充满生机与活力的院前急救管理体制和运行机制,建立科学合理的激励机制,加大政府投入,建立符合岗位特点的薪酬体系。加强在职人员继续教育,建立健全医护人员进修学习和培训制度。参考国内先进省(自治区、直辖市)、市做法,探索建立符合海口市院前急救医疗专业特点的职称晋升机制;鼓励院前急救医疗专业人员开展院前急救医疗技术创新,开展急救医学科学研究,促进科研成果转化。

(二)加强院前急救网络建设

将城区急救站点建设纳入城市整体规划,依托于新建或改扩建的医疗机构项目,划定专用急救站用房,配套健全相应的急救中心使用的值班、办公、生活设施等;乡镇急救站可依托乡镇卫生院开展建设,依托其硬件及人员,由政府配套配置相应的车辆装备及运行经费,达到三级急救体系全覆盖。依托国家及省、市重大项目,建立专业团队,配备专业设备,建立健全空中 - 海洋 - 地面统一指挥调度和应急救援的工作机制,以及工作流程、规范和要求,从而有效满足全市突发事件应急救援需求。

(三)推进急救立法

可结合实际情况,建立符合本市院前急救医疗的地方性法律法规,对急救服务范围、保障机制、部门职能等作出明确合理规定,依托长效机制解决院前急救过程中的诸多问题,为规范院前急救工作,完善社会保障,加快院前事业发展提供法律依据。建立健全院前急救、突发应急和传染病救治等院前急救规范和操作流程标准,并力争将其作为全国开展院前急救诊疗的标准。

六、坚持干事创业,抓落实见实效

(一)加强顶层设计,推动急救改革

为全面深化海口市院前急救体系改革,建立覆盖全市城乡的急救网络,提升急救服务能力,解决海口市120急救中心招不来人、留不住人的问题,海口市政府先后制定出台了《关于深化院前急救体系改革与发展的指导意见》《海口市120急救中心运行经费保障实施方案》和《海口市120急救中心人员薪酬实施方案》,推进院前急救体系改革。目前,中心在上级的指导下,根据实际情况正在积极推进改革的各项工作。

(二)提升应急能力,决胜疫情防控

自新冠疫情以来,在海口市卫生健康委员会领导和指挥下,中心积极承担防疫转运职责。建立完善中心防控工作机制,加强院感控制工作,积极开展医务人员转运规范、消毒隔离和个人防护、核酸采样等相关

知识培训,确保疫情防控工作常抓不懈。特别是在应对 2022 年底至 2023 年初的新型冠状病毒感染高峰间,中心采取了多渠道增加一线人员、增加急救车组以及保障农村地区医疗救治等运行模式,强化抗疫新引擎;以分级分类调派急救车辆,加强监测预警、防范重症和死亡、加快院前院内衔接等工作重点的把控,筑牢抗疫铁三角;以加强媒体宣传、引导群众合理拨打 120 急救电话,全力做好后勤支持等保障举措,画好抗疫同心圆。其间,全市院前急救电话 10 秒接听率、3 分钟出车率、平均急救响应时间均属较优水平,做到了群众喊得应、患者转得出,最大程度地保障了人民群众的生命健康安全。海口市急救的经验做法,曾被海南省防控指挥部向全省进行宣传推广。

（三）助力 AED 建设,提升急救素养

2018 年以来,海口市先后投放 1 064 台 AED,通过微信公众号、海易办 App 等方式,向市民公布 AED 位置。2023 年,市政府还计划投放 600 台 AED,从而基本实现每 10 万人配置 100~200 台 AED 的标准。围绕 AED 推广,中心精准开展急救知识培训八个全覆盖活动（校园、公安交警、消防、酒店、旅游景区、交通运输、超市商场、住宅小区）,扩大急救培训辐射面,2018 年 1 月 1 日至 2023 年 4 月,中心开展 AED 使用宣传培训共 3 221 场,培训 199 600 人次。同时,中心还注重建好用好急救志愿服务队,定期进行志愿者急救复训和队伍集结演练,鼓励志愿者积极参与急救培训,开设“小地摊,大公益”急救普及课堂。目前,中心共有 1 530 名急救志愿者,累计服务时长 6.5 万个小时,先后有《父子齐上阵　义务教授急救技能》《海口发生一起车祸　路过急救志愿者现场科学施救》等志愿者参与急救的正能量事迹在中央电视台新闻频道、海南电视台等媒体上宣传报道,充分激发了志愿者的服务效能。

（四）拓宽服务内涵,提供多元服务

伴随着社会、经济、文明的高速发展,城市规模不断扩大,除日常院前急救需求外,海口市民对于家到医院或其他机构（养老院、康复中心、疗养院等）间的往返转运、医院与医院间的转诊、岛外就医转诊等多样化的非急救服务需求也日益增多。以往,市民通过联系一些民营急救站来解决以上需求,但民营急救站存在管理不规范、服务收费高等问题。为更好地满足市民多元化需求,中心积极整合资源,并借鉴学习其他已运行非急救转运工作地区的经验做法,在保障日常急救的前提下,从 2023 年 3 月起,已开始试运行非急救转运业务。目前,非急救转运接警专线号码已申请开通,各项工作也陆续展开,以确保更好地为市民提供相关服务,解决当前非急救服务需求用车难、用车贵的问题。

（海口市 120 急救中心　付　杰）

第十节
南昌市院前急救建设现状与发展对策

院前急救是城市公共安全应急保障体系的重要组成部分,是城市经济发展、社会保障体系、精神文明建设的重要标志。作为医疗阵地的最前沿,是患者从发病到入院前获得的医疗救治,高水平的院前急救能够最大程度地提高抢救生命的成功率,对于院前急救保障群众危急时刻生命安全发挥着不可替代的重要作用。

一、南昌院前急救历史回顾

南昌急救中心(以下简称"中心")为独立型院前急救机构,前身为建于1960年8月的南昌市红十字急救保健站,1985年2月改为南昌医疗急救站,1997年更名为南昌急救中心,2004年增名江西南昌紧急救援中心,2009年冠名为江西院前急救培训教学基地;2016年江西省院前急救专业质量控制中心挂靠南昌急救中心,现为中国医院协会急救中心(站)分会常委单位、江西省医院协会急救中心(站)管理专业委员会主任委员单位、南昌市医院协会副主任委员单位,为国家卫生健康委员会互联网 + 院前急救试点单位。

建站初期只有几辆国产救护车,人员不足30人。经过40余年的发展,中心已由一支只有十几人的救护队,发展形成了统一指挥、分散布点、就近出车、分散救护的院前急救模式,承担了城区(开发区)360万人口的院前急救及重大突发公共卫生事件救援和重大会议活动医疗保障任务。

1996年中心首次开通了120急救电话和400MHz无线通信系统,2001年1月20日开通了120急救调度指挥报警系统,2003年实现了所有救护车定位功能。

2007年11月,江西南昌紧急救援中心大楼正式启用。由行政办公大楼(120急救调度指挥中心)、洗消站组成,总建筑面积2 200m²。基本上能够适应城市建设、社会经济发展和市民日常院前急救的需求。

为完善重大疫情防控体制机制、健全国家公共卫生应急管理体系,2020年新建南昌急救中心项目获批。项目位于红谷滩区九龙湖片区明月山大道以东、草塘路以北。位于城市的西南方向,是九龙湖新城发展的重要支撑点。项目规划总用地面积20 097.33m²,总建筑面积27 601m²,地上建筑面积21 190m²,设置有应急楼3 426m²/6层、过渡楼7 926m²/6层和培训指挥楼9 838m²/6层,地下建筑面积6 411m²。

二、南昌院前急救建设现状

(一)基本建设现状

1. 科室及人员结构　中心设有办公室、党办、通信调度科、急救科、装备科、财务科、质控培训科、后勤保卫科、采购科等9个行政职能部门,以及院后服务科和4个急救分中心。在岗人员共计323人,由在编、聘用、借用三类人员组成。编制76个,在编人员62人(含正高职称1人,副高职称7人,中级职称18人),聘用人员31人(调度员14人,医师0人,驾驶员8人,工勤人员9人),借用230人。

2. 站点建设　在全市共设立了城南、城北、红谷滩、朝阳(建设中)4个分中心,下设29个急救站点,主要依托省、市和驻地部队医疗机构以及民营医院,构建了院前急救网络体系。与省、市级医院签订了五大中心(卒中、胸痛、创伤、危重孕产妇、危重儿童)合作协议。在市辖区域内初步形成了急救半径3~5km(不含周边三县一区)、急救平均反应(到场)时间15分钟内的院前急救网络体系。

3. 调度指挥 2020年以前120急救调度指挥系统接入30B+D数字中继2条互为备份,设置有6个急救受理席位。能够满足同时处理6个急救电话和同时接入25个120呼救电话的能力。2022年新冠疫情期间,中心已完成了120急救调度系统扩容工作,急救电话受理席位由扩容前的6席增加至16席。同时,完成了扩容至4条30B+D话务中继线路的准备工作,在紧急情况下电话同时接入数量可由当前的25个提高到120个。

4. 急救队伍 院前急救一线人员244人,分别为:调度员14人、医师90人(相对固定12人)、护士28人(相对固定8人)、驾驶员102人、担架员10人。医护人员为网络医院借用人员,大部分3至6个月轮换一次,驾驶员、调度员基本为固定人员。在中心工作持续1年以上相对固定的医师比例为13.3%;相对固定护士比例为29%。

5. 救护车装备 中心现有救护车104辆,其中负压救护车45辆,占比43%;视频指挥车1辆,随车配备有除颤器、急救呼吸机、心肺复苏包、电动吸痰器、血糖仪、多参数监护仪、心电图机等急救医疗设备。2020年对负压救护车进行改装,在车身左侧前部设置上掀门,与医疗舱完全隔离;在车外就可对氧气瓶进行快速更换,降低相关人员交叉感染,可提升车辆的连续作业时间。2022年中心率先采用一键自动化洗消方案在全部救护车上嵌入全智能车载消毒系统,从原来的人员手动洗消升级为一键自动洗消,洗消过程无须人员干预,按键后,车辆自动转为暂停调用状态,洗消进度自动同步调度台及相关车组人员工作手机,洗消完成后系统自动告知,消毒液低时自动告警管理部门。

(二)运行现状

1. 急救工作开展情况 2022年度中心院前急救出车共计77 159车次、接诊62 016人次,其中应对3人以上伤亡突发群体事件12起/33车次,执行重要活动医疗保障113车次。

2. 急救反应情况 自2018年以来,中心进一步强化全体职工作风建设信息化水平,院前急救呼救受理、任务调派的智能化水平大幅提升,电话受理率99%,10秒接听率96%,呼叫满足率100%,回车率基本为零,平均摘机时间为2秒,平均急救任务受理派车时间为50秒,平均急救响应时间(指从接到报警时刻到出车时刻的时长)1.75分钟,平均到达现场时间(指出车时刻至到达现场时刻的时长)13.5分钟。

3. 院前急救医疗处置情况 2022年院前急救医疗处置措施率较往年提升,静脉开通7 886人次,占接诊人次的13%;心电检查(监护)48 263人次,占接诊人次的78%;创伤包扎固定15 773人次,占接诊人次25%;心肺复苏1 379人次,危重患者处置率99.7%,危重患者静脉开通率91.7%,心肺复苏率100%,除颤79人次。

4. 培训和进修学习情况 2018年以来院前急救一线人员岗前培训与考核200余人/年;每季度每类人员至少一次岗位培训;专业技术人员继续医学教育培训每年20余次计300余人次;承办卫生健康人才培养项目——江西省院前急救医务人员培训,连续3年完成了全省每年为期3个月的骨干培训教学任务共计200余名学员;为消防、社区居民等人群开展20次急救知识与技能培训活动,共计100余人次。2018年与省外急救中心学习交流20余次。

三、南昌院前急救问题分析

(一)急救站点建设不足

现阶段,南昌市依托省、市、驻地部队医院以及民营医院设立了32个急救站点,部分设在医院,部分设在租赁的宾馆或居民区内,构建了院前急救网络体系。目前,急救站点建设的方式在2022年受新冠疫情防控工作影响极大,院前急救站点无法正常运行,可调派救护车数量减少,影响到任务执行的及时性。

（二）洗消中心建设不足

目前,南昌市城区只有一个救护车洗消站(洗消车位 2 个),南昌新建的急救中心项目洗消车位 4 个(暂未投入使用);南昌县有一个救护车洗消站(洗消车位 1 个),传染病流行期间,救护车从定点医院到洗消站,路程较远,存在路途传播风险,执行相关任务的救护车都需洗消,多台救护车同时洗消造成车辆积压,以致后续任务出车不及时。

（三）救护车辆短缺

南昌市从事院前急救的救护车数量为 104 辆,其中负压救护车 45 辆,城区每 3 万人口只有 0.87 辆救护车,负压救护车占比更低;此外,院前救护车辆更新不及时。按照国家规定,特种车辆使用年限超过 8 年或行驶里程 50 万千米以上的必须报废,而大量须报废的车辆目前还在执行院前急救任务,存在极大的安全隐患。

（四）人员严重不足

全市院前急救一线人员共有 230 人,均为网络医院借用人员,医师大部分 3~6 个月轮换一次,且非急诊等相关专业;在急救中心工作持续 1 年以上相对固定的比例仅为 13.3%,相对固定护士比例仅为 29%。由于人员轮换频繁,导致院前急救岗位长期都是缺乏院前急救工作经验的新人在岗;加之人员专业类型不一,急诊专业少,救治能力弱,急救质量得不到提高,导致医疗投诉及纠纷时有发生。目前,南昌市没有一支稳定的院前急救队伍,无法满足院前急救工作和突发公共事件的需要。

（五）转运分流不规范

按照《院前急救管理办法》的要求,院前急救分流转送工作应遵循就近、就急、就医院特色兼顾家属意愿的原则开展。因南昌急救中心院前急救一线急救人员均为网络医院借用人员,存在个别急救人员在转运过程中违反院前急救转送原则,在诊疗过程中对病情判断不准,急危重患者跨区域转运至所在网络医院等情况,造成院前急救转送分流不规范,导致其成为医疗投诉纠纷的矛盾焦点。

（六）院后转送无依据

《院前急救管理办法》第二十七条明确规定:"急救中心(站)和急救网络医院不得将救护车用于非院前急救服务。"但现阶段,南昌市仍存在院前院后医疗转运职责不明,转运机制不健全等问题,比如南昌急救中心承担了一些非院前急救服务,且得不到经费保障。

（七）院前急救各类专项经费不足

购置、更新和维护救护车,以及医疗急救设备和器械、通信设备的经费不足,尤其是储备应急药品和其他急救物资专项经费不足。此外,大型活动和突发性公共事件的医疗急救保障处置无专项经费保障,急救人员培训和演练,群众性自救、互救知识的宣传教育和公益培训也无专项经费保障,甚至急救中心大楼(新旧大楼)各类维护运行费用也无专项经费保障。以上各类专项经费的不足,严重制约了南昌市院前急救事业的健康发展。

四、南昌院前急救发展趋势

从 1960 年发展至今,南昌急救中心经历了前所未有的变化。近几年,政府及社会对公共卫生的关注和重视程度也发生了重大变化,同时也带动了南昌地区院前急救的快速发展。近 5 年来,南昌地区的院前急救从单一职能的急救中心发展成为能够应对日常急救、处置突发公共事件及应急医疗保障等多种功能的紧急医疗救援中心。下一步,南昌急救中心将把信息化建设融入院前急救全流程工作中,以数字急救推进规范化急救的建设,开创南昌院前急救事业新局面。

五、南昌院前急救对策建议

(一)科学规划急救网络布局

根据城区及县域区划,结合区划内出车频率等服务需求、人口规模实际情况,科学编制辖区院前急救站点设置规划,并在城市建设中为其预留产权公有、通行便利的房屋场所。城区区划属地按南昌市院前急救服务能力建设的四年行动计划任务,逐年完成标准化急救站点建设,达到城区服务半径不超过 3~5km;农村地区建立县级急救中心——乡镇卫生院二级急救网络,服务半径不超过 10km。

(二)统筹规划同质化调度信息系统

市、县两级急救中心建立统一的院前急救指挥调度信息化平台,实行分散受理、分散调度、统一管理、统一指挥,实现市、县两级信息系统数据共享。日常调派实行平时分散受理调度,突发应急事件时实行跨区域联动指挥调度。

(三)进一步完善洗消站(或点)建设

各传染病定点收治医院和急救中心必须建设洗消站(或点),县域至少建成 1 个标准化洗消站(或点),以满足救护车就近、不跨区域洗消的目的,提高转运效率,降低感染风险。应考虑当地救护车数量,每个洗消站(或点)设有两个以上专用洗消车位,可以容纳两辆以上救护车同时进行洗消。洗消站(或点)建设应按照高风险建筑等级设计,按照平战结合的需求,做到既能满足普通急救站点的基本功能,又能符合应急洗消的需要,充分利用现有卫生资源,并适当考虑未来发展。

(四)进一步完善急救分中心建设

城区依托标准化洗消中心,分别由属地在红谷滩区、青山湖区、西湖区、青云谱区的凤凰洲南昌急救中心现址、火炬大街与高新大道附近、丹桂路与云锦路以及九洲大街附近、城南大道与广州路附近,按照《院前医疗急救管理办法》《急救中心建设标准》等有关文件精神,建设 4 个产权公有的标准化急救分中心。

(五)加强救护车辆等装备设施的优化配置

按照城市地区每 3 万人口配置 1 辆救护车、农村地区按照每 1 万人口配置 1 辆救护车标准,并根据院前急救服务需求及应对突发公共事件要求,合理配置救护车类型,其中负压救护车可根据各地市实际情况逐年增加配比,配备比例不低于 40%。还根据条件配备视频指挥车、物资转送车、多(轻)伤员转送车等特种车辆,并根据需要购置或采取签订服务协议的方式配备水上、空中急救运载工具。救护车及其车载医疗通信设备在符合国家和行业有关标准规定的同时,能实现无线数据传输,满足院前院内协同救治等医疗急救服务需求。救护车行驶时间达到 8 年或行驶里程达到 50 万 km,均应报废处理。同时,还应加强应急救援装备的配置,并注意提高装备智能化、信息化水平。

(六)配齐建强院前急救队伍

根据急救网络规划,按照标准合理配置院前急救专业人员和其他工作人员,规范人员管理制度。按照江西省卫生健康委员会等九部委《关于印发江西省进一步完善院前急救服务实施方案的通知》(赣卫医字〔2021〕37 号)精神,辖区每万人口至少配备 1.67 名急救人员,按全市 360 万人口计,南昌急救中心共需配置 601 名急救人员。因此建议:一是明确编制数量,以政府购买岗位服务方式,保障急救人员数的需求;二是通过公开招聘方式,招聘固定院前急救医师和护士,在无法落实编制数量的情况下,仍采取由各网络医院借用急救人员至急救中心,由上级部门按派遣人数拨付购买岗位服务经费至各网络医院,派遣时间不少于 1 年;三是落实酬薪待遇,合理核定中心绩效工资总量,原则上不低于本地三级医疗机构平均水平;四是优化人员结构,救护车每班组配备 3~5 名急救人员。

（七）加快院前急救专业人才培养

加强医教协同,加大急诊专业规范化培训力度,强化院前急救能力培训。落实院前急救人员继续医学教育制度,组织急救中心医师定期到三级医疗机构接受急诊、重症监护、麻醉等临床技能培训。规范开展院前急救专业人员岗前培训和在岗培训,加强调度员、驾驶员、担架员业务培训,完善考核管理。

（八）激发急救人员内生动力

强化内部运行机制、人事管理制度改革,建立健全适应院前急救行业特点的绩效评估指标体系,将考核结果与岗位聘用、职称晋升、绩效分配挂钩。充分考虑单位属性、行业特点、资金保障能力等因素,合理核定院前急救机构绩效工资总量。院前急救网络医院在内部绩效分配时,适当向院前急救岗位倾斜。对急救人员实行"公益一类保障与公益二类激励相结合"的运行新机制;改善急救站点工作条件,提高急救站点工作人员满意度。

（九）优化完善院前院内医疗急救衔接机制

完善院前院内急救衔接机制。推动院前急救网络与院内急诊有效衔接,落实医院首诊负责制,规范院前院内工作交接程序,整合相关科室功能,建立院前院内一体化绿色通道,提高救治效率。推行急诊急救一体化建设,推广运用院前院内协同救治平台,推动设有胸痛中心、卒中中心、创伤急救中心、危重孕产妇救治中心、危重儿童和新生儿救治中心的医疗机构与院前急救机构有效配合、高效协同。

（十）在提升院前急救服务质量方面持续发力

强化南昌市院前急救专业质量控制中心职能,进一步完善院前急救工作相关规章制度,加强院前急救质量控制,完善院前急救标准、流程和考核指标,不断提升院前急救服务质量和管理水平,不断提高呼叫响应水平、全程转运速度和患者处置能力,持续助推南昌市院前急救综合能力水平不断迈上新台阶。

（十一）加强急救培训基地建设

加大培训设施的配备力度,尽快配齐配强急救培训所需的各级各类设施设备,以满足院前急救专业人员及社会公众急救技能培训需求。建立公众急救培训管理体系,制定培训计划和目标,持续开展针对公众的心肺复苏、自动体外除颤器（AED）等的基本急救技能培训,并注意统一规范培训内容,旨在不断提高公众自救互救意识和能力。

（十二）加大对院前急救的投入

建立院前急救专项经费长效保障机制,加强对院前急救体系建设及运行、基础设施、车辆装备、通信设备、应急储备物资、配套设备建设的经费投入,设立大型活动和突发性公共事件的医疗急救保障及急救公益培训、自救互救知识的宣传教育等专项经费,完善急救资源配置,为加快院前急救事业发展提供有效的经费支撑。

（十三）构建院前急救多部门同向发力的机制

推动院前急救网络与医院信息系统连接贯通,推动院前急救与电信、公安、交通、应急管理等部门及消防救援机构的互联互通,探索并推广急救呼叫定位,探索居民健康档案与 120 调度指挥系统有效对接,提高指挥调度和信息分析处理能力,建立健全全市院前急救信息管理制度机制,提高急救系统监测预警水平。

六、2022 年南昌急救中心主要成就

南昌急救中心持续改进工作作风,提高工作效能,按照建设创新型、数字型、担当型、服务型、作风型中心的目标要求,扎实工作,持续发力,在高质量发展的道路上迈出新步伐。

(一)锻造匠心,打造创新型新中心

南昌新急救中心项目建设是贯彻上级精神、完善重大疫情防控体制机制、健全国家公共卫生应急管理体系目标要求的重点项目,是南昌市公共卫生服务体系的重要组成部分。地处红谷滩区九龙湖片区,项目以 1、2、0 三个生命急救电话数字为设计主题,将急救文化深度融合于城市文化建设;该项目本着以人为本、满足需要、贴近工作的设计原则,由北至南依次建设应急、过渡、培训指挥三栋大楼,每栋大楼均呈现不同的功能分区,真正彰显了新颖、和谐、现代、简洁、凝练的建筑风格。

2022 年,南昌新急救中心项目室内装修完成 85%,外立面幕墙完成 95%,景观园建完成 45%;后续将主要进行项目工程扫尾(路基、绿化、围墙及附属工程)及相关设备安装工作。新大楼将为南昌市人民群众提供更高更优更快的日常院前急救服务,为构建全市 4+2+2 的医疗卫生服务新格局体系贡献急救力量;其作为全市社会应急保障体系的重要组成部分,也将为科学应对突发重大公共卫生事件,提供重要的硬件保障。

(二)坚守初心,打造数字型中心

在全国率先运用互联网、云计算、AR、物联网、大数据等技术,研发了集智能调度、音视频采集、监护数据实时传输为一体的院前院内协同救治平台,实现了信息规范共享、远程急救指导和院内急救准备等功能,突破了时间和空间的局限性,探索了院前院内无缝对接的新模式,全面提升了院前急救的能力和水平。完善优化了智慧云脑建设(一个大脑、五大系统),并运用于日常院前急救工作中,极大提高了南昌市院前急救能力和水平。信息化建设工作多次在国家有关部门获奖。搭建的江西省院前急救质控平台——基于云架构数据挖掘及预警分析的江西省院前急救医疗服务质量监控信息平台(一期),实现了 6 个调度指挥系统和区市急救中心数据信息共享;并运用省质控信息平台,组织开展 2022 年度江西省院前急救体系质控调查与评估工作,取得良好效果。"5G+AR 院前院内协同救治平台"获第五届"绽放杯"5G 应用征集大赛江西区域赛医疗行业赛路演决赛医疗行业赛二等奖、第一届江西省医院管理创新奖三等奖、第五届全国智慧医疗创新大赛总决赛暨首届全国医疗信息创新大会医疗信创专题赛三等奖。

运用智能软件实行智能打卡、审核;采用信息发布功能以及视频会议等功能,打造了高效率快节奏的工作模式,基本打造了一支沟通更畅、执行更快、作风更实、效率更高的院前急救工作队伍;日常管理工作已基本采用了移动化、规范化、可视化的新模式,总体管理水平得到明显提高。

(三)秉持民心,打造担当型中心

2022 年新冠疫情防控期间,南昌急救中心坚持人民至上、生命至上,全员上阵、夙夜坚守。发挥党组织战斗堡垒作用,领导靠前指挥连续奋战,党员干部身先士卒,普通职工履职尽责,服从调派。疫情防控优化措施落实以来,中心坚持稳妥有序做好疫情防控转换工作,120 调度指挥中心增开日常调度坐席至 6 席,完成调度指挥系统扩容工作,急救受理工作席位由 6 席扩容至 16 席,行政岗位人员补位调度岗位;转运人员及院前急救一线人员反复培训考核防护及转运流程,确保防护、转运流程人人过关。其间,共计完成初筛阳性病例、中高风险区域、方舱医院、国际航班、三站一场等各类疫情相关转运任务 2 000 余车次,实现了急救转运人员零感染目标,为全市打赢新冠疫情防控总体战、阻击战贡献了急救力量。

开展合作交流,建立长江联盟主题学术交流以及党建活动机制,举办长江中游城市群院前急救联盟工作会议、党建工作交流会议,百余人通过线上、线下方式参加,为长江中游城市群院前急救联盟 40 家急救中心搭建了经验切磋和学术交流平台,起到了助推院前急救业务互相借鉴、共同发展的作用。组织江西省

医院协会急救中心管理专业委员会研讨交流全省院前急救工作,为江西省院前急救事业发展建言献策。组织开展江西省院前急救质控调查与评估工作,对全省 11 个区市及南昌市 4 个县区急救中心提出切实可行的建议,进行相关业务工作指导,提升省、市院前急救工作总体质量和水平。

完成江西省院前急救骨干人员培训。历时 3 个月,由江西省卫生健康委员会主办,南昌急救中心承办的 2022 年江西省院前急救医务人员培训工作圆满完成。全省 71 名学员顺利结业。培训满意率达到 99%。为全省各地市输送了优秀人才,对促进全省院前急救综合管理与医疗救治能力提升发挥了积极作用。

(四)绘制暖心,打造服务型中心

实行急救站点无缝交接班。调整了 32 个急救站点的交接班时间,每个站点均配备 2 辆救护车,确保交接班时段 52 辆救护车可以快速有效执行急救任务,达到了准确无误的接警调派、安全及时的现场转送、快速有效救治患者的要求。

优化死亡医学证明开具服务流程。提供身份证、介绍信(委托书)、户口等多种办理方式,同时免费提供身份证复印服务。真正做到让群众只跑一次。2022 年共开具死亡证明 2 062 张、出车证明 620 余张。

升级急救收费电子票据系统。改变原有手工开票需凭借票据三要素前往江西省财政厅官网查询、打印票据的单一获取方式,将急救收费电子票据系统与财政票据系统进行了无缝衔接,群众完成院前急救费用支付后,电子票据即刻在财政票据系统中开出,并以短信链接方式发至付款人手机;新运行的急救收费电子票据系统已为群众开具电子发票 23 877 张,群众满意度明显提高。

(五)淬炼齐心,打造作风型中心

坚持开展昼、夜督查。由南昌急救中心领导带队,相关职能部门参加,对各急救站点进行昼、夜督查,确保覆盖所有急救站点,相关业务科室定期下至分中心,指导开展院前急救工作。各分中心对所属急救站点进行夜查,且确保每个月夜查范围覆盖本分中心下设的所有急救站点。

持续开展稽核工作。每月以调度调派、医疗行为、急救时间等院前急救环节为中心,通过录音听取、核对数据、查询病历、调取车载视频等方式,重点核查服务态度、工作规范、出车时长、分流转运等工作;全年共核实院前急救电子病历 60 000 余份,听取录音 20 000 余条,查看车载轨迹 3 000 余趟。此举,有效改进了工作作风,规范了工作流程,夯实了工作职责,提升了工作水平。目前,平均受理派车时间 38 秒,接收指令平均出车反应时间 44 秒,全部指标均高于相关要求。

不断完善转运机制。强化突发公共卫生事件信息交互共享,落实核心城市引导工作,推进智慧急救建设发展。完成了 1 人次伤(亡)以上的突发事件紧急救援任务共 304 人次,完成重大活动及会议医疗保障任务共 311 车次。

(南昌急救中心 蔡建军 万毓华)

第十一节
深圳市急救中心院前急救发展概况

　　深圳市急救中心（以下简称"中心"）1993年开始筹建，1997年11月4日正式运行，是原深圳市卫生局下属正处级事业单位。20多年来，在深圳市委、市政府和深圳市卫生部门的领导与支持下，深圳市急救中心紧随深圳城市改革开放步伐，以创新为动力，以发展为目标，砥砺前行，铸就以及时有效的社会急救、快速响应的院前急救、联动畅顺的院内急救引领全国的医疗急救"深圳模式"。

　　中心内设办公室、院前急救科、120调度科、培训科、业务科、急救研究室、网络车辆管理科、医疗转运队等8个科室，负责深圳市120指挥调度、急救工作规范制定、急诊急救质量管理、急救专业人员技能培训、急救网络车辆及驾驶员管理与培训；承担全市市民24小时120呼救、全市突发公共事件应急医疗救援、全市重要会议和重大社会活动应急医疗保障、粤港澳大湾区突发公共卫生事件和重大灾害事故紧急医疗增援；负责规划组织全市公众急救知识普及培训、公共场所AED安装配置，以及急救血液医学信息综合办公楼筹建、医疗急救体系建设创新研究等工作。

一、缘起

　　1993年8月5日，与清水河油气库相邻的清水河安贸危险品仓库区发生火灾，并导致连续爆炸。爆炸导致15人丧生、800多人受伤、3.9万m²建筑物毁坏、直接经济损失2.5亿元，让深圳突发事件应急处置体系遭遇到前所未有的挑战，同时也让深圳城市公共安全问题上升到了前所未有的高度。

　　为适应深圳急救医疗工作需要，1993年8月16日，经深圳市市长办公会议讨论决定，将由福田医院代管的市急救医疗中心改设由深圳市红十字会医院（2001年更名为深圳市第二人民医院）代管。

　　1994年1月，经深圳市委、市政府批示及深圳市卫生局党委决定，明确急救中心是由深圳市红十字医院代管的市政府为民办实事重点工程，其编制、人事、财务相对独立，并确定建设分两步走，即先按广州模式设立通信指挥中心，再建成有医疗实体的急救中心，基本确定了深圳医疗急救运行模式。

　　1994年12月29日，深圳市急救医疗中心奠基开建。1997年11月4日，深圳市急救医疗中心正式开业，与深圳市红十字会医院一套班子、两块牌子合署办公。

　　2007年12月17日，深圳市编办正式下文，深圳市急救医疗中心更名为深圳市急救中心，保留70名人员编制，剩余130名编制连人带编划转深圳市第二人民医院，由财政差额补贴单位转为财政全额核拨事业单位，实行职员制管理。

二、探索创新，开启急救稳步协调、科学发展的华章

　　时间就是生命，责任重于泰山。深圳120从最开始2部电话起步，发展至今，已构建形成由75家急救网络单位、106个急救站组成的120医疗急救体系，由9家航空救援网络医院和1家签约航空公司组成的空中紧急救援体系，由深圳市急救中心、深圳市海事局和2家海上救援网络医院组成的海上搜救救援体系，在全市范围内实现广覆盖、统一指挥、统一调度、及时高效的海、陆、空三维急救服务体系，较好地完成

了市民日常急救任务;出色地完成了台风、塌方、山体滑坡、火灾、车祸、地震等重大灾害事故,以及抗击严重急性呼吸综合征和应对甲型 H1N1 流感疫情、新冠疫情防控等公共卫生突发事件的紧急医疗救援任务;成功举行了深圳市核应急演习、深圳市轨道交通突发事件应急医疗联动救援演练、每年一次的深圳远程医疗救援演练等各类突发事故应急医疗大型仿真演练;圆满完成了每年一届的中国国际高新技术成果交易会(简称"高交会")、中国(深圳)国际文化产业博览交易会(简称"文博会")、深圳国际马拉松赛和深圳第 26 届世界大学生夏季运动会的急救医疗保障,国际篮联篮球世界杯深圳赛区比赛、中国海洋经济博览会、中国杯帆船赛、庆祝中华人民共和国成立 70 周年大型焰火晚会等重大活动医疗保障任务。

锐意创新潮头立,百舸争流敢为先。多年来,深圳市急救中心不断探索、创新,积极倡导全民参与急救理念,在多个专业领域走在全国前列,创下多个全国"领先"。

(一) 科学规范开展急诊急救医疗质量控制工作

随着急诊医学的快速发展,急诊医疗在日常医疗服务中的作用日益重要。现代急诊医疗的原则是突出时效,即在最短的时间内使危重患者得到及时诊断与有效处理。急诊急救工作因危急性、突发性、时限性等特点在医疗质量管理上存在很大难度,只有建立健全的急诊急救管理体系,才能促使急诊急救工作有章可循、正常运转,才能有效地监督、控制急诊急救医疗服务质量,才能保证救治工作的高质量和高水平。

1. 制定并完善考核细则,形成固定特色模式　应原深圳市卫生局要求,深圳市急救中心自 2007 年起,开始负责全市院前急救质量评估考核工作,组织专家制定《深圳市院前急救综合考核细则》。2011 年开始一并负责全市急诊医疗质量控制考核工作,并制定《深圳市急诊综合考核细则》(区分三级、二级医院及一级、专科医院)。每年结合最新上级文件精神及工作实际,对考核细则进行更新、修订,形成急救调度数据评估 + 急救技能现场考核 + 专家组实地考核的固定特色模式。

2. 严格质控管理,以质量促提升　为确保深圳市急诊急救工作规范化运行,深圳市急救中心每年度组织开展全市 120 急救网络质量考核工作,对急诊急救工作全过程进行严格质控管理。考核组专家严格按照考核细则,通过查技能、查仪器操作、查日常管理、查病历等,逐项考核评估;根据急诊急救综合考核成绩对急救网络单位进行 A~C 级评级并通报,召开全市急诊急救质量评估会议表彰先进。以上工作的落实,有效促进了急诊急救医疗质量控制工作,提升了以质量为核心的急诊急救能力。

3. 以奖代补全覆盖,全面提升积极性　医疗急救工作运行风险大、成本高,执行的收费标准相对较低。为有效提升网络医院参与院前急救工作的积极性,有效稳定院前急救人才队伍,2013 年,深圳市急救中心率先实施以奖代补绩效机制,以保障基本、体现公平、注重绩效、专款专用、逐步到位为原则,开始对 120 急救网络单位院前急救工作进行经费补助。同时,将财务管理要求院前以奖代补专项拨款纳入院前的收入,并且 30% 以上用于急救人员补贴,有分配方案及总结的规定要求,作为院前急救考核内容纳入考核细则。

2017 年,深圳市财政委会同原深圳市卫生局联合制定并印发《深圳市院前急救财政"以奖代补"资金管理暂行办法》,进一步完善了以奖代补激励机制。2018 年,院前急救以奖代补经费增至 1.2 亿元,覆盖全市 120 急救网络。全市各网络医院参与院前急救工作的积极性明显提升,院前急救专业队伍也更为稳定,为近三年来深圳医疗急救多次有效应对新冠疫情考验,奠定了良好的基础。

(二) 稳步推进公众急救培训体系建设

毋庸置疑,现阶段,我国普遍存在院前急救资源不足、院前急救设施不完善、急救网络覆盖范围有限、急救能力欠缺且失衡,以及公众急救知识缺乏等问题。国内大、中型城市心肺复苏(CPR)的实施率平均仅为 4.5%,相较于美国 46.1%、加拿大 29% 等,差距较大。我国不少城市院前急救中面临着不同程度的没法救、不会救、不敢救三大问题的严峻挑战。因此,伴随我国老龄化进程的加速、心血管疾病的年轻化趋势,特别是正面临的心血管疾病暴发的严峻挑战,如何加强院前急救知识与技能培训,动员全社会的广泛参与培训,培训完如何引导急救志愿者参与急救,已成为不容忽视的社会问题。

近年来,深圳市急救中心一直坚持普及性、实用性、公益性的原则,持续开展急救培训工作。面向院前医护人员进行医学继续教育培训、急诊急救专科能力培训,有效提高危急重症患者、院外心搏骤停患者的抢救成功率。同时,面向学生、公安等重点人群,将急救培训逐步推广普及至全体民众,积极推进全民参与的急救知识与技能普及培训。

1. 急救培训基地建设有标准　目前,深圳市急救中心依托各急救网络医院已建立 12 个标准化急救培训基地,依托社康中心和党群服务中心设置急救培训点,完成搭建三级急救培训体系。同时,采用可视化设备和定期督导检查机制加强对各基地开展急救培训工作的指导。

为适应新形势发展和急救社会化的需求,统一规范深圳市公众急救培训基地的管理,提高公众急救培训的规范性、针对性、有效性和实用性,以保障公众急救培训的质量和效果,深圳市急救中心牵头制定深圳市地方标准《公众急救培训基地建设与管理指南》(以下简称《指南》)。2023 年 4 月 3 日,该《指南》获批深圳市地方标准公开发布,2023 年 5 月 1 日正式实施。此举,为助推深圳市院前急救工作的快速发展提供了有力保障。

2. 急救培训导师培养有计划　为强化急救培训导师队伍建设,确保培训质量,深圳市急救中心每年按计划开设导师培训课程,有序推进急救培训导师的培养。截至目前,深圳市急救中心已培养 429 名急救培训导师(其中主任导师 10 名,主讲导师 63 名,辅训导师 356 名),建立导师复训机制、导师考核机制,对年度考核不及格和本年度未按规定完成教学任务的导师予以淘汰。

3. 急救培训课程研发有针对　为建立科学有效的急救培训体系,加强培训效果,提高公众培训满意度,深圳市急救中心根据不同人群的需求,组织专家团队研发了不同层级的急救培训课程,包括:初级救护员证书课程、初级救护员证书线上课程、心肺复苏(CPR)与自动体外除颤器(AED)证书课程、高级救护员认证课程、青少年急救培训证书课程、急救知识与技能普及讲座课程,以及公众急救培训导师课程。培训内容丰富多样,基本满足深圳市不同人群的急救培训需求,公众可以根据自身情况进行选择学习。

4. 急救培训管理有方法　在培训质量管理方面,开展急救培训全程质量监控和数据化评价。每一名学员都能亲手使用模型人进行学习,通过考核软件观察到每一位学员按压的深度、回弹、频率等,让 CPR 急救技能学习更加直观和量化,既增加了学习的趣味性,提升了培训效果,也增强了学习后遇到突发心搏骤停事件敢于去抢救的自信心。

在信息化管理方面,搭建深圳市公众急救培训管理平台,加强对培训课程、培训导师、培训学员、培训质量的管理,做到统一教学大纲、统一操作标准、统一考核标准、统一发证,纠正原有的无序培训方式,提高管理效率,提升深圳市公众急救培训管理水平,也为后续社会急救力量的团队管理能力、专业能力、召集能力、救援效率等的提高打下了良好基础。

5. 急救培训志愿者服务有效能　为整体提升社会急救效率,深圳市急救中心积极吸纳医护人员、教师、义工,以及热心社会公益事业的市民加入急救培训志愿者队伍,开展急救知识与技能义务培训辅导工作;此外,还多措并举,注重建设多层次、广覆盖的急救培训志愿服务队伍,旨在充分发挥急救培训志愿者服务效能,从根本上提高群众性应急救护的便捷性和成功率。

经过多年的努力,在深圳市政府的领导和支持下,深圳市公众急救培训工作取得良好效果,目前全市合格的急救员人数达到 66 万人,急救培训普及率达到近 4%,各项数据在全国均名列前茅,充分体现了全面开展公众急救培训工作的重要性。

公众急救事关全人类健康,事关社会稳定。随着深圳城市人口不断增长,公众对急救培训的需求也不断增加,但全市急救资源有限,依托急救网络医院建急救培训基地,实现区域化和按需培训,有助于满足全市各辖区居民对急救知识与技能的培训需求,对提高全市急救知识与技能普及培训率、提升社会急救效率和完善急救服务体系具有重要作用。

(三)深圳急救医疗已经步入航空时代

航空医疗救援作为全球公认的最高效的救援方式,已成为现代化医疗体系的重要组成部分。专业航空医疗救援,无疑是快速有效处理突发状况的最佳途径和手段。其不仅能够提高突发事件的响应时效性,还为危重伤员及危重疾病患者搭建起一条空中生命通道。

1. 积极探索,推动航空医疗救援体系建设　为贯彻落实中国民用航空局、国家卫生健康委员会、广东省卫生健康委员会《航空医疗救护联合试点工作实施方案》要求,结合应急管理部、中国民用航空局《关于建立应急联动工作机制的协议》有关精神,推动深圳市航空医疗救援体系建设,深圳市急救中心自2009年起独立运行即开始积极探索航空医疗救援模式,2012年首次组织队伍开始参与空中救援应急联动演练,之后,每年组织队伍开展航空医疗救援演练。同时,还组织人员了解相关政策,进行行业调研,鼓励和支持具备条件的120网络医院尝试开展航空医疗救援。

2. 建章立制,完善相关标准规范　2019年9月6日,深圳市急救中心正式下发《关于印发深圳市航空医疗急救网络医院管理规定的通知》,明确了深圳航空医疗急救定义,规定了航空医疗急救网络医院具备的条件及相应的评估与管理规定;2019年11月18日,正式下发《深圳市航空医疗救援机构建设若干规定(试行)》,规定了航空医疗救援机构资质要求、航空器要求、值勤能力要求、停机坪要求、救援人员(飞行员、医护人员)要求、设备器械药品配备的要求及服务流程。

3. 空地联合,打造飞机＋地面队伍救援新模式　2019年11月,深圳市急救中心在多年不断探索的基础上,牵头建成国内由120网络医院、航空公司共同参与的空中120直升机紧急医疗救援网络,实现了在深圳及粤港澳大湾区"打飞的"急救的目标。截至目前,深圳市急救中心已与东部通航及深圳市9家急救网络合作医院签署航空医疗急救网络合作协议。今后如遇患者病情危重、救护车无法及时到达等情况,深圳(含深汕特别合作区)市民可拨打120,深圳市急救中心、东部通航将对警情进行初步研判,只要符合出动直升机的条件,将立即派出直升机进行救援。

4. 重视培训,强化航空应急救援队伍建设　为努力培养素质过硬、专业精湛、结构合理、保障有力的航空救援医疗专业化队伍,深圳积极组织各急救网络医院医护人员参加航空医疗救援专业培训。北京大学深圳医院2019年至今已培训40人,中山大学附属第七医院2019年至今已培训40人,深圳大学总医院2018年至今已培训40人,中信海直至今已培训40人,以上共计已经培训160人。深圳市急救中心挑选具有相应资质的单位合作开办航空医疗救援专项培训班,如2022年9月与中山大学附属第七医院联合举办为期7天的全国航空医疗救护专业培训班。

此外,深圳市急救中心每年组织航空医疗救援相关演练1或2次。通过平战结合、以演促练的方式,持续推进深圳航空应急救援能力建设走深走实。

5. 立体救援,打通城市生命航线　2019年2月15日,一起交通事故的两名患者,顺利通过直升机转运,从连平县人民医院抵达南方医科大学深圳医院。这是广东首次采用双引擎直升机一次救援两例患者转院。

2019年5月,深圳重新整合全市的卫生应急队伍,形成了海陆空立体式的紧急医学救援体系。深圳市急救中心、北京大学深圳医院和中山大学附属第七医院被中国民用航空局、国家卫生健康委员会列入航空医疗救护联合试点单位。

2019年10月9日,深汕特别合作区一个工地发生施工事故,3人受伤,其中2人伤情严重,深圳启动空中紧急救援,仅用20分钟就将伤员送至深圳市第二人民医院。

2019年11月10日,一位登山者从山崖坠落受伤,深圳紧急出动直升机,经过15个小时、3次起飞搜寻,顺利找到遇险者并成功将其通过直升机送往医院,完成深圳历史上第一次直升机山地搜救。

2020年2月17日,深圳首次派遣直升机运送防疫物资驰援武汉,飞越1 060km抵达武汉,为武汉多家医院送去应急防疫物资。

2021年10月3日,深圳大鹏新区发生游客溺水。由于国庆假期返程车流高峰,救护车辆无法通行,救援难度大,深圳启动空中救护方案仅14分钟就将患者送至深圳大学总医院。

2023年3月12日,一名旅友于东西冲穿越线滑坠遇险,深圳启动空中120仅用18分钟,就将受伤旅友送至医院。一次次的成功救援,标志着深圳急救医疗已经步入航空时代。

航空医疗救援体系涵盖了航空医疗救援基地、救援机队及设备、救援队伍以及救援支持保障体系,是一个立体化、综合性的应急救援系统。下一步,深圳将完善航空医疗救援体系建设,加强顶层设计,建立统一组织、统一指挥、科学调度、能聚能分、机动灵活、互帮互助的资源配置机制,增强特殊救援环境条件下重特大灾害应急救援的实战能力。同时,通过政府主导和支持,不断创新发展模式,优化服务供给,为城市高质量、高效率的绿色生命线建设作出更大贡献。

(四)智能救护车无忧避让,已成为深圳城市文明的名片

每当救护车亮起警灯、发出鸣笛,意味着又一场与生命的赛跑开始了。救护车在路上多花费一秒,生命倒计时便多流逝一秒。为救护车让出生命通道,就是为时间让路、为生命让路。

1. 闻笛而动,为生命让道　由于深圳城市交通拥堵形势严峻、部分社会车主避让救护车意识淡薄、有的医疗单位交通规划滞后等原因,救护车通行时路途受阻现象时有发生。而救护车在出车过程中,最担心的就是因交通拥堵而错失救援时机。

为让文明礼让救护车的车主无后顾之忧,2014年,深圳市急救中心联合深圳市交警局创全国之先河启用无忧避让救护车系统,对避让救护车而产生的违章记录进行筛除,让深圳车主免除避让救护车而违规行驶(冲红灯、压实线、压斑马线等)被罚的担忧;对超过设定时间不避让的,则在人工甄别后给予处罚,确保生命通道畅通无阻,让闻笛而动的良好氛围逐渐成为深圳文明城市的一道亮丽风景线。

2. 一键抓拍,信息共享　2019年12月30日,深圳市急救中心和深圳市交警局再次联手,推出了智能救护车无忧避让管理系统。经过2个月的试运行,无忧避让管理系统于2020年3月正式上线。智能系统上线前,交警对录像中的违法行为采用人工甄别、筛选。智能系统上线后,建立了车载终端＋数据管理平台＋配套服务支持的自动共享系统。

目前,在全深圳市执行120出诊任务的救护车上都已配置行车记录仪,通过一键式抓拍视频或图片和5G网络,记录仪将视频影像资料自动上传至深圳市急救中心救护车无忧避让数据管理平台,平台对接深圳市交通警察局随手拍系统,实现信息共享。深圳交警通过回放影像资料,查看救护车行车轨迹,对不避让救护车的违法数据进行位置、车牌、违法时间的筛选、取证。对因主动避让救护车而产生冲红灯、压实线、压斑马线等行为,由交警部门依据录像进行筛除免罚,车主无须进行申诉。

3. 立法支持,政策推动　深圳市交通警察局与深圳市急救中心建立交通制度,对不避让救护车的社会车辆进行处罚,对因避让救护车而违法的车辆采取免罚制度。根据2019年11月1日起正式实施的《深圳经济特区道路交通安全违法行为处罚条例》第十条第六款规定:不按规定避让执行紧急任务的警车、消防车、救护车、工程救险车的,处罚款1 000元、记3分。

一免一罚的救护车优先通行机制,彰显出深圳文明治理高度,在交通常态化治理中,愿意让、放心让逐渐成为全社会共识。

4. 无忧避让,让生命无忧　多年来,深圳无忧避让救护车蔚然成风,已成为深圳城市文明的一张亮丽名片。经统计,2022年1—12月,深圳无忧避让救护车系统共记录4 991辆主动避让车辆、462辆不避让车辆,避让率达92%。救护车出诊时间平均缩短了42秒。

(五)AED体系建设助力深圳院前急救走在全国前列

据不完全统计,国内每年约有55万人死于心搏骤停,相当于每一分钟都有人因此而丧失生命。深圳120调度数据显示,深圳近年猝死人数逐年攀升,2014年1 946人、2015年2 206人、2016年2 800人、2017年3 182人、2018年3 419人,其中约90%都是心源性猝死。抢救心源性猝死患者,黄金4分钟(心搏骤停后的头4分钟)很关键,而要在黄金4分钟内实施体外心脏除颤,必须依赖公众场所配置使用AED。

1. 保障民生,急救先行,确保公共场所投放AED计划落实

(1) 向发达国家看齐,率先在国内推出公众电除颤计划:2017年,深圳作为改革开放的桥头堡,在经济发展和民生保障均取得瞩目成就的基础上,全面贯彻落实发展为民、发展惠民,保障和改善民生的新发展理念,率先在国内实施公众电除颤计划。计划由政府财政出资购置AED,于"十三五"期间完成5 500台AED的采购与安装,5~10年内争取实现每10万服务人口300台的配备目标。

(2) 法律与财政双保障,全力推动公共场所配备AED项目迅速落地:为保障公众电除颤计划的落实,

深圳于 2013 年 8 月 1 日正式实施《深圳经济特区救助人权益保护规定》，填补了国内公民救助行为立法的空白。

2017 年 10 月 1 日，《中华人民共和国民法总则》正式实施，其中被俗称为"好人法"的第 184 条的规定让好人出手救人没了后顾之忧，从法律层面鼓励更多人勇敢伸出援手，让深圳推出公众场所配置 AED 项目更加有了底气。

2018 年 10 月 1 日，为让公众场所配置 AED 项目获得各界支持，让公众场所安装的 AED 有人管、有人用，深圳在法律层面进行了规范，正式实施《深圳经济特区医疗急救条例》。

2. 生命至上，广泛普及，大力倡导和鼓励全民急救新理念

（1）人流密集场所优先，配套开发覆盖全城、一键可查的深圳 AED 地图：2017 年，深圳市启动公众场所配置 AED 项目，按照先行先试、循序渐进的方式进行。根据深圳 2011—2017 年院外心搏骤停地理位置、人口数量、人口密度、辖区面积、公共场所数量和类别等因素，对公共场所 AED 配置进行合理规划布局。按照轻重缓急，物尽其用的原则将本市的重点公共场所进行排序，按排序先后有计划配置 AED。目前，深圳市已完成 AED 六期项目建设，共安装 10 500 台。

为方便市民找到身边的 AED，2018 年 10 月，深圳市急救中心发布了 3 种 AED 查找方式：一是覆盖全城、一键可查的深圳 AED 地图；二是通过手机微信支付中的城市服务，找到深圳市急救中心的 AED 导航；三是通过手机微信深圳急救公众号使用 AED 导航。2022 年 11 月 10 日，深圳卫生健康委员会、深圳急救同步推出升级版 AED 一键查，可导航前往最近的 AED，并了解与 AED 相关使用方式。

（2）有效监测、管理 AED 运营，提升急救服务效力：为及时监管全市各公共场所 AED 的使用情况，确保设备的有效使用，深圳市急救中心建立公共场所 AED 远程智能管理系统。该系统通过 AED 管理平台、手机 App 及小程序，实时监控全市所布置的 AED 相关点位，监测 AED 运行情况。

（3）普及急救知识与技能，努力让更多普通市民懂急救、会急救：深圳公众场所配置 AED 项目中明确，在公共场所每配置 1 台 AED，必须按照设备与人 1∶10 的比例进行培训，人员培训任务由深圳市急救中心承担。目前，累计培训总量为 10 万多人次。随着深圳市公众场所配备 AED 项目的实施和推广，通过第一时间使用 AED 对心搏骤停患者进行现场急救，弥补了专业急救队伍到场前的急救空窗期，与现有院前急救业务互相补充，共同打造深圳市生命链急救圈，完善急救体系。

3. 公众参与，初显成效，深圳 AED 成功救人案例频现获广泛认可　据统计，自 2017 年深圳市公众场所配置 AED 项目、公众电除颤计划实施以来，安装在公众场所的 AED 共参与现场抢救 243 人次，已成功救治 63 例，其中年龄最大的 75 岁，年龄最小的仅 7 岁。深圳在公众场所投放的 AED 频频成功救人，获得了社会各界的关注与认可。一个个深圳市民在各大公共场所大胆使用 AED 成功救人的故事，被全国、省、市各大媒体广泛报道宣传，温暖人心，令人振奋，不仅让更多市民见识了 AED 这一救命神器的神奇，也让市民在必要的时候更有信心使用 AED。

2019 年 1 月 18 日至 2020 年 1 月 20 日，中央电视台新闻频道在"出手急救，你也可以"大型系列宣传报道中，特别指出"在推动城市急救体系建设上，深圳可谓走在了全国前列"；对深圳在各个公众场所投放 AED、政府保障打造社会急救体系给予了高度评价。

2021 年 3 月 4 日全国两会首场委员通道以及当晚《新闻联播》，都点赞了深圳 AED 配置的做法。全国政协委员、中国医学科学院阜外医院麻醉科主任医师敖虎山在首场委员通道上，谈到我国心肺复苏救助取得的喜人进步时，特别提及和肯定深圳率先在公众场所普及 AED 急救设备的做法。

4. 砥砺前行，行业引领，起草《公共场所自动体外除颤器建设及管理指南》和《公共场所自动体外除颤器建设与管理规范》　为规范公共场所自动体外除颤器配置，推动自动体外除颤器与院前急救服务相衔接，2020 年 11 月，深圳市急救中心完成国家卫生健康委员会医政医管局委托《公共场所自动体外除颤器建设及管理指南》（以下称《指南》）的制度任务，将深圳在公共场所配置 AED 工作中的成功经验进行了分享，起草稿被国家卫生健康委员会采纳。现该《指南》已通过修订、审核，由国家卫生健康委员会办公厅发布试行。2023 年 2 月 24 日，《公共场所自动体外除颤器建设与管理规范》正式获批发布，深圳市公共场所 AED 建设与管理有了地方标准，自 2023 年 3 月 1 日起正式实施。

三、砥砺奋进新征程，扬帆起航再出发

为适应现代化、国际化大都市医学发展要求，建设统一指挥、集中管理、高效运行的公共卫生服务平台，2015年12月31日，深圳市急救血液信息三中心公共卫生服务综合楼在深圳市福田区侨香路地块举行开工仪式。该项目位于福田区安托山片区，用地面积约1.8万 m^2，总建筑面积约5.4万 m^2。主要建设内容包括服务综合大楼、应急物资储备仓库及附属配套用房等。2022年12月16日，深圳市急救血液信息三中心公共卫生服务综合楼正式竣工交付，标志着三中心项目进入搬迁入住阶段。

值得一提的是，在新大楼楼顶设置了按照国家民航标准设计的直升机停机坪，具有完备导航设施和助航灯光系统，可全天候适航停靠医疗救护直升机。这意味着，深圳海陆空立体急救体系进一步完善，是深圳应急医疗空中救援服务对接国际标准的又一个里程碑。此外，新大楼还将升级配套120智慧医疗急救体系，打造急救科普体验馆，建立标准化模拟培训中心等。

深圳市急救中心将以新大楼搬迁为契机，增建急救站点弥补急救盲点，增加院前急救应急队伍补充急救力量，不断完善深圳市重大疾病防控、医疗救治和紧急医疗救援体系建设，不断提高突发公共卫生事件应急处置能力，满足市民日益增长的急救需求，同时建立完善的急救知识教育培训体系，加大公众急救知识与技能普及培训力度，大力培养全民健康意识，提升市民自救互救能力。

按下快进键，跑出加速度，开启新征程。下一步，深圳市急救中心将紧抓深圳经济特区制度优势与发展机遇，在粤港澳大湾区和先行示范区的双区战略指引下，以创建创新型、领先型城市急救医疗体系为目标，不断完善深圳全民急救体系，持续为建设健康深圳、健康中国贡献力量。

（深圳市急救中心 周 强 吴仍裕）

第三章

行业

第一节
中国危重症医学发展报告

一、中国危重症医学发展历史回顾

危重症医学（critical care medicine）是研究危重症患者器官功能障碍或衰竭的发病机制、诊断、监测和治疗问题的一门临床学科，治疗罹患严重或性命攸关的疾病，或正从危及生命的疾病中恢复的患者。危重症医学包括提供维生系统、侵入性检测技术、复苏措施以及临终护理等。

（一）世界危重症医学发展史

谈及危重症医学的发展，有几个关键性的人物值得铭记。1850年克里米亚战争爆发，英国护士南丁格尔面对数量庞大的受伤军人，尝试对不同受伤程度的军人进行分级，并且为受伤程度最重的军人设置单独的医疗区域，对其进行严密的监护，这是首次提出重症监护病房（intensive care unit，ICU）理念。1923年美国神经外科医生沃尔特·爱德华·丹迪（Walter Edward Dandy）在约翰·霍普金斯医学院里单独创建了三间病房，这些病房专门收治神经外科术后的患者，并且由训练有素的护士对患者进行单独护理，沃尔特博士发现这些入住单独加护病房的患者相对于其他患者手术并发症的概率大大降低，这是世界第一间神经外科ICU。虽然单独加护病房的成立已经有了ICU的雏形，但是ICU的概念还未真正提出。任何一项新的医学学科的出现都与人类的需要密不可分，ICU概念的提出则要从1952年哥本哈根的脊髓灰质炎流行说起。丹麦麻醉医师比约恩·易卜生（Bjørn Aage Ibsen）在1952年参与发生在哥本哈根的脊髓灰质炎流行病治疗工作，当年在6个月内有2 722人染病，其中316名患者发生不同形式的呼吸系统或气道麻痹。由于当时的呼吸机为负压通气，虽然可以为患者提供自主呼吸，但是数量极少而且无法为患者吸除分泌物。易卜生改变做法，利用气管插管，进行持续的正压通气，同时招募200名医学院学生利用手动方式，把氧气和空气泵入患者的肺部。与此同时，瑞典医生卡尔·贡纳尔·恩格斯特罗姆（Carl-Gunnar Engström）开发出首款正压容积控制呼吸器，用来取代医科学生的手动工作。利用这种呼吸器参与治疗，死亡率从90%下降到25%左右。易卜生在1953年把哥本哈根市立医院的一间学生护士教室改建，成立世界上第一间ICU，并在进行治疗时首次使用神经肌肉阻滞剂和可控制呼吸器。易卜生在1954年被选为哥本哈根市立医院麻醉科主任。他与来自挪威的Tone Dahl Kvittingen共同在医学杂志 Nordisk Medicine 上发表世界第一篇关于重症加护管理原则的文献。现代心肺复苏之父——麻醉医生Peter Safar，提出一个新的理念，即建议患者在重症监护环境中保持镇静和通气支持，并且于1958年在美国巴蒂尔摩医院创立了一个专业的危重症监护病房，Safar也因此被认为是第一个危重症医学专家。同年Max Harry Weil医生也发现许多危重症患者由于没有持续性的生命体征监测，医护人员无法注意到患者的病情变化，甚至当患者死亡时也无法采取有效措施。于是他提出了24小时监护患者血压、呼吸、脉搏等基本生命体征的概念，这就是危重症患者监护理念的雏形，并且设立了4间专门收治重症患者的监护病房，这成为今天重病特护的范本。随着时间的推移，越来越多的国家成立了危重症医学科，在英国Geoffrey Spencer博士于1966年建立位于伦敦圣托马斯医院的ICU，这也是英国第一家ICU。越来越多新技术的出现也促进了危重症医学科的发展，如1967年Purtain Bneet公司制造出第一台电子控制容量呼吸机，1970年由Swan和Ganz发明了肺动脉漂浮导管,这也是血流动力学监测的先驱。随着各个国家 ICU 的建设,为了形成一个统一的标准规范也为了危重症医学的进一步发展,1970 年,美国重症医学会(Society of Critical Care Medicine,SCCM)在洛杉矶成立,旨在建立一个有独立临床实践方法、人员培训计划和科研研究的学科;1982 年欧洲成立了欧洲危重症医学会(European Society of Intensive Care Medicine,ESICM),并且对危重症所涉及的各种复杂临床病症,提出一些新认知和干预措施,这些都标志着危重症医学正式成为了一个独立的学科。

(二) 我国危重症医学发展史

相比于其他国家,我国的危重症医学发展较晚,在 20 世纪 70 年代末我国的危重症医学才刚刚起步。1976 年,新建的天津市第一中心医院的急性三衰(心、肺、肾)抢救室,以及一些综合性医院在专科病房设置的抢救室,开始了我国医学界对于危重患者收治和处理的早期探索。

中国现代基本外科、危重症医学和肠外肠内营养学科奠基人曾宪九教授敏锐地觉察到了危重症医学科的前景,并派遣陈德昌教授赴法国巴黎第五大学 Cochin 医院综合性加强医疗科(ICU)进修。1981—1982 年,他又在法国巴黎第五大学 Ambroise-Pare 医院心脏加强医疗科(cardiac intensive care unit,CICU)担任一名医生。在外学习的经历,让陈德昌教授充分认识到了建立 ICU 的必要性,1982 年,他回国以后,借鉴法国以及 1970 年美国危重病医学会创办者的经验,开始在北京协和医院着手建立相应模式的病房。最初只是一张床位的外科监护室,但也标志着中国 ICU 的正式起步。1984 年,发展到 7 张床的北京协和医院外科 ICU 独立成为国内第一个危重症医学临床科室,北京协和医院曾宪九教授亲自为新成立的临床专科命名——加强医疗科,陈德昌首任科主任。随后,北京医院 1984 年建立起规范的呼吸重症监护病房(respiratory intensive care unit,RICU)。1985 年,中国医学科学院阜外医院也成立了冠心病重症监护病房。20 世纪八九十年代,国外危重症医学很多新概念、新技术层出不穷。我国也在北京协和医院的示范下,在各级卫生部门的鼎力支持下,实现了危重症医学从开创到医教研各方面的快速发展。

危重症医学科是现代医学重要而独特的组成部分,是医院现代化水平和医疗水平的集中体现。21 世纪以来,危重症医学科在我国愈来愈受到重视。2003 年严重急性呼吸综合征流行期间,危重症医学科开始出现在大众视野里。在 2008 年 "5·12" 汶川地震、2009 年甲型 H1N1 流感以及 2020 年的新冠疫情等重大公共卫生事件和灾难救援中,危重症医学科作为平台学科,凸显学科优势和专业特点,成为重症患者救治的中坚力量。2020 年,有 1 万余名重症医护人员驰援湖北,约占全国重症从业人员的 10%,危重症医学专家在降低重症新冠患者病死率、改善患者临床预后方面作出了突出贡献。21 世纪以来,一系列里程碑式的事件折射出我国危重症医学的发展。

1996 年 9 月,中国病理生理学会危重病医学专业委员会成立。2005 年 3 月,中华医学会重症医学分会成立。2008 年 7 月,重症医学科被国务院列为临床医学二级学科(代码:302.58)。2009 年 7 月,中国医师协会重症医学医师分会成立。2009 年,原卫生部国家临床重点专科建设项目——重症医学科是唯一在中国覆盖各省、自治区、直辖市的专科。2010 年,重症医学专业成了医生执业范围的一个专属专业,重症医学专科中级、高级晋升考核纳入国家医学考试中心管理。2013 年,危重症医学科获得科学技术部国家自然科学基金专项支持。2016 年,重症医学科纳入复旦版中国医院排行榜专科排名序列。2017 年,危重症医学科成为国家财政 150 亿疑难病症诊治能力提升工程项目四个重点支持方向之一。发展至今,我国危重症医学已经历 40 多个春秋,成了突发重大灾难事件救治的主力军,也成为现代化医院的展示窗口。2006 年、2011 年和 2015 年三次全国 ICU 普查结果表明,全国设置危重症医学科的医院数量由 1 000 多家增加到近 4 000 家;全国 ICU 医师执业人数增加到 63 605 人,ICU 护士执业人数增加到 10 万余人。这一增长速度及幅度说明中国危重症医学发展势头迅猛,储备力量充裕。从三次全国 ICU 普查数据可知,中华医学会重症医学分会建会之初全国只有约 30% 的 ICU 从属于危重症医学科。经过分会的不懈努力,截至 2015 年,全国 ICU 已有近 66% 纳入危重症医学科管理,这表明了我国危重症医学发展健康、迅速。

学科规模不断扩大。危重症医学专业日益向专科精细方向发展。从内科 ICU(medical intensive care unit,MICU)、外科 ICU(surgical intensive care unit,SICU),到许多三级学科,如心内、胸外、呼吸、神经,都有了独立的 ICU。ICU 不仅向越来越精细的纵深,也向越来越广范围的横向发展,体量上成为足以和内科、外科、妇产科、儿科并列的二级学科。2006—2018 年,全国共制定、更新了 14 个危重症医学临床指南(1949 年以来,中国临床指南总数约 150 个)。

诊疗理念和技术日新月异。得益于改革开放的优良环境和全球化的机遇,我国危重症医学的理念和技术一直和世界同步。如急性呼吸窘迫综合征(acute respiratory distress syndrome,ARDS)的新定义、脓毒症(sepsis)的新概念等,2004 年严重脓毒症与脓毒症休克治疗国际指南(Surviving Sepsis Campaign guidelines for management of severe sepsis and septic shock)、2012 年急性呼吸窘迫综合征:柏林新定义指南刚刚面世,我国就广泛采用。一些高精尖的新仪器,如连续性肾脏替代治疗(continuous renal replacement therapy,CRRT)、体外膜氧合(extracorporeal membrane oxygenation,ECMO)、主动脉内球囊反搏(intra-aortic balloon pump,IABP),以及病原菌的基因组学鉴定等新技术,虽然源自国外,但由于我国庞大的人口数量和经济体量,在中国的应用也是十分广泛,广大人民群众在国内也能享受到世界前沿的医疗技术服务。

危重症医学教学工作和人才培训卓有成效。学科成立初期,很多从事重症的工作人员由麻醉科医生兼任,后多为内科专科医生担任。由于缺乏统一的培训,临床方面的专业水平参差不齐。为了促进人才队伍建设和统一从业人员的资质,中华医学会重症医学分会于 2009 年发起了"重症医学专科资质培训项目"(5C 培训),以系统、规范及高质量的危重症医学专科资质培训工作为基础,着力建设高素质的危重症医学从业人员队伍。10 年来先后培养了近三万人。重症医学专科资质培训(5C)是中华医学会 88 个专科分会的唯一继续教育精品项目。

科学研究高质量发展。危重症医学学科的发展,需要立足于临床工作和科研工作。当前,我国一些已经完成的或者正在进行的优秀临床研究,已经达到了全球的领先水平。2018 年,中国危重症医学专业相关论文在国外重症及相关期刊发表超过 430 篇,仅 5 大重症医学专业顶级期刊初步统计,中国发表的研究论著总数就达 121 篇。国家自然科学基金方面,仅 2018 年就获得面上基金项目 92 项、青年科学基金项目 82 项的好成绩,这些成果必将助力中国危重症医学科的快速腾飞。自 2010 年起,在中华医学会 88 个专科分会中,重症医学分会率先推出学术年鉴,全面、系统、准确地记述每一年度世界范围内危重症医学最前沿的学术动向,紧密围绕危重症医学临床及基础研究的焦点、难点问题,具有学术引领性和规范性,并始终保持高水准和高质量。

二、中国危重症医学建设现状

在重大公共卫生事件和灾难救援中,危重症医学凭借自身的学科优势和专业特点,展现出了关键性的救治和引领作用,体现出了在医疗卫生事业发展中的使命和担当,危重症医学在我国新冠疫情期间的成绩举世瞩目,越发体现出了其在国家公共卫生事件中的优越性和不可替代性。

危重症医学的发展现状主要体现在以下几个方面。

(一)学科建设

危重症医学科是医院最危重的患者集中监护和救治的平台,一定程度上代表着医院的整体医疗实力。目前许多重症相关核心技术和操作技能已经得到广泛普及,如机械通气、镇静镇痛、营养支持、连续性肾脏替代治疗等。同时新技术不断出现,如俯卧位通气、ECMO、床旁超声检查等。另外,一系列技术规范、治疗指南的制定和实施对提升危重症患者救治质量、降低病死率、缩短 ICU 住院时间起到了积极的作用。在党中央的正确领导下,目前我国危重症医学技术已达到国际领先水平,我国危重症医学的国际影响力越来越高。

学科交叉与融合也日趋增强,重症超声检查在危重症医学中发挥着重要作用。超声检查以其便捷、无创、可视、实时、可重复的特点,成为危重症医学的重要组成部分。重症超声检查在危重症医学领域中的窄化病因、动态监测、保证有创操作的安全性、定性及半定量评估等方面发挥重要作用。

（二）发展模式

目前我国 ICU 存在两种模式：综合 ICU 和专科 ICU，前者由危重症医学科管理，后者由具体的专科科室管理。综合 ICU 是三级甲等医院的标准配置，专科 ICU 对专科的发展也起到巨大的支持和促进作用。但是综合 ICU 存在专科知识的不足，而专科 ICU 存在危重症管理能力的不足，因此综合 ICU 的专科化发展势在必行，建立健全相关的规章制度并规范化管理具有重要意义。学科的细分是危重症医学发展的标志和方向，目前的专科 ICU 主要有以下分支。

1. 呼吸与危重症医学（pulmonary and critical care mediciue，PCCM）　2018 年 5 月，国家卫生健康委员会印发了《呼吸学科医疗服务能力指南》（2018 年版）的通知，制定了全国三级医院、二级医院 PCCM 规范化建设标准。同年 6 月，中国工程院副院长、中国医学科学院院长王辰院士领衔组织推进 PCCM 认定工作，截至 2021 年底，全国已有 2 386 家二级以上医院通过了 PCCM 的认定。

在我国新冠患者救治中，PCCM 专科医师作为先锋队、主力军，在提高新冠患者收治率、减低感染率和死亡率上作出了巨大贡献。

2. 新生儿重症监护病房（neonatal intensive care unit，NICU）　2019 年 1 月 1 日起，中国新生儿协作网运行了标准化极早产儿临床数据库，全国共有 25 个省份参加，共有三级医院 NICU 数家，至今已发表了多项重要的研究成果，研究结果表明我国在极早产儿的救治上，其存活率、无并发症存活率均取得了显著的改善。

目前我国在新生儿呼吸道管理和呼吸支持、新生儿神经系统疾病的诊治、新生儿急性肾损伤和 CRRT、新生儿 ECMO 技术等方面取得了较大的成绩。2021 年，中华医学会儿科学分会新生儿学组联合《中华儿科杂志》编辑委员会制定了《中国新生儿肺表面活性物质临床应用专家共识》，该专家共识符合我国国情，在推动新生儿肺表面活性物质临床应用上具有重要现实意义。2021 年山东省立医院牵头开展了极早产儿初始无创持续气道正压呼吸支持失败的多中心队列研究，该研究通过前瞻性研究方法对无创呼吸失败的原因进行了深入探讨，并建设性地提出了无创呼吸失败时可能的干预策略。2021 年《连续性血液净化治疗新生儿急性肾损伤专家共识》发表，该专家共识由中华医学会儿科学分会新生儿学组制定，在规范化指导临床新生儿危重症医学对急性肾损伤的处理上起了重要作用。

3. 创伤危重症医学　2021 年 12 月我国首部创伤危重症医学专著《中华创伤重症医学（上卷、中卷、下卷）》出版，该专著是"十三五"国家重点图书出版规划项目、2020 年度国家出版基金资助项目，全面系统论述创伤危重症医学基本理论与实践，对创伤危重症医学的学科建设和发展有重要意义。

4. 烧伤危重症医学　近年来国内频发大型火灾爆炸事故，部分大型烧伤中心的烧伤监护室发展成为烧伤 ICU，但在运行的模式上，未实现统一性和规范性；与此同时，许多中小型烧伤监护室设在了烧伤科，其结构和功能上仍相对低级，在遇到重大群体烧伤事件时，由于结构和功能上的限制，被迫将患者收到综合 ICU 救治，但综合 ICU 因硬件、软件的限制患者的抢救效果不一定理想。

5. 出血中心危重症医学　自 2018 年中国出血中心联盟成立以来，很多医院组建了出血中心，出血中心重症监护室是该中心的主要组成部分，但其建设和管理尚不成熟。2022 年我国首部《出血中心重症监护室护理建设专家共识》发布，该共识从硬件设施、人力配备、管理、质量控制等方面做了论述。

6. 麻醉危重症医学　2018 年，国家卫生健康委员会等七部门联合发布了《关于印发加强和完善麻醉医疗服务意见的通知》，之后国内不少医院相继建立了麻醉重症监护病房（AICU），但现有的麻醉重症监护病房（AICU）在运行管理模式、业务范围、收治标准、质量控制等方面存在较大差异。

另外，尚有心血管危重症医学、急诊危重症医学、器官移植危重症医学、肾脏危重症医学、传染病危重症医学等亚专科。亚专科的发展需要规范，业界的不断讨论和探索。

（三）核心技术

2016—2019 年中国 ICU 质量提升行动中，586 家医院共 1 587 724 例患者被纳入研究对象，该行动通过多途径质量提升综合措施，在包括培训教育、协助建立质控小组及定期举办质控会议、飞行检查、电子网络填报等在内的多措并举下,危重症医学救治质量明显提高。

中国医师协会重症医学医师分会、中华医学会重症医学分会等组织曾发布了多项专家共识以提高危重症医学医师的核心能力,包括疾病诊断、病情评估、监测及数据解读、复苏及初始治疗、器官衰竭的支持治疗等,这在很大程度上推动了危重症医学核心技术的提高。

2022年国家卫生健康委员会组织制定并发布了《国家重症医学中心设置标准》和《国家重症区域医疗中心设置标准》,该标准强调重视教学和科研能力,旨在进一步推动优质医疗资源的有效合理扩容,并实现危重症医学区域布局的齐头并进和均衡发展,进而科学引领危重症医学的发展和进一步引导国家医疗服务能力的提升。

三、中国危重症医学发展问题分析

我国危重症医学自20世纪70年代末起步,经过40多年的发展,取得了令人瞩目的成就,但仍存在影响重症患者救治的问题。

(一)ICU医疗资源配置、发展和诊治水平不均衡

地区间、医院间、医生间的诊疗水平差异极大,严重影响重症救治的医疗质量。尤其是东西部间、大学附属教学医院与基层医院间的诊疗能力相差甚远。如何提升基层医院危重症医学科的诊疗能力是迫在眉睫的问题。

(二)人力资源短缺

危重症医学专业人员匮乏,目前中国总体的危重症医学医生有6万~8万人,护士数量估计12万~16万人。专业呼吸治疗师少,且他们绝大多数集中在一线城市。危重症医学专业住院医师规范化培训起步晚,一定程度上影响了该专业人力后备资源储备。危重症医学专业尚未被收录入学科目录,限制了医学生在大学本科教育期间对该专业的选择。新冠疫情期间及以后,危重症患者数量明显增多,全国各地危重症医学科的规模不断发展,人力资源短缺与需求间的矛盾越发突出。我国目前二级甲等及以上医院基本均已建立危重症医学科,医师配备明显不足,有经验的ICU医生更显短缺,是目前我国危重症医学发展的主要问题之一。

(三)危重症医学临床信息化程度不高

目前我国危重症医学的信息化程度处于初级阶段,信息系统发展滞后、开放程度低、与医院信息系统整合程度差,数据结构不完整,大量数据不能有效地进行提取挖掘利用。尽管我国患者数量多,但没有有效整合,数据不规范,真正可利用的有效数据少,不利于科学研究和规范化诊疗的实施。2019年3月,中国卫生信息与健康医疗大数据学会首届中国重症大数据与人工智能学术大会暨中国卫生信息与健康医疗大数据学会重症医学分会、标准委员会成立。该专委会成立后迅速开展了关于我国危重症医学大数据的相关问卷调查,明确了现存的问题,为危重症医学大数据建设提供了参考。

(四)指南依从性及诊疗规范化程度低

不同医院的各级医生对危重症患者诊疗指南的依从性存在明显差距。以脓毒症为例,规范治疗可以改善危重症患者的预后,而规范治疗的依从性令人担忧,诊疗不规范是导致脓毒症死亡率高的重要原因。因此,提高诊疗指南的依从性,实现危重症患者同质化规范化诊疗,是目前各级医院的重中之重。

(五)科研意识和科研能力不足

在科研工作开展上缺乏普遍性和延续性,高质量研究成果就更为稀少。危重症医学的难点、热点和焦点,如休克、脓毒症、多发伤、危重症患者远期预后及生存质量的改善等领域,国际上探索不断突破,但中国

停滞不前。基础研究方面,国家自然科学基金申报面窄。若要改变我国危重症医学临床诊疗理念和抢救技术少之又少的现状,首先要唤醒危重症医学人的科研意识。

全国总体来看危重症医学专业床位占比不足;危重症医学专业发展不平衡,地区间、不同等级医院间危重症医学水平存在明显差距,迫切需要加强更加全面、规范的专科医师培养。建立危重症医学规范化-同质化管理平台具有重要的临床和社会意义。

综上所述,中国危重症医学的建设现状已经取得了一定的成果,但仍需要继续加强建设和完善,以提高其整体水平和服务质量,更好地应对挑战和问题。

四、中国危重症医学发展趋势

(一)建立危重症医学主导性医院

目前我国人口发展呈现老龄化、区域人口增减分化趋势。人口老龄化加剧,危重症患者大量增加,对危重症医疗服务需求和规模要求增加,在严重急性呼吸综合征疫情、汶川地震、新冠疫情等重大公共卫生事件和灾难救援中,危重症医学在患者救治中发挥突出作用。特别是 2020 年,约有 1 万余名危重症医学医护人员驰援湖北,危重症医学专家在诊治新冠重症患者、降低危重症新冠患者病死率、改善患者临床预后方面作出了杰出贡献。因此,建立以危重症医学为核心的新型现代化医院是趋势。在分级诊疗制度下,经过社区健康服务中心医生初步诊疗后,根据病情严重程度决定是否转诊上级医院,而经治疗后的轻症患者可转诊回基层医疗机构继续治疗,这也符合国家对健康医疗的布局,符合国家对各类各级医疗卫生机构功能定位。三级医院应该更多对标区域医疗中心,逐步建设以接诊严重创伤、疑难危重症患者的危重症医学为主导的医院。目前对于危重症患者理念已初有成形,对危重症患者早识别、早处理的理念要求临床医生能够敏锐发现早期病情恶化,特别是早期快速准确识别并处理心搏骤停患者,并建立以危重症医学医护人员为主导的危重症快速反应小组。当院内患者出现意识障碍、呼吸、心搏、血压等指标的早期异常改变时,由医务人员立即呼叫院内重症快速反应小组,危重症快速反应小组需及时响应,并床边指导救治。既往研究表明,危重症快速反应小组的有效实施能够从机制上消灭住院患者突发病情变化,改善患者预后。

(二)大数据、信息化、ICU 诊疗和互联网 +

《"十四五"全民健康信息化规划》(国卫规划发〔2022〕30 号)等文件要求做好信息技术与卫生健康行业深度融合,着重强调信息平台建设、互联网 + 医疗健康、健康医疗大数据应用。近一年发布的许多指南都是基于大数据的研究结果,而危重症医学拥有海量的数据、智能化设备、频繁采集间隔点优势,均契合大数据特点。国外已建立重症监护医学信息中心 Ⅲ 数据库(MIMIC-Ⅲ)和 eICU 协作研究数据库(eICU-CRD)危重症数据库,已有学者基于危重症数据库发布高分期刊文章。目前我国危重症数据库尚处于起步阶段,如何在海量数据中进行数据分析,挖掘出新颖的、有效的、潜在的有用数据,加以处理、整合、分析,来发现其中规律以指导临床决策。Jean-Louis Vincen 教授曾指出"未来 ICU 将是人工智能化、管理程序化和信息大数据化的新医疗模式"。大数据在危重症医学领域的探索和应用包括医学影像自动化分析、临床决策支持系统、研究及教学、不良事件的预测、不良结局的预测等方面,均有一定的价值和前景。信息化建设可以实现自动从电子病历及生理监视器的数据库中撷取必要的数据等;而完善的信息化建设在节省人力、物力同时,在一定程度上确保质量控制落实到位、信息科学准确。

中国幅员辽阔、人口基数大,呈现区域医疗发展趋势,导致医疗资源不平衡,而在危重症医学资源配置更为显著。《"十四五"全民健康信息化规划》(国卫规划发〔2022〕30 号)等文件中着重强调新一代信息技术在公共卫生服务、远程重症监护、远程诊断与治疗的应用。2014 年,美国重症医学会远程 ICU 委员会发表了一篇有关 ICU 远程医疗状况的文章,使远程 ICU 监护的定义更为明确。基于我国目前医疗资源分布及实际情况,远程 ICU 诊疗模式,可以综合提高整体 ICU 诊治水平,提高 ICU 患者生存率,降低病死率及减少住院时长,提高用药安全等,同时一定程度上化解危重症监护专业人力不足。远程 ICU 诊疗是利用大数据、互联网、人工智能等手段,以自动化临床信息系统为基础,对危重症患者实施远程监控和诊疗。

有研究对 41 374 例危重症患者进行分析提示,远程 ICU 诊疗可显著改善危重症患者的预后,明显降低病死率和缩短住院时间长,有效提高人力资源的使用率。搭载 5G 正逐步构建区域远程医疗中心,我国远程 ICU 诊疗也进入快速发展期,但仍存在技术、伦理、人力资源等问题亟须解决。实现危重症医学普及化发展仍是远程 ICU 独特的优势。

党的二十大报告强调,"要加快建设网络强国、数字中国",互联网+时代已渗透到人们学习工作生活的每个角落。基于互联网+发展模式,共享数据库数据将成为未来医学发展的重要趋势,危重症医学的发展将是飞速前进。在以互联网为载体建设危重症医学过程中,中国危重症医学的微信平台创设能实现零距离零时差信息互通。5G 远程智慧重症系统可以实现床旁设备连续监测与多维度数据集成、临床决策支持与人工智能(AI)辅助诊断、高清视频交互与视频云台监控、远程超声检查。医学人工智能应用向多模态数据、集成系统、软硬件一体化、认知智能、知识驱动等方向发展。对 2 593 篇危重症医学领域人工智能文献报道进行分析发现人工智能在脓毒血症、生理监测、病死率预测、脑损伤和机械深度学习上的应用前景。

(三)加强科研工作,建设人才培养体系,促进国际交流

学科发展,科研助力。危重症医学医护们在临床中发挥专业特色,同时也要向科研要生产力。在科研工作中,中国危重症医学科获得了多个国家级项目和基金资助。其中,最具代表性的是由国家自然科学基金委员会资助的 LncRNA-6524 竞争性结合 CELF1 上调 GPx4 抑制铁死亡阻断高氧加重的脓毒症肺损伤的实验研究。多个危重症医学相关的国家自然科学基金项目获得资助,包括基于微阵列芯片的重症患者炎症反应及代谢紊乱研究、重症患者肠内营养支持治疗的临床研究、基于多源数据的重症患者预后预测模型研究等。此外,国家级资助研究项目包括严重脓毒症急性呼吸窘迫综合征的临床治疗研究、基于机器学习的重症患者预后预测模型研究、重症患者多器官功能障碍综合征的临床研究等。在多个临床专家的共同努力制定多篇临床指南和共识,包括《重症急性胰腺炎镇痛治疗中国专家共识(2022 版)》《2022 专家共识:脓毒症诱发免疫抑制的监测与治疗》等。在临床新技术方面,创立序贯通气新疗法及急性肺损伤干预新策略,创建第三代全磁悬浮式人工心脏,冷冻肺活检临床应用,ICU 床旁微生物形态学快速诊断技术等。

人才培养是促进学科稳健发展的重要策略。中国危重症医学自首个 ICU 创立,到《专科医师规范化培训基地标准》和《专科医师规范化培训内容与标准》发布,每一步都为我国危重症医学的发展打下了坚实基础。独立学科代码、健全职称晋级考核系统、杂志年鉴逐步出版也表明对人才培养体系的重视。多个奖项的获得推动人才培养工作,确保危重症医学事业可持续发展。中国危重症医学在国内外大放异彩,在新冠疫情全球肆虐时,首次在国际危重症医学权威杂志上向国际同行介绍新型冠状病毒患者肺部超声检查和心脏超声检查结果,并及时推出网络直播全英课程,与全球 140 多个国家的医生交流分享。但危重症医学仍有很多未被攻克的领域,要求广大重症同仁们继续紧跟时代步伐,精进业务,不断超越。

(四)关注精准医疗,加快精准医疗建设

2015 年首届国家精准医疗战略专家会议首次提出发展目标是到 2030 年前推动建成多层次精准医疗知识库体系和国家生物医学大数据平台,以新一代基因测序技术、组学研究和大数据融合分析技术等精准医疗技术为核心。在基因组学、蛋白组学和临床信息基础上,精准地为患者制订适宜个体化的诊疗方案,同时对患者进行易感性、治疗的反应性和预期进行预测,逐步优化诊疗效果,提高国民健康水平,避免医疗卫生资源浪费。基于患者遗传背景、疾病病理生理过程、机制演变,其差异性表现在个体化、疾病发生发展过程中方方面面,实现精准医疗的核心即个体化诊疗。高通量测序技术在危重症患者中应用是精准医疗一个重要体现,优势在于检测速度快、高准确率、广覆盖等,可以在检测前不需培养分群即可对病原体直接测序,在临床实用发展趋势显示优势。精准医疗的发展将推动重症医疗体系发生重大变化。

（五）器官功能衰竭的干细胞修复和移植

2022 年 4 月,科学技术部发布了国家重点研发计划——干细胞研究与修复项目申报指南。2022 年度申报指南围绕干细胞的疾病模型、干细胞命运调控及机制、器官的原位再生及其机制、干细胞与器官的发生和衰老、复杂器官制造与功能重塑等 5 个重点方向。对于已经发生器官功能衰竭的重症患者,传统治疗手段以器官功能的支持替代治疗为主,干细胞修复和移植和器官移植技术为终末期器官衰竭提供了新思路和途径,未来危重症医学应该考虑的重大研究方向是如何积极修复或重建器官功能。已有研究显示干细胞治疗在 ARDS 患者的肺泡上皮和肺血管内皮损伤、急性肝衰竭患者的肝细胞损伤、多器官功能障碍综合征(multiple organ dystruction syndrome,MODS)患者的血管内皮损伤等领域治疗有效。研究结果显示间充质干细胞治疗使心力衰竭患者的发病率降低了 67%,脑卒中的发生率降低了 58.5%,甚至在严重心力衰竭患者中,心脏病或脑卒中的发生率降低 75.3%,这也提示干细胞疗法在治疗心脏衰竭中的修复效果突出。基于中国传统思想,器官移植供体缺乏问题仍存在,对于器官移植的指征和先后顺序仍是争议热点。研究表明早期肝移植可降低急性肝衰竭患者的病死率,ECMO 辅助的肺移植可降低快速进展性肺病患者的病死率。干细胞移植与修复和器官移植为不可逆器官衰竭的重症患者提供器官功能重建希望,这也是危重症医学未来的研究方向。

五、中国危重症医学发展的对策与建议

我国危重症医学从 19 世纪 80 年代起步到如今,已经走过四十余年,在过去四十多年里获得了显著的进展和突破,取得了令人瞩目的成果,在临床医学发展和实践,危重症医学发挥着重要的作用。然而在危重症医学发展过程中存在着诸多挑战,为了明确危重症医学未来的方向,明确发展规划,并理清思路,需要采取有效的对策和措施,积极推动我国危重症医学的快速发展。

（一）完善危重症医学资源配置

1. 加强重症专业的人才培养　学科的竞争力最终取决于专业人才的能力和水平。我国危重症医学专科起步较晚,目前处于快速发展阶段,培养优秀的重症医师是确保学科未来发展的关键要素。随着危重症医学专业规模的扩大,人才质量短板问题日益显著。因此必须加强对危重症医学从业人员的培养,构建良好的培训体系和平台建设,实施标准化的医疗教育,制定同质化的理论考核和实践考核的认证。2018年,我国的危重症医学被列入第二批试点专科名单,并且在 2019 年,中国医师协会发布了《专科医师规范化培训内容与标准》和《专科医师规范化培训基地标准》,其中涵盖了重症专科培训的两个方面,从此我国的危重症医学培训规范逐步完善。然而,危重症患者的临床救治常常需要不同专科之间的协作,因此需要建立系统的危重症医学培训体系,将住院医师培训与专科医师培训相结合,明确不同培训阶段的目标,以实现通识学习与专科培训的有机结合,从而使培训更加有机地衔接和完整。因而针对我国危重症医学人才相对缺乏的情况,除了亟须扩大危重症医学的医护规模以满足中国逐步进入老龄化社会的需求,还需要建立标准化、一致性的专科人才培养体系,取得专业资格认证后,才能岗位胜任。

2. 优化医疗资源的配置　目前我国危重症医学的服务资源相对匮乏,由于区域经济水平发展不平衡等原因,导致医疗资源供需地区差异,无论是重症监护室床位占比、还是专科医护 / 床位比都未能达到国际要求。因此统筹考虑全局,建立医疗卫生资源的共享机制,充分发挥分级诊疗模式,打破区域限制,合理分配资源,建立相应的制度优化重症医疗资源的配置极其重要。充分利用互联网等信息优势,通过远程医疗等手段共享医疗资源,提高区域性危重症医学的服务能力和水平。

远程 ICU 是一种有效解决危重症医学专业人力资源短缺和地区医疗资源分布不均的措施。它是一种崭新的诊疗模式,建立在自动化的临床信息系统之上,利用互联网、大数据的相关技术,对尽可能多的危重症患者进行远程的监控和治疗。远程 ICU 具有独特优势,是推广和发展危重症医学的有效途径,将在实现重症医疗的地区间平等发展,有效利用危重症医学人力资源等方面具有重要的意义和影响。

建立危重症医学为主导的医院或建立区域级危重症医学中心。在新冠疫情暴发中,据统计因新冠住院患者入住 ICU 的比例为 3%~81%,如此大量的危重症患者,更加凸显了 ICU 床位的不足以及医疗救治能力的差别。随着我国老龄化人口的激增,危重症患者大量增加,势必要求扩大现有的危重症医学规模,建立以危重症医学为主导的医院或区域级危重症医学中心更有利于集中医疗资源,改善重症患者的预后。

(二)危重症医学专业的质量控制及持续质量改进

ICU 的质量管理不仅包括 ICU 的结构,而且包括对医疗过程和结果的评估及管理。在危重症医学规模急速扩张的过程中,必须牢牢把握住高质量发展的主线,从规模发展转向高质量发展。在新冠疫情的冲击下,大量急危重症患者需要救助,各大医疗机构均采用了各种临时方法扩充 ICU 床位容量。但是由于危重症患者的病情严重复杂,救治时间紧迫,在临床诊治过程中涉及较多的有创性操作,加上医护人员的工作强度大等多种因素导致了重症监护室中的医疗不良事件发生率更高。因此如何单从规模扩张转向高质量发展成为我国危重症医学发展的核心问题。构建一个客观真实的质量控制评价体系是质量持续改进的关键任务,利用信息监测技术实时持续进行医疗质量监测,通过 PDCA 循环〔质量管理分为四个阶段,即计划(plan)、执行(do)、检查(check)和处理(act)〕等工具,实现真正意义上的持续医疗质量改进,逐渐将工作重心从结构管理转变为更加注重细节和过程的管理。建立科学的质量控制指标体系,进行精准的质量控制数据收集和分析,以实现危重症医学质量的持续改进,这是中国危重症医学发展的内在需求。

(三)危重症医学的国际化发展

虽然 10 余年我国的危重症医学科飞速发展,与国际的交流日益密切,越来越多的重症专业医生逐步登上了危重症医学的国际舞台,开始在国际大会上发出中国的声音,但是也需要承认我国的危重症医学起步和发展相对西方国家较晚,国际级临床医学指南中缺乏中国的临床研究数据。通过加强国际危重症医学服务领域的交流合作,学术年会和医疗/研究中心的进修、交流,从而将先进的新技术、新理念带回国,逐步缩小和发达国家重症医疗水平的差距。同时积极参与国际危重症医学的研究工作,加入国际多中心、大样本数据研究,通过临床研究推动我国危重症医学临床及研究的发展和进步。

(四)危重症医学的大数据和信息化时代

随着科技的发展,大数据成为今天的时代性标志。危重症医学科是最早开始应用大数据技术的临床科室,为了得到密切的监测数据和治疗效果反馈,每一位患者身上每天都会持续不断产生大量数据。而这庞大的数据量难以通过传统的人工进行挖掘和分析,通过大数据技术的应用,从海量的数据监测中探究重症监护室中的真实事件研究,发现数据之间的隐含关系,提取数据中的特征、规律和趋势,为危重症医学的科研和临床提供更加深入和全面的数据分析,优化危重症患者治疗方案,提供预后预测,同时实现早期风险预警和个性化干预,彻底改变现有的临床研究模式。在危重症医学系统中,大量的临床、监测和蛋白组学等数据通过计算系统进行分析后,以可管理、可解释和可操作的信息方式提供给临床医生做治疗决策。同时还能通过科学严谨的算法,将重症数据中错误警报保持在最低限度,并不断改进提升系统。云计算是一种基于计算机网络的大数据模型算法,可以提供实时变化、虚拟可视化的计算服务。云计算充分利用医疗大数据,为危重症医学的诊断模式提供了新的思路,同时也为实现云 ICU 提供了可靠的技术支持。

总之,危重症医学的发展正在面临着重要的机遇,明确学科发展规划,加强危重症医学领域的人才培养,优化医疗资源配置,坚持融合和创新,真正实现我国危重症医学的高速发展,为现代医学,为人类发展作出重大贡献。

六、中国危重症医学 2022 年主要成就

2022 年中国的重症同道不仅取得了抗击新冠疫情的最终胜利,而且在医疗、教学以及科研领域取得了巨大成就,现将 2022 年的中国危重症医学主要成就总结如下。

（一）危重症医学发展与建设

近年来,危重症医学取得了重大进展。尤其是在新冠疫情高峰的 2022 年。

1. 我国 ICU 病床数增长迅速,与发达国家的差距已大幅度缩小　全国的危重症医学床位总数是 13.81 万张,比 2021 年增加了 70 947 张,其中三级医疗机构危重症医学床位是 10.65 万张。危重症医学床位接近 10 张 /10 万人的水平,较 2021 年明显增加(2021 年危重症医学床位为 4.8 张 /10 万人),危重症医学的医师总数是 8.05 万人,可转换 ICU 储备医师 10.6 万人,危重症专业的护士是 22 万人,另有可转换 ICU 护士是 17.77 万人。二级医院重症监护科和重症监护病房按照标准进行改造,配备呼吸机、监护仪、监护床、微量泵等大量高端医疗设备,作为三级医院重症资源的重要补充。

2. 2022 年中国危重症医学科获得了以下荣誉

危重症医学获 "院前救援实力和序列化创新中心" 项目资助。

陈中伟作为重症专业学科带头人入选中国科学技术协会青年人才托举工程。

北京协和医院杜斌教授荣获 "2022 年度吴阶平医药创新奖"。

危重症团队荣获 "中国医师协会优秀临床团队" 称号。

危重症专业被列为中国医学科学院阜外医院 "区域性心肌梗死救治能力提升工程" 建设学科。

以东南大学杨毅教授为代表的 "脓毒症早期预警和精准化诊疗体系构建及推广应用" 获得 2022 年中华医学科技奖二等奖。

3. 重症相关的科研　2022 年,中国危重症医学科获得了多个国家级项目和基金资助。其中,最具代表性的是由国家自然科学基金委员会资助的 LncRNA-6524 竞争性结合 CELF1 上调 GPx4 抑制铁死亡阻断高氧加重的脓毒症肺损伤的实验研究。该项目由危重症医学科钱克俭教授申报,获得了 60 万元的直接经费资助,这是南京大学一附院在该类项目中的首次突破立项。

此外,还有多个危重症医学相关的国家自然科学基金项目获得资助,包括基于微阵列芯片的重症患者炎症反应及代谢紊乱研究、重症患者肠内营养支持治疗的临床研究、基于多源数据的重症患者预后预测模型研究等。除此之外,还有一些重要的国家级危重症医学研究项目获得资助,如严重脓毒症急性呼吸窘迫综合征的临床治疗研究、基于机器学习的重症患者预后预测模型研究、重症患者多器官功能障碍综合征的临床研究等。另外,2022 年新增 18 家危重症医学专科培训试点规培基地。

在受益于这些进步的同时,我国专家对该领域的贡献越来越大,每年都有更多的论文发表在权威危重症监护期刊(《重症监护医学》《重症监护和重症监护年鉴》)上。

4. 重症新冠相关的文章发表活跃　2022 年新冠疫情危重症相关的论文共发表 785 篇,其中论著 571 篇、综述 77 篇、病例报告 24 篇、其他 75 篇,影响因子 3 分以上的有 642 篇,10 分以上有 84 篇。其中影响因子较高刊物发表的研究包括非插管 COVID-19 相关急性低氧血症性呼吸衰竭患者的清醒俯卧位:荟萃分析、模拟中国 SARS-CoV-2 奥密克戎的传播、使用全谱代谢组和全转录组分析早期检测重症 COVID-19 的新型潜在代谢生物标志物组合等。

（二）危重症医学相关指南和共识

随着危重症医学的发展,医学专业化和规范化已经成为危重症医学发展的重要趋势。在 2022 年,中国的危重症医学已经形成了一套完整的专业化和规范化的体系。这个体系包括了危重症医学的基本理论、临床实践、病例管理、医疗质量控制等方面的内容。同时,危重症医学的专业化和规范化也促进了危重症医学的人才培养和学科建设。通过临床专家的共同努力制定多个系统相关疾病的临床指南和共识,以更好地指导临床规范化诊治。

1. 新型冠状病毒感染重症救治专家建议(2022 版)　为了提升危重症医学医师对新型冠状病毒感染及危重症的认识,为新型冠状病毒感染危重症患者的救治决策提供参考依据和流程指引,促进规范化诊疗,提高救治水平。

2.《中国神经外科重症患者营养治疗专家共识(2022 版)》　为了规范化神经外科危重症患者的营养

状态评估和肠内外营养治疗,主要论述了营养添加剂的使用、特殊情况下的营养治疗,营养管理流程以及护理等8个方面,并统一形成推荐建议,旨在为神经外科危重症患者的营养治疗提供参考。

3. 体外膜氧合在儿童危重症应用的专家共识(2022版)　体外膜氧合(ECMO)已经成为危重症儿童挽救治的关键策略,是体外生命支持系统的重要组成部分,为指导和规范我国儿童危重症患者 ECMO 的临床救治制定了本共识。

4.《重症肝病合并侵袭性真菌感染诊治专家共识》　重症肝病合并侵袭性真菌感染(IFI)预后差,临床表现常不典型,而抗真菌药又多在肝脏代谢,毒副作用大,临床诊治困难。中国研究型医院学会肝病专业委员会和中华医学会肝病学分会组织相关专家,根据重症肝病患者的特点,形成专家共识,以供医务人员在制定重症肝病合并 IFI 诊治决策时参考。

5.《重症患者凝血功能障碍标准化评估中国专家共识》　重症患者合并凝血功能障碍,病死率明显升高,为了早期识别并准确评估凝血功能。全军重症医学专业委员会联合中国医药教育协会血栓与止血危重病专业委员会组织临床专家共同制定了《重症患者凝血功能障碍标准化评估中国专家共识》。本专家共识包括重症患者凝血功能障碍的相关概念,评估方法及诊断标准;为临床工作提供相应的指导。

6.《重症患者中心静脉导管管理中国专家共识(2022版)》　为了规范危重症患者中心静脉导管的管理策略,亚洲急危重症协会中国腹腔重症协作组专家撰写《重症患者中心静脉导管管理中国专家共识(2022版)》,其内容包括导管的类型和特性,置管及日常的维护操作,导管相关常见并发症的处理等,以期为临床工作提供指导。

7.《新型冠状病毒肺炎患者俯卧位治疗上海专家建议》　结合上海市新冠疫情的流行病学及临床特征,上海市新型冠状病毒肺炎临床救治专家组制定了适合新冠危重症患者的俯卧位治疗技术规范,以加强临床管理,优化呼吸支持策略,以期降低其病死率。

8.《中国成人心搏骤停后综合征器械支持治疗临床实践指南》　心搏骤停后综合征(PCAS)患者的器械支持治疗是改善其预后的重要手段。为指导和规范我国临床医师对 PCAS 器械支持治疗的认识及使用,制定了首部 PCAS 器械支持治疗临床实践指南,包括 PCAS 患者神经系统保护、循环系统治疗、呼吸系统支持及肾脏替代治疗等,为 PCAS 临床诊疗提供参考和依据。

9. 创伤后多器官功能障碍综合征临床诊疗专家共识(2022版)　早期预警、准确诊断、及时恰当的器官支持和辅助治疗有助于改善创伤后多器官功能障碍综合征(MODS)患者的不良预后。全国专家着重从创伤后 MODS 的病理生理机制、预警、诊断、治疗和康复措施等方面制定了本共识,有助于临床医生对创伤致 MODS 的认知及规范化临床救治。

10. 探索新冠肺炎疫情常态化防控下病区隔离缓冲病房管理模式(2022版)　于洋、吴杨、张金玲等探索新冠疫情常态化防控下病区隔离缓冲病房管理模式,普通病区设置隔离缓冲病房突破了传统的隔离模式,其可为建立有效、节能的隔离病房提供依据,因此,普通病区隔离缓冲病房的合理构建对常态化新冠疫情防控非常重要。

总之,2022 年中国危重症医学的主要成就包括了危重症医学的专业化和规范化、技术进步、团队协作、疾病管理、科研成果和国际合作等方面的内容。这些成就的取得,使得中国的危重症医学在世界范围内得到了广泛的认可和赞誉,同时也为中国的医疗事业的发展作出了重要的贡献。

(中山大学附属第七医院　何裕隆　李玉杰　卢远征　周耀亮　张　伟　王　艳)

参 考 文 献

[1] KELLY F E,FONG K,HIRSCH N,et al.Intensive care medicine is 60 years old:the history and future of the intensive care unit[J].Clinical Medicine,2014,14(4):376-379.

[2] 王宁.神经外科重症医学从理论到实践的飞跃[J].临床外科杂志,2020,28(10):903-904.

[3] CELIS-RODRIGUEZ E,RUBIANO S.Critical care in Latin America:current situation[J].Critical Care Clinics,2006,22(3):

439-446.

[4] BESSO J,BHAGWANJEE S,TAKEZAWA J,et al.A global view of education and training in critical care medicine[J].Critical Care Clinics,2006,22(3):539-546.

[5] DASTA JF,MCLAUGHLIN TP,MODY SH,et al.Daily cost of an intensive care unit day:the contribution of mechanical ventilation[J].Critical Care Medicine,2005,33(6):1266.

[6] FERGUSON ND,CHICHE JD,KACMAREK RM,et al.Combining high-frequency oscillatory ventilation and recruitment maneuvers in adults with early acute respiratory distress syndrome:the Treatment with Oscillation and an open lung strategy (TOOLS)trial pilot study[J].Critical Care Medicine,2005,33(3):479-486.

[7] PRONOVOST PJ,NEEDHAM DM,WATERSH,et al.Intensive care unit physician staffing:Financial modeling of the Leapfrog standard[J].Critical Care Medicine,2006;34(3 Suppl):S18-S24.

[8] 邓星奇,沈侃.重症医学在我国的发展历程[J].医学综述,2021,27(22):4369-4373.

[9] 李一德,罗亮.红旗下的重症医学[J].中国急救复苏与灾害医学杂志,2019,14(8):3.

[10] 管向东.中国重症医学四十年[J].中华医学信息导报,2019,34(12):1.

[11] 管向东."奉命于病难之间,受任于疫虐之际"的重症医学——从新型冠状病毒肺炎,思考重症学科发展[J].中华重症医学电子杂志,2020,06(00):E007-E007.

[12] 安友仲.以史为鉴 建设"平战结合"的重症医学学科体系[J].中华危重病急救医学,2021,33(9):4.

[13] 刘景峰,段美丽.健康中国背景下中国重症医学的学科建设[J].医学研究杂志,2021,50(11):5-7,30.

[14] 邓星奇,沈侃.重症医学在我国的发展历程[J].医学综述,2021,27(22):4369-4373.

[15] 方强,方雪玲.重症超声:超声医学的新成员、重症医学的新动力[J].中华医学超声杂志(电子版),2019,16(2):84-86.

[16] 董朝晖.综合ICU专科化发展的建立与管理[J].中华危重症医学杂志(电子版),2021,14(05):353-354.

[17] 国家卫生健康委办公厅.关于印发呼吸学科医疗服务能力指南(2018年版)的通知[EB/OL].(2018-12-10)[2023-07-04].http://www.nhc.gov.cn/yzygj/s3593g/201812/1497027734364eb087a8c140883beb8b.shtml.

[18] 付红敏,陆权.关注重症肺炎——兼谈儿童呼吸与危重症医学结合发展的一点思考[J].中国实用儿科杂志,2022,37(2):88-91.

[19] 李文,孙馨.PCCM专科医师培养的战"疫"思考[J].中国卫生人才,2020(06):17-19.

[20] 杜立中.2021年中国新生儿重症医学的相关发展[J].现代实用医学,2022,34(06):701-703.

[21] 中华医学会儿科学分会新生儿学组,中华儿科杂志编辑委员会.中国新生儿肺表面活性物质临床应用专家共识[J].中华儿科杂志,2021,59(8):627-632.

[22] 多中心极低出生体重儿预后评估协作组.极早产儿初始无创持续气道正压呼吸支持失败的多中心队列研究[J].中华儿科杂志,2021,59(4):273-279.

[23] 中华医学会儿科学分会新生儿学组.连续性血液净化治疗新生儿急性肾损伤专家共识[J].中华儿科杂志,2021,59(4):264-269.

[24] 陈旭,覃凤均,孙永华.加强重症烧伤的学科建设和规范化烧伤重症加强治疗病房设置的思考[J].中华损伤与修复杂志(电子版),2021,16(05):369-373.

[25] 中国研究型医院学会出血专业委员会,中国出血中心联盟,中国医师协会介入医师分会介入围手术专业委员会,等.出血中心重症监护室护理建设专家共识[J].介入放射学杂志,2022,31(12):1137-1145.

[26] 张加强.麻醉重症监护病房建设现状及分析[J].广东医学,2022,43(9):1057-1061.

[27] HE H,MA X,SU L,et al.Effects of a national quality improvement program on ICUs in China:a controlled pre-post cohort study in 586 hospitals[J].Critical care,2020,24(1):73.

[28] 周翔,隆云,刘大为.用质量控制助力中国重症医学高质量发展——中国重症医学质量控制体系的建设[J].中国医刊,2021,56(5):460,465-467.

[29] 黄柳.发展重症医学的县市医院智慧[J].中国医院院长,2020.

[30] 刘敏.重症医学重大救治[J].中国医院院长,2020(9):29-35.

［31］YIN H，WANG S，ZHU Y，et al.The development of critical care medicine in China：from SARS to COVID-19 pandemic［J］.
CRIT CARE RES PRACT，2020：3956732.

［32］左翰嫡.加强重症医学建设，助推医疗水平提升［N］.中国纪检监察报，2023，2023-03-14（6）.

［33］于凯江.浅谈重症医学的责任与使命［J］.中国卫生人才，2019（6）：14-16.

［34］蔡洪流，王国彬.从新型冠状病毒肺炎防治实践看重症医学在公共卫生危机中的作用［J］.现代实用医学，2021，33（04）：421-422.

［35］黄力维，邱海波.中国重症医学的科学研究：创新与突破［J］.中华内科杂志，2016，55（09）：665-667.

［36］JONES DA，DEVITA MA，BELLOMO R.Rapid-response teams［J］.N Engl J Med，2011，365（2）：139-146.

［37］GUPTA RR，GONZALEZ C，WANG J，et al.Rapid response team integration at a quaternary care academic centre：new paradigm for critical care organisations［J］.Postgraduate Medical Journal，2021，97（1149）：postgradmedj-2020-137497.

［38］VINCENT JL，SLUTSKY AS，GATTINONI L.Intensive care medicine in 2050：the future of ICU treatments［J］.Intensive Care Med，2017，43（9）：1401-1402.

［39］FUSARO MV，BECKER C，SCURLOCK C.Evaluating tele-ICU implementation based on observed and predicted icu mortality：A systematic review and Meta-Analysis［J］.Crit Care Med，2019，47（4）：501-507.

［40］BLANCH L，ANNANE D，ANTONELLI M，et al.The future of intensive care medicine［J］.Med Intensiva，2013，37（2）：91-98.

［41］MURUGAN R.Movement towards personalised medicine in the ICU［J］.Lancet Respir Med，2015，3（1）：10-12.

［42］PERIN EC，BOROW KM，HENRY TD，et al.Randomized Trial of Targeted Transendocardial Mesenchymal Precursor Cell Therapy in Patients With Heart Failure［J］.J Am Coll Cardiol，2023，81（9）：849-863.

［43］Lee SG.Twenty-year survival post-liver transplant：challenges and lessons［J］.Hepatol Int，2015，9（3）：342-345.

［44］HAYANGA AJ，ABOAGYE J，ESPER S，et al.Extracorporeal membrane oxygenation as a bridge to lung transplantation in the United States：an evolving strategy in the management of rapidly advancing pulmonary disease［J］.J Thorac Cardiovasc Surg，2015，149（1）：291-296.

［45］刘松桥，陈辉，邱海波.开创临床医学的未来：重症医学发展的十大趋势［J］.中华重症医学电子杂志，2015，1（1）：3-9.

［46］Kaplan LJ，Shaw AD.Standards for education and credentialing in critical care medicine［J］.Jama，2011：296-297.

［47］汤铂，崔娜，胡小芸，等.国外重症医学专科医师培训制度的比较与思考［J］.协和医学杂志，2022，13（6）：5.

［48］汪晓芳，杨苏乐，张琪，等.我国医疗资源供需耦合协调发展的空间差异分析［J］.中国卫生经济，2022，41（12）：5.

［49］KHUNLERTKIT A，CARAYON P.Contributions of tele-intensive care unit（Tele-ICU）technology to quality of care and patient safety［J］.J Crit Care，2013，28（3）：315.

［50］ABATE SM，AHMED ALI S，MANTFARDO B，et al.Rate of intensive care unit admission and outcomes among patients with coronavirus：a systematic review and Meta-analysis［J］.PLoS ONE，2020，15：e0235653.

［51］管向东.融合与创新：重症医学发展的灵魂［J］.中华重症医学电子杂志（网络版），2019，5（002）：89-92.

［52］L NELSON SANCHEZ-PINTO，YUAN LUO，MATTHEW M CHURPEK.Big Data and Data Science in Critical Care［J］.Chest，2018，154（5）：1239-1248.

［53］BUCHMAN TG.Fifty years of critical care medicine［J］.Critical care medicine，2023，51（1）：1.

［54］国家卫健委：三级医疗机构重症资源的扩容改造要在12月底前完成［EB/OL］.（2022-12-9）［2023-07-04］.https：//news.cctv.com/2022/12/09/ARTIEEHwsmgvVlBUhtLRx8fd221209.shtml.

［55］国家卫生健康委办公厅，国家中医药管理局办公室.关于印发新型冠状病毒肺炎恢复期中医康复指导建议（试行）的通知［A/OL］.（2022-01-27）［2023-07-04］.http：//www.nhc.gov.cn/cms-search/downFiles/ef09aa4070244620b010951b088b8a27.pdf?eqid=fc66333900020eee000000046426859a.

［56］中华医学会第26届理事会第8次常务理事会会议审议确认，2022年中华医学科技奖获奖名单［EB/OL］.［2023-3-24］.https：//www.cma.org.cn/art/2023/3/24/art_17_50070.html.

［57］LI J，LUO J，PAVLOV I，et al.Awake Prone Positioning Meta-Analysis Group.Awake prone positioning for non-intubated patients with COVID-19-related acute hypoxaemic respiratory failure：a systematic review and meta-analysis［J］.Lancet Respir Med，2022，10（6）：573-583.

［58］CAI J,DENG X,YANG J,et al.Modeling transmission of SARS-CoV-2 Omicron in China［J］.Nat Med,2022,28(7):1468-1475.

［59］LI ZB,LIU J,ZHANG SQ,et al.Novel potential metabolic biomarker panel for early detection of severe COVID-19 using full-spectrum metabolome and whole-transcriptome analyses［J］.Signal Transduct Target Ther,2022,7(1):129.

［60］湖南省医疗质量控制专家委员会,湖南省重症医学医疗质量控制中心,张丽娜,等.新型冠状病毒感染重症救治专家建议［J］.实用休克杂志(中英文),2022,6(6):4.

［61］佚名.中国神经外科重症患者营养治疗专家共识(2022版)发布［J］.中华医学信息导报,2022,37(16):1.

［62］儿童体外膜氧合专家共识撰写组,中华医学会儿科学分会急救学组.体外膜氧合在儿童危重症应用的专家共识［J］.中华儿科杂志,2022,60(3):9.

［63］中国研究型医院学会肝病专业委员会重症肝病学组,中华医学会肝病学分会重型肝病与人工肝学组.重症肝病合并侵袭性真菌感染诊治专家共识［J］.临床肝胆病杂志,2022,38(2):311-317.

［64］宋景春,张伟,张磊,等.重症患者凝血功能障碍标准化评估中国专家共识［J］.解放军医学杂志,2022(002):047.

［65］亚洲急危重症协会中国腹腔重症协作组,郭丰,蒋正英,等.重症患者中心静脉导管管理中国专家共识(2022版)［J］.中华消化外科杂志,2022,21(3):10.

［66］上海市新型冠状病毒肺炎临床救治专家组.新型冠状病毒肺炎患者俯卧位治疗上海专家建议［J］.中华传染病杂志,2022,40(9):513-521.

［67］中国成人心搏骤停后综合征器械支持治疗临床实践指南研究项目组,中华医学会急诊医学分会复苏学组,中华医学会急诊医学分会胸痛学组,等.中国成人心搏骤停后综合征器械支持治疗临床实践指南［J］.中华危重病急救医学,2022,34(8):789-801.

［68］中国研究型医院学会休克与脓毒症专业委员会,中国人民解放军战创伤学专业委员会.创伤后多器官功能障碍综合征临床诊疗专家共识［J］.中华危重病急救医学,2022,34(3):225-238.

［69］于洋,吴杨,张金玲.探索新冠肺炎疫情常态化防控下病区隔离缓冲病房管理模式.黑龙江省,齐齐哈尔医学院附属第一医院,2022-07-06.科技成果数据库.

第二节
中华护理学会历史沿革及其在急救领域发展研究

中华护理学会成立于 1909 年,是我国自然科学团体中成立最早的学术组织之一,是依法登记成立的全国性、学术性、非营利性社会团体,是党和政府联系护理科技工作者的桥梁和纽带,是凝聚中国 520 多万护士的唯一全国性护理学会。中华护理学会接受主管单位中国科学技术协会和社团登记管理机关民政部的业务指导和监督管理,业务上接受国家卫生健康委员会的指导。一百多年以来,中华护理学会无论是在中华民族抵抗外来侵略、争取民族解放时期,还是在建设中国特色社会主义的进程中,始终团结广大护理工作者,艰苦创业、百折不挠、奋发图强、与时俱进。改革开放以来,中华护理学会在促进我国护理学科体系建设、护理培训、护理研究、护理对外交流与合作等方面做了大量卓有成效的工作,提高了我国护理专业水平,加快了护理人才成长。中华护理学会遵守国家法律法规,执行国家发展护理科技事业的方针与政策,践行社会主义核心价值观,依法维护护理科技工作者的合法权益,坚持民主办会原则,充分发扬学术民主,促进护理学科的繁荣与发展,全心全意为人民健康服务。拥有百年历史积淀的中华护理学会,回顾过去,成绩骄人;展望未来,任重道远。

一、中华护理学会的发展史

(一)中华护理学会的起源与创建

1909 年 8 月 19 日,由 7 名外籍护士和 2 名外籍医生在江西庐山牯岭创建成立中国的全国性护理机构,定名为中国中部看护联合会。其目的是统一全国护理教育标准,提高护理服务水平,选出赫特夫人为主席(会长)。1909 年 8 月 25 日,将会名更改为中国看护组织联合会。中国看护组织联合会成立之初,有会员 13 人,会友 5 人。中国看护组织联合会召开会议,逐条通过拟订章程,章程主要内容为:"第一,联络会员感情增进护士利益,如遇疾病、失意或不幸时,互相扶助安慰。第二,为中国学生采取统一课程及考试,以提高医院训练之程度。"

中国看护组织联合会第一届全国护士会员代表大会于 1914 年 6 月 30 日—7 月 2 日在上海召开。会议代表共 24 人,来自全国 8 省份 21 所公立医院与教会医院。其中外籍护士 23 人,中国护士 1 人,系我国第一位留学英国伦敦盖氏医院(Guy's Hospital)学习护理、任职于天津北洋女医院的钟茂芳女士。大会选举盖仪贞(N.D.Gage)为会长,钟茂芳为副会长,信宝珠女士任总干事。在第一届全国护士代表大会上,开始进行护士学校注册,这是我国护理教育走向规范化的重要一步。1900—1915 年,在我国的英美教会所办的护士学校有 36 所。1914 年前,尚无注册护士学校的制度。1914 年 7 月 1 日,第一届全国护士会员代表大会结束前开始护士学校的注册工作。

1928 年 1 月 18—24 日,中华护士会第九届全国护士会员代表大会在上海举行。与会代表来自 12 个省份共 116 人,有中华医学会总干事、国际护士会代表、国际妇女和平自由联合会代表等。大会收到时任国际护士会会长的盖仪贞女士,北京协和医学院护士学校同学会,远在美国的钟茂芳以及英、美、法、爱尔兰、荷兰、丹麦、波兰、芬兰、比利时等国家及护士会的贺电、贺信。中国护士伍哲英担任大会主席,主持本届大会并致开幕词。从成立至今,这是中国护士首次独立主持的一次大会,这次大会在中国护理发展史上具有重要的历史意义。在此次大会上,伍哲英当选为会长,她成为第一位担任会长的中国人。这是中国护士首次执政并管理自己的护理队伍,从此开启了中国护理史上新的一页,这是中国护士及护理事业走向成熟的重要标志之一。

长期以来,护理教育一直由中华护士会管理,并未纳入政府的正规管理中,因此护士注册等问题无法得到政府的认可,其法律地位和职业发展均不能得到有效的保障。为解决此问题,从1928年到1930年,中华护士会总干事施锡恩多次与政府联系,商讨护士学校与护士立案注册的问题。中华护士会认为护士教育是医学教育的一部分,理应归教育部统一管理。在学会的不懈努力下,1934年12月,当时的中央政府同意由内政部及教育部共派代表4人,聘用资深护士会员5人组成中央护士教育专门委员会。此后,中央护士教育专门委员会成为中华人民共和国成立前中国护士教育的最高行政领导机构,陆续接管护校注册、护士登记和教学管理工作。1935年4月,北京协和医学院护士学校校长聂毓禅女士被任命为当时中央政府教育部护士教育委员会秘书,常驻当时设在南京的中央政府教育部,负责调查和办理全国护士教育的事宜,为护校注册做前期准备工作,并起草、拟定《护士暂行规则》。

1941年5月12日中华护士学会延安分会成立,从此革命根据地第一次有了护理专业的学术指导机构。沈元晖当选分会首任理事长。会前,毛泽东亲自接见护士代表,听取了护士工作汇报,希望护士们再接再厉,不断提高。同时还为护士题词:"护士工作有很大的政治重要性"。毛泽东同志的题词第一次将护士的工作提高到同国家的命运相关的政治高度,至今仍影响和指引着护理工作的发展。1942年召开的第二次护士代表大会,总结了一年来的工作经验,定出了今后工作计划。会上对模范护士丁强、李国文、刘增毅、李英才等进行了表彰。他们的事迹刊登在延安《解放日报》上。通过表彰活动使护士们受到了很大的激励,推动了护理工作的发展,毛泽东同志再次为护士题词:"尊重护士、爱护护士"。毛泽东同志的题词指出了护理工作的重要性,肯定了护士的社会地位,极大地鼓舞了护士的热情。延安分会通过广泛团结护士、经常组织护士交流护理工作经验、定期举行学术研究,使护理质量有了很大程度的提高。在战火纷飞的年代,革命护理队伍在中国共产党的教育和延安分会的团结组织下,为保卫根据地人民健康、抢救和护理前方将士,立下了卓越功绩,在我国的护理史上写下了光辉篇章。

(二)中华护理学会的探索前行

1949年10月1日中华人民共和国成立,1950年8月原卫生部在北京召开了第一届全国卫生工作会议,来自各地区的医务人员、护理干部与全国的医护界代表会聚一堂,共同讨论新中国的卫生事业。大会确定了以"面向工农兵、预防为主、团结中西医"作为我国卫生工作的三大方针。1952年12月召开第二届全国卫生工作会议,根据周恩来总理的指示,又增加了"卫生工作与群众运动相结合"的方针。上述卫生工作的四大方针,明确了我国卫生工作的方向与原则,同时也成为发展我国医学和护理事业的指导方针。

1950年8月26—30日,中华护士学会第十七届全国护士会员代表大会在北京协和医院隆重举行。这是中华人民共和国成立后第一次全国护士代表大会,中央人民政府十分重视,卫生部部长李德全、全国妇联副主席邓颖超亲临大会并发表讲话。聂毓禅理事长介绍了中国护士学会发展简史,田粹励总干事作学会工作报告,地方护士分会介绍了各分会的工作情况,朱碧辉进行了大会总结报告。代表们就护士教育、公共卫生及行政,护士业务及中华护士学会会务等内容和问题进行了认真讨论。沈元晖当选为中华人民共和国成立后中华护士学会第一任理事长(第十七届)。聘请李德全部长、邓颖超副主席为中华护士学会名誉理事长。

1954年,中华护士学会进一步健全组织机构,成立学术工作委员会,推动了护理学术活动的开展,极大促进了全国护士们的学习积极性,也为培养我国医药卫生事业所需的大量护理人才作出了贡献。同年,中华护士学会正式创刊《护理杂志》,这是新中国护理工作者的第一本学术刊物。杂志刊登的有关三级护理的分级护理制度和三查五对的治疗原则(即三查七对的前身),在此后半个世纪中,一直在我国的临床护理工作中发挥着重要作用。《护理杂志》还开展有关护士工作的性质和发展前途的大讨论,对于稳定护士队伍发挥了重要的引领作用,使中华人民共和国的护理事业在一条正确的道路上不断前进和发展。

1962年10月,中华护士学会第一次全国学术交流会在北京召开,这是中华人民共和国成立后首次举行的全国性护理经验交流学术大会。周恩来总理和学会名誉理事长邓颖超同志亲切接见了参会代表。1964年,在北京召开学术年会暨第18次全国代表大会。大会决议中华护士学会改名为中华护理学会。中华人民共和国成立初期,百废待兴,中华护理学会和我国的护理事业始终受到党和国家领导的关怀与支持,中华护理学会名誉理事长均由国家领导同志担任。党的关怀,就像春风雨露,滋润着中华护理人的心田。

(三) 中华护理学会的传承发展

党的十一届三中全会带来科学的春天。邓小平同志号召广大医务工作者向白求恩同志学习,在护理工作者中引起巨大反响。改革开放后,在党中央、国务院的坚强领导下,国家出台了加强护理专业管理、提升护理服务质量、提高护理准入制度、增加护理人员收入、稳定护理队伍等相关卫生政策,中国护理事业重新恢复生机,中华护理学会也迎来全面发展的新时期。

1977年末至1983年春,在中国科学技术协会和原卫生部领导下,中华护理学会重新调整和充实了全国理事会。由几个学会联合成立了理事调整小组,通过各省、自治区、直辖市的卫生厅、局的推荐,理事会由原来的120人补充增加到150人,聘请邓颖超同志继续担任名誉理事长,陈坤惕同志继续担任理事长。1983年王琇瑛同志荣获红十字国际委员会第29届弗洛伦斯·南丁格尔奖章,成为我国第一位获此殊荣的护理专家。

改革开放以来,中华护理学会迎来了对外开展学术交流与合作的春天。1983年3月,首届中美护理学术交流会议在北京隆重召开。中国与欧洲、韩国、日本等国家地区的交流范围也日益扩大,交流的层次逐步加深。改革开放以来,中华护理学会每年组织专科学术交流会,这些学术会议不仅针对性强、专业对口、探讨问题深入,同时可以更广泛吸收来自全国各地本专业的护理人员参加,有利于交流经验,促进各专科学术的发展。此外,中华护理学会还举办了一系列国际护理学术会议,包括国际手术室学术会议、国际儿科护理大会、中外护理发展论坛等,提升中国护理事业的国际影响力。

护理教育一直是中华护理学会工作的重点之一。1980年,中华护理学会正式恢复成立全国护理教育专业委员会。委员会一方面发挥参谋助手作用,促进我国护理教育由单一层次的中等护理教育逐步转向中专、大专、本科及本科以上多层次的护理教育体系,并积极组织不同层次的护理教育学术研讨,促进教育改革;另一方面,中华护理学会贯彻落实继续护理学教育,积极争取为护士开展各种类型的继续教育项目,提高护士自身专业能力和水平,推动我国继续护理教育向规范化和制度化管理的方向发展。2002年中华护理学会与北京协和医学院护理学院、香港危重症护士协会联合举办重症专科护士培训班,开启了内地专科护士培训的先河。中华护理学会不断探索专科护士培养模式,拓展专科培训领域,培养了大批优秀专科护理人才。

随着编辑出版工作的重新启动,复刊后的《护理杂志》于1981年更名《中华护理杂志》,增加、调整栏目,紧紧围绕专业发展中的热点问题进行报道,这对提高护理人员认识水平、转变观念,加强实践工作的指导性、可操作性起到了积极的引导作用。2004年,学会创办了《中华护理教育》,以反映我国护理教育以及临床护理科研工作的重大进展。2013年,学会成立中华护理杂志社,并分别于2016年、2020年创办《国际护理科学(英文)》和《中华急危重症护理杂志》,对引领护理学科发展、提升我国护理期刊的国际影响力,起到积极的推动作用。

中华护理学会荣获国际护士会"国家护理学会创新奖",曾多次被中国科学技术协会和民政部评为全国先进学会、"先进全国性社会团体",被民政部评为全国性学术类5A级社会团体。在抗击严重急性呼吸综合征工作中被评为"防治严重急性呼吸综合征型肺炎先进学会",在四川汶川地震抗震救灾过程中,被授予"中国科学技术协会抗震救灾先进集体"称号。

2013年1月13—17日,国际护士会(International Council of Nurses,ICN)首席执行官Benton先生访问中华护理学会,对学会重新加入ICN的准备工作进行了考核。经过双方友好协商,最终于2013年1月16

日签署了《关于中华护理学会加入国际护士会的谅解备忘录》。ICN 经所有会员投票通过,并于 2013 年 4 月 18 日批复同意中华护理学会加入 ICN。经过几代中国护理人的努力,2013 年 5 月 8 日,中华护理学会终于重返国际护士会。国家领导人和国家卫生和计划生育委员会领导高度重视,全国政协张梅颖副主席、国家卫生和计划生育委员会李斌主任、马晓伟副主任等领导接见了 ICN Rosemary Bryant 主席等外宾。在 2017 年,中华护理学会荣获国际护士会"国家护理学会创新奖"。

二、中华护理学会发展的新篇章

2017 年 12 月 26 日,中华护理学会第二十七次全国会员代表大会在北京国际会议中心隆重召开,来自全国各级医疗卫生机构和有关单位的会员代表出席大会。与会代表听取并审议通过了《〈中华护理学会章程〉(草案)修订说明》《中华护理学会第 26 届理事会财务工作报告》等。大会选举产生了中华护理学会第二十七届理事会理事,常务理事,正、副理事长,以及监事会,吴欣娟同志当选新一届理事长。第二十七届理事会的五年正值我国全面贯彻落实党中央、国务院关于推进健康中国建设、积极应对人口老龄化重大决策部署和持续深化医药卫生体制改革的重要时期。面对新形势、新任务、新挑战,中华护理学会在国家卫生健康委员会、中国科学技术协会、中华人民共和国民政部、中华全国妇女联合会的领导下,在各级领导、各兄弟学会、各地方护理学会的大力支持下,在全国广大护理工作者的共同努力下,贯彻落实新时代党的组织路线,聚焦中国特色一流学会建设目标,以党建强会为统领、以文化强会为先导、以质量强会为核心、以服务强会为根本、以创新强会为特色,全面深化改革,践行职责使命,凝聚全国力量,不断提升组织凝聚力、学术引领力、社会公信力和国际影响力,谱写了学会发展新篇章。

(一)坚持政治引领,聚焦中国特色学会发展方向

1. 夯实党建根基,促进业务共融　坚持党建、业务双轮驱动,齐抓互促。2017 年起,连续成功申报中国科学技术协会"党建强会"计划项目,积极开展健康科普行动、护理科技帮扶等活动,先后深入陕西延安、山东枣庄、甘肃白银等革命老区开展工作,在业务工作中提高护理科技工作者的党性修养,强化使命担当。2020 年新冠疫情暴发,学会党委带领全国广大护理工作者义无反顾冲在疫情防控第一线,充分发挥党委作用,及时传递党的声音,为奋战在抗疫一线的护理人员提供了强大的精神支撑。中华护理学会对 31 个省、自治区、直辖市护理学会党建与业务工作融合现况进行调研,查找问题,剖析原因,制定举措,并召开党建促学术、党建融合专业交流分享会,切实以党建工作带动和推进学会各项工作高质量发展。

2. 凝练学会核心文化,创建使命愿景价值观　树立文化自信,提升学会软实力。学会百余年的发展,见证了中国现代护理从无到有、从小到大的沧桑变化和蓬勃发展,面对新形势新任务,学会积极挖掘自身文化的"根"和"魂",深层次总结凝练符合学会发展的目标定位和建设理念,确定凝仁爱之心、聚守护之力、促人类健康为学会使命,确定致力于成为护理事业发展的推动者、护理工作的代言者、人类健康的促进者为学会愿景,确定仁爱慎独、敬业奉献、创新进取为学会价值观,形成了广大会员和护理工作者认同追随的精神信念和内在动力。

撰写书籍,追忆历史。2019 年,在中华护理学会创建 110 周年之际,为继承和发扬先辈优良传统,展望未来护理事业发展,学会组织编写《中华护理学会 110 周年画册》,以直观的形式再现了学会从弱到强的发展历程。为追忆和展示中国早期护理发展的峥嵘岁月,同年,学会启动首部《中国护理发展史(1909—1949)》编纂工作,组建由全国护理专家及学者组成的编写团队,共同策划,通力协作,反复审校,历时 3 年,于 2022 年由人民卫生出版社正式出版发行。

3. 宣传典范,弘扬南丁格尔精神　为表彰先进,树立典型,弘扬正气,学会每年"5·12"护士节期间,在全国范围内组织"中华护理学会杰出护理工作者"评选表彰工作,以增强优秀护理人员的获得感与自豪感,同时发挥榜样示范引领作用,在护理行业唱响主旋律,弘扬正能量。自 2018 年至 2023 年,共有 476 名护理工作者荣获"中华护理学会杰出护理工作者"。此外,自 2018 年至 2023 年,共有 11 名护理工作者荣获"弗洛伦斯·南丁格尔奖章",至此,全国已有 90 名护理工作者荣获"弗洛伦斯·南丁格尔奖章"。

4. 发展学会会员,提升服务水平 中华护理学会始终把发展会员和服务会员作为重点工作,五年来,会员数量持续增长,个人会员数从 2017 年的 10 万余人增加至 2022 年的 27 万余人。面对日益增长的会员数量,学会以提高服务质量为目标,不断优化会员管理制度、办法和流程,多措并举提高会员发展、服务和管理水平。

(二)促进学科发展,彰显学术引领力

1. 繁荣学术交流,推动学科发展 以提升专业能力为核心,以促进学科发展为目标,推动学术会议规模化、品牌化,合理构建以大型学术会议为主体、小型精准会议为补充的工作模式,坚持办会理念创新、内容创新、形式创新,打造高水平学术交流平台。五年期间,学会举办大型学术年会 180 余场,覆盖 32 个专业委员会和 4 个工作委员会,征文数量累计超过 22 万篇,参会人数逐年递增。在新冠疫情常态化背景下,创新会议组织形式,由单纯线下扩展为线上与线下相结合,参会人数从 2018 年 3 万人增加到 2022 年近 7 万人,截至目前,累计服务护理工作者 22 万余人。

2. 聚焦人才培养,规范培训体系 结合专科护士胜任力制定并出版《专科护理领域护士培训大纲》,全面涵盖已开展的专科护士培训项目,组织专业委员会编写并出版专科护士培训教材。2022 年,全国已有临床教学基地 983 个,涉及 31 个专业领域、325 家医院,为专科护士临床实践提供了充足的教学资源。五年来,专科护士培训项目由 2017 年的 9 个拓展至 2022 年的 28 个,累计为全国各地培养专科护士 25 317 人。经过多年的精心打造,学会专科护士培训已全面实现专业化、规模化、品牌化,为国家专科护士人才队伍的培养与发展作出了积极贡献。

3. 组建专家团队,普及科普知识 组建 193 个护理科普专家团队,定期对基层科普骨干开展培训,提升科普服务创作能力。建立涵盖 28 个省、自治区、直辖市的 140 个护理科普教育基地,契合新媒体发展趋势,通过科普微信公众号、主流媒体科普专栏、学会科普服务网站等形式,搭建线上科普服务云平台。2020 年,学会被中国科学技术协会批准为科普中国共建基地,荣获"全国学会科普工作优秀单位",护理科普专家骆惠玉被评为"典赞·2021 科普中国"年度十大科普人物。

4. 搭建科研平台,提升学术水平 通过引领研究方向、提升资助力度、优化管理机制、培训科研能力、提升研究质量等举措,解决护理实践领域疑难问题,产出高质量突破性科研成果。五年来资助金额累计 400 万元,比上个五年增加近 250 万元,增幅长 2 倍;资助科研项目 160 项,比上个五年增加 81 项,增长 1 倍多。设立"中华护理学会科技奖"和"中华护理学会创新发明奖",170 人获此殊荣,其中科技奖 91 人,创新发明奖 79 人。

5. 优化期刊内涵,稳居国内前列 五年来,《中华护理杂志》社先后荣获中国科学技术协会 7 个重点项目资助。2019 年,在中国科技期刊卓越行动计划梯队获批项目中,《中华护理杂志》是全国获批的唯一一护理期刊。学会获批中国科学技术协会分领域发布高质量科技期刊分级目录项目,并于 2022 年正式发布护理学领域高质量科技期刊分级目录。获批的全国学会期刊出版能力提升 - 国际学术交流项目,进一步提升了学会国际影响力。此外,《中华护理杂志》社多次受新华网、中国期刊协会邀请,在相关平台分享办刊经验。2021 年,《中华护理杂志》社荣获"第五届中国出版政府奖先进出版单位奖",中华护理学会被评为"全国学会期刊出版工作优秀单位"。《中华急危重症护理杂志》2020 年 1 月创刊,刊登急诊预检分诊标准及标准解读,后续陆续将学科前沿、专委会研究成果及共识均第一时间发布在此期刊上,作为国内首本针对急诊、危重症的专科护理期刊,在刊物一经推出即受到全国广大急诊、危重症护理同仁们的一致好评,极大鼓励并推动全国急诊、危重症护理工作者的科研热情与学习氛围。2021 年《中华急危重症护理杂志》相继被四大数据库纳入检索,从而更好地为全国急诊、危重症护理人员搭建学术交流的平台。

(三)践行使命担当,增强社会公信力

1. 白衣执甲,逆行出征 新冠疫情期间,中华护理学会主动作为,采取多种形式发挥专业优势,助力国家疫情防控工作。2020 年,中华护理学会被中国科学技术协会评为"优秀抗疫学会";2021 年,中华护理学会被全国妇联评为"2020 年度全国三八红旗集体"。

2. 开展标准研制,规范临床实践 建立和完善团体标准工作机制,有序组织团体标准立项申报、评审、审批及发布。五年来,收到团体标准立项申报 660 项,最终立项 80 项,发布团体标准 22 项。团体标准的发布、宣贯和实施,推进了各地区护理工作向科学化、规范化、标准化和同质化的目标不断迈进。

3. 搭建信息平台,助力精准管理 积极落实国家有关政策精神,不断探索学会数字化建设与发展路径,持续创新打造数字化学会,提升学会管理及服务水平。围绕网络安全保障、数字化平台建设、护理信息人才培养、智能化护理学术交流、信息能力提升基层帮扶、护理标准化术语建设、网站微信公众号一体化宣传等多方面开展工作。

4. 发挥智库作用,积极建言献策 围绕健康中国和国家护理事业发展重点,中华护理学会集中专家智慧,采取主动立项与承接委托相结合的方式,开展政策调研和决策咨询,为政府行政部门提供科学决策建议,为护理管理提供行动指南和专业指导。

5. 强化内部治理,完善管理体系 为进一步推进办事机构制度化建设和规范化管理,中华护理学会制定和修订 10 余项管理制度,形成了涵盖学会办事机构人事管理、财务管理、资产管理、项目管理、印章管理、会员管理等在内的规章制度,实现了办事机构运行管理有章可循,有法可依。

(四)加强多边合作,扩大国际影响力

1. 注重国际交流,展示中国风采 中华护理学会积极参加国际会议,如国际护士大会、亚洲人力资源论坛、中加护理论坛等,立足国际视角,加强学术交流,在专科护士培养与认证、护理领导力培训、护理骨干互访、护理期刊交流、护理合作研究等方面与多个组织达成合作意向,大大促进了我国护理工作的对外交流和可持续发展。中国大陆护士分别在亚洲围手术期护理学会、国际肿瘤护士协会、亚洲肿瘤护理学会、亚太儿科护理学会、世界灭菌科学联盟、世界灾害护理大会等国际学术组织担任副主席或理事等职务,中国护理的国际影响力正在不断扩大。

2. 搭建国际平台,推进多边合作 中华护理学会先后与加拿大、德国、美国等护理相关组织建立双边合作关系,搭建"一带一路"、金砖五国、中日韩护理交流平台。学会与 26 个国家护理学会签署了护理合作备忘录,今后将在多个领域展开合作,以期共同为实现健康相关的可持续发展目标和全民健康覆盖贡献力量。

3. 探索合作模式,培养领军人才 为促进我国护理事业发展,探索建立适合中国特色的护理领军人才培养体系。2017 年,中华护理学会与国际护士会共同主办,启动了国际护士会领导力变革培训项目,通过国际护士会开发的护理领导力变革系统培训课程,培养具有国际视野和专业前瞻性的护理管理领军人才 500 名,并启动了 80 余个变革项目。

4. 推荐护理人才,荣获国际大奖 加拿大蒙特利尔时间 2023 年 7 月 1 日,由国际护士会及佛罗伦萨南丁格尔国际基金会评选的 2023 年"国际成就奖"(International Achievement Award)颁奖典礼在国际护士会大会开幕式上隆重举行,94 岁高龄的章金媛前辈获得该奖项。章金媛是本届该奖项全球唯一获奖者,也是中国获此荣誉的第一人。2023 年 7 月 19 日,"国际成就奖"获奖者章金媛同志颁奖大会在北京隆重召开。国家卫生健康委员会、中国科学技术协会、中华全国妇女联合会、中国红十字会总会、江西省卫生健康委员会、"国际成就奖"获奖者章金媛同志、弗洛伦斯•南丁格尔奖章获得者及志愿服务总队代表、中华护理学会、江西省护理学会代表、在京部分医院护士代表出席了大会。截至 2023 年,在章金媛前辈的感召下,从最初的 17 名退休护士发展到现在的 19 000 多名志愿者队伍,先后为 350 多个社区的 70 余万人提供爱心服务,并将服务模式延伸至我国 19 个省、自治区、直辖市及美国、日本等地。

三、中华护理学会近年来在急诊护理、灾害护理及重症护理方面的发展

(一)中华护理学会在急诊护理方面的发展

为了适应护理专科化发展的趋势和学术发展的需求,急诊护理专业委员会于 2013 年从门急诊护理专

业委员会中独立出来。急诊护理专业委员会分离后发展迅速,在促进全国急诊科护士培养的规范化、同质化,提高急诊优质护理服务方面发挥了积极作用。

新冠疫情席卷全球,中华护理学会急诊专业委员会携手全国各级急诊护理人员抗击疫情,体现职业素养。为推动全国急诊急救护理事业可持续发展,迈向更规范、更精细、更专业、更智能的护理建设目标,不断提升急诊护理人员的专科技术水平与理念,中华护理学会急诊专业委员会克服困难,在疫情防控全过程时期组织书写共识,线上、线下会议交流,对全国急诊护理防疫抗疫工作起到积极指导作用,取得显著成效。为进一步规范急诊防控工作,中华护理学会急诊专委会组织护理、医疗、院感等相关领域援助武汉的专家,共同制定了《呼吸道传染病预防控制急诊护理专家共识》,并且编制《骨髓腔输液通路护理专家共识》。

中华护理学会急诊护理专业委员会积极探索适合自身发展的新模式,加大加快资源共享的形式与通道,惠及各区域层级急诊急救相关护理领域,共同进步。中华护理学会急诊专业委员会每年召开中华护理学会全国急诊护理学术交流会议,借助大会平台,通过多维度分会场模块授课,邀请到各领域知名专家学者就急诊专业前沿、热点、发展趋势、重大公共突发卫生事件应对、培训教育等领域进行主题讲座。通过实时数据交互,体现引领、交流、创新的学科发展,呈现品牌年会理念,惠及全国急诊护理人员,成功达到了交流成果、沟通感情、促进急诊急救护理专业发展的目标。

2011年中华护理学会开展急诊急救专科护士培训,其课程设置以临床需求为导向,紧密围绕急诊前沿技术、急救理论与临床应用、急危重症救治指南解读、循证护理、重大公共突发卫生事件应对、疫情防控等多个维度进行培训,内容丰富,获得学员一致好评。截至目前,共计培养2 302名急诊急救专科护士,为我国急诊急救护理事业培养了大批优秀的护理人才。

中华护理学会急诊护理专业委员会认真策划组织开展全国科普日系列活动,分别在浙江、吉林、重庆、江苏、上海等地联合举办了以"百年再出发,迈向高水平,科技自立自强——科普惠健康,点亮新生活"主题科普日活动。向公众传播科学知识,引导公众了解和掌握卫生健康知识,增强防控意识,共同助力打赢疫情防控的人民战争。中华护理学会急诊专业委员会各科普基地联合举办"科普促健康　携手向未来"急救科普系列活动,营造人人参与学习健康知识、享受健康生活的良好氛围,助推全民科学素质提升。中华护理学会急诊专业委员会组织"5·12"国际护士节系列主题活动,选送来自全国各地委员机构的护士代表参加"守护美好生活"系列活动,从不同的维度立体展现急诊护理人的天使风采。

(二) 中华护理学会在灾害护理方面的发展

中华护理学会高度重视灾害护理的专业发展,积极倡导和支持灾害护理人才的教育和培养,从汶川地震后开始筹备建立灾害护理专业委员会,于2009年正式建立,并获得世界卫生组织灾害护理培训项目的举办权。自2009年,中华护理学会灾害护理专业委员会已连续举办了十一届全国自然灾害护理研讨会,对灾害护理骨干人才进行专业培训,并出版《灾害护理学》作为培训教材。

中华护理学会灾害护理专业委员会坚持学会宗旨,秉承严谨求实的核心理念,认真履行专委会的职责与使命。为了进一步加强灾害护理领域的学术交流,分享灾害护理领域的新理论、新方法、新成果和新信息,中华护理学会灾害护理专业委员会每年举办全国自然灾害护理学术研讨会,提升灾害护理学术研究水平。中华护理学会灾害护理专业委员会紧密结合疫情防控政策,通过中华护理学会、各省级护理学会,及时更新护理指南,典型案例,提供专业支撑。灾害护理专业委员会省级委员会已扩展至全国29个省、自治区、直辖市,各委员会坚持线上线下相结合的形式,开展灾害护理培训会议,培训护理人员,锻造出一批批只要国家有需要,随时准备着的灾害护理生力军,全力推动我国护士队伍灾害素养高质量发展,不断提升其紧急应对能力,提高其影响力,增强其感召力,彰显其生命力。

为了进一步促进灾害护理领域发展,共享面对灾害时的经验、方法与成果,中华护理学会灾害护理专业委员通过各省、自治区、直辖市灾害护理专业委员会进行工作部署,组织专家积极撰稿,广泛征集灾害情境案例库案例,最终评选出涉及自然灾害护理、灾害护理管理、事故灾害护理、公共卫生事件护理及社会安全事件护理案例共计31个,并将其收录于《灾害护理情境案例》。开展中国护士灾害素养的相关课题研究,近 10 万名护士参与调研,结果表明中国护士灾害素养处于中等水平,应当不断提升护士灾害护理的素养,从而更好地服务于公众健康。

(三)中华护理学会在重症护理方面的发展

2002 年,第二十四届理事会新增重症护理专业委员会,并多次举办重症监护学习班,组织学术交流活动,加强护理队伍的建设。全方位、多层次地展现中国重症护理的发展现状、阶段成果,以及未来发展重点,推动了我国重症护理专业的发展,促使重症护理专业逐步走向规范化与科学化。

全球遭遇近百年来影响范围最广的新冠疫情,对全世界是一次严重危机和严峻考验。在湖北保卫战、武汉保卫战中,重症监护专业领域的护理同仁在救治患者过程中发挥了重要的作用,尤其是在气道管理、俯卧位通气、CRRT、ECMO 等高精尖救治技术上,作出了重大贡献。中华护理学会重症护理专业委员会积极参与团体标准的起草工作,经过专委会标准起草组人员的共同努力,牵头起草了两项团体标准《成人有创机械通气气道内吸引技术操作》和《成人经口气管插管机械通气患者口腔护理》,并且获批立项两项,分别为腹腔内压力测量技术和重症患者人工气道气囊管理。

中华护理学会重症护理专业委员会探索新的学术活动形式,一如既往地发挥学术交流平台作用,每年举办全国重症护理新进展研讨会,分设管理与发展、标准与指南、科研与转化、教学与人才培养、重症超声检查与 CRRT 工作坊、重症技能智慧说、共识指南、重症人文、重症 DRG 与绩效管理以及重症技能艺术秀等多个模块,立足护理前沿,聚焦学科热点,传播行业新知,分享专业成果。

中华护理学会重症专科护士培训从 2002 年开始启动,截至目前,共计培训 6 279 名重症专科护士,为我国的重症护理事业培养了大批优秀的护理人才。举办“夯基础·重质量——重症技能”活动,提高重症护理人员的技能水平以及规范重症护理技能操作,进而加强重症护理专业建设。

四、中华护理学会与中国医学救援协会的交流合作

2018 年 8 月 12 日,中国心肺复苏·心脏除颤(以下简称“CPR·D”)团体标准与中国胸痛中心建设与评估团体标准发布会在北京召开,发布会由中国医学救援协会和中华护理学会主办,中国心血管健康联盟,中国医学救援协会心血管急救分会、心肺复苏分会、整合康复医学分会、急救分会、护理救援分会、科普分会、标准化工作委员会,中国医师协会胸痛专业委员会、急救复苏和灾难医学专业委员会共同举办。CPR·D 是院外生命链中的重要一环,它能够挽救因急危重症、意外伤害导致心脏呼吸骤停的生命。CPR·D 团体标准发布将推动院外救治技术的普及,促进 CPR·D 规范化使用,提高救治率;胸痛中心建设与评估团体标准的制定助力我国心血管学科和心血管事业的发展,建立贯穿急性心肌梗死患者发病、转院、救治全过程、全环节的标准化评估体系。此次 CPR·D 和胸痛中心建设与评估团体标准的联合发布,有助于共同组建生命救治链,提升急性心肌梗死患者救治率,将专业、院外救治和公众普及连接为一体,促进院内外专业结合,为实现与国际对接、标准输出奠定基础。

2022 年 2 月 22 日,中国医学救援协会、中华护理学会、中国灾害防御协会共同发起的“2022:中国心肺复苏心脏除颤年”会议暨 22 人论坛。中国医学救援协会会长李宗浩、中华护理学会吴欣娟理事长、中国工程院姜保国院士、国家卫生健康委员会医政医管局和中国科协创新战略研究院有关领导,以及急救、创伤、心血管领域专家等参加了会议。与会专家就科学规范开展 CPR·D 的专业教学与普及培训;中国胸痛中心建设和区域医疗体系建设;编制 AED 地图及 CPR·D 实施中的试点地区进行登记制度等专题进行了讨论。会上发布了《中国心肺复苏心脏除颤(2022—2024)行动方案》(简称“CPR·D 三年行动”)、“2022 心肺复苏年宣言书”,旨在促进 CPR·D 科学研究与普及 CPR·D 专业与公众培训、CPR·D 新技术应用与产品推广、标准的制修订工作、CPR·D 相关产品及制造企业的信用评价等,以创建发展我国 CPR·D 系统工程,尽快提升心脏骤死抢救成功率。

五、结语

征程万里风正劲,重任千钧再出发。新征程勾勒奋进路径,新使命激荡奋斗热情,新要求锻造坚强力量,"十四五"时期是我国开启全面建设社会主义现代化国家新征程、向第二个百年奋斗目标进军的第一个五年阶段,同时也是推进中华护理学会高质量建设发展的关键时期,中华护理学会将立足新发展阶段、贯彻新发展理念、构建新发展格局,以习近平新时代中国特色社会主义思想和党的二十大精神为指引,坚持政治领航,坚定信心、同心同德、埋头苦干、奋勇前进,在实现第二个百年奋斗目标的新征程上续写中华护理学会发展的新辉煌!

（中华护理学会）

第三节
中国航空医疗救援发展报告

....

航空医学救援是指使用经过专业改装的医学救援飞行器（含直升机、固定翼飞机）执行医学救援工作，包含现场医疗救援、医疗转运、器官移植供体运送、医疗装备及物资送运，以及以实施医学救援为目的的医务人员紧急运送。航空医学救援是医学救援体系的重要组成部分，是地面医学救援的重要补充和拓展，是突发事件紧急救援的重要战备力量。近年来，我国航空医学救援有了长足的发展。

一、我国航空医学救援事业发展现状

我国航空医学救援的历史亦可追溯至 20 世纪 50 年代。早在 1953 年，我国就专门成立过直升机救护大队以解决抗美援朝中伤员医疗后送问题。1976 年唐山大地震，1979 年对越自卫反击战中，都曾使用过直升机后送伤病员。从 20 世纪 80 年代开始，国家和地方政府开始在重大灾害或危急情况时使用直升机执行应急救援任务。1997 年，我国航空医学救援研究、实践的先驱者李宗浩教授，提出发展直升机、轻型飞机的空中急救，真正开启了我国航空医学救援事业的新阶段。

（一）近年来我国航空医学救援取得的进展

近年来，在党中央、国务院坚强领导下，我国航空医学救援工作取得了长足的进步，航空医学救援体系进一步完善。

原国家卫生部、国家发展和改革委员会 2010 年联合印发的《关于加快突发公共事件卫生应急体系建设和发展的指导意见》中提到，依托现有医疗卫生资源，逐步建立综合与专项医学救援兼顾，陆地、海上（水上）与航空医学救援相结合的全国紧急医学救援基地网络；逐步实现规范化准入、网络化运行、系统化管理、标准化评估。国家卫生和计划生育委员会 2016 年印发的《突发事件紧急医学救援"十三五"规划（2016—2020 年）》，重点提出推进航空医疗转运与救治；鼓励发展我国航空医疗转运与救治工作。制定支持航空医疗转运与救治发展的政策和保障措施。研究编制航空医疗转运与救治相关工作规范和技术指南。逐步开展航空医疗转运与救治的专业队伍和装备设施建设。积极探索建设国家航空医学救援力量。

为规范航空医学救援行为，原国家卫生与计划生育委员会于 2017 年开始着手制定《航空医疗救援管理办法》，成立了专家组，已完成初稿，目前正与中国民用航空局开展航空医学救援试点工作，试点城市和试点医疗机构以及试点相关要求已初步明确。

（二）国内各地开展情况

近年来，北京、上海、福建、江苏、河南等地的医疗急救机构已经与通航公司尝试直升机医疗救援合作，在技术、管理和服务等方面积累了一定的经验。

1. 北京市　北京市红十字 999 急救中心目前有 2 架专业航空医学救援直升机，已和国内数十家医疗机构、救援公司成立空中救援会；并与中国人寿合作，推出空中紧急救援保险产品，保障范围包括空中紧急救援交通工具费用、空中医疗费用以及意外所致的身故、残疾、烧伤和意外伤害医疗费用;航空医学救援范围包括我国内地、港澳台地区和部分周边国家。

2. 上海市　在上海世界博览会期间,上海市青浦区医疗急救中心与上海市公安局警务航空队合作,成功完成了2例直升机航空医疗救护。上海交通大学医学院附属瑞金医院自2015年起启动上海航空医疗救援中心基地医院建设与应用项目,列为上海市第四轮加强公共卫生体系建设示范性项目,成立上海航空医学救援指挥中心办公室,建立了航空医学救援专业团队。2014年上海东海大桥大巴侧翻事故,出动3架警用直升机往返5次进行救援。

3. 福建省　厦门市医疗急救中心在观音山设置航空医疗急救站,多方联动合作,构建海陆空立体医疗急救体系,与金汇通航紧密合作,建立接处警机制。在医疗机构建设停机坪,在市区规划布设临时停机点位。交通运输部东海第二救助飞行队现有3架救助直升机,主要担负台湾海峡及福建沿海的海上遇险(难)人员搜救和救生,并应地方政府需要执行海陆救援工作,先后执行400余起救援任务。

4. 江苏省　无锡市急救中心自2014年开始探索航空医学救援工作,举办学术研讨会;学习意大利、瑞士、德国直升机急救服务经验;以赛事保障为切入点,与通航公司合作试点应用医疗直升机;军地多方联动,建立医疗直升机常态运行工作机制,筹建直升机应急基地,规划布局起降点位,构建紧急救援保障体系。

近年来,南京市急救中心与军队、通航公司探索建立航空救援体系,作为地面紧急救援的重要补充,满足重大突发事件处置、危重伤病长途转运、重大活动保障需求。

5. 河南省　河南省宏力医院(民营医院)自2010年开始筹备创建直升机空中救护体系,以安阳机场作为主运营基地,目前有3架救护直升机,取得飞行资质的空中救护飞行员10人;配有转运呼吸机、吸引器、监护仪、微量注射泵以及紧急气道管理器械等;开通了覆盖河南省的空中救护热线96966;设立空中救护专项基金。

(三) 相关法律法规情况

目前,我国与航空医学救援相关的法律法规主要分航空方面和医疗方面两部分。

1. 航空方面　涉及的法律法规主要是《中华人民共和国民用航空法》(下称《民用航空法》)、《通用航空飞行管制条例》。

《民用航空法》规定,在一个划定的管制空域内,由一个空中交通管制单位负责该空域内的航空器的空中交通管制;民用航空器在管制空域内进行飞行活动,应当取得空中交通管制单位的许可;民用航空器应当按照空中交通管制单位指定的航路和飞行高度飞行,因故确需偏离指定的航路或者改变飞行高度飞行的,应当取得空中交通管制单位的许可。

《通用航空飞行管制条例》规定,从事通用航空飞行活动的单位、个人使用机场飞行空域、航路、航线,应当按照国家有关规定向飞行管制部门提出申请,经批准后方可实施;从事通用航空飞行活动的单位、个人实施飞行前,应当向当地飞行管制部门提出飞行计划申请,按照批准权限,经批准后方可实施;执行紧急任务的,可以提出临时飞行计划申请,临时飞行计划申请最迟应当在拟飞行1小时前提出;飞行管制部门应当在拟起飞时刻15分钟前作出批准或者不予批准的决定,并通知申请人。

从上述可以看出,我国相关法律法规对航空医学救援的管制确实较为严格。开展航空医学救援单位在启用救护直升机前需要获得当地中国民用航空局等相关机构的批准,出机前需向当地中国民用航空局等部门报批起飞计划。

2. 医疗方面　涉及的法律法规主要是《中华人民共和国执业医师法》《医疗机构管理条例》《院前医疗急救管理办法》。

《中华人民共和国执业医师法》规定,医师经注册后,可以在医疗、预防、保健机构中按照注册的执业地点、执业类别、执业范围执业,从事相应的医疗、预防、保健业务。未经医师注册取得执业证书,不得从事医师执业活动。

《医疗机构管理条例》规定,医疗机构必须按照核准登记的诊疗科目开展诊疗活动。

《院前医疗急救管理办法》规定,本办法所称院前急救是指由急救中心(站)和承担院前急救任务的网络医院(以下简称"急救网络医院")按照统一指挥调度,在患者送达医疗机构救治前,在医疗机构外开展的以现场抢救、转运途中紧急救治以及监护为主的医疗活动。

从以上法律法规可以看出,在我国从事航空医学救援的医师必须是执业医师,按照注册的执业地点、执业类别、执业范围执业。在我国从事航空医学救援的医疗机构中开展现场医疗救治,主要指的是急救中心(站)和网络医院。

(四)与国际经验的比较

与国际成熟经验相比,我国航空医学救援开始时间较早,但发展进程缓慢,目前尚未形成规模和体系。

1. 国际航空医学救援总体开展情况　一是建立了健全的航空医学救援组织体系。美国、德国等发达国家通过数十年的发展,均建立起本国的航空医学救援组织体系,全国分区域布局建立起航空医学救援网络。二是全国或总部设立统一指挥调度中心。从国际经验可看出,发达国家的航空医学救援大多数设立了统一指挥调度中心统筹全国的航空医学救援工作。三是形成了较为成熟的航空医学救援工作流程。一般任务调度控制中心接到求救电话,通知相应范围内的直升机基地。基地接到通知后,飞行员同机务人员做起飞准备,医务人员携带急救包准备登机,救护直升机短时间内快速起飞。直升机飞往求救地点,医务人员到达现场实施急救。医务人员为伤病员做好登机准备,直升机搭载伤病员和医务人员飞往设有停机坪的医疗机构。与医疗机构交接伤病员后,医务人员随机返回。四是以市场手段为主推进航空医学救援事业发展。国际经验表明,航空医学救援的大规模发展,需要市场手段为主,大力借助资本力量,充分利用融资、租赁、保险、基金、慈善捐助等多种运作方式。

2. 我国航空医学救援与国际比较　目前,我国航空医学救援尚没有形成规模和体系。当前,北京、陕西、河南、湖北、宁夏等省已经启动了航空医学救援工作,组建了空运救护队,制定了各自的救援工作流程,开展了具体救援工作实践。上海、广东、浙江等省份已经制定了航空医学救援发展规划。

救援队组建情况:从表3-1可知,我国目前在空运救护队组建方面采取的和国际一样的机上人员搭配,但在具体人员要求方面,我国尚没有统一的培训要求和标准。高质量的人员配备也是支持航空医学救援组织高效运作的关键因素。目前国内参与航空医学救援工作的医务人员,有来自院前急救的人员和医院内医务人员,主要以兼职为主,在接受专业培训后,仍然回到自己原有的岗位,仅在有任务需求时,由直升机接往任务地点。而依据国外成熟经验,由于本国内航空医学救援已经自成完整体系,具有一定规模,救护直升机使用率高,工作量大,因此每个救援基地都有专职的飞行员、机务人员、医师及护士,且均受过专业的航空医学救援培训。

表 3-1　各国航空医学救援队相关情况

国别	机上人员搭配	培训情况
美国	1 名飞行员,1 名飞行急救员,1 名飞行护士	飞行员:3 000 小时以上的飞行纪录 飞行急救员:掌握高级生命支持、小儿高级生命支持、院外创伤生命支持等技能知识,通过危重伤病员转运护理人员认证委员会(BCCTPC)认证。在四年内,须完成专业领域内至少 100 小时的继续教育课程,其中 75 小时的临床类课程(16 小时的临床类教育必须是飞行急救员资格认证(FP—C)审核过的课程),25 小时的其他类课程 飞行护士:须通过急救护士认证委员会(boardofcertificationforemergency nursing,BCEN)认证,通过转运护理实践 创伤处置、各类急症的急救处置等考核。证书到期前需要更新认证,通过继续教育课程或重新参加考试两种方式更新认证。继续教育课程要求至少 100 小时的上课时间,其最多只能有 25 小时是非临床实践类课程

国别	机上人员搭配	培训情况
德国	1名飞行员,1名医师和1名高级医护助理	飞行员:2 000小时以上的安全飞行纪录 医师:≥1.5~2年的研究生课程培训,80学时急救培训课程,20车次救护车工作实践 高级医护助理:3年以上的地面急救实践经验,520小时的空中急救培训实践,2 750小时的院外急救工作经验
中国	1名飞行员,1名医师和1名护士	一般为简单的上机设备培训,通航公司对医护人员进行上下机培训,应急事故处理培训,没有专业培训认证机构,没有具体时间要求

从表3-2可知,美国等发达国家在航空医学救援工作流程方面,具有全国统一的指挥调度系统,配备了专职的医务人员,操作流程全国统一,而我国是各地统一指挥,机组医务人员是兼职人员,且操作流程各地不统一。

表3-2　各国救援工作流程

国别	指挥调度情况	机组医务人员配备	操作流程
美国	全国统一指挥	专职医务人员	全国统一流程
德国	全国统一指挥	专职医务人员	全国统一流程
中国	各地统一指挥	兼职医务人员	各地根据实际,自行制定流程

运行情况:从表3-3可以看出,德国、荷兰等国家的航空医学救援机构仍以非营利性组织为主,而我国则为营利性组织。资金来源方面,国际上以保险、会费、政府拨款和捐赠为主,而我国则以个人自付为主。救援例数,国际已经很多或较多,而我国目前较少。

表3-3　各国航空医学救援队运行情况

国家	救援机构性质	资金来源	救援例数
德国	非营利性组织	保险+会费+捐赠	很多
荷兰	非营利性组织	会费+捐赠	较多
澳大利亚	非营利性组织	政府拨款+捐赠	较多
中国	营利性组织	个人自付	较少

国际上比较成熟的航空医学救援组织中,美国以营利性居多,如其最大的空中医疗服务上市企业Air Methods公司即为营利性质,而德国、英国、瑞士、荷兰、加拿大以及澳大利亚的主要航空医学救援组织均为非营利性质。欧洲国家航空医学救援工作的资金来源主要以捐助、会费化及保险为主。

二、我国航空医学救援工作存在的问题

我国航空医学救援工作在取得长足发展的同时,也存在以下问题。

(一)未建立统一的发展规划和协调机制

我国航空医学救援尚未建立统一发展规划和形成统一协调机制。航空医学救援事业在我国仍属起步阶段,虽然国家有关部门早已意识到航空医学救援的重要性,并启动和发展这一项目,但尚未开展具体统

一的航空医学救援统筹与规划,尚未确定合理有效的发展模式,没有确定牵头单位,也没有明确的职责或任务分配。就目前来看,主要是各地有条件和能力的单位或地方政府在摸索进行航空医学救援工作的开展。与此同时,国家卫生健康委员会、民政部、中国民用航空局等相关部门也在各自领域探索适合我国国情的发展方向和模式。

(二) 未制定统一行业标准规范

我国现代化航空医学救援起步较晚,但近年来受到越来越多的重视,多个省(自治区、直辖市)、市急救机构及医疗机构均进行了空中医疗救援的尝试和探索。各地区在空中医疗救援上标准不一,包括准入标准(即怎样的病情适合运用空中转运)、转运机制(如何保证各流程间沟通无障碍,地面、空中都能做到无缝衔接)、医护人员执业资质、培训内容与技能要求等,均没有制定统一标准,在应急救援人员培训、救援资金管理、特殊资源准备以及相关法规等方面,也没有形成统一应急救援管理体系。

(三) 专业人才队伍匮乏

如前所述,根据《中华人民共和国执业医师法》《医疗机构管理条例》《院前医疗急救管理办法》相关规定,在我国开展航空医疗现场救援的医护人员应以急救中心(站)和网络医院为主,但我国目前院前急救专业人才队伍匮乏。高等医学教育未设置独立的院前急救专业,专职院前急救医师缺少与其专业相适应的住院医师规范化培训及职称晋升体系,缺少职业发展平台。院前急救机构的专业技术人员编制标准缺乏。院前急救临床工作与其他医疗机构工作相比,环境艰苦、危险性高、收入偏低,对多年从事急救一线工作的医师缺少高龄后的退出分流机制。航空救援医务人员的专业培训还不够规范,也没有建立专门的认证机制,多为各通航公司和医疗机构合作进行,培训的内容、标准和质量无法进行评估,亟待加强相关专业培训机构的设立,以及培训的规范化管理。

(四) 运营压力较大

目前我国航空医学救援的运营压力较大,开展单位均投入大、产出少。一方面,尽管国家有关部门已明确要大力支持航空医学救援工作,但目前还无法对已开展或准备开展该项工作的单位提供财政支持;另一方面,由于当下救护直升机救援的费用昂贵,普通民众难以承担。

航空医学救援作为公共产品向全民提供,维护其公平性、可及性是首要考虑的问题。由于政府监控职责缺失,导致部分医院盲目申请航空医学救援。在没有政府调控的情况下,通航成本很高,如果按照市场价,根据不同机型,直升机救援的费用在4万~7万元/小时不等,固定翼飞机的中程航线一般在15万元左右,公众难以承受高额费用。空中120本身成本很高,以普通的直升机为例,不包括抢救费用,每小时的飞行成本为2万元左右。然而,参考2015年中国的恩格尔系数30.6%,我国人民生活目前属于相对富裕水平,大多数的人还没有或者还不愿拿出更多收入使用救护直升机。此外,我国目前的社会医疗保险以保基本为主,短时期内不会涉及航空医学救援方面的费用;而相关商业保险也才随着航空医学救援的发展刚刚起步,产品少,参保人数也少,保险覆盖面很小,因此公众也一时很难通过保险来享受航空医学救援服务。资金问题是关乎一项事业发展的重要因素,如何筹措资金支持航空医学救援工作,如何支付昂贵的航空医学救援费用,以及在资金方面如何借鉴国外经验探索符合中国国情的合理有效途径,这些都是需要进一步深入研究与探讨的课题。

(五) 空域的限制

《民用航空法》《中华人民共和国飞行基本规则》(下称《飞行基本规则》)、《通用航空飞行管制条例》等法律法规限制了我国航空医学救援工作的大规模开展。《飞行基本规则》规定,我国空域通常划分为机场飞行空域、航路、航线、空中禁区、空中限制区和空中危险区等。机场飞行空域通常包括驾驶术(特技、编队、仪表)飞行空域、科研试飞飞行空域、射击飞行空域、低空飞行空域、超低空飞行空域、海上飞行空域、夜间飞行空域和等待空域等。机场飞行空域的划设,由驻机场航空单位提出方案,报所在地区的部队军级航空单位或者战区空军批准;所有飞行必须预先提出申请,经批准后方可实施;组织与实施通用航空飞行活动,必须按照有关规定履行报批手续,并向当地飞行管制部门提出飞行申请,飞行申请的内容包括任务性质、航空器型别、飞行范围、起止时间、飞行高度和飞行条件等,各航空单位应当按照批准的飞行计划组织实施。相比之下,美国的空中管制则相对较松,实行的是分层级管理,其国家空域系统从管制方式上分为绝对管制空域(A类)、管制空域(B、C、D、E类)、非管制空域(G类)以及一些特殊使用空域。对于主要使用目视飞行的救护直升机,飞行在其E类或G类空域,处于非管制状态,仅仪表飞行需要管制中心许可。美国E类空域应用最为广泛,在全美范围内形成了连续的空域,最大程度地允许通航飞机的活动。

(六) 救援直升机需求缺口大

毋庸置疑,空中医学救援网络布局要以满足人的最佳医疗救助时间为原则。医学统计显示 67% 的重伤者会在 25 分钟之内死亡,如伤者在 15 分钟内得到良好的救治,保住生命的总体概率将达到 80%。15分钟内是国际上较为公认的最佳响应时间,如德国要求其国土面积上任意一点可在 15 分钟内得到空中医学救援。我国目前引进最多的救护直升机为空客公司生产的 EC135 型号,该机型最高时速为 259km,则15 分钟可达最远直线距离为 64.75km。若不考虑天气、地形等可能影响直升机时速的客观环境因素,则单个空中医学救援基地的最佳服务半径应设定为 65km,计算出服务面积为 13 266.5km²。按照我国国土面积 960 万 km² 计算,需要空中医学救援基地约 724 个。若按照每个救援基地配备 2 架救护直升机计算,我国需要约 1 448 架专业的救护直升机。由此可知,目前我国救护直升机数量远远不够,存在很大的需求缺口。

三、下一步工作建议

(一) 加强顶层设计,将航空医学救援纳入整体规划

建议加强顶层设计,统筹规划,建成以政府为主导,以政策法规为支撑,以行业标准为依据的航空医学救援体系。按照统筹规划、整合资源、合理配置、提高效能的原则,做好规划和实施。同时进一步完善全国院前急救体系,统筹全国急救资源,将航空医学救援工作纳入院前急救体系,可考虑由每个地市级及以上院前急救机构作为该地区唯一的受理和调度指挥中心,统一协调空中和地面的急救资源,同时开通网络平台,实现远程医疗以及信息共享。同时,鼓励其他医疗机构参与院间转运、活体器官运送等工作,使其在120急救网络的主体外形成周边力量,补充和支援我国院前急救系统,使我国民众得到更加全方位的生命安全保障。

(二) 推动标准制定,加快规范建设

建议国家相关部门组织行业专家商讨制定航空医学救援行业规范和标准。航空医学救援工作需要的行业标准主要有:救护直升机行业标准、救护直升机基地和停机坪建设规范或标准、救护直升机出机标准、空运禁忌证、空运途中医疗监护技术标准、空中救援文书使用规范以及空运救护队组建及培训规范等。目前,中国医学救援协会已受国家卫生健康委员会委托负责开展航空医学救援培训工作,建议由该协会牵头,联合中国航空学会通用航空分会、中国航空运输协会通用航空分会、中国信息协会通用航空分会等有关行业协会组织专家制定航空医学救援相关标准规范。

(三) 加强人才队伍建设

航空医学救援是一项特殊环境下的复杂的救援工作,涉及航空、气象、安全、医学救护等多个领域,救护人员除了遵守常规医疗规范,还要考虑航空救援条件(低气压、噪声、振动等)下的特殊诊疗要求。然而,我国尚未建立起标准化规范化的航空医学救援人才培养与资质认证制度,航空医学救援机构大多以急

救医师、急救护士执行航空医学救援任务,缺乏航空航天医学的相关培训,容易产生医疗事故造成纠纷。因此,建议结合我国具体国情,借鉴国外经验,发挥各相关专业协会的重要作用,设置航空医学救援专业课程,建立航空医学救援人才培养、从业人员的执业资格认可以及专业继续教育培训等制度,组建专业的航空医学救援队伍,高效地完成航空医学救援任务。同时,还应根据院前急救工作特点,建立科学合理的人员结构体系和薪酬制度。逐步完善航空医学救援人才的培训和选拔机制。

(四)探索符合我国国情的运营机制

国际成熟航空医学救援组织多非营利性组织为主,资金来源渠道多元化。我国航空医学救援运营成本高、收益小,资金来源渠道较为单一。建议拓宽融资渠道,通过政府出资、发展商业保险、设立基金、社会捐赠等多种方式保证航空医学救援正常运营。突发事件发生时,由政府出资购买航空医学救援服务等。引入商业健康保险,开发航空医学救援(急救)险种。建立航空医学救援发展专项基金,专门用于突发事件航空医学救援。慈善捐助是国际航空医学救援组织的资金来源渠道之一,可考虑由政府牵线搭桥,为航空医学救援慈善捐助开通一条公开、透明、合法合规且合理有效的途径,引导汇聚各方慈善力量。

(五)完善法律法规,放宽低空使用权限

我国航空医学救援需要法律法规支持。目前国家正在探索放宽低空管制的试点工作,尝试对救护直升机放宽低空管制,即先对已注册登记的合法合规的救护直升机放宽低空使用权限。当下救护直升机每次起飞前都必须申请报批,飞行范围又极其有限。如果取消合法合规且已登记在册的救护直升机每次起飞前的报批程序,仅保留向军方备案一则,则可缩短救护直升机响应时间,提高救援效率;也可以将批准飞行范围改为规定飞行禁区,即对救护直升机而言,除了禁区需要特别报批外,其他低空区域为非管制区,则可调动我国航空医学救援市场的积极性。但是,从工作统筹规划角度看,保留一定的管制是必要的,需要制定救护直升机使用规范和标准,明确合理有效的违规处罚措施,明确责任部门,以规范救护直升机的使用。

为建立覆盖全国的直升机应急医学救援网络,应对突发事件和自然灾害应急医学救援,必须从制度和机制层面整合我国军队、海事、急救、警用和红十字会等单位分散的航空救援力量,明确直升机应急医学救援归口管理、执行机构,明确责任权利的界定,统筹规划建设区域化直升机应急医学救援中心,优化直升机应急医学救援力量配置,同时从法律法规方面明确直升机应急医学救援的实施主体、受助主体、指挥调度程序、经费和后勤保障等相关问题,规范救援飞机使用、起降点建设、空管协同、油料通信保障等要素的配套建设,从根本上助推直升机应急医学救援工作的健康发展。

(六)大力发展航空医学救援基地建设

建议各省份动员社会力量,同时给予一定的引导资金,建立 1 个或 2 个集培训、演练、日常急救和应急救援于一体的省(自治区、直辖市)级航空医学救援基地。基地配备 1 架或 2 架医学救援专用直升机,建设规范的直升机停机坪,建设 1 个规范的直升机停机坪,建设相应的直升机仓库、航油仓储等;配备合理的医护力量,覆盖半径为 200km 的救援范围。在医院、高等院校、公园、大型商场或写字楼等公共设施、场所建设直升机停机坪或临时起降点。

(七)军民融合优势互补

在航空医学救援方面,近几年民营企业的加入,将逐渐改变以往的救援态势;多个通用航空公司已在多个省份纳入当地应急救援体系,成为部队、政府救援力量的重要补充。如民营医院河南宏力医院于2011 年开始了空中医学救援工作。医院目前拥有 3 架直升机用于空中医学救援,设有全国直升机救援专线,有 6 名医务人员赴德国完成了其直升机救护专业培训。截至 2015 年底,已成功完成任务 4 次。上海金汇通用航空公司自 2006 年成立后,于 2016 年全面转型为直升机空中救援公司,截至 2018 年底,在全国28 个省份设立分公司并全国布机 80 余架,机型为意大利莱昂纳多 AW139、AW119 和 AW109,全部机型

均为医疗急救构型并配备通过中国民用航空局认证适航的医疗设备。此外,民企通航公司还能够有效弥补部队和政府航空救援中飞机数量不足、救援装备落后、救援流程复杂等劣势,集中社会力量,开创新颖的运营、保障、金融模式,与部队救援力量进行优势互补。

综上所述,有理由相信,民营企业在全国范围内与医院、急救中心建立起合作网络,运行、医疗网络并行,将很有可能推动中国直升机医疗急救事业的快速发展。

(浙江省杭州市急救中心 袁轶俊)

第四节
中国机场应急救护现状与发展报告

　　进入 21 世纪,我国航空业已发展成为国家和地区经济建设的重要组成部分,民航旅客吞吐量和货运量均居全球第二。按照相关统计,70% 空难事故发生在机场及邻近区域内,机场旅客及工作人员的医疗急救需求也随民航的迅猛发展呈现快速上升之势(每千万旅客吞吐量死亡率由 2016 年的 1.30 例上升到 2020 年度的 1.73 例)。机场应急救护是机场应急救援的重要组成部分,民用运输机场运行中各类突发事故的应急救援能力,以及为避免和减少人员伤亡和财产损失的快速反应措施的效果,是机场运营安全管理系统建设的重要内容。

　　为应对机场及邻近区域内的航空器事故,《国际民用航空公约》规定,机场运营期间必须具备与其运营规模相匹配的医疗急救力量。中国作为签约国和秘书长单位,交通运输部和民航局专门推出了《民用运输机场突发事件应急救援管理规则》《民用运输机场应急救护设施设备配备》和《民用运输机场应急救护工作规范》等标准和法规来落实和规范机场医疗急救工作。为适应现场救治中伤病患者伤情变化,经救治可能出现好转而由重伤归属中、轻伤等变化情况的需要,在 2019 年修订颁布的《民用运输机场应急救护设施设备配备》中,将以往国际民航组织推荐的条式伤票(仅可轻伤改中、重、死亡),变更为既可由轻改中、重、死亡,又可由重伤翻回轻伤的伤亡识别标签。

　　为应对机场旅客及工作人员的医疗急救需求的快速增长,在 2019 年 7 月新修订颁布的《民用运输机场应急救护设施设备配备》修改了机场急救站、急救室的确定方法,使之与机场的跑道数量和航站楼面积及旅客吞吐量相关联。为进一步缩短应急救护有效应答时间,落实第一目击者就是第一施救者的现代化急救理念,中国民用机场协会又推出了《中国民用机场航站楼自动体外除颤器设置管理规范》。

　　机场医疗同时也是突发公共卫生事件处置的重要力量。2020 年 6 月,中国民用机场协会医疗救护专业委员会制定了《中国民用机场新冠肺炎疫情常态化防控技术指南》,为机场疫情防控工作建立了团体标准。该标准被国际民航组织翻译为英文版,在其官网上发表向世界各国机场推送中国机场的防疫经验。

　　受经济发展和地方区域化差异等诸多因素影响,目前部分机场医疗机构存在机场主导的企业办医、地方政府委派和机场业务外包等多种运营模式。机场医疗急救部门均在地方卫生行政主管部门注册、执业,接受民航主管部门行业管理,承担机场及邻近区域内的航空器及非航空器应急救护工作任务,为应急救护区域内的人员提供医疗救治服务。

　　除常规的医疗门诊、机场区域的急诊出诊、事故的应急救护、公共卫生防疫等任务外,机场医疗急救还应患者及家人、航空公司及其承运人需求,就疾病旅客在乘机途中可能发生意外情况进行评估,就应诊离港旅客疾病发展状况进行前期预判处置,航前和航程中必需的常规治疗和医疗救治措施,就是否需要终止航程予以建议,尽最大努力保障患者的生命健康并减少疾病原因导致的返航、备降等航空器飞行航程更改。

　　各机场医疗急救部门组建了隶属于中国民用机场协会的团体,经历了二十多年的发展,现名为医疗救护与疾控分会,在中国民用机场协会领导和中国民用航空局飞行标准司的指导下,创建出版内部学术期刊,定期组织工作和学术交流研讨会及医疗急救与防疫技能比武,编写出版了《机场航空器突发事件及非航空器突发事件应急救护》《机场突发公共卫生事件应急处置》等行业专著和《机场常见急症处置指南》

等内部培训教材,推出应用于全国各机场医疗急救的系列团体标准。在中国民用航空局的部署下,在民航总医院和中国民航管理干部学院建立了航空医学培训基地,定期对民航医护人员进行航空医学等相关知识培训。在中国民用航空局和医疗救护与疾控分会领导下,在北京首都机场建立了机场医疗救护培训基地,对全国各机场医疗救护人员进行规范性培训。

截至 2022 年底,中国 258 家民用运输机场均有与其运营规模相匹配的医疗急救机构,且按照国家标准配备了运营场所、救护车等设施设备,并配备了医护等医疗救护力量,按国际民航公约要求制订了完备的应急救援计划和各类应急救护预案。机场医疗急救部门除参加机场每三年必定举办的应急救援综合演练外,还进行应急救护专项演练和桌面推演,每年进行以心肺复苏、止血、包扎、固定、搬运为基础内容的医疗急救训练,还针对以担架队员等急救员为主体的机场工作人员进行医疗急救培训,在中国医师节、全民健康周等时期还开展针对旅客的医疗急救宣传活动。

机场医疗急救在守护机场旅客与工作人员生命健康,在机场邻近区域空难及其他突发事故救援及防疫、国家重大活动等工作中都作出了特殊贡献:历次机场邻近区域内空难和灾害事故均在规定时间内出动、到达、展开救治,将事故最终死残人数降到最低;多家机场成功复苏呼吸、心搏停止病例,甚至创造了心脏停搏 64 分钟复苏成功奇迹;北京首都机场在 2008 年奥运会和 2022 年冬奥会及冬残奥会均作出了杰出贡献,被誉为"国门健康生命卫士";深圳宝安国际机场等部分机场医疗急救单位被评选为"全国工人先锋号";武汉天河国际机场创立了飞行意外志愿血库在全国推广有效解决了空难等事故用血的后顾之忧;太原武宿国际机场医疗急救曾在全国急救大比武中获得了气管插管等多项第一;全国各机场为新型冠状病毒感染疫情"防疫保运"作出了杰出贡献,先后有 18 位机场医疗人员被评为"全国抗疫先进个人";多名机场医疗人员被评为全国、中国民用航空局、省(自治区、直辖市)的劳动模范、优秀党员、先进个人、标兵等奖励。

一、我国民用机场应急救护发展历程回顾

民航强国建设策略为我国航空业发展注入动力,在引进世界大型运输客机的同时,也引进了先进的机场应急管理理论。据权威资料统计,飞机进近和着陆(8 分钟)和起飞阶段(3 分钟)是最容易发生事故的阶段,是"危险的 11 分钟",尤其进近和着陆阶段被航空运输界称为"航空杀手"。世界商用大型喷气机各个飞行阶段发生飞行事故的比例为:起飞 14%,初始爬高 9.7%,最后进近 22.9%,着陆 21.7%,装载、滑行、卸载 1.7%,约 70% 是发生在机场及邻近区域。因此,在机场及邻近区域特别针对航空器事故的应急救援历来都与民航建设同步发展,不可分割的重要组成部分。

我国改革开放前,民用航空规模小,与军队建设一体化管理,未进入国民经济建设体系,应急救援理论及实践未成体系。20 世纪八九十年代发生的多起大型航空器事故救援实践,催生了机场应急救援体系建设,系列法规的颁布为机场应急救护与民航强国建设同步发展提供了依据。

2009 年 7 月 1 日国务院颁布实施《民用机场管理条例》,明确了机场应急救援的主体责任,把应急救援体系建设列为机场运营许可条件,为旅客提供医疗服务作为机场服务职能,确定了机场应急救援与所在地政府应急体制建设的法定关系。

为从法规上规范应急救援工作,中国民用航空总局 2000 年 4 月 3 日发布第 90 号令,即《民用运输机场突发事件应急救援管理规则》(CCAR-139-Ⅱ),2011 年 9 月修订为《民用运输机场突发事件应急救援管理规则》(中国民用航空局第 208 号令),2016 年修订为《民用运输机场突发事件应急救援管理规则》(交通运输部令 2016 年第 45 号),规定了驻场医疗部门在应急救援中的主要职责,明确了机场应急救护是机场应急救援体系中不可缺少的组成部分。

为从标准上规范应急救护工作,国家质量技术监督局 2000 年 4 月 5 日发布了 GB 18040—2000《民用航空运输机场应急救护设备配备》,对民用机场应急救护的机构、设施设备和人员配备做了规定。为适应民用机场快速发展的新形势,中华人民共和国国家质量监督检验检疫总局、中国国家标准化管理委员会于 2008 年 4 月 7 日修订发布 GB 18040—2008《民用运输机场应急救护设施配备》,新增了机场应急救护设

置机构、人员规范性要求。2010年黑龙江伊春坠机事故后,中国民航进入了持续139个月的长时间飞行安全期,空难事故频率大幅度下降,为适应新时期需要,2019年7月以国家市场监督管理总局、中国国家标准化管理委员会名义修订发布GB 18040—2019《民用运输机场应急救护设施设备配备》,对适用范围、机场应急救护相关术语和定义,机场应急救护等级、机构和人员的确定方法,以及药品、器材、车辆和设施设备的配备等进行了适当修订。

为从工作制度和体系建设上规范应急救护工作,2001年6月中国民用航空总局发布了《民用运输机场应急救护管理规范》,对机场应急救护分级管理、监督考核、情况通报等做了明确规定。2008年6月25日中国民用航空局飞行标准下发了管理文件《民用运输机场应急救护工作规范》(MD-FS-2008-06),对机场应急救护工作从机构职责、程序、应急救护预案的制定等均做了原则性规定,规范了全国机场的应急救护工作。2019年8月修订为《民用运输机场应急救护工作规范》(MD-139-FS-001)并发布,对机场应急救护的目的和依据、适用范围、能力要求、组织分工、应急救护程序、信息传递、演练、培训支援单位等做了明确规定和具体要求。

2005年以来,机场应急救护工作成为机场开航评估、安全审计和法定自查的重要内容,全国机场根据国家和中国民用航空局规定,把加强应急救护建设作为完善机场应急救援体系的重要工作,列入规划,逐步实施。

国际贸易和旅游事业的迅速发展导致了人口的大流动、物资的大流通,也带来了不可忽视的公共卫生问题。世界卫生组织的研究表明,航空运输模式在疾病传播危险性方面有显著的流行病学意义。我国地域辽阔、人口众多,历来是受多种传染病威胁的国家,改革开放以来国际航线迅猛扩张,航空业的迅速发展潜在带来传染病快速传播扩散的危险,迫使机场应急救护工作思路进行调整,增加了航空卫生检疫的重要内容。严重急性呼吸综合征、人感染高致病性禽流感、甲型H1N1流感、机场"白色粉末"等疑为生物恐怖的威胁等接踵而来的新的现实任务逐渐扩展了机场应急救护的工作内容。2020年6月,中国民用机场协会医疗救护专业委员会制定了《中国民用机场新冠肺炎疫情常态化防控技术指南》,为机场疫情防控工作建立了团体标准。该标准被国际民航组织翻译为英文版,在其官网上发表向世界各国机场推送中国机场的防疫经验。中国民用航空局先后推出了10版《运输航空公司疫情防控指南》和《运输机场疫情防控指南》,全面指导、规范民航疫情防控工作。新冠疫情以来,机场医疗作为机场疫情防控的核心中坚力量,承载了疫情防控方案制定、人员培训、体温测量、发热人员排查、流行病学调查、消杀指导、疑似患者转运、核酸采样、环境采样、防疫物资采购与发放、数据统计与分析、疫情报送等全领域、全流程的核心任务,是防疫工作取得决定性胜利的主要力量之一。在城市大型国际、国内的政治、文化体育活动中,机场应急救护也起着重要的保障作用,伤病患者的航空转运成为平衡医疗力量、降低灾害事故病死致残率和改善救治条件最迅捷的方式。随着我国以人为本的科学发展观深入国民经济建设和社会建设的整体领域,航空运输在各类灾难救援中的应用更为广泛,地震、洪水、泥石流、爆炸事故等突发灾害中伤员大转移体现了民航在民生建设中的重要作用,机场应急救护作为地面病床与空中病床联系的纽带,发挥了不可替代的重要作用。

为加强学术交流,1999年全国90余个机场的医疗急救同行组成了隶属于中国民用机场协会的学术团体——应急救护专业委员会(现医疗救护与疾控分会),在中国民用机场协会领导和中国民用航空局飞行标准司的指导下,创建出版内部学术期刊,定期组织学术研讨会和国际机场同行的交流和学术考察,破解机场应急救护工作中的疑点、难点,组织形成全国机场应急救护网络,实现了国内旅客急救的无缝隙衔接,延伸了机场服务功能,与社会医疗急救行业实现了有效对接,已成为中国民用航空局航空卫生行政管理部门与全国机场医疗急救机构及社会急救医疗机构沟通的桥梁和纽带。中国民用航空局在民航总医院成立航空医学系,把机场应急救护理论研究列为我国航空卫生总体系列,加快了机场应急救护机构的规范化建设和理论研究。

2010年为适应机场属地化管理的新形势,中国民用航空局飞行标准司成立了民用机场应急救护工作委员会,督导、协调全国机场应急救护、突发公共卫生事件等应急事件处置能力建设的日常管理,目前已逐步形成以机场应急救护为主要特征的机场突发事件处置、医疗急症救治、传染病防控、大型活动机场卫生医疗保障、伤员航空转移机场绿色通道保障工作,形成了中国特色的机场应急救护理论雏形。近年国内资深医学救援学术会议也邀请机场急救代表参会并交流应急救护经验,其作用已引起国内医学救援界的极大关注。

2016 年以来,中国民用机场协会医疗救护专业委员会持续对全国主要机场和有代表性的高原、特色支线机场进行医疗急救数据统计。为有效应对机场旅客及工作人员的医疗急救需求上升之势(每千万旅客吞吐量死亡率由 2016 年的 1.30 例上升到 2020 年的 1.73 例),应对机场旅客及工作人员的医疗急救需求的快速增长,在 2019 年 7 月新修订颁布的《民用运输机场应急救护设施设备配备》修改了机场急救站、急救室的确定方法,使之与机场的跑道数量和航站楼面积相关联。为进一步缩短应急救护有效应答时间,落实第一目击者就是第一施救者的现代化急救理念,中国民用机场协会又推出了《中国民用机场航站楼自动体外除颤器设置管理规范》。

截至 2022 年底,我国 258 家民用运输机场均建立了与其运营规模相匹配的医疗急救机构,且按照国家标准配备了运营场所、救护车等设施设备,并配备了医护等医疗救护力量。机场医疗急救在守护机场旅客与工作人员生命健康,在机场邻近区域空难及其他突发事故救援及防疫等工作中都作出了特殊贡献:深圳宝安国际机场等部分机场医疗急救单位被评选为"全国工人先锋号";武汉天河国际机场创立了"飞行意外志愿血库"并在全国推广,此举有效解决了空难等事故用血的后顾之忧;太原武宿国际机场医疗急救曾在全国急救大比武中获得了气管插管等多项第一;先后有 18 位机场医疗人员被评为"全国抗疫先进个人",多名机场医疗人员被评为全国、中国民用航空局、省(自治区、直辖市)的优秀党员、劳动模范、先进个人。

二、我国民用机场应急救护现状

(一)中国历史上空难事故

检索相关文献资料,公开报道的自 1931 年以来的中国大陆地区空难事故计 38 起,总死亡人数 2 341 人。其中中华人民共和国成立前 4 起,共死亡 107 人;中华人民共和国成立后 34 起,共死亡 2 234 人;最近的一起空难为 2022 年 3 月 21 日中国东方航空的航班广西梧州山林坠机,事故造成 132 人遇难。

(二)中国民用运输机场 2016—2022 年度应急救护情况数据统计

1. 数据上报情况　数据全部由各民用运输机场报告,2016 年度、2017 年度上报数据的机场都是 49 家,具体机场略有不同。2018 年度、2019 年度收到 50 家机场上报的全年数据。由于 2018 年度海西花土沟机场、2019 年度安康富强机场处于停航状况,故未纳入相应年度分析。2020 年度上报数据机场为 44 家。2021 年度为 32 家,2022 年度为 28 家。2016—2022 年上报数据的机场总吞吐量分别为 916 790 298 人次、902 299 212 人次、999 485 835 人次、996 749 820 人次、514 894 599 人次、281 714 445 人次、175 308 531 人次,分别占当年全国机场总旅客吞吐量 90.2%、87.1%、79.0%、73.7%、60.1%、31.0%、33.70%。具体统计上报情况及层次。

2. 机场航空器及非航空器应急救护情况　根据各机场上报的航空器及非航空器应急救护事故应急救护情况,航空器突发事件与非航空器突发事件均呈现逐年下降趋势,见表 3-4。

表 3-4　2016—2022 年度机场航空器及非航空器应急救护情况

年度	旅客吞吐量 / 人次	航空器突发事件 / 例				非航空器突发事件 / 例
		原地待命	集结待命	紧急出动	事件总数	
2022	175 308 531	116	31	8	154	16
2022 年度事件与千万人次旅客吞吐量比值		6.62	6.62	/	8.78	9.13

续表

年度	旅客吞吐量 / 人次	航空器突发事件 / 例				非航空器突发事件 / 例
		原地待命	集结待命	紧急出动	事件总数	
2021	281 714 445	103	14	6	114	5
2021 年度事件与千万人次旅客吞吐量比值		3.66	0.497	0.213	4.05	0.177
2020	514 894 599	93	32	9	134	38
2020 年度事件与千万人次旅客吞吐量比值		1.81	0.398	0.175	2.60	0.738
2019	996 749 820	127	142	27	306	33
2019 年度事件与千万人次旅客吞吐量比值		1.27	1.42	0.271	3.07	0.331
2018	999 485 835	237	282	54	593	64
2018 年度事件与千万人次旅客吞吐量比值		1.57	1.57	1.57	1.57	1.57
2017	902 299 212	117	45	0	162	80
2017 年度事件与千万人次旅客吞吐量比值		1.42	1.42	1.42	1.42	1.42
2016	916 790 298	231	63	8	302	112
2016 年度事件与千万人次旅客吞吐量比值		1.41	1.41	1.41	1.41	1.41
7 年合计	4 787 242 740	1 024	609	112	1 765	348
7 年与千万人次旅客吞吐量比值		2.14	1.27	0.234	3.69	0.727

3. 机场门诊、出诊、后送、救护车出动情况　根据各机场上报的门诊、出诊、后送、救护车出动情况,机场非事件性常规医疗救护业务量呈现逐年上升趋势,见表3-5。

表3-5　2016—2022 年机场门诊、出诊、后送、救护车出动业务情况

年度	旅客吞吐量 / 人次	门诊量 / 例	出诊量 / 例	后送 / 例	救护车出动量 / 次
2022	175 308 531	83 251	10 810	3 745	6 299
与万人次旅客吞吐量比值		4.75	0.617	0.214	0.359
2021	281 714 445	129 152	12 171	3 385	5 954
与万人次旅客吞吐量比值		4.58	0.432	0.12	0.211
2020	514 894 599	245 487	31 441	3 720	21 000
与万人次旅客吞吐量比值		4.76	0.61	0.072	0.408
2019	996 749 820	553 421	31 860	7 372	14 716
与万人次旅客吞吐量比值		5.55	0.32	0.074	0.148
2018	999 485 835	347 333	34 733	7 799	21 329
与万人次旅客吞吐量比值		3.48	0.347	0.078	0.213
2017	902 299 212	376 182	37 618	7 710	20 771
与万人次旅客吞吐量比值		4.17	0.417	0.085	0.23

续表

年度	旅客吞吐量 / 人次	门诊量 / 例	出诊量 / 例	后送 / 例	救护车出动量 / 次
2016	916 790 298	333 211	33 321	6 116	14 767
与万人次旅客吞吐量比值		3.63	0.363	0.067 8	0.161
合计	478 242 740	2 068 037	191 954	39 847	104 836
7 年与万人次旅客吞吐量比值		4.78	0.443	0.092	0.242

4. 机场非事故性急诊、呼吸心搏停止和航空器上出诊情况　根据各机场上报的非事故性急诊、呼吸心搏停止和航空器上出诊情况,机场急危重症发病率和航空器上出诊,均呈现逐年上升趋势,见表 3-6。

表 3-6　2016—2022 年急诊、呼吸心搏停止、航空器上出诊情况

驻场员工数量 / 人	病原基础情况 旅客吞吐量 / 人次	急诊量 / 例 总急诊量	呼吸心搏骤停 / 例 候机楼内	航空器上	其他	总数	航空器上出诊 / 例 旅客	机组	总数	驻场员工数量 / 人
327 704	175 308 531	7 594	13	3	10	26	1 304	50	1 354	327 704
与亿人次旅客吞吐量比值		4 330	7.42	1.71	5.70	14.8	744	28.5	772	与亿人次旅客吞吐量比值
297 372	281 714 445	8 485	15	8	8	36	1 434	43	1 476	297 372
与亿人次旅客吞吐量比值		3 010	5.32	2.84	2.848	12.8	509	15.3	524	与亿人次旅客吞吐量比值
357 667	514 894 599	15 718	47	30	12	89	6 442	133	6 578	357 667
与亿人次旅客吞吐量比值		3 050	9.13	5.83	2.33	17.3	1 250	25.7	1 280	与亿人次旅客吞吐量比值
425 134	996 749 820	43 961	60	42	28	130	5 209	327	5 479	425 134
与亿人次旅客吞吐量比值		4 410	6.02	4.21	2.81	13	523	32.8	550	与亿人次旅客吞吐量比值
760 268	999 485 835	60 798	76	53	28	157	6 247	229	6 460	760 268
与亿人次旅客吞吐量比值		6 080	7.60	5.30	2.80	15.7	625	22.9	646	与亿人次旅客吞吐量比值
313 108	902 299 212	37 952	66	30	32	128	4 298	135	4 392	313 108
与亿人次旅客吞吐量比值		4 200	7.31	3.32	3.55	14.2	476	13.5	487	与亿人次旅客吞吐量比值
321 476	916 790 298	32 811	79	27	23	129	5 019	250	5 171	321 476
与亿人次旅客吞吐量比值		3 580	8.62	2.95	2.51	14.1	547	27.3	564	与亿人次旅客吞吐量比值
2 802 729	4 787 242 740	207 319	356	193	141	695	29 953	1 167	30 910	2 802 729
7 年与吞吐量比值		4 330	7.44	4.03	2.95	14.5	626	24.4	646	7 年与吞吐量比值

5. 急诊病种分布及发病率情况　各机场上报的 2016—2020 年旅客急诊病种分布及发病率情况,见表 3-7。

表 3-7 2016—2022 年旅客急诊疾病种类及患者数

疾病种类 / 年度	2016	2017	2018	2019	2020	2021	2022	合计
上报单位旅客吞吐量	916 790 298	902 299 212	999 485 835	996 749 820	514 894 599	281 714 445	175 308 531	4 787 242 740
呼吸内科	7 585	5 841	3 948	5 272	5 102	1 031	2 821	27 748
消化内科	4 155	3 704	3 256	4 841	1 992	1 904	637	17 948
心血管内科	13 091	5 290	5 358	5 235	4 394	114	1 107	33 368
神经内科	2 993	1 961	2 042	3 792	1 525	547	466	12 313
泌尿内科	148	620	66	144	67	269	95	1 045
内分泌			462	592	854	90	65	1 908
外科	892	2 717	3 070	4 046	2 677	1 523	929	13 402
骨科	805	50	103	68	28	103	2	1 054
妇产科	2 888	236	81	161	142	55	225	3 508
儿科	176	58	140	69	6	0	9	449
口腔及耳鼻喉	807	22	60	102	22	60	17	1 013
皮肤科	256	99	19	34	74	5	30	482
精神类	178	130	275	276	100	3	13	959
血液类	3	4	5	4	1	25	0	17
过敏等变态反应	16	29	48	78	27	17	0	198
肿瘤	11	3	31	29	13	0	0	87
酒精中毒	379	246	213	338	297	11	42	1 473
呼吸心搏骤停	129	128	157	130	89	36	26	633

6. 疾病影响飞行情况 2016—2022 年各机场上报疾病影响飞行事件,见表 3-8。

表 3-8 2016—2022 年疾病影响飞行情况

年度	旅客吞吐量 / 人次	备降 / 架次	返航 / 架次	终止起飞 / 架次	近路直飞 / 架次	合计 / 架次
2022	175 308 531	15	3	0	0	18
与亿人次吞吐量比值		8.56	1.71			10.3
2021	281 714 445	35	21	0	0	56
与亿人次吞吐量比值		12.4	7.45			19.9
2020	514 894 599	30	8	6	6	56
与亿人次吞吐量比值		5.83	1.55	1.17	1.17	10.9
2019	996 749 820	119	55	15	20	207
与亿人次吞吐量比值		11.9	5.52	1.50	2.01	20.8

续表

年度	旅客吞吐量 / 人次	备降 / 架次	返航 / 架次	终止起飞 / 架次	近路直飞 / 架次	合计 / 架次
2018	999 485 835	107	42	10	40	168
与亿人次吞吐量比值		10.70	4.20	1.00	4.00	16.8
2017	902 299 212	80	40	10	无数据	134
与亿人次吞吐量比值		8.87	4.43	1.11		14.9
2016	916 790 298	164	86	4	无数据	196
与亿人次吞吐量比值		17.9	9.38	0.436		21.4
合计	4 330 219 764	550.000 000 6	255.000 000 2	45	66	835.000 000 9
7 年与亿人次吞吐量比值		12.7	5.89	1.04	1.52	19.3

7. 航空转运情况　2016—2022 年,机场上报航空转运情况,见表3-9。

表 3-9　2016—2022 年航空转运情况

年度	旅客吞吐量 / 人次	出发转运 / 例	到达转运 / 例	国内转运 / 例	国际转运 / 例	合计 / 例
2022	175 308 531	19	58	76	0	78
与千万人次旅客吞吐量比值		1.08	3.31	4.34		4.45
2021	281 714 445	19	69	100	0	101
与千万人次吞吐量比值		0.674	2.45	3.55		3.59
2020	514 894 599	213	158	363	8	371
与千万人次吞吐量比值		4.14	3.07	6.89	0.155	7.21
2019	996 749 820	361	415	542	192	777
与千万人次吞吐量比值		3.62	4.16	5.4	1.93	7.80
2018	999 485 835	348	559	631	235	951
与千万人次吞吐量比值		3.48	5.59	6.31	2.35	9.51
2017	902 299 212	431	643	496	255	1 101
与千万人次吞吐量比值		4.78	7.13	5.50	2.83	12.2
2016	916 790 298	473	720	572	415	1 110
与千万人次吞吐量比值		5.16	7.85	6.24	4.53	12.1
合计	4 330 219 764	1 864	2 622	2 780	1 105	4 489
7 年与千万人次吞吐量比值		4.30	6.06	6.42	2.55	10.4

三、机场事故应急救护规范简介

(一)机场应急救护及相关定义

《民用运输机场应急救护设施设备配备》和《民用运输机场应急救护工作规范》规定,机场应急救护(airport emergency medical services)是机场应急救援的组成部分,是机场管理机构组织机场应急救护机构和机场应急救护人员在机场及其邻近区域对航空器突发事件、非航空器突发事件、突发公共(卫生)事件、航空旅客和民航工作人员发生的紧急医疗事件等情况采取的应急医疗救护应对。

根据《民用运输机场突发事件应急救援管理规则》规定机场突发事件分为航空器突发事件和非航空器突发事件。

航空器突发事件包括:航空器失事;航空器空中遇险,包括故障、遭遇危险天气、危险品泄漏等;航空器受到非法干扰,包括劫持、爆炸物威胁等;航空器与航空器地面相撞或与障碍物相撞,导致人员伤亡或燃油泄漏等;航空器跑道事件,包括跑道外接地、冲出、偏出跑道;航空器火警;涉及航空器的其他突发事件。

非航空器突发事件包括:对机场设施的爆炸物威胁;机场设施失火;机场危险化学品泄漏;自然灾害;医学突发事件;不涉及航空器的其他突发事件。

(二)机场应急救护机构、人员和职责

1. 机场应急救护机构 《民用运输机场应急救护工作规范》(以下简称《规范》)规定机场应急救护机构是指具有符合 GB 18040—2019《民用运输机场应急救护设施设备配备》规定的应急救护人员和设备、设施,承担机场应急救护工作的机构。分为应急救护中心、急救站、急救室。机场应急救护机构应当持有有效的《医疗机构执业许可证》。《规范》规定,机场可设立相应的机场应急救护机构或委托其他医疗机构作为机场应急救护机构承担机场应急救护工作。如委托其他医疗机构承担机场应急救护工作的机场应当做好以下工作:①与受委托机构签订应急救护保障协议,协议中应当明确规定应急救护人员、设施、设备、支援时间等相关要求及具体落实措施,确保受委托机构达到相关法律、法规、规章、标准和规范规定的机场应急救护能力要求;②配备机场应急救护保障协调员,负责突发事件现场医疗指挥或协助医疗指挥。机场应急救护保障协调员应当掌握本机场布局和资源等基本情况,经过相应培训,有能力协调或指挥现场应急救护工作。

2. 机场应急救护人员 《规范》规定,机场应急救护人员是指在机场突发事件发生时,机场应急救护机构内进行现场应急医疗救护的人员。机场应急救护人员应当具备本岗位任职资格,具有民用机场应急救护专业培训经历,熟悉机场应急救援(救护)法律、法规、规章和标准,掌握机场应急救护预案、程序、救护知识及技能。包括:应急救护指挥(管理)人员、应急救护保障协调员、应急救护医疗专业人员、救护车司机等。

3. 职责 按照《民用运输机场突发事件应急救援管理规则》规定机场医疗救护部门在机场应急救援工作中的主要职责包括:进行伤亡人员的检伤分类、现场应急医疗救治和伤员后送工作;记录伤亡人员的伤情和后送信息;协调地方医疗救护部门的应急支援工作;进行现场医学处置及传染病防控;负责医学突发事件处置的组织实施。

(三)机场应急救援响应等级

按照《民用运输机场突发事件应急救援管理规则》,非航空器突发事件的应急救援响应不分等级。发生非航空器突发事件时,按照相应预案实施救援。航空器突发事件的应急救援响应分为以下 3 个等级。

1. 原地待命 航空器空中发生故障等突发事件,但该故障仅对航空器安全着陆造成困难,各救援单位应当做好紧急出动的准备。

2. 集结待命 航空器在空中出现故障等紧急情况,随时有可能发生航空器坠毁、爆炸、起火、严重损坏,或者航空器受到非法干扰等紧急情况,各救援单位应当按照指令在指定地点集结。

3. 紧急出动 已发生航空器失事、爆炸、起火、严重损坏等情况,各救援单位应当按照指令立即出动,以最快速度赶赴事故现场。

(四)应急救护现场组织及分工

机场应急救护现场组织是负责机场突发事件现场应急救护工作的非常设组织,分为医疗指挥组、担架搬运组、检伤分类组、现场救治组、转运登记组、物资保障组、卫生防疫组等。机场应急救护工作初期人员资源不足时,可根据救护工作需求,参考下述各组功能,对人员进行统一调配,灵活安排。

机场管理机构应在机场应急救护预案中明确各组人员组成和分工。

1. 医疗指挥组人员组成、工作分工及指挥权限管理 医疗指挥组人员由医疗指挥官及有关协调人员组成。

医疗指挥组工作分工:①接受机场应急救援总指挥的应急救护指令;②负责现场应急救护全过程的指挥、组织、沟通、协调等工作;③负责与应急救援指挥中心、现场各应急救护组以及提供支援的医疗单位之间的信息沟通;④负责应急救护情况阶段性汇报和总结上报。

指挥权限管理:机场突发事件现场应急救护分三级指挥:一级指挥,机场应急救护值班人员担任机场突发事件现场医疗指挥官;二级指挥,机场应急救护机构主要负责人或机场应急救护保障协调员担任,或者由机场管理机构指派人员担任机场突发事件现场医疗指挥官;三级指挥,民航地区管理局或卫生行政管理部门人员担任机场突发事件现场医疗指挥官。机场突发事件现场应急救护指挥权在上级医疗指挥官到达后逐级移交。上级医疗指挥官可以授权下级医疗指挥官继续承担指挥权。

2. 担架搬运组人员组成及工作分工 由机场管理机构统筹公安民警、机场保安、武警部队、消防救援、地面服务等人员担任,负责机场突发事件现场伤员的搬运;担架搬运组人员应当经过相应应急救护、个人防护知识、固定搬运技能培训,并着适当的防护装备;担架队员应当听从现场检伤分类组、救治组等专业人员的指导,安全、迅速进行伤员在不同区域等的搬抬、转运工作。

3. 检伤分类组人员组成及工作分工 检伤分类组人员由机场应急救护人员或经过相应培训的应急救援人员担任,负责现场的伤情检查分类,按要求填写和系挂伤情识别标签,进行必要的紧急医疗处置(例如:紧急气道开放、致命性大出血控制)。

4. 现场救治组人员组成及工作分工 由医护人员组成,负责现场Ⅰ、Ⅱ、Ⅲ级伤员的紧急救治。受过急救培训的应急救援人员在医疗人员的指导下可协助实施紧急救治。

5. 转运登记组人员组成及工作分工 由医护人员和救援车辆的司机等人员组成。负责持续检伤、医疗处置、转送协调、去向登记、途中救治及向送达医院移交伤员,并与医疗指挥组保持联络。

6. 物资保障组人员组成及工作分工 由机场应急救护机构、后勤保障等相关部门人员组成;负责急救药品、物资、设备的协调、供应及发放登记,以及应急救护临时场所搭建;联系协调临时照明、供电、供水等设备的安装与使用,设置消毒灭菌设施;协调现场道路交通条件,必要时搭建临时道路;负责保障救援人员的饮食、饮水、雨具、保暖等生活支持等。

7. 卫生防疫组人员组成及工作分工 由专业卫生防疫人员或受过相关培训的人员组成。负责突发事件现场的疾病预防控制,组织并实施现场消杀工作。核生化等特殊事件需要专业单位处置时应当及时向机场应急救援指挥中心申请支援,并协助专业单位进行相关工作。

(五)航空器突发事件应急救护程序

1. 发布指令 启动机场应急救护预案,由机场应急救援指挥中心向机场应急救护机构发布应急救护指令。

2. 传递指令 机场应急救护机构收到指令后,应详细记录事件发生的性质、地点、航班号、机型、机号、机组/旅客人数、伤情、危险品等相关信息,并立即启动本机构应急救护预案。与机场应急救援指挥中心建立并保持联系。组建相应的现场应急救护组织。根据应急救护信息传递程序,向各现场应急救护组下达应急救护指令。

3. 请求支援 医疗指挥官根据突发事件现场情况,作出向当地卫生行政管理部门请求支援的决定,并报机场应急救援指挥中心批准。经机场应急救援指挥中心批准后,向当地卫生行政管理部门通报突发事件情况,请求组织支援并明确集结地点。

4. 执行指令

(1)原地待命:接到原地待命指令后,首批医护人员、应急救护车以及必要的设备、器材、药品应立即处于待命状态,做好随时出动准备,并确保各应急通信渠道持续畅通。根据应急救援需要,其他应急救护人员、车辆、设备、器材、药品应以最短时间处于待命状态。

(2)集结待命:接到集结待命指令后,应当确保各应急通信渠道持续畅通,首批医护人员应携带必要的设备、器材、药品在 2 分钟内出动,乘坐应急救护首车或以其他方式,在保障安全的前提下,以最短时间到达集结地点。根据应急救援需要,后续应急救护人员、车辆、设备、器材、药品应当以最短时间到达集结地点。

（3）紧急出动:接到紧急出动指令后,应当确保各应急通信渠道持续畅通,首批医护人员应携带必要的设备、器材、药品在 2 分钟内出动,乘坐应急救护首车或其他方式,在保障安全的前提下,以最短时间到达事故救援地点。根据应急救援需要,后续应急救护人员、车辆、设备、器材、药品应当以最短时间到达事故救援地点。

5. 现场应急救护　应急救护现场组织到达突发事件现场后,立即向机场应急救援指挥中心报告到位情况,评估现场并组织划分各现场应急救护区域,设置标识旗,实施现场应急救护工作。

现场应急救护区域:各现场应急救护区域应当设置在突发事件现场上风向 90 米以外,确保避免遭受继发事件危害、环境便于实施医疗救治、周边建有安全通畅的转送通道的区域。

医疗指挥组应当设在便于指挥和联络的位置,并设置标有机场应急救护行业标志和“救护指挥区”字样的白底红字标识旗。

检伤分类区应当设置在应急救护工作的起始位置,距突发事件现场上风向 90 米以外安全地带,应当在保证安全的前提下尽可能接近现场,并且应当根据情况设置分区,向事故区域延伸检伤,并设置标有机场应急救护行业标志和“检伤分类区”字样白底红字标识旗。

各现场救治区应当设在检伤分类区和现场转运之间,位置相对集中。如果因地域、地形限制,可因地制宜设置。

现场救治区应设置标有机场应急救护行业标志和“现场救治区”字样白底红字标识旗,能够醒目提示机场应急救护救治的位置。

Ⅰ级（立即救治区 / 红伤区、机场应急救护行业标志和红色标识）。

Ⅱ级（稍缓救治区 / 黄伤区、机场应急救护行业标志和黄色标识）。

红伤区、黄伤区区域设置在保证安全和便于展开的前提下应当接近检伤分类区域,并且红伤区和黄伤区彼此应当适当接近,便于相互支援和设备共享。

Ⅲ级（伤情观察区 / 绿伤区、机场应急救护行业标志和绿色标识）。

在条件允许的情况下,绿伤区应当与红伤区、黄伤区保持一定距离,并便于秩序管控和快速疏散,以免对救援工作造成干扰。

0 级（尸体临时停放区 / 黑伤区、机场应急救护行业标志和黑色标识）。

黑伤区应当设在远离救治区域、略下风向的位置。

现场转运区是用于登记、再次检伤处置和转运疏散各类伤者的区域,应当选择便于伤员运送、车辆停泊等待和迅速驶离的道路旁,位于救治区和转送通道之间。设置标有机场应急救护行业标志和“现场转运区”白底红字标识旗。

现场应急救护程序:当伤亡人员从航空器残骸中移出后,由担架搬运组将伤亡人员从突发事件现场搬运到检伤分类区。

现场救援人员应当指引轻伤人员前往现场救治区,将未发现伤情的人员和精神创伤人员指引、撤离至指定的安全区域,由航空器承运人或其代理人进行妥善安排,尽快撤离现场。

检伤分类:第一位到达现场医疗急救领导者,应立即进行现场（安全）评估,提出是否申请支援的建议等,并尽快开展检伤分类工作;检伤分类组人员到达现场后,负责检伤分类工作。在检伤分类区对接收伤员进行检伤分类、系挂伤情识别标签后由担架搬运组分别送往各类救治区;带领担架队员对散落在航空器残骸第一警戒圈外的伤员进行现场前延检伤分类、系挂伤情识别标签后及时送往各类救治区;检伤分类组要撕下伤情识别标签相应伤情的后送时间条保存并计数,使用“民用运输机场应急救护现场检伤分类登记表”登记、统计并上报医疗指挥官。

现场救治:一是现场救治组按照先救命后治伤、先重伤后轻伤的救治原则,对伤员进行紧急救治,在伤情识别标签上标记伤情处置信息,填写“民用运输机场应急救护现场伤员急救记录单”,并与转运组交接该表;二是持续观察各类伤员伤情变化,及时调整伤情类别,重新确定救治措施;三是对检伤分类后判断无法在现场处置的伤员应当优先调配转运资源(包括空中转运资源)以最快速度离场转运到有能力医疗机构进行处置;四是经现场急救无效确定为死亡者,对所知信息登记后,由担架搬运组送至0级区/黑伤区。

转运后送:一是受伤人员经紧急处置符合转运条件后,送现场转运区,对如因车辆资源等原因暂不能离场的伤员应当注意持续检伤,以及时发现病情变化进行处置并记录;二是按"民用运输机场应急救护现场伤员转运登记表"登记信息;三是根据伤情类别,安排救护车辆将伤员送至接收医院,优先转运现场无法处置的极危重症人员;绿伤人员可协调摆渡车等进行转运;四是与负责转运人员交接"民用运输机场应急救护现场伤员急救记录单"(复写联);五是转运途中持续观察伤员伤情变化,及时调整救治措施,做好记录;六是到达接收医院,移交伤员,交接"民用运输机场应急救护现场伤员急救记录单"(复写联);七是救护车司机在伤情识别标签相应伤情的下边填写接收医院名称,同时撕下、保存并交机场管理机构或者所在支援单位,分别汇总后统一报告卫生行政管理部门。八是黑伤处置,对接收的黑伤伤员应当进行伤情核查,必要时进行心电图等相关资料检查和留存,伤情识别标签编号、随身标识/物品、遗体状况等信息登记,并拍照留存信息,以便于后期信息核对和确认;维护逝者尊严,使用尸体袋暂时保存,同时在尸体袋外使用防水记号笔做好编号,对随身物品妥善保管并一并移交;对(疑似)患传染病死亡或不明原因群体性疫病而死亡的尸体等特殊情况,应当与其他尸体隔离处置,联系卫生防疫人员及时进行消毒等处置,并按照相关规定执行后续处置程序;向医疗指挥官分阶段及时报告黑伤伤员数量等相关情况。医疗指挥官根据现场条件和遗体数量等情况,报告应急救援指挥中心,由其联系民政等有关部门,负责遇难人员遗体处置及相关善后事宜。尽快启动社会力量进行转运和安置,确保尸体尽早冷冻保存,便于事故调查等工作的开展;与公安机关等接收单位进行信息交接,并做好签字确认。

物资保障:①物资保障组在接到集结待命指令后,立即将现场应急救护药品、器材、物资等装载到运输车辆,做好出动的准备(条件具备时,可将相关物资装载到运输车辆上,便于随时出动);②接到紧急出动指令后将各类物品运输到指定集结地点或突发事件现场,向各现场应急救护处置人员持续提供所需各类物品;③对现场物资、设备、资源等进行协调、调配,必要时及时报告医疗指挥官向应急救援指挥中心报告进行统筹协调;④事后对物资设备使用消耗情况进行清点、登记,并及时进行补充、维护。

卫生防疫:①执行国家有关卫生防疫处理程序和措施的规定,对突发事件现场进行疾病预防控制,组织并实施突发事件现场和救护场所处置过程中和终末消杀工作;②负责现场传染病疾病预防控制工作及职业暴露处置工作;③负责向医疗指挥官报告消毒、处置等相关情况;④特殊情况下超出处置能力的,及时向医疗指挥官报告,请求启动社会专业力量支援;由当地疾病预防控制机构负责现场疾病控制评估和具体实施,并对环境安全是否符合运行要求进行评估。

撤离现场:①突发事件现场伤员救治、转送完毕,医疗指挥官向机场应急救援指挥中心报告,请示撤离现场;②医疗指挥官接到撤离现场指令后,通知现场各应急救护组撤离;③根据机场应急救援指挥中心和现场需求,可安排留守人员和车辆。

保护现场 依据相关法律、法规、规章、标准等,所有参与应急救护的人员应当最大程度地保护突发事件现场,并全面、如实向事故调查机构提供现场信息。

伤情识别标签 按照GB 18040—2019《民用运输机场应急救护设施设备配备》的要求配备伤情识别标签,并建议对伤情分类、现场救治、转运后送等应急救护程序建立信息化处理机制,进行电子扫码等信息电子化记录、留存、统计。

伤情识别标签分以下4级。

Ⅰ级:第一优先,立即救治;系挂红色标签。

Ⅱ级:第二优先,稍缓救治;系挂黄色标签。

Ⅲ级:第三优先,伤情观察;系挂绿色标签。

0级:已死亡;系挂黑色标签。

现场记录和统计总结:①救护工作过程中,及时收集伤员数量及伤情等信息、现场救护和转送运输情况;②救护工作结束后,及时将医疗救护情况按照《机场应急救护现场处置统计项目》所列项目进行统计、总结,上报民航地区管理局及当地卫生行政管理部门。

(六)非航空器突发事件应急救护程序

爆炸物威胁、失火、自然灾害:对机场设施的爆炸物威胁、机场设施失火、自然灾害等非航空器突发事件的应急救护程序参照"航空器突发事件应急救护程序"执行。

危险物品污染:危险物品的种类包括:爆炸物、易燃或非易燃压缩性气体、易燃或可燃液体、易燃固体、氧化物、有毒物质、放射性物质、腐蚀性物质、病原体、腐烂物等。

根据危险物品种类、性质、程度及范围,组织有关人员携带相应的设备、药品等,在安全区域内实施现场应急救护。如果现场情况超出处置能力,等待专业单位到达划定范围后开展工作,并设置标有机场应急救护行业标识和污染区/半污染区/洗消区/隔离区/清洁区字样白底红字标识旗。

现场应急救护人员根据危险物品的性质,污染程度,穿戴适当级别个人防护装置,保证自身安全。

现场应急救护人员应当采取以下相应的紧急救护措施,并及时向医疗指挥官报告现场救护工作情况。

在清洁区建立医疗救治区域,接收洗消后的伤病人员进行紧急医疗处置,协助专业单位进行专项处置;对需要转运进一步救治的人员,协调适宜的救护车辆,送专业医疗机构治疗;协助专业单位进行信息采集;受污染的车辆、设备、设施、物品、区域,应由专业部门技术人员进行相应的消毒和处理,在其指导下可进行辅助工作;救护工作结束后,及时将医疗救治情况进行总结,记录救护工作的详细情况。

救护任务结束后,在专业单位的指导下,对个人防护装置进行卫生处理,必要时对现场救护人员进行健康检查并登记备案。

涉及国际航班的生物制品污染事件,按照《中华人民共和国国境卫生检疫法》等相关规定执行。

医学突发事件:医学突发事件的应急救护工作按照相关规定实施。医学突发事件的应急救护包括:突发公共卫生事件的民航应急控制,机场区域内发生鼠疫、霍乱等检疫传染病事件时的现场应急救护。

(七)机场突发事件现场应急救护信息传递程序

1. 内容　传递程序内容包括:适用时间;单位、部门、人员组成;传递次序;通信工具;通信频道或号码;保密管理;制定时间等。

2. 应急救护过程信息传递　按照程序下达原地待命、集结待命、紧急出动指令,并及时启动信息网络搭建,并预留支援单位信息入口,确保应急信息及时、准确、通畅传递。

应急救护人员在现场救护过程中,应将工作情况报告本组负责人,并接受其指令。

各现场应急救护组负责人掌握本应急救护组数据等进展情况,及时向医疗指挥官报告,接受并下达指令。

现场医疗指挥官准确掌握现场救护进展情况,及时向机场应急救援中心报告,接受并下达指令。

3. 与应急救护支援单位的信息传递　超出本机场应急救护机构保障等级所匹配的处置能力时,协调应急救护支援单位予以救护支援。应急救护支援单位到达突发事件现场后,应接受现场医疗指挥官的统一指挥,并设立信息联络员,负责现场应急救护指令和信息的传递。

四、群伤性空中意外伤害的预防和应急救护

(一)概述

未系安全带及未在座位上安坐的乘客和机组成员因飞机飞行状况的突然变化,而与飞机及机舱内其他物品发生碰撞受伤,或因飞机的其他异常飞行状况(如掉高度、机舱失密、气流颠簸等)可导致机上人员受伤。2017年法国巴黎飞往中国昆明的中国东方航空 MU774 航班遭遇晴空颠簸,造成 26 人受伤、17 人住院。

群伤性空中意外伤害的事故发生在空中,伤员和第一救治现场均在机舱内,在事故发生后飞行稳定后第一时间内未受伤乘员对已伤人员妥善救治常可改善预后,航空器落地后伤员清理和出舱最好在医护人员直接参与和在其指导下由有救治和搬运经验的担架队员完成,与普通航空器及非航空器事故的应急救护相比具有较大不同,故单独列章节论述。

1. 定义　群伤性空中意外伤害是指因航空器出现异常飞行状态(气流颠簸、掉高度、机舱失密等),导致航空器上多名人员(含机组和乘客)在空中出现身体健康状态异常的航空器突发事件,属于机场应急救护的主要内容之一。

2. 分类　按航空器所发生的具体异常飞行状态的不同,群发性空中意外伤害主要有气流颠簸损伤、掉高度损伤和机舱失密损伤,其中以气流颠簸损伤最为常见。伤者伤情则主要包括扭挫伤、骨折、碰擦伤、烫伤、航空性中耳炎、鼻窦气压伤等,还可出现恐慌、精神极度紧张等以及因之而出现和诱发的继发性伤害。

(二) 伤情特点

航空器所发生的具体异常飞行状态不同,群发性空中意外伤害伤情略有区别。其中气流颠簸常导致外伤,掉高度常导致因精神紧张所导致的健康不适,机舱失密常导致气压变化所导致的身体损伤,包括肺损伤、航空性中耳炎、鼻窦气压伤等。

1. 气流颠簸损伤　气流颠簸是指因气流变化原因所导致的航空器飞行高度短时间内频繁变化。导致航空器内未采取系安全带等安全防护措施的人员与航空器发生相对位移,与航空器或航空器内物品发生碰撞外伤。客舱内行李舱关闭失控,行李舱内行李和未放入行李舱的行李溅落砸伤。主要发生在飞机飞越平原山区交接地域、冷暖气流交接处等位置。

气流颠簸所导致的外伤主要包括:①以颈部、腰部为主的扭挫伤;②以骨折(肢体、脊柱、肋骨、头骨均可发生)为主体的摔伤;③以表皮损伤为主的碰擦伤;④因高温液体(开水、咖啡等)溅洒所导致的烫伤等。因乘务员需要在航空器走道内活动为旅客提供服务,身体未采取系安全带等保护性措施,故在气流颠簸所导致的空中意外伤害中占据了相当比例,且是脊椎(含颈椎)骨折、颅脑外伤等中、重伤的主要人群,是需要重点救治的主体之一。

2. 掉高度损伤　掉高度是指航空器在空中受气流、机械故障、机舱失密等影响飞行安全等原因,航空器飞行高度在极短时间内被动或主动迅速下降。这种异常的飞行状态除可导致外伤外,还常给乘客带来恐慌和极度精神紧张,轻者可诱发血压升高、降低等身体不适,重者可出现昏迷、晕厥等。

3. 机舱失密损伤　机舱失密是指空中航空器密闭性出现故障,导致机舱内出现气压急剧变化,导致肺损伤、鼻窦气压伤、航空性中耳炎等。因机舱失密后,机组常主动采取迅速降低飞行高度应对高空缺氧等措施,故常可出现掉高度所导致的伤情。

(三) 群发性空中意外伤害的预防

群发性空中意外伤害具有突发性、偶然性,但做好针对性的预防措施,可有效降低其发生的概率和最大程度地减少受伤害数量和程度。

1. 严格航空器适航检查及飞行规则　如同许多空难事故存在人为的因素一样,许多群发性空中意外伤害本也是可以避免的,而且这些因素往往是空难事故的事故征候。严格航空器的适航检查,保障航空器完好上天是安全飞行的前提,严格按照技术规范操作飞行同样是安全飞行的先决条件。

2. 根据航路气象状况最大程度规避意外　飞行签派员在飞行直接准备阶段应当根据获取的气象情报进行航线的天气预报分析,如果存在可能导致异常飞行的气象条件,应当在飞行签派单或飞行计划上明确标注空中飞行可能发生致人伤害的异常飞行区域和强度,在与机长研究放飞决定时或与机长面对面交流不现实的情况下,使用任何一种通信手段将飞行中可能出现的异常气象区域和强度告知机长,如果有理由确定该次航班的飞行航路存在异常气象状况,飞行签派员应重新考虑该次航班航路改航计划。直接准备段和起飞前,机长应当认真与飞行签派员研究或商讨高空航路的气象情况,确定是否存在高空湍流、锋面以及雷雨的位置以及强度和移动方向,并在与客舱乘务组的飞行准备中,将这些情报向客舱乘务组进行简介。客舱乘务长应当根据机长简介情况,将本次航班可能遇有强气流的大致时间和时间长短告知每一位客舱乘务员,调整空中服务项目(如开餐和旅客使用盥洗室的控制等),做好空中颠簸等应急处置的心理和组织准备。

(四)空中预防处置程序

1. 飞行机组与客舱乘务人员之间的协调 飞行机组与客舱乘务组应当时刻保持通信的畅通,飞行机组有责任随时向客舱乘务组通报前方可能遇到的气流强度和时间长短,遇有强气流时,客舱乘务组有责任向飞行机组报告受伤人员的数量和程度,以及客舱内的其他情况,在必要情况下客舱乘务长应当向机长提出改航、返航和地面医疗急救的类型和要求,上述要求应当在合格证持有人运行手册或客舱乘务员手册的相关章节得以体现,并在训练中进行操练。

飞行机组:飞行机组成员,特别是机长,由于信息的首先获取和操作飞机的主动性,对于防止空中意外伤害具有积极作用。因此,飞行机组在下列设备使用和飞机操作上应该做到:①正确使用气象雷达,确保飞机距离雷雨云或积雨云符合规章规定的距离;②如果航司飞行手册规定飞行的全程都打开安全带信号灯,客舱乘务员工作所必需的客舱内走动必须向旅客另有说明;③遇到强烈气流时,主动向空中交通管制部门提出改变飞行高度或改变航路的申请;④随时向交通管制和同一通信频率内的飞行机组通报已经遇到气流的位置、时间和强度;⑤终区飞行中注意避免与前机的飞行距离过近,以免造成尾流颠簸;⑥飞行各段正确柔和操纵飞机,避免俯仰的急剧变化,避免减速板、襟翼、缝翼放出或收入的急剧操作。

客舱乘务员:由于客舱乘务员大部分时间都是在客舱内活动,遇到气流时受伤的比率较高,因此提高客舱乘务员自我保护意识是防止人员伤害的重要内容,除此之外,对于旅客在遇有气流时的管理。合格证持有人应当在客舱乘务员手册中至少制定以下程序并遵照执行:①确保旅客能够听从客舱乘务员发出的要求,回到座位并系好安全带;②向旅客介绍防止气流造成伤害的规定和程序;③可在座椅靠背后的小册子或是安全须知卡上,刊登相应的宣传材料,指导旅客如何防止气流造成伤害,例如全程系好安全带;④下降前根据降落时间的预报应向旅客广播通知安全带指示灯将在 10~15 分钟后亮起,如果旅客需要在客舱内走动,应该在规定时间以前完成;⑤当遇有气流,但强度或时间长短没有确定时,客舱乘务长应当及时沟通飞行机组获取信息,决定客舱乘务员和旅客是否需要回到座位并系好安全带,固定好客舱服务设备;⑥当飞行机组的安全带信号灯打开和关闭的使用与公司手册规定违背时,如安全带信号灯全程置于常亮状态,客舱乘务长应当及时提醒飞行机组或要求飞行机组按照公司手册规定执行;⑦制定空中气流发生人员伤害处置预案,包括受伤人员安抚和简单包扎等处置方法和原则;⑧客舱乘务长应当对空中颠簸或其他原因造成的人员伤害进行记录并负责及时报到公司相关部门。

2. 其他预防措施 改善客舱设计:为减少人员伤害,可对客舱进行改造,例如安装把手、固定装置或是其他设备。当飞机遭遇不可预见的异常飞行状况时,最有可能预防或减少伤害的途径就是飞机客舱设计。合格证持有人可以从下列方面考虑改善客舱设计:①尽可能减少带有坚硬、有棱角表面的客舱结构以及拐角处或突出部位;②在客舱、厨房和厕所增设客舱乘务员和旅客使用的紧急把手(例如把手栏杆或是内部墙体);③可以在客舱座位上方的行李架下安装扶手或手柄;④可以在厨房操作台和储物架上安装水平和垂直方向的、用来把持的栏杆;⑤可在飞机座位分布比较宽松的区域,尤其是座椅后背几乎可以放平的座位旁边额外安装把手,或是在座椅周围安装一些隔板,从而保证当座椅完全放平时,旅客有可把持的装置;⑥可在厕所外面的舱壁上安装可把持的装置,供在厕所外面等候的人遇到颠簸时使用;⑦尽量使用防溢出的开水壶,优先使用软包装饮料,减少餐车锐角,在餐车上增加物品卡死固定装置和在客舱活动时的固定装置。

优化服务操作规程:为最大程度地减少人员伤害,可对部分服务操作规程予以优化。①限制超重、坚硬、锐利的物品进入客舱。这些物品在失去固定后是导致人员伤害的重要因素,也是劫机等事件的隐患。因此,有必要限制该类物品进入客舱;②迅速完成移动性收纳。移动性物品在飞行异常状况发生时,可对人员构成有效伤害,迅速完成其收纳、固定是规避伤害的可靠保证;③优先保证自我安全。飞行异常状况发生时,乘务员必须在保证自我安全的前提下,再组织乘客规避伤害及处置异常状况(如关闭开启的行李舱门等)。

(五)飞行异常状况的空中应急处置

伤害初期合理的处理对后期地面救治有直接影响。

迅速稳定飞行状态,防止发生航空器损毁事故。飞行员应严格按照处理程序,选择适当处置方法,稳定飞行,直至安全降落。

迅速组织应急处置,减少伤害。飞行异常状况发生后,如组织得当,常可有效控制伤害人数和伤情。如机舱失密后,能够迅速有效戴好氧气面罩,可避免因缺氧导致的损伤;空中颠簸轻微时,收起小桌板,迅速系好安全带或坐稳,将移动的重物或锐利物品收纳,可防止伤害。如在座位上来不及系安全带,可立即抱紧前排座椅靠背,身体固定,避免摔伤,或抬膝弯腰抱紧头部,保护好重要器官。若在走廊,无法坐下,则应立即卧倒,双手可抓住两侧座椅腿部,双脚勾住两侧座椅腿部,固定身体。如果正在如厕,就要双手抓紧固定物品,双腿尽量下蹲,保持镇定。

飞行稳定后,迅速处置伤情。飞行状况稳定后,应组织未受伤、有救护经验的人员对急需处置的伤员伤情进行必要的急救,如止血、固定、包扎、给氧等。对危重患者加强监护。谨慎搬运伤员,搬运脊柱损伤者,宜在专业救护人员指导进行。

统计伤员和伤情,有效传递准确信息。群发性空中意外伤害事故发生后机组应将该航班机型、降落时间、发生原因、机组、乘客一般信息、伤员人数及伤情构成、伤员所在航空器的位置等相关资料通报地面指挥机构,便于地面伤情救治准确决策。

(六)群发性空中意外伤害的地面应急处置

为有效应对群发性空中意外伤害事件,机场和航空公司应制定相应预案,定期组织联合演练应对不测时的规范处置。

1. 处置程序　机组及时向地面指挥中心,如"空管部门和(或)航空公司签派"报告信息,通知机场运行指挥部门,决定是否启动应急预案。预案启动后,机场医疗急救部门对伤员采取分类救治、转运后送等措施。国际和地区航班还需通报口岸、边检、检疫、海关等部门。

2. 早期伤情信息分析　一般机场医疗急救部门接到信息距航空器安全停靠会有一段时间,为确保有效救治,尽可能详细了解该航班的机型、降落时间、发生原因、机组乘客组成、伤员人数及伤情构成、伤员所在航空器的位置等相关资料,以便应急决策和伤情救治。

3. 地面救护的前期准备　根据意外伤害的人数和伤情,合理准备救治人力和专业力量。如意外伤害人数众多,重伤患者较多,应通知协作单位协助救治。

充分利用航空器降落的时间,根据伤情信息集结必要的人员、物资、车辆,根据机型、伤员构成拟定分类救治和转运后送方案,参与人员明确职责和任务,统一调度指挥。如时间许可,事先可依照机型模拟演练,演练重点是担架患者抬离飞机操作,根据演练进一步修订救治方案。

机舱内现场救治需注意事项:①第一救治现场在机舱,环境狭小,通道狭窄,宜优先清理治疗通道患者;②尽可能同时开启所有舱门,救护人员多通道登机抢救;③骨折患者尽可能使用铲式担架;④脊柱损伤必须采用脊柱板,牢固固定患者方可抬出机舱,出机舱时注意机舱转角位置,避免伤员再损伤;⑤应安排专人对机舱内无伤人员进行安抚和观察,发现异常情况时向医护人员报告,避免漏诊。

(七)现场伤情处置

1. 现场伤情处置的原则　优先救治搬运通道患者,原位置检伤分类,轻伤迅速离舱,重伤就地救治,包扎固定,谨慎搬运,注意自我防护。

2. 不同伤情的处置　根据患者伤情和生命体征,对症处理。

精神过度紧张和疼痛剧烈者可分别予以镇静或镇痛。过度恐慌者进行相应的安抚和心理治疗。骨折患者宜先固定后搬运,注意椎体骨折尤其是颈椎骨折,必须予以固定后搬运,送医疗机构救治。脑外伤宜采取给氧、脱水对症支持治疗措施后送相应医疗机构相关科室救治。扭挫伤宜采取限制其活动,采取局部冷敷、喷涂镇痛及活血化瘀药物等措施。局部碰擦伤、烫伤等外伤救治参照本书相应部分妥善处置。气压伤、航空性中耳炎宜在航医的指导帮助下采取鼓气吹张等救治措施(注意其适应证),必要时到耳鼻喉专科救治。损伤宜在适度流量给氧的前提下进行对症支持治疗,并送呼吸专科治疗,注意周密观察其生命状况,谨防病情突然变化。

救治过程中,尤其在处理开发性伤口、接触患者渗出物和分泌排泄物过程中,必须采取佩戴口罩、手套等相应的防护措施,做好救护人员的自我防护工作。

(八)伤病员后送

伤员经过检伤分类和现场急救处置后须向上级医疗机构转送时,应根据伤情统一调度救护车后送,加强应急医疗运输系统的协调,提高救护车后送效率。

伤员分流后送需注意的问题如下。

根据伤员伤情向就近或专科医院后送;危重伤员,后送时要配以相应的医务人员和医疗设备,优先使用复苏型救护车,以免伤员在后送途中病情恶化;根据医疗机构专业特长,预先协调医疗机构做好接诊;后送途中严密观察伤员病情,采取相宜的救治措施,确保固定的稳定性,确保静脉通道的畅通;做好医疗文书的记录与交接。

(九)记录与总结

群发性空中意外伤害事故发生后,必须严格按照应急预案进行信息记录和收集,要制定信息报告程序,通过内部报告制度、外部信息收集办法,使这些信息能够在第一时间到达决策层,以便作出有效决策。

所有参与人员必须做好本工作任务内容的记录,按照标准规范书写医疗文书和记录,规范填写伤票。

机场医疗机构行政负责人在事件处理完毕后必须收集整理所有相关记录,包括通信记录、值班记录、病历、应急救护记录、伤票、转运后送交接单等,进行相应总结,本单位留存,报备上级主管部门。

五、机场应急救护面临的问题与挑战

(一)机场应急救护体制、模式待改革创新

目前,我国机场的医疗急救机构管理体制大致可分为机场主导的企业办医、地方政府委派和业务外包3种。机场主导的企业办医是医疗急救专业机构完全由机场主办,医护人员归属于机场直接管理,属于机场正式员工,此模式在大多数省会首府城市、计划单列市等有相当规模的机场较为盛行;地方政府委派则在是地方政府指定地方某综合医疗机构在机场派驻医疗急救力量以承担医疗急救职责,近年来新开航的地方支线机场较为盛行;业务外包则是机场与某综合医疗急救机构签订合作协议,协议方承担机场医疗急救职责,目前广州白云国际机场、鄂州花湖机场等采用该模式;后两种机场只设置工作联络员。而模式就是指工作方式,模式的本质就是职能定位。无论哪种管理体制,机场医疗急救机构的模式均是院外(无住院部)急救型。日常出诊是基本工作,重大抢救是主要工作,在非常时期要应对突发公共卫生事件和突发事件所导致的意外伤害的救治,都是为非特定人群提供紧急救护服务。

我国机场目前的应急救护管理体制是在机场体制改革的过程中形成的,可以说,适应了机场安全生产的需要。GB 18040—2019《民用运输机场应急救护设施设备配备》和《民用运输机场应急救护工作规范》(MD-139-FS-001),准确把握了机场应急救护体系建设的主要原则和基本要求,即机场应急救援保障等级(达到规定起降架次的客机状况)和机场的实际运营规模(机场起降跑道和航站楼实际规模状况)决定了机场医疗急救实际需求,进而决定了其机构建设的规模,需要和条件决定了应急救护的管理体制,性质和任务决定了应急救护的管理方式,时代的发展和要求决定了应急救护的发展方向。《民用机场管理条例》

把机场应急救援体系建设归为地方政府应急医疗救援体系建设和应急长效机制建设的主体责任,为机场应急救护立足于保障机场安全生产运营,以机场服务实现"以人为本",为伤病旅客,尤其是为危急重症患者提供安全快捷的绿色通道,与机场建设同步发展提供了法律依据。2016年中华人民共和国交通运输部第45号令《民用运输机场突发事件应急救援管理规则》在应急救援实施、组织、管理上更为明确。

但是,随着民航安全管理的不断深入,事故性的应急救护需求逐年下降,而非事故性的日常急症医疗需求不断上升;中小型机场常年亏损状态无力支撑巨大的应急救护需求支出;机场医疗急救营业收入量小;救护车使用等事故性突击需求与日常救护需求差距巨大,造成应急救护需求待机容量巨大,特别是人力资源和备用药品器材及设施设备等方面,众多机场医护人员和救护车司机短缺,缺乏诊断疾病所需的物理和实验室检查设施设备及人员,这些都需要从机场应急救护体制、模式改革创新等方面来破局。

(二)时代发展对机场医疗救护工作范畴和业务知识提出了新要求

既往的机场应急救护工作主要涵盖初步急救、复苏医学、危重症医学、创伤医学、灾难医学等方面内容,机场医护人员需重点掌握与其相关的知识和技能。新时代要求及时将医疗措施送到急危重伤患者的身边,进行现场初步急救(院前急救),然后安全护送到就近的医院急诊或专科医院做进一步诊治,这就需要机场能够有效提供出诊 - 救治 - 后送全流程的医疗服务,需要机场一个完善的急诊医疗服务体系——急诊医疗服务体系(EMSS),这往往是机场医疗难以单独实现的。

为最大程度地保障旅客生命和健康,规避和尽量减少疾病原因导致的航程更改所造成的经济损失和社会影响,需要机场医疗就疾病旅客就医时病情进行救治,就其在乘机途中可能发生意外情况进行评估,就离港旅客疾病现状和发展状况进行健康评估预判,对航前和航程中必需的常规治疗和医疗救治措施进行妥善安排布置,就是否需要终止航程予以建议,尽最大努力保障患者的生命健康并减少疾病原因导致的返航、备降等航空器飞行航程更改。这就需要机场医疗需提供航空旅行医学方面服务,机场医护人员须掌握相关业务知识。

(三)机场非事故性常规医疗救护工作亟待规范

机场事故性应急救护工作已经通过《民用运输机场应急救护工作规范》和《民用运输机场应急救护设施设备配备》(GB 18040—2019)与国际接轨,进入了规范化、标准化建设。但在非事故常规医疗救护工作方面,受民航行业改革、机场属地化的推进、各地发展不平衡、机场规模效益等诸多因素影响,各机场存在是否后送患者(部分机场转120实施)、是否提供治疗性输液等治疗服务、是否提供适航判定建议、是否建立机场应急救护区域内数字化呼救 - 救治系统、是否建立机舱 - 机场 - 救护车 - 医院急诊手术(介入)室绿色通道等多方面的较大差异,亟待规范。

(四)后疫情时代,如何进行平疫结合的机场应急救护体系建设

2023年5月5日,世界卫生组织正式宣布新冠疫情不再构成"国际关注的突发公共卫生事件",我国2023年1月8日对新冠病毒感染正式实施"乙类乙管"。步入后疫情时代后,如何建立平疫结合的机场应急救护体系,在突发疫情时做到疫情防控和应急救护两相宜,是迫切需要解决的问题。

六、中国机场应急救护发展对策与建议

(一)深入推进机场应急救护体制、模式改革创新,构建依托国家级区域中心综合医院的机场医疗救护联合体

民航广州医院并入广东省第二人民医院,广州白云国际机场与其签订应急救护协议,使得广州白云国际机场医疗救护步入三甲医院派驻时代,进而使得医疗救治水平大幅度提高。而广东省第二人民医院也进一步拓展了业务范围,进入民航医学市场和学术领域,从而实现了多赢。

西部机场集团医疗办总体调度督查陕西、甘肃、宁夏、青海四省份所有机场医疗工作,进而使得四省份机场医疗急救制度化、规范化和达标建设方面走在了全国前列。

现代化的医疗急救事业是建立在一定规模基础上的。然而,即使是北京首都国际机场紧急医学救治中心也仅有200多人规模,无法形成规模效益。

建议综合应用广州白云国际机场和西部机场集团这两种模式,深入推进机场应急救护体制、模式改革创新,构建由民航补贴、机场支付和地方拨款相结合为经费来源的依托国家级区域中心综合医院的机场医疗救护联合体,在经费来源有保障的前提下,可以构建一定的规模和有强大的大型综合医院为依托,大力推动机场医疗急救事业发展。

(二)关注以驻场单位员工为核心的非旅客医疗救治工作,加强航空医疗培训,拓展适航评估等机场医疗急救业务范畴

统计报表显示,以驻场单位员工为核心的非旅客医疗是机场医疗的重要组成部分,在部分机场员工门诊量甚至超过了旅客医疗。而在旅客吞吐量较小、距离城市较远的支线机场,员工医疗为机场医疗的主体。而在非航站楼和机舱的其他区域,呼吸心搏停止人数也占据了较大比例,汉中城固机场还上报了1例员工呼吸心搏停止病例。这充分说明非旅客医疗也是机场医疗的重要组成部分。机场在非航站楼设置医疗点(大部分大型机场医疗总部都不在航站楼内)时,应该充分考虑此因素,将其尽可能设置在人流量大、意外事故高发的医疗需求多的区域,便于发挥其功能和效益。

经随访西安、长沙、重庆、成都等地非旅客医疗占据较大比重的机场医疗单位,发现其针对驻场单位员工的体检等以预防为核心的非治疗性医疗开展得非常有特色,综合效益也相对可观,这为机场医疗经济效益的提升指明了方向。

2020年度以来上报因机组成员医疗原因出诊呈现较大幅度下降,一方面,这主要与疫情影响机场成员总飞行任务下降航司用健康状况更好的机组成员执飞航班有关;另一方面可能与航医保健工作有了一定进步有关。但机组成员,尤其是飞行机组,身体健康关系飞行安全,其医疗用药与常人有许多差异性,在治疗其疾病的基础上应最大可能保障其执行飞行任务的能力,应尽量避免医治原因所造成的停飞和航班延误。

机场医护人员应进一步强化航空医学、航医保健等知识的培训;应力争满足航空公司和患病乘客需求,拓展适航评估等机场医疗急救业务范畴。

(三)以对标建设为核心,进一步提高航空器紧急事件应急保障能力

2020—2022年,在航班总量和旅客吞吐量大幅度减少,民航可以聚集力量更关注安全的情况下,航空器紧急事件所导致的原地待命、集结待命、紧急出动等事件与旅客吞吐量的比值却反常升高,也高于7年的均值,而2022年度则达到了7年的峰值。究其原因,可能与非饱含工作状态下人员的松弛性心理所导致的安全意识下降相关。随着疫情的逐步控制,民航业必将迎来报复性增长,则航空器紧急事件的绝对数量也将呈现大幅度的增长。因此,以2019版《民用运输机场应急救护工作规范》和《民用运输机场应急救护设施设备配备》为基础,强化对标建设已经势在必行,且迫在眉睫。

(四)以数字化四型机场建设为导向,做好以提高复苏效率为核心的危重患者的医疗救治工作

2020年度,呼吸心搏停止旅客与吞吐量的比例大幅度增长到1.73‰(2016年度1.41‰、2017年度1.42‰、2018年度1.57‰、2019年度1.30‰),机舱内旅客的呼吸心搏停止率也大幅增加到亿分之11.7(2017年度亿分之6.65、2018年度亿分之10.6、2019年度亿分之8.43),2021年度和2022年度也高于新冠疫情前,远高于欧美国家水平。统计显示,绝大部分机场内出诊案例和大部分呼吸心搏停止案例都发生在机舱和飞行隔离区内,航站楼内(含陆侧与空侧)的呼吸心搏停止人数(89例中47例,占比52.8%)依然占总呼吸心搏停止率的50%以上,心血管和神经科急诊也占据了急诊病例的相当比重,与南航乘机特殊旅

客构成调查结果数据基本一致。

因此建议,有关部门制定专门的危重患者救治规范,便于航司和机场实施救治。机场宜充分利用数字化四型机场建设为导向,做好以提高复苏效率为核心的危重患者的医疗救治工作。大型新建机场航站楼电梯应满足担架车出入需要,配备与航空器对接的升降平台残障车,航站楼内标 AED,配备载有急救箱、铲式担架、心电除颤监护仪、供氧设备等医疗急救设施设备的室内急救车,以增强应急救护应答时间。同时,落实窗口工作人员急救员资质,将直接面对旅客的民航工作人员必须具备急救员资质并定期参加培训,写入相关法规条文。构建数字化的呼救-定位-病情资料和相关检查实时图文传输和远程诊疗系统-精准现场和救护车内救治-院内直达手术室(介入室)绿色通道,以更高效提高救治效率。宜加强航空公司、空管、机场地服、医疗的通信联络,在紧急情况下建立机组与机场医疗的直接通信联系,便于航班备降后的急救。

(五) 加强公共卫生处置能力,补好平疫结合短板

2019 年底以前,受民航客流大幅增长、空运安全持续提高等诸多因素的影响,机场医疗在常见突发急症的处置与后送转运方面取得了长足的进展,而在公共卫生处置方面则有所削弱。

突发的新冠疫情让全世界"措手不及",也让机场医疗急救面临巨大的考验。毋庸置疑,机场医疗在新冠阻断疫情通过航空器传播方面发挥了核心的决定性作用。但是,几乎所有地方政府都成立了机场防控专班驻守机场,参与疫情防控工作,这是我国新冠疫情防控取得全世界瞩目成就的重要基础,单纯依靠机场医疗是无法取得的。

因此,在今后的工作中,有必要进一步加强机场公共卫生处置能力。具体可从以下方面尝试:①增强和改进硬件设备,包括将部分现有救护车置换为负压复苏型救护车,增加防护服和消毒药械及测温设备等防疫物资储备,改进航站楼设计增添空气消毒及通风能力并增添应急通道,增设负压隔离观察舱,尝试建设口岸理化生物检验室等;②引进公共卫生人才或加强医护人员公共卫生知识培训使其真正具备一岗多能的业务能力;③完善机场、航司等民航单位公共卫生应急处置预案;④整合民航和口岸区域医疗卫生力量,尝试国际机场医疗急救与航司航卫、海关检疫部门整合,建立集医疗急救、航卫保健、公共卫生防疫、检疫等一体的口岸医疗卫生队伍。

(中国民用机场协会医疗急救及疾控分会　孙清桥　刘兆祺　田剑清)

· 参 考 文 献 ·

[1] 杨春生,孟昭荣.危险的 11 分钟:世界航空安全与事故分析　第四集[M].北京:中国民航出版社,2000.

[2] 班永宽.航空事故与人为因素[M].北京:中国民航出版社,2002.

[3] 中国民用航空局.民用运输机场突发事件应急救援管理规则(CCAR-139-II-R1)[A/OL].(2016-04-20)[2023-08-25].http://www.caac.gov.cn/XXGK/XXGK/MHGZ/201606/t20160622_38643.html.

[4] 国家市场监督管理总局.民用运输机场应急救护设施设备配备:GB 18040-2019[S].2019.

[5] 中国民用航空局.民用运输机场应急救护工作规范[A/OL].(2019-8-12)[2023-08-16].http://www.caac.gov.cn/PHONE/XXGK_17/XXGK/GFXWJ/201908/P020190816407114328848.pdf.

[6] 孟菲斯国际机场演习评估报告[EB/OL].[2023-08-16]https://wenku.baidu.com/view/8e06b01ca300a6c30c229f6a?aggId=8e06b01ca300a6c30c229f6a&fr=catalogMain_&_wkts_=1692929549876&bdQuery=%E5%AD%9F%E8%8F%B2%E6%96%AF%E5%9B%BD%E9%99%85%E6%9C%BA%E5%9C%BA%E3%80%8A%E5%AD%9F%E8%8F%B2%E6%96%AF%E5%9B%BD%E9%99%85%E6%9C%BA%E5%9C%BA%E6%BC%94%E4%B9%A0%E8%AF%84%E4%BC%B0%E6%8A%A5%E5%91%8A%E3%80%8B.

[7] 首都机场集团公司,北京首都国际机场医院,湖北机场集团有限公司,等.中国民用机场新冠肺炎疫情常态化防控技术指南[J].中华航空航天医学杂志,2020,31(2):65-79.

［8］武秀昆 . 从感性认识到理性联想 - 起草［灾害导致能源中断和基础设施破坏条件下医疗卫生机构的准备和应对］专题报告的思考［J］. 中国急救医学,2010,30（5）:386.

［9］中国民用机场协会 . 中国民用机场航站楼自动体外除颤器设置管理规范（T/CCAATB0014—2021）［S］.（2021-10-26）［2023-08-16］.http://www.chinaairports.org.cn/ttbzlb/45845.jhtml.

［10］发展计划司 .2022 年全国民用运输机场生产统计公报［EB/OL］.［2023-3-16］.http://www.caac.gov.cn/PHONE/XXGK_17/XXGK/TJSJ/202303/t20230317_217609.html.

［11］中国民航史上的历次空难！中国空难全记录,人为因素多到唏嘘不已！［EB/OL］.（2023-3-24）［2023-08-16］.https://weibo.com/ttarticle/p/show?id=2309634750583247799221.

［12］致命结冰,无力回天,回顾中国民航 B-3413 号机 1986.12.15 中川空难［EB/OL］.（2020-10-29）［2023-08-16］.http://www.360doc.com/content/20/1029/21/39305010_943087991.shtml.

［13］田剑清,刘兆祺,张凤岭 .49 家机场 2017 年度医疗应急救护工作分析［J］. 中华灾害救援医学,2019,7（1）:13-18.

［14］武秀昆 . 调度工作质量控制的标准确定与实用意义［J］. 中国急救医学,2009,29（10）:947.

［15］何忠杰 . 白金十分钟——急救技术普及篇［M］. 北京:军事医学科学出版社,2008:21-24.

［16］岳茂兴 . 灾害事故伤情评估及救护［M］. 北京:化学工业出版社,2009.

［17］武秀昆 . 构建处突机制的基础与核心——应急预案的分类与属性［J］. 中国急救医学,2010（2）:3.

［18］胡壮,阿利曼,朱思礼,等 . 中国航空器颠簸报告分析［J］. 中国民航飞行学院学报,2019（3）:5.

［19］马文洁,冯光敏 . 空中乘务员工作期间意外伤害的分析［J］. 中华航空航天医学杂志,2005（16）:64-66.

［20］田剑清 . 航空旅行健康知识手册［M］. 武汉:湖北人民出版社,2003.

［21］曾详见 . 飞机高空颠簸 31 例伤员情况分析［J］. 现代民航急救医学,2009（14）:22-24.

［22］冯利民,田剑清 . 飞机跌高度诱发乘客昏迷两例［J］. 中华航空航天医学杂志,2000（11）:57.

［23］中国民用航空局飞行标准司 . 关于制定空中颠簸管理程序防止人员伤害的要求（AC-121-fs-2009-35）［S］.（2009-12-28）［2023-08-25］.http://www.caac.gov.cn/XXGK/XXGK/GFXWJ/201511/P020160224556671417741.pdf.

［24］中国民用机场协会应急救护 . 机场航空器突发事件及非航空器突发事件应急救护［M］. 北京:中国民航出版社,2013.

［25］中国民用机场协会医疗救护与疾控分会 .2022 年度新冠疫情下的中国机场医疗急救［J］. 现代民航急救医学,2022,26（1）:6-17.

第五节
中国心理救援发展现状及展望

人类对危机和灾难并不陌生。自然灾害、流行病、冲突以及其他创伤性事件对个人和群体的心理健康产生着不同程度的影响。面对种种危机和灾难下的救援，除了医学救援之外，还有心理救援，本节将通过简述心理救援的演变历史以及在中国的发展现状，以探讨心理救援目前所面临的挑战和机遇，并阐述为改善心理救援在全球的实施所做的努力。

一、心理救援的总体概述

当人们处于危机和灾难中时，人的思想可能会被压垮，使个人容易受到情绪和心理上各方面问题的困扰。人们开始逐步认识到，需要采取一些措施为受影响的人群提供即时的支持和关怀。这时，心理救援（psychological first aid，PFA）的概念就出现了，并在日后逐渐成为在危机时期解决心理健康问题的指导原则。本节深入探讨了心理救援的历史，追溯其根源，并强调了其中几个关键的里程碑式的事件，这些里程碑决定了其发展成为公认的心理救护的重要组成部分。

（一）心理救援的起源

心理救援最早可以追溯到 20 世纪初。在第一次世界大战期间，医务人员观察到在那些长期暴露于战争创伤性事件的士兵，特别是经历了强烈刺激、暴露于炮弹持续轰炸的士兵身上，表现出了一系列痛苦的症状。并将这一系列的症状命名为炮弹休克（shell shock），又称为战争神经症（war neurosis），这一系列症状的出现让心理学家及相关研究人员开始认识到战争对士兵的心理影响，以及需要即时提供心理支持和救援的重要性。然而，当时的重点仍然主要集中于关注身体上的伤害，心理健康的救护还没有完全融入为处于危机中的个人提供的整体救护的概念中来。

（二）灾害和创伤：变革的催化剂——从危机干预到心理救援

作为一门独特的学科，心理救援的出现可以说归功于人们对灾难和创伤性事件所产生心理影响的逐渐认识。从 20 世纪开始，一些重大的灾害性事件引起了人们对给予幸存者心理支持的迫切需求。自然灾害，如地震、海啸和洪水，突出了这些灾难对个人和群体造成的深刻的心理负面影响和伤害。同样地，一些人为灾害如恐怖主义行为、大规模事故和公共卫生事件，也使人们开始关注受事件影响的经历心理创伤者。

20 世纪 80 年代，随着对创伤及其心理影响认识的加深，心理学家和相关研究人员开始认识到传统的危机干预技术存在局限性，它往往不能为心理康复提供全面和长期的支持。越来越多的人认识到，需要一种方法来全面解决幸存者和事件响应者的情感需求，这个任务迫在眉睫。同时，心理学家和相关研究人员认识到在危机发生后提供即时的、实用的、有效的支持至关重要，并开始试图弥补即时危机干预和长期心理支持之间的差距，以尽量减少心理伤害并促进复原力。由此，现代的心理救援概念逐步开始形成。

从心理危机干预到心理救援的演变，这一里程碑式的变革，是由救援的重点时间节点的转移所推动的,即从单纯处理症状到促进心理健康和恢复。心理救援旨在为事件响应者和心理救护人员提供一个全面的框架,以解决受危机影响的个人和群体的即时心理需求,同时促进长期的心理创伤的愈合和复原力的恢复。

(三)心理救援的推广及重要性

21世纪初,世界卫生组织(World Health Organization,WHO)和美国红十字会等组织认识到将心理支持纳入应急响应协议的重要性。他们制定了指导方针和培训计划,使专业人员和非专业人员都能掌握提供有效心理救援所需的知识和技能,心理救援开始作为灾难应对和灾后恢复的标准做法来推广。

心理救援的目标是在紧急情境中提供情感支持、安全保护、信息传递和实用帮助,以帮助个体应对紧急事件的影响,减轻心理创伤,促进心理健康。它的基本原则是人道、中立、公正和尊重人权。参与心理救援的人群具有广泛性。包括了心理健康专业工作人员、医疗卫生行业工作者、社会工作者、志愿者和其他接受过心理救援培训的人。它可以在各种环境中开展救援工作,如医院、学校、社区和家庭环境中。

近年来,心理救援的重要性已在全球范围内得到广泛认可。国际组织、各国政府和人道主义机构已越来越多地将其纳入应急反应系统中。这种认识促进了标准化的培训计划、手册和指南的发展,以确保危机期间提供心理支持的一致性和有效性。近年来随着互联网的发展,心理救援也逐渐开始尝试互联网途径,如各种数字平台向手机软件、网络平台以及远程医疗服务提供帮助。

二、我国心理救援的现状

突发公共事件应急救援中的心理救援工作能帮助受影响群众恢复心理健康,促进应急救援工作顺利开展;同时增加公众对于政府控制应急事件能力的信任,树立政府权威。做好心理救援工作,对于化解应急事件后公众的心理问题、维护社会和谐稳定具有重要意义。

(一)法律法规的保障

法律法规是保障心理救援工作规范进行的基石。目前,我国各级政府在陆续出台的一些法律、法规文件中,对突发公共事件后的心理救援工作的保障也有关注与提及,如《中华人民共和国精神卫生法》《关于加强自然灾害社会心理援助工作的指导意见》《全国精神卫生工作规划(2015—2020年)》等,且相关政策法规也在运行与实施过程中不断加以补充和完善。

(二)政策支撑与运行机制

2001年,心理救援初次写入国家层面的政策文件,原卫生部、民政部、公安部、中国残疾人联合会4部门联合印发《中国精神卫生工作规划(2002—2010年)》,其中明确提出"建立国家重大灾害后精神卫生干预试点,开展受灾人群心理应激救援工作。到2005年,重大灾害后干预试点地区受灾人群获得心理救助服务的比例达20%;到2010年,重大灾害后受灾人群中50%获得心理救助服务。"

2004年,国务院办公厅转发了原卫生部等7部门《关于进一步加强精神卫生工作指导意见》的通知,提出"突出重点人群的心理行为问题干预,加强救灾工作中的精神卫生救援,加快制订灾后精神卫生救援预案。从组织、人员和措施上提供保证,降低灾后精神疾病患病率。积极开展重大灾害后受灾人群心理干预和心理应激救援工作,评估受灾人群的精神卫生需求,确定灾后心理卫生干预的重点人群,提供电话咨询、门诊治疗等危机干预服务。"

2006年,国务院发布《国家突发公共事件总体应急预案》,提出"要积极稳妥、深入细致地做好善后处置工作。对突发公共事件中的伤亡人员、应急处置工作人员,以及紧急调集、征用有关单位及个人的物资,要按照规定给予抚恤、补助或补偿,并提供心理及司法援助。"

2008年,四川汶川发生8.0级地震,我国开展了自中华人民共和国成立以来规模最大的心理救援行动,大量政府及非政府组织的心理卫生工作人员和志愿者奔赴灾区,规模和影响都是空前的。原卫生部印发《紧急心理危机干预指导原则》和针对地震灾区的《心理危机干预要点》,对组织领导、干预基本原则、方案制订和干预技术、队伍组建等几个方面均做了详细阐述,以指导各地科学、规范地开展汶川大地震后心理危机干预工作。在汶川地震发生的27天后,国务院发布了《汶川地震灾后恢复重建对口支援方案》,将心理援助纳入其中。

2008年7月,卫生部办公厅下发了《卫生部办公厅关于做好心理援助热线建设工作的通知》,指出心理援助热线在处理心理应激和预防心理疾病方面要发挥积极作用,要求在全国地级及以上地区以试点先行的方式逐步开设心理援助热线。

在此基础上,2010年原卫生部办公厅又印发了《关于进一步规范心理援助热线管理工作的通知》,对热线服务开展、服务质量、实施硬件、人员配置,尤其是热线咨询员的职责和技能等提出了具体详细的要求。

2010年7月,原卫生部发布《2010年地震灾后心理援助项目管理方案》,安排中央财政专项资金1 962万元,主要是为了援助地震中受灾的群众,减少灾后发生精神心理疾病的概率,尤其是减少自我伤害和自杀行为的发生。项目在四川、甘肃、陕西、青海的52个极重灾县和重灾县实施。

2012年,国家减灾委员会制定下发《关于加强自然灾害社会心理援助工作的指导意见》,明确要求"要按照'政府主导、部门协作、专业支撑、社会参与'的原则,将社会心理援助作为自然灾害救援和灾后重建工作的一部分,同时部署、同时组织、同时开展、同时推进,最大程度地减轻自然灾害对灾区群众和救援人员造成的心理伤害,帮助灾区群众树立重建家园的信心,尽快恢复生产生活秩序。"《意见》提出了五项具体工作任务:完善工作机制、加强队伍建设、构建服务网络、规范工作程序、加大宣传力度。特别强调结合我国国情和救灾工作实际,逐步完善统一指挥、协调配合、保障有力的灾后社会心理援助工作机制;建立健全方法科学、程序规范、措施适宜的预案和技术方案体系;组织建设平战结合、专兼结合、学科结合的灾害心理援助队伍;构建人文关怀、心灵抚慰的灾害社会心理服务网络,逐步形成符合我国国情的自然灾害社会心理援助模式。

2013年5月,《中华人民共和国精神卫生法》(下称《精神卫生法》)正式颁布实施,共七章八十五条,心理救援被纳入其中。《精神卫生法》第二章第十四条规定"各级人民政府和县级以上人民政府有关部门制定的突发事件应急预案应当包括心理援助的内容。发生突发事件,履行统一领导职责或者组织处置突发事件的人民政府应当根据突发事件的具体情况,按照应急预案的规定,组织开展心理援助工作";第二章第十六条规定"发生自然灾害、意外伤害、公共安全事件等可能影响学生心理健康的事件,学校应当及时组织专业人员对学生进行心理援助"。上述内容被写入《精神卫生法》,标志着心理救援正式进入法治化轨道。之后,更多政策文件中提及心理救援与危机干预相关内容。

2015年,原卫生部等10个部门联合印发《全国精神卫生工作规划(2015—2020年)》,其中对心理救援方面的工作提出了更加具体详细的要求,包括各地要将心理援助纳入各级政府突发事件应急处理预案,定期开展培训和演练;要依托现有资源开设心理援助热线,配备心理治疗人员,为精神障碍患者及高危人群提供专业化、规范化的心理卫生服务等;并提出了截至2020年底需要达成的目标,"每个省(区、市)至少开通1条心理援助热线电话,100%的省(区、市)、70%的市(地、州、盟)建立心理危机干预队伍;发生突发事件时,均能根据需要及时、科学开展心理援助工作"以及"高等院校普遍设立心理咨询与心理危机干预中心(室)并配备专职教师"等。

2016年12月,国家卫生和计划生育委员会、中宣部等22部门联合印发《关于加强心理健康服务的指导意见》,针对性提出要重视心理危机干预和心理援助工作,从服务模式、服务队伍、服务开展等方面提出了要求,包括"建立和完善心理健康教育、心理热线服务、心理评估、心理咨询、心理治疗、精神科治疗等衔接递进、密切合作的心理危机干预和心理援助服务模式,重视和发挥社会组织和社会工作者的作用。将心理危机干预和心理援助纳入各类突发事件应急预案和技术方案,加强心理危机干预和援助队伍的专业化、系统化建设,定期开展培训和演练。在突发事件发生时,立即开展有序、高效的个体危机干预和群体危机管理,重视自杀预防。在事件善后和恢复重建过程中,依托各地心理援助专业机构、社会工作服务机构、志愿服务组织和心理援助热线,对高危人群持续开展心理援助服务"。此部分工作由国家卫生和计划生育委员会牵头,中央综治办、民政部等相关部门按职责分工负责。

2017年1月,国务院办公厅下发《国家突发事件应急体系建设"十三五"规划》,在主要任务"加强核心应急救援能力建设"中提出要健全各级紧急医学救援队伍,逐步建设国家和省级突发事件心理干预救援队伍。

2018年11月,国家卫生健康委员会、教育部等10个部门联合印发《全国社会心理服务体系建设试点工作方案》,在31个省、自治区、直辖市及新疆生产建设兵团共选取了65个试点地区。该文件也明确要求试点地区开展心理救援服务,并对开展形式有了更进一步的具体要求:"建立健全心理援助服务平台。依托精神卫生医疗机构或具备条件的社会服务机构、12320公共卫生公益热线或其他途径,通过热线、网络、App、公众号等建立提供公益服务的心理援助平台。通过报纸、广播、电视、网络等多种形式宣传、扩大心理援助平台的社会影响力和利用率。将心理危机干预和心理援助纳入各类突发事件应急预案和技术方案,加强心理危机干预和援助队伍的专业化、系统化建设。在自然灾害等突发事件发生时,立即组织开展个体危机干预和群体危机管理,提供心理援助服务,及时处理急性应激反应,预防和减少极端行为发生。在事件善后和恢复重建过程中,对高危人群持续开展心理援助服务。"

2020年初新冠疫情暴发,给中国公共卫生防控体系提出了考验,也对心理救援提出了要求。新冠疫情,政府出台的各种防控措施包括隔离、延长假期、公共交通管制等,以及海量的媒体报道和大量的传言流言等,对大众的心理行为都会造成影响。在这种情形下,国家卫生健康委员会出台了多个心理援助相关政策文件,涉及整体紧急心理危机干预原则、热线工作要求及指南,针对不同阶段不同重点人群的心理援助和社会支持工作相关方案等,以指导各地提供适宜的心理健康宣教和危机干预服务。具体包括:2020年1月26日,国务院应对新冠疫情联防联控机制《关于印发新型冠状病毒感染的肺炎疫情紧急心理危机干预指导原则的通知》,从组织领导、基本原则、制定干预方案、组建队伍、干预方式等5个方面对疫情心理危机干预进行了规定。附有针对4种6类不同人群的心理危机干预要点,明确了服务提供者、接受者、内容、形式以及注意事项等,以指导卫生健康行政人员、精神卫生和心理健康工作人员更好地组织和实施心理干预服务。该文件后,各省、自治区、直辖市应对新冠疫情联防联控工作机制(领导小组、指挥部)将心理援助工作纳入了疫情防控总体部署中,由其统一领导和组织,并相应成立了由精神卫生、心理健康相关专家组建的心理危机干预专家组,在当地卫生健康行政部门统一协调下,有序开展紧急心理危机干预和心理疏导工作。2月2日和7日,国务院联防联控机制分别下发《关于设立应对疫情心理援助热线的通知》及《关于印发新型冠状病毒肺炎疫情防控期间心理援助热线工作指南的通知》,要求省级(地市级)卫生健康行政部门统筹辖区心理健康服务资源,在各地原有心理援助热线的基础上,设立应对疫情的免费的心理援助热线专席,组建热线技术专家组和工作团队,加强管理、培训及技术支持和督导,并明确了热线工作目标和原则,以及设立、人员、督导、管理和伦理要求等,以规范提供热线服务,做好防控新冠疫情的心理支持和疏导工作。在这两个文件之后,全国各地都开始大力加强热线工作,增设疫情热线专席、招募接线员、开展培训和督导等。根据国家精神卫生项目办的统计,2020年2月至2023年2月,31个省、自治区、直辖市及新疆生产建设兵团以公立精神卫生医疗机构和精神卫生防治技术管理机构为主共设立了心理援助热线670余条,接听电话2 846 629次。此外,全国各大高校、妇联、社会心理服务机构也广泛开展心理热线服务。2020年3月5日,国家卫生健康委员会和民政部联合印发了《关于加强应对新冠肺炎疫情工作中心理援助与社会工作服务的通知》,对新型冠状病毒感染者、被隔离人员、一线工作人员的心理援助、心理支持与社会工作均提出了要求,并提供了新冠疫情治疗定点医院、方舱医院和集中隔离点的心理援助与社会工作服务的工作方案,这3个方案是国家卫生健康委员会派出和组建的国家心理危机干预专家组的前期工作基础和方案上进行的修订,具有非常高的实操性。

随着新冠疫情防控形势发生积极向好变化,心理援助服务的重点人群及其心理状况也随之变化。2020年3月18日,国务院联防联控机制印发了《新冠肺炎疫情心理疏导工作方案》,要求各地尤其是疫情防控重点地区湖北省、武汉市的卫生健康、民政、工会、共青团、妇联、残联等部门加强协作,将心理疏导工作纳入新冠疫情防控整体工作部署,将新型冠状病毒感染患者及家属、病亡者家属、特殊困难老年人等弱势群体、参与疫情防控医务工作者、公安民警(辅警)和社区工作者等一线工作人员作为重点,持续开展心理疏导服务。4月7日,国务院联防联控机制进一步印发了《新冠肺炎患者、隔离人员及家属心理疏导和社会工作服务方案》,要求以社区为阵地,建立心理疏导与社会工作服务网络,该方案充分强调了社会支持对心理支持和援助的重要作用。4月21日,国家卫生健康委员会办公厅联合民政部办公厅、交通运输部办公厅、海关总署办公厅、国家移民管理局综合司、中国民用航空局综合司、中国国家铁路集体有限公司办公厅制定了《入境人员心理疏导和社会工作服务方案》,帮助入境人员适应隔离环境。8月25日国务院联防联控机制综合组印发《新冠肺炎疫情防控常态化下治愈患者心理疏导工作方案》,进一步贯彻落实中央领导同志关于做好新冠疫情治愈患者心理疏导和心理干预的重要指示。

2022年12月底,国家卫生健康委员会印发《突发事件紧急医学救援"十四五"规划》,在推进基层紧急医学救援能力建设中要求,基层医疗应急小分队中应包括心理救援的基本作战单元。

我国政府对突发公共卫生事件心理救援工作的重视程度不断提高,心理援救在政策文件中出现的频率和范围不断增加,涉及的内容也更加具体和详细。但同时当前也存在的一些问题,一是突发事件有关的宏观性政策文件中,如《突发公共卫生事件应急条例》《中华人民共和国突发事件应对法》《突发事件应急预案管理办法》《生产安全事故应急预案管理办法》《突发事件卫生应急预案管理办法》等中均没有提到心理救援的内容;二是国家层面尚无专门的心理救援应急预案相关政策文件,对心理救援涉及的服务机构、组织运行、人事调配、经费安置、资格认证等系列问题亦无文件作出详细的解释和规定,待未来得到解决和推进,以进一步完善我国突发事件心理救援服务体系。

同时,我国在为心理救援制定政策规划方面取得了阶段性进展。我国从"十三五"规划(2016—2020年)到"十四五"规划(2021—2025年)期间,在心理救援方面出现了一些变化:在"十三五"规划期间,提出"健全社会心理服务体系和疏导机制、危机干预机制",旨在推动心理健康服务的全面覆盖;在"十四五"规划中,这一目标得到了进一步强调和细化,提出了"引导心理救援和社会工作服务机构参与灾害应对和处置以及恢复重建工作,为受灾群众提供心理援助",并且在"十四五"规划中,提出"完善心理危机干预机制,将心理危机干预和心理援助纳入突发事件应急预案"。我国将继续加强灾害心理救援能力建设,提高各级政府和相关部门在灾后心理救援方面的应对能力。进一步推动心理救援与社会治理的深度融合,提高社会公共安全和稳定。

(三)工作指南的编写

2022年11月,由中国医学救援协会心理救援分会编写的《突发事件应急心理救援工作指南2022》推出,填补了国家卫生应急管理体系建设中心理急救规范性操作指南的空白。除此之外,政府在全国广泛设立心理危机干预热线,为受危机影响的人提供情感支持和心理咨询。

(四)人才建设

中国是一个经历过各种危机的国家,包括自然灾害如地震、洪灾、山火等,以及各类公共卫生突发事件和其他创伤性事件。多年来,心理救援在我国一直在不断发展,我国的心理救援队伍也在不断壮大,心理救援的工作和参与人员在将心理救援纳入危机应对和灾害管理方面作出了巨大努力。

根据2017年发表在 *International Journal of Mental Health Systems* 上的一项研究,我国目前仍然需要面对训练有素的心理救援人员缺口大的考验。该研究发现,只有1.7%的应急工作参与者接受过心理救援相关知识的培训,只有不到总人口10%的人群知道在哪里可以获得心理救援服务。面对目前存在的心理救援人员缺口大的问题,我国制订了一系列心理救援的培训计划,针对各种一线响应人员,包括心理健康专业人员、应急响应专员、卫生保健工作者和来自社会方面的工作者和志愿者。这些培训项目的重点是培养应急响应人员提高他们对受灾人群的社会心理支持能力,识别有心理健康问题风险的个人,并将他们转介到适当的心理健康服务机构中。一些培训项目还包括对心理救援进行文化改编,以确保其对我国的文化环境具有更高的敏感性。除了政府主导的工作外,各类学术机构和国际机构也参与了在中国的心理救援实施。这些机构提供培训、支持和资源,以提高应对者在危急情况时提供心理救援的能力。

三、心理救援发展展望

心理救援从早期在战争时期在医疗护理领域扎根以来,经过了漫长的发展过程。它已经成为一种广受认可的、重要的方法,在危机时期为个人和群体提供即时的心理支持。对灾难和创伤性事件的心理影响的认识,加上从危机干预到整体福祉的重点转移,随着对灾难和创伤性事件的心理影响的了解,以及从危机干预到整体福祉的重点转移,心理救援已经发展成为一个综合体系,旨在增强复原力、减轻心理痛苦和促进恢复。在未来,心理救援将继续发挥其重要作用,满足全世界个人和群体的心理健康需求。让人们能够自信、有方法地应对心理挑战,帮助人们重建生活,促进全人类的福祉。

未来心理救援在我国的发展受到多种因素的影响,包括人民群众对心理健康重要性的认识和理解的提高、文化敏感和因地制宜的干预措施的发展、与现有卫生系统的整合、劳动力发展和能力建设、循证实践以及充足的资金和资源分配。应对这些挑战对于确保心理救援干预措施有效并为受创伤影响的个人和社区所用至关重要。

(一)心理健康问题的去污名化

虽然心理救援已成为中国灾害应对的重要组成部分,但该领域面临着多项挑战。最大的挑战之一是围绕中国心理健康问题的污名化。由于害怕歧视或社会耻辱感,许多人不愿寻求心理健康问题的帮助。这可能使心理救援队难以接触到需要支持的人,尤其是在更偏远或农村地区。

(二)心理健康专业人员的培训认证

中国心理救援面临的另一个挑战是缺乏对心理健康专业人员的标准化培训和认证。虽然已有《突发事件应急心理救援工作指南》的国家指南,但目前还没有针对在该领域工作的心理健康专业人员的国家认证体系。这可能导致不同团队提供的心理服务质量不一致,并可能使组织难以确保其心理救援团队得到充分培训。

此外,在中国提供心理救援还存在后勤保障的挑战,尤其是在灾难发生后。例如,由于基础设施受损或其他障碍,可能难以进入受影响地区。这可能使心理救援队难以接触到需要支持的人。

(三)心理救援发展的新探索

近年来,我国各级政府逐渐加大对精神卫生和心理健康的投入,包括制定国家精神卫生政策和扩大农村地区的精神卫生服务。同时,随着科研的进步,新的科技和应用也在心理健康领域中崭露头角。

我国心理救援的一个新的探索是使用数字技术来提供心理健康服务。中国拥有世界上最大的互联网用户群之一,数字平台在医疗保健服务(包括心理健康)方面的使用迅速扩大。这有可能大大扩大获得心理救援服务的机会,特别是在可能难以提供面对面支持的偏远或农村地区。数字技术和人工智能用于心理救援的一种方式是开发心理健康应用程序。这些应用程序可以为用户提供个性化支持,包括心理教育、认知行为疗法(cognitive behavioral therapy,CBT)技术和正念练习。例如在新冠疫情暴发期间,由于社交距离的限制,面对面的咨询成为一项挑战,心理健康专家使用微信和钉钉等数字平台为患者提供在线咨询服务。这些应用程序在疫情流行期间有效地为人们提供了心理健康支持。

1. 虚拟现实(virtual reality,VR)疗法 数字技术和人工智能在心理救援中的另一个潜在用途是通过使用虚拟现实疗法。虚拟现实疗法在中国已被用于为焦虑症患者提供暴露疗法。VR疗法可用于在安全和受控的环境中模拟真实世界的情况,这对患有恐惧症或焦虑症的人尤其有用。通过使用VR疗法,心理救援专业人员可以为患者提供无须身体暴露的暴露疗法。

2. 远程医疗 在新冠疫情期间,我国广泛运用远程医疗为患者提供心理健康服务。患者可以通过视频通话或电话与心理健康专家进行咨询,这对心理健康服务资源有限的地区尤为重要。

除了应用程序之外,人工智能还可用于分析来自社交媒体和其他在线资源的数据,以识别可能存在心理健康问题风险的个人。通过分析社交媒体帖子和在线行为中的模式,人工智能算法可以识别可能正在经历抑郁、焦虑或其他心理健康问题的个人。这可以让精神卫生专业人员接触到这些人并为其提供所需的支持。尽管数字技术和人工智能有可能为我国的心理救援带来巨大好处,但它们也存在一些尚待解决的问题,例如隐私问题和数据安全问题,以确保用户信息受到保护。此外,过度依赖技术可能会导致面对面互动减少,而这对于在精神卫生专业人员与患者之间建立信任和融洽关系非常重要。

　　总之,心理救援的未来既富有挑战,也充满机遇。心理救援需要克服诸多困难,但同时也存在着众多机遇来进行改革和创新。通过持续研究和发展,依据受危机影响的个人和社区的需求因地制宜,改进心理救援工作,使其更加有效。在未来,跨学科和跨领域的合作,新兴技术和创新的运用,以及持续的研究和改进将至关重要,从而使得心理救援工作能够更好地满足最需要它的人们的需求。

（中南大学湘雅二医院　肖　涛）
（石河子大学第一附属医院　张桂青）
（北京大学第六医院　马　宁）
（伦敦国王学院儿童与青少年精神病学系　李林丰）
（伦敦国王学院　彭　旻）

参 考 文 献

［1］中国医学救援协会心理救援分会.突发事件应急心理救援工作指南（2022）［M］.北京:人民卫生出版社,2022.

［2］Association Pgychology,AP.Guidelines for psychological practice with transgender and gender nonconforming people［J］. American Psychologist,2015,70（9）:832.

［3］BISSON JI,TAVAKOLY B,WITTEVEEN AB,et al.TENTS guidelines:development of post-disaster psychosocial care guidelines through a Delphi process［J］.The British Journal of Psychiatry,2010 Jan,196（1）:69-74.

［4］BISSON JI,ROBERTS NP,ANDREW M,et al.Psychological therapies for chronic post-traumatic stress disorder（PTSD）in adults［J］.Cochrane Database of Systematic Reviews,2013,12（12）:CD003388.

［5］BONANNO,GEORGE A.Loss,trauma,and human resilience:have we underestimated the human capacity to thrive after extremely aversive events?［J］.American Psychologist,2004,59（1）:20.

［6］BREWIN CR,ANDREWS B,VALENTINE JD.Meta-analysis of risk factors for posttraumatic stress disorder in trauma-exposed adults［J］.Journal of Consulting & Clinical Psychology,2000,68（5）:748-766.

［7］BRYANT-DAVIS T,ULLMAN SE,TSONG Y,et al.Surviving the storm:The role of social support and religious coping in sexual assault recovery of African American women［J］.Violence against women,2011,17（12）:1601-1618.

［8］BRYMER M,LAYNE C,JACOBS A,et al.Psychological first aid field operations guide［M］.National Child Traumatic Stress Network.2006.

［9］GIST R,LUBIN B,REDBURN BG.Psychosocial,ecological,and community perspectives on disaster response［J］.Journal of Personal & Interpersonal Loss,1998,3（1）:25-51.

［10］TAYLOR S,ASMUNDSON GJG,CARLETON RN.Simple versus complex PTSD:A cluster analytic investigation［J］.Journal of anxiety disorders,2006,20（4）:459.

［11］HOBFOLL SE,WATSON P,BELL CC,et al.Five essential elements of immediate and mid-term mass trauma intervention: empirical evidence［J］.Psychiatry-interpersonal & Biological Processes,2007,70（4）:283-315.

［12］KO S J,FORD J D,KASSAM-ADAMS N,et al.Creating Trauma-informed systems:child welfare,education,first responders, health care,juvenile justice［J］.Professional Psychology Research and Practice,2008,39（4）:396-404.

［13］MITCHELL JT,EVERLY GS.critical incident stress debriefing—cisd:an operations manual for the prevention of traumatic stress among emergency service and disaster workers［J］.1996.

［14］HAMWEY MK,GARGANO LM,FRIEDMAN LG,et al.Post-traumatic stress disorder among survivors of the september 11,

2001 world trade center attacks:a review of the literature[J].International Journal of Environmental Research and Public Health,2020,17(12):4344.

[15] NORRIS FH,FRIEDMAN MJ,WATSON PJ,et al.60,000 disaster victims speak:Part I.An empirical review of the empirical literature,1981-2001.[J].Psychiatry-interpersonal & Biological Processes,2002,65(3):207-239.

[16] SCHAUER M,NEUNER F,ELBERT T.Narrative exposure therapy[M].2011.

[17] Organization W H,Foundation W T.Psychological first aid:guide for field workers[J].Geneva World Health Organization, 2011,33(7):391-395.

[18] 中华人民共和国国家卫生健康委员会.心理健康急救指南(第2版)[M].北京:人民卫生出版社.2016.

[19] LIU X,LIU J,SUN X.Psychological first aid in china:a scoping review[J].International Journal of Environmental Research and Public Health,2020,17(21):79-90.

[20] Organization W H,Foundation W T.Psychological first aid:guide for field workers[J].Geneva World Health Organization, 2011,33(7):391-395.

[21] Organization W H.Mental health and psychosocial considerations during the COVID-19 outbreak,18 March 2020[J].2020.

[22] HOBFOLL SE,WATSON P,BELL CC,et al.Five essential elements of immediate and mid-term mass trauma intervention: empirical evidence[J].Psychiatry-interpersonal & Biological Processes,2007,70(4):283-315.

[23] 唐筱蓉,钟强,张兴中.心理急救理论与实践研究[M].北京:人民军医出版社,2015.

[24] 祝新勇,董少鹏.心理急救的理论、实践与创新[M].北京:人民卫生出版社,2016.

[25] 王莹莹.心理急救的现状、问题与对策[J].中国心理卫生杂志,2019,33(3):245-249.

[26] 王红,张红,陈琪.心理急救的国内外研究现状与展望[J].心理科学进展,2019,27(2):225-235.

[27] 罗玉平.紧急心理干预在中国:理论、实践与未来[J].心理科学进展,2019,27(11):1961-1973.

[28] 王莉,李杨,杨凡.全球心理健康卫生紧急响应中心对我国新冠疫情心理支持工作的调查与思考[J].心理科学进展, 2020,28(9):1507-1520.

[29] 张红,王红,罗玉平.中国心理急救发展的回顾与展望[J].心理科学进展,2021,29(5):854-865.

[30] 赵春霞,罗玉平,王莹莹.心理急救在突发事件中的应用现状与展望[J].心理科学进展,2021,29(6):1034-1045.

[31] 袁金龙,陈波.全球心理健康应急响应与心理急救模式研究综述[J].心理科学进展,2021,29(7):1243-1256.

[32] 世界卫生组织.心理急救:用于现场工作人员的指南[M].北京:世界卫生组织出版社,2011.

[33] 世界卫生组织.COVID-19疫情期间的心理健康和心理社会关注事项[M].北京:世界卫生组织出版社,2020.

第六节
中国医学救援装备发展报告

一、医学救援装备的概念与分类医学救援

（一）医学救援装备的概念

医学救援装备是指在自然灾害、事故灾难、突发公共卫生事件、社会安全事件等紧急条件下实施医学救援所需的医用器械、仪器、设备、卫生运输工具及相关装备等的总称，主要用于重大灾害、事故、事件等发生时伤病员的现场急救与紧急救治、连续救治、立体运送、野外医院早期救治与部分专科救治、专科治疗、后期康复、卫生防疫、"三防"医学救援和模拟训练等，是医学救援队伍在紧急条件下实施医学救援和平时进行医学救援训练的物质基础，是减少或消除灾害事件对公众造成的威胁、救治与维护伤病员生命和健康的重要工具，是决定应急灾害医学救援成败的重要因素之一。

（二）医学救援装备的分类

医学救援装备的分类方法很多，可按以下几种方法分类。

1. 按医学救援装备使用范围　医学救援涉及医疗救援、传染病防控、中毒事故救援、核化生事故或突发事件救援、反恐救援等多个领域，范围宽，任务广。因此，按医学救援装备使用范围，可分为通用医学救援装备和专业医学救援装备两个大类。

（1）通用医学救援装备：指在常规突发事件时和平时用于院外急救、医学救援队伍及不同专业医学救援队伍从事伤病急救的各种医学救援装备的总称，具有通用性宽、标准化程度高、市场选型方便、模块化水平先进、技术成熟度强、维护保养容易、性能可靠稳定等特点。如包扎敷料、止血器材、夹板、担架、监护仪、输液泵、卫生车辆等。

（2）专业医学救援装备：指适合不同环境条件、气候条件及不同专业救援需求的各类医学救援装备，包括以下几类。

传染病防控装备：指用于新发突发传染病防控的一系列装备与器材的总称，一般分为现场防控装备和实验室装备2个大类，前者主要用于传染病的现场防控，以便携高效、展收迅捷、集成化和模块化程度高的小型化装备与器材为主，包括指挥通信装备、监测报警装备、样本采样与制备装备、检验装备、洗消装备、个体与集体防护装备、宣教装备、后勤保障装备等；后者主要用于病原体的最终确认和公布，以性能相对先进的大型检测及配套装备为主。

中毒事故救援装备：指用于食品、水源等毒物检测的装备与器材，如食品理化检验箱、食品微生物检验箱、检水检毒箱等。

核化生事故或突发事件救援：指在核事故、化学事故和生物污染时，用于监测报警、样本采样、检验、洗消、个体与集体防护、人员和伤病员运送等装备与器材。可分为核事故医学救援装备、化学事故医学救援装备及生物污染事件医学救援装备。

反恐医学救援装备：指用于反恐医学救援中使用的爆震伤、创伤（火器伤、刀伤等）、核化生污染等现场

急救、搬运、后送、防护等各类装备。

2. 按医学救援装备生产部门 按国家医疗器械工业生产门类,可分为各种手术器械、X线设备、医用电子仪器、医用光学仪器、医用核子同位素设备、各种常用化验设备、口腔科设备、医院设备、医用冷冻设备、医用车辆等。

3. 按使用对象 按使用对象,可分为以下4类。

(1)个人携行装备:指用于救援人员个人使用的通信、防护、急救和保障个人生活必需的相关用品,一般以个人携行装具为主要平台。如个人携行背囊一般包括救援服、羽绒服、马甲、一次性雨衣、防潮垫、蚊帐、睡袋、洗漱包、软式水盆、手动发电手电筒、口哨、GPS、组合刀具、防风打火机、折叠铲、个人急救包、饭盒、水壶、单人净水器、食品、地图、个人信息卡、背囊使用说明书等。

(2)前出分队救援装备:指用于几人或十几人组成的分队前出现场急救所需的各类器材与装备,其特点是可以走村串户,小群多路,解决大型医学救援装备难以到达救援现场的问题,如各类医学救援背(包)囊、携行医疗箱等。

(3)野外医疗机构救援装备:指用于野外医疗救援机构实施早期救治和部分专科救治所需的各类装备和器材,一般包括野外医疗机构平台(车辆、帐篷、方舱、飞机、船舶等)、伤员分类装备、指挥通信装备、手术及配套装备、检诊装备、药房装备、重症监护装备、病房装备、血氧液供应装备、防疫防护装备、水暖电供应装备等,主要用于批量伤病员通过性治疗。

(4)后方医院装备:指用于灾难伤员住院救治和后期康复所需的医院装备和器材,一般与平时医院装备相同。

二、医学救援装备现状与发展

(一)医学救援装备总体现状与发展

医学救援装备建设是为了在灾害、紧急情况和突发事件中提供紧急医疗援助而进行的准备和规划。这些装备通常包括救护车辆、应急医疗设备、急救用品、通信设备以及相关的技术和工具。在许多国家,医学救援装备建设是重要的政府任务,旨在提高国家对灾害和紧急情况的应对能力。

1. 医学救援装备发展现状 作为医学救援行动的重要物质基础,医学救援装备要求种类全、数量多、功能多、性能好和机动灵活。发达国家目前已经基本实现了模块化配置,同时不断涌现各类高科技产品,特别是美国、日本、俄罗斯等国家在这方面较为先进,他们已经研制出了许多适用于应急抢险的新型医学救援装备。我国对突发事故医学救援工作的重视也促使了医学救援装备的逐步发展。然而,与国外发达国家相比,我国的医学救援装备在功能、技术水平等方面仍存在较大差距,主要问题包括研发能力弱、集成化程度低、机动灵活性差、专用设备不足等。

第一,医学救援装备研发起步晚,储备不足。2003年,严重急性呼吸综合征疫情暴露了我国在突发事件传统应对体制及方法上存在的缺陷。为此,国家开始着手建立具有中国特色的突发事件应急管理体系,并于2006年1月8日发布了《国家突发公共事件总体应急预案》。该预案强调了医学救援装备的保障工作。然而,由于国家长期以来在安全科技方面的投入不足以及研发企业面临的高投入、低市场等困境,导致医学救援装备领域的进展缓慢。结果是救援装备总量不足、配备率低下,专用救援设备严重匮乏。

第二,医学救援装备体系未完善,总体利用率不高。汶川、玉树、舟曲等地的重大自然灾害医学救援实践经验表明,我国的医学救援装备体系存在着很大的不完善,这严重影响了医学救援装备的配置和应用。东西部经济发展的差异导致西部地区的医学救援基地装备储备不足。此外,由于国家尚未建立有效的医学救援装备辅助决策系统,装备资源无法有效整合,有限的装备投入也因缺乏统一的医学救援指挥平台而无法得到最大程度的利用。

第三,政策引导,推动医学救援装备逐步发展。国家总体应急预案颁布后,国家制定了相应的法律法规,并鼓励、扶持具备条件的教学科研机构培养应急医学管理专门人才。同时,组织开发了新技术、新设备和新工具,用于应急处置与救援。

第四,科学技术发展,助推医学救援装备抢救技术提升。科学技术的发展推动了先进技术在医学救援装备中的应用,进而提升了医学救援装备的抢救技术。尤其是在医学救援装备中实现了智能化、模块化、集成化、无人化等技术,极大地提高了抢救效率。

医学救援需求的增长客观上催生了各类医学救援装备的发展,包括应急监测预警装备、应急通信指挥装备、应急救援处置装备以及应急安置保障装备等。目前,我国已经涌现出一大批专业的生产企业,它们在应急装备的制造和研发方面发挥着重要作用。代表这些企业的有中国航天科工集团有限公司、中国兵器工业集团有限公司、中国北方工业有限公司、中国船舶重工股份有限公司、新兴际华集团等大型国有企业和部分民营企业,凭借自身长期积累的技术和生产优势,积极参与应急医学装备制造业。

在政府的大力引导下,企业加强了应急医学产业的科技创新能力建设,以培育自主知识产权、自主品牌和创新性产品为重点。这使得医学救援装备的科技水平逐步提高,新产品的开发和新技术的应用范围也日益扩大。同时,广东、安徽、重庆、浙江等地方政府结合经济结构调整、产业升级和企业转型的需要,将应急产业作为战略性新兴产业的重点发展领域,并形成了一批应急医学产业基地。

2. 医学救援装备发展趋势　我国幅员辽阔、灾害频发,城乡差异大,基础设施发展不均衡。大城市聚集了庞大的人口、资源和产业,导致城市受灾对象集中、城市灾害后果严重且放大,使得应急救援管理任务繁重。相反,中小城镇和乡村的基础设施发展不均衡,安全保障能力较低。这种情况导致我国既存在高风险的城市,又存在不设防的乡村,形成了一种并存的局面。

随着社会的高度发展,科技高速进步,医学救援装备必将得到进一步发展完善,并向着多样化、多功能化、信息化、智能化等方向发展。

（1）智能化和数字化:随着信息技术的不断进步,医学救援装备将趋向智能化和数字化。智能化装备能够实时监测患者的生命体征、提供精准的诊断和治疗建议,并能与其他设备和系统进行无缝连接和数据交互。数字化技术将改善数据管理和信息共享,提高救援行动的效率和准确性。

（2）小型化和便携化:医学救援装备的发展趋势是朝着小型化和便携化方向发展。小型化装备更加便于携带和操作,使救援人员能够更灵活地应对不同场景和复杂环境。便携式医疗设备、便携式诊断工具和紧急药品包等将得到更多应用。

（3）新材料和新技术的应用:新材料和新技术的发展将为医学救援装备带来更多创新。例如,轻量化材料的应用能够减轻装备的重量负担,同时保持其强度和耐用性。另外,生物医学技术、纳米技术和3D打印技术等也将为救援装备的设计和制造提供更多可能性。

（4）网络化和远程医疗:网络化和远程医疗的发展将改变医学救援的方式。通过远程医疗技术,专家可以远程指导救援人员的诊断和治疗,提供专业的支持。此外,网络化系统和平台的建设将实现不同救援单位之间的信息共享和协同工作,提高救援行动的整体效能。

（5）无人机和机器人技术:无人机和机器人技术在医学救援中的应用将进一步扩大。无人机能够快速到达灾区,进行搜救和物资运送,提供紧急医疗援助。机器人技术可以应用于危险环境下的搜救和救援任务,减少救援人员的风险。

（6）环保和可持续性:医学救援装备的发展趋势也将注重环保和可持续性。使用环保材料、节能设备和可再生能源等将成为重要考虑因素,以减少对环境的影响,并确保装备的可持续发展。

目前,中国正在不断发展和完善医学救援装备,并积极探索适合本国国情的解决方案。中国致力于创建高度机动和多功能的医学救援装备,以提高应对紧急情况的能力和水平,实现了智能组合和按需扩展的功能。统一的平台具备更高的通用性和可靠性,满足资源高效利用的需求。通过装备的组合和匹配,它具备应对突破、紧急救援、人机协同和自我保障等能力,为不同类型和规模的事故和灾害提供高效的系统解决方案。下一步,医学救援装备系统将具有高度机动性、多功能性,能够快速响应,实用性强,最大程度地减少人员伤亡和财产损失。

（二）现场伤员搜寻装备建设现状与发展趋势

1. 现场伤员搜寻装备的概念　现场伤员寻找装备是指平战时搜索、发现伤员，以确保伤员被快速找到并得到及时救治的装备，主要包括光学伤员寻找装备、无线电伤员寻找装备、雷达伤员寻找装备、音频振动伤员搜寻装备、机器人伤员寻找装备。现场伤员寻找装备对拯救伤员生命，保存和恢复救援队伍救援能力，鼓舞士气有着重大意义。

2. 现场伤员搜寻装备的分类　现场伤员寻找装备可按技术原理、搜寻距离和寻找方式进行分类。按技术原理可分为光学类、无线电类、雷达类、音频振动类和机器人类伤员寻找装备；按寻找距离可分为局域范围和广域范围伤员寻找装备；按寻找方式可分为约束式伤员寻找装备和无约束式伤员寻找装备。下面从技术原理的角度，介绍几种主要几种现场伤员寻找装备。

（1）光学伤员寻找装备：人们对周围事物的认识，绝大部分是通过视觉而引起反应的，但是由于人类视觉的局限性，限制了观察事物的范围。夜视技术能够帮助搜救人员在能见度差的，特别是夜间情况下，观察目标，获得人眼可见的目标图像。已投入实战使用的夜视技术有三大类：微光夜视技术、主动红外夜视技术、红外热成像技术。

（2）无线电伤员搜寻装备：采用无线电技术研制的伤员寻找装备是目前应用较广、技术成熟的搜寻装备，从其技术发展及其特征来看，属于约束式伤员搜寻装备。

（3）非接触雷达式现场伤员搜寻装备：非接触雷达式生命探测技术是一种综合了雷达技术和生物医学工程技术，利用雷达波对生命体进行非接触探测的伤员寻找装备。从其技术发展及其特征来看，属于非约束式伤员搜寻装备。

非接触雷达生命探测装备利用雷达波可以穿透砖墙、废墟等非金属介质。它们可以在远距离无须任何电极或传感器接触生命体的情况下，探测到生命体的生命信号，如呼吸、心率、血流、肠蠕动等。与激光、红外和超声波探测技术相比，非接触雷达生命体征信号的检测不受环境温度和热物体的影响。它能够有效穿透介质，并解决了激光检测受温度影响、遇到物体阻挡失效和误报率高的问题，同时克服了超声波检测受环境杂物反射干扰以及水、冰、泥土阻挡失效等问题。因此，这项技术在战时和平时得到广泛应用。

（4）音频振动探测仪：音频振动生命探测仪利用声波和振动波的原理。它采用先进的微电子处理器和声音/振动传感器，可以全方位地收集振动信息。它可以检测空气中传播的各种声波以及通过其他介质传播的振动。它会过滤掉非目标的噪声和其他背景干扰波，并迅速确定被困者的位置。高灵敏度的音频生命探测仪采用两级放大技术，其探头内置频率放大器，接收频率范围为1~4 000Hz，并在主机接收到目标信号后进行额外放大。因此，它可以通过检测被困者发出的低强度音频声波和振动波，如呻吟声、呼喊声、爬动声和敲打声，判断是否存在生命。

（5）机器人伤员搜寻装备。战场和灾难搜救现场的情况复杂且不断变化，甚至有时无法确保搜救人员的安全。此外，废墟中形成的狭小空间给搜救人员和搜救犬带来困难。这些问题直接影响了现场搜救工作的顺利进行，迫切需要开发一种装备，可以与搜救人员协同工作，甚至替代他们进行伤员搜救任务。在这种背景下，研发了搜救机器人来解决这些问题。机器人可以尽快进入灾难现场搜寻幸存者，并成功完成多项现场搜索任务，包括为被困人员提供基本医疗服务、收集无法进入的场所的信息并传递给救援指挥中心等搜索任务。近年来，许多国内外研究机构进行了大量研究，并开发了各种类型的机器人，可以在搜救现场的狭小空间进行搜索，其中包括多态变形机器人、蛇形机器人等，以满足救援行动的需求。

3. 现场伤员搜寻装备的发展趋势　寻找、通信、生理监测一体化，提高救护能力。发现伤员，并对伤员定位，是伤员寻找装备的基本功能。随着技术的发展，监测伤员的脉搏、体温、呼吸、血压等生命指征，评价伤员的生理状况，并将相关信息融入战时无线电局域网或GPS系统，不仅增强了伤员寻找能力，而且帮助救护人员掌握伤员的伤情，提高救护能力。

重视无约束式伤员寻找技术和装备，增强实用性。无约束式伤员寻找装备具有被搜索对象无须佩戴发射器、传感器等辅助设备的优势,搜索范围可达几百米,具有更强的实用性,因而是各军重点发展的伤员寻找装备之一。非接触雷达式生命参数探测技术、雷达成像技术和热力测向技术是研制无约束式伤员寻找装备的主要关键技术。

注重多技术融合,提高寻找能力。战时寻找伤员情况各异、环境复杂,单一技术研制的装备难以满足需求。有效利用红外、微光可视、雷达、通信、GPS、传感器、机器人等技术,使各技术之间、不同寻找装备之间互补,以便有效地提高寻找能力。

注重机动和灵活性,便于单兵携行和使用。伤员寻找装备多为卫生救护人员使用,因此要求体积、重量、功耗等满足单兵携行的要求,并且结构简单、便于操作,具备智能化自动搜索的功能。

(三)伤病员院前急救监护运送一体化平台装备建设现状与发展趋势

1. 伤病员院前急救监护运送一体化平台装备的概念　伤病员院前急救监护运送一体化平台(以下简称"一体化平台")是院前急救期间物质保障的重要组成部分。它是一种装置或系统,可在从一个地方到另一个地方的运输过程中提供紧急处置、急救复苏、稳定和运送伤病员。这种类型的一体化平台通常包括运送伤病员的担架、多个监测和治疗设备以及单个控制和显示界面。独特的控制和显示界面可以集中监控各种医疗设备,减少医务人员观察和操作每个医疗设备的频繁移动。该集成平台旨在配置医院的重症监护室,以维护生命体征(如呼吸复苏、循环复苏、氧气供应等)、仪器和药物,以实现完整的微型化集成,从而形成移动便携式急救监护运送一体化平台,在呼吸复苏(机械通气、供氧、清理气道)、循环复苏(除颤、液体输注)和连续心电、血氧、血压、温度控制等平台上对受伤患者进行恢复。患者的持续动态、定性和定量,并通过有效干预,为患者和重伤者提供标准化和高质量的生活支持。这种类型的集成平台是实现院前、转移路径和医院内连续治疗的理想设备。它可以以最小的体积、最轻的重量和最低的价格实现治疗重伤的目标,可广泛用于战争伤害、事故救援、灾难救援等。

2. 伤病员院前急救监护运送一体化平台装备的分类　一体化平台是一个集成的急救设备或系统,集成了许多急救设备(包括:生命体征监测、呼吸、除颤、胸部按压、吸引、输液、氧气和电力供应等功能),该设备或系统允许对转运中伤病员进行无缝连续监测,并通过有效干预为伤员和危重患者提供标准化和高质量的生活支持。该集成平台可根据不同交通工具的内部空间进行设计和集成,其结构和功能将相应不同;从使用环境来分,军事野战环境要比民用医学救援用一体化平台在某些技术上要求要严格(如:温度环境、电磁兼容性环境等);此外,对于成人和新生儿的转运,集成医疗设备的技术要求并不相同。因此,医院前综合急救运输平台的分类如下。

(1)按结构分类:根据一体化平台的结构,可分为整体式、组装式、折叠式、箱仪一体式、壁挂式、担架附加式、箱囊式、拉杆箱式类型。

(2)根据适用范围进行分类:根据适用范围,一体化平台可分为军用型、民用型。

(3)根据使用环境进行分类:根据环境一体化平台的使用情况,可分为普通类型、防护类型。

3. 伤病员院前急救监护运送一体化平台装备的设计原则　考虑到伤病员院前急救监护运送一体化平台的设计要求,需要从机动快速医疗后送和紧急救治的实际需求出发进行考虑。在设计理念上,应注重平台的快速拆装、简单实用和价格适宜。平台的功能设计应以独立进行重症伤员急救监护为核心,并顺利衔接现场、转运和入院勤务运作的各个环节。此外,平台还需要与现有的搬运和转运工具兼容,将救治设备与转运载体集成一体,以确保良好的移动性。在设计中,需要采用微型化集成化的方式,使得救治人机界面布局合理、使用方便。同时,必须考虑配备携行包,其中包括液体、血液、药物和处置器材等必备物品。在技术方案上,可以采用小型化、轻质化和模块化的形式,各个分系统可独立安装。设计一体化平台时,需要考虑以下几个方面,包括体积、重量、维护、运输、安装和安全性。为此,可以采取以下措施:

确保体积小、重量轻,以便于运输、存贮,并能够快速装配机动交通工具,充分利用其有效载重能力。

采用模块化设计,简化结构,方便维修更换,并能够便捷地进行安装和固定。

注重安全性和工艺性,确保平台具有较高的安全性,同时易于工艺操作。

充分考虑一体化平台的可靠性和环境适应性,确保在我国大部分地区使用时平台能够稳定工作并表现出可靠的性能。

设计应符合相关国家标准和军事标准的规定,确保设计方案与标准要求相符。

通过以上措施的综合考虑,可以实现一体化平台的优化设计,以满足各项要求和规范。

4. 伤病员院前急救监护运送一体化平台装备的发展趋势 国际社会对灾害医学救援、反恐医学救援和院前急救越来越关注,对于患者的现场抢救、连续救治和快速运送已经得到各国医疗救治机构和人道主义救援机构的广泛认可。因此,生命支持装备的快速发展已成为全球的热点关注。

从目前的发展情况来看,这类装备呈现出以下几个发展趋势。

第一,急救运送与连续救治之间的紧密结合更加密切。在战场上,对伤员进行抢救后,快速转运和转运途中的连续救治是重症伤员救治链条中最为重要的环节。其核心目标是在伤员受伤后的黄金时间内维持其基本生命体征,并在运送途中进行连续救护,为后续救治赢得宝贵时间。因此,各国都致力于研究移动式生命支持 - 监护 - 治疗一体化装备,实现对重症伤病员从现场抢救到转运途中再到院内转运的无缝隙救治。西方国家如美国等从 20 世纪 90 年代开始陆续研制了自撑式生命支持单元(PLSSU)、创伤生命支持与运输单元(LSTAT)、便携式生命支持单元(LS-1)和移动式重症监护单元(MICU)等途中连续救治系统。这些装备的共同特点是救治模块功能齐全,能够搭载机动单元实现远距离后送,成功体现了急救运送结合理念。

第二,装备的集成度越来越高。最具代表性的例子是美国的创伤生命支持运送系统(LSTAT),它是一个整体式微型重症伤员急救担架,能够自动监视患者状况并采取必要的治疗措施。该系统由核化生防护软篷、担架以及装有急救监护设施和气体、电气接口的支撑平台组成。它的优点在于功能集成完善,是一种较为理想的移动式重症监护室。然而,由于价格昂贵(600 余万元人民币)且工艺复杂,美国目前也在寻求研制更轻、价格更合理的类似装备。

第三,高新技术得到广泛应用。成熟的高新技术和正在成熟的技术正在被应用于这类装备的研制中。无线通信技术、全球卫星定位技术、智能化信息处理技术和机器人技术等都在其中扮演着重要角色。伤病员院前急救监护运送一体化平台利用了 GPS 全球卫星定位、码多分址(CDMA)1X 无线通信、地理信息系统(GIS)和计算机网络通信与数据处理等技术。它能够实时远程传输伤病员的生命体征信息,并且接收终端能够对这些信息进行数据处理和分析,确定系统当前的位置、速度和运行方向。这为诊断和治疗方案的确定提供了可靠的指导,并及时作出相应的准备工作,为挽救伤员生命争取了宝贵时间。

综上所述,随着这些趋势的发展,伤病员院前急救监护运送一体化平台将更好地满足急救转运和治疗的需求。

(四)院前现场急救装备建设现状与发展趋势

1. 院前现场急救装备的概念 现场急救装备主要是指对受伤或发生心搏、呼吸骤停的伤病员采取止血、包扎、固定、解除窒息或恢复呼吸和循环功能等紧急救护所使用的器材、装备的总称。

2. 院前应急抢救装备的分类 参照目前通行的国际伤病员现场抢救规则,可将院前抢救装备分为止血、包扎、固定、复苏几大类。

(1)止血器材:止血器材包括止血带、高频电凝止血、超声切割止血、激光止血、微波止血、介入性止血措施、止血药物。

(2)包扎材料:按包扎作用分类可分为绷带类、固定胶贴类、功能纱布和敷料三种。按材质分类可以分为天然材料类、人工合成材料类两大类。按功能和结构分类可以分为三角巾和绷带卷、炸伤急救包、烧伤急救包。

(3)固定器材:固定器材与装备主要有小夹板、铁丝夹板、塑料夹板、充气夹板、石膏和临时急救固定材料等几类。可根据固定材料、固定范围和固定形式进行分类。

(4)复苏器材:广义复苏器材与装备是指整个心肺复苏过程中以及复苏后治疗过程中使用的一系列器械和装备的总称,包括气管导管(球囊面罩,口咽、鼻咽通气管,食管气道联合导管和喉罩导管)、机械通气装备(人工呼吸球囊、转运呼吸机和通用呼吸机)、闭胸心脏按压器(标准闭胸心脏按压器、主动加压减压闭胸心脏按压器和束带式闭胸心脏按压器)、体外除颤器、紧急体外循环装备、低温复苏装备等。狭义上的复苏器材与装备主要指重建患者自主循环的心肺复苏器材与装备。

3. 院前现场急救装备的发展趋势　院前抢救装备主要用于对伤病员实施现场快速救治,应完善急救功能,便于携带使用;强化快速急救,便于后续抢救;增加智能控制,便于自救互救;重视需求设计,便于快速治疗。

(五)现场复苏器材与装备建设现状与发展趋势

1. 现场复苏器材与装备的概念　现场复苏器材与装备是指在院前急救时用于循环呼吸功能障碍或循环或呼吸骤停时的器材与装备的总称,其功能主要是开放气道、人工通气、人工循环、输液扩容、静脉给药治疗、心电监护、除颤、起搏等,以尽快恢复呼吸和循环功能,维持生命体征,最大程度地减少死亡,为后续治疗提供基本救治基础。

2. 现场复苏器材与装备的分类　现场复苏器材与装备按功能和用途可分为两类:一是循环复苏器材指用于循环功能恢复与维持的器材与装备,包括心肺复苏器、输血输液器、抗休克裤、心电除颤监护仪、起搏器、头部降温器等;二是呼吸复苏器材指用于呼吸功能恢复与维持的器材与装备,包括口咽通气管、环甲膜切开器、呼吸器、呼吸机、供氧器、吸引器等。

3. 现场复苏器材与装备的主要技术要求　近20年来复苏器材发展迅猛,复苏器材与装备因使用地点大多在院前事故现场或战场后方,任何医疗复苏器材装备必须功能好、耐用、体积及重量尽可能小、易消毒、不易损坏、价格合理,由此复苏器材便于装备,有可能在较前沿地区有效地抢救危重伤员,以便及时抢救成功、及时后送,再给予确定性处理。

由于科学的迅速发展,技术水平的不断提高,因此各种新型复苏器材和装备的水平会不断提高,这对伤病员的急救复苏确有好处。但对使用这些急救复苏装备的医护人员来说,如无机会学习和应用,一旦需要急救时应用,难以正确使用。因此在装备各种新的复苏器材时必须先学习、实习使用方法,掌握适应证及禁忌证,才能正确应用并充分发挥复苏作用。

4. 现场复苏器材与装备的发展趋势　目前,现场复苏器材与装备的前沿技术和发展趋势主要体现在以下几个方面。

(1)呼吸机发展趋势:呼吸机的发展趋势包括通气模式和功能的发展,网络化和信息化的发展,无创呼吸模式和有创呼吸模式的结合,新技术、新工艺、新材料等的应用,也是呼吸机等医疗设备发展的途径。

(2)心肺复苏机发展趋势:心肺复苏机的发展趋势包括应用新复苏方法,获得高质量复苏;机械代替人工,自动代替手动以及闭胸心脏按压质量反馈评估。

(3)电除颤技术发展趋势:目前电除颤器的发展趋势为低能量智能双向波除颤器、植入式自动除颤器。

(六)院前应急手术及配套装备建设现状与发展趋势

1. 院前应急手术及配套装备的概念　院前应急手术及配套装备,主要指各级救治机构平战时对伤病员实施早期手术急救、治疗使用的各种医疗器械及其辅助配套器材设备,主要包括手术器械、手术床(台)、照明器材、麻醉器材、消毒灭菌器具以及吸引器、监测、呼吸等急救设备。

2. 院前应急手术及配套装备的分类　院前应急外科手术及配套装备的品种规格繁多,分类方法很多,但为适应平战结合,保证战时,军民通用,利于战备的要求,院前应急外科手术及配套装备分类包括院前应急手术器械、院前应急手术床(台)、院前应急手术照明装备、院前应急手术麻醉装备、院前应急手术消毒灭菌装备。

3. 院前应急手术及配套装备的发展趋势　手术器械的发展趋势包括实用性、无镀层的设备性手术器械、显微外科手术器械、各种吻合器、内镜等。手术床的发展趋势包括轻便折叠型手术床、综合手术床。

手术无影灯的技术相对比较稳定,预计在近期没有什么显著的变化。手术无影灯的发展趋势,应该是照度更强、光质更好、无影度更高、温度更低接近自然光;在手术过程中应该能连续改变位置与方向;操作方法必须简单、灵活、轻便、制动要快速、便捷有效;更好的产品还有装有导光纤维深部冷光灯、彩色电视摄影装置和通风装置;应该具有经济性和安全性,经济性主要是指手术无影灯的光源发光效率高、耗电少、寿命长。

现代麻醉机的性能越来越好,功能也越来越全面。通气系统可以根据全麻手术患者的生理需求进行调节,这在中心医院或现代化野战医院中的使用显示出了它们的优越性。然而,这些设备通常体积较大,且对电源和气体依赖性很强,因此在无法靠近事发地点的特殊情况下,它们不适用。因此,野战应急手术麻醉机的开发必须满足以下几个条件:①小巧,功能齐全,机动灵活,易于安装、拆卸和运输,必要时可手动携带。②供氧系统最好有备用氧气源。手术过程中更换氧气瓶是不可避免的,这对危重手术患者来说是非常危险的。如果一台机器有两个氧气接头,那么更换氧气瓶时就不会影响麻醉。③最好能够使用空气驱动的通气系统,不仅仅依赖气体或电源,以便在缺氧或停电的情况下使用空气驱动。④应具备简易呼吸器的手动操作能力。在突然断电或断氧的情况下,应能够进行简易呼吸器的手动操作,也就是说,麻醉机本身的气囊可以用作简易呼吸器。

近年来,国外在便携式灭菌装备方面的进展主要是灭菌手段(装备)多样化,配备多种不同原理灭菌的灭菌器,在功能适用范围上达到互相取长补短。因此,灭菌装备多样化能够克服某一种灭菌方法或装备的不足,更好地适应不同野外环境和后勤供给条件下野战消毒灭菌保障的要求。

(七)连续救治装备建设现状与发展趋势

1. **连续救治装备的概念** 连续救治装备作为在连续后送过程中,对伤员进行治疗和护理的医疗装备,主要用于在后送过程中对伤病治疗,达到消除或控制致病因素,减轻或解除伤病员痛苦,维持机体内环境稳定,缓解或治愈伤病,维持生命,促进康复等目的的仪器或器械,是平战时伤病员治疗的物质基础,是卫勤保障的重要组成部分。在未来高技术局部战争条件下,由于伤病员的伤情复杂,伤势严重,对救治提出了更高的要求。连续救治装备则直接关系到伤病员的生命和健康。实用、良好的连续救治装备对提高伤病员的救治水平,减少伤死率和伤残率,提高治愈归队率,从整体上提高卫勤保障的能力和水平具有重要的意义。

2. **连续救治装备的分类** 连续救治装备分为以下几类。

(1)理疗装备:理疗是应用天然或人工物理因素作用于人体,通过神经和体液机制达到预防和治疗疾病的方法。理疗装备是产生人工物理因素以预防和治疗疾病的仪器和设备。

(2)高压氧治疗装备:高压氧治疗设备主要是高压氧舱,它是按受压容器规范和高压氧舱标准设计并制成的特殊的医疗设备。通过输入压缩空气,在舱内形成一个高气压环境,患者在高气压环境下吸氧治疗。

(3)血液净化装备:利用半透膜原理,血液净化装备将患者血液和透析液同时引入透析器内,二者在透析膜两侧反方向流动。利用两侧溶质梯度、渗透梯度和水压梯度的差异,通过扩散、对流和吸附清除毒素,清除体内潴留的水分,并补充所需营养物质,纠正电解质和酸碱失衡。这种设备被称为人工肾,是治疗急慢性肾功能衰竭的重要手段之一。通常可分为腹膜透析、血液透析、血液灌注、血浆置换和血液滤过五个系列,技术各有不同。

(4)移动式生命支持系统:移动式生命支持系统主要用于平战时重症伤员的现场综合急救和后送途中维持重症伤员生命体征。可对重症伤病员实施呼吸复苏、循环复苏、心电、血压、体温、呼吸、血氧饱和度等体现生命体征信息的监护和复合伤、多处伤的紧急处置。

3. **连续救治装备的主要技术要求** 理疗装备主要技术要求:机器的输出功率应达到治疗所需的要求,并在一定范围内可调。同时,在机器的面板上应有相应的指针或数码显示。导线应绝缘性好,有一定的长度,有极性区别者须用不同颜色标明正极和负极。接触人体的电极应具有良好的可塑性,以保证与人体表现紧密接触。整机性能可靠、安全,必要时应有接地装置,以防电击。具有良好的环境适应性,能在较大的环境温度和湿度范围内正常工作。电磁兼容性良好,不受外界干扰,在一定距离内也不影响其他仪器的正常工作。结构紧凑,设计合理,体积小,便于携行。

高压氧治疗装备主要技术要求:高压氧舱壳体的设计、制造、检验必须符合《固定式压力容器安全技术监察规程》和GB150-2011压力容器的有关规定。圆形门直径应不小于750mm,矩形门透光宽度不应小于650mm。舱门可制成机械门、电磁门、薄壳门或电动门式。递物筒的筒体为圆柱形,按压力容器规范进行设计和制造,两端为外开式舱门,设有手动回转环形锁闭机构,还须安装观察孔、平衡阀和压力指示计等。对舱内的环境、状态也能在舱外实时监测,并能进行舱内外交流。高压氧舱的建造、布局及内部修饰必须符合有关安全的标准,舱内所有设施不能产生电火花。

便携式加压舱(袋)体积应至少能容纳1人、密闭性好、经短时间加压应能使舱(袋)内压力达到海拔1 000m以下水平,应配有相应压力指示装置,可采用机械(人工)或电动方式加压,且电动加压装置应具有较好的环境适应性和较长的连续工作时间,舱(袋)应有良好的环境适应性,如耐磨,防水,防火等,而且体积小,重量轻,一人可携行。展收时间短等。

血液净化装备主要技术要求:血液净化装备有多种类型,此处以透析机为主介绍其主要的战术技术要求。凡与血液接触的部件须符合卫生学要求,应有良好的生物相容性,无毒、无抗原性、无补体激活能力、无热源;分子量大于35kD的物质,无特异吸附。清除率,以小分子尿素、肌酐为代表时应能达到(130~190)mL/min,以中分子维生素B_{12}为代表时应能达到(20~50)mL/min[高流量型可达(50~100)mL/min];透析结束时残留在透析器中的血液量不应大于1mL。应有完善的监测报警装置,如温度、压力、空气和漏血监测等。整机应达到环保要求,不对周围造成污染,也不引起病员间的交叉污染。

清创冲洗装备主要技术要求。伤口清洗是清创术的首要任务,清创冲洗装备可代替传统的水壶倒水、橡皮球冲洗及活塞式冲洗,克服其压力低、流量小、有些细菌及异物不易完全冲净的缺点,可提高伤口清洗的速度和效率。但目前国内尚无正式的清创冲洗装备问世,所以此处仅对其战术技术要求作一般性介绍。

冲洗压力是指伤口局部的压力,应达到一定的水平。国内目前使用的冲洗装备可达(10~80)kPa,流量(2.5~30)L/min。液体流经的管路应耐用,并无污染,最好能进行消毒处理。清洗装置头应便于操作、灵活,且能进行消毒处理。

贮液装置和废液收集装置应耐用,不易碎裂,而且易取放,其内容量从外表清晰可见。供电系统应交直流两用,最好有电池供电,以便在无市电时能继续使用较长时间。体积小,重量轻,展收迅速,环境适应性强,便于机动和野外使用。在不影响清洗效果的条件下,尽可能节水。

加温装置主要技术要求:加温装置主要指利用物理或化学的方法使温度升高到达一定范围,从而进行疾病预防或治疗的装置,主要有冻伤复温装置和加温输血输液装置等。适用于寒区或其他体温降低情况下的治疗之用。

其主要技术要求如下:物理或化学产热源应无毒、无害,对人体和装备无影响,并易于获得和保存,最好能反复使用。加温范围及速度应有一定限度,并且可调节。应有清晰的温度显示装置,并有一定的报警装置,在温度升高或降低到某一水平时发出报警提示。结构合理,安全可靠,体积小,重量轻,经济实用。

移动式生命支持系统主要技术要求:移动式生命支持系统在重症伤病员后送途中能实现以下救治工作:中、重度失血性,心源性、过敏性休克;中、重度昏迷;复合伤,多处伤急性处理(包扎、固定、止血);呼吸复苏(吸引、通气、给氧等);循环复苏(除颤、输液等)。因此,要求移动式生命支持系统具有以下几方面的功能:多参数监护仪,心电、血氧、血压、体温;气动电控呼吸机,潮气量、呼吸比、呼吸频率、触发压力、气道压力上下限;除颤仪,见除颤仪说明书;微量注射泵,输注药液总量、输注速度。

4. 连续救治装备的发展趋势 连续救治装备是在普通治疗装备的基础上的产生和发展起来的。早期,人们利用自然物理因素如光、热等进行理疗,其装备也十分简单。随着电、磁、超声等技术的革新,出现了相应的电疗、磁疗和超声治疗等仪器。紫外、红外和激光治疗仪也因光学技术的发展而诞生。苏联在第二次世界大战中即应用此技术对软组织战伤、周围神经火器伤和骨折等伤病员进行了理疗,取得了较好的效果。

目前,治疗装备的现状仍基本上是以民用为主,以平时为主,而且主要在大、中型医院内使用,适合军队野战条件下使用者还比较少。如高压氧和血液净化装备,因其体积大,结构复杂,环境要求较高,机动性较差,不适于野战条件下使用。

连续救治装备总的发展趋势是引入新材料、新工艺,注重整机性能安全可靠,同时,进行综合开发,实现一机多用或兼有多种功能。如 YDB-Ⅲ 型急慢性软组织损伤治疗仪,集远红外电磁波辐射、特殊脉冲波型电刺激及药物离子导入三位一体,能自动控制远红外电磁波辐射、强度、定时和输出的切换,对急慢性软组织损伤的治疗效果明显好于单一因素的理疗仪。

三、问题分析与对策建议

我国医学救援工作在过去的几年中取得了巨大的进步,但仍面临着一些问题和挑战。针对这些问题和挑战,提出以下建议和对策。

医学救援能力有待提高:应急救援人员的素质和能力是应急救援工作的重要保障,但现实中仍存在一些人员素质不高、技能不够熟练的情况,需要加强应急救援人员的培训和考核,提高其应对各种应急事件的能力。

医学救援装备存在短板:应急救援装备是应急救援工作的重要保障,但现实中仍存在一些短板,如某些装备性能不够优良、应用范围有限等,需要加强应急救援装备的研发和更新,提高其适应应急救援工作的能力。

信息化水平有待提高:信息化技术的应用可以提高应急救援工作的效率和效果,但现实中信息化水平仍有待提高,信息共享和协同能力还需要进一步增强。

医学救援法律法规和标准不够健全:应急救援工作需要有一套完善的法律法规和标准体系来规范工作的开展和管理,但现有的法律法规和标准仍有不足之处,需要进一步完善和加强。

我国医学救援工作面临的问题还比较突出,需要加强各方力量的合作,制定更加有效的对策来应对各种应急事件,为保障人民生命财产安全作出更大的贡献。

四、2022 年主要成就

(一) 医学救援装备—医疗器械类

1. 2022 年国内医疗器械产业概况 2022 年全国境内医疗器械有效产品数量共计 250 010 件,较 2021 年的 195 614 件,共计增加 54 396 件,相较于 2021 年增长 27.8%(图 3-1)。其中,国产医疗器械占比超 96%。

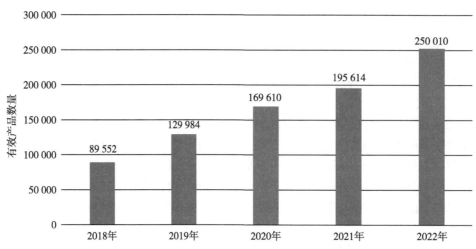

图 3-1 近五年全国境内医疗器械有效产品数量趋势图

从细分领域来看,医疗器械有效产品数量排行中,体外诊断试剂最多,共计 72 690 件,而呼吸、麻醉和急救器械共计 5 140 件(图 3-2)。

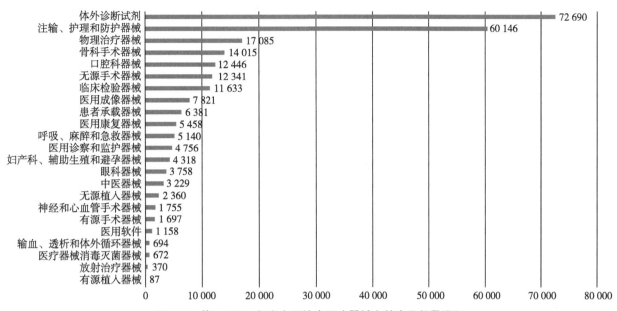

图 3-2　截至 2022 年底全国境内医疗器械有效产品数量排行

2021 年国内医疗制造业企业数量为 8 337 家,2022 年国内医疗制造业企业数量已增加到 8 814 家,相较于 2021 年增长 5.7%。2021 年国内医药制造业产成品总值为 24 473.9 亿元,2022 年国内医药制造业产成品总值增加到 26 281.6 亿元,相较于 2021 年增长 7.4%。

2020 年至 2022 年,我国医疗器械产业高速发展,市场规模进一步扩大。国医药保健品进出口商会统计数据显示,2022 年我国医疗器械进出口贸易总额达到 974.79 亿美元,其中我国医疗器械进口额为 379.30 亿美元,同比下降 9.1%,进口来源地仍以美国、德国、日本为主。虽然部分核心零部件、关键原材料及高端治疗设备等产品进口依赖度仍然较高,如手术机器人、放疗设备、人工肺等,但随着我国本土医疗器械企业不断加大研发力度,国产产品与进口产品的差距正在不断缩小,医疗器械进口替代加快。

我国医疗器械企业参与国际市场展示热度持续高涨。2022 年度医疗器械领域的国际性展会活动中,很多知名展会更是一位难求。其中,作为全球医疗经济晴雨表的德国杜塞尔多夫医疗器械展览会(MEDICA),中国参展商数量实现了疫情后新高、客户观展数创数年新高、客户质量明显提高的"三高"亮眼成绩。并且据全球法规智能平台(GRIP)统计显示,2022 年我国医疗器械企业产品在海外注册数量有所增长,其中在美国、英国、欧盟、加拿大注册产品数量相较于 2021 年均有不同程度的增长。

我国医疗器械产品在国际贸易、国际采购、紧急援助等方面发挥了重要作用,同时,我国医疗器械产业创新力度、出口规模均迈上新台阶。

2023 年,随着国际经济形势的新变化,进出口贸易回归理性,国际交流与合作将快速恢复,我国医疗器械领域优势产业将面临新的发展机遇和挑战。医疗器械进出口贸易、供应链重塑、国际注册认证、品牌推广、售后服务、政府采购、对外援助和技术合作等,对所有国际化企业来说都是一个过渡期、恢复期,更是一个机遇期。抓住新市场,不断增加企业韧性和业态新模式,我国医疗器械出口有望逐步恢复稳步增长态势,医疗器械产业高质量发展和国际竞争力提升也将迈上新台阶。

2. 体外膜氧合器(ECMO)　体外膜氧合器(ECMO)主要用于对心肺衰竭患者提供长时间的体外心肺支持,其技术原理是通过将体内静脉血引流至体外,经过特殊材质人工心肺旁路氧合后,再送回患者的动脉或静脉。依靠提供持续的体外呼吸与循环,实现取代患者心肺的呼吸过程和血液循环,暂时为重症心肺衰竭患者提供人体心肺功能支持,直到患者心肺功能恢复或移植手术完成。ECMO 主要由动力泵、氧合器、控制系统,耗材及辅助设备等组成,临床上常将可抛弃部分组成套包,不可抛弃部分绑定存放,提高应急能力。

目前,ECMO 已成为常规治疗方法无效时,针对患者严重心肺衰竭最核心的生命支持工具,被称为心肺衰竭患者生命的最后一道屏障。

ECMO 技术被提升至国家战略高度,国内相关企业取得突破。来自 Grand View Research 的研究报告显示,2018 年全球 ECMO 市场规模为 2.68 亿美元,2018 年至 2026 年预计以 4.4% 的复合年增长率增长,到 2026 年市场规模将达到 3.78 亿美元。然而,从临床数据来看,由于治疗费用高、治疗难度大,ECMO 普及率低,市场一直发展较缓慢且应用率并不高。在新冠疫情暴发时,我国仅有 400 多台 ECMO,新冠疫情的影响下,国内许多医疗机构纷纷订购高端的 ECMO 设备,导致市场供不应求。

由于行业进入门槛高,全球仅有少数企业在 ECMO 领域进行了布局。在很长一段时间内,ECMO 中上游的多项核心部件的关键技术及工艺均被欧美国家掌握,全球市场也被国际大品牌长期垄断。新冠疫情的暴发,暴露了我国在高端医疗器械领域中自主创新性的不足,尤其能发挥“救命稻草”作用的体外膜氧合器(ECMO),因专业人才短缺、技术难度大、市场关注度低而长期依赖进口。

2021 年 3 月,国家发布了《“十四五”规划和 2035 年远景目标纲要》(以下简称《纲要》),将集中优势资源提升高端医疗装备的核心竞争力,推动医疗设备产业创新发展。为落实《纲要》发展计划,同年 6 月,国家发展改革委指出:要为医疗设施配备呼吸机、体外膜氧合器(ECMO)、移动 CT、传染病隔离转移装置等医学设备。至此,体外膜氧合器(ECMO)技术被提升至国家战略高度,ECMO 系统的创新研发也获得国家大力支持。

我国首个国产 ECMO 诞生。2023 年 1 月,国家药品监督管理局正式批准深圳汉诺医疗科技有限公司(简称“汉诺医疗”)体外心肺支持辅助设备、一次性使用膜式氧合器套包注册申请,二者配合使用,用于急性呼吸衰竭或急性心肺衰竭以及其他治疗方法难以控制并有可预见的病情持续恶化或死亡风险的成人患者,这也是获批的首个国产体外膜氧合器(ECMO)产品,并且其性能指标基本达到国际同类产品水平。

其中,体外心肺支持辅助设备由主机、泵驱动装置、紧急泵驱动装置、备用电池、流量气泡传感器等组成。一次性使用膜式氧合器套包由膜式氧合器及动静脉管路组件(含离心泵泵头),预充管路组件,配件包组件和氧气管路组成。

汉诺医疗研制的体外膜肺氧合(ECMO)产品拥有完全自主知识产权与核心创新技术,有望在短期内打破国外目前 100% 的市场垄断,实现中国在体外生命支持技术领域从 0 到 1 的国产化突破。

资料显示,经过数年的科研攻关,2018 年汉诺医疗 ECMO 团队成功研制出我国首套 ECMO 整机系统,并于 2022 年成功应用于临床。这款国产整机系统由智能便携式系统控制主机与耗材套包组成。该系统的核心功能单元包括人工心,人工肺与抗凝血涂层等,均对标进口产品的功能与性能,打破了欧美产品在体外膜氧合器领域的垄断局面。更为重要的是,传统 ECMO 设备体积庞大且沉重,转运风险高,限制了ECMO 技术的使用场景。针对国外传统 ECMO 设备转运难的特点,汉诺团队设计了便携式可拆解 ECMO系统主机。汉诺医疗的 ECMO 可组合为功能单元齐全的手提式 ECMO 系统,小而精,大大降低了转运过程中的风险。

2021 年 10 月,汉诺医疗体外膜氧合器(ECMO)被列入“十三五”科技创新成就展,打破了 20 年来欧美产品在中国市场 100% 的垄断,并以底层技术为支撑,打通上下游供应链,真正实现了中国在高端医疗装备自主可控。

除了汉诺医疗外,近年来微创医疗、航天长峰、赛腾医疗等国内多家企业均在这一赛道进行了布局,并取得了不同程度的突破。2021 年 11 月,微创集团旗下的科威医疗自主研发的 Vitasprings® 螺旋导流集成式膜式氧合器,通过 NMPA 创新医疗器械特别审查申请,并于 2022 年 9 月成功获 NMPA 批准获准上市。

当前,在国家战略和市场需求的双重导向作用下,国产 ECMO 产业化的曙光开始显现。

3. 自动体外除颤器(AED)　心源性猝死(SCD)往往由心搏骤停引发,是危害人类健康的重要疾病之一。我国每年心源性猝死的人达 55 万例,相当于每天有 1 500 人因心源性猝死而死亡,每 1 分钟便会有

1 名国人因心脏因素而猝死;80% 的心源性猝死发生在医院之外。在我国,心源性猝死的抢救成功率不到1%。近年来,随着人口老龄化进程加快,国内心源性猝死数量不断攀升。一般来说,心源性猝死患者早期85%~90% 是心室颤动,在最佳抢救时间内,利用 AED 对患者进行除颤和心肺复苏,可以有效提高生存率。

AED 便于携带、易于操作,是应用广泛的抢救设备之一,在心搏骤停急救方面效果显著。据统计,发生在医院外的心源性猝死病例存活率只有大约 5%,而如果在病发 5 分钟内能使用 AED 除颤,则存活率可以增加到 75%,除颤每推迟 1 分钟,存活率便下降 7%~10%,及时施救显得尤为重要。

目前,随着我国医疗水平不断提升,AED 的使用安装在我国已受到重视,AED 的应用场景涉及医疗卫生机构、养老中心、健身房以及车站、机场、商场等多个公共场所。

(1)市场情况:如图 3-3 中数据显示,2014—2018 年,我国 AED 市场规模由 5.6 亿元增长至 10.2 亿元,年复合增长率为 16.2%,预计 2026 年市场规模将超过 30 亿元,市场空间巨大。2014 年后,日本 AED 销售量维持在 10 万台 / 年,而日本人口仅 1.3 亿,若以我国人口 14 亿计,我国 AED 市场成熟后销售量可达 100 万台 / 年。尽管市场规模大,但我国 AED 配置率却远低于国际水平。数据显示,我国 AED 配置率仅为 0.2 台 /10 万人,远低于日本(555 台 /10 万人)、美国(317 台 /10 万人)等国际水平。

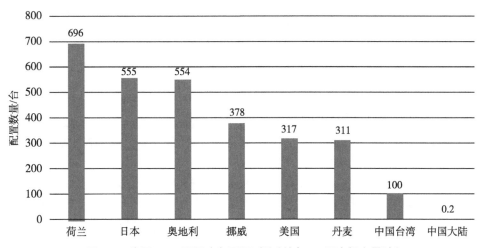

图 3-3　我国 AED 配置率与国际对比(按每 10 万人拥有量计)

(2)国产 AED 进展:多年来,我国 AED 一直依赖进口,飞利浦、日本光电、卓尔等进口 AED 设备占据了我国近 80% 的市场。近年来随着我国企业研发能力显著提升,以及国家对医疗器械研发愈加重视,国内涌现出一些如迈瑞医疗、鱼跃医疗等具有一定竞争优势的 AED 生产企业。

2022 年,鱼跃医疗旗下全资子公司普美康(江苏)医疗科技有限公司(以下简称"普美康")半自动体外除颤器产品(以下简称"AED")获批上市。该产品对于无反应、无呼吸且无正常脉搏的疑似心搏骤停患者,可进行半自动体外除颤治疗,终止其心动过速和心室颤动症状。

随着国内企业 AED 产品保持快速增长,在多重利好因素推动下,我国 AED 逐步实现国产替代,未来我国 AED 市场上国产 AED 产品配置率将不断提升,AED 市场体量会越来越大。

4. 连续血糖监测仪(雅培 Freestyle Libre 3)　2022 年 5 月,雅培(Abbott)的新一代连续血糖监测仪 Freestyle Libre 3 获得 FDA 批准。

FreeStyle Libre 3 连续血糖检测(CGM)系统具有目前世界上最小、最薄的葡萄糖传感器,可佩戴长达14 天,可直接通过蓝牙连接向智能手机提供连续、实时的葡萄糖读数。Freestyle Libre 3 连续血糖监测仪只需将传感器贴于上臂后部,用智能手机接近传感器进行扫描识别即可随时获取血糖数据,因此可以实时血糖警报,让患者在血糖过低时 1 分钟内即可知道。

此款设备亦可应用于院内和院外救援,为实时连续血糖监测拓展了新的道路。

5. 人工智能医疗《工业和信息化蓝皮书——人工智能发展报告(2021—2022)》　国家推进人工智能在医疗领域发展。2021 年 3 月颁布的《中华人民共和国国民经济和社会发展第十四个五年规划和 2035 年远景目标纲要》规划了人工智能、临床医学与健康等七大科技前沿攻关领域,其中有四项是与人工智能 + 医疗直接相关的领域,从国家战略高度为人工智能医疗明确了目标,指明了发展方向,也提出了更高要求。

国家科技创新 2030—"新一代人工智能",截至目前共启动 21 个研究任务,其中 5 个任务是人工智能医疗方向,包括人机融合医疗会诊关键技术与应用、标准化儿童患者模型关键技术与应用、新冠疫情等公共卫生事件的智能流调研究、全球重大突发传染病智能化主动监测预警系统、面向重大突发事件的智能应急物资物流调配技术及应用等。

2021 年 7 月,国家药品监督管理局发布《人工智能医用软件产品分类界定指导原则》(以下简称《指导原则》),明确界定了人工智能医用软件的管理类别,也明确把含有人工智能软件组件的软硬件一体化的人工智能医用产品也包括在内,这样有助于加快产品上市进程,是人工智能医疗器械审评管理的突破。同时,2022 年初发布了几项监管审批相关的政策,对于人工智能医疗技术与产品创新起到了很大促进作用(表 3-10)。

表 3-10 部分人工智能医用产品监管审批政策

时间	政策名称	颁布机构	主要内容
2022 年 1 月	《肺结节 CT 影像辅助检测软件注册审查指导原则(征求意见稿)》	国家药品监督管理局	明确肺结节 CT 图像辅助检测软件注册审评的具体要求
2022 年 3 月	《医疗器械软件注册审查指导原则(2022 年修订版)》	国家药品监督管理局	明确软件类医疗器械,包括第二、三类独立软件和含有软件组件的医疗器械,注册审查指导原则
2022 年 3 月	《人工智能医疗器械注册审查指导原则》	国家药品监督管理局医疗器械技术审评中心	人工智能医疗器械的通用指导原则,对人工智能医疗器械生存周期、注册申报资料、技术审评要求等进行规范
2022 年 3 月	《医疗器械网络安全注册审查指导原则(2022 年修订版)》	国家药品监督管理局医疗器械技术审评中心	对第二、三类独立软件和含有软件组件的医疗器械的电子数据交换、远程访问与控制、用户访问等功能进行规范

市场情况:如图 3-4 所示,2020 年 1 月,科亚医疗科技股份有限公司的冠脉血流储备分数计算软件获批上市,标志着我国人工智能医疗器械产业开启商用篇章。近两年,随着监管路径逐渐清晰以及产业发展逐步成熟,人工智能医疗器械取得注册证的步伐加快。截至 2022 年 6 月底,我国已有 47 款人工智能医疗器械获批上市,覆盖心血管、脑部、眼部、肺部、骨科、肿瘤等疾病领域,预期用途包括辅助分诊与评估、定量计算、病灶检测、靶区勾画等。

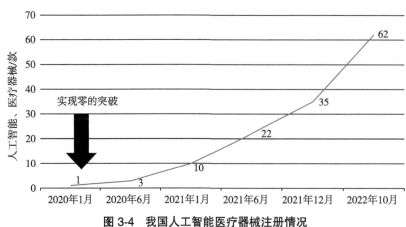

图 3-4 我国人工智能医疗器械注册情况

近年来,我国医疗人工智能投融资金额持续增长(图 3-5)。据 CB insights 统计,2017—2021 年,我国医疗人工智能领域投融资金额复合增长率高达 86%,累计达 240 多亿美元。

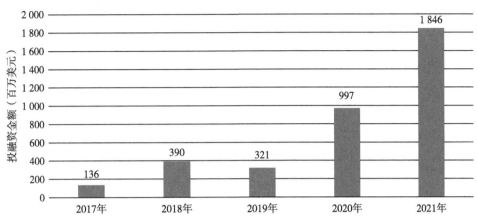

图 3-5　近几年我国医疗人工智能投融资情况

同时,我国医疗人工智能领域的投融资轮次逐年后移,2017 年,我国医疗人工智能投融资尚处于萌芽阶段,种子 / 天使轮及 A 轮类的初创公司占比高达 79%;随着产业发展,2021 年种子 / 天使轮投融资占比降为 54%,B 轮、C 轮等比重不断增大。

人工智能医疗新应用——新冠 CT 智能读片。在抗击新冠疫情的过程中,CT 被称为新冠诊疗的"先行军"。核酸检测作为病原学证据是新冠诊断的主要参考标准,然而由于采样部位不准确等问题,可能导致假阴性率升高。随着符合临床表现的数据积累,新冠患者的影像学大数据特征逐渐清晰,因此 CT 影像诊断结果变得愈发重要。只有高效而准确地解读肺部 CT 影像,才能为新冠患者的诊疗提供有效依据。

为满足前线抗疫需求,新冠智能阅片系统应运而生。该系统支持远程 AI 读片和电子胶片影像共享,能够在约 15 秒内生成智能分析结果,并且准确率高达 90%。它可以帮助放射科医生精准识别病灶,更快速地生成诊断报告,并具备电子胶片影像共享功能,减少不必要的重复拍片,帮助医生尽早发现、快速报告和精准诊断。一方面,提升了一线放射科医师的工作效率,尽可能地帮助医师精准地治疗患者;另一方面,面对 CT 阅片量猛增、疫区一线放射科医生短缺的情况,平安智慧医疗新冠智能阅片通过远程 AI 读片的方式很好地支援了前线。

新冠智能阅片系统成为疫情攻坚战的一把利器,发挥了 AI 的独特作用助力疫情防控工作。

6. 自动心肺复苏机

(1)心肺复苏机简介:心肺复苏机是一种设备,用于实施基础生命支持操作,包括机械通气(人工呼吸)和闭胸心脏按压,旨在提高心搏骤停患者的心脏和脑的血液灌注量,避免心脏和脑进入不可逆转的死亡状态,并逐步修复心脏和脑脏器官的功能。心肺复苏机能够提供高水平、连续的人工循环和通气支持,可在院前急救中使用,即使在转运患者的过程中,其工作也不会受到明显影响。

(2)市场情况:据上海众成数科大数据科技有限公司统计,仅在 2022 年第三季度,共收集 228 条心肺复苏设备中标数据,涉及 171 家采购单位和 12 个品牌商,采购数量和总额分别为 346 件和 5 437 万元。

2021 年第三季度至 2022 年第三季度心肺复苏设备中标金额市场规模变化,其中,心肺复苏设备 2022 年第三季度中标金额为 5 437 万元,同比增长 51.4%。自动心肺复苏机发展。简要概括心肺复苏技术的发展为三步,人工按压时代、机械按压时代、智能精准复苏时代。

随着互联网 +、大数据等新技术的不断发展与优化,心肺复苏技术也随之不断改进提高,在经历了人工按压和机械按压时代后,心肺复苏技术发展到了如今的智能化、精准化,以之为代表的是 3D 按压技术。

3D 按压技术由 Dr.Max Weil 教授提出并申请专利。3D 按压技术综合了心泵学说和胸泵学说的优势,是第三代心肺复苏技术的代表,其与传统单点按压的优势对比(表 3-11)。

表 3-11　3D 按压与单点按压对比

项目	单点按压	3D 按压	说明
灌注效果（CPP）与所需按压深度的比较	12~20mmHg 5.3~6.1cm	14~50mmHg 3.0~3.5cm	一半的按压深度就能远超过传统按压的效果
胸腔内正压	10mmHg	31mmHg	更有利于建立循环
胸腔内负压	−3mmHg	−10mmHg	更有利于血液回流和灌注
肋骨骨折数量	平均 2.75 根	0 根	平均最少的并发症和损伤
颈动脉血流（CBF）	23.5mL/min	42.3mL/min	更好的脑部灌注血流
复苏后 48 小时神经敏感度评分（NAS）	47.5	97.5	更好的复苏后神经系统表现

SunLife 与 Weil Institute 联合研发出的新一代 MCC-E 系列 3D 按压电动心肺复苏机,实现了 3D 按压技术转化,充分将心泵与胸泵优势结合,有效提高复苏效率、降低按压风险,使用灵活方便,适用于各种复杂环境,可在准备体外心肺复苏术（ECPR）、亚低温、经皮冠脉治疗术（PCI）以及应急救援中发挥重要作用。

MCC-E 系列 3D 按压电动心肺复苏机的成功面世,代表着国内已掌握世界领先的心肺复苏技术,并成功将其应用于临床及应急救援中。

（二）医学救援装备——后送类装备

在未来多域战中,军用车辆的机动性可能会受到限制,从而导致伤员后送的延迟。大规模的战争中还可能在更长的时间里、更广阔的范围内出现更多的伤员,与此同时医疗资源及通信因敌对环境而受到限制。因此,无人化平台是极具潜力的工具,不仅能进行医疗物资的补给,还能够加强陆地及空中伤员后送能力,非常适合在复杂恶劣环境条件下使用。

2022 年以来,国内外无人机装备在多个领域及技术方面取得重大突破,对应急救援领域无人机装备技术最新进展情况进行梳理归纳,以期通过无人机装备进步,塑造新型救援优势。

2022 年国内外救援无人机发展情况:高原山地搜救强者——X120 战狼无人机。在荒无人烟的雪山之中执行搜救任务,普通无人机通常无法正常飞行和执行具体作业。X120 战狼无人机采用军工标准设计制造,无惧严寒和高原气候,其载重量可以达到 5~25kg,续航时间可达 40~70 分钟,是目前国内载荷能力较强的多旋翼无人机。该装备搭载了红外双光吊舱,可满足在高海拔地区执行精确侦察任务;35 倍可见光吊舱可在 200 米外清晰侦察地面微小目标;红外热成像能够在 100 米以上高空清晰侦测热源物体并测量温度,在恶劣环境下依然能够保持极高的探测效率。同时,该装备还能够实时传输现场画面,为营救人员规划营救方案提供科学依据。X120 战狼无人机还配备了一款多功能抛投吊舱。通过程序设定,抛投吊舱可在任意不同位置多次定点投送物资,且可实时观察空中航拍图像,对目标位置实施十字光标定位以达到投送精准的目的。

该款装备在"应急使命·2022"抗震救灾演习中充分展示了其优势,为救援指挥决策、事故调查等工作带来新的突破,助力提升救援保障能力。

应急救援空中力士——大型双旋翼无人直升机。SG500 大型双旋翼无人直升机采用纵列双旋翼结构布局。纵列式双旋翼直升机的主要优势在于其旋翼纵列安置,旋翼折叠后占用空间小,运输方便,任务载荷不受起落架干扰,其装载能力相较于传统的单旋翼直升机有明显的提升。由于没有单旋翼直升机的尾桨消耗功率,载重能力也更大,有效载荷达 200kg,且在较低桨盘载荷下可得到最佳性能,纵向重心范围大、悬停效率更高,具备同载荷下桨盘直径更小的先天优势,抗侧风能力强,在大风环境下仍有较大的控制余度。

SG500 大型双旋翼无人直升机有着该机型 5 000 小时以上的飞行数据积累,性能更加可靠,高原性能优异,可广泛应用于山区、岛礁等场景,具有载重量大、操作简单、易于维护、方便运输的特点。

伤员后送的保护伞——EH216 载人级无人机。由广州亿航智能技术有限公司研发生产的 EH216 系列载人级无人机已完成多次实地载人实验飞行,并已获得飞行许可证。驾驶员或伤病员在载人舱内无须任何操作,无人机可实现自主飞行,减少了因配备人员过多导致的其他风险。EH216 载人级无人机巡航速度可达 100km/h,负载 220kg,一次充电可飞行 35km,基本满足 1 名伤员快速后送的需求。其飞行底盘和载人舱均为模块化设计,并且其悬翼可向上折叠,便于担架伤员运送至无人机平台。EH216 系列载人级无人机速度快、后送时效性好,为无人机载人后送的发展拓展了新道路。

以色列发展氢燃料电池无人机。以色列无人机制造商海文无人机公司与世界知名氢燃料电池供应商普拉格能源公司,联合设计制造大载荷氢燃料电池无人机及相关配套设备。

作为以色列国防部下属国防研究与发展局选定的无人机开发公司,海文无人机公司拥有多项无人机专利技术,并已推出多款不同型号的无人机。而普拉格能源公司的氢燃料电池则在航空、航天和无人机领域得到广泛应用。根据协议框架,双方将合作推出一体化设计方案,以提升无人机的续航时间和航程为首要目标,最终实现下一代无人机编队的构建。

氢燃料电池的工作原理是对氢气和氧气进行电化学反应,将其化学能转化成电能。其环保效能出众,对环境无污染,并且发电效率可达 50%。因此,氢燃料电池在无人装备领域具有良好的应用前景。以小型无人机为例,采用锂电池的续航时间通常不超过 30 分钟,而氢燃料电池接近 2 小时。早在 2000 年左右,美国空军就曾研究过适用于无人机的氢燃料电池装置。近年来,各国纷纷投入大量资源进行氢燃料电池技术研发,并将其应用于航空器、船舶、汽车制造等领域。举例来说,日本研发的氢燃料电池体积小巧,续航时间较长。而英国智能能源公司开发的氢燃料电池无人机具有良好的载重性能和耐用性。

目前,海文无人机公司已经推出了 3 种型号的氢燃料电池无人机,它们的续航时间分别为 50 分钟、40 分钟和 30 分钟,载重量分别为 10kg、45kg 和 120kg。随着成本的降低,未来氢燃料电池有望在军事领域得到广泛应用。如果能够进一步解决电池重量和体积等问题,氢燃料电池无人机将能够广泛应用于短途运输、前沿战术侦察等任务。

2022 年我国救援无人机发展概况:2021 年我国无人机产业继续领跑通用航空发展领域,国家支持管理政策逐步完善,无人机研发能力、技术水平不断提高,新产品不断问世,应用范围持续扩大,都为无人机救援发展注入了新动能。

我国无人机研发制造企业正逐步从"中国制造"向"中国创造"转变,发展重心逐步倒向智能化、综合化和体系化。逐步实现空中、陆地和水面(水下)不同型号及功能的救援无人系统协同工作,以及无人装备与有人装备的协同作业,形成了一体化智能化救援装备体系,该体系具备指挥高效、信息畅通、调度灵活、协同密切的特点。多数地区通过搭建无人机数字化应用示范服务平台,可提供各类信息数据存储,通过无人机对 5G 网络进行低空覆盖验证,有力保障了信号传输。

(三)医学救援装备——搜救类装备

目前,我国水域面积广阔,地形复杂多变,水域安全管理难度大,如何克服传统水域巡防存在的时间长、效率低、成本高、危险性较大等问题,是一个亟待解决的热点痛点。随着科技的进步,越来越多的目光聚焦到了无人船上。

针对水域巡防的热点痛点,2022 年深圳市新宏新科技有限公司推出了水面无人侦查机器人和水上无人探测机器人两款新型水上智能无人船。

水面无人侦查机器人主要可以在江河湖泊、水岸、海岸、码头等水域航行,可以代替橡皮艇和执法艇进行水上巡逻工作,无须下水,可通过人工遥控或路径规划,可以达到水面侦查、远程图传、自主巡逻、水下测深等功能。可减小工作人员巡逻的危险性,可通过视频图传系统回传前方危险情况。

水上无人探测机器人可实现水下声呐探测、电子围栏、自动避障、定速巡航、自主规划航线功能;支持失联、电量低自动返航功能;可配置双向语音喊话和红外夜视功能;并采用可拆卸插拔式双涵道推进器。

未来,随着材料技术、传感器技术、智能控制技术以及相关法规的发展,无人船的设计思路将逐步脱离传统船舶,转向以任务目的为核心。在紧急情况下,无人船具有快速航行和及时反应的特点,使其能够比传统有人船更早抵达事故现场,并第一时间将现场图像数据返回应急指挥部,从而为事故现场的救援和伤员救助争取宝贵时间。

依托大数据、5G 通信网络等技术的迅猛发展,无人船已实现水域巡防的智慧化和精准化,随着其技术成熟度的逐渐加深,应用范围将逐步扩大。

(四)医学救援装备——通信类装备

移动应急指挥通信在山区搜救、自然灾害救援、军事作战等各类场景中,成为打通灾难一线和后方指挥中心的重要桥梁。

深圳震有科技股份有限公司推出的 LBS-U2000 系列产品可作为便携应急指挥箱。LBS-U2000 车载融合通信指挥平台提供基于 COFDM(编码正交频分复用)技术和 MESH(无线蜂窝)多跳自组网技术音视频全双工通话、集群通信、视频回传、多媒体调度、GIS 调度等功能,同时亦也可依托卫星、微波、光纤、4G LTE 路由等传输链路与后方指挥中心建立回传链路,保障音视频互通;通过配套单屏便携机 / 一机三屏便携指挥台可实现前后方联动指挥和业务协同,形成救援一线 - 现场指挥所 - 后方指挥中心的多级联动。

便携应急指挥箱全面连接救援现场各类通信终端,助力实现前后方指挥联动、救援现场信息共享、人员物资统一管理、各类网络综合利用,快、准、稳地赋能应急救援全过程,为数字战场体系建设提供高效指挥作业平台。

(五)医学救援装备——新冠疫情下的民生类装备

2022 年上半年,全国新冠疫情形势依然严峻,但随着防控措施的进一步加强和群众自我防控意识的进一步巩固,到了 2022 年下半年时,全国新冠疫情进入常态化防控新阶段。国家高度重视人民群众生命安全,为应对新阶段、新形势,建设了一批应急救援设施。

1. 方舱医院　方舱医院是一种可快速部署的野外移动医疗平台,以医疗方舱为基础,综合集成医疗和医技保障功能。它由医疗功能单元、病房单元、技术保障单元等组成,是一种模块化卫生装备,具备紧急救治、外科处置、临床检验等多方面的功能。由于其机动性好、快速展开部署和适应各种环境的特点,方舱医院能够应对突发的医学救援任务,因此备受各国高度重视。

方舱医院在疫情下的发展和作用。2020 年 2 月,为了应对新冠疫情,国家卫生健康委员会及相关单位在武汉建设了武汉火神山医院、武汉雷神山医院,以及 13 所方舱医院。截至 2020 年 2 月 15 日,武汉开放了 9 个方舱医院。从 2 月 5 日武汉的方舱医院开始收治患者,到 3 月 10 日最后一家方舱医院休舱,这一段时间 16 家方舱医院共收治患者 1.2 万余人,实现了"零感染、零死亡、零回头"。

2022 年,全国疫情进入常态化防控新阶段,为应对好新形势下的疫情防控,国家卫生健康委员会医政医管局局长焦雅辉在 2022 年 3 月国务院联防联控机制举办的新闻发布会上表示要"保证每个省能够有 2~3 家方舱医院",依照会议精神,全国各地纷纷积极响应,方舱医院建设如火如荼,全面开花。为指导好方舱医院的分类收治工作,国家相关部门针对方舱医院的建设和管理,印发了《方舱医院设置管理规范》文件,旨在确保在需要的时候能够快速建成并投入使用。

2022 年 3 月 22 日至 4 月 25 日,仅 35 天时间,全国方舱医院已建成和正在建的就增加了 300 多家。4 月 29 日,据国新办新闻发布会公布,截至 4 月 25 日,全国已建成和正在建的方舱医院近 400 家,床位总数 56 万余张。2022 年下半年以来,方舱医院的建设更是突飞猛进,与日俱增。目前全国方舱医院的数量没有具体数据,但经相关媒体和专家预估,数量总计在 1 000 家左右。

在常态化疫情防控的背景下,预先准备一定数量的方舱医院具有重要意义。它不仅可以迅速扩充救治床位,减少对正常医疗资源的压力,还能够快速应对患者的床位需求,确保应收尽收、应治尽治。方舱医院的建设不仅适用于新冠疫情,而且在应对传染性疾病和大规模公共卫生突发事件中都扮演着重要角色。

2. 核酸采样亭　通过配置通风净化系统,小屋式核酸采样亭将洁净安全的空气送入内部空间,并保持内部相对正压状态。通过构建隔离的正压空间,有效隔离了舱体内外的空气,避免外部空气进入内部,确保医护人员在采样工作中的安全,避免感染风险。这种设计不仅保证了安全,还提高了医护人员的操作灵活性和舒适度,同时缩短了检测时间,提高了检测效率。

核酸采样亭在疫情下的发展和作用。2022年,伴随着各地疫情得到控制,两个新词逐渐走入大众视线:一是常态化核酸检测,二是15分钟核酸服务圈,这两个词的核心在于加大检测频率,降低群众检测难度。

始于2022年5月份,核酸采样亭的出现与国务院联防联控机制的电视电话会议有关。会议于5月9日召开,提出了提升监测预警灵敏性的目标,并倡导大城市建立步行15分钟核酸采样圈,以扩大监测范围和渠道。随后,各地积极响应国家号召,增设核酸采样点,以更好地应对奥密克戎变异株疫情带来的新变化和挑战。这一举措旨在实现早发现,以最小的经济成本实现最佳的防控效果,从而推动了对核酸采样亭的市场需求。在2022年5月,北京、上海、广州、深圳等四个一线城市的核酸采样点数量达到了3万个左右的峰值。

固定采样点 + 便民采样点 + 流动采样点,核酸采样方式的改变,在发生疫情的地区能做到快速有效处置,提升核酸检测能力,优化采送检报流程。在复工复产过程当中,核酸采样亭发挥了重要作用。

但在2022年底2023年初时,随着疫情进入常态化防控阶段,核酸采样亭逐步退出舞台。各大城市也对核酸采样亭进行了改造,使其继续发挥作用。一些城市已将多处核酸采样亭改造为发热诊室、健康驿站等医疗驿站,继续为市民提供医疗帮助。还有些采样亭被改造为集市摊位、图书屋、早餐亭、保安亭等生活类场所。

核酸采样亭的转型折射出的是城市管理者们的智慧,体现出的是城市以人为本的治理理念,方寸之地隐藏着公共服务的大空间和大格局。

(中国医学救援协会装备分会 王运斗 李玉坤)

参 考 文 献

[1]薛艳杰,李勇,吴继霞,等.国内外应急救援装备标准体系现状及发展建议研究[J].中国标准化,2018(7):82-88.

[2]李付星.面向突发事件的应急救援装备设计方法研究[J].包装工程,2022,43(14):66-81.

[3]刘春文,李晓勇,周志东.浅谈应急救援装备保障体系建设[J].四川水力发电,2013(1):85-87.

[4]杨彬,梅涛.我国应急救援装备发展趋势[J].劳动保护,2014(12):22-24.

[5]黄东方.我国应急救援装备管理现状与对策[J].广东化工,2018,45(14):185-186.

[6]薛艳杰,李勇,王莉莉.我国应急救援装备及标准的需求分析[J].中国标准化,2020(5):63-68.

[7]黄东方.我国应急救援装备配备现状、依据与优化[J].中国应急救援,2018(4):29-32.

[8]黄东方.我国应急救援装备体系的构建[J].消防科学与技术,2019,38(1):134-137.

[9]王云飞.我国应急救援装备体系的建设分析[J].消防界(电子版),2022,8(7):36-38.

[10]蒋海霞.我国应急救援装备现状与发展趋势[J].中国电力企业管理,2020(21):18-19.

[11]商德民,阮桢,张磊,等.消防应急救援装备技术现状和发展趋势[J].中国消防,2021(2):62-65.

[12]董炳艳,张自强,徐兰军,等.智能应急救援装备研究现状与发展趋势[J].机械工程学报,2020,56(11):1-25.

[13]飞速度(flyingspd).我国医疗器械进出口情况分析,传统医疗需求正在逐步恢复[EB/OL].(2023-03-31)[2023-10-10].https://flyingspd.com/news/information/11491.html.

[14]国家药品监督管理局.2022年度医疗器械注册工作报告[EB/OL].(2023-02-8)[2023-10-10].https://www.nmpa.gov.cn/yaowen/ypjgyw/20230208090055135.html.

[15]中商情报网.医药制造业行业数据[EB/OL].https://s.askci.com/data/economy/00022/.

[16]中国医疗科技网.首个国产ECMO,批了[EB/OL].(2023-01-05)[2023-10-10].https://mp.weixin.qq.com/s/RBKq7Y-QYFP2njg0YFY1AOg.

[17]Eshare医械汇.重磅!国产首套ECMO获批上市,"人工肺"实现从零到一的国产化突破[EB/OL].(2023-01-06)

[2023-10-10].https://mp.weixin.qq.com/s/7rrx3WLjnbzxJ1zf4YnkAQ.

[18] Eshare 医械汇.新品|鱼跃医疗子公司半自动体外除颤器获批上市,赋能"AED"院前急救[EB/OL].(2022-04-25)[2023-10-10].https://mp.weixin.qq.com/s/snFY2w0SSlKBIRjIOFtwXw.

[19] 飞速度(flyingspd).一文了解人工智能技术在医疗器械领域的应用[EB/OL].(2023-04-10)[2023-10-10].https://flyingspd.com/news/information/11515.html.

[20] 飞速度(flyingspd).我国 AI 医疗器械前景广阔,短短两年迎来跨越式发展机遇,要趁早了![EB/OL].(2023-03-30)[2023-10-10].https://flyingspd.com/news/information/11488.html.

[21] 赵岩.工业和信息化蓝皮书 人工智能发展报告(2021—2022)》[M].北京:社会科学文献出版社,2022.

[22] 苏州尚领医疗科技有限公司.MCC-E 3D 按压电动心肺复苏机[EB/OL].https://www.sunlifescience.com/cn/mcc-E.htm.

[23] 腾讯新闻.直击一线|平安智慧医疗新冠肺炎智能阅片火线支援 CT 读片[EB/OL].(2020-02-21)[2023-10-10].https://sh.qq.com/a/20200221/002642.htm.

[24] 知乎.核酸采样亭,一片非常态的百亿"蓝海"[EB/OL].(2022-06-14)[2023-10-10].https://zhuanlan.zhihu.com/p/528530569.

[25] 知乎.城市话题|核酸亭"华丽转型",规划上有哪些值得关注的要点?[EB/OL].(2023-03-01)[2023-10-10].https://zhuanlan.zhihu.com/p/610476117.

[26] 知乎."使命"将告一段落,核酸采样亭和采样员何去何从?[EB/OL].(2022-12-29)[2023-10-10].https://zhuanlan.zhihu.com/p/595144788.

[27] Eshare 医械汇官网.最大省级联盟集采登场!人工关节再遇"割肉时刻",冠脉导引导丝首次上榜[EB/OL].(2022-01)[2023-10-10].http://www.chinaeshare.net/Index_nxx_id_396.html.

第七节
我国动物致伤救治标准制定

一、狂犬病

21 世纪初期我国出现第 3 次狂犬病发病高峰后,原卫生部于 2009 年发布了《狂犬病暴露预防处置工作规范(2009 年版)》,中国疾病预防控制中心于 2016 年发布了《狂犬病预防控制技术指南(2016 版)》。通过《狂犬病暴露预防处置工作规范(2009 年版)》和《狂犬病预防控制技术指南(2016 版)》的发布、解读和执行,我国的狂犬病发病数量稳步下降。中国医学救援协会动物伤害救治分会,于 2019 年发布了 T/CADERM 3012—2019《狂犬病诊断与治疗规范》团体标准,该团体标准经修订后纳入国家卫生健康委员会 2021 年发布的《常见动物致伤诊疗规范(2021 年版)》中,为狂犬病规范化诊疗提供了实践准则。该规范的狂犬病救治方法被国内从事狂犬病救治的医院广泛采用,最大程度减少患者痛苦,延长患者存活时间。

二、蛇咬伤

中华中医药学会外科分会于 2016 年发布了《毒蛇咬伤中医诊疗方案专家共识(2016 版)》,该共识主要对中医在蛇咬伤救治中的应用进行了规范和总结,包括对蛇咬伤的中医病因、诊断、治疗等方面进行了详细阐述。中国蛇伤救治专家共识专家组制定了《2018 年中国蛇伤救治专家共识》,该共识内容涵盖蛇咬伤的应急处理、救治过程中的关键问题、抗蛇毒血清的应用等方面。

中国医学救援协会动物伤害救治分会于 2019 年发布了 T/CADERM 3002—2019《蛇咬伤救治规范》团体标准,该团体标准经修订后纳入国家卫生健康委员会 2021 年发布的《常见动物致伤诊疗规范(2021 年版)》中,是我国目前最高级别的蛇伤诊疗临床规范。

三、蜘蛛蜇伤

黑蜘蛛蜇伤是新疆地区常见的急症,在新疆专家牵头组织下于 2017 年发表了《新疆地区黑蜘蛛蜇伤诊治共识》。中国医学救援协会动物伤害救治分会于 2020 年发布了 T/CADERM 3023—2020《蜘蛛蜇伤诊治规范》团体标准,该团体标准经修订后纳入国家卫生健康委员会 2021 年发布的《常见动物致伤诊疗规范(2021 年版)》中,进一步规范了我国蜘蛛蜇伤救治的诊疗,提升了临床救治能力,降低了蜘蛛蜇伤后的病死率及致残率。

四、其他动物致伤

中国医学救援协会动物伤害救治分会自 2018 年 5 月 6 日成立以来,组织全国动物致伤领域的权威专家,制定了包括胡蜂蜇伤等多种动物致伤的诊疗团体标准共 30 余项(表 3-12)。其中 14 项团体标准经修订后纳入国家卫生健康委员会 2021 年发布的《常见动物致伤诊疗规范(2021 年版)》中。

表 3-12 中国医学救援协会动物伤害救治分会编写的团体标准

标准编号	标准名称
T/CADERM 3001—2018	《外伤后破伤风预防规范》
T/CADERM 3002—2019	《蛇咬伤救治规范》
T/CADERM 3003—2019	《胡蜂蜇伤早期处置规范》
T/CADERM 3004—2019	《海蜇蜇伤救治规范》
T/CADERM 3005—2019	《蚂蚁蜇伤救治规范》
T/CADERM 3006—2019	《水蛭致伤的治疗规范》
T/CADERM 3007—2019	《马陆灼伤诊治规范》
T/CADERM 3008—2019	《严重过敏反应诊断和早期治疗规范》
T/CADERM 3009—2019	《非新生儿破伤风的诊断与治疗规范》
T/CADERM 3010—2019	《狂犬病暴露预防处置门诊的设置规范》
T/CADERM 3011—2019	《狂犬病暴露后伤口处理规范》
T/CADERM 3012—2019	《狂犬病诊断与治疗规范》
T/CADERM 3013—2019	《蜈蚣咬伤救治规范》
T/CADERM 3014—2020	《猫抓咬伤诊治规范》
T/CADERM 3015—2020	《啮齿动物咬伤诊治规范》
T/CADERM 3016—2020	《SPF 级实验动物致伤诊治规范》
T/CADERM 3017—2020	《毒隐翅虫致伤诊治规范》
T/CADERM 3018—2020	《禽类啄伤诊治规范》
T/CADERM 3019—2020	《马咬伤诊治规范》
T/CADERM 3020—2020	《猪咬伤诊治规范》
T/CADERM 3021—2020	《雪貂致伤的诊治规范》
T/CADERM 3022—2020	《蝎子蜇伤诊治规范》
T/CADERM 3023—2020	《蜘蛛蜇伤诊治规范》
T/CADERM 3024—2020	《人咬伤诊治规范》
T/CADERM 3025—2020	《猴咬伤诊治规范》
T/CADERM 3026—2020	《血清病诊治规范》
T/CADERM 3027—2020	《弓蛔虫病诊治规范》
T/CADERM 3028—2020	《蜱咬伤诊治规范》
T/CADERM 3029—2020	《创伤弧菌感染诊治规范》
T/CADERM 3030—2020	《石头鱼刺伤诊治规范》
T/CADERM 3045—2022	《动物致伤处置门诊、急诊设置规范》
T/CADERM 3046—2022	《动物致伤防治培训规范》

五、动物致伤处置门、急诊设置规范

与其他外伤不同,动物致伤除伤情复杂、伤口感染概率高之外,还可导致中毒、严重过敏反应、狂犬病、B病毒感染、破伤风等,对人民群众的生命健康造成了严重威胁,也引起了社会各界的关注。我国现有狂犬病预防接种门诊作为常见动物致伤救治的首诊部门已难以满足人民群众对各种动物致伤诊疗的需求,存在较多问题亟待解决:①全国从事狂犬病暴露后处置工作的狂犬病预防接种门诊名称不规范、不统一。目前此类门诊多数设置在各级医院的急诊科,使用名称包括狂犬病门诊、狂犬病预防门诊、狂犬病疫苗接种门诊、犬伤门诊、犬咬伤处置门诊、狂犬病暴露后预防处置门诊、犬咬伤暴露处置门诊等,多种多样。其中有些名称甚至会引起歧义,如狂犬病门诊,易被误解为治疗狂犬病的门诊;有些名称不能涵盖门诊所有工作内容,如狂犬病疫苗接种门诊不能涵盖伤口处理、被动免疫制剂使用等重要工作内容,犬伤门诊不能涵盖可能传播狂犬病的其他动物(如猫、蝙蝠)致伤处置工作。②全国从事狂犬病暴露后处置工作的狂犬病预防接种门诊,由于名称、执业范围等原因,严格意义上不能提供除狂犬病暴露外的其他常见动物(如蜱、水蛭、蜘蛛、蚂蚁、海蜇等)致伤的诊疗服务,以及外伤后破伤风预防服务;其作为目前常见动物致伤救治的首诊部门,亟须明确其工作和执业内涵,以便更规范、有效地为患者提供动物致伤后的全流程诊疗服务。针对上述问题,中国医学救援协会动物伤害救治分会组织全国动物致伤领域专家深入探讨,于2022年正式发布了团体标准T/CADERM 3045—2022《动物致伤处置门诊、急诊设置规范》,是对以往狂犬病预防处置门诊相关标准的重大更新和升级,规范了动物致伤处置门诊、急诊的各项设置条件,包括硬件设施、人员要求、门诊制度建设等,为健全我国动物致伤防治体系建设,切实提高全国特别是基层欠发达地区的动物致伤诊疗水平,降低动物致伤后相关疾病的发生率、致残率和病死率,保障人民群众的生命健康起到了重要作用。

六、动物致伤后破伤风预防

长期以来,临床上,我国外伤后破伤风预防以被动免疫制剂注射为主,而主动免疫预防往往被忽视。此举,造成被动免疫制剂过度使用,而破伤风的发病率居高不下。

中国医学救援协会动物伤害救治分会会长、北京大学人民医院急诊科副主任、创伤救治中心副主任王传林,于2010年首次提出我国临床上预防破伤风的四大误区:①创伤后一律应用破伤风抗毒素或破伤风免疫球蛋白的被动免疫;②破伤风抗毒素或破伤风免疫球蛋白在外伤后24小时内注射才有效;③应该应用被动免疫制剂时却不使用,而对于某些非外伤性的损伤,例如肛周脓肿、结肠穿孔等却给予使用;④给予破伤风抗毒素或破伤风免疫球蛋白被动免疫后就不会患破伤风。

2018年中国创伤救治联盟牵头发表了《中国破伤风免疫预防专家共识》,指出了主动免疫在预防外伤后破伤风预防中的关键作用。2019年3月,中国医学救援协会发布了《外伤后破伤风预防规范》的团体标准。2019年5月,国家免疫规划专家咨询委员会讨论通过了《外伤后破伤风疫苗和被动免疫制剂使用指南》。2019年10月,国家卫生健康委员会将《外伤后破伤风疫苗和被动免疫制剂使用指南》作为附件发布了《非新生儿破伤风诊疗规范(2019年版)》(国卫办医函〔2019〕806号),为纠正我国破伤风预防的误区奠定了基础。2022年中华预防医学会牵头编写并发表了《外伤后破伤风预防处置和预防接种门诊建设专家共识》,为提高临床破伤风主动免疫的可及性提供了执行参考。

我国的破伤风预防策略调整后,将在节省绝大部分被动免疫制剂的同时,降低破伤风的发病率,避免和减少被动免疫制剂不良反应的发生数量。

七、动物致伤防治标准的培训和解读工作

2021年3月,由中国医学救援协会动物伤害救治分会牵头的中国动物致伤规范化防治培训(China

animal-related injury standardized training，AIST）正式启动。采用理论讲授和实践操作相结合的培训方式，在全国各地巡回开展面向一线动物伤害救治工作人员的系统培训。截至 2022 年底，国内已经有超过 10 000 名动物致伤防治领域的医务人员接受了培训，对于提高基层动物伤害救治门诊的业务水平发挥了重要作用。

（北京大学人民医院　王传林　李　明　杜　哲　邓玖旭）

（中国疾病预防控制中心　殷文武　吕新军）

（北京大学第一医院　刘　斯　刘　珵）

（首都医科大学附属北京朝阳医院　陈庆军）

（温州医科大学附属第五医院　兰　频）

（南方医科大学第五附属医院　康　新）

（天津市西青医院　郭志涛）

（陕西省汉中市中心医院　王　敬）

（福建中医药大学附属晋江中医院　庄鸿志）

（晋江市罗山街道社区卫生服务中心　庄天从）

（北京市顺义区光明社区卫生服务中心　张中良）

参 考 文 献

人民资讯.破伤风确诊竟花了半年时间！中国动物致伤规范化防治培训启动［EB/OL］.（2021-03-18）［2023-03-24］.https://baijiahao.baidu.com/s?id=1695481070231161198&wfr=spider&for=pc.

第八节
中国动物致伤的现状及救治

随着我国经济、社会的快速发展和自然环境不断优化,公众在日常生活、旅游、农耕畜牧等情况下出现动物致伤的风险也随之增高。

动物致伤可造成人体的创伤伤口、细菌和病毒感染、毒素中毒以及过敏等。据不完全统计,目前我国宠物犬、猫数量超过 1 亿只,每年约 4 000 万人次被猫、犬咬伤或抓伤;每年超 100 万人次被蛇咬伤,毒蛇咬伤超过 30 万人次;胡蜂、海蜇、蜱虫、蚂蚁等各类动物致伤事件也时有发生。动物致伤已经成为非常重要的公共卫生问题,该问题的解决涉及院前急救、院内诊疗和重症医学等多个方面。

我国地域辽阔,动物致伤种类多,包括哺乳动物、节肢动物、海洋动物等多种动物致伤,其中哺乳动物致伤占据重要位置。

一、狂犬病

狂犬病是一种致命性疾病,病死率几乎 100%,全世界每年约导致 59 000 人死亡。90% 以上的病例是由犬传播的,约 40% 的死亡发生在儿童身上。2020—2021 年,高咏露等学者对广东省部分城市宠物犬和猫狂犬病毒中和抗体效价现况进行了调查研究,发现所有样本狂犬病抗体保护水平阳性率为 46.9%,低于世界卫生组织推荐的 70% 抗体保护率的水平;深圳市血清样本抗体保护水平阳性率为 55.4%,为所采样城市中保护水平阳性率最高城市;家养猫的保护水平阳性率比家养犬的阳性率低 15.5%;流浪动物的保护水平阳性率仅有 8.1%。

通过给犬接种疫苗以减少传播,以及为人们提供暴露后预防处置(post-exposure prophylaxis,PEP)可以预防狂犬病。PEP 包括疑似暴露后彻底清洗伤口、狂犬病疫苗接种,以及在某些情况下使用狂犬病免疫球蛋白(rabies immunoglobulin,RIG)。

我国迄今为止尚无狂犬病患者治疗获得痊愈的案例,狂犬病致死率 100%。已经公布的狂犬病年度病例数和死亡数并不总是完全吻合,这是由于部分狂犬病病例的死亡并不发生在该年度所致。

20 世纪 50 年代以来,我国人间狂犬病先后出现了 3 次流行高峰。第 1 次高峰出现在 20 世纪 50 年代中期,年报告死亡数曾逾 1 900 人。第 2 次高峰出现在 20 世纪 80 年代初期,1981 年全国狂犬病报告死亡 7 037 人,为中华人民共和国成立以来报告死亡数最高的年份。整个 20 世纪 80 年代,全国狂犬病疫情在高位波动,年报告死亡数均在 4 000 人以上,年均报告死亡数达 5 537 人。第 3 次高峰出现在 21 世纪初期,狂犬病疫情在连续 8 年快速下降后,重新出现快速增长趋势,至 2007 年达到高峰,当年全国报告死亡数达 3 300 人。在第 3 次疫情高峰前后,我国采取了一系列遏制狂犬病的措施,包括落实人间狂犬病防控措施、建立狂犬病多部门防控机制、强化犬只管理和动物狂犬病防治,以及加强人用狂犬病疫苗和被动免疫制剂质量监管等,取得了较为显著的防治效果。自 2008 年起,我国狂犬病疫情出现持续回落,至 2022 年报告发病数已降至 134 例,较 2007 年的峰值下降了 95.94%(表 3-13)。

2005—2020 年,中国大陆共计报告狂犬病 24 319 例,来自 31 个省 321 个市 2 097 个县。2020 年湖南省的狂犬病疫情仍然相对严重。

表 3-13　中国大陆 1997—2022 年人狂犬病数据统计

年份	病例数 / 例	死亡数 / 例	发病率（1/10 万）	死亡率（1/10 万）
1997	246		0.02	
1998	242		0.02	
1999	387		0.03	
2000	505		0.04	
2001	887		0.07	
2002	1 191		0.09	
2003	2 037		0.15	
2004	2 651		0.22	
2005	2 548		0.19	
2006	3 279	3 215	0.249	0.245
2007	3 300	3 300	0.250	0.250
2008	2 466	2 373	0.186	0.179
2009	2 213	2 131	0.166	0.160
2010	2 048	2 014	0.153	0.150
2011	1 917	1 879	0.142	0.139
2012	1 425	1 361	0.105	0.101
2013	1 172	1 128	0.086	0.083
2014	924	854	0.068	0.062
2015	801	744	0.058 8	0.054 6
2016	644	592	0.047 0	0.043 2
2017	516	502	0.037 4	0.036 4
2018	422	410	0.030 4	0.029 5
2019	290	276	0.020 8	0.019 8
2020	202	188	0.014 4	0.013 4
2021	157	150	0.011 1	0.010 6
2022	133	118	0.009 4	0.008 3

　　狂犬病疫情高峰期在 7—11 月；8 月多为疫情高峰月。2005—2020 年，广西、贵州、广东和湖南狂犬病报告病例占总报告病例的 50.0%。96.7% 的病例来自农村地区。虽然年狂犬病病例报告数明显下降，但空间上从南部、东部和中部向西南部、西北部、北部和东北部地区明显扩散蔓延。2011 年之后，福建、江西、浙江南部和安徽南部的大部分地区实现了狂犬病清零（消除）。2005—2020 年，狂犬病病例男女比例为 2.33：1,66.8% 的病例报告在 0~10 岁（13.8%）和 41~70 岁（53.0%）年龄组；农民（68.3%）、学生（12.2）和散居儿童（6.5%）构成比居前三位。

　　狂犬病在临床上可表现为狂躁型（约占 80%）或麻痹型（约占 20%）。由犬传播的狂犬病一般表现为狂躁型，而吸血蝙蝠传播的狂犬病一般表现为麻痹型。狂犬病的整个自然病程一般不超过 5 天。死因通常为咽肌痉挛而窒息或呼吸循环衰竭。狂犬病需要与狂犬病恐怖症、破伤风、病毒性脑炎、病毒性脑膜炎、疫苗接种后脑脊髓炎、脊髓灰质炎、吉兰 - 巴雷综合征等鉴别。

　　目前，世界上仍有为数不多的狂犬病存活病例。随着对狂犬病发病机制研究的深入以及更新、更有效药物的使用,未来狂犬病的治疗有可能获得更多的成功病例。

早在 20 世纪 70 年代和 80 年代,法国和美国就有使用干扰素治疗狂犬病的尝试的报道,但均以失败告终。随后,利巴韦林、阿糖胞苷、狂犬病免疫球蛋白、氯胺酮等陆续应用到狂犬病的治疗中,均未成功。2004 年,小罗德尼·威洛比成功救治美国威斯康星州密尔沃基市的一名 15 岁女孩珍妮·吉斯,实验室检测证实为蝙蝠暴露引起的狂犬病患者,经化学药物诱导昏迷、抗病毒治疗后成功存活,因此该方案称为密尔沃基疗法,也可以称为威斯康星方案,但其可重复性较差,其科学性及安全性备受质疑。

自 2016 年以来,部分学者发现法匹拉韦在抗狂犬病毒方面具有良好疗效,数个动物实验为狂犬病治疗指明方向,但是该药物对于临床病例救治的作用还缺乏数据支持。除此之外,索拉菲尼、小干扰 RNA 等也在动物实验中显示出抗狂犬病毒作用,但是均缺乏进一步的临床病例救治的数据支持。

二、猫抓咬伤

猫抓咬伤后具有感染猫抓热、狂犬病和破伤风风险。

2006 年以来,随着我国各地相继出台文明养犬办法、宠物犬管理措施,尤其是 2021 年 5 月 1 日实施的《中华人民共和国动物防疫法》,犬只管理日渐规范,但是,宠物猫的管理仍需加强。2020 年我国城镇宠猫数量约为 5 000 万只,养宠人群达 6 294 万人,养宠猫的人数正迅速逼近或超越养犬人数。

猫抓咬伤占世界动物致伤总数的 2%~50%,且发生率呈逐年递增趋势。意大利每年发生的与猫有关的伤害约为 18/10 万人。在美国,每年约有 40 万例猫抓咬伤案例,其中 6.6 万人接受医院的紧急医疗救治。

被猫抓咬伤后,可能罹患猫抓病。该病由汉塞巴尔通体引起,通常存在于猫的口咽部,跳蚤是猫群的传播媒介。汉塞巴尔通体经猫抓、咬后侵入人体而引起感染,临床表现多变,以局部皮损及引流区域淋巴结肿大为主要特征。在美国,猫抓病的年发病率约为 9.3/10 万,其中 80% 为儿童,90% 的患者有接触猫的病史,秋冬季节多发,男性多于女性。

三、蛇咬伤

蛇咬伤分为无毒蛇咬伤和毒蛇咬伤,多发生在野外活动、农田劳作、养殖或捕蛇等过程中。我国蛇咬伤主要发生在长江以南、东南沿海、西南地区和东北部分山区,各省区市的毒蛇种类略有不同,其中比较常见的是蝮蛇、眼镜蛇、五步蛇、竹叶青蛇和银环蛇等,蛇咬伤发生的高峰是在夏、秋季蛇活动和繁殖频繁的时期,发病率占全年的 60% 以上。蛇咬伤发病率男性多于女性,多见于 20~50 岁人群,职业以农、林、牧、渔业相关人员为主。

每年全球约有 540 万人受到蛇咬伤,其中 13.8 万人死亡。我国是世界上蛇类品种最多的国家之一,全国每年发生数十万起毒蛇咬伤事件。

蛇毒由毒蛇的腺体分泌,由酶、多肽、糖蛋白和金属离子等组成,通过毒牙注入或喷射入人体内,对神经系统、血液系统、肌肉组织、循环系统等产生损害,进而引起相应的中毒症状。蛇毒按其主要毒性成分与生物效应分为三大类:血液毒素、神经毒素和细胞毒素。

治疗蛇咬伤费用较高,对家庭和社会造成一定的经济负担。毒蛇咬伤事件主要发生在农村地区,受交通、药品、救治技术等限制,部分患者被咬后不能及时得到救治。由于缺乏急救常识,人们往往会采取一些错误的处理方式,如错误的捆扎以及迷信偏方、土方等,这样反而加重了患者的病情。

目前,毒蛇咬伤的诊断主要是基于病史、临床表现和实验室检查等综合分析。免疫测定法、聚合酶链式反应(PCR)检查法、色谱法和质谱法等技术亦有助于其明确诊断,但这些方法应用尚不成熟,且费用较高,如何提高蛇咬伤诊断水平还需要进一步研究。

2020 年 11 月,中国医学救援协会动物伤害救治分会会长、北京大学人民医院急诊科副主任、创伤救治中心副主任王传林带队,专程赴广西壮族自治区进行蛇咬伤现状调查。调查发现,广西养蛇产业规模庞大,成品蛇类存栏量近 2 000 万条,占全国总量的 70%。另据中国绿色时报报道,2019 年,仅广西灵山县养殖眼镜蛇、滑鼠蛇就达 420 万条。广西每年的蛇咬伤病例达上百万,其中毒蛇咬伤约为 10 万 ~30 万人,70% 以上是青壮年,病死率约为 5%,蛇咬伤致残而影响劳动生产者比例高达 25%~30%,给社会和家庭带来沉重负担。蛇咬伤多发生于农村偏远地区,目前国内尚缺乏流行病学监测和报告体系,蛇咬伤的发病率存在严重低估。调查中还发现,一些蛇咬伤频发的地区,由于当地没有具备蛇咬伤救治能力机构,出现被蛇咬伤的情况后,往往需要花费一个多小时以上的路程送至较大城市的医院救治。

四、蜂蜇伤

蜂蜇伤,指蜂类尾针刺破人体皮肤后,通过释放毒液引起人体中毒,实质上为生物毒素类中毒。

我国蜂类大约有 200 余种,蜇人蜂属膜翅目昆虫,包括蜜蜂科(蜜蜂)及胡蜂科(胡蜂、黄蜂、马蜂),其中胡蜂科中的胡蜂、黄蜂、马蜂蜇伤人数明显高于蜜蜂科中的蜜蜂蜇伤人数,尤其是胡蜂亚科中的剧毒杀人胡蜂、黑胸胡蜂、金环胡蜂和基胡蜂等蜇伤病人较重。

从蜂蜇伤时间来看,每年各月份均有蜂蜇伤病例发生,春末夏初气温增高,蜂类活动活跃,是蜂蜇伤的高发季节,栽培水稻的 6~8 月份也是蜂蜇伤的多发季节。总体上,超过 80% 的蜂蜇伤病例集中在每年的 7~11 月份,这一时期蜂类活动活跃,生长、发育、繁殖、筑巢速度加快,同时夏秋季节人们户外生产、休闲活动增多,蜂类受到惊扰的概率增加,导致蜂蜇伤在夏秋季节高发。7~9 月份蜂蜇伤多以过敏为主,10~11 月份患者病情一般较重,常出现血管内溶血、横纹肌溶解、心肌梗死、急性肾损伤等并发症,甚至会引起多器官功能障碍综合征。

我国蜂蜇伤事件多发生在四川、贵州、湖北、云南、广西等山区。常引起伤者机体过敏反应,可导致血管内溶血、横纹肌溶解、心肌梗死、急性肾损伤(acute kidney injury,AKI)等并发症。虽然临床症状轻者仅出现持续数天可自行消退的局部皮肤红肿、瘙痒,但国外仍有数项流行病调查研究发现,0.3%~40% 的普通人群蜂蜇伤后短时间内可出现伤口局部表现之外的全身症状,其中 AKI 是蜂蜇伤引起的较严重并发症之一,发生率为 10%~50%,重度蜂蜇伤 AKI 发生率高达 80% 以上。蜂蜇伤患者甚至因多器官功能衰竭(multiple organs dysfunction syndrome,MODS)引发死亡。有学者研究表明,蜂蜇伤致 MODS 的病死率超过 60%,对山区、丘陵地区群众的生命、财产安全构成重大威胁。

寻找预防或治疗蜂蜇伤的有效措施是研究的热点,但因蜂毒成分复杂,蜂蜇伤尚无特异性治疗方法。警惕过敏反应的发生,有针对性地对靶器官进行保护及监护,特别是对最常出现损害的肾脏进行密切监测,必要时行血液净化治疗是减少病死率的关键措施。蜂蜇伤患者采用连续性肾脏替代治疗已成为其救治的主要方法,可有效清除溶质及炎症介质,为患者提供充分的营养支持,且对血流动力学影响较小。

五、蜱咬伤

全世界已发现约 800 种蜱,硬蜱科约 700 多种,软蜱科约 150 种,纳蜱科 1 种(仅存于欧洲)。我国已记录的硬蜱科约 100 种,软蜱科 10 种;全沟硬蜱(Ixodes persulcatus)、草原革蜱(Dermacentor nuttalli)、亚东璃眼蜱(Hyalomma asiaticum kozlovi)、乳突钝缘蜱(Ornithodoros papillipes)、长角血蜱(Haemaphysalis longicornis)是我国常见的主要蜱种。蜱在国内分布广泛,与人畜关系密切,可传播多种人畜共患疾病。在蜱分布区域,蜱叮咬人事件较为常见。蜱叮咬人除了引起局部损伤,还可以导致蜱瘫痪、红肉过敏症,携带病原体的蜱叮咬人后可能导致人体发生多种蜱传疾病。在我国,蜱咬伤事件还未纳入医疗卫生机构疾病监测体系,缺乏系统性的数据。同时,蜱咬伤主要发生在较为偏远的半荒漠、草原、林区,相关临床救治工作极易被忽视,缺乏系统性研究。

蜱可以传播蜱传脑炎病毒(Tick-borne encephalitis virus,我国称森林脑炎病毒)、发热伴血小板减少综合征病毒(Severe fever with thrombocytopenia syndrome virus)、伊朗包柔氏螺旋体(Borrelia persica)、拉氏包柔氏螺旋体(Borrelia latyshevyi)、伯氏包柔螺旋体(Borrelia burgdorferi)、贝氏立克次体(Coxiella burneti)、西

伯利亚立克次体（Rickettsia sibirica）、嗜吞噬细胞无形体（Anaplasma phagocyto-philum）、鼠疫杆菌（Yersinia pestis）、布氏杆菌（Brucella）、兔热杆菌（Bacillus thermus）等，均可导致人体发生相应的感染性疾病。国内对于个别蜱传疾病，如蜱传脑炎、发热伴血小板减少综合征等，在局部区域开展过流行病学调查，但是这些蜱传疾病均不是国家法定报告传染病，缺乏全国性的系统数据。

六、海蜇蜇伤

海蜇（Jellyfish）是生活在海洋中的一种腔肠软体动物。在我国黄海、渤海、东海、南海沿岸水域均有分布。海蜇通体透明或半透明，游泳者很难发现，易被蜇伤。海蜇触手上的刺丝囊，能分泌毒液。当人体被海蜇蜇伤后，主要引起皮肤的病变，重者累及心肺肾脑等脏器而危及患者生命。我国沿海地区经常发生海蜇蜇伤事件，其中以秦皇岛市、威海市、大连市及三亚市报告病例居多。每年 6~9 月为海蜇蜇伤的高发期，男性略多于女性，病死率 1‰~3‰。蜇伤部位以下肢居多，其次是上肢、躯干部及头面部。海蜇蜇伤无特效药物，海蜇毒液内含有多种混合毒素，目前无针对性生物制剂拮抗其毒素。其救治主要包括局部伤处治疗，抗过敏、抗休克、控制疼痛及对症等处理，累及心肺脑肾等重要器官组织时，须做好器官功能支持与保护。患者病程长短不一，多数患者在 1~2 周痊愈。

七、创伤弧菌感染

创伤弧菌是一种嗜盐、嗜温的海生 G- 杆菌属，主要生活在海水、海底沉积物或寄生于海洋生物（虾、蟹、蚌、牡蛎）体内，需氧和厌氧均能生长，该菌多生长在 20~25℃ 的水域中，水温低于 17℃ 难以生长。1970 年 Roland 首次报道创伤弧菌感染。一旦人体感染创伤弧菌，将在 48 小时内出现感染性休克、皮肤肌肉坏死，进而引起多器官功能障碍综合征，致死率极高。根据其致病性不同，创伤弧菌可分为三种生物型，其中Ⅰ型是人类感染的主要病原体。创伤弧菌往往是由于身体原有创口接触带菌海水或被海生动物刺伤而感染，感染后皮损常从远端下肢开始，迅速向近心端大腿以上部位蔓延。

海水、牡蛎等贝壳类动物是创伤弧菌感染的主要媒介。创伤弧菌感染的易感人群为慢性肝脏病（如肝硬化、酒精性肝病）、血友病、慢性淋巴细胞性白血病、慢性肾衰、消化性溃疡、滥用甾体类激素、器官移植受体等患者。有慢性肝病患者的病死率为 56%~63%，超过无肝病患者 2.5 倍。创伤弧菌感染常年散发，具有较明显的季节性和区域性，5~10 月份多发，超过 95% 的创伤弧菌感染发生在亚热带地区。在我国，创伤弧菌感染主要流行于台湾地区、香港地区、东南沿海等地，海水温度达 23~29℃ 时发病率最高。患者男女比约为（3~8）：1。由于创伤弧菌坏死性筋膜炎早期常缺乏特异性临床表现，难以与蜂窝织炎等其他软组织感染区别，常导致误诊、漏诊。错过早期清创、截肢时机时，创伤弧菌坏死性筋膜炎病死率常高达 100%。创伤弧菌通过伤口或胃肠道等途径入血后，可暴发脓毒症，患者多于 24~48 小时内进展为脓毒症休克及多器官功能障碍综合征，此时病情凶险，救治难度极大，病死率高达 50% 以上。

八、猴咬伤

猴是多种非人灵长类动物的统称。世界上分布最广、与人关系最为密切的是猕猴属的猴。猕猴属一共有 22 种，我国猴资源比较丰富，分布有 6 种，它们既是野生动物旅游中主要的观赏对象，比如四川峨眉山、贵州黔灵山公园、海南猴岛等，同时它们又被广泛应用于科学实验，比如恒河猴、食蟹猴。猴咬伤主要发生在与猴有接触的科学研究人员、动物饲养管理人员，其次为参与野生动物旅游的游客等。

美国 CDC 报告美国每年有数以百计的猴咬伤、抓伤。2014 年，一篇法国论文综述引用了 14 项调查研究的数据，共涉及 2 000 例寻求狂犬病暴露后预防的旅行者，近三分之一为猴致伤。曼谷的泰国红十字会动物咬伤诊所收集了 2008 年至 2014 年当地居民的动物咬伤统计数据：平均每年狗致伤 657 例，猫致伤 324 例，猴致伤 11 例。目前，我国尚无猴咬伤的确切流行病学统计，但游客被猴咬伤、抓伤事件的新闻报道却屡见不鲜,故我国的猴致伤数据可能存在严重低估。

猴咬伤,尤其是野生猴咬伤,除可造成伤口一般细菌感染、破伤风外,还可能感染狂犬病毒、B病毒、猴泡沫病毒等,甚至可能将某些未知病毒传染给人。B病毒,又被称为猴B病毒,或者疱疹B病毒,国际病毒分类委员会2008年正式将它定名为猴疱疹病毒Ⅰ型。B病毒感染即使经过积极抗病毒治疗,病死率仍约为20%。B病毒只自然感染猕猴,目前尚未在其他猴类检测到。猕猴的B病毒的感染率非常高,被捕获猕猴血清抗体阳性率20%~100%,且与年龄成正相关,2.5岁以上的猕猴几乎都感染过B病毒,约2%抗体阳性猕猴会排毒。猕猴感染B病毒后一般很少发生症状,其临床表现与人单纯疱疹病毒感染人类相似,其特征性症状为口唇部出现小疱疹和结膜炎,而且B病毒可以长期潜伏在猴的体内,当猴免疫功能低下或者受到环境刺激时可以再次通过口、眼、生殖道分泌物排毒。有报道显示,马来西亚大约39%自由放养的长尾猕猴排出B病毒,在美国佛罗里达州中部的一个公共州立公园,大约25%自由放养的恒河猴呈B病毒血清反应阳性,4%~14%从其口腔黏膜排出该病毒。

从1932年第一例被猴咬伤后感染B病毒死亡的病例至今,全世界约有50余例人类感染B病毒的病例报道,其中20余例是资料完整、有据可查的,绝大多数都属于职业暴露,主要集中在美国、加拿大和英国,主要传播途径为咬伤、抓伤,尚未报道暴露于猴血液导致人类B病毒感染的情况。2021年7月16日,《中国疾病预防控制中心周报(英文)》报告了我国首例人感染B病毒病例,该患者为一名53岁的男性兽医,在北京某非人灵长类动物繁育及实验研究所工作,2021年3月4日和6日,他解剖了2只死猴子,一个月后出现恶心和呕吐,随后出现发热和神经症状,患者在多家医院就医,但最终于5月27日去世。4月17日,患者脑脊液NGS测序结果提示猴B病毒感染可能,为进一步查明病因,该患者接受了进一步的病毒检测,经RT-PCR结果确认该患者为猴B病毒感染。

九、蚂蚁蜇伤

蚂蚁属于节肢动物门昆虫纲。全世界约有16 000种蚂蚁,我国约有2 000多种,常见的有800多种。生活中常见的有工蚁、小黄家蚁、剑颚臭家蚁、伊氏臭蚁、大头蚁、黑蚁及火蚁等。根据蚂蚁种类的不同,毒液成分及含量表现出复杂、多样,主要含有多肽及蛋白质、生物碱、蚁酸及生物胺等有毒物质。人被蚂蚁蜇伤后会产生一系列中毒症状,甚至健康及生命受到严重危害。我国蚂蚁蜇伤主要集中在每年的4~10月份,白天及傍晚均可发生,常见于户外劳作或纳凉时,个别也发生在家中。据不完全统计,被蚂蚁蜇伤后的患者约15%会产生局部严重反应,2%会产生严重系统性反应。

1998年美国南卡罗来纳州有33 000人因红火蚁蜇伤而就医,其中660人出现过敏性休克,2人死亡。美国每年约有1 400万人被红火蚁蜇伤,医疗费用每年约790万美元。近年来,随着国际贸易的大量增长,外来入侵红火蚁在我国南方地区大面积繁殖,群众在生产活动和休闲等活动中与其密切接触的机会增加。2020年12月,中国医学救援协会动物伤害救治分会会长、北京大学人民医院急诊科副主任、创伤救治中心副主任王传林带队,专程赴广州华南农业大学红火蚁研究中心进行调研,调研显示我国红火蚁侵害范围逐年扩大,截至2020年8月已遍布12个省432个县,估计我国每年红火蚁蜇伤病例达到数百万人,其中就医病例超过60万人,以广东、福建、广西及海南等省份居多。厦门市第五医院、晋江市中医院每年各诊治千余例红火蚁蜇伤病例,广东、福建、广西受红火蚁侵害的乡村中70%以上的村民被红火蚁蜇伤过。2005年,广东省湛江鼠疫防治研究所对吴川市9村委56个自然村初步调查发现,4村委11个自然村发生有蚁伤人,共调查4 908人,被蚁叮咬伤的有416人,其中发生痒痛的416例,占100%;出现红斑、丘疹或荨麻疹的402例,占96.6%;出现水(脓)疱的399例,占95.9%;出现发热(37.5℃以上)的43例,占10.3%;出现头晕、头痛的19例,占4.6%;淋巴结肿大的39例,占9.4%;全身严重过敏反应的4例,占1.0%。

2021年3月26日,农业农村部、住房和城乡建设部、交通运输部、水利部、国家卫健委、海关总署、国家林草局、国家铁路局、国家邮政局等九部门在广东省广州市联合启动全国红火蚁联合防控行动,全力阻截防控红火蚁蔓延危害,保护农林业生产、生态环境和人民生命安全。

晋江市中医院于 2021 年、2022 年在晋江市的 10 个公园、25 个村设置了 40 个常见动物致伤急救箱,急救箱里面包含了蚂蚁蜇伤救治常用药品,可供市民被蚂蚁蜇伤后第一时间进行简单处理,或者出现过敏时可给予抗过敏后再进一步到医院行相关治疗。目前有将近 200 人次游客使用过此类急救箱。

十、人咬伤

人咬伤并不少见,通常发生于纠纷争斗中,少数发生于抢劫、强奸等恶性事件中。人咬伤的最常见部位为手和上肢。

流行病学估计,美国每年有 250 000 例人咬伤,高达 25% 病例发生了伤口感染,浅表伤口的感染率为 2%,咬合咬伤感染率小于 10%,握拳伤或其他伤口的感染率大于 25%。目前检索文献,未发现国内人咬伤及伤后感染的确切流行病学统计。国内一篇 428 例人咬伤临床特点分析的文献表明,各年龄段人咬伤均有发生,男女比例为 1.24∶1,咬伤部位以手部最多 196 例(45.8%),262 例(61.2%)就诊时合并感染。人咬伤除可造成伤口一般细菌感染、破伤风外,还可能传播血源性传染病,如 HIV、乙型肝炎和丙型肝炎,被确定的狂犬病患者咬伤理论上有罹患狂犬病可能。尽管人咬伤理论上有感染血源性传染病风险,通常认为感染概率非常低,并且鲜有报道。如果咬人的人,在咬人时口腔存在出血,则传播血源性传染病的风险增加。

十一、啮齿动物咬伤

在我国,每年因啮齿动物致伤者较多。有研究表明,啮齿动物致伤(鼠咬伤为主)位居犬咬伤、猫咬伤之后,成为第三大动物致伤来源。我国部分地区医疗机构动物致伤门诊调查数据显示,不同地区致伤动物来源构成中鼠咬伤占比最低 0.8%,最高达 11.8%。鼠咬伤除可导致咬伤部位组织损伤外,还可传播狂犬病、流行性出血热、血吸虫病、破伤风等疾病,从而导致严重后果,需要引起医护人员重视。有研究报道,鼠咬伤的主要部位以手部最多,其次为足部及头面部。国内报道相关并发症有:

流行性出血热、破伤风、狂犬病、脓毒血症、猫抓病等。近年有婴儿鼠咬伤后致脓毒症并发溶血性贫血的报道。

十二、蝎子蜇伤

蝎子属于节肢动物门蛛形纲蝎目种类,目前全世界蝎目共 14 个科 174 属 1 700 多种,我国有 20 余种,如东亚钳蝎、斑蝎、藏蝎、辽克尔蝎等。东亚钳蝎在我国分布最广,主要分布在河北、河南、山东,山西、陕西、安徽等省也有分布,辽宁、黑龙江、吉林、福建、台湾等地也有少量分布。斑蝎主要分布于台湾省;藏蝎分布于西藏和四川西部;辽克尔蝎分布于中部各省和台湾地区。蝎子蜇伤(scorpion sting)时蝎子尾部毒液进入人体,其造成伤口局部疼痛,或伴寒热、呕恶、抽搐等全身症状为主要表现的急性中毒性疾病。

全世界每年被蝎子蜇伤病例超过 100 万人次,死亡病例约 3 250 人/年,在全世界因动物致死中排第 9 位。蝎子蜇伤主要发生在非洲和美洲国家,墨西哥每年被蝎毒蜇伤人数可达 20 万人次,甚至有些地区高达 2 000/10 万人以上被毒蝎蜇伤,蜇伤人群以 10 岁以下儿童最多,占到 70% 以上,病死率约为 7.07/10 万人。

2018 年,据巴西圣保罗市卫生部门统计,蝎子蜇人事件比 2017 年的 218 例增加了 37%,达到了 298 人。而 2021 年报道,埃及曾发生一起蝎子蜇伤群体事件,短短几天内就有 450 多人被蜇伤,其中 3 人死亡。

目前,我国对蝎子蜇伤疾病的发病率、病死率缺乏系统的监测体系。如表 3-14 所示,截至 2023 年 3 月,通过对中国知网、万方医学网和维普网三大数据库检索蝎子蜇伤的相关学术文献,报告病例数最多的主要分布在我国的北方地区,以北京病例数最多,达 1 400 多例。报告的病例数中多数以局部症状为主,少数出现全身症状,极个别出现过敏性休克等危及生命的症状;报告病例经过规范的治疗后均痊愈,未出现死亡病例。

表 3-14　1990—2012 年我国部分省、自治区、直辖市蝎子蜇伤报告病例分布情况

省份	病例数 / 例	构成比 /%
北京	1 412	84.35
河北	191	11.41
新疆	61	3.64
山东	10	0.60
合计	1 674	100.00

十三、蜘蛛蜇伤

毒蜘蛛主要分布于地中海国家、俄罗斯及我国新疆、云南等地。蜘蛛毒液含有无机盐类的有机碱、多胺和神经递质等小分子物质,富含二硫键的多肽以及酶类蛋白质等组成的种类繁多、极其复杂的具有生物毒性化学混合物。按成分与生物效应可分为神经毒素、坏死毒素和混合毒素。

十四、蜈蚣咬伤

蜈蚣咬伤(centipede bite)指被蜈蚣的毒牙刺入人体皮肤后所释放出的毒液造成的中毒反应。目前世界上发现的蜈蚣种类已有 2 800 多种,我国常见的有少棘蜈蚣、多棘蜈蚣、黑头蜈蚣、墨江蜈蚣等。少棘蜈蚣主要分布于江苏、浙江、福建、江西、安徽、湖南、湖北、陕西、河南、广东、广西和四川等地;多棘蜈蚣主要分布在湖北、浙江、广西、海南、云南等地;墨江蜈蚣主要分布在云南中南部;黑头蜈蚣主要分布在河南和湖北。

截至 2023 年 3 月,通过对中国知网、万方医学网和维普网三大数据库检索蜈蚣咬伤的相关学术文献,以及结合调查福建省晋江市罗山街道社区卫生服务中心 2018 年 8 月至 2023 年 3 月因蜈蚣咬伤就诊数据(表 3-15),报告病例数最多的主要分布在我国的中东部地区。报告的病例数中多数以局部症状为主,少数出现全身症状,极个别出现心肌梗死、过敏性休克、心律失常等危及生命的症状;报告病例经过规范的治疗后均痊愈,未出现死亡病例。

表 3-15　1993—2019 年我国部分省份蜈蚣咬伤报告病例分布情况

序号	省份	病例数 / 例	构成比 /%
1	浙江	207	20.82
2	北京	204	20.52
3	江苏	169	17.00
4	湖南	116	11.67
5	江西	97	9.76
6	福建	71	7.14
7	安徽	60	6.04

序号	省份	病例数 / 例	构成比 /%
8	贵州	48	4.83
9	湖北	12	1.21
10	云南	10	1.01
	合计	994	100.00

十五、马陆灼伤

马陆俗称"千足虫",属于无脊椎动物,多足纲,倍足亚纲。目前全世界已知 16 目 140 科 11 000 多种,我国共发现 406 种。马陆灼伤是接触其分泌的毒素后造成机体损伤的一种疾病。

2005 年在我国神农架松柏镇马陆暴发成灾,涉及城镇居民 150 余户、2 000 人以上,平均 500 条 /m² 以上,严重城镇居民的正常生活秩序和工作秩序。2008—2010 年陕北地区子长县井家坪村出现马陆的群体性迁移活动,2010 年最多时马陆密度可达 100 条 /m²。2016 年 6 月,在福泉市牛场镇英坪村马陆暴发,涉及农户 30 余户,在农户居住的房屋内、外和牲畜圈广泛分布,在森林、农田、路边潮湿的地方聚集成堆。1987 年湖南出现过马陆毒素喷射到儿童眼中造成视力下降的特殊案例,2004 年和 2015 年分别报道两例误食马陆造成严重伤害的案例。

十六、动物致伤后破伤风的防治

破伤风(Tetanus)是由破伤风梭状芽孢杆菌通过皮肤或黏膜破口侵入人体后,在厌氧环境中繁殖并产生外毒素,引起的以全身骨骼肌强直性收缩和阵发性痉挛为特征的急性、特异性、中毒性疾病。有学者研究发现,动物致伤引起破伤风的占比为 17.2%。

破伤风的潜伏期从受伤后的 1 天到数月不等,但大多数病例都发生在感染后的 3~21 天,中位时间是 7 天。重症患者可发生喉痉挛、窒息、肺部感染和器官功能衰竭,是一种极为严重的潜在致命性疾病。该病可发生于任何年龄段,重症患者在无医疗干预的情况下,尤其是老年人和婴幼儿,病死率接近 100%;即使经过积极的综合治疗,该病的病死率在全球范围仍为 30%~50%。

2015 年,通过世界卫生组织(World Health Organization,WHO)及联合国儿童基金会共报告了 10 301 例破伤风病例,其中包括 6 750 例非新生儿破伤风病例。

美国自 20 世纪 40 年代中期开始普遍接种含破伤风类毒素疫苗(tetanus toxoid-containing vaccine,TTCV)后,报告的破伤风发病率从 1947 年的 0.39/10 万下降到了 2016 年的 0.01/10 万。所有年龄组的发病率均有下降。破伤风病死率从 1998—2000 年的 18% 下降到 2001—2016 年 8.0%。在 2001—2016 年期间,美国国家法定传染病监测系统(NNDSS)报告了 3 例新生儿破伤风病例和 459 例非新生儿破伤风病例,非新生儿病例的中位年龄为 44.0 岁(2~95 岁),60% 的病例为男性。65 岁以上的人群的破伤风发病风险和病死率均高于 65 岁以下人群。破伤风几乎都发生在未接种 TTCV、未全程接种 TTCV、TTCV 接种史不明或不确定的人群中。

多数欧盟会员国均拥有运作良好的免疫和监测系统,自 2006 年以来每年确诊 49~167 例破伤风病例,且呈逐年下降趋势。2014 年,欧盟报告的破伤风年发病率为 0.01/10 万人,其中 65% 的病例年龄≥65 岁。

截至 2002 年底,澳大利亚的破伤风年发病率为 0.035/10 万,65 岁以上人群年发病率为 0.214/10 万;破伤风患者中 50 岁以上者占 86%;年平均死亡 1.5 例。

自 1978 年我国开始实行儿童计划免疫,百白破疫苗被正式纳入儿童计划免疫程序。1988 年先后实现"四苗"接种率达到 85% 的目标。所谓"四苗"是指卡介苗(bacillus calmette guerin,BCG)、DTP、口服脊髓灰质炎减毒活疫苗（oral poliomyelitis attenuated live vaccine，oral polio vaccine，OPV）、麻疹减毒活疫苗（measles attenuated live vaccine，MV），其中 DTP 是指"百日咳疫苗、白喉疫苗、破伤风疫苗"。2012 年我国宣布消除了产妇与新生儿破伤风，但毋庸置疑，这个成功很大程度上归功于医疗环境的改善和住院生产率的提高，而非规范的免疫接种方案。

桂林市疾病预防控制中心对 2015—2017 年桂林市二级以上医疗机构诊疗的破伤风病历资料进行了流行病学调查，全市共报告破伤风发病 69 例，年均报告发病率 0.431/10 万。报告前三位的县区均为市城区，平均报告年发病率 0.933/10 万。除新生儿破伤风 1 例外，病例最小 19 岁，最大 92 岁，年龄中位数 62 岁，40 岁以上为主要发病人群，占 94.20%；65 岁以上人群年均发病率 1.429/10 万。死亡 26 人，病死率 37.68%，年均死亡率 0.162/10 万。除新生儿破伤风 1 例外，其余死亡均发生在 40 岁以上人群，65 岁以上人群年均死亡率达 0.743/10 万。所有病例仅 1 例完成 TTCV 4 剂次预防接种，发病距离末次接种 16 年，其余病例均无 TTCV 接种史。目前，我国尚缺乏系统的非新生儿破伤风流行病学调查和上报体系，外伤后破伤风多散发于乡镇和农村地区，误诊率和漏诊率较高，因此发病率可能存在低估。

学者 Kyu 等在 2017 年发表的研究中，通过数据模型预测我国 1990 年的非新生儿破伤风病死率为 0.75/10 万，2015 年病死率为 0.05/10 万，远远高于美国、欧洲等国家和地区。

部分国家和地区破伤风疫苗覆盖率及破伤风发病率见表 3-16。

表 3-16　部分国家和地区破伤风疫苗覆盖率及破伤风发病率

国家或地区	年份	疫苗覆盖率 /%	每 100 万人破伤风病例数 / 例
非洲	1980	5	47.23
	2015	76	3.70
美洲	1980	50	11.48
	2015	91	0.58
欧洲	1980	66	1.95
	2015	93	0.12
澳大利亚	1980	33	0.61
	2015	93	0.13
印度	1980	6	65.94
	2015	87	1.73
日本	1980	60	0.42
	2015	96	0.94
马尔代夫	1980	4	12.66
	2015	99	0.00
阿曼	1980	18	41.59
	2015	99	0.00
巴基斯坦	1980	2	35.07
	2015	72	3.52
菲律宾	1980	47	64.98
	2015	60	8.65
卡塔尔	1980	61	31.25
	2015	99	0.00

续表

国家或地区	年份	疫苗覆盖率 /%	每 100 万人破伤风病例数 / 例
沙特阿拉伯	1980	41	12.73
	2015	98	0.03
泰国	1980	49	38.37
	2015	99	1.11

十七、总结

动物致伤是重要的公共卫生问题。随着社会发展,人与动物接触日益增多,各种动物致伤的风险也相应提高。当下,得益于我国狂犬病防治体系的建立,我国狂犬病的防治已见成效;而我国动物致伤的整体流行病学数据仍然缺乏,不同地区医务人员动物致伤诊治水平参差不齐,未形成动物致伤防治体系。建议,以现有狂犬病预防门诊为基础,坚持预防为主,成立学术平台,收集动物致伤数据,推动动物致伤门、急诊标准化建设,并开展专业培训,加强科普教育,力争上上下下同向发力,尽快建立健全我国动物致伤防治体系。

（北京大学人民医院　王传林　李　明　杜　哲　邓玖旭）
（中国疾病预防控制中心　殷文武）
（北京大学第一医院　刘　斯　刘　珵）
（中国疾病预防控制中心病毒病预防控制所　吕新军）
（北京市和平里医院　陈庆军）
（温州医科大学附属第五医院　兰　频）
（南方医科大学第五附属医院　康　新）
（天津市西青医院　郭志涛）
（汉中市中心医院　王　敬）
（福建中医药大学附属晋江中医院　庄鸿志）
（晋江市罗山街道社区卫生服务中心　庄天从）
（北京市顺义区光明社区卫生服务中心　张中良）

参 考 文 献

［1］Hampson K,Coudeville L,Lembo T,et al.Estimating the Global Burden of Endemic Canine Rabies［J］.PLoS Neglected Tropical Diseases,2015.

［2］no authors listed N.Rabies vaccines.WHO position paper［J］.Wkly Epidemiol Rec,2015,90（35）:433-458.

［3］宠物行业蓝皮书:2022 中国宠物行业发展报告.

［4］高咏露,张洪韧,杜艺彤,等.广东省部分城市犬和猫狂犬病病毒血清中和抗体的调查分析［J］.动物医学进展,2023,44（4）:114-118.

［5］殷文武,王传林,陈秋兰,等.狂犬病暴露预防处置专家共识［J］.中华预防医学杂志,2019,53（7）:668-679.

［6］王先堃,宋美华,陈志海.狂犬病抗病毒治疗研究进展［J］.中华实验和临床病毒学杂志,2020,34（2）:221-224.

［7］吴慧,宋淼,申辛欣,等.1996—2009 年中国狂犬病流行病学分析［J］.疾病监测,2011,26（6）:427-430,434.

［8］刘佳佳,朵林,陶晓燕,等.中国 2017 年狂犬病流行特征分析［J］.中华流行病学杂志,2019,40（5）:5.

［9］刘敏,刘铮然,陶晓燕,等.2020 年中国狂犬病流行特征分析［J］.疾病监测,2022,37（5）:609-612.

［10］中国疾病预防控制中心公共卫生科学数据中心 .http://www.nhc.gov.cn/jkj/s2907/new_list.shtml?tdsourcetag=s_pcqq_aiomsg

［11］国家卫生健康委办公厅关于印发常见动物致伤诊疗规范（2021 年版）的通知［国卫办医函〔2021〕417 号〕（2021 年 7 月 29 日）.http://www.gov.cn/zhengce/zhengceku/2021-08/07/content_5630006.htm

［12］蒋仁生,卿树鸿,范少林等 . 外表"健康"犬、猫咬伤致狂犬病 23 例［J］. 广西医学,1983（6）:331.

［13］刘惠芳,张风朝,佟志明,等 . 猫抓伤患狂犬病死亡 8 例报告［J］. 河北医学院学报,1989（1）:52.

［14］中国蛇伤救治专家共识专家组 .2018 年中国蛇伤救治专家共识［J］. 中华急诊医学杂志,2018,27（12）:1315-1322.

［15］中华中医药学会外科分会 . 毒蛇咬伤中医诊疗方案专家共识（2016 版）［J］. 中医杂志,2017,58（4）:357-360.

［16］Billingham ME,Morley J,Hanson JM,et al.Letter:an anti-inflammatory peptide from bee venom［J］.Nature,1973,245（5421）:163-164.

［17］Chen L,Huang G.Poisoning by toxic animals in China-18 autopsy case studies and a comprehensive literature review［J］.Forensic Science International,2013,232（3）:e12-e23.

［18］陈传熹,蒋臻,高永莉,等 .926 例蜂蜇伤的回顾性分析［J］. 中国中医急症,2015,24（12）:2103-2105.

［19］Junior SG,Junior VAG,Rocha A,et al.Acute kidney injury complicating bee stings-a review［J］.Rev Inst Med Trop Sao Paulo,2017,59:e25.

［20］Sigdel MR,Raut KB.Wasp bite in a referral hospital in Nepal.J Nepal Health Res Counc,2013,11（25）:244-250.

［21］中国毒理学会中毒与救治专业委员会,中华医学会湖北省急诊医学分会,湖北省中毒与职业病联盟 . 胡蜂蜇伤规范化诊治中国专家共识［J］. 中华危重病急救医学,2018,30（9）:819-823.

［22］Vodopija,Radovan,Vojvodic,et al.Monkey bites and injuries in the zagreb antirabies clinic in 2014［J］.Acta clinica Croatica,2018,57（3）:593-601.

［23］Nicholas J.Riesland,Henry Wilde.Expert Review of Evidence Bases for Managing Monkey Bites in Travelers［J］.Journal of Travel Medicine,2015,22（4）:259-262.

［24］Weigler BJ,Hird DW,Hilliard JK,et al.Epidemiology of cercopithecine herpesvirus 1（B virus）infection and shedding in a large breeding cohort of rhesus macaques［J］.J Infect Dis,1993,167:257.

［25］杨燕飞,周洁,高诚 . 猴 B 病毒研究进展［J］. 动物医学进展,2015,36（7）:94-99.

［26］赵国平 . 中国蜱类空间分布及其危害预测［Z］. 北京:军事科学院,2018.

［27］魏子昕,方圆,张仪 . 上海市蜱种类、分布及其携带病原［J］. 中国媒介生物学及控制杂志,2022,33（1）:120-124.

［28］陈锐,寇增强,温红玲 . 我国常见蜱传疾病的流行病学研究进展［J］. 中华实验和临床病毒学杂志,2020,34（1）:102-106.

［29］Edlow JA,Mcgillicuddy DC.Tick paralysis［J］.Infect Dis Clin North Am,2008,22（3）:397-413.

［30］Román-Carrasco P,Hemmer W,Cabezas-Cruz A,et al.The α-Gal Syndrome and Potential Mechanisms［J］.Front Allergy,2021,2:783279.

［31］霍书花,刘纪强,杨洪超,等 .822 例海蜇蜇伤临床分析［J］. 中华急诊医学杂志,2015,24（12）:1471-1472.

［32］Lee H,Jung ES,Kang C,et al.Scyphozoan jellyfish venom metalloproteinases and their role in the cytotoxicity［J］.Toxicon,2011,58（3）:277-284.

［33］霍书花,徐曙光,苏小云 . 海蜇蜇伤研究进展［J］. 中华急诊医学杂志,2017,26（2）:249-250.

［34］中国毒理学会中毒与救治专业委员会 .2014 中国海蜇蜇伤伤害救治专家共识［J］. 临床误诊误治 .2014,27（10）:1-5.

［35］Dickerson J,Gooch-Moore J,Jacobs JM,et al.Characteristics of Vibrio vulnificus isolates from clinical and environmental sources［J］.Mol Cell Probes,2021,56:101695.

［36］卢中秋,卢才教,洪广亮,等 .34 例创伤弧菌脓毒症患者的流行病学特点及临床诊治［J］. 中华急诊医学杂志,2009,18（7）:732-736.

［37］Johnston WF,Yeh J,Nierenberg R,et al.Exposure to Macaque Monkey Bite［J］.J Emerg Med.2015,49（5）:634-637.

［38］Hilliard J.Monkey B virus.In:Arvin A,Campadelli-Fiume G,Mocarski E,Moore PS,Roizman B,Whitley R,Yamanishi K,editors［M］.Human Herpesviruses:Biology,Therapy,and Immunoprophylaxis.Cambridge:Cambridge University Press,2007,

Chapter 57.

［39］Elmore D,Eberle R.Monkey B virus(Cercopithecine herpesvirus 1)［J］.Comp Med,2008,58(1):11-21.

［40］李永武,阙茂棋,庄鸿志,等.中国蚂蚁蜇伤的现状与对策［J］.中国急救复苏与灾害医学杂志,2021,16(11):1308-1310.

［41］张小军,段海真,任达福,等.遵义市 2012—2016 年某三甲医院鼠咬伤 157 例回顾性分析［J］.现代医药卫生,2018,34(16):2520-2521.

［42］李梅,赵丽,王丹,龚雪等.2 月龄婴儿鼠咬伤后脓毒症并发溶血性贫血 1 例［J］.中国实用儿科杂志,2015,30(8):639.

［43］周学军.季德胜蛇药片治疗蝎子蜇伤 26 例［J］.中国中医急症,2011,20(4):650.

［44］李勃.柴胡煎剂治疗蝎子蜇伤 90 例疗效观察［J］.中外医疗,2010,29(20):138.

［45］周月斌.654-2 穴位注射治疗蝎子蜇伤［J］.山东医药,1990(6):51.

［46］阿布都赛买提·阿布都热合曼,米尔阿迪力·阿布都热西提.蝎子蜇伤 61 例治疗体会［J］.中国保健营养,2019,29(28):368.

［47］马俊勋,何忠杰.急诊毒虫叮咬伤的临床特点及救治分析［J］.中国全科医学,2008,11(10):880-881.

［48］门保忠,赵晓东,苏琴,等.北京地区蝎蜇伤的流行病学特点及中西医结合急诊处置［J］.中国医药科学,2014,4(21):49-51,60.

［49］田圆圆,张加,董江萍.FDA 批准首个毒蝎治疗药物 Anascorp［J］.药物评价研究,2011,34(5):398-400.

［50］Isbister GK,Bawaskar HS.Scorpion envenomation［J］.N Engl J Med,2014,371(5):457-463.

［51］袁丞达,孟泽彬,曾武城,等.杭州地区 71 例蜘蛛咬伤患者临床特征分析［J］.浙江中西医结合杂志,2022,32(8):766-767.

［52］申效诚,张保石,张锋,等.世界蜘蛛的分布格局及其多元相似性聚类分析［J］.生态学报,2013,33(21):6795-6802.

［53］黑蜘蛛蜇伤诊治共识专家组.新疆地区黑蜘蛛蜇伤诊治共识［J］.中华危重病急救医学,2017,29(3):206-208.

［54］王景祥,袁以洋,于庆生.中西医综合治疗蜈蚣咬伤 60 例［J］.中医药临床杂志,2014,26(3):260-261.

［55］马俊勋,何忠杰.急诊毒虫叮咬伤的临床特点及救治分析［J］.中国全科医学,2008(10):880-881.

［56］Malta M B,Lira M S,Soares S L,et al.Toxic activities of Brazilian centipede venoms［J］.Toxicon,2008,52(2):255-263.

［57］Rates B,Bemquerer M P,Richardson M,et al.Venomic analyses of Scolopendra viridicornis nigra and Scolopendra angulata(Centipede,Scolopendromorpha):shedding light on venoms from a neglected group［J］.Toxicon,2007,49(6):810-826.

［58］冯明义,周立珍,杨林.2005 年神农架马陆大发生原因及防治措施［J］.湖北植保,2006(4):8.

［59］潘锡梅.2016 年福泉市马陆大发生原因与防治对策［J］.植物医生,2017(1):72-73.

［60］王静,孔飞,刘艳,等.陕西地区马陆的发生规律及防治技术［J］.陕西林业科技,2011,(2):58-59.

［61］汤伟.综合治疗方案在成人重症破伤风治疗中的疗效研究［J］.中西医结合心血管病电子杂志,2017,5(14):92-93.

［62］Srivastava P.Trends in Tetanus Epidemiology in the United States,1972-2001［J］.2023-07-20.

［63］Centers for Disease Control andPrevention(CDC).Epidemiology and prevention of vaccine-preventable diseases［M］.10th ed.Washington:Public Health Foundation,2008:273-282.

［64］Sanford JP.Tetanus-forgotten but not gone［J］.N Engl J Med,1995,332(12):812-813.

［65］WHO.Tetanus vaccines:WHO position paper-February 2017FFFF.Wkly Epidemiol Rec.2017,Vol.92(No.6):53-76.

［66］Liang JL,Tiwari T,Moro P,et al.Prevention of Pertussis,Tetanus,and Diphtheria with Vaccines in the United States:Recommendations of the Advisory Committee on Immunization Practices(ACIP)［J］.MMWR Recomm Rep,2018,67(2):1-44.

［67］Cdc C P.Tetanus surveillance—United States,2001-2008［J］.Morbidity & Mortality Weekly Report,2011,60(12):365-369.

［68］European Center for Disease Control.Surveillance Atlas of Infectious Diseases.Available at:http://atlas.ecdc.europa.eu/public/index.aspx;accessed November 2016.

［69］Quinn HE,McIntyre PB.Tetanus in the elderly-An importantpreventable disease in Australia［J］.Vaccine,2007,25(7):1304-1309.

［70］国家免疫规划中心.中国消除新生儿破伤风工作进展［EB/OL］.2010-10.

［71］麦浩,刘颖,龙虎,等.2015—2017 年桂林市全人群破伤风流行特征调查［J］.中国急救复苏与灾害医学杂志,2018,13

　　　　（11）:1084-1086.

［72］Kyu HH,etc.Mortality from tetanus between 1990 and 2015:findings from the global burden of disease study 2015［J］.BMC
　　　　Public Health.2017,17（1）:179.

［73］国家卫生健康委办公厅关于印发非新生儿破伤风诊疗规范（2019年版）的通知［OL］.http://www.nhc.gov.cn/yzygj/
　　　　s7653p/201911/8a3d3034bb674b18a049cdbea4ad3fe8.shtml.

第九节
中国胸痛中心发展报告

一、我国胸痛中心发展历程回顾

(一)艰难的起步和萌芽阶段

我国胸痛中心工作起步较晚,20 世纪 90 年代,多家医院建立了院内急性心肌梗死的绿色通道,在急性心肌梗死快速救治领域中进行了卓有成效的探索,但传统胸痛中心注重院内绿色通道的整合优化,以缩短 ST 段抬高心肌梗死(STEMI)患者从到达医院大门到导丝通过时间(D2W)为主要目标,不能有效解决现阶段我国急性胸痛救治的延误问题。

2010 年 10 月《胸痛中心建设中国专家共识》发布,2011 年原广州军区广州总医院正式成立了我国第一个区域协同救治型胸痛中心;该胸痛中心模式取得了显著成效,对全国胸痛中心的建设起到了积极的推动和示范作用;2011—2012 年,我国首届中国胸痛中心高峰论坛和全国规范化胸痛中心建设及 STEMI 区域协同救治学术交流会召开,会议有效地推广和普及胸痛中心建设和区域协同救治的理念。虽然起步阶段面临着诸多挑战,2011—2013 年,在霍勇教授、葛均波院士、方唯一教授、向定成教授的大力推动下,全国先后建立了十余家胸痛中心,标志着我国胸痛中心建设事业正式起步。

(二)制定标准,构建体系,在探索中前行

在国家有关部门的大力支持下,2013 年 9 月中国胸痛中心认证体系正式成立,该体系由认证组织机构及《中国胸痛中心认证标准》组成,开启了中国胸痛中心自主认证的历程。我国各区域医疗资源分布不均,各级医疗机构诊疗水平差异较大,结合基层医院的医疗条件、地理位置和技术能力,2015 年《中国基层胸痛中心认证标准》正式发布,旨在通过提升基层医疗机构急性胸痛诊疗水平,助推区域协同救治体系的全面建设。胸痛中心建设和认证取得了积极成效,受到了国家卫生健康委员会的充分肯定,2015 年国家卫生和计划生育委员会发布了《关于提升我国急性心脑血管疾病急救能力的通知》,要求各级卫生行政主管部门和医疗机构结合当地实际情况,尽快完善急性心脑血管疾病急救体系的建设,医院内要尽快建立胸痛中心和卒中中心的诊疗模式。该文件的发布,标志着胸痛中心建设所倡导的区域协同救治模式正式得到国家卫生行政主管部门的认可,并在卫生行政部门的大力支持下在全国推广。

(三)整合资源,聚力前行,加速推进胸痛中心建设

在中国心血管健康联盟领导下,2016 年胸痛中心总部成立,同时正式新增武汉区域认证办公室、哈尔滨区域认证办公室、厦门区域认证办公室,加上原有的广州区域办公室,全国共有 4 个区域认证办公室。拟通过汇集和整合社会资源,汇集多方力量共同促进胸痛中心的快速发展,提出 3 年 1 000 家胸痛中心通过认证的目标。这些工作,标志着我国胸痛中心进入加速推进阶段,初步开创了政府领导、行业推动、医疗机构参与、社会支持的新局面。

1. 加强与政府部门联动,获得更广泛的行政支持 2017 年 10 月国家卫生和计划生育委员会发布

《胸痛中心建设与管理指导原则(试行)》;2017年12月国家卫生和计划生育委员会发布《进一步改善医疗服务行动计划(2018—2020年)的通知》,旨在全国范围内推动胸痛中心建设;2019年国家卫生健康委员会医政医管局委托中国胸痛中心联盟开展全国胸痛中心建设,进一步提升急性胸痛诊疗能力,改善医疗服务,确保医疗质量和医疗安全;国务院印发《国务院关于实施健康中国行动的意见》《健康中国行动(2019—2030年)》,要求所有市(地)、县依托现有资源建设胸痛中心,助力健康中国行动计划的落实。

2. 持续完善自主认证体系,夯实胸痛中心建设基础　更新标准,规范认证流程,引导建设,结合我国急性胸痛救治现状及各级医疗机构医疗水平,中国胸痛中心联盟不断更新标准,确保现行标准能够有效指导不同层级医院开展相应规范化胸痛中心建设,截至目前,已发布第六版《中国胸痛中心认证标准》、第三版《中国基层胸痛中心认证标准》、第二版《中国胸痛中心再认证标准》,第一版《中国基层胸痛中心再认证标准》;同时,还制定了一套严谨、科学、规范的胸痛中心认证和再认证流程,以便更有效地指导各级医疗机构开展中心建设工作,客观评估其建设效果。

完善组织架构,规范管理制度,中国胸痛中心组织管理体系建立在中国胸痛中心联盟统一管理下,在国家卫生健康委员会医政医管局统一指导下开展工作。中国胸痛中心组织管理体系由专家体系及协同工作组织机构构成(图3-6)。专家体系由中国胸痛中心专家委员会、中国胸痛中心监督委员会、中国胸痛中心执行委员会构成,根据不同职能发挥相应作用,推进中国胸痛中心培训、认证、质控、再认证等相关工作开展。协同工作组织机构,由中国心血管健康联盟、胸痛中心总部、4家区域认证办公室、2家再认证办公室、质控中心、30个省区级胸痛中心联盟、157个地级市胸痛中心联盟、56家中国胸痛中心示范基地、中国胸痛中心联盟中医院工作委员会、中国胸痛中心联盟县域医院及基层工作委员会组成,各级协同工作组织紧密协作、各司其职,发挥相应职能。同时,还制定了专家及各协同工作机构组织管理条例,旨在确保胸痛中心认证、管理工作公正、严谨、健康可持续开展。

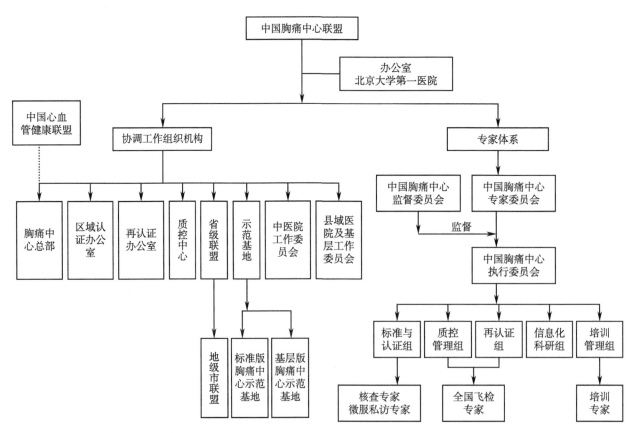

图3-6　中国胸痛中心联盟组织管理体系

二、我国胸痛中心建设现状

历经 12 年发展,尤其是近 6 年的加速建设,我国胸痛中心已建立了适合我国国情的标准化管理体系,形成了政府支持、行业推动、医疗机构参与、社会支持的良好模式,取得了阶段性成效。

(一)胸痛中心建设数量

截至 2023 年 5 月我国注册的胸痛中心单位 5 520 家,通过认证 2 382 家(标准版 1 148 家、基层版 1 234 家)。全国大陆 31 个省、自治区、直辖市胸痛中心认证全覆盖,其中有 24 个省级行政区域注册总数超过 100 家,24 个省级行政区域认证总数超过 30 家;全国 314 个地市(州)至少有一家胸痛中心,全国 2 398 个县级市、县、区行政区域启动胸痛中心建设,实现县域 96% 覆盖,已基本形成了全国胸痛中心救治网络。

此外,胸痛救治单元建设也不断深化,注册数量多达 8 828 家,累计通过验收多达 1 775 家,覆盖全国 31 个省、自治区、直辖市以及 300 个地级市,提高基层医疗机构诊疗能力,进一步完善胸痛区域协同救治网络。

(二)胸痛中心常态化质控及建设成效

针对胸痛中心质量提升的需要,中国胸痛中心执行委员会、中国心血管健康联盟、胸痛中心总部、胸痛中心质控中心联合制定了《中国胸痛中心常态化质控方案》,旨在建立全国胸痛中心质控体系,形成全国 - 省(区、市)级联盟 - 地市级联盟三级外部质控工作机制,督促医院建立内部常态化的质控方案和机制,加强数据库填报及质量管理,客观反映全国胸痛中心建设水平,为胸痛中心建设水平提升提供真实依据。同时,通过有效的常态化质控工具,如质控平台、质控报告等,指导各级质控工作体系健康开展,以确保全国胸痛中心持续规范化、高质量运行。

中国胸痛中心联盟在各级卫生行政部门的支持和指导下,全力推进各协同工作机构质控工作开展,执行飞检、落实奖惩,定期向国家卫生健康委员会报送全国胸痛中心质控报告,为卫生政策的制定提供信息参考。

截至目前,全国胸痛中心共救治急性胸痛患者 1 151 万例,其中急性心肌梗死 260 万例;2022 年全国胸痛中心规范、高质量运行,救治急性胸痛患者超过 274 万例,其中急性心肌梗死超过 58 万例。主要业绩有以下几个方面。

一是保证短时间内对心肌梗死患者进行救治。2022 年,随着新冠疫情防控工作常态化,接受经皮冠状动脉介入治疗(PCI)治疗的 STEMI 患者平均入门到导丝通过(D2W)时间近年来整体呈下降趋势,2012 年为 115 分钟,2022 年标准版胸痛中心单位 D2W 时间为 71 分钟(2021 年,74 分钟),基层版胸痛中心单位 D2W 时间为 75 分钟(2021 年,77 分钟)。基层版胸痛中心单位行溶栓治疗的 STEMI 患者入门至开始溶栓(D2N)时间呈下降趋势且达标率持续提升,接受溶栓的 STEMI 患者中 73% 能够在 30 分钟内开始接受溶栓治疗(2021 年,69%)。

二是显著提高了 STEMI 患者的再灌注治疗比例。随着新冠疫情防控常态化,STEMI 患者到院 12 小时内的再灌注治疗比例呈现明显上升趋势:标准版胸痛中心及基层版胸痛中心 12 小时内到达医院的 STEMI 患者接受再灌注治疗的比例为 87.6% 和 86.9%(2021 年,85.6% 和 85.6%),呈现上升趋势。

三是缩短了住院时间、节省了住院费用。标准版胸痛中心单位 STEMI 患者平均住院天数由 2017 年 8.8 天下降至 8.0 天,平均住院费用由 2017 年 4.33 万元下降至 2.9 万元。基层版胸痛中心单位 STEMI 患者平均住院天数由 2019 年 7.4 天下降至 6.7 天,平均住院费用从 2017 年 2.76 万元降低至 1.9 万元。

四是降低了病死率。胸痛中心建设之前的急性心肌梗死患者的病死率在 10% 以上,2022 年标准版和基层版胸痛中心单位 STEMI 患者院内病死率分别为 3.33% 和 3.92%。数据提示,通过胸痛中心建设,显著优化了救治流程,改善了患者预后。

五是进一步提升乡镇卫生院急性胸痛救治能力。通过胸痛救治单元建设,截至目前,全国胸痛救治单元救治了 8 万多例急性胸痛患者,其中高危急性胸痛患者 24 548 例,显著缩短了急性心肌梗死患者转运时间,降低了心肌总缺血时间。

三、我国胸痛中心建设存在的问题

(一) 严峻心血管疾病防治背景下的建设

我国的心血管疾病负担日益加重,已成为重大的公共卫生问题。据《中国心血管健康与疾病报告(2021)》显示,中国心血管病患病率、病死率处于持续上升阶段,据预测,到 2030 年底我国心肌梗死患者将增至 2 260 万例,心肌梗死等急性心血管病多以胸痛为主要表现,变化快且病死率高、预后差,必须给予足够的重视。

当前,我国心血管疾病的诊疗技术取得长足发展,我国医师对高血压、高血脂等心血管疾病危险因素防控,以及对冠心病、先天性心血管病(简称"先心病")、心房颤动、心力衰竭等心血管疾病救治能力均得到显著提升。然而,我国心血管疾病发病率和病死率依然有不断增高的趋势,究其原因,我国心血管疾病防治体系建设尚未健全,如急性心肌梗死救治,多数医院具有基本急性心肌梗死转运和救治能力,但由于存在广泛性患者就诊延迟、基层转运延迟、治疗流程迟滞等问题,致使急性心肌梗死病死率居高不下。因此,相对于专业技术能力提升,体系建设更为关键;应对严峻形势,加强政府主导下的心血管疾病防治体系建设,形成从心血管疾病预防、救治、康复一体化防治体系至关重要。

此外,传统胸痛中心往往注重院内绿色通道的整合优化,以缩短 STEMI 患者从到达医院大门到导丝通过(D2W)时间为主要目标,不能有效解决现阶段我国急性胸痛救治的延误问题。在专家们的大力倡导和推动下,区域协同救治型胸痛中心在全国推广和普及,区域协同救治的理念广泛传播,胸痛中心建设进入了快车道。当前,以中国胸痛中心建设为代表的我国心血管病急救体系建设工作取得显著成效,通过进一步探索,可望为我国心血管疾病防控体系建设提供可推广模式及路径。

(二) 县域急救体系亟待完善背景下的建设

我国县域急救体系欠完善,整体救治时间及效率亟待提升,尤其是心脑血管急危重症患者,数据显示,近 80% 的心血管病患者死于院外,部分患者因院前急救时间长、流程欠规范,而死于住宅内或路途中。面对这一痛点,需要从完善县域急救体系入手,在政策的支持下,统筹资源,优化急救网络建设,缩短院前时间,规范救治流程。

县域医院承担重大疾病诊疗重要任务,院前急救是急危重症救治的关键环节,建立高效、快速的急救体系是缩短救治时间、改善患者预后的重要抓手。目前我国部分县域急救体系尚不成熟,存在院前急救时间长、救治流程不规范等问题,在制度流程、资源配置上仍需改进。因此,完善我国县域急救体系建设,是进一步提升医疗服务体系建设水平,实现健康中国、乡村振兴的一项重要工作,必须通过优化急救网点布局,提升医护人员救治水平,完善设备配置,搭建互联互通信息化平台等多种举措,建立高效、快速、规范、覆盖全域的急救网络,进一步改善医疗服务。

当前,县域胸痛中心建设面临的主要问题也是县域急救体系存在的共性问题。县域院前急救薄弱,急性心肌梗死患者从发病到首次医疗接触时间远超黄金救治时间。120 急救网络依托县域医院,缺乏规范化的院前救治流程,救护车只发挥了转运后送患者作用,未能体现救护职能,院前诊疗干预有限,未能体现院前主动救治能力。此外,部分县域医院急救车设备老旧、不全,不能满足急危重症患者抢救、监护的需求,同时缺少远程网络传输设备,不能实现院前与院中的互联互通、数据实时共享,从而迟滞患者的救治流程。院前急救人员包括基层首诊单位医护人员及 120 出车人员诊疗能力不足,缺乏抢救及疾病基础救治能力;部分县域医院医护人员诊疗能力欠缺,不能为患者提供高效、优质的诊疗服务。

四、我国胸痛中心发展趋势

（一）加速覆盖

12年发展开拓,12年不懈奋斗,我国胸痛中心建设已经步入新的征程,建设质量与数量并重,建议持续深化胸痛中心建设体系,织密协同救治网络,实现胸痛中心、胸痛救治单元、胸痛救治站点全域覆盖,为中国百姓提供快速高效的急性胸痛救治医疗保障。截至2023年5月,中国胸痛中心注册单位5520家,通过认证2382家(标准版1148家、基层版1234家)。胸痛救治单元建设注册数量达8828家,累计通过验收达1775家,进一步完善胸痛区域协同救治网络。

（二）加速延伸

胸痛中心建设加速从疾病急救到心血管疾病全流程管理延伸,倡导主动健康,提供全周期健康保障。

1. 区域延伸　胸痛救治单元及全市模式建设,改善区域整体救治效果。胸痛救治单元主要承担急性胸痛接诊任务,并且按照就近原则,其与已经通过认证的胸痛中心建立了常态化联合救治及转诊关系的基层医疗机构(乡、镇卫生院、社区医疗服务中心等),从地理位置上处于急性胸痛患者治疗最前线,从功能上能快速接诊急性胸痛患者、提供规范化基础诊疗、及时转运、区域内疾病康复慢病管理、健康教育和筛查,实现急性胸痛患者救治和管理两个"一公里",一是救治起跑第一公里,二是慢病管理最后一公里。

胸痛救治单元是胸痛中心区域协同救治体系的组成部分,是胸痛救治网络的基础环节。目前有8800家基层医疗机构参与建设,通过加速推动胸痛救治单元建设,实现救治体系区域的延伸到基层;以胸痛中心牵头、胸痛救治单元建设为抓手,提升各级医疗机构急性胸痛救治效率;以信息化技术为工具,实现上下级医院患者信息共享、互联互通,力争尽快构建局部区域高效紧密急性胸痛救治和管理网络。

全市模式是在中国胸痛中心"三全模式"拓展和延伸,旨在按照"全域覆盖,全民参与,全程管理"的理念,构建以心血管疾病急危重症救治体系、预防筛查体系、慢性疾病管理体系组成的区域疾病/健康3个体系一张网。全市模式实施路径,以信息化手段为支撑,通过物联网技术的应用,实现各级各类医疗机构之间,以及与120急救体系的数据共享与无缝对接;在区域内,以早期筛查、基层首诊、慢病健康管理、院前-院内结合、院内多学科综合治疗(MDT)机制建设、院后康复体系建设为重点,形成以患者为中心,从疾病的预防、筛查、院前急救、院内治疗到出院后随访和康复的全病程一体化的管理模式。目前全国已有48个市/区开展全市模式工作,已初步探索出行之有效的实施路径。

2. 全流程延伸　随访工作及心电诊断中心建设,实现胸痛救治院前-院中-院后全流程管理。一是胸痛中心随访工作健康有序开展。为深入贯彻落实2021年国家卫生健康委员会发布的《关于印发急性冠脉综合征分级诊疗技术方案的通知》精神,同年中国胸痛中心联盟启动急性冠脉综合征(ACS)随访工作,推进ACS分级诊疗相关工作,提供院前-院中-院后一体化全程管理服务,以实现降低ACS患者病死率、改善预后的目标。2022年全年胸痛中心随访持续开展单位总体上升,随访患者数量明显上升,共覆盖1977家医院,随访量近82万例。2022年底,《胸痛中心急性冠脉综合征随访管理方案》正式发布,并搭载胸痛中心随访采集平台及移动端随访小程序等工具,能够更好地助力各地胸痛中心建设和ACS患者随访制度完善,规范和提高ACS患者随访管理水平;并且能够助力患者随访体系建设和持续开展随访,进一步落实胸痛中心全流程管理理念。

二是推进"千县工程"胸痛中心及心电诊断中心建设。在国家卫生健康委员会印发《"千县工程"县医院综合能力提升县医院名单》的1233家医院中,已建设胸痛中心单位达1164家(861家通过认证,303家启动建设),覆盖率达94%;剩余69家尚未注册,整体覆盖较好,建设积极性高,建设质量良好。2022年成立"千县工程"胸痛中心专家委员会,推进建设并参与起草《"千县工程"胸痛中心建设与管理指导意见》。截至2023年5月,31个省、自治区、直辖市,共计380家医疗单位申请加入心电诊断中心建设,179家医院已启动建设,根据全国心电一张网质控平台显示,已完成心电图筛查60万余例,筛查出3000余例危急患者,有效提升了远程心电诊断能力。成立心电一张网专家委员会,其中含"千县工程"心电诊断中心专家组推进高质量建设并起草《"千县工程"心电诊断中心建设与管理指导意见》。下一步,将围绕心电诊断中心高质量建设开展工作,建立培训及质量评估一体化工作体系。

3. 学科内延伸 心血管疾病管理中心,覆盖大部分心血管疾病。在国外,美国心脏病学会(ACC)于2016年将美国胸痛中心协会(SCPC)纳入其体系,结合 SCPC 多年成功经验,将胸痛中心建设模式推广到其他心血管疾病的管理中,通过扩大认证服务范围、完善质量控制体系,进一步提高心血管疾病诊疗水平,为医疗机构及患者提供更优质服务。结合国外经验和中国的实践,将胸痛中心模式成功经验延伸到心衰中心、房颤中心、高血压达标中心、心脏康复中心和瓣膜病介入中心的建设,建立重要心血管疾病关键救治环节上的标准化、体系化。心血管疾病管理中心基本可以覆盖绝大多数心血管病病种和患者,基本符合我国心血管疾病救治需求;标准化建设内容易于复制和推广,同时心血管病六大学科中心的主要任务和发展价值与国家推行的分级诊疗制度保持高度一致,现已成为"基层首诊、双向转诊、急慢分治、上下联动"十六字方针在心血管疾病防治领域推行的重要抓手。下一步,力争实现对心血管疾病患者的预防、筛查、急救、康复治疗的全程管理;完善医疗机构间的协同救治体系建设,助推分级诊疗制度实施。

(三)加速智慧胸痛中心建设

依托数字化技术,以物联网串联为基础,打造有序、连接、高效的智慧胸痛救治体系。智慧胸痛中心建设旨在依托信息化手段,以物联网串联为基础,打造有序、连接、高效的智慧胸痛救治体系。2022 年,中国胸痛中心联盟成立智慧胸痛中心建设工作委员会,努力开展信息化建设相关内容培训,指导各医疗机构科学、规范开展信息化建设;推广数据的信息化自动采集。截至目前,总计有 500 家胸痛中心启动信息化建设,有效提升了数据采集效率及质量,减轻了医务工作者负担。

下一步,将制定并发布《智慧胸痛中心信息化建设标准》,建立健全胸痛中心信息化基础管理平台,纳入社群平台、可穿戴设备、远程医疗平台等在内的信息化平台,以及医疗公共卫生服务、医保社会服务等运行环节,真正形成区域救治体系的互联互通。

五、我国胸痛中心建设发展对策建议

胸痛中心实现了重大疾病关键环节上的标准化、体系化整合,横向通过多学科综合治疗,纵向通过构建院前 - 院中 - 院后一体化的医疗服务体系,为急性胸痛患者提供快速而准确的诊断、危险评估和恰当的治疗手段,减少误诊和漏诊,避免治疗不足或过度治疗,做到快速诊断、及时治疗、全程管理、降低死亡、避免浪费,从而进一步提高急性胸痛患者的早期诊断和治疗能力。12 年来,中国胸痛中心建设逐渐摸索出一套趋于成熟的、可持续的建设理念。

(一)打造适合我国国情的胸痛中心建设理论体系

改善重大疾病防治水平,核心问题即如何抓住医疗质量提升的关键环节,结合疾病救治需要、医疗制度改革需要,通过标准制定实施,完成从医疗技术到医疗模式再到医疗体系建设的过渡,即重大疾病关键环节上的标准化、体系化建设。该理念正是胸痛中心建设核心理论的体现。胸痛中心协同救治理念经 12 年的不断深化、丰富,已形成一套适合中国国情的、高效、科学、创新、先进的理论体系。

1. 高效性 胸痛中心建设通过整合资源、优化流程,将技术植入体系,显著提升了急性胸痛患者救治效率。胸痛中心纵向通过建立院前急救体系与院内绿色通道的无缝衔接,横向通过多学科综合治疗为急性胸痛患者提供及时、规范化救治,极大地改善了患者预后,有效降低了包括急性心肌梗死等在内的、以胸痛为主要临床表现的致死性心血管疾病的病死率,体现了救治流程的高效性。

2. 科学性 我国各区域医疗资源分布不均,各级医疗机构诊疗水平差异较大,根据各级医院的医疗条件、地理位置和技术能力,中国胸痛中心建设标准分为基层版及标准版,指导不同层级医疗机构实施不同层面的标准,加强各级医疗机构联动,落实双向转诊,提高急性胸痛患者的整体救治水平,推动分级诊疗落地。基层版和标准版两个版本的胸痛中心建设各有侧重,符合我国急性胸痛救治现状,实现了医疗资源的有效整合,具有很好的科学性。

3. 创新性 胸痛中心建设理念纠正传统院内救治通道局限性,拓展了胸痛中心覆盖半径,开创性地提出协同救治的概念,具有创新性。

4. 先进性 胸痛中心理念在其他心血管专科建设中起到了非常重要的示范和引领作用。从胸痛中心开始,心衰中心、房颤中心、高血压达标中心、心脏康复中心以及未来的心脏瓣膜病介入中心,都体现了重大疾病关键环节上标准化、体系化的建设理念。

(二)构建科学、规范的胸痛中心医学模式

急性胸痛患者尤其是 STEMI 患者救治延误,是医疗急救系统及患者多种因素共同作用的结果。缩短患者总缺血时间涉及患者健康意识、医师水平、医患信任度、医疗报销体系、院前急救体系、院内救治通道,以及院前急救与院内救治的运行机制等多种因素的综合改进;基于胸痛中心理念制定的《中国胸痛中心认证标准》(标准版 & 基层版)针对各个环节均建立有效改善机制,是各级医疗机构胸痛中心建设的规范,其有助于指导医院建立科学、规范的胸痛中心医学模式。

1. 创新组织架构及管理模式 与传统科室、病区概念不同,胸痛中心既可以是在不改变现有结构基础之上实体运作的虚拟机构,也可以是重新组建的实体机构。无论何种形式,均要求设立胸痛中心委员会,并明确各成员职责分工,强调"一把手工程"多科室联动,确保胸痛中心常态化顺畅运行。

2. 建立不同层次医师培训机制,针对性提升其业务水平 急诊系统人员、院内接诊医师、急诊 PCI 团队/溶栓团队、辅助科室人员、护士在急性胸痛患者救治全流程中承担不同角色,因此,胸痛中心建设标准强调对院前急救系统、院内急诊科、心血管内科、辅助科室等专业人员开展不同层次的培训,重点加强胸痛诊断与鉴别诊断、急性心肌梗死规范化治疗等方面的培训,旨在提高对急性心肌梗死的早期识别、尽早启动再灌注治疗的意识和能力。

3. 建立院前-院中-院后一体化服务流程,实现胸痛患者的全程管理 目前我国院前急救和院内救治系统大多相对独立,分属于不同的医疗机构,双方联动效果欠佳。因此,构建以胸痛中心为枢纽,完善院前急救系统、基层医院及 PCI 医院之间的沟通机制,优化各级医院院内绿色通道建设,实现无缝衔接的区域网络救治模式至关重要。胸痛中心建设标准中要求胸痛中心单位与 120 急救系统及网络医院建立密切合作机制,通过落实联合救治计划、培训机制、质量改进机制,做到为提高急性胸痛患者的救治效率同向发力、持续发力。胸痛中心建设标准强调,建立随访体系,规范二级预防,建立院前急救、院中救治、院外随访康复的全流程管理模式。

4. 建立大众和患者教育机制,提高公众健康素养 健康中国行动指出,每个人都是自己健康的第一责任人。提高公众对心血管疾病的知晓率,提高公众对急性心肌梗死救治从一级预防、治疗策略及二级预防的整体认识,是缩短患者发病到首次医疗接触时间最有效的手段。胸痛中心建设标准强调,积极开展对公众进行有关早期心脏病发作的症状和体征的识别,以及紧急自救和心肺复苏的培训。胸痛中心必须承担公众健康教育义务并积极致力于通过对公众教育来降低心脏病发病率及病死率,提高公众对急性胸痛危险性的认识以及在胸痛发作时呼叫 120 的比例。

5. 建立院内考核、评估机制,持续改进医疗质量 持续改进是胸痛中心认证的核心价值体现。胸痛中心建设标准要求各单位制定各类督促流程改进的措施和方法,并通过数据显示持续改进的效果。通过落实数据管理制度、联合例会、质量控制、典型病例分析会等制度,实施以问题为导向的医疗质量持续改进,确保医疗质量和医疗安全。

六、2022 年我国胸痛中心建设主要成就

(一)全国胸痛中心认证及建设数量持续提升,基本形成全国胸痛救治网络

如图 3-7 所示,截至 2022 年底,全国胸痛中心注册数量 5 415 家,通过认证 2 241 家(标准版 1 093

家、基层版 1 148 家),31 个省、自治区、直辖市胸痛中心认证全覆盖;其中有 25 个省级行政区域注册总数超过 100 家,23 个省级行政区域认证总数超过 30 家。中国大陆 314 个地市(州)至少有一家胸痛中心,2 398 个县级市、县、区行政区域启动胸痛中心建设,实现县域 96% 覆盖,已形成了全国胸痛中心救治基本网络。

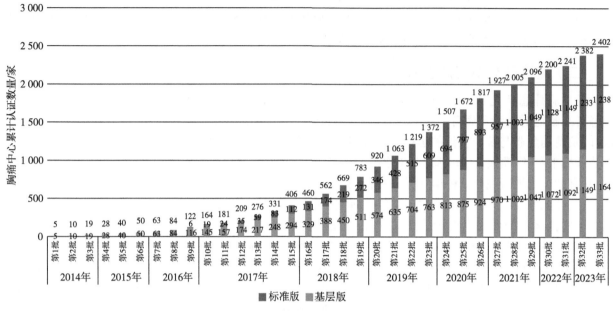

图 3-7　胸痛中心累计认证数量

(二)疫情防控常态化期间,全国胸痛中心持续规范化、高质量运行取得积极成效

截至 2022 年底,中国大陆胸痛中心共救治胸痛患者 1 100 万例,其中急性心肌梗死 253 万例,其中2022 年中国大陆胸痛中心规范、高质量运行,救治胸痛患者超 220 万例,其中急性心肌梗死患者超 90万例。

1. 保证短时间内对心肌梗死患者进行救治　2022 年,随着新冠疫情防控工作常态化,接受 PCI 的STEMI 患者平均入门到导丝通过时间(D2W)为 75 分钟;基层版胸痛中心单位行溶栓治疗的 STEMI 患者入门至开始溶栓(D2N)时间呈下降趋势且达标率已达 73%。

2. 显著提高了 STEMI 患者的再灌注治疗比例　随着新冠疫情防控常态化,STEMI 患者到院 12 小时内的再灌注治疗比例提升至 87.5%,呈现明显上升趋势。

3. 缩短了住院时间、节省了住院费用　胸痛中心单位 STEMI 患者平均住院天数由 2017 年 8.8 天下降至 7.3 天,平均住院费用由 2017 年 4.33 万元下降至 2.4 万元。

4. 降低了病死率　胸痛中心建设之前的急性心肌梗死患者的病死率在 10% 以上,2022 年胸痛中心单位 STEMI 患者院内病死率已降至 3.44%,救治流程显著优化,改善患者预后。

(三)各级卫生行政部门发布政策文件,大力支持胸痛中心建设

1. 胸痛中心建设文件　安徽省、甘肃省、广东省、黑龙江省、江苏省、江西省、辽宁省、陕西省、四川省、云南省、新疆维吾尔自治区、西藏自治区、上海市、重庆市等 30 个省、自治区、直辖市发布红头文件加速推进区域内胸痛中心建设。

2. 胸痛救治单元建设文件　黑龙江、广东、天津、重庆、山西、湖南、江西、海南、青海、河南等 15 个省份,150 个地级市发布胸痛救治单元文件,组织展开区域内胸痛救治单元建设工作。

3. 胸痛中心常态化质控工作文件　陕西、河南、湖北、山西、甘肃、天津、黑龙江、广东、广西、海南、江苏、湖南等 12 个省份发布胸痛中心常态化质控相关政策红头文件,加速推进质控工作开展。

（四）加速推进胸痛中心再认证、质控工作,确保建设质量持续改进

持续优化胸痛中心再认证流程,落实组织管理体系要求,严格执行再认证标准,2022全年再认证单位469家;全国层面启动质控飞行检查,落实奖惩措施,确保全国胸痛中心单位高质量、规范化运行,加速推动省级、地级市胸痛中心质控全面核查。"单独医院版本"胸痛中心质控界面上线,为单家医院开展常态化质控提供有效工具。

（五）深化胸痛中心体系建设,加速胸痛救治单元建设

全面推进胸痛救治单元建设,提高基层医疗机构诊疗能力,打通胸痛救治起跑第一公里及康复管理的最后一公里。截至2022年底,中国大陆已有7 600多家启动胸痛救治单元建设,累计通过验收近1 209家。未来将通过胸痛中心以及胸痛救治单元的全面覆盖,实现心肌梗死救治到管理再到预防的全程高质量体系建设,助力健康中国行动2030的落地。

（六）胸痛中心随访标准正式发布,助力落实胸痛中心"全流程管理"

2022中国心血管健康大会（2022 CCHC）胸痛ACS患者随访管理质量提升项目全国总结会上,《胸痛中心急性冠脉综合征随访管理方案》正式发布。本次发布,旨在更好地帮助各地胸痛中心建立和完善ACS患者随访制度,规范和提高ACS患者随访管理水平,从而建立患者随访体系和持续开展随访,进一步落实胸痛中心全流程管理理念。

2022年胸痛中心随访持续开展单位总体上升,随访患者数量有明显上升,共覆盖1 977家医院,随访量达近82万例。通过对ACS患者进行多渠道宣教及随访管理,增加了患者定期随访率,提高了诊疗依从性,改善患者长期预后。

（七）成立智慧胸痛中心信息化建设工作委员会,推动智慧胸痛中心落地

2022年8月20日在第四届"儒道心学"国际心血管病学会议上,中国胸痛中心联盟智慧胸痛中心信息化建设工作委员会正式成立,专家组成立旨在通过制定并落实智慧胸痛中心建设标准,推进全国范围内智慧胸痛中心建设广覆盖,有效优化急性胸痛患者救治流程,提升患者救治同质化水平。胸痛中心的发展要拥抱数字化时代的到来,规范、标准、同质化的信息化建设必将进一步改善急性胸痛患者救治水平,助力健康中国建设。

推广数据的信息化自动采集,截至2022年底,总计有500家胸痛中心启动信息化建设,有效提升了数据采集效率及质量,减轻了医务工作者负担。

（八）成全国心电一张网专家委员会正式成立,推动心电诊断中心高质量建设

2022中国心血管健康大会期间,中国胸痛中心联盟全国心电一张网专家委员会正式成立,心电诊断中心高质量建设单位也同期正式启动。此次成立,未来围绕心电诊断中心高质量建设开展工作,建立标准、评估、质控、科研一体化工作体系。

截至2022年底,31个省、自治区、直辖市共计380家医院申请加入全国心电一张网,75家医院已启动建设。据全国心电一张网质控平台显示,总体心电图传输数量225 000余份,已进行了1 480份危急心电图诊断结果分析,大大提升了远程心电诊断的能力。

（九）提升胸痛中心大数据建设与科研,助力胸痛中心救治

2022年共计发表高质量论文10篇,累计SCI影响因子超过100。

（十）广泛开展公众教育,提升群众健康素养

1. 胸痛中心心肺复苏专家委员会正式成立 胸痛中心心肺复苏培训基地正式启动;推广普及心肺复

苏、开展公众互助 AED 急救。

2. 开展"11·20"心肌梗死救治日主题科普活动、线下义诊活动　"11·20"心肌梗死救治日走过第9个年头,形成了政府领导、行业推动、医疗机构参与、社会支持的良好模式,"心肌梗死拨打120,胸痛中心快救命"的理念也越发深入人心。下一步,期待更多公益力量的参与,让公众能够更快速、更便捷、更有效地获取心肌梗死救治知识,提高自身健康意识。

3. 中国胸痛中心急救地图正式入驻百度地图　根据手机定位或者手动输入地址,用户可以看到距离自己最近的并通过中国胸痛中心联盟认证的医院地址,标记为标准版/基层版胸痛中心。用户可就近求医,还可以一键呼叫医院急救电话派救护车。

(中国医学救援协会心血管急救分会　葛均波　霍　勇)

第十节
中国水系灾害医学救援发展状况

与水相关的灾难被称为水系灾害,水系灾害范畴很广,包含自然灾害如洪涝,以及人类活动造成的灾害,如军事行动和水上运输、海上作业。发生灾害的环境虽然都与水相关,又因为不同的互动场景,可能分为军事、民间,以及工业生产和海上作业等。因此,水系灾害救援特别是医学救援具有非常宽的范畴和多样的实施情况。

历史证明,发达国家的崛起,经略海洋是其崛起的必由之路。建设海洋强国,是中国特色社会主义事业的重要组成部分,是实现国家繁荣富强的发展战略。习近平总书记指出:"坚持陆海统筹,加快建设海洋强国。"因此,加强海上医学救援力量建设,是时代赋予的光荣使命。我国现有水系灾害医疗救援保障需从国家顶层结构设计、体制机制、法规制度完善、教育培训、科学普及等多个维度开展工作,从而全面提升我国水系灾害医学救援能力。

一、水系灾害医学救援概述

(一)水系灾害的范围

我国山河湖泊众多,海洋面积广大,地理地势复杂,近年来水系灾害发生频繁,对人民生命财产安全造成了巨大的损害。《中国海洋灾害公报》显示,2020 年我国海洋灾害以风暴潮和海浪灾害为主,各类海洋灾害共造成直接经济损失 8.32 亿元,死亡(含失踪)6 人;2021 年我国海洋灾害以风暴潮、海浪和海冰灾害为主,共造成直接经济损失 30.8 亿元,死亡(含失踪)28 人;2022 年我国海洋灾害以风暴潮、海浪和赤潮灾害为主,共造成直接经济损失 24.1 亿元,死亡(含失踪)9 人。

1. 台风 我国海岸线绵长、南北跨度大,受西太平洋热带气旋和东印度洋暖湿气流影响,海洋灾害种类多。每年七八月份易受台风侵袭,较为典型的有 2018 年的"玛莉亚""山竹",2019 年的"利奇马",主要登陆省份为广东省。近十年平均每年有 7 个台风登陆我国,其中 2018 年最多,共有 11 个台风登陆。2013 年台风浪导致人员伤亡(含失踪)人数 78 人,造成的经济损失达 6.19 亿元,其中 1330 号台风"海燕"造成我国直接经济损失 4.6 亿元,1321 号台风"蝴蝶"造成人员伤亡(含失踪)63 人。2014 年遭遇的自 1949 年以来最强台风"威马逊"引起风暴潮灾害造成 6 人死亡。

地形、环境、气候等因素对于洪灾发生影响很大,强降水天气也可以诱发洪灾。我国约有 35% 的耕地、40% 的人口和 70% 的工农业生产经常受到江河洪水的威胁,并且因洪水灾害所造成的财产损失居各种灾害之首。2013 年 10 月 7 日,中华人民共和国成立以来最强的秋台风给余姚市带来百年一遇的特大水灾,70% 以上城区受淹,主城区交通瘫痪,受灾人口超过 83 万。2021 年 7 月,河南省大部分地区出现连续强降水天气,24 小时累计降雨量高达 610.5mm,最大小时降雨量突破 200mm。河南省洪涝灾害共造成全省 150 个县(市、区)、1 664 个乡镇 1 481.4 万人受灾,累计紧急避险转移 93.38 万人,直接经济损失高达 1 337.15 亿元。2021 年 7 月中旬,特大洪水横扫西欧,德国遭遇历史罕见的洪灾。据德新社 2021 年 7 月 18 日报道,此次德国洪灾已造成至少 157 人死亡、670 人受伤。2022 年 6—8 月,巴基斯坦遭遇 30 年来最大洪水,强降水引发的各类灾害已致 1 061 人死亡、1 575 人受伤,洪水导致超过 3 000 万人流离失所,造成高达数十亿美元的损失。

随着国家对水利设施投入的加大,我国防灾减灾工作取得明显成效。2022 年 12 月,水利部公布的数据显示,近十年我国洪涝灾害年均损失占 GDP 的比例由上一个十年的 0.57% 降至 0.31%。

2. 海啸　海啸主要由海域地震、海底滑坡、火山喷发等引发。2011 年日本地震引发大海啸,造成 2.7 万人死亡或失踪,经济损失达 3 050 亿美元,更严重的是此次海啸还造成福岛核电站核泄漏事故,核污染水的排放至今仍引起世界的高度关注。2018 年 9 月印度尼西亚苏拉威西岛(Sulawesi)7.5 级地震在帕卢湾引发海啸导致 1 300 余人死亡。2018 年 12 月印度尼西亚巽他海峡火山爆发引发的海啸导致 437 人死亡。

尽管中国东海岸线地处亚欧板块与太平洋板块之间,尚无大型海啸发生,但对海啸的监控仍非常重要。2022 年 1 月 15 日,汤加海域洪阿 - 汤加 - 洪阿哈派火山剧烈喷发,引发了全球水位震荡,中国沿岸验潮站同样记录到了此次海啸事件,这是中国历史上由仪器记录到的第三次越洋海啸,前两次为 2010 年智利海啸和 2011 年日本海啸。

3. 沉船事件　沉船事件主要由搁浅、碰撞、火灾、台风等因素导致。2015 年 6 月 1 日,重庆东方轮船公司的豪华游轮“东方之星”,在从南京驶往重庆途中突遇龙卷风,在长江中游湖北监利水域沉没。船上共有 454 人,其中游客 403 人、船员 46 人、旅行社工作人员 5 人,但最终仅 12 人获救,442 人遇难。2017 年 1 月 29 日,马来西亚一艘载有 31 人(其中包括 3 名船员和 28 名中国游客)的船只发生突发事故,与地面失去联系,造成 3 名中国游客遇难,5 名中方人员失踪。2018 年 7 月 5 日,两艘载有 133 名游客的游船在泰国普吉珊瑚岛、梅通岛突遇特大暴风雨发生倾覆,最终造成 47 名中国游客遇难。

4. 溺水　据国家卫生健康委员会和公安部不完全统计,我国每年有 5.7 万人溺亡,其中少年儿童占 56%,平均每天有 88 个青少年因溺水失去生命。据中国疾病预防控制中心报道,溺水已取代脑膜炎和艾滋病成为我国儿童非正常死亡的首要原因。我国溺水事件呈现出夏秋高于春冬、南方高于西北、农村高于城市、男性高于女性的特点,事故常发生于气温最高日的下午或黄昏。我国广阔的海岸线与丰富的水网资源是溺水事件频发的基础。对于海洋水域,离岸流是最主要的威胁。中华人民共和国自然资源部海洋减灾中心数据显示,我国大约有 90% 的海边溺水由离岸流导致。全球范围大约有 80% 的海滩援救事件与离岸流有关,2012 年 8 月,143 名韩国游客被离岸流卷走。2019 年 7 月,波兰有 113 人因酷暑下水游泳的民众溺亡。

5. 其他的水系灾害事故　其他海难事故包括船舶碰撞侧翻事故、油轮起火事件、海上战事灾难等及其他类似事故,会造成人员伤亡及财产的损失。石油泄漏造成的海水污染导致的对海洋水域、生物及海岸线的危害。2023 年 2 月菲律宾一艘油轮在民都洛岛附近海域沉没,船上装载的约 800 000L 工业用油发生泄漏,导致附近 60 多个村庄的沿海水域检测到石油,海岸线被黑色污泥覆盖。在军事舰船方面,国外资料显示,1900 年以来国外共发生较大潜艇事故 400 余起,至少造成 3 000 多名艇员死亡。此外还有战时的灾害情形,在第二次世界大战中,美国海军损失军舰 3 282 艘,超过 5 万人丧生。

(二)水系灾害医学救援的需求

我国拥有 300 余万 km² 的海洋国土,18 000 余 km 的海岸线,充分开发利用海洋对于中华民族伟大复兴具有十分重要的意义。建设 21 世纪海上丝绸之路,新时代“一带一路”倡议的实施,从事海上运输、海洋作业海上活动的人员逐年增多,各种事故灾难的发生频率明显增加,水系灾害的突发事件已成为常态化的灾害,其带来的损失也呈现线性递增趋势。

国家减灾委员会办公室公布了 2017 年全国十大自然灾害事件,其中水系灾害包括长江中下游省份暴雨洪涝灾害等 4 例,除了这些自然灾害以外,还有不少的海(水)上事故灾难发生,例如:船舶碰撞侧翻事故、油轮起火事件、海上战事灾难等。这些事件突发性强、远离陆地、施救困难,经常造成群死群伤、经济损失及环境污染等影响。仅河南郑州“7·20”特大暴雨灾害就造成 302 人遇难,50 人失踪。据有关资料统计,进入 21 世纪,水灾造成的死亡人数比任何其他类型的自然灾害都要多(表 3-17);2011 年至 2020

年,中国海上搜救中心共组织搜救行动 19 914 次。2021 年中国海上搜救中心共组织搜救行动 1 824 次。2022 年海上搜救中心共组织搜救行动接近 2 000 次。

回顾过去,70% 以上的自然灾害与水害有关,随着经济社会的不断发展,造成的损失越来越大,人员生命财产安全受到严重威胁。沿海(水系)城市的水系灾害救援体系应当作为城市公共卫生应对体系的重要组成部分。

1. 水系灾害救援在维护我国海洋主权的活动中具有特殊的作用 海洋的重要意义在于巨大的政治、经济和军事利益,在于对国家发展与安全所具有的重要作用,确保海上安全是维护我海洋主权的重要组成部分。海洋管理、经济开发、海洋旅游观光、海洋防卫等活动,发生海上灾害不可避免,均离不开海上医学救援。研究建立水系灾害救援体系和机制对于维护我国海洋主权的活动中具有非常重要的意义。

2. 展示我国作为负责任大国担当 我国是海洋大国,又是一个热爱和平、乐于助人的传统美德国度。过去的许多年代里,由于经济落后,科技水平较差,对水系医学救援重视不够,研究很少,水系灾害救援体系不完善,救援装备缺乏,在我国或世界其他地区遭受台风、海啸、飓风等水系灾害需要救援时,往往会陷入尴尬的境地。因此,在新时代推进中华民族伟大复兴,建设强盛国家之时,切实提升水系灾害的医学救援能力,在保护国民的同时,伸出救助之手,为他国灾难提供救援,发挥大国应有的地位和作用,展现我国作为负责任大国的担当,用中国历练和智慧为人类的和平幸福贡献力量。

3. 为中华民族伟大复兴创造更加有利的外部环境 要实现中华民族伟大复兴、和平崛起的历史责任,发展海洋战略的实施,保持稳定是最重要的基础。从国内的经验教训来看,灾害的救援不力导致大量人员伤亡会引发内乱甚至国家危机。因此,构建快速高效科学的水系灾害救援体系机制,可以稳定民众情绪,团结一致,共同抗灾,帮助国人树立战胜困难的决心和信心,稳定国内秩序,维护各级政府的公信力和良好形象。

表 3-17 21 世纪全球各类灾害造成的死亡人数　　　　　　　　　　　单位:人

灾害类型	2018 年死亡人数	2000—2017 年平均死亡人数
干旱	9 368 345	58 734 128
地震	1 517 138	6 783 729
极端温度	396 798	6 368 470
水灾	35 385 178	86 696 923
滑坡	54 908	263 831
风暴	12 884 845	34 083 106
火山爆发	1 908 770	169 308
火灾	256 635	19 243
合计	61 772 617	193 118 738

二、我国水系灾害医学救援发展状况

我国是一个海洋大国,也是一个水系大国,水资源的分布极不均衡,水系灾害对我国的影响尤为严重,水系灾害防治工作一直是我国党和政府高度重视的领域之一。1989 年,我国成立了中国国际减轻自然灾害十年委员会;1995 年,原卫生部颁布《灾害事故医疗救援工作管理办法》;国家各部委先后颁布《突发事件紧急医学救援 "十四五" 规划》《"健康中国 2030" 规划纲要》等重要文件,对突发事件紧急医学救援工作总体要求、基本原则、发展目标、主要任务、保障措施作出系统设计和具体部署。到 2025 年末,建立健全紧急医学救援管理机制,全面提升现场紧急医学救援处置能力和收治能力,构建陆海空立体化协同救援。

（一）人员队伍建设

改革开放以来,我国专群结合、军地结合的海上救援发展模式逐渐成熟,基本建成了以专业救援队伍、军队和国家区域应急医学救援中心、社会力量、志愿者救援等为主要的海上搜救队伍,军队和国家级救援中心及社会力量在海上救援工作中发挥协同作用。国家和地方行政主管部门注重救援队伍建设,建立了层次分明、符合水系特点、形式多样的紧急医学救援培训和演练,海上环境的适应性、水系救援的特殊技术以及救援队伍的组织指挥与协调在沿海、江、河地区的各级医疗机构中得到明显提升。

（二）应急医学救援能力建设

随着各地不断加强水系灾害医疗救援队伍建设,"三种能力"明显提升。从近年来紧急救助的实践看,医疗救护队伍在灾害发生时能够迅速响应、紧急拉动、展开抢救工作。按照《水灾医学救援技术规范》,一旦发生灾害,当地应急管理部门和医疗卫生部门能够迅速调控相关行业部门与医疗机构,紧急抽组救援队伍,在规定的时限内到达现场,对伤病员进行紧急救护,并开设紧急医疗救治阶梯实施有效救护。与此同时,及时对当地的医疗救援与物资状况展开评估,包括水质、食品营养、医疗设备、后备救援力量、环境卫生等内容。

（三）紧急救护体系机制建设

国家于 20 世纪 90 年代成立海难救助打捞局,各沿海地区分别建立救助站,初步构建了覆盖全国沿海的救捞网络系统,为海上医学救援体系的构建奠定了支撑条件。这些年来,在构建海上医疗救护体系中,加强了通信指挥、人员编成、装备配置、制度规范和技术能力等初步建设。伴随着国家经济社会的快速发展,水系灾害的救援体系建设雏形初见。医院船、伤员运输船、救护艇、医疗直升机等大型装备的使用,为救援人员应对水系灾害提供了良好的平台和救治工具。与此同时,十分注重规范制度等软件建设,国家卫生健康委员会先后出台制定了一系列救援技术规范与应急预案,注重完善水系灾害防治的医疗救护体系,为水系灾害救援工作提供了可靠的技术支持和保障。海(水)上舰船医务室为一级、医院船和大型综合补给船改装成医院为船二级、岸基或后方医院为三级的三级医疗阶梯救治的立体救援体系初步形成。

（四）先进技术手段的应用

利用遥感和卫星技术对水系灾害进行监测和预警,及时向政府和社会发布灾害信息,已成为常态化,为提高社会和政府的防灾减灾能力发挥了不可或缺的作用。随着先进制造、移动互联网、人工智能、大数据的广泛应用,为构建水系灾害救援的保障体系机制提供了非常有利的条件。使用无人机进行医疗救援物资投送和海上伤员转运、水准测量技术处理水灾保险定损、移动设备对水灾现场数据进行实时记录和上传、网络通信技术(CORS)获取空间数据和地理特征等在近年来重大自然灾害和重大公共卫生事件中得到应用,发挥了很好的效能。

（五）水系灾害医学救援理论和实践

军队和地方以及社会力量普遍加强了水系医学救援的科研工作,取得了一大批成果,对指导救援工作发挥了先导作用。军队的救护不论是理论研究,还是工作实践仍走在社会的前列。地方的救援也取得了长足的进步。中国医学救援协会成立了水系灾害救援分会,积极开展该领域的理论与实践研究。在我国水系灾害多发的南方区域,救援力量建设取得可喜进展,广西壮族自治区卫生健康委员会结合本土实情,在北海市人民医院建立了我国首支海(水)上紧急医学救援队,并纳入国家卫生应急救援队伍体系建设,探索新方法,创新新机制,建立了市政府统一管控下的多中心联动机制(卫健、气象、通信、打捞救助、外事、海监、海警、海事部门),通过联席会议统一听令指挥。并制定了相应管理制度、工作流程和预案。紧急医学救援队组建以来,多次参加国内组织的海上训演,军民融合演练、跨省份演练等,强化了实战能力,综合救援能力有了显著提升,多次出色地完成国家和自治区下达的紧急医学救援任务。云南普洱市紧急救援中心组建了空中紧急医学救援队、志愿者水系灾害紧急医学救援队,建设具备激流洪水救援训练的水上训练基地,利用社会资源配备救援直升机、固定翼救援飞机、全地形越野型涉水救护车、全地形水陆两栖转运单元、快速救援动力艇、无动力艇和水上救援板等救援设备,具备水、陆、空三位一体紧急医学救援能力。同时完善了市、县紧急医学救援网络调度指挥平台,被云南省卫生健康委员会确认为省紧急医疗救援队伍培训基地水系灾害医学救援训练中心,每年承担全省或省域外多项水系医学救援技能培训任务。

三、2022 年我国水系灾害医学救援情况

2022 年,我国洪涝灾害呈 "南北重、中间轻",局地山洪灾害频发重发的特点。全年,共发生 38 次区域性暴雨过程,平均降水量 606.1mm,较常年同期偏少 5%。全国 28 个省份 626 条河流发生超警戒以上洪水,大江大河共发生 10 次编号洪水,其中,珠江流域连续形成 2 次流域性较大洪水;北江出现 1915 年以来最大洪水:辽河发生 1995 年以来最大洪水;黄河、淮河、海河汛情总体平稳。华南前汛期先后经历了 9 次区域性暴雨过程,珠江流域降水量为 1961 年以来同期最多,发生流域性较大洪水。7—8 月辽河流域发生较为严重洪涝灾害。四川、青海等局地突发山洪灾害造成较大人员伤亡。全年洪涝灾害共造成 3 385.3 万人次受灾,因灾死亡失踪 171 人,直接经济损失 1 289 亿元。此外,全国共发生滑坡、崩塌、泥石流等地质灾害 5 659 起,以中、小型为主,主要集中在中南、华南、西南等地。

2022 年从国家层面到各地政府部门都正在积极建立和完善应对灾害的法规体系,政策法规完善、体系机制的构建、财政支持、救援物资储备、专设的应急机动力量和灾害医学救护力量等建设方面有了一定的进展。

(一) 救援体系机制建设得到明显加强有了明显改善

1. 体系建设方面 应急管理、地震、防汛、消防、公安、交通、卫生等许多部门都在逐步完善相应的指挥机构,正尝试建设一个统一的灾害救援指挥机构和指挥中心,尤其是发生跨省(自治区、直辖市)的水系灾害。其救援机构管理和应急救援的具体实施期间都缺少统一规划组织与协调机制,容易造成重复建设,力量分散,浪费大量的人力、财力和物力,且不能有效整合相关部门力量和资源,削弱整体救援效果和效率。

有鉴于此,国家卫生健康委员会于 2022 年 12 月 31 日向各省、自治区、直辖市和新疆生产建设兵团卫生健康委员会印发了《突发事件紧急医学救援"十四五"规划》(以下简称《规划》)。《规划》提出"十四五"期间,拟建设 20 个左右国家紧急医学救援基地。针对自然灾害,事故灾难,公共卫生和社会安全四大类突发事件,在全国东中西部省份各选择建设一个医疗应急演训基地。《规划》安排了 5 类共 17 项重点工程,其中就包括构建空、天、地、海一体化全域覆盖的灾害事故监测预警网络。2022 年 3 月 25 日国家发展改革委向全国发布了《"十四五"国家应急体系规划》,强调强化区域协同健全自然灾害高风险地区,京津冀、长三角、粤港澳大湾区、成渝城市群及长江、黄河流域等区域协调联动机制,加强水系灾害重大风险的联防联控。

2. 机制建设方面 国务院颁布了《国家突发公共事件总体应急预案》,国家卫生健康委员会也颁布《灾害事故医疗救援工作管理办法》,国家卫生健康委员会及各级卫生部门也针对各类灾害救援具体情况制定了预案和指导意见。这些政策法规和预案根据我国水系灾害救援发展特点和范围,对各级政府及有关部门以及参与水系灾害救援的机构、人员的职责进行界定,对参与救援的专业机构和技术人员,制定准入标准和考核管理办法进行明确。对实施的救援技术,尤其是医疗卫生救援技术制定技术规范。

同时,政府物资储备与社会资源结合,建立重点地区储备。各地方政府和部门根据本地区水系灾害特点,进行重点物资储备,并建立良好的物资供应渠道,确保应急状态时得到政府物资储备和社会资源的支持。有效整合各类资源,使其效益最大化。在我国经济迅猛发展的今天,援助物资的供应已不是主要矛盾,问题在于供应的时效性和科学合理有效的调剂与配置。

（二）水系灾害医学救援机构建设得到加强

从国家层面对应急医学救援进行规划布署。2022 年国家卫生健康委员会同国家发展和改革委员会联合发文。部署在全国各省、自治区、直辖市建设紧急医学救援基地,北京、安徽共 19 个省、自治区、直辖市的卫健卫生健康委员会与发展和改革委员会联名向中央政府的卫生健康委员会与发展和改革委员会上报了紧急医学救援基地建设方案,国家卫生健康委员会组织国内应急医学救援的 20 余名专家对各地建设方案的科学性、可行性等进行网上评估审核后,以国家两部委的名义批准在全国 19 个省、自治区和直辖市建设 20 个国家级区域应急医学救援基地,并明确了山东、江苏、广西、海南、安徽、湖南、湖北等省区要将海(水)上灾害医学救援作为基地建设的重要内容。各相关省区市也对水系灾害医学救援从条件建设、力量培养、科研训练、物资储备、体系机制、规范管理、任务区分进行详细的部署和具体安排。

国家还重点加强了各地的水系灾害医学救护队伍建设,在部分地区也建立了专业水准高、应急机动能力强的水系灾害救援培训中心或培训基地,在沿海(江、湖、河)重要城市组建独具特点和特色的"地区队"。根据城市所处水域的特点,组建具有本地特点的区域水系灾害医学救援队,主要研究本地区的水文地质特点和人文生活特色,熟悉本地区水系灾害的形成、演变、分布和特点,形成区域内的水系灾害救援网络,一旦发生灾害即可快速、机动展开工作。形成本区域救援的中坚力量。

（三）结合遂行任务开展各种形式的集训和演练

为应对可能发生的水系灾害,2022 年全国各地、各政府部门和医疗机构纷纷组织抗洪抢险救援应急医学演练。2022 年 6 月份应急管理部与河南省人民政府联合举办了河南郑州应对特大暴雨灾害应急演练。演练分为郑州市特大洪涝灾害会商研判推演和实战演练两个部分,共设置山洪灾害紧急避险,下穿隧道和小区地下空间应急处置、地铁应急管控及险情处置等 11 个科目。河北省承德军分区、承德市消防救援支队及其他抗洪抢险队伍共组织 200 余人,围绕舟艇救援、舟艇编队搜索、水上机器人救援等多个科目展开演练。在传统的救援手段之外,远程供水系统排涝、无人机、水上机器人等高科技设备,也在抗洪抢险演练中使用。中国人民解放军陆军第七十二集团军在苏南某地组织 80 余名抗洪抢险骨干进行集训,探索多种救援方法,提升救援能力。

2022 年,全国各级海上搜救机构听令前行、齐心协力,共组织协调搜救行动 1 588 次,协调各类船艇12 225 艘次、飞机 296 架次,成功搜救中外遇险传播 969 艘、中外遇险人员 9 748 名,搜救成功率 96.4%。

国家层面始终坚持发挥国家海上搜救力量的作用,落实地方人民政府预防与应对海上突发事件的属地责任,强化部门联动、军地协同、社会参与,全面提升海上搜救应急能力。形成国家救助打捞队伍作为执行海上搜救应急任务的国家专业力量、军队和政府部门所属涉海有关力量为协同力量、从事涉海活动的各类企业及有关社会组织等为社会力量的救援格局。同时积极履行国际搜救义务,建立健全海上搜救应急队伍管理运行机制,畅通国际海上搜救应急渠道,提升参与境外海上搜集应急任务能力。密切与周边国家和地区、海上丝绸之路沿线国家等海上搜救应急合作,保障我国际航行船舶、船员安全。

2022 年度,面对复杂环境下的海上事故,海事、应急、属地政府及公安、交通、消防、卫健、生态环境等部门开展联合救援和处置,军地多次举办大型海上灾难救援演练,中国海军"和平方舟"号医院船于 2022年 11 月执行"和谐使命 -2022"任务,结合航渡期间不同海区海况特点,组织任务分队展开了多场海上联合搜救演练。船上指挥中心、救援直升机组和海上医院密切配合,全要素参与,临机导调处置,圆满完成了任务。通过强化海上演练,进一步强化官兵的作战意识、协同意识,锤炼作风本领,确保每名任务官兵熟练应对各种突发状况。2022 年 6 月江苏省连云港市"六月使命·2022"徐圩港区海上危险化学品综合应急救援演习,在徐圩港区 128 泊位码头前沿水域举行,演习共分为海上演习和港区管廊演习主要为应急队伍对危化品管廊泄漏着火进行专业应急处置。经过参演单位的共同努力,演习取得很好的效果。2022 年 10月由交通运输部、广东省人民政府共同组织了"2022 年国家海上搜救综合演练",重点检验海上搜救部省联动、区域联动的协调机制,充分检验了海上搜救机构组织决策指挥能力,增强了粤港澳大湾区的海上搜救力量协调配合、综合实战能力,提升了粤港澳大湾区海上应急救援保障水平。2022 年 11 月上海市举行

"沪应-2022"海上危化品船舶应急处置综合演练。演练共设海上搜救应急响应、水域临时交通管制、失控传播控制、危化品船舶火灾处置、落水人员搜救、危化品转运与工艺处置、沉船打捞及设标等16个科目,30余家单位、31艘船艇、6架飞机、3架海事巡航执法无人机、10余台车辆参加此次演练。

四、存在问题与分析

水系灾害不仅会直接威胁人民群众生命财产安全,伴随灾害发生的还有公共卫生以及次生灾害问题,其引发的健康问题往往会持续较长一段时期。当前和今后一个时期,我国在水系灾害医学救援方面仍存在一些亟待解决的问题,具体表现为以下几个方面。

(一)公众对防范水患的重要性认识不足

长期以来,由于受传统习惯思维的束缚,再加上经济欠发达,对外交往受限,对海洋经济和充分利用海洋资源发展经济的重要性认识不足,对防范海洋等水系灾害的意识不强,以及当灾害发生时,及时组织有效应对的能力更是缺乏,从政府部门到普通民众都存在居安思危不够,对水系灾害医学救援重要意义认识不足的问题。相较于其他国家,不论是亚洲的邻国,还是欧美等海洋大国,在防范意识、大众科普、社会动员、科学研究应对等方面还有相当大的差距,需要尽快补上这一课。

(二)管理体系机制还不够健全

党的十八大以来,党和政府高度重视我国的应急救援体系机制建设,在组织机构构建、运行管理机制、队伍建设、制度规范等诸多方面都进行了一系列的改革重塑,各地也闻令而行,进行了相应的变更调整,基本形成了纵向到底,横向到边的应急管理网络运行格局。通过这些年的实践,在应对重大火灾、地震灾害和新冠疫情中已经显现出独有的特色和优势。但是,从一个侧面看,水系灾害医学救援体系还不够健全,顶层设计缺失,运行机制系统整合不够,多部门协调、多机构协同尚缺少有力的统筹调度指挥机制,力量分散、条块分割、多头出击的现象时有发生,既不利于平时的基本建设和演练,在应急拉动时也很难快速形成保障能力。

(三)科学研究较为滞后

由于历史的原因,我国的水系灾害医学救援还相对滞后,国内专门的科学研究机构甚少,医学院校除军队外还没有专门的课程体系和教学科研机构。高水平的科研成果和高质量的学术论文所见不多,近几年似乎更为鲜见。适用于水上救援特殊需求的小型、轻便、智能、耐潮湿、抗干扰的医疗救护装备还不系统配套。海上特殊环境的医学检验检测及特殊药品的研发也明显滞后。从政府层面到医疗、教学、科研机构都缺少对水系灾害医学救援科学统筹,系统性、针对性、有效性的深入研究和探讨明显缺失,仅限于就事论事,重经济建设、轻防灾减灾能力建设的现象比较普遍。

(四)专业救援队伍的能力素质还有待提高

在我国目前水系灾害救援方面,专业救援队伍配置甚少,且分布局限。沿海、沿江、沿河地区的医疗机构根据救援工作需要,都在体系内编配抽组不同规模和功能的紧急医学救援队,其人员平时分散在各个科室和部门,集中训练不够经常,尤其受各种因素制约,水上环境的模拟实战演练组织更是困难。从而导致应急救援的组织指挥能力、紧急救治能力和水上环境的适应能力都有待提高。

(五)制度规范还不够完善

进入21世纪以来,随着国家经济社会的快速发展,社会治理能力和水平的不断提升,在应对各类灾害和风险的处置上取得了长足的进步,应急救援的各类预案方案和制度规范应运而生。但是,从全国总体层面上看,针对水系灾害的应急医学救援的各类预案、规划方案还无从查证,各地区各部门针对水系救援的法规制度和预案体系也不够健全,有些结合本地区、本部门、本单位特点和任务使命不够,计划方案针对性不强,缺乏可操作性,从而导致无法应对突然发生的紧急事件,这在过往的紧急救援实战中已有很多教训。

一些卫健部门尚缺乏职责任务清晰、分工明确、平急结合、流程科学、前后衔接顺畅、资源配置合理的预案和制度规范。

五、加强水系灾害医学救援的对策与建议

（一）加强救援模式的复苏与创新

如前所述,由于历史原因,对建立水系灾害救援体系重要性的认识缺位,海洋意识淡漠;重经济发展,轻公共卫生投入;重局部防范,轻全局统筹等现象是普遍存在的。既往的水系灾害救援一般都是公安、海事、交通、边防等水上执法的工作人员展开搜救营救,医学救援力量往往非常薄弱,这种传统的救援模式相对单一,远不能满足现实的需求。因此,需要转变现有传统救援模式,从理论到实践都要积极创新,勇于变革,充分利用高科技手段、网络、人工智能等现代工具,建立全方位、立体化救援体系,科学设计救援模式和手段,加紧建设专业医学救援队伍,明确各个部门在医疗救护工作中承担的任务职责,进一步完善医疗救援机构与搜救中心、救助局等相关部门的应急救援联动机制,统筹兼顾各部门的专业性,实现统分结合,切实实现保障效能最大化。

（二）加强救援体系机制建设

建立科学、高效的组织指挥体系机制是水系灾害紧急医学救援能力建设的核心,是救援力量得以有效发挥的关键,需要从国家层面进行顶层设计,在指挥调度、组织统筹、方案预案、规范与流程、技术培训、资源储备与利用、教育培训与科学普及等诸多方面开展工作。

建立国家层面的水系灾害医学救援指挥中心。在这方面,美国等西方海洋大国已有很多经验、做法值得借鉴,如美国将国防部及海军陆战队、海岸警卫队等纳入国家灾害医学系统的力量建设中。美国联邦紧急事务管理署统管全国的各种灾害救援与应急事件,是一个直接向总统负责的独立政府机构。当特大灾害发生时,由该署实施统一指挥,编组联邦紧急医学救援队伍,协调相关政府机构和组织。我国尚未在国家层面建立常态化的统一灾害医学救援的协调职能机构。应当在国家突发公共卫生事件应急系统的框架下,建立涵盖气象、卫生行政、海事管理、公安、海警交通、医疗卫生等机构和部门的水系灾害救援协调指挥中心,并建立联席会议机制,由该中心牵头部门负责我国内河水系的洪涝、泥石流以及海上的台风、海啸、海难等突发事件的医学救援力量的指挥、协调。

（三）加强与军队的协调联动机制

在水系灾害应急救援队伍建设过程中,应充分利用军民融合机制,深化优化救援力量建设,打造海陆空立体化的应急救援网络。2009年,国防部和中央军委联合发文,要求在全国范围内建立应对灾害的军地联防联控机制,确保应对水灾等重要特大灾害的统一指挥和协调。在法律法规和联防联控机制的支持下,军队积极参与水系灾害应急预案的编制和实施工作,通过预案演训、模拟演练和遂行重大任务保障等形式,不断提高应急处置能力。

21世纪初,面对频发的洪涝灾害,军队陆续抽组了抗击洪涝灾害的应急救援机动分队。同时在水系灾害应对中积极采用先进的技术和装备,如利用卫星遥感技术实现对洪水预测和监测,使用无人机、航空器、潜水器等多种装备进行灾害勘查和救援。在和平时期,非战争军事行动卫勤保障已成为军队医疗卫生机构常态化的任务,灾害医学救援更是任务的重点。因此,加强与军队卫生机构协调联动、融合并进、充分发挥军队医疗卫生机构在水系灾害救援中的作用,既是顺应军队职能由战争军事行动向非战争军事行动转变的趋势,也是新时期中国人民解放军卫勤保障能力、战斗力的具体体现。

（四）加强科学技术研究

水系灾害医学救援的特殊性和难点就在于环境恶劣、空间狭小、颠簸摇摆、受海况气候状况制约、外援受限等。针对这些特殊性，开展救治理论技术与方法、装备与药品器材的研究尤显重要，且迫在眉睫。现实的海洋和水上活动愈加频繁，灾难事故频发，在加强水系灾害医学救援理论研究的同时，应当整合军地科研机构和社会资源，着力进行对水系灾害特殊伤情救治关键技术研究，包括灾后常见伤病、海洋生物伤害，浸泡性体温过低症、海水浸泡合并感染等。同时，加紧进行水（海）上环境适宜船舶的便携智能，适用抗干扰、高温、高湿、高盐等医疗救护装备装具研制。尽快缩小与国外的差距，补齐在水系医学救援专用装备和科学研究方面的短板。

（五）加强信息化建设

提高信息化水平是增强水系医学救援应急反应能力的重要支援条件，也是构建科学高效便捷的应急救援体系的重要前提。当前，水系灾害医学救援体系的建设应当充分利用好当今信息革命带来的利好，广泛运用物联网、卫星遥感、5G通信、人工智能等技术，协同水利、气象、卫生、工信、公安、民政、应急管理等多个部门，构建陆、海、空、天一体化全领域全要素救援网络，进行多层次、多样化、多种类的救援体系建设。在灾情预警监测方面，利用当前数字化、智能化、信息化技术发展趋势，研发微型、精确的大数据感知终端，实现跨行业、跨部门预警信息集成和共享，做到高效监测灾情，迅速反应前出。同时，高标准建立灾害预警信息发布体系，通过手机终端应用、公共交通、广播传媒、户外电子传媒等多渠道多频道高效发布信息，拓宽信息发布方式和语种，确保信息全覆盖、精准化和时效性。

（六）加强专业救援人员培训

加强人才队伍建设，特别是加强专业救援队伍的实战化训练，逐步提升卫生应急救援队伍的综合救治能力，为应对突发事件提供可靠的支持。应着眼水（海）上救援的特殊性、复杂性和艰巨性，注重做好带实际救援场景的水系灾害应急实战化演练，做到真正贴近实战。与此同时，要注重加强医务人员与水上其他救援力量的合成训练，练就强健的体魄、掌握过硬的游泳技术、落水搜索营救技术和野外生存技术，从而尽可能避免救援人员因自身不适而不能胜任救援工作。从根本上增强一线人员现场处置能力、指挥协调能力、应急响应能力水（海）上环境的适应能力。

（七）加强防范水系灾害的科普宣传

增强民众对水患危害性的认识，不断提高防灾减灾能力，离不开行之有效的宣传引导和科学知识的普及，要积极争取各类媒体的支持与配合，通过多种途径、多种方式，向广大民众广泛宣传防灾减灾知识，增强广大民众防灾意识，做到居安思危、防微杜渐，增强抗灾能力。同时，要教育公众积极配合政府做好相应应急准备，了解所在地区的地理环境以及容易发生的自然灾害，学会自救互救本领，掌握水系灾害来临时的紧急应对手段和健康防护措施。还要重视舆论引导工作。在灾害发生时，广大民众容易产生恐慌心理，不利于救护工作的开展，甚至会被国外、境外反华势力诱导利用。政府部门和现场救援机构应当树立舆情引导意识，利用第三方舆情服务，第一时间通过互联网关注受灾群众反映的焦点问题，积极主动回应社会关切。

六、我国水系医学救援发展展望

我国已进入社会主义现代化建设的崭新时代，关爱生命，生命至上，一切为了人民健康的执政理念更加深入人心，广大人民群众的安全感、获得感和幸福感将会更加显现，紧急医学救援、保护人民安全的重大民生问题将会愈加受到党和政府的重视，这类民生工程的投入将会大幅度增加，随着物联网、大数据、5G、云计算、区块链和人工智能等高新技术的广泛应用，有望在不远的将来，水（海）上医学救援将发生根本性改变,进一步缩小与世界先进国家的差距指日可待。

一是构建集组织指挥、信息网络、辅助决策、资源配置、数据处理与贮存于一体的便捷、高效、顺畅、智能的水(海)上紧急医疗救护体系有望成为现实。

二是形成陆地、水(海)上、空中的信息互联互通、多方会商、多点联动、多元结合,以达到海上、岸基、后方各类资源快速优化配置,救护单元功能模块抽组与投放迅即达成,从而实现救治力量模块化、救治单位功能化、一线救治可视化、救治工具智能化的发展预期。

三是个体生命、生理、病理监测检测及海上救护特殊装置和特殊药物有望取得重点突破。近年来,国家加大了海上医学救援能力建设力度,行业主管部门、科研机构、教学单位形成了互动机制,许多科研成果应运而生,社会力量也给予许多的重视和投入,发展势头十分看好,适宜海上环境和船舶空间的快速检测系统、急救生命支持装置、快速复温装置、模块化救送一体装置以及特殊用药都已面世,有的已用于实际救援中,发挥了很好作用,有的正在进一步优化改良,创新集成、提升功效。可以预见,在"十四五"以及今后的一个时期内,一定会有更多的科研成果转化为实际产品用于临床救治。

四是大型救援平台等载体将会更加丰厚,功能更加完备。国力的增强、各类船舶数量与日俱增,除目前海军在役的制式医院船外,大型集装箱货船、邮船、客货轮比比皆是,分布在祖国的各个沿海港口和大江大河,遇有情况可立即征用,短时间经加改装即可承担不同的水(海)上紧急医学救援任务。救护直升机已经进入商业化运营,在未来几年有望在广泛的区域内拓展布点,更加便捷使用。固定翼飞机空中救护也已在部分一、二线城市试运行。展望未来,通过政府主导、需求牵引、社会参与,依托商业化运营机制,也有进一步发展的空间。

(中国人民解放军总医院第六医学中心　钱阳明　史成和)

参 考 文 献

[1] 国家防汛抗旱总指挥部办公室.2022年全国防汛抗旱工作[J].中国防汛抗旱,2023,33(1):1-3.

[2] 钱燕,卢康明,陈学秋,等.珠江流域"2022.6"暴雨洪水复盘分析[J].中国防汛抗旱,2023,33(1):22-26.

[3] 尚全民,成福云,刘洪岫,等.2022年全国山洪灾害防御[J].中国防汛抗旱,2022,32(12):5-8,74.

[4] 交通运输部办公厅.关于奖励2022年度贡献突出社会搜救力量的通知:交办搜救函(2023)765[A/OL].(2023-06-12)[2023-6-28].https://zizhan.mot.gov.cn/sj2019/soujiuzx/tongzhigg_sjzx/202306/t20230612_3845081.html.

[5] 中国新闻网.2022年国家海上搜救综合演练在珠江口水域成功举办[R/OL].(2022-10-28)[2023-6-28].https://www.mot.gov.cn/jiaotongyaowen/202210/t20221028_3701321.html.

[6] 中国军网-解放军报.和平方舟医院船海上联合搜救演练:波飞浪涌救援急[R/OL].(2022-11-07)[2023-6-28].http://www.81.cn/jfjbmap/content/2022/11/07/content_327246.htm.

[7] IPCC,2022.Climate Change 2022:Impacts,Adaptation,and Vulnerability[R/OL].(2022-02-28)[2023-05-08].https://www.ipcc.ch/report/ar6/wg2/about/how-to-cite-this-report/.

[8] 中华人民共和国国家统计局.第七次全国人口普查主要数据情况(第七号)[A/OL].(2021-05-11)[2023-05-08]http://www.gov.cn/xinwen/2021-05/11/content_5605791.htm.

[9] 中华人民共和国人民政府.中华人民共和国国民经济和社会发展第十四个五年规划和2035年远景目标纲要[EB/OL].(2021-03-13)[2023-05-08].http://www.gov.cn/xinwen/2021-03/13/content_5592681.htm.

[10] 方创琳.中国城市群地图集[M].北京:科学出版社,2019.

[11] 申旭辉.复合链生自然灾害防控科技发展若干思考[J].中国应急管理,2022,190(10):82-85.

[12] 曹广文.灾难流行病学在灾难预防、应急救援和灾后防疫中的核心作用[J].上海预防医学2015,27(5):233-236.

[13] 国家发展和改革委员会,生态环境部,科学技术部,等.国家适应气候变化战略2035[EB/OL].(2022-06-7)[2023-05-08].www.gov.cn/xinwen/2022-06/14/content_5695554.htm.

[14] 殷建华,谭晓洁,张宏伟,等.军医学员灾难医学救援基本素质的培养[J].西北医学教育,2013,21(4):739-741.

［15］赵中辛.灾难医学人才培养体系建设［C］.浙江省医学会灾难医学分会,2014:35-41.

［16］丁一波,曹广文.水系灾害相关疫情防控工作的回顾与进展［J］.中国卫生资源,2019,22(5):339-341,345.

［17］钱阳明,张嘉诚.水系灾害卫勤保障体系建设探讨［J］.转化医学杂志.2013,2(5):257-259.

［18］钱阳明,构建我国水系灾害医学救援体系研究［J］.中国急救复苏与灾害医学杂志,2008,8(8):449-451.

［19］钱阳明,朱敏,曲佳.海上医学救援概况与构想［J］.中国急救复苏灾害医学杂志,2015,4(4):301-304.

第十一节
中国医学救援标准化建设与发展

中国医学救援协会标准化工作委员会（以下简称"标准化工作委员会"）成立于 2016 年 8 月 22 日。标准化工作委员会成立以来，认真贯彻党中央国务院关于加强陆海空立体化紧急医学救援标准化建设要求，按照中国医学救援协会确立的立体救援、规范行标的指导思想，确立了标准化的战略思维，构建了标准化系统思想，取得了较好的标准化实施成效，有效支撑了紧急医学救援高质量发展。

一、确立了紧急医学救援标准化战略思维

我国《国家创新驱动发展战略纲要》为确立紧急医学救援标准化战略思维指明了方向，美国标准与技术研究院和英国物理技术研究院的研究成果，为确立紧急医学救援标准化战略思维提供了理论参考。

（一）确立紧急医学救援标准化战略思维的依据

《国家创新驱动发展战略纲要》提出，健全技术创新、专利保护与标准化互动支撑机制，及时将先进技术转化为标准。形成支撑产业升级的标准群，全面提高行业技术标准和产业准入水平。我国研制医学救援标准的战略思维应该按照《国家创新驱动发展战略纲要》提出的要求，以及国际上成功的理论研究成果，围绕医学救援产业链配置创新链，围绕创新链配置标准群。医学救援团体标准化需要以学术为基础，以标准为纽带，以产业化为目标，走一条学术、标准和产业发展紧密协同互动的可持续发展道路，确立学术、标准和产业化协同互动的战略思维，有力支撑陆海空应急联动。

图 3-8 是美国标准与技术研究院（NIST）和英国物理技术研究院（NPL）理论研究模型，该模型示出了学术、国家质量基础（National Quality Infrastructure，NQI）和产业的关系。学术包括技术、管理技术、技术法规和文化等；NQI 包括计量、标准和合格评定；产业包括一产、二产和三产等。研究表明，从学术到产业化，要经过产业形成关键区，也称"死亡之谷"，这个"死亡之谷"就是 NQI。NQI 是从学术到产业化的桥梁和

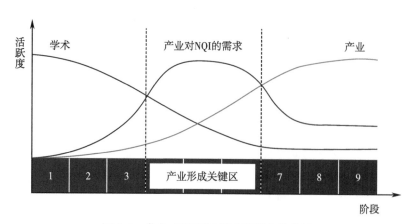

图 3-8 学术、国家质量基础和产业的关系

纽带,没有 NQI 学术是无法实现产业化的。NQI 的应用端的表现形式是标准,例如计量检定规程的表现形式是标准,主要发达国家计量检定规程大多采用国际标准,实验室认可、质量体系和产品认证的依据也是标准。国外的 NQI 理论研究成果,对确立我国紧急医学救援标准化战略思维具有重要参考价值。

(二)紧急医学救援学术标准产业化协同互动的方法

1. 同步法　科研项目与标准立项同步,研究同步,验收同步,应用同步,也可以称为一体化方法,即技术创新、标准研制、产业发展一体化。例如黎檀实副会长承担国家科技冬奥专项中北京 2022 年冬奥会和冬残奥会医学救援项目、王运斗副秘书长承担的国家公共安全科技专项中医学救援装备项目和樊豪军副秘书长承担的天津市医学救援项目都是采取的这种同步法。

2. 协同法　产业联盟组织和学会协会通过建立有效的动力机制,在标准制定中推动产学研协同互动,实现学术、标准和产业化协调发展,例如中国心血管健康联盟、中国医学救援协会动物伤害救治分会就是采取协同法。

二、构建了紧急医学救援标准化系统思想

紧急医学救援标准化系统思想是按照基于系统工程思想的综合标准化方法,研究构建医学救援标准综合体,系统地研制医学救援标准,系统地支撑陆海空立体化医学救援。

(一)综合标准化理论

1. 基本概念　国家标准 GB/T12366—2009《综合标准化工作指南》给出如下定义:"为了达到确定的目标,运用系统分析方法,建立标准综合体并贯彻实施的标准化活动"。

国际电工委员会(IEC)在 2011—2016 年标准化发展规划中提出研究发展系统标准化,并对系统给出如下定义:"由一组相互影响、相互关联、相互依赖的要素构成,是为实现一定的总体目标而需要的具体结构和工作方法"。

通过综合标准化和系统标准化的比较可以看出,两者的本质是一致的,均是基于系统工程思想。

2. 核心思想　综合标准化的核心思想为目标导向、系统分析、整体协调和全程可控。

目标导向是指,要明确标准化的对象和目标,目标要具体,可实现,为此需要进行大量的调查研究,研究确定标准化目标难度很大。

系统分析是指,依据确定的标准化对象和目标,构建系统,明确要素。系统要素要全面,否则难以实现标准化目标。

整体协调是指,根据系统要素进行目标分解,形成若干分目标,按照分目标构建的标准综合体,指标要整体协调,否则就不能支撑系统要素实现标准化目标。

全程可控是指,标准技术创新、标准研制、标准验证和标准实施全过程可控,一旦发现标准指标有问题,要立刻对标准进行修订。

3. 主要分类　按照综合标准化对象分类包括三类,一是以流程化为主的对象,例如应急管理、卫生应急等;二是以模块化为主的对象,例如大飞机制造等;三是以结构化为主的对象,既有模块化标准化对象,也有流程化标准化对象,例如城市基础设施管理等。

(二)标准综合体构建思路

1. 以流程化为主要对象的标准综合体　国家突发事件应对法规定了突发事件的种类包括自然灾害、事故灾难、公共卫生事件和社会安全事件,这是确定医学救援标准化对象的依据。国家突发事件应对法还规定了应对突发事件的四个环节,即预防与应急准备、监测与预警、应急处置与救援和恢复与重建,这是确定医学救援标准化系统要素的依据。针对每个系统要素,要对标准化对象进行目标分解。例如自然灾害是地震灾害,还是飓风灾害,或者是泥石流,因为地震灾害和飓风、海啸等紧急医学救援预防与应急准备具

体要求不一样。分目标越具体,标准越能够落地。按照分目标构建标准综合体,用标准管控每个流程的节点,实现陆海空紧急医学救援全流程无缝衔接。紧急医学救援流程化标准综合体如图 3-9 所示。

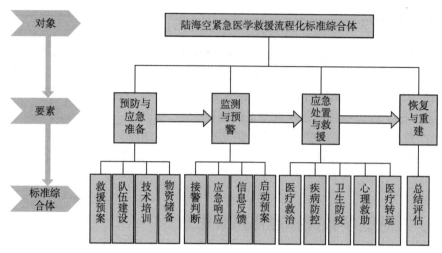

图 3-9　紧急医学救援流程化标准综合体

2. 以模块化为主要对象的标准综合体　《"健康中国 2030"规划纲要》要求:建立陆海空立体化的紧急医学救援体系,加强突发事件卫生应急标准的制定,提升突发事件紧急医学救援能力,这是确定医学救援模块化标准化对象的依据。《国务院办公厅关于加快应急产业发展的意见》(国办发〔2014〕63 号)提出了应急装备发展的四个方向,包括监测预警、预防防护、处置救援和应急服务,这是确定医学救援装备模块化标准化系统要素的依据。针对每个系统要素,要对标准化对象进行目标分解。按照分目标构建医学救援装备标准综合体,实现陆海空紧急医学救援装备互接互联。紧急医学救援装备模块化标准综合体如图 3-10 所示。

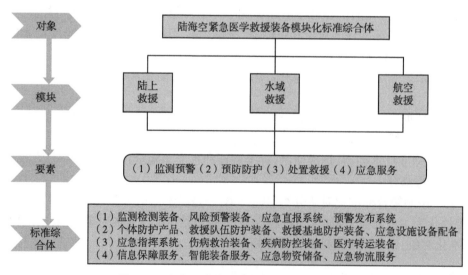

图 3-10　紧急医学救援装备模块化标准综合体

3. 以结构化为主要对象的标准综合体　如上所述,以结构化为主要对象的标准综合体,有模块化标准化对象,也有流程化标准化对象,有管理标准化对象,也有技术标准化对象。有的专家也称结构化标准综合体是混合型标准综合体。医学救援结构化标准综合体如图 3-11 所示。

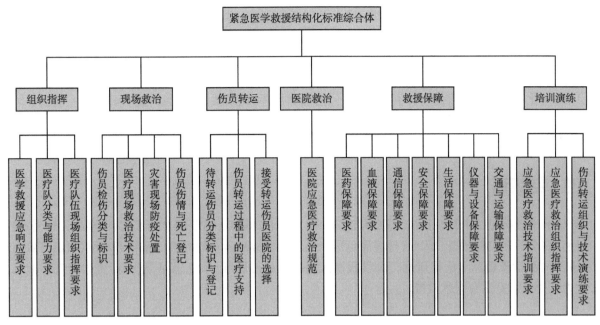

图 3-11　以结构化为主要对象的医学救援标准综合体

三、取得了紧急医学救援标准化成效

（一）医学救援团体标准化战略思维的实践

中国医学救援协会标准化工作委员会组建 6 年以来,贯彻中国医学救援协会立体救援、规范行标的发展思想,践行学术、标准、产业紧密协同的标准化战略思维,推动标准连接陆、海、空医学救援。

截至 2023 年 5 月,中国医学救援协会已发布医学救援团体标准 105 项,立项团体标准 25 项(其中有 8 项航空医学救援标准),准备立项标准 15 项。中国医学救援协会心肺复苏分会,在李宗浩会长的带领下,基于多年的研究成果组织制定并发布了《现场心肺复苏和自动体外除颤技术规范》(简称"CPR·D")系列团体标准,国家卫生健康委员会授权中国医学救援协会在全国广泛开展 CPR·D 培训,建立了示范基地,推动了医院外和医院内心搏骤停急救技术的普及,促进了 CPR·D 规范化使用,提升了急性心肌梗死患者救治率。中国医学救援协会黎檀实副会长,基于科技冬奥医学救援国家专项研究项目,牵头制定了 5项大型冰雪赛事医学救援系列标准,为北京 2022 年冬奥会和冬残奥会医学救援保障作出了贡献。中国医学救援协会心血管急救分会,基于多年的研究成果,组织研制了 10 项团体标准,确保胸痛中心认证工作有序开展。已在全国认证了胸痛中心 2 402 家,提出申请待认证 5 507 家,心血管急救时间由 115 分钟缩短到 77 分钟;死亡率降低了 3%,为心血管急救作出了重大贡献。中国医学救援协会装备分会实施技术创新、标准研制、产业发展一体化,基于国家"十三五"《公共安全风险防控与应急技术装备》专项项目,系统研制了 15 项团体标准,完善了医学救援装备标准体系,为医学救援装备的发展作出了贡献。中国医学救援协会动物伤害救治分会实施法规、标准、公共服务协同,组织制定了 49 项团体标准,其中 15 项团体标准已经转为国家卫生健康委员会指南。大力推动标准科普化,社会影响大,实施成效显著,获得国家卫生健康委员会的好评。中国医学救援协会救援防护分会,基于天津市医学救援专项,推动管理、标准和公共服务协同,组织研制了 10 项团体标准,取得良好的实施成效。

（二）医学救援团体标准化系统思想的实践

中国医学救援协会标准化工作委员会践行医学救援团体标准化系统思想,在以流程化为对象的标准综合体、以模块化为对象的标准综合体、以结构化为对象的标准综合体建设方面取得了成效。

以流程化为对象的标准综合体有四类,医学救援标准涵盖三类,包括预防与应急准备、监测与预警、处置与救援。根据医学救援的特点,未涉及恢复与重建团体标准。

以模块化为对象的标准综合体有四类,包括监测预警、预防防护、处置救援、应急服务。医学救援团体标准全部涉及。

以结构化为对象的标准综合体共有六类,包括组织指挥、现场救治、伤员转运、医院救治、救援保障和培训演练。医学救援团体标准未涉及组织指挥。

四类突发事件医学救援标准,涉及自然灾害、事故灾难和公共卫生,社会安全未涉及。

四、结束语

紧急医学救援是一个复杂系统,需要构建陆海空应急联动体系,需要应对自然灾害、事故灾难、公共卫生和社会安全的多灾种救援。因此,构建满足国家医学救援战略需求的标准体系任务艰巨,研制有效应对突发事件的医学救援标准任重道远。医学救援人将按照战略思维、系统思想,进一步努力推进标准化工作,大力支撑陆海空紧急医学救援。

（中国医学救援协会标准化工作委员会　王金玉　葛　震）

————————————————————————————　参 考 文 献　————————————————————————————

［1］国家市场监督管理总局.中华人民共和国标准化法(2017年第78号主席令)［EB/OL］.(2017-11-08)［2023-08-17］.
https://www.samr.gov.cn/zw/zfxxgk/fdzdgknr/bzcxs/art/2023/art_31bb6057c05a40338876f385c1f47f1f.html.

［2］中共中央国务院."健康中国2030"规划纲要［EB/OL］.(2016-10-25)［2023-08-17］.https://www.gov.cn/zhengce/
content/2022-05/20/content_5691424.htm.

［3］中华人民共和国中央人民政府.深化标准化改革工作方案(国发〔2015〕13号)［EB/OL］.(2015-09-10)［2023-08-17］.
https://www.gov.cn/zhengce/content/2015-09/10/content_10154.htm.

［4］李春田.现代标准化方法——综合标准化［M］.北京:中国质检出版社,2011.

［5］王金玉,李宗浩.综合标准化在紧急医学救援中的应用［J］.中国急救复苏与灾害医学杂志,2016,11(12):1149-1154.

第十二节
中国急救与救援医学人才现状及对策

一、国内外急救与救援医学专业建设现状

(一) 国外急救与救援医学专业建设现状

国外急救与救援医学人才培养和教育起步较早,并进行了广泛的理论与实践研究,积累了宝贵的经验,其经验值得借鉴。

在美国,急救医学被美国医学会(AMA)确认为美国第 23 个医学专业。20 世纪 60~70 年代,美国有一些专科医师自愿专职从事急救工作,并于 1968 年成立美国急救医师学院(American College of Emergency Physicians,ACEP);1970 年,美国辛辛那提大学专门设立了第一个急救医学的住院医生培养计划;1975 年,美国医学会批准了有关急救医学的条款并接受了急救医学住院医生的标准;1970 年,洛杉矶南加州大学医学院成立了美国第一个急救医学系,除在其他课程涵盖的休克、外伤、烧伤、感染、呼吸困难、中枢疾病、代谢疾病等急症外,还有急救医学的专业内容 26 项 36 学时,并规定必须有 4 周急救医学的临床实习和病例讨论会。合格的急救医师应当做到:①对急症和外伤患者能够立即进行识别、评价、救治和处理;②对急救医疗各项工作能够进行管理、研究和教育;③根据患者要求能够给予住院期间或出院后继续得到护理的途径;④提供各种院前紧急救治服务。随着急救医学的变化。2002 年,美国匹兹堡大学医学院成立了美国第一个危重病急救医学系,以适应社会对危重症救护人才的需求。同时,美国为了应对各种紧急情况,要求所有的医生都要学习急救医疗服务体系课程,还规定了全职型的急救医生不仅需要大量的急诊知识,还需掌握整个急诊医疗服务体系的知识。为此,美国急救医学委员会(American board of emergency medicine,ABEM)、ACEP、急救医学住院医师导师理事会(council of residency diretors in emergency medicine,CORD)、急救医学住院医师联合会(the emergency medicine resident's association,EMRA)、急救医学住院医师评议委员会(the residency review committee for emergency medicine,RRC-EM)、学院急救医学协会(the society for academic medicine,SAEM)联合制定了急诊医学临床实践模式。

在欧洲,急救医学基础教育和专职职业教育训练连贯化的急救医生培养模式也已经比较成熟。欧洲医学理事会和欧洲外科医生学会认为急救医生除了要学习普通的外科课程,还需要学习急救医学课程。急救医学培训须建立在 3 个层次上:①本科生医学课程;②急救医学的补充性课程;③急救护士附加的理论和实践。德国政府于 1992 年明确将急救医学列为“医学院校四年级学生必修课程”。在法国,医学院学生在完成了 8 年的医学课程后,还要学习 2 年的急救医学知识和技能才有资格成为急救医生。

在日本,急救医疗分为一级、二级、三级,并将急救医学教育分为 A、B、C 三组内容,以 A 组为中心(生命维持复苏法),再根据专业情况增加 B 组(心脑血管疾病和外伤处理),或增加 C 组(儿科、妇产科、耳鼻喉科、口腔科、精神科、矫形外科等)。

迄今,大多数发达国家的急救医学专业建设都比较发达完善,形成了自己的理论和教育体系,对急救的理念、课程、实践等各个方面都作出了详细的规定。

（二）国内急救与救援医学专业建设现状

1. 发展历史　我国国内急救医学起步较晚,急救医学人才培养和教学更是严重滞后。

20 世纪 50 年代中期,开始在大城市开始建设急救站,但由于受财力限制、对急救认识的局限,急救站的规模小、设备简陋,只起到对伤员的转运作用。到 20 世纪 80 年代,真正意义的现代急救医学进入全新的发展时期。1984 年 6 月原卫生部颁发《关于发布〈医院急诊科(室)建设方案(试行)〉的通知》,急诊(急救)医学在我国成为一个独立学科。

自 1983 年我国急诊医学被原卫生部和教育部正式承认为独立学科以来,国内各地在急救医学人才培养目标、课程设置、教材建设等方面都开展了多种探索工作。其中北京、江苏、浙江、重庆等地发展较早,这些地区大都设有在校生教育、毕业后的继续教育及急诊医学硕士教育 3 个层次的急诊急救医学教育。然而,急诊(急救)医学一直没有纳入教育部所公布的专业设置中,少数院校开设了学时极为有限的急救医学选修课,以理论授课为主,知识传授较为简略,辅以少量模拟培训。仅有北京协和医学院、南京医科大学、贵州医科大学等极少数院校曾经招收过临床医学(急救方向)本科生,目前均已停招。徐州医科大学于 2000 年在一本招生的麻醉学专业中招收急救医学专业方向本科生,至 2023 年该专业方向已毕业 19 届953 名毕业生,就业率 100%;于 2012 年成立独立二级学院(急救与救援医学系),2014 年开始招收临床医学(急救与救援医学)方向本科生。

2. 专业建设的形式和内容　目前我国的急诊/急救医学教育主要通过 4 个途径:第一,对医学院校在校生开设急诊/急救医学必修课或选修课程。教学内容主要为内、外、儿各科急、危、重病的诊治及生命支持治疗。使用的教材除了 1998 年中华医学会统编的高等医药院校教材《急诊医学》(试用本)外,全国各地、各医学院校还有不同版本、不同出版单位的急诊医学教材,但基本内容大致相同,均为各科急诊处理和生命支持疗法。第二,个别高校开设急救与救援医学本科专业教育,如徐州医科大学、中国人民解放军武警医学院、重庆医科大学等,专门培养急救和救援医学人才。第三,对毕业后的医师进行急诊/急救医学继续教育。主要形式有上岗培训,重点内容是高级心脏生命支持治疗;急诊/急救学术交流会议,主要内容是进行各种学术研讨会;各地急诊专家主讲(通过办班培训或函授教育形式)的急诊专题讲座。第四,在部分高校设立急诊医学硕士和博士研究生培养点,培养高质量、高素质的急诊医学人才,提高急诊医学的科研、学术水平。这些不同类型的急诊医学教育,向处于不同层次、不同发展阶段的医务人员提供了正规或非正规教育,已初步形成了一个完整的、一个连续不断的急诊/急救专业教育过程。

在临床实践阶段,医学生几乎没有在医院急诊科和重症监护病房(intensive care unit,ICU)的见习机会,实习时间仅为 1~2 周,加上较为严峻的临床环境和紧张的医患关系,医学生的急救实践技能训练空间极为狭窄。

3. 师资力量与人才培养体系建设　目前,由于我国急救医学专业教育尚未系统性开展,大多数医务人员没有接受过专门性、系统性的急救医学教育,对急救医学有所研究的优秀人才严重缺乏,师资力量不够,使得我国急救医学专业建设和基础性研究工作远远不能适应现代社会对急救工作的需求。急救医学在教学上缺乏多学科合作纽带、医学救援特殊技能(如:救援组织实施、伤员搜救、灾害防护、疾病控制等)培训开展困难、救援医学师资匮乏、教学硬件配套不够、实践基地局限于专业医疗机构等是影响我国现行救援医学教育发展的壁垒。

综上可以看出,我国医学院校急救医学专业建设体系滞后,缺乏统一、规范、完善的教育模式,还处于探索阶段,不能适应现代急救和救援医学发展的要求。

二、急救与救援医学人才及队伍现状

（一）急诊急救专业人才匮乏,队伍现状堪忧

急救医学涵盖院前急救和医院内急救。院前急救不仅承担日常的急救和医疗保障任务,还要担任重

大灾害和公共安全事件的现场医学救援和伤病患者转运途中的生命保障任务,涉及临床医学、急救医学、灾害医学、危重症医学等生命学科;医院急诊科是紧急医学救援体系的重要一环,是实现院前、院内无缝隙急救的重要保证。由于我国没有设置独立的急救医学人才培养体系,导致急救网络中院前急救医师极度匮乏、医院急诊科固定医师严重不足,与我国社会经济发展水平以及健康中国的建设目标极不相称。我国院前急救已经多年无法招收到本科及本科以上学历的医师,低学历、低职称、人员老化、人才流失现象严重;医院急诊科的固定医师绝大多数是从其他专业转岗而来,急诊抢救工作主要依靠其他专科支援或轮转医师来完成,专业思想不稳定,抢救技术不过硬。

徐州医科大学自 2016 年 7 月到 2018 年 2 月,分别开展了江苏省居民急救素养现状、江苏省二级甲等及以上综合性医院急诊科现状、江苏省 120 急救中心现状、江苏省急诊科医生身心健康状况等四项社会调研。结果显示江苏省的二、三级医院的急诊科和危重症医学科、急救中心(站)存在人才队伍的大量缺口。

我国对院前急救车辆、人员和急救站的配置和建设提出的具体要求是:①城市人口每 5 万人 1 辆急救车(国家标准);②人车比例为 5 万:1;③ 10 万~20 万人口建一个急救站。按照 2022 年江苏省常住人口 8 515 万人计算,全省共需急救车辆 1 703 辆,急救人员 8 515 人(每车应有急救医师、急救护士、急救驾驶员各 1 人,急救医师 1 703 人),急救站点 430~850 个。目前江苏省南京市和 12 个地级市中,需要服务的城市人口约为 3 200 万人,按照国家和省级标准需要急救车辆 640 辆,急救人员 3 200 人,其中急救医师约 640 人。上述调查显示,截至 2015 年,江苏省共设有市级急救医疗中心 13 个,各市城区急救分站 161 个;县(市)急救医疗站 59 个(其中独立设置的 18 个),县域以下急救医疗点 274 个。13 个设区市 120 急救医师总数为 217 人(泰州和宿迁为指挥型,无急救医师);副高及以上职称 58 人,由于部分医师从事管理或者年龄大脱离急救一线,实际从事院前急救的医师约 160 人。2018 年 2 月,接受调研的江苏省 13 个地级市 49 个县区级以上急救中心的数据显示,专职急救医师 328 人,平均每个中心 6.69 人,远远不能满足急救中心正常运转,近三年需要招聘急救医生 283 人。人员短缺导致院前急救医师超负荷工作,体力精神难以承受,导致人员流失严重(2015—2017 年三年间 49 家单位合计离职医师 119 人),且多年招收不到急救医师,形成恶性循环。

按照 2009 年原卫生部颁布的《急诊科建设与管理指南》要求“急诊科的固定急诊医师不少于在岗医师的 75%”。123 家二级甲等及以上综合性医院中,在岗急诊医生合计 2 588 人(严重不足),三级医院固定医师比例约占 65%,二级医院固定医师比例不足 20%,远低于 2009 年原卫生部颁布的《急诊科建设与管理指南》的要求。

江苏省在全国经济、教育、医疗均处在前列,急救医师紧缺状况尚且如此,其他省份和地区的急救人才缺口情况更为严重。可见,急诊医师不足已经成为制约急救和救援医学建设发展的瓶颈。

(二)缺乏专业知识和技能,队伍建设迫在眉睫

1. 从业人员缺乏系统专业知识与专业技能　合格的急救医师应当做到:急症和外伤患者能够立即进行识别、评价、救治和处理;对急救医疗各项工作能够进行管理、研究和教育;根据患者要求能够给予住院期间或出院后继续得到护理的途径;提供各种院前紧急救治服务。但是,国内各级医疗机构急诊科(室)的医生主要来源于临床医学专业,主要接受为医院培养医师的通识教育;对于突发的自然灾害和公共安全事件的现场医学救援和转运途中的生命支持则凸显缺乏专业知识、缺少专业技能训练;对突发事件的应激心理训练以及对病患的应激心理反应认识也显不足。此外,由于急诊科接诊的患者病情复杂多样,抢救工作强度大、责任重、风险高,急诊科人员精神高度紧张,工作环境嘈杂,需要不断解释、回答和应对患者和家属的各种疑问和责难,使得临床医学专业的本科毕业生不愿意到急诊科工作、也不愿意参加急诊科住院医师规范化培训。

2. 在岗急诊科医生存在身心健康问题　江苏省急诊科医生身心健康状况调研显示,急诊医生有不同方面的身心健康问题。在参与心理健康调研的 964 名急诊医生中,人际关系敏感检出率为 25.73%,抑郁检出率为 22.82%,强迫检出率为 32.16%,躯体化检出率为 22.93%,焦虑检出率为 23.03%,其他检出率

为 25.52%。急诊医生人际关系敏感得分为（1.59 ± 0.62）分，抑郁得分为（1.59 ± 0.60）分，强迫症状得分为（1.73 ± 0.65）分，躯体化得分为（1.55 ± 0.60）分，焦虑得分为（1.54 ± 0.60）分，其他得分为（1.60 ± 0.62）分。急诊医生人际关系敏感、抑郁、强迫症状、躯体化、焦虑、其他因子得分均显著高于国人的正常水平。高达 87.24% 的急诊医生认为急诊工作环境危险，因过去的工作经历产生了心理负担的急诊医生占 55.71%。

3. 专业急救人才紧缺，急救培训收效甚微　数据显示，江苏省居民急救知识与技能的掌握水平偏低，这与全省居民接受急救培训的次数较少有直接关系，专业急救人才的紧缺是急救培训推动困难的主要阻力。调研显示，江苏省居民急救知识来源主要是电视、互联网等新媒体途径，通过专业培训获取急救知识的人员很少，但居民对于义务的急救技能培训的参与热情高，72.69% 的居民表示愿意参与急救培训。可见我国亟须培养高素质专业急救人员，高效开展积极培训，提高应急教育普及率。江苏省为我国社会经济较发达地区，医疗卫生事业发展和居民生活水平条件相对较好，情况尚且如此，其他城市特别是中西部城市的居民急救素养更可想而知。

三、我国对急救与救援医学人才的需求

（一）社会经济发展对急救与救援医学人才的需求不断增加

伴随着社会经济的迅速发展，各种安全事故、意外伤害和自然灾害等出现的频率日渐增多，而当前我国居民自救互救知识与技能掌握率相对较低（徐州医科大学 2016 年、2022 年开展的两期江苏省居民急救素养的调研结果显示），保护人生命的安全与健康是减灾的核心之一，因此急救与救援医学承载着越来越重责任与任务，社会也给予了急救与救援医学事业的建设与发展前所未有的关注和期望。

1995 年，原卫生部颁布了《灾害事故医疗救援工作管理办法》。2001 年经民政部批准，中国灾害防御协会正式成立救援医学专业委员会，标志着我国灾害救援医学作为一门学科正式成立。2006 年国务院发布《国家突发公共事件总体应急预案》，标志着我国灾害事故医疗救援工作和突发公共事件救援医学事业逐步推进，并走上正轨和日常化。为规范提高我国应急管理、急救急诊的医学救援行业的整体水平，同时加强社区公众的急救知识、技能的普及，经民政部批准于 2008 年 11 月成立了中国医学救援协会，业务主管单位为原卫生部。为进一步提高国家应急管理能力和水平，提高防灾减灾救灾能力，确保人民群众生命财产安全和社会稳定，2018 年 3 月 17 日，国务院机构改革，组建中华人民共和国应急管理部，这是党治国理政的一项重大任务。而卫生应急体系建设是应急救援体系建设中不可或缺的一部分。党的二十大报告强调，要提高防灾减灾救灾和重大突发公共事件处置保障能力。2023 年 1 月，国家卫生健康委员会发布《突发事件紧急医学救援"十四五"规划》，明确了加快构建科学高效、可持续发展的突发事件紧急医学救援体系的重要性。

目前，国家级的急救与救援医学体系（法规政策、队伍、设备器材）已初步建成，并发挥作用。但是，各级地方（除少数大城市和试点地区）的急救与救援医学体系尚待建设和完善，尤其是人员队伍匮乏已经严重制约急救和救援工作的有效开展。

（二）"健康中国"战略目标需要大量急救与救援医学人才

《"健康中国 2030"规划纲要》中，明确提出：要提高防灾减灾和应急能力。完善突发事件卫生应急体系，提高早期预防、及时发现、快速反应和有效处置能力。建立包括军队医疗卫生机构在内的海陆空立体化的紧急医学救援体系，提升突发事件紧急医学救援能力。到 2030 年，建立起覆盖全国、较为完善的紧急医学救援网络，突发事件卫生应急处置能力和紧急医学救援能力达到发达国家水平。进一步健全医疗急救体系，提高救治效率，到 2030 年，力争将道路交通事故死伤比基本降低到中等发达国家水平。我国当前正处在全面建成小康社会决胜阶段，城镇建设和新农村建设进程也在提速，构建现代城乡一体化应急救援网络体系是保障"健康中国"战略目标实现、全面建成小康社会的重要措施之一，而急救与救援医学人才

是应急救援网络体系的核心要素。

据资料报道,欧美国家的应急救援队伍成员有一部分是由经系统紧急救灾脱险训练的消防队员组成,他们必须经过系统严格的救援医学培训,通过考试后才可获得急救医师或急救技师的资格。芬兰还专门建立了国家救援学院,有本科、大专两个学历层次的教育,毕业人员兼具救灾脱险和医疗急救两种技能。

目前我国的急救体系总体来说,还处于传统的、医院内封闭的模式中,医务人员的医疗救护知识技能还停留在以医院的临床为基础的状况,缺少以医院外环境尤其是条件恶劣环境下的应急救援专业技术训练和现代医学救援知识的补充。由于缺少对灾害意外事故处理的知识、经验和现场规范的医学救援的培训,急救人员在应对灾害现场,特别是面对重大灾(疫)情时难以运作,尤其是高素质的急救与救援医学人才更显匮乏。

（三）现代急救与医学救援工作提高水平、学科事业可持续发展对急救人才提出更高要求

对于重大灾害和公共安全事件的急救与医学救援,是一项系统工程。其中既涉及临床急诊医学、急救医学、灾害医学、危重症医学等生命学科,还涉及社会学、管理学、灾难学以及交通运输、能源通信、消防、工程等学科领域,是极具社会性、综合性的科学。急救社会化,结构网络化,抢救现场化,知识普及化,必将成为中国救援医学发展的原则和趋势。目前医学院校中的临床医学专业的课程体系中,缺乏上述急救、灾害、危重症医学和医学救援学等方面知识的学习及急救与救援医学相关技能的系统训练。鉴于目前的急救与医学救援医生队伍现状,有能力承担、实施培训任务的单位和师资远远不能满足急救与医学救援队伍建设发展的需要,通过毕业后教育的模式来培养急救与医学救援队伍难以实现。

人才建设是学科发展的根本,而大学本科的专业建设是一个学科发展的基础。因此,在普通高等医学院校中设置急救与救援医学本科专业,是快速、高效、高质、可持续培养专业人才队伍,提高我国急救与医学救援事业的水平和质量、推进急救与救援医学学科发展的可靠保障。

四、培养一支稳定的急救与救援医学队伍的思考

目前国内各级医疗机构急诊科的医生主要是对医院的急诊患者进行抢救治疗工作。而对于突发的自然灾害和公共安全事件的现场医学救援和转运途中的生命支持则凸显缺乏专业知识、缺少专业技能训练;同时对突发事件的应激心理训练以及对病患的应激心理反应认识也显不足。此外,各级医疗机构的急诊中心(科)的医生队伍也存在不同的干扰因素影响。例如,急诊的特点是患者病情危急,抢救工作强度大、时间持久、责任重、风险高、精神高度紧张,工作环境嘈杂,需要不断解释、回答和应对患者家属的各种疑问和责难;尤其是到灾害或事故现场进行医学救援,风险较大,使得医院其他科室的临床医生不愿意到急诊科工作。

学科建设的根本目的是人才培养,本科专业建设是学科建设的基础和载体。然而,对5年级临床医学专业本科生的调研显示临床医学专业的毕业生几乎没有第一志愿选择参加急诊科住院医师规范化培训、第一志愿报考急诊医学专业研究生;说明从现行的临床医学专业毕业生中培养急救医师的模式不可能满足日益增长的对急救医师的需求。如果设置急救与救援医学本科专业,能够使学生在校学习期间就能对急救与救援医学学科所涉及的基本理论、基本知识和基本技能进行全面系统的学习,也能对今后从业工作中所涉及的问题和要求予以了解、认知和训练,有利于对急救与救援医学学科有清楚的认识,有利于培养科学、稳定的专业思想,有利于建设一支稳定的爱岗敬业、具备一定急救基本技能和奉献精神的急救与医学救援队伍。设置急救与救援医学专业本科教育使高等医学教育为树立大急救新理念,实现城乡应急救援网络的一体化、标准化、规范化,将急救与救援医学事业发展尽快与国际接轨作出积极的贡献,符合高等医学教育理应为社会经济发展培养人才服务的宗旨。

因此,在普通高等医学院校中设置急救医学本科专业,是快速、高效、高质、可持续培养专业人才队伍,

提高我国急救医学事业的水平和质量、推进急救医学学科发展的可靠保障,是解决急救医学人才短缺、急救医师专业思想不稳定的根本途径。

五、开展急救医学人才本科教育的可行性

(一)国内进行了急救医学本科教育教学,人才培养成效显著

徐州医科大学于1999年即向江苏省教育厅申请,在一本招生的麻醉学专业中后期分化出急救医学专业方向(辅修),并获批准。2000年开始,该校成为全国第一家招收急救医学专业方向本科生的高校。设置了危重病医学、创伤医学、急救医学、灾害医学、急救心理学等教研室,为学生开设危重病医学、灾害医学、创伤医学、急救医学等相关专业课程;进行了专业理论知识学习和技能培训;选择了中国人民解放军总医院、长海医院、上海市东方医院、浙江大学医学院附属邵逸夫医院、江苏省人民医院、南京鼓楼医院、南京市第一医院、苏州大学附属第一医院、苏州市立医院、徐州医学院附属医院等三级甲等综合性医院作为毕业实践实习医院。通过十余年的合作,上述医院已经成为学校高质量的专业临床毕业实践实习基地。经过20余年的发展,急救与救援医学专业逐步探索出一条医疗、教学、科研、服务相融通共发展,以本科生导师制为载体实施精英教育的特色急救人才培养模式,通过长期深入开展科研创新、临床零距离、社会调研、志愿服务等专项特色活动,着力培养学生的创新意识、动手能力、责任担当和奉献进取精神,取得了骄人成绩,产生了较大的社会影响,获得了较高评价。现这一专业方向已毕业19届953名毕业生,学生培养质量高,就业好。有217人(占22.77%)应届考取了研究生,其中双一流大学研究生占到38%,2023届急救医学本科毕业生考研录取率达到75.5%,录取院校层次结构逐步提升,多名学生被录取至上海交通大学、东南大学、厦门大学、苏州大学等双一流建设高校;706人(占74.08%)在三级以上医院就业;191人(占20.00%)在急诊中心(科)、危重病医学科、重症监护室等岗位工作,受到用人单位的好评。目前在校生四届219人,学生基础理论扎实、技能过硬,科研创新意识强,有责任有担当,近三年,学生集体和个人先后获得国家级、省级以上奖励30余项,申请获得大学生创新立项计划12项,撰写发表论文20余篇,开展大规模社会调研7次,撰写调研报告8万余字,其中《健康中国背景下居民急救素养现实困境与培育路径——基于江苏省14 049名城乡居民的调查》获得2023年第十八届江苏省大学生课外学术科技作品竞赛"挑战杯"全国竞赛一等奖。

(二)有教学组织保障教学,有结构合理的、富有教学经验的专业师资队伍

2013年徐州医学院成为博士学位授予单位;2015年通过教育部临床医学专业认证;2016年更名为徐州医科大学,同年接受教育部本科教学工作审核评估。学校为进一步保障急救医学专业方向的教育教学,2012年成立急救与救援医学系,这是独立的二级教学单位,有独立的教育教学、管理机构和人员。该系拥有一支来自不同医学学科的,职称结构、学历结构、年龄结构,学缘结构合理的,热爱教学、爱岗敬业,能教书育人,富有奉献精神的专业师资队伍。目前该专业有专职教师有86人,其中正高级职称17人,副高级职称21人(占44.19%),中级职称26人(占30.23%);有博士学位13人、硕士学位65人(占90.70%);有外校学历背景32人(占42.11%);年龄在45岁以下的中青年教师62人(占75.61%),其中有硕士、博士学位61人(占74.39%)。急救医学学科有博士生导师5人,硕士生导师21人。享受国务院政府特殊津贴专家1人;江苏省"333工程""六大人才高峰""青蓝工程"等培养对象8人。该教学团队2018年获得江苏省高校"青蓝工程"优秀教学团队称号;2022年,急诊医学研究生导师获"优秀导师"团队称号。

(三)创编了急救与救援医学专业本科教育特色的课程和教材体系

为了适应科技的发展和社会的需求,急救与救援医学系根据加强基础、强化能力、注重素质、发展个性的教育教学原则,以教学内容课程体系构建为核心、教育教学改革和教材建设为抓手、技能培训和实践创新为突破口、公益活动和志愿服务为载体,大力推行教学方法和教学内容的改革,以实现最佳教学效果。

同时,科学调整急救与救援医学专业培养方案,积极优化重组课程结构,构建了特色鲜明的三融合、五阶段和七模块的急救与救援医学人才培养课程体系,感知医学、认知医学、临床见习、社会实践、临床实习五个阶段的临床实践教学体系。创编了一整套适应适合急救与救援医学本科教育教学的教材,包括《急救医学》《灾害医学》《重症医学》《创伤医学》《急救心理学》和《急救与救援医学技能》等,配有相应的实验、实习教材。其中《急救医学》《医学心理学》《临床心理学》教材被评为江苏省高等学校精品教材。

急救与救援医学专业拥有机能实验室、临床技能训练室等专门用于专业教学实验、技能训练室和设备、器材。徐州医科大学在徐州市的几所附属医院均拥有可以满足急救医学专业方向的临床教学的师资和医疗资源及仪器设备。中国人民解放军武警总医院是徐州医科大学教学医院和硕士研究生培养站,是我国国际医学救援队所在单位,长期以来一直代表国家参与国内外重大灾害的医学救援,具有十分丰富的医学救援经验和一大批高水平的医学救援人才。徐州医科大学第二附属医院是国家矿山医疗救护分中心,有一支装备精良的经验丰富的矿山事故医疗救援队伍。徐州医科大学第三附属医院,原是济南铁路局所属的铁路医院,具有丰富的铁路交通事故救援经验。徐州医科大学附属连云港医院是国家核辐射医疗救治基地,附属连云港市东方医院是国家定点的海难事故救援医院。以上医疗机构均为急救与救援医学本科专业教育教学提供了丰富的医疗资源。

(四)学科专业建设成绩斐然

急救医学学科于 2003 年获江苏省学位委员会批准为硕士学位授权点,可以授专业学位和科学学位。2004 年开始招生,2017 年成为博士授权学科。现有硕士生导师 21 人,博士生导师 5 人,已毕业硕士研究生 18 届 216 名,在校 74 名,每年学科招收的研究生占江苏省招收总数的 45% 左右。急救医学学科目前是国家临床重点专科建设单位、江苏省省级临床重点专科、江苏省急诊医学质量控制中心主委单位;获得"全国巾帼文明岗",江苏省"青年文明号""人民满意医疗卫生服务窗口"等荣誉称号。

2011 年,原徐州医学院成立了救援医学研究所,聘请中国医学救援协会常务副会长兼秘书长、中国灾害防御协会救援医学学会会长、中国医师协会急救复苏专业委员会主任委员,《中国急救复苏与灾害医学杂志》总编辑李宗浩教授任所长。2016 年,经原江苏省卫生与计划生育委员会批准,依托徐州医科大学成立了江苏省卫生应急研究所,学科带头人许铁教授任所长,原江苏省卫生与计划生育委员会应急办主任顾帮朝兼任所长。2019 年,徐州医科大学医疗卫生应急救援研究中心成立,以卫生应急救援政策研究为导向、以卫生应急领域项目课题为纽带、以高水平研究团队为载体、以高质量研究成果为目标开展业务工作。近五年,学科承担各级各类教学和科研课题 30 余项,指导本科生、研究生获得省级以上创新项目 20 余项,总经费超过 1 000 万元。参与的教学研究获得国家级教学成果二等奖和江苏省教学成果特等奖各 1 项。发表 SCI 收录论文、中华系列及核心期刊论著 100 余篇。获中华医学科技奖、江苏省科技进步奖等奖项 10 多项。获授权专利 11 项。学科还获得了"中央财政支持地方高等学校专项资金项目——灾害医学救援实践培训基地",建设资金 300 万元。

(五)在国内急救与救援领域有较高的学术地位和影响力

徐州医科大学不断加强与业界专家、学者和医疗机构等的密切交流与合作。聘请中国医学救援协会李宗浩会长为徐州医科大学救援医学研究所所长,国务院应急管理专家组组长闪淳昌教授为顾问;校党委原书记吴永平教授担任中国医学救援协会党组书记。专业负责人许铁教授是享受政府特殊津贴专家、博士生导师,江苏省医学会急诊医学分会第七届主任委员,江苏省医师协会第二届急诊医学医师协会主任委员,中国医学救援协会教育分会会长、中国医师协会急救复苏专业委员会副主任、中华医学会急诊医学分会委员、中国老年医学学会急诊医学分会副会长、原国家卫生与计划生育委员会能力建设和继续教育急诊学专家委员会委员,《航空医疗救援管理办法》起草专家;中国·国际现代救援医学论坛秘书长。专业主要带头人燕宪亮教授为中国医师协会胸痛专业委员会第二届委员会常务委员、中国医师协会急诊医师分会第五届委员会委员、信息化建设和智慧医疗学组委员;国家急诊医学专业医疗质量控制中心专家委员会委员;国家级住院医师规范化培训重点专业基地主任;中国卒中学会急救医学分会第二届委员会副主任委员;中华医学会急诊医学分会青年委员、中华医学会急诊医学分会危重病学组委员;中国医药教育协会急诊医学专业委员会常委;中国医疗保健国际交流促进会胸痛学分会常委,中国医学救援协会急诊分会委员。江苏省急诊医学质量控制中心主任;江苏省医学会急诊医学分会候任主任委员兼复苏学组组长;江苏省医师协会急诊医师分会副会长;江苏省医院协会医院急诊管理专业委员会副主任委员;江苏省整合医学研究会第一届急诊专业委员会副主任委员;江苏省院前急救质量控制中心副主任;江苏省卫生应急研究所副所长;江苏省医师资格考试实践技能考试首席考官(临床类别)。江苏省"青蓝工程"优秀教学团队负责人,"333工程"和省"六大人才高峰"培养对象,"六个一工程"卫生系统拔尖人才、徐州市医学领军人才。

学科主承办中国·国际现代救援医学论坛、海峡两岸医药卫生交流协会急诊医学分会学术年会、全国急诊外科医师年会、中国医师协会急救复苏和灾难医学专业委员会学术年会等众多学术会议,在加强学术交流同时,极大提升了学科的学术影响力。

(徐州医科大学　李亦琛　覃朝晖　燕宪亮　许　铁)

第四章

装备

第一节
中国智能化医学救援装备概况及对策建议

　　随着科技的不断进步和应用,中国智能化医学救援装备正迅速发展。这些装备结合了先进的技术和医疗知识,旨在提高医疗救援的效率和质量,缩短救援响应时间,从而更好地保障人民的生命安全和健康。

　　中国智能化医学救援装备的范围涵盖广泛,包括手术机器人、智能穿戴设备、智能化医学影像技术等等。这些装备和技术在应对突发事件和重大灾害时发挥着重要作用,如在地震、山洪灾害、大规模车祸等事件中,这些装备提供了及时的救援支持。

　　此外,智能化医学救援装备还有助于提高医疗救援的效率和质量。例如,手术机器人可通过精准的手术操作和创新的手术方法,缩短手术时间、减少手术创伤和并发症。智能穿戴设备可以收集身体数据,对患者进行远程监测,及时提供医疗帮助和干预。智能化医学影像技术可以结合远程医疗设备,通过网络远程诊断和治疗,提高医疗资源的利用效率和质量。

　　总之,中国智能化医学救援装备的发展将为医疗救援工作带来革命性的变化,为保障人民生命安全和健康作出更大的贡献。未来,这些装备将会继续得到不断创新和完善,为医疗救援事业作出更多的贡献。

一、手术机器人

(一)手术机器人的历史回顾

　　手术机器人是一种在医学领域中广泛应用的机器人系统,主要用于手术操作。它具有高精度和高灵敏度的特点,可以帮助医生进行更加精细和复杂的手术操作。更微创的手术有利于减少大创口给患者带来的痛苦、加快术后恢复速度,是促使手术机器人出现的重要原因。同时,机器人精准定位和动作,使其在需要精细操作的手术场景中发挥重要作用,因而已在普外科、神经外科、泌尿外科、骨科、妇科等多个领域得到应用。手术机器人的发展,代表了机器人技术在医疗领域的应用和进步。

　　我国手术机器人起步较晚,发展历程可以追溯到 20 世纪 90 年代,主要分为以下三个阶段。

　　1. 起步阶段(1997—2001 年)　1997 年,中国人民解放军海军总医院与北京航空航天大学共同研制出了第一代 CRAS(computer and robot assisted surgery),并成功地应用于立体定向颅咽管瘤内放射治疗术。该系统利用计算机辅助技术,能够在三维坐标系下对肿瘤进行精确定位和照射,避免了传统放疗技术中因误差造成的正常组织辐射损伤,提高了放疗效果。1999 年,CRAS 第二代研发成功,实现了无框架立体定向手术。无框架立体定向手术是指在不使用外部头架的情况下,利用图像引导技术和立体定向仪进行手术操作,使手术更加精确、安全。这一技术的成功应用,使 CRAS 成为全球第一款无框架立体定向放疗系统,填补了国际上这一领域的空白。

　　2. 发展初期(2002—2010 年)　2006 年,中国人民解放军总医院引进首台达芬奇手术机器人。2007年,在国家高技术研究发展计划("863"计划)的支持下,天津大学和哈尔滨工业大学团队开始深入研究腔镜手术机器人。这个项目旨在解决传统腹腔镜手术存在的一些问题,如手术操作难度大、视野狭窄、手术精度低等。该团队在研究过程中,开发出了一种名为"天工智能"的腔镜手术机器人系统。该系统采用了先进的机器人技术和人工智能算法,能够实现高精度、高稳定性的手术操作。该系统还可以通过远程控制实现远程手术,为医生提供了更加便捷和灵活的手术方式。目前,"天工智能"腔镜手术机器人已经在国内多家医院进行了临床应用,取得了良好的效果和口碑。这个项目的成功研发,为中国手术机器人技术的发展作出了积极的贡献。

3. 突破阶段(2010 年至今) 2010 年以后,随着中国制造业的快速崛起,国内的手术机器人项目也逐渐涌现。许多国内医疗器械企业和高校科研团队开始积极投入到手术机器人研发中,希望通过技术创新和市场占有来推动中国手术机器人产业的快速发展。在这个背景下,天智航公司自主研发的骨科机器人导航定位系统于 2016 年获得了国家食品药品监督管理总局(CFDA)批准的首个国产手术机器人许可证。这个系统是基于机器人技术、计算机视觉和人工智能等多种技术的融合,能够实现骨科术中的高精度定位且具备导航功能。该系统的成功研发和临床应用,标志着中国手术机器人技术在骨科领域的首次突破,也为中国手术机器人产业的发展开启了新的篇章。此后,国内还陆续涌现出了众多手术机器人项目,这些项目在不同领域和应用场景中实现了一定的技术突破和商业化进展,为中国手术机器人产业的崛起奠定了坚实的基础。

手术机器人是临床医学发展的里程碑,是集医学、计算机科学、控制工程、机械工程、材料科学、电子工程、生物力学等多学科于一体的新型医疗器械。全球老年人口的增多,将直接导致患病人群基数的增加。加上日益提高的薪资水平,这就导致对手术机器人的需求愈加强烈。

(二)手术机器人建设现状

手术机器人在中国的应用范围逐渐扩大,从最初的泌尿外科手术到现在的神经外科、心脏外科、肝胆外科、妇科等多个领域,应用方式和范围也得到了进一步的拓展和提升。国内多家医疗器械公司投入手术机器人的研发和生产,并与高校、研究机构、医院等多方合作,不断推进手术机器人的技术创新和产品改良。同时,一些外国手术机器人制造商也在中国建立工厂以满足中国市场的需求。医疗机构开始积极引进和应用手术机器人技术,以提高手术的精度和安全性,加快手术后的康复速度。随着手术机器人的应用越来越广泛,医疗机构对手术机器人技术的要求也越来越高,这推动了手术机器人技术的创新和发展。

手术机器人依托控制技术、可视化技术、导航技术、规划技术等相关底层技术发展,实现对手术器械的精准定位和控制。主要有腔镜手术机器人、经自然腔道手术机器人、骨科手术机器人、神经外科手术机器人、泛血管手术机器人和专科手术机器人等。

1. 腔镜手术机器人 腔镜手术机器人用于软组织手术,包括三维高清影像系统、主从遥控操作系统和外科医生控制台,通过操作系统对机械臂的精准操控实现复杂手术操作。腔镜手术机器人是目前技术最成熟和使用最广泛的手术机器人,具备创伤小、精细度高和灵活性高等显著优势,主要应用于泌尿外科、妇科、心胸外科和普通外科。

2. 经自然腔道手术机器人 经自然腔道手术机器人用于软组织手术,比腔镜手术机器人发展缓慢。其优势是可以实现人体表面不留有切口,更大程度减轻手术创伤。Momentis lmnvaive Sugey 公司的 Hominis 经阴道手术机器人于 2021 年 3 月获美国 FDA 批准,是首个获美国 FDA 批准的经阴道手术机器人。该机器人通过配置微型人形手臂、肩部、肘部和腕关节,能够精准复制外科医生手的运动和能力,完成良性子宫全切术、输卵管切除术、卵巢切除术和卵巢囊肿切除术,实现更少的疼痛、更轻的感染和更快的康复,并且几乎没有可见的瘢痕。佛罗里达肯纳尔医院(HCA Florida Kenall Hospital)和杰克逊纪念医院女子医院(The Women's Hospital at Jackson Memorial)于 2022 年 6 月使用 Hominis 经阴道手术机器人完成了美国首例机器人经阴道子宫切除手术。目前尚未有经自然腔道手术机器人获得我国国家药品监督管理局(NMPA)批准,国内相关研究报道尚不多,主要原因是经自然腔道手术起步较晚,适用范围比较局限,临床需求不高,且经自然腔道手术需要开发设计特殊的器械来满足使用要求。

3. 骨科手术机器人 骨科手术机器人用于硬组织手术,目前应用较广泛,主要用于术前规划和术中导航。骨科手术机器人通过患者术前 / 术中的影像学资料,寻找手术靶点和规划手术路径,利用机械臂的导向作用,指导医生按照规划的手术路径完成手术,提高手术的准确性和安全性。按照应用场景,细分为脊柱手术机器人、关节手术机器人和创伤骨科手术机器人。

4. 神经外科手术机器人 神经外科手术机器人技术发展最早,1985 年 KWOH 等机器人应用于临床。但受神经外科手术精细解剖结构和手术操作空间的限制,神经外科手术机器人后期发展较为缓慢。目前神经外科手术机器人主要用于脑外科,活检、定点刺激(帕金森病),电极测量(癫痫病立体定向电极植入术)等。相较传统的手术方式,神经外科手术机器人具有较强的辅助影像定位能力,可对病变及周围正常组织进行 3D 数字化显示,并结合多模态融合技术,帮助医生迅速识别病变组织,机械臂可以在狭小的术区进行多方位操作,多角度摄像头可实时传递术区图像,减少手术盲区;震颤过滤系统可滤除术者手部颤动,提高操作稳定性。

5. 泛血管手术机器人 泛血管手术机器人通常由成像装置、定位机械臂、推进装置、操作装置 4 部分组成。泛血管手术机器人研究起步较晚,目前主要有两种类型:一是用于血管介入术的手术机器人,如冠脉支架术、颈动脉支架术、肾动脉支架术和脑动脉支架术,发展相对较快;二是用于心脏电生理治疗手术机器人,如心脏电生理检查、房颤消融,发展相对较慢。泛血管手术机器人手术与传统手术相比,具有操作精度高、实现非接触与远程手术、减少医生和患者的辐射、减少医患之间接触、减少交叉感染等优势。

6. 专科手术机器人 口腔科、耳鼻咽喉科和眼科专科的手术操作具有一定特殊性,且受需求市场的限制,目前专科手术机器人技术相对不成熟,应用范围不广,发展比较缓慢。

全球老年人口的增多,将直接导致患病人群基数的增加,加上日益提高的薪资水平,这就导致对手术机器人的需求愈加强烈。2016 年至 2021 年的复合增长率为 27.93%,2022 年全球手术机器人市场规模达到 1 074.6 亿元(图 4-1)。

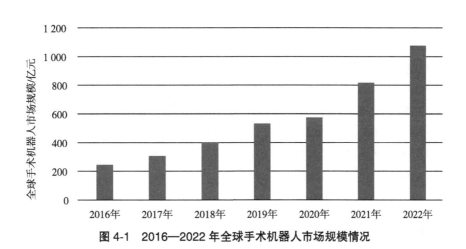

图 4-1 2016—2022 年全球手术机器人市场规模情况

中国手术机器人市场起步晚,规模相对较小。在国家政策支持下,2010 年后中国的各家研究所及医疗器械企业均将更多精力投入于手术机器人行业的研发活动。中国手术机器人的市场规模由 2016 年的人民币 8.53 亿元增至 2022 年的人民币 78.5 亿元(图 4-2)。

(三)手术机器人所面临的问题分析

1. 技术限制 一台机器人有特定的适应证,拓展适应证需要重新进行临床研究和注册,注册周期和研发以及前期投入都很大;手术设备种类繁多,操作复杂,术中医生之间、跟台人员之间的相互交流频繁;数据安全和隐私保护限制了机器人厂商对医学数据的利用,目前医院的数据都不能直接用于产品研发,都是数据孤岛,难以实现信息共享,不利于机器人技术迭代升级。

2. 成本高昂 涉及研发、测试、验证、临床研究、注册、制造、销售推广、售后服务等成本。比这些更重要的是时间成本:一个手术机器人项目的研发,从立项到上市的完整时间周期少则需要 4~5 年,多则时间更长。

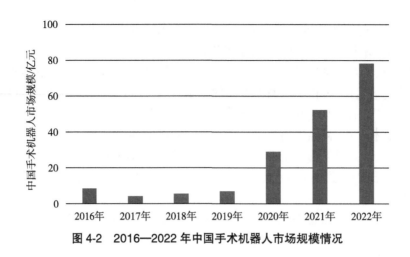

图 4-2　2016—2022 年中国手术机器人市场规模情况

3. 医疗保障政策限制　国家医疗保障政策总体是控制费用,各地陆续出台针对手术机器人收费的设限。如单纯的机器人导航,耗材不能单独收费,植入物是带量采购等。再加上医院采购还可能需要配置证,进口论证,这些一定程度上限制了手术机器人的临床推广。

4. 商业化进程受限　达芬奇的"剃须刀"模式,主要由设备、耗材和服务组成,此模式基本成为所有国内手术机器人公司追求的方向。医保政策对耗材的集采和设限,势必会影响机器人厂商的商业化进程,从而限制国内手术机器人领域的技术发展,进一步拉大与国际最新技术前沿的差距。

5. 应用推广困难　手术机器人的应用推广涉及患者,支付端。从患者角度看,与内镜微创手术相比,机器人手术临床疗效特别是术后短期疗效并没有很快显现,费用却要高不少。从支付角度看,绝大多数手术机器人目前还只是手术辅助技术,不利于临床定价和控制费用。从商业化角度看,手术机器人前期的研发投入和推广投入太高,效果显现旷日持久,市场培育期依旧很长,需要持续的高额投入,需要资本有足够的耐心。从大环境和应用手术机器人的理念来看,国内手术机器人太过于集中在三级甲等医院,配额受国家卫生健康委员会管理,只有副主任级以上的医师才有机会运用机器人开展手术研究;而国外更多地用于年轻医生,降低复杂手术门槛,加速有难度手术的普及和常规手术的标准化。

虽然机器人在骨科术中运用挑战重重,但是我们也应该看到,骨科手术机器人在数字化、精准化、微创化、个体化以及降低并发症等方面的优势所带来的机遇,特别是骨科领域,在中国市场,这是唯一由本土产品占据了主要市场份额的手术机器人赛道。我们坚信手术机器人仍是未来手术发展进步的趋势和正确方向。

（四）手术机器人的发展趋势

1. 全球手术机器人行业发展趋势　手术机器人的辅助手术能力更加精确。通过技术加强,提高辨识率,不断强化手术机器人的手术精确度。通过与 AR 技术的结合识别物体和环境,让手术机器人能够更好地辅助医生完成手术,进一步延伸医生的能力。

单孔手术机器人、纳米靶向机器人、柔性机器人等新型手术机器人兴起。单孔腔镜手术机器人相对多孔腔镜机器人具有创口更小、费用更低的特点,未来可能成为打破达芬奇多孔手术机器人市场垄断的新型手术机器人产品。北美、欧盟、日韩相继对单孔手术机器人研究立项,目前医用微型机器人以胶囊机器人为代表。随着技术不断发展,纳米靶向机器人通过磁场控制和血管注入,可将药物靶向输送至人体病灶区域。人体结构复杂,受限于人体内的狭小空间,柔性机器人的操作会更加便利,也是未来发展的一个趋势。

医生与手术机器人的结合将更加深入。医生是手术机器人的直接使用者,应该在医疗机器人研发过程中发挥更加重要的作用。手术机器人的研发人员应与医生深度沟通功能需求、安全性要求及手术的方式与过程,在明确需求后确定设计输入、规划实现方式、形成工程语言。双方结合设计方案进行论证,不断修改、迭代与完善。形成设计方案后,医生也参与技术测试、评价与修改,使医生与手术机器人的合作更紧密、更深入。

对手术机器人的监管将不断优化。手术机器人作为医疗设备产品,面临非常严格的医疗产品准入机制。一方面认证时间较长,如一款手术介入治疗机器人临床试验至少需要 2~3 年时间;另一方面认证不具有跨区域通用性,国际、国内各地区均有不同的本地化认证体系(如美国 FDA、欧盟 CE、中国 NMPA 等认证),这极大地提高了手术机器人产业化的难度。目前部分地区对一些创新性强、安全度高的手术机器人产品敞开了认证绿色通道。未来各国将不断优化监管机制,更好地平衡手术机器人的安全性与市场性,提高产业转化效率。

2. 中国手术机器人行业发展趋势 在 2021 年 12 月 21 日,工业和信息化部、国家卫生健康委员会、国家发展和改革委员会等十部门联合发布了《"十四五"医疗装备产业发展规划》,提出了 2025 年医疗装备产业发展的总体目标和 2035 年的远景目标。到 2025 年,医疗装备产业基础高级化、产业链现代化水平明显提升,主流医疗装备基本实现有效供给,高端医疗装备产品性能和质量水平明显提升,初步形成对公共卫生和医疗健康需求的全面支撑能力。到 2035 年,医疗装备的研发、制造、应用提升至世界先进水平,我国进入医疗装备创新型国家前列,为保障人民全方位、全生命期健康服务提供有力支撑。

工作空间分析与路径规划系统——个性化。医生在使用手术机器人时,器械在患者体内的驱动速度、移动范围都需要更加精确地计算。未来的手术将更趋向个性化,会按照不同患者体内的解剖图像来编辑手术的操作流程,然后在后台发出手术操作指令后只需监控手术就能完成。

虚拟现实手术系统——远程化。将虚拟现实技术融入医疗相关领域具有非常重要的意义。未来手术机器人结合虚拟现实技术可以使主刀医生在远程操控的情况下完成手术,解决了医疗发展贫瘠地区的技术问题。未来手术机器人的发展将会使外科医生间沟通交流和合作变得畅通无阻,并使得全球医疗技术快速提高。

人机交互系统——智能化。动力反馈的进一步研究开发可以推动人机交互系统的加快完善。加入精密动作的动力反馈不但可以加强主刀医生的操作精准度,还可以通过软件设置为医生提供手术提示和报警,使手术机器人更为智能化。

(五)关于手术机器人的对策建议

手术机器人是一种能够辅助外科手术的机器人系统,它可以通过外科手术医生的指令,精准控制机器臂的动作和视角,从而进行精细的手术操作。虽然近年来随着科技的不断进步,手术机器人也在不断发展和改进,但它仍然存在一些问题和挑战。

1. 成本问题的对策 高昂的成本是限制手术机器人大面积普及的重要因素。一台手术机器人的成本包括购买成本、维护成本、使用成本和培训成本等方面,这使得在日常手术时,手术机器人对于一些医疗机构和患者来说并不是一个经济实惠的选择。不过从另一个方面来看,仍然有多种途径有效地降低成本,具体如下。

(1)生产厂家可通过提高生产效率和降低零部件成本等方式,降低制造成本;还可以采用更加先进的材料和技术,降低制造成本。

通过优化产品设计,降低制造难度和成本,从而降低产品价格。例如,采用更简单、更易于制造的设计方案,减少机器人所需的零部件数量等。

(2)政府可以采取政策措施来支持手术机器人技术的研发和推广,例如,提供资金支持、减免相关企业税收、医院采购补贴等,从而降低机器人成本,推广手术机器人技术的应用。

(3)降低培训成本:尽管手术机器人系统可以提高手术的精准度和可操作性,但是机器人并不能完全代替医生的判断和手术技能。因此,手术机器人系统需要配备有高技能的外科医生,才能确保手术的安全性和有效性。这就需要医生进行专门培训和学习,掌握机器人的操作技能。为了应对这类问题,厂家、医疗机构及政府部门应该提供更加完善的培训和学习支持,包括培训课程、培训手册、培训视频等;同时也可以提供在线技术支持和实时交流平台,帮助医生解决手术机器人操作中遇到的问题。在未来手术机器人普及后,国家还可以针对不同类型的手术统一组织培训、考核,颁发相应的上岗资格证书,使得医生的术中操作更加标准可靠。

2. 手术风险的管理　手术风险问题也是需要考虑的重要方面,手术机器人技术的应用可以提高手术效果和治疗效果,但同时也存在一定的风险。其操作需要医生具备较高的技能和经验,同时也需要具备较强的风险控制意识。为了加强手术安全管理,可以制定相关的标准和规范,明确机器人操作的风险和应对措施。为了控制这些风险,可以采取以下措施:

建立完善的操作流程,手术机器人需要在严格的操作流程下才能正常工作。医院应制定完善的手术操作流程,包括机器人操作流程、医护人员的职责和相互协调,以确保手术过程的安全和有效性。

建立风险管理体系,医院应建立健全的手术机器人风险管理体系,包括制定标准化的手术操作程序、完善的风险评估和监控体系、培训和考核机器人操作人员等。

建立严格的质量管理和维护体系,机器人设备需要定期进行维护和保养,医院应建立健全的设备维护和保养体系,确保机器人设备始终保持在最佳的工作状态。

合理选择手术病例,手术机器人技术的应用范围需要根据医生的经验和技能水平来确定。医生需要对手术机器人的使用范围有一个清晰的认识,避免在一些难度较大或风险较高的手术中使用机器人。

建立风险应对机制,医院应制定完善的风险应对机制,包括制定应急预案、建立风险报告和反馈机制等,以应对不可预见的风险事件,最大程度地保障手术过程的安全和有效性。

总之,手术机器人在发展过程中还存在一些问题和挑战,但通过不断的技术创新、完善的培训和学习支持、加强的风险控制管理等对策,可以逐步解决这些问题,并推动手术机器人技术的不断发展和普及。

(六) 手术机器人主要成就

1. 脊柱机器人　现有的脊柱外科手术机器人通常由三部分构成,分别是医学影像系统、手术规划导航系统、机械臂操作系统。根据应用深度可分为引导式脊柱机器人和主动操作式脊柱机器人,后者主要集中在置钉手术和椎板磨削手术两方面,根据手术术式的不同又分为脊柱微创手术机器人和脊柱开放式手术机器人。脊柱手术机器人分类及发展如下。

2022 年 8 月,我国台湾地区 Point Robotics Medtech 公司研发的 Kinguide 机器人辅助手术系统正式获得美国食品药品监督管理局(FDA)许可。Kinguide 是一款半主动执行的机器人系统,能顺应医生的手动拖拽,控制末端的手持执行器进行钻孔与置钉,减轻医生手术期间负担。下一步,该系统的适应证还将会拓展到椎间盘突出减压等术式中。

2021 年,香港中文大学研制出了一款外径 6.4mm 的微型骨钻用于微创脊柱融合术,骨钻具有两个偏摆关节,由钢丝驱动,具有高刚度与高灵活性。2022 年,团队又研制另一款用于微创手术的微型磨钻,同样具有良好的切削效果。下一步,香港中文大学团队准备将多种微创器械与机械臂集成,未来将具备微创脊柱内镜与微创椎板减压手术的潜力。脊柱手术机器人分类及发展如图 4-3 所示。

2. 全膝关节置换手术机器人　近年来,我国越来越重视手术机器人的发展,"十二五" 期间,科学技术部进行了多项手术机器人研发项目立项,国内的全膝关节置换手术机器人也呈现井喷的发展态势。微创机器人鸿鹄、和华瑞博 HURWA、元化智能科技的骨圣元化、键嘉 ARTHROBOT 均在 2022 年上半年获批上市,天智航 TiRobot Recon 进入临床试验阶段。

鸿鹄手术机器人系统(微创医疗器械有限公司),是由我国自主研发的具备全方位动态跟踪、轻量化、高精度的灵巧构型设计等特性的手术机器人。该手术机器人由基于 CT 的手术规划系统、NDI 光学导航系统及固定于机械臂末端的截骨导块系统组成。

由和华瑞博科技有限公司设计制造的 HURWA 手术机器人系统是兼具导航与截骨的操作型手术机器人,是国内最早获国家药品监督管理局(National Medical Products Administration,NMPA)批准上市的膝关节置换手术机器人系统。前期模型骨及动物实验均表明,HURWA 手术机器人可按术前规划进行精确截骨。

骨圣元化手术机器人系统由国内元化智能科技有限公司研发生产,也是国内研发较早、技术较成熟的可用于辅助全膝关节置换术(TKA)的机器人系统。该系统为半主动型,由导航仪、机械臂台车及主控台

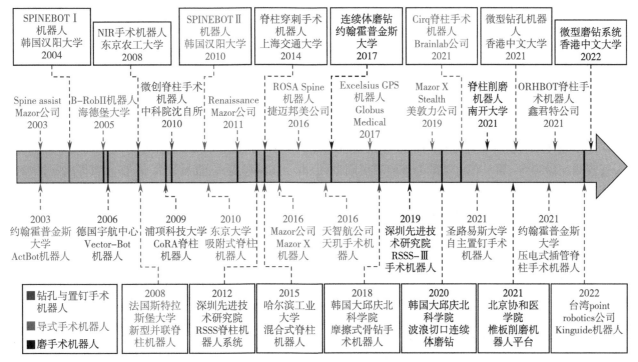

图 4-3　脊柱手术机器人分类及发展

车三部分组成。现有的动物实验及其他实验均证明该手术机器人能按照术前规划的截骨角度及厚度进行截骨,临床试验表明术后机器人组的股骨平台后倾角较传统组更接近理想值($P<0.001$)。

ARTHROBOT 手术机器人系统由杭州键嘉机器人公司研发,采用七轴机械臂同时兼容髋、膝关节置换手术,其自主研发的 Lancet-KBAS 系统可以定量评估软组织张力。

此外,由天智航公司研发的用于膝关节置换的手术机器人 TiRobot Recon 也已经通过了创新医疗器械特别审查程序,进入到临床验证阶段。

3. 智能化视触感知与自主化操作技术的发展　除了手术机器人的设计制造之外,所需要的底层传感器、软件和算法也取得了重要成就。为在更广范围内实现面向微创化与经自然腔道机器人手术更高水准的智能化与自主化,2022 年苏州大学机电工程学院机器人与微系统研究中心的研究团队以视触觉感知为引导,通过挖掘并理解非结构场景的结构化意义,对手术任务进行了建模与规划。此外,苏州大学团队通过研究智能化感知与自主化操作、手术机器人增强现实算法、微型化力触觉感知技术,面向腹腔镜微创手术、经自然腔道消化内镜手术,构建了感知、显像、规划与操作的全流程方法框架。依托山东大学齐鲁医院、新加坡国立大学苏州研究院等联合自主研发的 DREAMS 系统,苏州大学团队提出一种基于微机电系统(microelectromechanical system,MEMS)的压阻式三维力传感器。

手术夹钳的力感知功能是通过力传感器与手术夹钳的一体化集成实现的。集成之后的夹钳外径小于 3.5mm,有效夹持长度大于 9mm。夹钳可顺利通过 3.7mm 内镜工作通道到达视野区域,并有效进行实时三维力感知操作。

二、智能穿戴设备

(一)可穿戴式医学救援设备的历史回顾

进入 21 世纪,全球性自然灾害、人为灾害等各类突发事件频发,严重影响人类的生命和财产安全,世界各国对灾害应急救援的重视程度日益加大。在加强监测、预警的同时,各国纷纷将建设国家级的紧急医疗救援体系作为国家应急体系的重要或首要组成部分,同时加强了灾害医学救援装备的研究与开发。作为开展灾害救援的物质基础之一,医学救援装备功能的强弱、建设水平的高低等,将极大影响灾害救援的效果。

随着技术的不断发展,可穿戴式医学救援设备(wearable medical rescue device,WMRD)成为现代医疗救援领域的热门话题。WMRD 是指将传感器和其他电子设备集成到身体外部,以监测患者的生理指标、进行疾病诊断和治疗等功能的便携式设备。本文将对 WMRD 的历史现状进行探讨,以期为相关研究提供参考。

可穿戴技术在医疗领域的应用可以追溯到 20 世纪 70 年代,当时科学家们开始使用便携式电脑进行心脏监测。1980 年,第一代可穿戴心脏监测仪问世,但由于其体积庞大、重量过大、价格昂贵等问题,限制了其在临床实践中的应用。

进入 21 世纪,随着生物传感器和智能化技术的不断发展,WMRD 开始呈现出更为出色的性能和更小巧的体积。2015 年,美国 FDA 批准了首款可穿戴式糖尿病管理设备,标志着 WMRD 进入了一个新的发展阶段。

我国的可穿戴救援设备的研发始于 20 世纪 80 年代,发展历程可以分为以下三个阶段:

起步阶段(2000—2010 年)。在这个阶段,随着我国医疗技术和可穿戴技术的不断发展,可穿戴救援设备开始逐渐走向市场。除了除颤仪外,便携式无创血压监测仪和可穿戴式心电监测仪等新型救援设备开始应用于急救现场。此外,一些民营企业也开始涉足可穿戴救援设备的研发和生产。

发展阶段(2010—2015 年)。在这个阶段,我国政府开始加强对可穿戴救援设备的推广和应用。一些地方政府出台了相关政策和规定,推广使用各类可穿戴救援设备,如移动医疗设备、远程诊疗系统、智能医疗设备等。一些企业也开始投入更多的研发和生产资金,推出更多功能更强的可穿戴救援设备。

快速发展阶段(2015 年至今)。在这个阶段,我国可穿戴救援设备的应用范围和数量得到了进一步扩大。政府推广政策的作用进一步加强,民营企业也开始向可穿戴救援设备领域投入更多的研发和生产资源。同时,一些新技术的应用也为可穿戴救援设备的发展带来了新的机遇和挑战,如人工智能、物联网、云计算等。

以下是一些里程碑事件:

2003 年,北京市 120 急救中心开始使用便携式无创血压监测仪和可穿戴式心电监测仪。

2008 年,北京市 120 急救中心启动了远程医疗卫星应急保障系统,实现了视频语音远程指导和实时图像传输。

2012 年,北京市卫生局出台《关于开展急救医疗器械设备推广应用的通知》,推广使用便携式无创血压监测仪、可穿戴式心电监测仪等救援设备。

2014 年,深圳市成立了中国首家专门从事可穿戴救援设备研发和生产的企业——深圳市安弘信息科技有限公司。

2015 年,北京市卫生局发布《北京市急救医疗器械设备推广应用管理办法》,加强了对可穿戴救援设备推广应用的管理和监督。

2015 年,深圳市健康医疗电子股份有限公司推出了一款名为"一呼百应"的智能手表,可以通过语音通话和 GPS 定位功能,帮助老年人和患有疾病的人在紧急情况下寻求救援。

2016 年,北京北方华创科技集团股份有限公司推出了一款名为"睿玺"的智能手环,可以通过监测用户的心率、血压和睡眠状态等多项指标,为用户提供个性化健康管理服务。

2017 年,国内外科技巨头华为推出了一款名为"华为 Watch 2 Pro"的智能手表,可以通过 GPS 定位、语音通话和心率监测等功能,为用户提供全面的健康管理服务。

2018 年,中国科学院上海生命科学研究院推出了一款名为"心率+"的可穿戴设备,可以通过心电图技术实时监测心脏健康状况,并且可以进行远程监测和诊断。

2019 年,北京和睦家医院推出了一款名为"和睦家智能医生"的智能手环,可以通过语音识别和自然语言处理技术,为用户提供智能化的医疗服务和健康管理指导。

2020年,华为推出了一款名为"华为Watch GT 2 Pro"的智能手表,可以通过多项传感器技术,实时监测用户的健康状态,并且可以进行心率异常报警和运动数据分析等。

随着移动互联网和物联网技术的发展,可穿戴式医学救援设备得到了进一步的发展。一些公司推出了基于智能手机和平板电脑的医疗应用程序,可以远程监测患者的生理指标和病情,并提供医疗咨询和服务。同时,智能手表、智能眼镜等可穿戴式设备也得到了进一步的升级和优化,提供更加精准和便捷的医疗服务。

近年来,可穿戴式医学救援设备的应用领域继续扩大,涵盖了慢性病管理、老年人护理、急救和灾害救援等多个方面。可以预见,随着人工智能、大数据、生物技术等技术的不断发展,可穿戴式医学救援设备将会有更广泛的应用和更加出色的性能。

(二)可穿戴医疗设备的问题分析

目前,从可穿戴医疗设备的行业整体发展来看,很多可穿戴医疗设备功能单一、作用简单,大部分是医疗器械厂商或电子信息技术厂商推出的产品,医学科研机构、医院医生的参与度较低,能真正用于医学临床的还比较少。从功能上看,虽然近年来上市的可穿戴医疗设备功能主要集中在心电监测和血糖监测方面,但大多数可穿戴医疗设备测量数据的准确性是否可靠,监测程序是否科学,与疾病监测所需的指标是否匹配都无从得知,多数可穿戴医疗设备的医学运用价值不高,有待提升。2022—2023年我国可穿戴医疗设备获批注册证情况见表4-1。

表4-1　2022—2023年我国可穿戴医疗设备获批注册证情况

序号	注册证编号	注册人名称	产品名称
1	京械注准20212070524	北京康博众联电子科技有限公司	贴式可穿戴动态心电记录分析系统
2	湘械注准20222191851	湖南臻络医疗科技有限公司	可穿戴运动及步态量化评估系统
3	湘械注准20192070867	湖南提奥医疗科技有限公司	可穿戴持续动态心电监测装置
4	川械注准20212070096	成都信汇聚源科技有限公司	可穿戴式动态心电记录仪
8	苏械注准20172071705	索思(苏州)医疗科技有限公司	穿戴式连续温度监测仪
9	湘械注准20222072085	湖南万脉医疗科技有限公司	穿戴式睡眠记录仪
10	川械注准20182070120	成都云卫康医疗科技有限公司	穿戴式血氧监测仪
11	苏械注准20182071161	索思(苏州)医疗科技有限公司	穿戴式动态心电记录仪
12	鄂械注准20202073078	武汉久乐科技有限公司	穿戴式脉搏血氧仪

据《世界电子元器件》2023年1期调查报告显示,面向可穿戴医疗设备调查的600多名受访者中,近三分之一(30%)的受访者表示连接性是一大难题。超过三分之二(82%)的受访者表示目前缺少关于如何有效采集和使用数据或者在采集数据后如何有效开展医疗工作的说明。几乎所有受访者(94%)都提到在设计过程中需要明确保证数据安全和隐私的责任。

可以看到通过市场调查,目前我国总体市场的健康可穿戴医疗设备主要存在着四大问题:数据监测问题、数据分析问题、数据共享问题和数据安全问题。

1. 数据监测问题　目前智能化穿戴设备总体实现的功能集中在心率、呼吸、运动步数、热量消耗等生理参数,较为高级的监测设备可以集成监测心电信号、血氧等。但总体情况上监测准确度参差不齐,数据监测还是没有达到可以与医院的专业仪器参考性相近的要求。比如在市场上较为领先的苹果公司,在一项心脏研究项目(Apple Heart Study)中纳入了419 297名参与者,是目前在一般人群中评估不规则脉搏算法精确性最全面的研究,不规则脉搏的检出能够较好地预测后续房颤发生。美国FDA批准了这项研究,然而该研究偏向于拥有Apple产品的年轻人群。2022年在平均年龄76岁的人群中使用Apple Watch进行心电图房颤检测的临床验证中,发现其灵敏度仅为 50%,远低于研究之初的 96% 的灵敏度。自 2022 年以来,其他公司比如 Fitbit 和三星也获得了 FDA 类似的心律失常监测许可,然而每个独立算法都需要广泛的临床验证。因此,随着可穿戴医疗设备的继续发展,更加需要一种高标准规则来规范不同品牌产品测量存在差异的问题。

2. 数据分析问题　虽然现在能够测量的生理参数越来越多,但是这些设备的功能仅仅停留在数据监测上,虽然有些设备(比如给出图像)实现了数据同步,可以在手机端或者其他平台读取数据,但是测量到的数据没有进行分析,或者说仅仅对某些疾病进行预测,这些预测大多集中在心脏疾病上,针对用户的个人数据给出一个总体健康状况的反馈,真正意义上的大数据分析没有体现,可穿戴医疗设备需要突破这个点才能将数据灵活运用起来,才能使数据对个人全面健康来说变得更加富有意义。

3. 数据的共享问题　这些功能没有较为完善的政策监督,且缺乏有效的医学专业资源的支撑,给出的数据只能作为参考,这给使用者后续带来了很多麻烦,比如,2022 年末进入后疫情时代时,市场各大平台的血氧仪,能够监测血氧的智能手表等供不应求,但是很多患者在购买之后,测到的数据不被医院所认可,必须到医院进行二次检测才能就诊,这大大耽误了患者的治疗时间和治疗效果。智能可穿戴医疗设备面临的问题包括:没有一套完善的医学体系支撑,没有完善的数据监督体系,没有和医院建立一套完善的治疗体系流程。因此,智能可穿戴医疗设备在临床诊疗过程中,难以得到有效的应用。这尤其是对老年人、慢性疾病患者服务来说是一个很大的问题,恰恰这些人群也是受智能可穿戴医疗设备影响最大,需要重点关注的人群,可穿戴医疗设备应该切实服务群众,这样才能广泛地受到消费者认可。

4. 数据安全问题　越来越多的智能可穿戴医疗设备都开始支持数据多平台同步,但是可穿戴医疗企业对设备采集到的数据系统管理能力有限,对数据信息安全的保护力度不足,存在用户信息泄露或者滥用的风险。

(三) 可穿戴医疗设备的发展趋势

就目前市场发展趋势来说,中国可穿戴医疗设备行业市场发展良好,且处于高速发展阶段。

2018 年中国智能可穿戴医疗设备行业市场为 304.1 亿元,2019 年市场规模继续增大,突破了 400 亿元,为 430.2 亿元。2020 年、2021 年中国智能可穿戴医疗设备行业市场继续增大,由 2020 年的 559.2 亿元,增长到了 2021 年的 698.5 亿元。2022 年市场规模更是成功突破了 800 亿元,市场规模为 817.8 亿元。预计 2023 年中国智能可穿戴医疗设备市场规模达到 913.7 亿元。

就发展产品趋势来说,可穿戴医疗设备将越来越多承担起健康和医疗服务等相关功能。具体可以分为产品的技术发展和服务发展。

随着可穿戴医疗设备产业链上游行业不断进步,可穿戴医疗设备预计将在未来产品上不断集成传感器,如压力、血糖、温度、汗液、呼吸等传感器;集成更加先进的分析系统,如血糖、血压、血氧无创连续监测系统;实现更多医疗功能,医学价值不断提高,比如某款产品可以实现每五分钟读取一次血糖数据,做到对血糖健康提前 1 小时预警。且随着柔性技术、集成水平及人工智能等创新技术的进步,可穿戴医疗设备将向着柔性化和轻量化发展,可穿戴医疗设备将变得更加适合日常穿着,穿着无负担。

随着人机交互的技术创新,消费级可穿戴医疗设备将不断转型升级,不断升级向医疗靠拢,并且医疗资源未来也将会对可穿戴医疗设备不断提供支持,可穿戴医疗设备将在实时连续监测、实时反馈方面发展,能够与互联网医院实现数据互通,将患者监测数据反馈到线上医生,将呈现出医院监测—家居监测的趋势,并且结合大数据分析、AI 客服、用药提醒等一系列流程,可穿戴医疗设备将在预防端发力,未来将会大大缓解医疗资源短缺,将宝贵资源更加快速调配到重症患者上。

随着 5G 技术、云服务技术等大力发展,可穿戴医疗设备将服务远程医疗,可穿戴医疗设备能够实现远程诊疗指导,如谷东 AR 眼镜能够让远程专家远程更加精准地指导治疗过程,并且可穿戴医疗设备在发展成熟后,能够成为远程医疗载体,实现足不出户居家治疗,可穿戴医疗设备将在未来打破区域限制,将医疗资源覆盖到更多区域,推动远程医疗快速发展。

（四）可穿戴医疗设备发展对策建议

国内可穿戴设备处于快速成长期,产品比较多,但同质化比较严重,功能比较单一,要想成为真正的医学级可穿戴设备,需要进行"六大突破",在患者使用和医学应用层面作出新亮点。

1. 切入点　聚焦突破单病种、单人群、单地域,抢占主社群流量入口及检测入口,快速切入移动医疗生态。

医学级可穿戴设备同其他可穿戴设备的区别,在于其可以连接医生、患者和云端等各方主体,将其应用于医学临床,能真正地帮患者减轻病痛,解决疾病问题,同时更便于患者的病理数据收集,便于患者的就近诊疗。

医学级可穿戴设备的重要特征在于其往往有所针对的病种,有核心患者人群,这些人群都有自己的显著病理特征,有自己的诊疗诉求,这些非常明显地呈现在各医患交流中、医患社群中,所以,对于可穿戴设备而言,其应该更加关注针对某类疾病的症状检测、数据收集等,以此更便于医患交流,使医生工作更加高效,同时与国家鼓励的分级诊疗相结合,与区域诊疗服务中心、社区健康网点等展开有效合作。

在强化可穿戴设备快速检测的同时,医学级可穿戴设备更应抢占主要医患社群的流量入口和数据监测入口,强化社群内疾病数据的收集、汇总、整理和分析,强化所获得监测数据的有效性、医学性和连续性,让数据监测更加科学有效,让医患社群的流量入口更具医学价值,更具商业价值。

2. 战略点　推进云端建设,推进数据汇集、信息共享和云端对接。

随着移动医疗平台的快速发展,未来的可穿戴医疗设备必将可以实现与云端互联,各数据可以实现互通共享,各患者可以实现"云端数据集成化",医生远程即可开具处方、提出诊疗建议等,所以,医用级可穿戴设备厂商可以积极推进云端建设,强化云端集成对接和数据管控。其与App、医生等结合可以推进患者数据收集传输、信息共享,可以实现患者端、医生端和云端的无缝对接,以此推进远程移动医疗的快速发展。

3. 连接点　连接医生专家,提供专业医学支撑和技术服务,建设专业化医学服务团队。

目前的可穿戴医疗设备之所以沦为游戏工具、社交工具和玩乐工具,在于设备缺乏有效的医学专业资源支持,没有优秀的专业医生介入,可穿戴医疗设备是无法履行医学功能,更无法获得患者的深刻认同,这就需要可穿戴医疗设备更加重视联合医学专家,强化其对可穿戴医疗设备的医学支持、方案设计和技术支持,提升其医学应用价值。

医学级可穿戴设备的重要作用在于其能连接医生、患者等多方医疗主体,推动各方实现共赢。这些重要作用的发挥需要更强大的医生专家团支持,需要更多的医学原理支撑和技术服务支持,专业级医学团队的加入可以让普通的可穿戴设备如虎添翼、更具特色。

4. 亮化点　持续监测身体变化,提升诊断精确度,亮化远程诊断价值。

可穿戴设备的开发者普遍对患者便捷使用和人性化工业设计都很看重,旨在创造优秀的患者服务体验,让患者更加便捷高效地使用设备,而人性化的工业设计让设备更具美感和可操作性,二者不可偏废。医学级可穿戴设备在这二者基础之上,更强调专业化的医学支持,对诊断要求更加细致。

纵观国内可穿戴设备,往往重视外观工业设计,对于医学级应用关注不多,研发团队中的专业医学人员比较少,产品融入的医学理念及所能收集到的可用医学数据,都比较少,这也影响到了使用可穿戴设备进行医学诊断的严谨性、科学性,造成了可穿戴设备的医学应用比较少,这是需要可穿戴设备重点强化的方面。

可穿戴医疗设备需要量化患者的医学诊断价值,让数据真正体现出作用,让医生通过远程诊断即可提出初步处理意见,将远程诊断和可穿戴医疗设备有机结合起来,其才会有更好的发展。

5. 深入点　深入推进医学类互动体验,力求专业、易用、好反馈。

我们对比国内的可穿戴设备就会发现一种有趣的现象,可穿戴设备厂商大多通过运动数据收集、建立运动排行榜、扩大交友渠道等增加用户的交互性,通过运动类社交提升用户使用黏性,这些层面对于其向医学化发展来说有必要性,但还要强化医学级的互动体验,更加深入地传递可穿戴设备的医学价值。

医学类互动对于医用级可穿戴设备来说是极其重要的,其需要更加注重医学类的交流,如对饮食的禁忌,对于患者个人运动建议,对于个人用药提醒等,这些互动应该保持医学专业性,便捷易用,可以实现更好反馈。

医学类互动可以将医学内容融入医学的诊断建议,可以作为排行榜等参加评比指标之一,可以在社群中强化医学类内容的传播,这些都可以提升可穿戴设备的医学价值感,提升用户的信任度。

6. 盈利点 创新盈利模式,将设备以硬件成本价销售,服务为先;方案主导,服务变现。

从国内可穿戴设备的行业发展来看,大部分可穿戴设备厂商的盈利模式是通过销售可穿戴设备智能硬件获利,这一相对传统的盈利模式设计使其发展非常缓慢,用户对医学级可穿戴设备的强烈渴望使这类设备拥有众多的"粉丝",但要想真正成为患者的贴身小伙伴,可穿戴设备厂商还需要提供更多的增值服务。

我们不妨试试这样的商业模式,将现有的医学级可穿戴设备进行低价或成本价销售,以此增加医学级可穿戴设备的用户使用率,提升设备的整体市场影响力,同时强化医生的专业化后续服务,为患者制订个体化的医疗服务方案,依靠服务方案盈利而非靠硬件销售盈利。

我国可穿戴设备的发展日新月异,其向医学级发展就要具有相应的医学原理支持、医学服务支持和技术支撑,需要发挥相应的连接作用、诊断价值、数据价值、医学价值和服务价值,深入把握突破的六大要点,必能推动普通可穿戴设备向医用级可穿戴设备的快速发展。

(五)可穿戴医疗设备主要成就

可穿戴医疗设备在医疗救援方面的应用,可以为患者提供更加全面、及时、有效的救治和护理。以下是可穿戴医疗设备在医疗救援方面的一些成就。

1. 实时监测患者生命体征 通过可穿戴医疗设备,医护人员可以实时监测患者的心率、呼吸、血氧等生命体征状况。这有助于在紧急情况下快速判断患者的健康状况,并及时采取相应的救护措施。

(1)智能手环:随着智能手环技术的不断发展,它们已被广泛应用于监视和管理慢性疾病患者的健康状态。在心血管疾病的治疗方面,智能手环可以帮助医生实时监测患者的心率、血压和血氧饱和度等重要指标,并根据这些数据提供更为精确的诊断和治疗方案。

(2)可穿戴胸带:它可以实时监测人体的心率、呼吸频率、体温、睡眠质量等生理指标,并将这些数据通过无线传输技术传送到用户的手机或其他设备中进行分析和处理。

2. 诊断和治疗领域的应用 可穿戴医疗设备也可以用于疾病诊断和治疗。例如:智能眼镜是一种具有增强现实(AR)功能的可穿戴医疗设备,可以连接到互联网上,通过视频会议等方式进行远程医疗诊断和咨询。例如,在紧急事故现场,医生可以通过智能眼镜与其他专业人士进行远程协商,以确定最佳的救治方案。此外,智能眼镜还可以帮助医生远程监控患者的身体状态,从而对患者进行及时的干预和调整。可以帮助医生进行手术操作,提高手术的安全性和成功率。智能眼镜还可以用于医学教育和培训,在模拟手术、临床演示等方面具有很大潜力。

还可以使用电子皮肤等技术,其基本原理是通过将纳米传感器、微处理器和无线通信技术等元件集成在柔性基底上,从而形成可以与人体表面接触的智能皮肤。电子皮肤技术具有很多优点,例如,它可以适应不同的身体部位、方便携带、实时监测生命体征等。在医疗领域中,电子皮肤技术受到了广泛关注,它可以用于诊断各种疾病、监测健康状况、治疗伤口、设计智能药盒等。

3. 应急救援的辅助工具 在应急救援领域,可穿戴医疗设备可以帮助医护人员进行快速救援。例如,佩戴可穿戴医疗设备的患者在遭遇急性疾病或意外事故时,可以通过设备上的一键求助功能和GPS定位技术,及时向医护人员发出求救信号,可迅速找到患者的位置。安全警报器可以检测跌倒或其他意外事件,并向预设联系人发送警报信息。这种设备还可以通过GPS追踪受困者的位置,确保救援人员能够在最短时间内找到他们。智能眼镜可以让救援人员实时获取和共享信息,如地图、建筑平面图、生命体征数据等。这些信息可以帮助救援人员更好地了解事故现场,并提高他们的工作效率和安全性。消防头盔可以通过内置摄像机和传感器,对事故现场进行实时拍摄和分析。这种设备可以帮助消防员更好地了解火灾状况,并制订更有效的灭火方案。

总之,可穿戴设备在医疗救援方面的应用,可以为患者提供更加全面、及时、有效的救治和护理。随着技术的不断发展和应用场景的逐渐扩大,相信可穿戴设备在医疗领域中的应用将会越来越广泛和深入。

华为作为较早布局健康赛道的可穿戴设备厂商,凭借多年的经验与技术的积累,发布了多款支持全面健康监测的智能穿戴产品,如华为 WATCH GT 3 Pro 支持全天候心率监测、连续血氧监测、高原血氧监测、科学睡眠监测、体温监测、压力监测以及呼吸健康研究等全方位健康管理功能;华为 WATCH 3 Pro new 除了 eSIM 独立通信之外,还支持 ECG 心电分析、动脉硬化风险筛查等健康监测功能;华为 WATCH D 则是华为推出的首款医疗级血压智能手表,为高血压患者带来随时随地、精准的血压测量解决方案。

Canalys 报告,2022 年第二季度(Q2)全球可穿戴手环出货量为 4 170 万台,同比增长 2%,而上个季度为同比下降 3.7%,表明重新恢复增长。其中基础智能手表出货量增幅为 46.6%,而智能手表(可安装应用)出货量增幅为 9.3%(表 4-2)。

表 4-2　全球基本手表和智能手表出货量和年度增长

供应商	2022 年 Q2 出货量 / 百万台	Q2 2022 年市场占有率 /%	2021 年 Q2 出货量 / 百万台	Q2 2021 年市场占有率 /%	年增长率 /%
苹果	8.4	26.6	7.9	31.1	+6
三星	2.8	8.9	1.8	7.1	+58
华为	2.6	8.2	2.3	9.1	+14
Noise	1.8	5.7	0.4	1.6	+382
Garmin	1.7	5.4	1.9	7.5	-11
其他	14.3	45.3	11.1	43.7	+29
总计	31.6	100.0	25.4	100.0	+25

注:由于四舍五入,百分比加起来可能不到 100%。

可穿戴设备市场在 2022 年经历了首次收缩后,2023 年将是复苏的一年。2023 年全球出货量预计将达到 4.427 亿部,同比增长 6.3%。

由于第一季度可能会再次出现同比下降,预计 2023 年晚些时候将会实现出货量增长。库存过剩正困扰着许多渠道,并在短期内抑制了出货量和平均销售价格(asp)。IDC 预计,到 2023 年下半年,这些问题将得到解决,全球出货量预计将在 2027 年达到 6.445 亿部,复合年增长率(CAGR)为 5.4%,增长将持续很久(表 4-3)。

表 4-3　同类别可穿戴设备的出货量、市场份额和 2022—2027 年复合年增长率

产品	2023 年出货量 / 百万台	2023 年市场份额	2027 年出货量 / 百万台	2027 年市场份额 /%	2022—2027 年 CAGR/%
耳饰	325.0	62.1	404.0	62.7	5.6
智能手表	162.2	31.0	205.3	31.9	6.1
手环	33.8	6.5	31.7	4.9	-1.6
其他	2.2	0.4	3.5	0.5	12.5
总计	523.2	100.0	644.5	100.0	5.4

三、医学智能化影像技术

（一）医学智能化影像技术的历史回顾

中国医学智能化影像技术的研发可以追溯到 20 世纪 80 年代,当时我国在医学影像技术方面开始逐渐引进国外的先进技术和设备,如 CT、MRI 等。这些设备的引入,加速了我国医学影像技术的发展,同时也为医学智能化影像技术的应用奠定了基础。

20 世纪 80 年代初期,我国引进了第一台 CT 扫描仪和第一台 MRI 仪器,这标志着我国医学影像技术开始进入了数字化时代。然而,由于当时技术和设备的限制,医学影像数字化处理技术的应用还十分有限,主要应用于简单的影像处理和存储。此外,当时医疗资源短缺,很多地区医学设备匮乏,更加严重地影响了医学智能化影像技术的发展。

20 世纪 90 年代,我国医学影像数字化技术开始逐步成熟,从而为医学智能化影像技术的应用奠定了基础。当时,医学影像数字化处理技术已经可以应用于医学影像的存储、传输、处理和分析等方面,但医学智能化影像技术的研究还处于起步阶段,主要是应用于辅助医学影像诊断和治疗。

随着计算机技术和医学影像技术的不断进步,我国开始探索基于人工智能和机器学习的医学影像分析算法和模型。21 世纪初期,我国开始大力投入医学智能化影像技术的研发,通过吸纳国际先进技术和经验,开展基于人工智能和机器学习的医学影像分析研究,旨在实现对医学影像的自动分析和诊断。我国医学智能化影像技术也随之取得了重要进展。2006 年,北京大学第三医院研制出第一台基于人工智能的自动乳腺癌筛查系统,该系统可以对乳腺 X 线摄影图像进行自动分析和诊断,大大提高了乳腺癌的筛查效率和准确性。此后,我国开始加大对医学智能化影像技术的研发和应用推广,探索基于深度学习和神经网络的医学影像分析算法和模型。

随着医学智能化影像技术的发展,我国医疗行业逐渐形成了以智能化影像为核心的医学智能化诊疗模式,医生和患者可以通过医学智能化影像系统实现在线咨询、影像诊断和治疗方案制订等功能。这种模式可以大大提高医疗效率和质量,缓解医疗资源紧张的问题。

在 2010 年左右,我国医学智能化影像技术取得了新的突破。2015 年,清华大学提出了一种基于卷积神经网络的深度学习算法,可以自动识别医学影像中的病灶和异常,极大地提高了医学影像的诊断准确性和效率。此后,深度学习算法被广泛应用于医学智能化影像技术中,医学影像的自动分析和诊断效果得到了极大的提升。

近年来,我国医学智能化影像技术发展的重点已经从医学影像分析转向了影像引导下的手术,即手术导航技术。手术导航技术基于医学影像和手术器械的配合,可以实现对手术操作的实时监控和精确定位,大大提高了手术的安全性和成功率。此外,手术导航技术还可以将医学影像和手术实时结合起来,实现真正意义上的影像引导下的手术操作。

总体来说,中国医学智能化影像技术的发展历经了多年的探索和创新,取得了显著的进展。未来,随着人工智能和大数据技术的不断发展,医学智能化影像技术将会进一步发展,不仅可以用于医学影像的自动分析和诊断,还可以在诊疗、手术导航和康复等方面发挥更加重要的作用,为我国医疗事业的发展作出更大的贡献。

（二）医学智能化影像技术建设现状

医学智能化影像技术是指利用计算机技术、图像处理技术、人工智能等技术,对医学影像进行分析和处理,以提高诊断准确率和治疗效果。医学智能化影像技术和医学影像人工智能（AI）之间存在密切的联系和相互依存的关系,医学影像人工智能（AI）则是指利用计算机视觉、深度学习等技术,对医学影像进行自动分析和识别,以辅助医生进行诊断和治疗。

医学智能化影像技术的发展促进了医学影像人工智能（AI）的诞生和发展。医学智能化影像技术的广泛应用使得大量的医学影像数据被产生和积累,这些数据为医学影像人工智能(AI)的训练和应用提供了丰富的素材和基础。同时,医学影像人工智能(AI)的发展也为医学智能化影像技术的应用提供了更高效、更准确的解决方案。

因此,医学智能化影像技术和医学影像人工智能(AI)是相互促进、相互依存的关系,两者的结合将会为医疗领域带来更加精准、高效的诊断和治疗方式。

近年来,医学影像人工智能(AI)在中国发展迅速,已有 30 余款 AI 产品获批。随着发展逐步从相对懵懂走向相对成熟,医学影像 AI 行业面临着前所未有的机遇和挑战。影像科医师需要深入学习 AI 前沿进展内容,了解全国医学影像 AI 的发展状态,为自己的未来规划和布局。AI 相关企业人员希望了解行业发展现状和需求,突破产品研发和落地的瓶颈。高校则希望结合行业发展趋势,培养并输出适应未来发展趋势的医工结合型人才。这些努力和合作将促进医学影像 AI 技术的不断创新和应用,为医疗健康事业提供更好的服务和支持。

在 AI 医疗领域中,人工智能医学影像是一个重要的发展组成部分。在 2019 年至 2021 年,该市场规模从 1.6 亿元增长至 5.9 亿元,年复合增速高达 92.0%(图 4-4)。随着市场需求不断增长,监管审批效率提高,预计市场将进入爆发式增长期,到 2025 年,市场规模预计将达到 80 亿元。从细分市场构成来看,诊断类 AI 医学影像占据 83.30%,治疗类 AI 医学影像则占据 16.70%(图 4-5)。

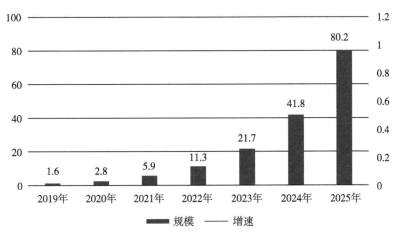

图 4-4　2019—2025 年中国 AI 医学影像规模预测

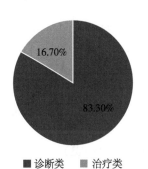

图 4-5　2021 年中国 AI 医学影像细分市场占比

由此可以看出医学智能化影像技术具有很好的市场前景。除此之外,大量资本的涌入加速了中国 AI 医学影像行业的商业化进程。自 2017 年至 2021 年,该领域共发生了 98 起融资事件,融资总额达到了 67.5 亿元,并且不断攀升。这些融资事件主要集中在初期的 A 轮或 B 轮融资阶段,但也有部分企业开始步入发展成熟期。截至 2021 年,联影医疗、东软医疗、推想医疗、数坤科技、鹰瞳科技等企业先后递交招股书,其中鹰瞳科技率先上市(图 4-6)。因此,AI 医学影像行业将迎来收获期,未来有望迎来更多发展机遇。

AI 医学影像行业的发展受到了政策的大力支持和鼓励。2019 年,国家医疗保障局正式将"深度学习"列入医疗器械目录,意味着 AI 医学影像技术正式进入医保支付范围。

随着政策和资本的支持,越来越多的企业加入 AI 医学影像行业中来。在此背景下,国内一批优秀的 AI 医学影像企业不断涌现,例如睿佳医影 RayPlus、迪英加、智影医疗等。同时,已经成立的企业也在不断扩大业务范围和产品线,例如医渡云不仅提供医学影像 AI 辅助诊断,还提供了智能检测、远程会诊等服务,健培科技也在拓展人工智能辅助诊断、AI 康复等领域的业务(表 4-4)。预计未来,AI 医学影像行业将在技术创新、产业布局、服务体系等方面不断拓展和创新,为人们的医疗健康提供更好的服务。

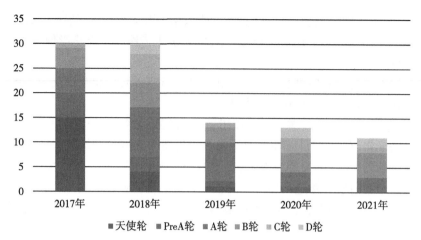

图 4-6　2017—2021 年 AI 医学影像企业融资轮次

表 4-4　致力于人工智能与医学影像的公司

公司	总部所在地	主要产品
深睿医疗	深圳	CT 和 MRI 影像自动分析系统、数字化病理学系统等
健培科技	上海	智慧医疗解决方案、医疗影像及 AI 平台、病理影像及 AI 平台、医学大数据平台等
医渡云	深圳	医疗影像云平台、影像诊断 AI、远程医疗、医疗大数据等
智影医疗	北京	智影云端影像诊断平台、智影 AI 辅助诊断系统、智影 CTA 诊断系统、智影数字化病理诊断系统等
睿佳医影 RayPlus	北京	基于深度学习技术的影像分析和辅助诊断系统、放射影像诊断报告自动生成系统等
迪英加	北京	包括数字化摄影系统、数字化胶片扫描仪、数字化胶片打印机、数字化胶片存储系统等医疗影像设备及相关软件
拉克森（罗氏诊断产品）	上海	用于感染病毒、细菌和真菌检测的试剂盒，以及肿瘤、心血管、代谢性疾病和免疫学等领域的诊断试剂和仪器，开发了基因测序和医学影像诊断方面的技术

此外，医学影像识别作为医学智能化影像技术的主要组成成分，主要分为影像链与临床应用链两部分，而人工智能应用具体而言就是用人工智能去解决影像链与临床应用链的问题。其中，影像链是指影像医学的技术支撑，包括图像采集与图像后处理、数据挖掘；临床应用链是指影像信息在临床的应用，包括了疾病筛查与早期诊断、预测、治疗、疗效评估与监测。其主要应用于学术研究和产品开发。

1. 学术研究　现状影像组学、深度学习、迁移学习等人工智能算法已经在医学影像数据上进行了开发和测试，形成了病灶检出、病灶分割、病灶性质判断、治疗规划、预后预测等多种应用模式。2017 年北美放射学会（RSNA）年会学术交流中使用机器学习进行影像诊断的研究几乎涵盖所有影像诊断亚专业，近年来已有不少类似的文献报道，如乳腺疾病、肺部疾病、神经系统疾病、骨关节系统疾病、心血管系统疾病、消化道病变和体部疾病等。

2. 产品开发　国内外已有许多大型企业及初创公司投入 AI 医学影像产品开发。国内，腾讯觅影利用腾讯优图在大数据运算、图像识别与深度学习方面的先进技术，提高对于肺结节的检测敏感性与准确度：根据测算，该技术对早期肺癌的敏感度（识别正确率）达到 85% 以上，对良性肺结节的特异性（识别正确率）超过 84%，对于直径大于 3mm 小于 10mm 的微小结节检出率超过 95%，可帮助放射科医生大幅提升肺部 CT 的早期癌症筛查能力。

（三）医学智能化影像技术所面临的问题分析

中国医学智能化影像技术是一个发展迅速的领域，它将人工智能技术应用到医学影像分析和诊断中，为医生提供更加准确和快速的诊断工具。然而，在医学智能化影像技术的应用过程中，也面临着一些问题。

第一，数据质量和隐私保护问题，是医学智能化影像技术面临的重要问题。医学影像数据涉及患者的隐私和保密，如何保护数据的安全和隐私成了一个重要的问题。同时，数据质量也直接影响算法的准确性和可靠性，需要提高数据的质量和可用性。

第二，算法可解释性问题，也是一个关键问题。在某些情况下，深度学习算法的结果可能无法完全解释，这可能会影响医生对算法结果的接受和使用。如何提高算法的可解释性，以便医生理解和信任算法结果，是一个需要解决的问题。

第三，误诊率问题，也是医学智能化影像技术的一个重要问题。误诊可能会导致严重后果，因此需要尽可能地减少误诊率，提高算法的准确性和可靠性。如何提高算法的准确性和可靠性，是一个需要不断改进和优化的问题。

第四，临床应用问题，是一个需要解决的问题。医学智能化影像技术需要与临床实践相结合，但是在某些情况下，算法的应用可能会受到医生的限制。因此，需要不断地改进算法，提高算法的实用性和可用性，以便更好地应用到临床实践中。

第五，技术进步和创新问题，也是医学智能化影像技术面临的一个重要问题。如何不断地投入研发和技术创新，提高算法的性能和可靠性，同时也需要与实际应用相结合，推动医学智能化影像技术的实际应用。

（四）医学智能化影像技术的发展趋势

在机构端，我们将持续推进区域统筹建设，以促进医疗资源的更合理分配，同时也将促进社区卫生服务中心的资源配置和诊疗能力的进一步提升。随着信息化建设的逐步加快，将更有利于人工智能医学影像产品的落地和应用。我们期望，通过人工智能技术的辅助，医学影像检查将变得更加高效，诊断将更加准确，从而为医疗行业的发展带来更大的价值。

针对企业端而言，随着商业化进程的逐步推进，对人才素养、数据开放、产品研发、商业模式创新和市场教育提出了更高的要求。在此过程中，基层医疗机构将成为医学影像落地的关键环节。因此，企业需要开发出更全面、更实用且性价比更高的医学影像设备，以促进技术应用和资源整合能力的发展，从而更好地服务于基层医疗机构和广大患者。

在居民端方面，AI 医学影像企业将通过布局数字健康、数字医疗等业务，快速打开市场，积极开展科普活动，提升居民的认知程度，形成居民共识。关于影像 AI 的发展趋势，我们期待更多厂商从多场景应用的角度，多模态的数据类型出发，打造更全面且更融合的 AI 产品，覆盖更多医学影像设备和更广泛的应用场景。人工智能正在或即将改变各行各业，尤其在医学影像领域大放异彩，并呈现蓬勃发展的势头。在人工智能的辅助下，医学影像检查更加高效，诊断更加准确。

（五）关于医学智能化影像技术的对策建议

针对中国医学智能化影像技术面临的问题，可以采取以下对策：

第一，建立完善的数据管理和隐私保护机制。建立数据质量标准和数据共享机制，保证数据的质量和可用性，同时制定严格的隐私保护政策和安全管理措施，保护患者的隐私和数据安全。

第二，提高算法可解释性。采用可解释性强的模型和算法，同时加强模型的可视化和解释，提高算法的可解释性和可理解性，以便医生更好地理解和接受算法结果。

第三，加强算法优化和改进，提高算法的准确性和可靠性。针对不同的医学影像任务，采用不同的算法和模型，不断改进和优化算法，减少误诊率，提高算法的可靠性和实用性。

第四,加强与临床实践的结合,推广医学智能化影像技术的应用。在算法开发和优化的同时,积极与临床实践相结合,推广医学智能化影像技术的应用,加强医生对算法的认知和接受度,推动医学智能化影像技术的广泛应用。

第五,加强技术创新和人才培养。加大技术创新和研发投入,不断推动医学智能化影像的技术创新和发展。同时加强人才培养和队伍建设,培养一批医学影像分析和人工智能领域的专业人才,推动医学智能化影像技术的发展和应用。

(六)医学智能化影像技术主要成就

1. 医学智能化影像技术辅助诊疗在肺部疾病领域得到了最为广泛的应用　截至2022年8月31日,国家药品监督管理局已批准上市45个医疗AI辅助诊断软件,覆盖CT、MRI、DR等相关影像设备,可用于心脑血管疾病、胸部疾病、眼底疾病、骨科疾病、肺部疾病及儿童生长发育评估等的AI辅助诊断。值得注意的是,2022年NMPA的批证速度明显加快,截至8月底批证数量已经超过了2021年,肺部疾病识别获批产品超过批证总数的1/3(图4-7、图4-8)。

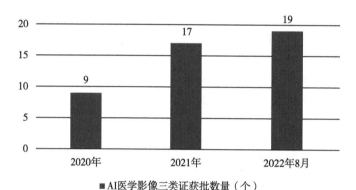

图 4-7　2020—2022 年 NMPA 在人工智能医学影像三类证的批证情况

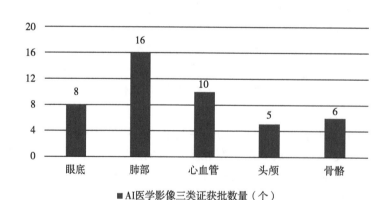

图 4-8　2020—2022 年 AI 医学影像三类证批证情况——分病种

根据国家癌症中心发布的数据,肺癌是全球最常见的恶性肿瘤,也是导致死亡的主要原因之一。近年来,随着人们对肺癌早期筛查、早期诊断、早期治疗意识的提高,对影像诊断的需求不断增加。然而,中国的影像科技术人才资源相对不足,供需矛盾十分突出。因此,在肺结节等肺部疾病诊断领域,对AI医学影像辅助诊断产品的需求非常旺盛。

AI+医师对肺结节的检出准确性可提高20%~30%。在肺部疾病识别方面AI辅助诊断已经非常成熟。多家企业如深睿医疗、推想医疗、数坤科技和医准智能等均提供相关产品(表4-5)。目前市场上的肺结节AI医学影像辅助诊断产品,已经基本实现了肺结节检出功能,并能为临床提供结节鉴别诊断的量化信息(大小、体积、位置),部分产品能精确定位到肺段,少数还具备结节的良恶性提示和图文报告。AI影像辅助诊断产品在肺部疾病的识别和检出方面已经相对成熟,主要解决医疗效率问题,医院是主要的付费方。一些企业已开始与国内部分医院合作,共同参与肺结节的研发,并经过大量的应用研究和临床实践,使产品成熟度不断提高,并开始在一些医院实现落地应用。未来,AI 影像辅助诊断产品在医院的占有率将持续增加,直至饱和。

表 4-5　肺部疾病的 AI 医学影像辅助诊断产品

时间	合作机构	产品名称	型号	厂商品牌
2020 年 12 月	深圳市第二人民医院	肺结节人工智能辅助诊断系统	Yizhun CIPS	医准智能
2019 年 11 月	四川大学华西医院	肺癌科研智能病种软件	—	依图医疗
2019 年 9 月	宁夏回族自治区人民医院	人工智能肺结节辅助诊断系统		推想医疗
2022 年 5 月	江西胸科医院	AI 胸科辅诊系统	—	深睿医疗
2021 年 3 月	德昌县人民医院	人工智能肺结节辅助诊断系统	LungDoc	数坤科技
2021 年 7 月	德昌县人民医院			
2021 年 9 月	南方医科大学顺德医院			
2022 年 6 月	东平县中医院			

2. 医学智能化影像技术用于心脑血管疾病影像诊断　心脑血管疾病是全球范围内高患病率、高死亡率的疾病,每年导致 1 500 万人死亡。对于心血管疾病,前期检查通常需要有创手段,如有创冠状动脉造影手术(ICA-FFR),成本高且风险较大。而 AI 技术的应用可以实现心血管医学影像的自动读片和影像重建功能,提供有效的辅助诊疗信息,提高医护人员工作效率和诊疗水平。在我国,心脑血管疾病患病率高且致残率大,其中脑卒中已成为致死、致残率最高的疾病。数据显示,我国脑卒中年诊断量已达到 538 万,复合增长率为 13.4%。由于心脏和脑部血管结构复杂,精准诊断和治疗决策评估需求巨大。因此,将 AI 技术应用于心脑血管疾病的诊疗中,不仅可以实现自动化的影像读片和重建,还可以第一时间发现病灶和病因,大幅缩短阅片和决策时间,提高诊断效率和准确性。心脑血管疾病影像辅助诊断产品见表 4-6。

表 4-6　心脑血管疾病医学影像辅助诊断产品

时间	合作机构	产品名称	厂商品牌
2021 年 7 月	保定市第七医院	冠脉 CT 造影图像智能辅助诊断软件	数坤科技
2021 年 5 月	上海交通大学医学院附属瑞金医院	冠脉 CT 造影图像智能辅助诊断软件	数坤科技
2022 年 4 月	乐医通	睿心分数(RuiXin—FFR)	睿心医疗
2021 年 8 月	首都医科大学宣武医院	头颈辅助诊断系统(CerebralDoc)	数坤科技
2020 年 10 月	复旦大学附属华山医院	脑肿瘤病理多分类智能辅诊系统	联影智能

在心脑血管疾病领域,从 2020 年开始,数坤科技、睿心医疗、联影智能等公司的 AI 医学影像诊断产品获批,这些产品可以识别心脏结构、执行自动血管分割,并提供图像的 3D 重建,以协助疾病诊断和治疗。同时,国际上越来越多的公司正在使用多中心研究数据进行机器学习,通过在传统的风险分层中添加预后信息来改善心脑血管风险预测。数坤科技和睿心医疗已经开始与医疗机构合作,并将产品部署在不同的医院进行医疗应用和临床研究。在脑部疾病的诊断方面,数坤科技、联影智能等多家中国企业的人工智能产品已获得三类医疗器械认证,并已广泛应用于脑卒中诊断的绿色通道。这些产品通过检测出血或缺血性卒中病变、诊断出血或梗死的原因以及诊断颅内肿瘤等方式,允许更宽的时间窗口,为患者提供更多的

治疗选择。数坤科技正在与多家顶级医院合作,积极推动 AI 产品在脑肿瘤、卒中、出血、脑灌注、动脉瘤等多种心脑血管疾病的商业化和部署。

3. 科亚医疗打造新一代人工智能医疗器械平台　科亚医疗是中国首个获得 AI 医疗器械三类证的企业,也是全球领先的人工智能医疗器械企业之一,同时拥有中国 NMPA、欧盟 CE 和美国 FDA 三重认证产品。他们的自主研发产品深脉分数 DEEPVESSEL FFR 于 2022 年 4 月 1 日获得美国 FDA 的 510(k)认证,正式在美国上市。

深脉分数是一种采用深度学习技术的软件医疗设备,能够进行冠状动脉无创生理功能评估,并根据冠状动脉计算机体层摄影血管造影(CTA)图像计算血流储备分数(FFR)。该产品于 2018 年 8 月获得欧盟 CE 标志,2020 年 1 月获得国家药品监督管理局批准,成为中国首款允许商业化的人工智能三类医疗器械。国家药品监督管理局在批准文件中特别指出该产品具有重大经济效益和社会价值,性能指标处于国际领先水平。深脉分数 DVFFR 获得美国 FDA 批准,不仅意味着其在医疗器械认证上的成功,还打破了国外公司 FFRCT 产品在美市场长达七年的垄断局面,有望在全球范围内重塑 CT-FFR 的定价。作为全球首款采用深度学习技术进行冠状动脉生理功能评估的产品,深脉分数利用冠状动脉计算机体层摄影血管造影(computed tomography angiography,CTA)进行无创 FFR 分析,能够快速评估冠脉狭窄是否会导致心肌缺血。作为首款完成前瞻性、多中心注册临床试验的人工智能医疗产品,深脉分数的准确率高达 92%。HeartFlow 和深脉分数产品可减少的冠脉造影比例对比见图 4-9,深脉分数的临床性能评估见表 4-7。

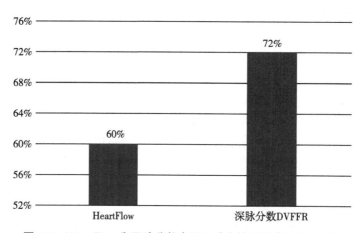

图 4-9　HeartFlow 和深脉分数产品可减少的冠脉造影比例对比

表 4-7　深脉分数的临床性能评估

单位:%

临床试验类型	准确性	敏感性	特异性	阳性预测值	阴性预测值
前瞻性、多中心、自身对照	89.20	94.20	84.30	86.90	92.20
回顾性、多中心、自身对照	90.80	94.70	88.60	83.00	96.70

(中国医学救援协会装备分会　余　明)

(天津工业大学　王慧泉　蒋春亮　苗冯博)

参考文献

[1] 王国彪,彭芳瑜,王树新,等.微创手术机器人研究进展:"微创手术机器人及器械基础理论与关键技术"双清论坛综述[J].中国科学基金,2009(4):209-214.

[2] 乔天富,吉尔.中国机器人施行脑手术[J].科技新时代,2000(7):16-17.

［3］周丹.专栏:微创腹腔外科手术机器人系统研究［J］.中国医疗设备,2014,29(8):5.

［4］孙溥茜.天智航:骨科手术机器人,做时间的朋友［J］.机器人产业,2021(6):54-58.

［5］高英博,梁云雷,刘畅,等.用于腔镜手术机器人的术中远程操作终端交互系统及方法:CN202210025262.8［P］.2022-04-22.

［6］刘晓彤,杜慧江,孙胡蝶,等.经自然腔道内镜手术机器人技术综述［J］.机器人技术与应用,2022(1):16-19.

［7］韩晓光,刘亚军,范明星,等.骨科手术机器人技术发展及临床应用［J］.科技导报,2017,35(10):19-25.

［8］杨丽晓,侯正松,唐伟,等.近年手术机器人的发展［J］.中国医疗器械杂志,2023,47(1):1-12.

［9］倪铭.手术机器人商业化进程加速［N］.中国证券报,2022-09-27(A06).

［10］何炳蔚,张月,邓震,等.医疗机器人与医工融合技术研究进展［J］.福州大学学报(自然科学版),2021,49(5):681-690.

［11］赵琛,曹煜桢,徐凯.手术机器人的前世今生［J］.世界科学,2023(2):35-38.

［12］安芳芳,荆朝侠,彭燕,等.达芬奇机器人的"前世、今生、来世"［J］.中国医疗设备,2020,35(7):148-151.

［13］董静怡."手术机器人的夏天":临床与商业化之惑何解?［N］.21世纪经济报道,2023-04-07(12).

［14］肖艺璇,李新伟,喻洪流.柔性链驱动的手功能康复训练系统研究［J］.生物医学工程学进展,2021,42(1):5-9.

［15］欧阳安,霍文磊.我国手术机器人产业发展现状及对策建议［J］.中国仪器仪表,2021(12):21-25.

［16］曹悦,杨贺迪,缪森,等.医疗手术机器人的现状与未来［J］.中国科技信息,2021(10):123-125.

［17］刘宇.手术机器人革新意义与伦理风险并存［N］.中国医药报,2021-01-14(4).

［18］杜付鑫,张体冲,李倩倩,等.脊柱手术机器人研究进展［J］.山东大学学报(医学版),2023,61(3):46-56.

［19］乔桦,李慧武.膝关节置换手术机器人应用现状与研究进展［J］.山东大学学报(医学版),2023,61(3):29-36.

［20］张帅,孔祥朋,柴伟.2021年度关节外科手术机器人临床应用盘点［J］.骨科,2022,13(6):562-567.

［21］陆波,刘会聪,侯诚,等.手术机器人智能化视触感知与自主化操作技术的发展与应用综述［J］.机械设计与制造工程,2023,52(2):1-8.

［22］田军章,唐浩,张进.基于物联网及远程医疗的新型应急救援系统［J］.中国医疗器械信息,2013,19(6):25-27.

［23］高树田,王兴永,王运斗,等.国内外紧急医学救援保障装备发展综合对比分析［J］.中国急救复苏与灾害医学杂志,2021,16(6):666-669.

［24］每日经济新闻.Canalys:2022年第四季度全球可穿戴腕带设备出货量同比下降18.6%［EB/OL］.(2023-02-27)［2023-07-04］.https://baijiahao.baidu.com/s?id=1758958936980145903&wfr=spider&for=pc.

［25］IDC公布2018年第三季度可穿戴市场研究报告［J］.国际品牌观察:媒介,2020(1):1.

［26］健康界.2022中国AI医学影像行业研究报告［EB/OL］.(2022-09-09)［2023-07-04］.https://www.sgpjbg.com/info/39914.html.

［27］科亚医疗.深脉分数(DVFFR)［EB/OL］.［2023-07-04］.https://www.keyamedical.cn/blog/深脉分数(dvffr)/.

第二节
后疫情时代智能化医学救援装备发展新业态

随着经济的发展,各国合作日益增多,各国之间人员往来越来越频繁,国内人口流动性也在不断增强,随之也带来公共卫生安全风险不断上升。最近二十年,公共卫生安全最大的挑战就是来自传染病防控。各种传染病的暴发,给人民健康带来巨大威胁,也对公共卫生体系、医疗服务体系提出了巨大的挑战。如2003年的SARS、2004年的H5N1禽流感、2009年的H1N1甲型流感等疫情都曾在全球传播,并引起过社会恐慌。2019年年末开始暴发的新冠疫情更是对全球经济和社会运行造成巨大的影响。

COVID-19新型冠状病毒的传播造成了一场"大流行",在不同的国家引发了重大疫情,所有这些都严重影响了全球的卫生系统。

除了死亡率增加外,该病毒的迅速传播还导致迫切需要确定与该病原体传播有关的风险因素、疾病的严重程度以及对患者的适当护理。同样,由于经济和人力资源的限制,卫生系统面临着严峻挑战。因此,有必要对不同治疗和干预的结果进行分类,以挽救生命。

疫情对全球经济和社会生活造成了巨大影响。为了防止病毒传播,各国政府实施了严格的防疫措施,包括封锁城市、关闭学校和企业、限制人员流动等。这些措施在一定程度上成功地控制了病毒的传播,但也导致了经济和社会生活的严重中断。同时疫情也对全球医疗系统造成了巨大冲击。

针对疫情防控,最重要的是要建立快速、准确的疫情监测系统以及智能应急医学救援处置体系。首先要监测采集形成完整及时的疫情相关数据,包括患者健康数据、时空关联数据、关联事件数据等,为疾病预防、早期预警、追踪溯源、路径传播、发展预测、治疗方案研究、资源调配、精准防控、智能决策等提供最根本的数据基础,同时要实现智能应急处置。

智能化医学救援装备可以为应急医疗救援提供更高效、更智能的解决方案。智能化医学救援装备的发展成为应对未来疫情挑战的重要领域。

一、疫情对医疗系统的影响

在面对疫情的最前线,医疗系统承受了疫情带来的第一波压力。

(一) 医护人员压力加大

新冠病毒感染大流行对世界各地的医疗系统构成了挑战。疫情导致医疗系统面临前所未有的人员压力。有限的医务人员不仅要应对大规模集中出现的疫情患者的治疗需求,还要同时继续处理其他疾病和医疗紧急情况。

医务人员,特别是基层医务人员作为一类特殊的服务行业工作人员,从事着高风险、高奉献、高脑力劳动的工作,要面对个体化差异越来越大的患者、复杂程度越来越高的疾病和社会大众越来越高的期望,任务量大、精神压力大,导致心理和身体都可能出现健康问题。尤其是新冠疫情暴发以来,医务人员除肩负常规患者收治任务外,还需承担或参与流调溯源、人员排查、核酸检测、患者救治、疫苗接种、院感防控等疫情防控工作,大多数医务工作者都实行的是"5+2""白+黑"工作模式,压力可谓越来越大。

医务人员接触大量的确诊患者或无症状感染者，面临随时被感染的风险；担心自己工作不到位，如果自己被感染会影响整个团队，产生很大的心理压力；短时间内病例大量增加，需要连续作战，就会持续感受到救治压力，得不到充分的休息和睡眠；长期处于隔离状态，与家人分离，不能照顾家庭，担心家人的生活和健康等，都可能成为医务人员出现心理健康问题的应激因素。

在这些应激因素的影响下，广大医务人员可能因此出现焦虑和恐惧反应，如集中注意困难和决策困难，可能出现情绪不稳定，缺乏耐心，敏感紧张，感到不安全，反复回想。

情绪低落和压抑、情绪愤怒、悲观和绝望也是应激因素刺激下的心理产物。当疫情影响到医务人员的工作、家庭等重要事项时，医务人员可能就会表现出更加沮丧和情绪不振。而面对疫情风险和各种压力，人们普遍会表现得易激惹，对外界感到愤怒、对他人失去信任感、愤世嫉俗等，医务人员也不例外。至于悲观和绝望，则往往令医务人员产生职业耗竭感，对自己的工作产生无价值感，感到麻木与困惑。

长时间、高强度的工作和情感付出，加之时常受到患者或家属的误解，时常出现对医务人员不客观不正确的评价和舆论，医院不应该付出的赔偿，这些使得医务工作者的职业倦怠问题越来越普遍，越来越严重。这种现象不仅会降低工作效率，增加医疗成本，还会进一步加剧医护短缺的矛盾，影响医疗卫生事业的良性发展，同时降低患者的就医满意度。

（二）医疗救治资源匮乏

疫情引发了大规模并发的医疗资源需求，但由于同时感染人数的剧增，且需要满足其他病患的治疗需求，资源供应压力巨大。

在疫情防控期间，我国各地医疗应急战略储备普遍短缺，主要表现为应急医疗救治机构不足和应急医疗物资储备不足。目前，多地并无专设传染病医院或公共临床卫生中心，定点机构只能选择放在感染科体量非常有限的综合性医院。现有综合性医院感染病区专业设施与能力建设方面储备不足，更缺少在突发情况下可快速改变用途的"平战结合"的感染病房。在突发大规模传染病疫情时，难以在第一时间组建有效的防控"预备队"，难以在疫情发生第一时间提供充足的医疗救治资源。其次是物资储备的不足。面临重大疫情的时候，应急相关医疗物资在既有储备、产能储备等方面均存在短板。在本次疫情防控期间，多地也出现过口罩、护目镜、防护服、核酸检测试剂等短缺的现象。

另外就是专业人员的短缺。对于一般综合性医院来说，在急救科、麻醉科、儿科、感染科等紧缺专业方面的人才明显不足。而对于乡镇卫生院、社区卫生服务中心来说，公共卫生人员队伍更是难以满足疫情防控需求。

（三）交叉感染风险增大

新冠疫情刚开始的时候正处于冬春季节，是多种与新型冠状病毒感染症状相似的呼吸道传染病的高发季，从医院接诊的实际情况看，存在大量人群涌入医院排查新型冠状病毒感染的现象，其中包括许多普通感冒，甚至不乏单纯因恐慌而就医的健康人群。这种就医行为极大地增加了非新型冠状病毒感染人群在医院里交叉感染的风险，可能反而加剧疫情蔓延趋势；同时，导致医疗机构超负荷运行、诊疗效率降低、防疫物资严重浪费，给医院和社会造成极大压力。

患者和医务人员之间的近距离接触增加了传播疾病的风险，也加大了医务人员感染的可能性，从而影响医疗队伍的稳定性和能力。

（四）医疗应对能力不足

传统医疗救援方式在面对疫情挑战时暴露出局限性，人力、物力、协同等方面的应对能力亟须提高。

在疫情防控期间，不论医疗救治、各级卡点体温监测、消杀工作、隔离解除、企业复工复产、学校复学都需要基层医务人员指导，基层医务人员严重短缺。另外，基层机构对多人群、多症状、复杂性的疾病临床诊断和综合救治能力较弱，同时基层机构对医务人员的日常培训还不充分，疫情防控期间基层医务人员服务能力明显不强。

还有,一些新冠患者还出现了别的严重并发症,如缺血性心肌梗死,需要紧急手术治疗。这对我们的医疗服务体系提出了很多的能力挑战。

疫情的冲击加速了医疗系统向智能化救援装备的转变,必须充分利用互联网、人工智能等先进技术,以提高救援效率和应对能力,解决资源不足、人员不足、能力不足的问题,充分发挥居民和社区的能力,强化大众对新型冠状病毒感染的科学认识,帮助大家做好就医前的居家分诊,让医疗机构有限的人力、物力资源更加精准地投入确诊/疑似患者,尤其是重症患者身上,避免不必要的交叉感染,有效遏制新冠病毒感染疫情蔓延扩散,同时也能精准地对各种疾病的患者进行救治。

二、智能化医学救援装备的技术发展趋势

智能化医学救援装备是指利用各种先进技术实现医疗救援的智能化、自动化和高效化装备。

在后疫情时代,面对医护人员不足、救治资源匮乏、交叉感染风险增大的情况,智能化医学救援装备必须从标准化、数字化、网络化、智能化、系统化等角度发展,才能适应疫情带来的影响。

以下从技术需求角度对智能化医学救援装备进行分析。

(一)标准化

随着经济社会发展、人口老龄化的加剧、人民健康意识的增强,加之各种突发疾病与意外,急救医疗需求迅猛增长。以心血管病为例,《中国心血管健康与疾病报告 2022》数据表明,中国心血管病患病率处于持续上升阶段。推算现患心血管病的人数 3.30 亿,其中脑卒中 1 300 万,冠心病 1 100 万,肺源性心脏病 500 万,心力衰竭 890 万,风湿性心脏病 250 万,先天性心脏病 200 万,下肢动脉疾病 4 530 万,高血压 2.45 亿。除了死亡危险,心血管病的高发病率和高致残率给社会、家庭和患者个人带来沉重的经济负担和心理负担。

很多疾病的救治都具有极强的时间依赖性,需要在短时间内采取紧急救护措施,涉及现场抢救、运输、通信各方面的协调。时间就是生命,抢救患者就是在与时间赛跑。从发现患者到派遣移动救护车、快速转运、到达医院、收集临床信息、决定治疗、给药/手术,每一个环节都需要争分夺秒,为患者赢得黄金救护时间。而转运及时对于死亡率较高的车祸、心血管疾病、脑血管疾病等更是尤为重要。以卒中患者为例,发病后 2 分钟脑电波活动停止、5 分钟出现不可逆损伤,3 小时内通过药物溶栓或手术方式取栓是生死存亡的关键,因此从发现到就医超过 3 小时则视为延误。鉴于此,如果能早发现问题,尽早进行应急处置,甚至在转运途中,尽早给伤患提供最适当的医疗救治,就可以为伤患争取到更多的救治时间,为其后续治疗和预后提供良好基础。

急救大数据的应用可大大缩短急救的时间,提升急救医疗服务体系从预防、筛查、诊断、应急、治疗到康复等各个环节的能力和效率。但由于应急救治的特殊性,应急救治过程中的大数据技术应用也具有一些与其他领域不同的特点,如数据来源多样化、对多源异构数据快速整合和分析能力的要求高、对数据的传输能力要求高、数据分析贯穿应急救治的各个阶段等。

目前在应急救治领域没有数据标准可依,120 急救中心、医院、企业以及监管部门的信息化建设多是摸着石头过河,各单位的建设风险和企业产品研发出来后的市场化风险极大,而通过标准体系建设,可以更清楚地了解应急急救信息化建设中的需求,更好地进行通信网络建设、大数据平台建设、业务服务系统建设、信息安全系统建设,更准确地定义数据类型和结构,规范信息采集遵循的标准,找到研发及应用产品所在的细分领域,了解产品在信息化建设过程中所处的阶段,做好产品的需求定位和规划设计,开发出市场接受度更高的优质产品。

患者应急救治数据、各类专家诊断数据,包括后续的健康跟踪数据,将汇集形成急救大数据。但目前由于急救大数据标准的缺乏,造成院前急救、院内急诊和院内专科的分级预警体系和救治流程的不统一,且对于急救相关操作的培训及质控体系也没有统一的评价标准。

通过建立急救大数据标准,从数据采集、数据处理、数据传输、数据存储、数据应用等角度形成统一的

应急急救信息化标准体系,能够为不同医院之间,医院与区域平台、云计算中心之间数据的采集、汇聚、共享创造条件,进一步推动健康医疗信息化平台建设,提高互联互通水平和强化大数据和人工智能技术的深度开发和应用,为行业合作搭建便捷的桥梁。应急急救大平台和应急急救大数据库的建设是为了应用,而大数据和小数据的应用方式和特点截然不同,尤其是应急急救大数据的特点是海量的非关系型数据,如果采集汇聚不实现标准化、结构化和全息化,后续的应用难度急剧升高,应用价值大幅缩水。所以,大力完善应急急救标准体系是建立健康大数据与人工智能应用生态的重中之重!

急救大数据标准,可从数据库建设、智能应用、物联网、云计算等几个具体应用的角度,提出具体标准体系需求,实现标准化支撑数字化、网络化、可视化、智能化的应急救治创新模式,全面促进中国智能应急救治产业发展。

急救大数据建设系列标准包括:多数据来源的数据融合标准、面向急救大数据的安全存储标准、面向急救大数据的共享接口标准、面向急救大数据的权限管理标准、基于大数据的应急救治患者隐私保护标准。

应急医疗人工智能应用系列标准包括:心脑血管疾病风险评价及预测标准、呼吸系统疾病风险评价及预测标准、创伤风险评估及预测标准、医学影像辅助诊断标准、基于知识图谱的智能辅助诊断和用药推荐标准、医院专病数据库管理标准。

应急医疗物联网应用系列标准包括:应急检诊设备的智能物联网管理标准、应急救护生命支持类设备的智能物联网管理标准、智能应急救护车建设标准。

应急医疗云计算应用系列标准包括:基于分布式数据存储的云计算安全应用框架标准与基于区块链的应急医疗服务能力应用评价标准。

(二) 数字化

智能化医学救援装备首先必须是一个数字化的装备,能够实现数据的采集、传输、存储及应用,另外,也可以通过数字化来对设备进行控制。因此智能环境感知技术、智能运动控制技术及导航技术是智能化医学救援装备的重点应用技术,是形成急救大数据的基础。

智能化医学救援装备在工作过程中需要获取人员信息、环境信息以及物品信息等。但救援现场一般具有极大的复杂性以及不确定性,比如突发心肌梗死患者存在感染问题,如果对患者进行监测、评估并进行后续的应急处置,都对智能化医学救援装备的数据采集形式提出了挑战。

因此,必须研究各种基于传感器的监测识别技术以及多模态的信息融合技术。如在武汉各大医院应用的智能听诊系统,可通过智能听诊器完成患者的心肺音的采集,并智能完成病理性呼吸音的分析,也可通过网络传递给后端的专家,实现多学科会诊,形成基于精准评估的救治方案。

激光雷达、毫米波雷达等多模态感知设备可作为未来数据采集的技术手段,可穿戴设备、无人机、智能机器人可以作为未来数据采集的承载主体。

智能的数据采集分析技术是应急救援装备实现智能化的基础,面向不确定恶劣极端环境下的智能数据采集分析是智能救援装备未来的重要发展方向。

(三) 网络化

智能化医学救援装备应支持远程操控和协同操作。医务人员可以通过远程控制装备,减少直接接触患者的风险。同时,多个装备可以实现协同操作,提供更强大的救援能力和资源利用效率。然而,由于救援装备种类繁多,且救援现场时间紧迫、任务繁重、救援装备智能化程度不高,如何实现不同智能救援装备的网络协同是面临的技术挑战。

基于急救大数据的多方协作,是加强急救医疗服务管理能力的关键。急救需要院内与院外共同协作,需要现场抢救、运输、通信各方面的协调,在院前救治的过程中,院前急救人员与院内急诊科医生及院内专科医生还需要沟通协调,在院中急救的时候,各个专科的医生能够共享患者的数据进行会诊,在院后康复期的患者,其健康档案以及检诊信息需要跟院内的信息系统进行对接。

只有充分利用急救大数据,才能将急救的全业务链条连接起来,实现各个参与机构、参与人员的多方协作。基于急救大数据的多方协作,是打造全流程闭环式分级救治体系以及多向信息沟通体系的关键,是提升急救医疗服务能力以及管理能力的关键。

智能应急救治体系首先通过大数据地图对整个服务区域的应急服务资源以及应急服务对象进行管理,同时通过为应急服务对象提供智能可穿戴健康监测终端,利用高危人群健康大数据对高危人群进行健康智能监测和预警。在应急事件发生时,利用数字身份认证技术实现一线救援人员、急救医生、专家以及患者的可信接入,并智能生成应急预案。通过检诊数据、高清视频的实时多方交流,由专家指导一线救治。需要后送的患者,由指挥调度平台启动后送流程,智能监测系统全程监护其转运,如果出现突发情况能及时救治,并提前做好医院接诊准备。院后康复患者纳入重点监测体系。

基于急救大数据的协同应用的本质是实现了以人为本,以健康为中心。要实现全方位的应急救治,要把应急的关口前移,实现人的全生命周期健康管理。利用急救大数据,提升有限的医疗资源的精准应急救治能力、社区康复服务能力、家庭应急处置能力、个人健康管理能力,把急救中涉及的所有参与者,如医疗服务机构、健康服务机构、政府管理机构、家庭和个人引入急救业务协同中来。

(四) 智能化

智能化医学救援装备将趋向更高度的智能化和自动化。通过人工智能、机器学习和深度学习等技术,装备可以实现自主决策、智能感知和自主操作,提高救援效率和准确性。

目前医生通过远程医疗的方式,可以把服务能力投射到远方,解决地域限制的问题。这在某种层面上可以解决空间的问题。但是医生的诊疗服务能力并没有得到本质的提升,还是解决不了高水平医生数量短缺,服务能力短缺的问题。

不管用远程医疗的形式,还是用实体面对面服务的形式,归根结底,医疗还是要解决人们的健康问题,解决人民的疾病痛苦问题。

基于大数据的人工智能将整体拓展医生能力,面貌一新地颠覆了传统的诊断治疗模式。人工智能通过海量数据、智能交互、深度学习、人机协同,极大地拓展了医生的学习能力、诊断能力、治疗能力和创新能力,使传统诊疗模式发生了颠覆性变革。

传统的医疗机构受到时空的限制,服务范围有限,服务能力也有限。数字化、人工智能以及互联网的引入,通过智能化的诊疗技术以及远程医疗技术,可以突破医生和患者之间的时空限制,提升了医疗服务的可及性以及医疗的高水平同质化服务能力。

另外,医生要成为一名优秀的诊断者和治疗者,必须学习和掌握大量跟疾病相关的知识,比如不同的疾病对应不同的症状、可能的先兆、发病的原因、疾病可能的发展和结果、治愈或减轻疾病症状的各种干预手段。根据症状表现,可以提出假设、推测,并通过实际的观测进行验证,然后得到阶段性的结论。这种分析模式符合贝叶斯定理的逻辑基础,但也依赖于丰富的经验。基于过去的经验,医生可以快速作出相关决策判断。但这也是认知偏差的来源。如果没有足够且合适的知识,这种经验推论则有可能会得到错误的结果。中国医学会数据资料显示,中国临床医疗每年的误诊人数约为5 700万人,总误诊率为27.8%,其中器官异位误诊率为60%。这些误诊可能由多种因素引起,比如,未能做正确的检查,未能正确解决检查结果,未能作出正确的鉴别诊断,还有可能忽略了异常情况。

人类目前有一万多种疾病,医生不可能记住关于这些疾病的所有要点,甚至不一定知道这些疾病之间的关联关系。如果在做诊断治疗的时候,医生只是从自己的专科方向出发,并且只根据自己记忆中最清晰的部分进行诊断,有一定可能性会出现诊断错误。人工智能的应用,可以跨越学科诊疗,使不同专业的知识能够跨越学科局限而综合应用,使每一个患者得到的是多学科汇聚型治疗。

最后,大数据人工智能的引入,可以帮助院内的医疗专家基于他的专业知识形成智能诊疗系统,通过远程医疗的形式为社区居民、基层医生提供无处不在、无时不在的诊疗辅助服务,一方面实现专家的扩能,可以突破高水平医护人员不足的限制,把服务能力和管理能力延伸至院前和院后,真正突破时空限制以及专家服务能力限制。同时也有助于改变"以医疗为中心"为"以健康为中心",通过结合人工智能与远程医疗给社区居民和基层医生赋能,社区居民可以具备主动参与自我健康管理的能力,基层医生在智能系统的辅助下也可以更好地为居民提供服务。这有助于实现分级诊疗,提升入院患者的诊疗质量,为实现医院的高质量发展打下基础。同时也有助于实现"每个人成为自己健康的第一责任人",提升整个社会的健康管理水平以及疾病治理水平,提升医疗救援的准确性和效率。

目前,智能化医学救援装备已经在一些具体应用领域取得了显著进展。例如,机器人在手术辅助、物资运送和环境清洁方面得到广泛应用。远程医疗平台已经成为现实,通过云端技术和高速网络,医生可以远程诊断、远程监护患者,并提供远程手术指导。传感器技术和物联网的发展使得智能化医学救援装备能够获取和传输更多的医疗数据,促进数据驱动的医疗决策和治疗。

(五) 系统化

为了实现医学救援的目标,智能化医学救援装备通常具有多种功能的整合,可以同时满足不同的救援需求。例如,一台装备可以兼具监测、诊断和治疗功能,减少了装备的数量和复杂性,提高了救援效率。另外,也可以利用不同设备的协同工作能力,整合多个设备形成智能医学救援系统,提升医学救援的能力及效率。

无人机和机器人技术将得到进一步发展,扩展其在医疗救援中的应用。例如,无人机可以用于快速运送急救物资和器官移植,机器人可以承担更多的医疗任务和手术辅助工作。

虚拟现实和增强现实技术有望在医学救援中发挥更大作用。通过虚拟现实技术,医生可以进行远程手术操作和培训,增强现实技术可以提供实时的医疗信息和引导。

通过集成网络通信技术以及智能交互技术,还可以提升智能化医学救援装备的人机交互效率。未来的人机交互技术不仅协调人与救援设备之间的关系,还可协调设备与设备之间的交互,消除两个智能系统之间的通信及对话边界,使人与救援设备之间可以更方便、更顺畅地进行协同工作。

例如,在复杂的灾难现场,救援人员可通过有线或无线的方式遥控搜救机器人,用自然语音的方式与智能化医学救援装备进行信息交换。救援指挥人员可根据现场情况,在智能系统辅助下快速制订应急处置方案,并由现场救援人员给智能化医学救援装备下达指令。智能化医学救援装备可在急救大数据系统的支持下,有效地对机器人本身及其所携带的有关装置进行控制,按照应急处置方案完成救援工作。

(六) 安全性

智能化医学救援装备具有安全可靠、高效、快速响应的特点。

首先,由于医学救援中许多信息涉及的是与患者隐私密切相关的内容,许多重要信息存放在系统中,要求系统按照国家网络安全等级保护要求进行设计,实现严密的网络安全管理机制,对各类应用的操作,具有监视和控制功能,以防止发生泄密和破坏活动。

其次,智能化医学救援装备能够快速启动、运作,并在紧急情况下提供及时的救援支持。这种高效性和快速响应能力对于疫情和灾害等紧急情况下的救援至关重要。

三、智能化医学救援装备的创新应用领域

智能化医学救援装备在不同场景下都具有广泛的应用,以下是几个主要的应用领域:城市社区救治;乡村、海岛、海外基地等偏远地区救治;重大活动保障;重大事件现场急救;自然灾害;战场紧急救治。

(一) 疫情防控

智能化医学救援装备在疫情防控中发挥着重要作用。例如,无人机可以用于快速输送医疗物资、监测人群密度和体温等信息,减少人员接触风险。

智能化机器人可以承担清洁消毒任务,减少医务人员接触污染源的风险,并提高消毒效率。

远程医疗平台通过智能化设备和通信技术,实现远程诊断、远程监护和远程咨询,减少医院资源压力,

提供快速的医疗服务。

（二）自然灾害救援

智能化医学救援装备在自然灾害救援中发挥着重要作用。例如,在地震、洪水等灾害发生后,机器人可以用于搜索救援被困人员、提供紧急医疗救援。

无人机可以用于快速侦察灾区,获取灾情信息,为救援决策提供数据支持。

远程医疗平台可以实现远程会诊和远程指导,为灾区医疗救援提供专业支持。

（三）远程医疗

智能化医学救援装备在远程医疗领域具有重要意义。通过远程医疗平台和设备,医生可以远程诊断、远程监护和远程手术。

智能化设备可以收集患者的生理参数、医学影像等数据,通过云端系统进行分析和诊断,实现远程健康管理。

远程医疗可以弥补医疗资源分布不均的问题,提供便捷的医疗服务,特别是在偏远地区和医疗资源匮乏地区。

（四）医疗救援装备的整合与应用

智能化医学救援装备的特点在于多功能整合。通过集成传感器、通信技术、人工智能等先进技术,实现医学救援装备的智能化和自动化,提升救援效率和准确性。

智能化医学救援装备可以在不同应用领域中相互协作,形成一个整体救援系统。例如,机器人在搜索救援中发挥作用,同时通过远程医疗平台与医生进行实时沟通和指导。

综上所述,智能化医学救援装备在疫情防控、自然灾害救援、远程医疗等多个应用领域都具有重要作用。其特点是集成先进技术,实现智能化和自动化,提高救援的效率和准确性。这些装备的应用为医疗救援提供了更高效、更安全和更精准的解决方案,对于应对疫情和灾害等紧急情况具有重要意义。

四、智能化医学救援装备发展新业态

（一）新业态的涌现

随着创新技术的应用,智能化医学救援装备在传统医学救援装备的基础上加入了数字化、网络化、智能化的特点,不仅在伤情检测、评估、医疗应急救治方案制订等方面进行应用,同时还可以与预测预警装备、个体保护装备、通信与信息装备、灭火抢险装备、交通运输装备、工程救援装备、应急技术装备等其他的装备进行融合或协同,形成了新的发展业态,为医疗救援领域带来了新的商机和创新机会。

智能化医学救援装备以其专业的优势,实现平战结合的特点,可通过新技术,新装备,新服务模式,在疫情防控、自然灾害救援、远程医疗等多个应用领域发挥重要作用。

未来智能化医学救援装备的发展新业态主要有三种模式:

一是如何更好地应用智能化医学救援装备,针对特定应用场景的特定应用需求,整合智能化医学救援装备以及其他领域的装备,通过网络支持,实现创新的专业服务模式。

二是如何作出更好的智能化医学救援装备,通过引入人工智能、区块链、大数据等新技术,提升智能化医学救援装备的服务能力和技术水平,不断推出新产品。

三是基于智能化医学救援大数据,可以形成新的智能化医学救援装备产品或产业。

（二）远程应急医疗服务

由于医疗资源的分布不均衡以及物理条件的约束,目前存在很多医疗应急服务盲区,如远洋船舶、

"一带一路"工地、工矿企业、偏远乡村、边防部队、社区急救等。在出现应急情况的时候,现场缺乏专业医疗支持,可能造成生命危险或不必要的资源浪费。例如,每年全球远洋船舶应急后送费用为 18 亿美元,但 80% 的患者上岸后检查却没有发现问题。我国目前心脑血管风险人群超过 3.3 亿。无论是对于偏远地区,还是对于城市社区,远程应急医疗有着巨大的市场需求。

远程应急医疗,需要专家指导进行规范检诊数据采集;数据传输要快速、稳定,而且要保障安全性;专家需要随时随地介入,并且能通过数据标注与各方交互;需要智能系统来辅助救援人员应对专科疾病。我们要解决偏远地区的应急管理,也要解决城市内高风险人群日常健康监测和应急管理。这需要一种创新的应急医疗服务系统。

从市场规模上看,远程医疗市场未来数年内增长迅速。根据 MarketsandMarkets 报告,预计这一市场将从 2022 年估计的 878 亿美元增长达到 2027 年的 2 857 亿美元,复合年增长率为 26.6%。当然,这包括从软件和服务、硬件(如监视器)、药物递送、应用程序(远程放射学、远程卒中治疗、TeleICU)等多个细分市场。

1. 区域应急医疗服务　中国智慧医院联盟联合全国多家医院研发了全场景智能应急救治系统来解决远程应急医疗的问题。全场景智能应急救治系统构建了以患者为中心的分级智能应急救治体系。该系统在前端部署智能终端,对高危人群进行健康智能监测和预警。在应急事件发生时,利用"声纹 +"身份认证技术实现一线救援人员、急救医生、专家以及患者的可信接入,并智能生成应急预案。通过检诊数据,高清视频的实时多方交流,由专家指导一线救治。需要后送的患者,由指挥调度平台启动后送流程,智能监测系统全程监护其转运,如果出现突发情况能及时救治,并提前做好医院接诊准备。院后康复患者纳入重点监测体系。这个系统可以部署在汽车上、飞机上或轮船上,实现无处不在的远程应急医疗服务,实现了日常筛查,提前预防,现场救治,全科救治,专科救治以及院后健康管理的闭环。

该系统整合智能医疗检测系统、远程医疗系统、应急救治设备、应急监护系统、智能通信设备,可根据应用需求灵活配置,可部署在车上、船上,甚至飞机上,形成智能移动医院,可以实现各种智能健康检查、防疫筛查、高危人群日常巡查、远程门诊、应急急救以及应急转运服务。同时通过配备各种便携的康复装备,如变频智能康复数字装备,产后智能盆底修复装备,智能助眠装备等,可以在第一时间给予患者精准的治疗。

医疗机构可应用智能移动医院为周边社区提供服务,构建区域应急服务体系,在车上可以实现日常巡查、健康管理及干预、远程医疗、应急急救以及应急转运服务,实现"上车即入院",同时对接医药购置等各种社区健康医疗服务。

智能移动医院作为社区健康服务的展示点和签约点,互联网医院的前端服务站点,可将居民需求对接到相应的服务商,如居民社区服务卡的办理,互联网门诊,药品、保健品购买及配送,院后康复服务,健康照护师上门派遣服务等。

社区居民用"声纹 +"身份认证技术进行数字身份认证,其健康消费行为以及企业服务行为将用区块链记录,并用智能算法评估形成数字信用,为区域健康医疗资源评估、政府监管、创新金融服务、数字人民币应用、新型医药器械研发、新型健康服务模式研发等提供可信的数据基础。

社区服务这个模式可以应用于各个社区(含养老地产、养老院等),高校,机关大院,大型企事业单位,大型建筑工地,工矿企业等人口密集区域。

中国智慧医院联合各个医院单位拟在各地以医院为中心,构建区域健康医疗服务体系向周边居民提供服务。例如,清华长庚医院在天通苑地区进行试点,为 100 万居民提供全生命周期的健康服务。珠海市人民医院利用此系统,构建了覆盖全珠海,包括岛屿的应急救治体系。

2. 重大活动保障服务平台　北京 2022 年冬奥会和冬残奥会应急医学救援保障平台为冬奥会和冬残奥会的顺利举办提供了应急医学保障。该平台针对场馆坍塌、踩踏、火灾等 18 种冬奥赛事中主要应急医学保障场景,通过计算建模,科学确定关键伤情,完成智能诊疗体系构建。同时,基于 5G 与北斗、云计算与物联网技术,建立了指挥调度优化方案的数学模型,完成了突发事件医疗救援指挥调度系统的建设并应用示范。

3. 院前急救服务平台　"紧急医疗救援5G急救系统"针对传统急救模式中的问题,诸如公众不会救、国内缺乏具有自主知识产权的在线急救指导工具、急救各方信息无法实时共享、车载设备数据无法集成等问题,基于5G网络和技术对院前急救全流程进行了全面升级改造。从急救报警、调度受理到现场处置和转运护送,5G智慧化管理覆盖全程,实现了"报警即急救"和"急救零等待",整体提高救治成功率。

在"紧急医疗救援5G急救系统"的工作场景中,院前急救提前到从接到120急救电话就已开始。北京急救中心自主研发了一套全球首创的5G急救在线指导产品,即高级急救调度在线生命支持系统(ADLS),接到急救电话后,急救调度员先初步判断病情轻重和分级,通过"5G消息"向来电手机推送急救车派车情况和预计到达时间;随即启动ADLS,以音视频形式在线一步步指导急救报警人采取措施进行急救或自救,直至救护车赶到现场。据北京急救中心研究数据统计分析,以心搏骤停为例,通过ADLS指导,心肺复苏的成功率由过去不足1%提升至2.2%。

(三)智能化医疗救援设备研发与制造

智能化医学救援装备的发展催生了智能化医疗设备的研发与制造新业态。随着技术的进步,智能化医疗设备的需求不断增加,包括医疗救援机器人、医疗救援无人机、智能决策软硬件设备等等。下面对部分典型设备的研发进行分析。

1. 医疗救援机器人　医疗救援机器人作为机器人研究领域的新兴分支之一,目前国际上并没有严格意义上的命名标准,按其执行救援任务的性质,将其分为搜寻与后送两个阶段:搜寻阶段主要任务是生命体征探测与定位、情况勘查等,执行此阶段任务的机器称为"搜救机器人";后送阶段主要任务是将受援对象送离危险区域,执行此阶段任务的救援机器人称为"救援后送机器人"。根据事故类型的不同,救援机器人可以分为消防救援机器人、地震救援机器人、矿山救援机器人、核事故救援机器人和水下救援机器人。以牵引和运动方式的不同救援机器人主要可分为履带式救援机器人、可变形(多态)救援机器人、仿生救援机器人。

救援机器人代替救援人员进入灾难现场进行救援,对于避免或减少救援人员伤亡,提高救援效率具有十分重要的意义。

2022年救援机器人市场规模达到2.2亿元,未来还将有一个大的发展。

救援行为智能化、救援设备轻量化、救援装备协同化是医疗救援机器人未来发展趋势。智能化将会使机器人具备自我判断能力,如何评估被救援人员的情况,如何优化医疗救援手段以及路径,选择最适宜的救援手段以及救援路线将会从本质上提高机器人的救援能力,轻量化将提高机器人的活动能力,协同化使得机器人可以组团实现复杂任务。

2. 医疗救援无人机　在特殊情况下,比如山区、海岛或者灾难区等地,直升机或者担架运输等手段需要耗费大量资源和人力,时间成本也相对较高,这大大降低了患者的救治效率,同时很容易造成致命结果。

但无人机和AI技术的发展,给传统救援方式带来了一系列前所未有的变革机会。无人机具有灵活、快速、远程、准确等特点,AI技术可以通过视觉识别、数据分析等手段帮助医务人员全面、快速地掌握救援现场的情况,并能提供最符合实际的救援方案,大大提高了医疗救援的效率和准确度。

目前,各个单位利用无人机在医学救援方面进行了很多创新应用。基于无人机覆盖范围广,调度灵活的优势,我们可设计各种应用创新模式,如在疫区或者重点地区监控及定时巡查、应急通信链路建立、抗疫宣传、运输应急药物等。这使得政府主管部门、医院、厂商等在抗击疫情的真实市场需求引导下丰富了应用解决方案,同时也为无人机智能音视频监测、控制技术、通信技术、载荷技术、集成产品等研发指明了发展方向。

2022年我国应急救援无人机市场规模约为4 810.8万元。未来融入大数据和人工智能的智能医学救援无人机,不光可应用于医学救援领域,而且将在公共安全、应急救援、测绘、气象、环保、巡检等领域发挥更加积极的作用。未来的市场规模将有大幅度提升。

3. 智能决策软硬件设备　在以往的医疗救援行动中,由于场面混乱,救援人员往往难以对病情进行准确分析,依靠经验判断,而这种情况对于严重患者的救援尤为危险。

但是,AI技术可以通过智能算法和学习模型,更准确地分析病情,并及时制订救援方案。在这个过程中,救援人员可以更加专注于紧急医疗操作,极大地提高了生命抢救的成功率。

从供给端来看,我国优质医生及医疗资源不足,且资源分布不均,难以承受快速增长的医疗需求。2022年我国智慧医疗应用市场规模约为780.5亿元。智能化医疗设备的研发与制造涉及多个领域的合作,包括医疗科技公司、工程制造商、软件开发商等,为相关产业链带来了新的发展机遇。

(四)数据分析与人工智能应用

随着智能化医学救援装备的普及,大量的医疗数据被采集和生成。数据分析和人工智能的应用成为新兴的业态。

数据分析与人工智能可以挖掘医疗数据中的模式和规律,为医疗救援决策和治疗提供支持。例如,机器学习算法可以提供个性化的诊断和治疗方案,提高治疗效果和患者体验。

未来,基于急救大数据可利用各种人工智能方法形成相应的人工智能应用服务,如辅助急救人员,提升急救人员应急救治能力的智能辅助应急系统、智能监测预判系统,辅助医疗机构进行精准救治的智能专病知识图谱,辅助监管机构提升监管能力的智能监管系统等,辅助应急急救行业企业提升精准服务能力以及产品研发能力的客户需求及偏好分析辅助系统等。这些大数据以及人工智能应用系统将对增强应急救治能力有着非常重要的作用,而且新系统的应用,会带来新的产业创新发展的机会。

(五)救援服务平台和运营管理

随着智能化医学救援装备的广泛应用,救援服务平台和运营管理成为一个重要的新业态。救援服务平台可以整合各类智能化医学救援装备和医疗资源,提供统一的调度和管理,提高救援效率和协同作战能力。

运营管理方面,智能化医学救援装备的运维、维修、培训等都需要专业的管理团队和服务提供商,为装备的可持续运营提供支持。

新业态的涌现为医疗救援领域带来了创新和机遇。不仅促进了技术的进步和装备的智能化发展,还为企业和创业者提供了广阔的市场空间和商机。随着智能化医学救援装备的不断推广和应用,新业态的涌现将继续推动医疗救援领域的发展,为人类的健康与安全作出更大的贡献。

五、创新机遇与挑战

智能化医学救援装备的发展为创新和创业带来了机遇,但同时也面临着一些挑战。

(一)创新机遇

1. 技术驱动的需求　智能化医学救援装备的发展需要依靠先进的技术,如人工智能、机器学习、传感器技术等。创新企业可以基于这些技术,开发出创新的救援装备和解决方案,满足市场的需求。

2. 市场空白与需求增长　智能化医学救援装备市场还处于相对初级的阶段,存在着市场空白和巨大的发展潜力。创新企业可以填补市场空白,满足不断增长的医疗救援需求。

3. 跨界合作与合作创新　智能化医学救援装备的发展涉及多个领域的交叉,包括医疗、机器人、人工智能等。创新企业可以通过跨界合作,实现技术、资源和经验的共享,推动创新和创业。

(二)挑战与考验

1. 技术复杂性与高成本　智能化医学救援装备的开发和制造涉及复杂的技术和高投入成本,创新企业需要具备技术研发能力和资金实力,克服技术挑战和资金压力。

2. 法律法规与监管　医疗救援领域涉及严格的法律法规和监管要求,包括医疗器械的注册与认证、数据隐私与安全等方面。创新企业需要了解并遵守相关法规,确保产品的合规性。

3. 市场竞争与商业模式　随着智能化医学救援装备市场的逐渐成熟,竞争也日益激烈。创新企业需要有独特的商业模式和市场定位,与竞争对手区分开来,建立自己的核心竞争力。

创新创业在智能化医学救援装备发展新业态中面临着机遇和挑战。充分把握创新机遇,创业者可以通过以下策略应对挑战。

4. 建立技术优势　加强技术研发,提升自身在智能化医学救援装备领域的技术实力,以创造具有竞争优势的产品和解决方案。

5. 寻找合作伙伴　与医疗机构、科研机构和技术公司等建立合作伙伴关系,共同推动技术创新和产品开发,分享资源和经验,降低创新成本。

6. 关注市场需求　深入了解医疗救援市场的需求和趋势,针对市场空白和痛点开展创新,开发出符合市场需求的产品和服务。

7. 寻求资金支持　积极寻找投资机会,与投资者和风险投资基金合作,获取资金支持和战略资源,实现创新创业的可持续发展。

8. 重视法律合规　在产品设计和开发过程中,遵守相关法律法规和监管要求,确保产品的合规性和安全性。

创新创业机遇与挑战并存,创业者需要有坚定的决心、持续的创新精神和灵活的应对策略。通过创新和合作,智能化医学救援装备的新业态将不断涌现,为行业发展和社会进步带来新的动力和机遇。

(三) 成功实践与案例分享

智能化医学救援装备的发展已经在实践中取得了一些成功的案例,以下是一些值得分享的成功实践和案例。

1. 远程应急救援医疗平台的成功案例:国家远程医疗队　2020年初,受国务院应对新型冠状病毒肺炎疫情联防联控机制医疗救治组的派遣,清华大学和中国医师协会组建国家远程医疗队赴鄂工作组驰援武汉。这个远程医疗队主要是通过互联网技术,组织全国多学科专家,给武汉及湖北的一线医护人员提供决策支持、协同诊疗,实现"前方救治,后方支持"的救治模式。

当时国家虽然派遣了4.2万人驰援武汉,但面对患者数量多,疾病救治难度大的紧急情况,仅仅依靠前线的呼吸科、感染科和重症医生仍然不足以解决问题。新型冠状病毒感染比较复杂,患者感染发病后会造成多器官的损伤,所以需要有神经、肾脏、心脏等学科的专家协助,而在前线比较缺乏这些学科专家资源,需要调动全国的专家资源来支持。于是联防联控机制医疗救治组调整了援鄂策略,从派遣医疗队转变为调动线上的多学科专家资源提供支持。这也是中国第一次组建远程医疗"国家队"。

国家远程医疗队由中国医师协会领导,因为中国医师协会下面有多个专业分会,包括心脏、急重症、呼吸、肾脏、肝脏、心理支持等多个学科,涵盖全国的专家资源。

【创新应用】

远程医疗除了有专家在知识层面上的指导,还运用多种先进技术为会诊提供支持。由清华大学自主研发的"新冠感染远程集成协同诊疗平台"有三个特点:一是高效率,能把海量的病例数据从一线传到远程。二是远程端的多点共享,可以在任何一个有网络的地方,共享影像、症状体征等临床病例的全部信息。三是整合数据压缩、图像增强、视频图像冻结技术,加上信息通信公司提供5G传输服务,将海量影像和音视频数据高保真、低延时传输。

为了能够随时响应前方一线的需求,医疗队设置了系统化的响应机制。国家远程医疗队会诊中心就设在清华长庚医院。这个中心是24小时值守的,前方任何一家医疗机构有需求的时候,都会呼叫到会诊中心。会诊中心接到会诊请求后,医生就会来判断这个情况需不需要进行多学科的专家会诊,明确会诊的目的,这个患者大概主要是什么问题,然后把问题提交给中国医师协会的远程医疗队总部,远程医疗队根据会诊中心的诉求和专家的排班,迅速地组织一个会诊的专家团队,来响应前方的诉求。

2020年2月26日在雷神山医院举行了国家远程医疗队启动仪式,同时进行了第一次远程多学科会诊。当天会诊了雷神山医院重症监护室(ICU)里的两个危重症病例。一个患者出现了严重的心脏损害,上了体外膜氧合器(ECMO)。另外一个除了肺部严重损伤外,肾和肝受到不同程度的器官损害。两人病情都非常严重。参加会诊的专家包括复旦大学附属中山医院的心血管专家、上海交通大学医学院附属瑞金医院放射科的主任、广州的中山大学第一附属医院的呼吸科专家,以及清华大学附属北京清华长庚医院的急重症感染急诊和心血管的专家,为两个患者提供了优化的诊疗意见。与以往的"一对一"会诊模式不同,此次会诊打破技术瓶颈,顺利实现零延时、"多对多"。屏幕内外的交流基本实现了"零延迟",胸部CT、病理报告也可以单独在一个窗口上呈现,并可进行局部放大、高亮标注等操作,大大提升了会诊的效率。最后两人都得到了比较好的治疗效果。除服务雷神山医院外,医疗队还根据当地医院的不同需求,多次组织了国内外专家的多学科会诊,为一线医护人员提供了强有力的支持。

2. 智能应急救护车的成功实践　城市社区内一名36周孕产妇突发意识丧失、抽搐,倒地。

通过随身携带的智能监控设备,5G传输信息给云端数据分析系统,分析系统经过智能分析判断为子痫发生,立刻启动5G智能救护车奔向孕产妇所在位置,并通过智能终端告知孕产妇身边的人立即将孕产妇侧卧,防止坠床,防止唇舌咬伤,口内垫入毛巾或软物,防止声光刺激,保持呼吸道通畅。

云端数据分析系统同时向当地卫生健康委员会高危孕产妇办公室汇报有危重孕产妇在抢救。

云端数据分析系统立即联系可以接收救治子痫孕产妇的医院,开启绿色通道,启动高危孕产妇救治小组。同时手术室和新生儿ICU准备接收入院急重症患者。

云端数据分析系统向救护车内的工作人员发出准备抢救的工作指令。包括准备25%硫酸镁20mL,准备吸氧装置、开口器、心电图机、胎心监护设备、超声和胎儿心电监测设备。

救护车到场,立即判断孕妇的瞳孔、意识、心肺、血压、精神、抽搐。同时判断胎儿情况:胎心、胎心无应激试验(NST)、生物物理评分(BPS),给予持续高流量吸氧,开放静脉通道、留置针。将孕产妇转运至救护车内。

在救护车去医院的路上,保持与云端数据中心和抢救专家组联系。如持续抽搐需要给予地西泮片,同时给予冬眠合剂。有心力衰竭肺水肿者给予甘露醇250mL、呋塞米20mg、去乙酰毛花苷0.2mg,静脉推注。血压高者给予降压药物:尼卡地平10mg。如果胎儿宫内缺氧明显,有胎盘早剥迹象,应考虑即刻剖宫产手术。

患者到达医院急诊室,立即转入手术室,多学科专家抢救,剖宫产顺利分娩健康婴儿。母子平安。

3. 数据分析与人工智能应用的成功案例——医疗影像诊断辅助系统　颈动脉斑块是反映动脉粥样硬化的早期指标之一。超声检测颅外段颈动脉斑块是目前公认并已广泛应用的颈动脉粥样硬化重要影像学评估手段之一。颈动脉斑块的超声定位及定性诊断受到不同医生超声扫查方式、测量切面、判断标准、诊断经验和仪器成像条件选择等差异的影响而同质性较差,主观依赖性较强,导致斑块诊断准确性受到医生医疗水平的显著影响,无法避免误诊、漏诊等问题。

在计算机辅助诊断的帮助下,医生在诊断过程中可以通过一些参考数据更直接、清晰地观察病变区域。现有智能筛查方法,依靠人工智能技术,可以较清晰地辅助医生筛查判别斑块,但识别率参差不齐,更受到"非实时"识别方法的影响,极大地削弱了真实使用环境下的辅助筛查效果。新的技术方法不但可以通过先进的人工智能技术提高诊断的准确性,更能基于5G技术实时反馈医生,充分体现超声影像的实时性,达到更佳的辅助效果。

【创新应用】

颈动脉斑块智能筛查系统通过开发人工智能程序系统,提高筛查的识别率;超声影像可通过HDMI(high definition multimedia interface)高清多媒体接口从超声设备传输至人工智能服务器,在低延迟下经过人工智能识别、返回显示,实现对操作者的实时反馈;支持对多种超声设备的兼容,能够通过硬件设备接入大部分主流超声设备；硬件设备支持 4G/5G/WiFi 等多种网络信号，5G CPE（customer premise equipment）客户前置设备可接收 5G 信号并将其转换为 WiFi 信号，使得 5G 网络条件下能够满足实时要求，如图 4-10 所示。

其中人工智能（AI）服务器部署人工智能程序，实现对影像关键帧图像数据的数据增强、预处理，达到对不同硬件设备图像的标准化处理和关键特征值的提取与增强；人工智能程序基于前期训练获得的高执行度深度学习算法，在短时间内完成对血管的阳性、阴性判断，对疑似颈动脉斑块的识别和筛选，并形成返回终端实时显示的结果图像；终端设备获得反馈显示图像数据，在显示界面上同时显示原始动态影像与识别结果图像，通过极低延迟最终实现传输、分析、显示的实时效果（图 4-11）。

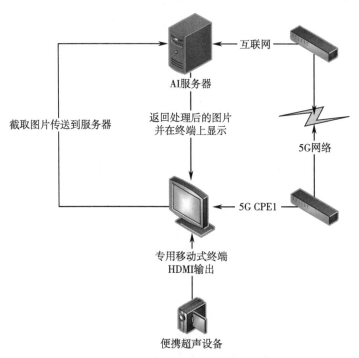

图 4-10　颈动脉斑块智能筛查系统整体架构图

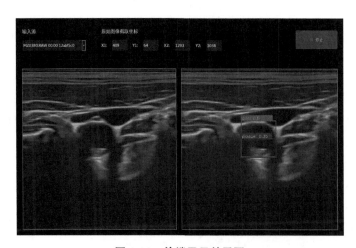

图 4-11　终端显示效果图

通过上述软硬件架构及方法，最终可实现 98% 及以上的颈动脉斑块识别率；实现 150ms 及以内的完整动态影像实时截取、传输、分析、显示全流程；实现对大部分超声设备的兼容。

六、结论

智能化医学救援装备的发展新业态具有重要性和广阔的前景。

1. 智能化医学救援装备发展新业态的重要性

（1）提升救援效率与质量：智能化医学救援装备的应用能够大大提升医疗救援的效率和质量。通过技术创新和智能化设备的运用，可以实现快速响应、精准诊断和高效治疗，为患者提供更及时和有效的救援服务。

（2）缓解人力资源压力：面对突发疫情和灾害事故等大规模救援需求，医疗人力资源常常面临巨大压力。智能化医学救援装备的发展能够部分替代人力工作，减轻医护人员的负担，提高救援效率，确保资源的最佳利用。

（3）创新商业模式和市场机会：智能化医学救援装备的发展将催生新的商业模式和市场机会。创新企业可以通过技术创新和商业模式创新，开拓智能化医学救援装备的市场，满足不断增长的医疗救援需求，并获得商业成功和可持续发展。

（4）推动医疗领域的科技发展：智能化医学救援装备的发展促进了医疗领域的科技进步和创新。智能化医学救援装备与人工智能、大数据分析等前沿技术的结合，可以提升医疗救援的精准度、效率和安全性，为医疗行业的发展带来新的突破。

（5）增强社会应急能力：智能化医学救援装备的发展能够增强社会的应急救援能力。在突发疫情、自然灾害和事故等紧急情况下，智能化医学救援装备能够快速响应、迅速部署，提供有效的救援支持，最大程度地减少人员伤亡和社会损失。

综上所述，智能化医学救援装备发展新业态对于提升救援效率、缓解人力资源压力、创新商业模式、推动科技发展和增强社会应急能力具有重要意义。

2. 智能化医学救援装备的广阔前景　随着技术的不断进步和医疗需求的不断增长，智能化医学救援装备的前景十分广阔。

（1）技术创新与应用拓展：随着人工智能、物联网、大数据分析等技术的不断进步，智能化医学救援装备将更加智能化、精准化和个性化。例如，基于智能传感器和数据分析的远程监测设备、机器学习算法驱动的自动化诊断系统等，将成为未来的发展方向。

（2）跨行业合作与整合：智能化医学救援装备的发展需要跨行业的合作与整合。医疗机构、科研机构、技术公司、物流企业等需要共同合作，整合各自的资源和技术优势，共同推动智能化医学救援装备的研发、生产和应用。

（3）个性化定制与服务升级：智能化医学救援装备将越来越注重个性化定制和服务升级。根据不同的救援场景和需求，定制化的装备和解决方案将得到更广泛的应用。同时，通过智能化技术和用户数据的分析，为用户提供更加个性化的救援服务，提高用户体验和满意度。

（4）法律法规与标准体系建设：随着智能化医学救援装备的发展，相关的法律法规和标准体系也需要相应建设。确保智能化医学救援装备的安全性、隐私保护和合规性，促进行业的健康发展。

智能化医学救援装备发展新业态的重要性和前景不仅体现在医疗救援领域的改善，还对社会的整体健康和安全具有深远的影响。通过技术创新、跨行业合作和个性化服务，智能化医学救援装备将为人类的健康和生命安全提供更加全面和可靠的支持。

（清华大学　杨　斌　魏　凌）

参 考 文 献

［1］彭碧波,郑静晨.新冠肺炎疫情防控的应急医疗经验［J］.中国应急管理,2020（2）:32-33.

［2］霍文磊,李春霞,张亚彬,等.新冠肺炎疫情下应急医疗装备短板分析［J］.中国仪器仪表,2020(9):34-37.

［3］高树田,王兴永,张晓峰,等.紧急医学救援装备需求与发展战略研究［J］.中国急救复苏与灾害医学杂志,2018,13 (12):1219-1222.

［4］金哲,陈律,方进.后疫情时代医学影像学线上线下混合教学新模式的建设及思考［J］.医学教育管理,2021,7(6):636- 640.

［5］勾燚,王燕,李小龙,等.新冠肺炎疫情下国家紧急医学救援队建设探讨与思考［J］.中国急救复苏与灾害医学杂志, 2023,18(2):157-161.

［6］范斌,樊毫军,侯世科.我国应急救援机动医疗装备发展现状［J］.中华医院管理杂志,2016,32(11):803-805.

［7］张天毅,宋伟.智能应急救援装备研究现状与发展趋势［J］.中文科技期刊数据库(全文版)工程技术,2023(3):58-61.

［8］杨宏杰,孙颖颖,吴迪.新时代灾害医学救援与院前医疗急救融合发展研究［J］.中华灾害救援医学,2022,10(1): 35-38.

第三节
中国救护车发展概况及趋势展望

一、国内外救护车发展概况

（一）国外救护车发展概况

1. 早期救护车的发展　救护车作为紧急医疗服务及突发公共卫生事件的医疗救援专用车辆,其发展最早可追溯到发明车轮的时期。在冷兵器时代,无论是医护意识还是医疗条件都十分有限,对伤员的转运救治并不十分重视。直到 1487 年格拉纳达战役时才出现了救护车的雏形,西班牙军队两轮手推车改装用作运送伤者的专用车辆。

到了 18 世纪末的欧洲战场,由于燧发枪和野战火炮的应用,军医队伍通常驻扎于距离战场两英里半(1 英里≈1.6 千米)外的地方。手推式车辆无法满足战争的需要,人们开始把目光转向速度更快的畜力,于是马车救护车出现了。为了更好地转运伤员,拿破仑命令他的主任医师多明尼克·桑·拉利以四轮马车为基础设计专用救护车,以便转运伤兵。并且救护车(Ambulance 法语:救护车、移动医院)一词也在此时产生。但由于医疗意识及医疗条件的限制,马车救护车直到 19 世纪 30 年代才被大范围推广。

2. 现代意义的救护车　1886 年德国人卡尔·本茨发明汽车后,法国人率先改装出世界第一辆以汽车为载体的救护车,从而大大提高了救护车的机动性和便捷性,同时医疗技术的不断进步也使汽车救护车在运输途中救治患者成为可能。但直到 20 世纪之前,大多数的救护车仍然是设备简单的马车。

到 1970 年左右,现代意义的救护车逐渐发展了起来,从一个单纯的运输工具变成一辆可以移动的高科技医疗单位。车上搭载了通信设备、供氧系统、心电图机、除颤仪、呼吸机、换气杀菌系统等医疗设备,车上还配有专业医护人员,且车内空间比较宽敞,使救护人员能够在去往医院的途中及时对患者进行救护处理。可以说,随着车载医疗功能的完善,现代救护车真正开辟了一条生命救护通道。

随着科学技术的发展,救护车的发展逐步进入正轨,现在的救护车不单单是一个运输单位,而是一个高科技的移动医疗单位,可以为大多数患者提供紧急移动医疗服务,是保障生命安全的紧急医疗装备。

（二）我国救护车发展概况

我国自晚清开始,一些外国教会医院就开始使用马车作为救护车使用。有明确记载的第一辆救护车的使用,是 1866 年在上海虹口公共租界由美国传教士汤蔼礼牧师与华人牧师吴虹玉共同创建"同仁医局",英文名 "St.Luke's Hospital"(圣约翰医院)。民国时期,我国的救护车还是以畜力为主,抗日战争爆发后国际社会及海外华侨向中国提供了一批以美国及苏联的卡车为底盘的救护车。

中华人民共和国成立初期,由于汽车工业刚刚起步,各地的急救站因陋就简,有什么就用什么。例如北京急救站就使用缴获的卡车,刷上红十字标志就成为北京市的第一辆救护车。到了 20 世纪 60 年代,我国从苏联及其经济互助委员会下属的国家,例如波兰及拉脱维亚等,进口了一批轻型客车作为救护车使用。

同一时期国内医用救护车行业开始受到关注,我国救护车改装企业开始陆续成立。但无奈当时的中国国力匮乏,能够生产此类车型的只有山东新华医疗器械厂、上海救护车厂等少数几家企业。当时主要采用南汽生产的轻型客车底盘改装,加起来全年的产量也不过只有二三百辆而已。

20世纪60年代末至70年代初,为了满足不断增长的需求,国家开始采用计划归口和行业归口两类定点生产制企业,在国内建立了一批专业的医疗汽车改装厂。之后的一段时间里,计划归口的企业由于丧失了同级竞争的压力,大多数最终走向衰落,而行业归口同行之间的竞争成为驱动它们发展的最大动力,不但开发救护车,还推出许多周边及衍生产品,还有很多企业存活至今。

当时的救护车上还没有警灯警报,就在副驾驶的车窗外挂一个铜铃,出车的时候要不停地用手摇铃,让路上的车辆和行人让一下。救护车上的急救设备很简陋,一副担架,几个氧气包,再加上一个出诊箱。出诊箱里也就是血压计,听诊器以及一些简单的药品。

直到20世纪80年代改革开放以后,我国向发达国家学习经验,将监护仪、除颤仪、心电图机等专用设备搬到了救护车上,并安装了警灯警报及专用的通信设备。同时"120"正式确定为我国的急救呼叫专用号码,从此救护车驶入了高速发展的快车道。随着市场经济的发展及改革开放的力度进一步加大,到了20世纪90年代中期,具有救护车改装能力厂家就达到了70余家。这一势头目前依然有增无减。

救护车的发展与国家改革开放及国家政策支持密切相关,1980年,国家卫生部下达《卫生部关于加强城市急救工作的意见》的文件。1981年,卫生部医政司召开"综合性医院成立急诊科的措施和步骤"讨论会。1983年,我国第一个院内独立建制急诊科在北京协和医院建立。1987年,中华医学会急诊医学分会正式成立,中国急诊医学诞生。1992年,国家实行改革开放的政策,对于国内救护车的发展是一个关键的节点,因为在那一年,国家医药管理局提倡成立了全国体用汽车企业联合体,并宣布16家医用汽车定点企业为主体,这一数字随着时间的前进,还在不断增长,自此国内救护车行业走上了正轨。但也存在生产厂家众多,行业垄断、标准不一、车型繁复、竞争力不佳等问题。

2003年严重急性呼吸综合征(SARS)疫情对于中国院前急救的影响巨大,正是这场疫情让中国院前急救事业得到了充分的发展,同时也带动了救护车行业爆发式增长,从每年不到2 000辆增长到了2009年的过万台,并长期稳定在每年8 000台的数量,这一发展具有里程碑式的意义。

2009年,卫生部发布《急诊科建设与管理指南(试行)》,自此,中国急诊医学确立方向,走上了适合中国国情的规范化发展与内涵建设之路。2017年10月国家卫生健康委员会正式发文给中华医学会急诊医学分会,要求全面推进急诊急救大平台的建设。这标志着从国家层面组织体系建设的角度,急诊医学的发展已经进入了一个全新的时代。

国家改革开放40多年,我国的汽车工业通过引进、消化、吸收世界先进汽车制造技术,全面与世界著名汽车集团合作,我国汽车工业得到了全面的提升与发展。主要经历了全面发展阶段和高速增长阶段两个阶段。

全面发展阶段(1981—2003年):在改革开放方针指引下,汽车工业进入全面发展阶段,主要体现为:老产品升级换代,结束30年一贯制的历史;调整商用车产品结构,改变"缺重少轻"的生产格局;建设轿车工业,引进资金和技术,国产轿车形成生产规模;行业管理体制和企业经营机制进行改革,汽车品种、质量和生产能力大幅提高。

高速增长阶段(1999年至今):在此期间,我国的汽车工业尤其是轿车工业技术进步的步伐大大加快,新车型层出不穷;科技创新步伐加快,整车技术特别是环保指标大幅度提高,电动汽车开发初见进展;与国外汽车巨头的生产与营销合作步伐明显加快,引进国外企业的资金,技术和管理的力度不断加大;企业组织结构调整稳步前进。

目前,我国汽车市场已经成为全世界最大的汽车市场。随着我国汽车工业的技术进步,救护车底盘选型多样化、正规化及上装装备改装技术的专业化、功能化得到了全面提升和规范。

尤其2003年SARS以后,到2020—2022年新冠疫情防控期间,2006年6月15日国家出台了《国务院关于全面加强应急管理工作的意见》(国发〔2006〕24号),全面实施了《突发公共卫生事件应急条例》《国家突发公共事件总体应急预案》《国家突发公共卫生事件应急预案》《国家突发公共事件医疗卫生救援应急预案》。从"十一五"到"十三五"国家公共卫生事业规划也投入专项财政资金,加强了院前急救体系及紧急医学救援基地系统性建设。2017 年 12 月 29 日,国家卫生计生委和国家中医药局制定了《进一步改善医疗服务行动计划(2018—2020 年)》(国卫医发〔2017〕73 号),明确要求"以危急重症为重点,创新急诊急救服务。在地级市和县的区域内,符合条件的医疗机构建立胸痛中心、卒中中心、创伤中心、危重孕产妇救治中心、危重儿童和新生儿救治中心。医疗机构内部实现各中心相关专业统筹协调,为患者提供医疗救治绿色通道和一体化综合救治服务,提升重大急性病医疗救治质量和效率。院前医疗急救机构与各中心形成网络,实现患者信息院前院内共享,构建快速、高效、全覆盖的急危重症医疗救治体系。有条件的地方可以探索建立陆地、空中立体救援模式。"推动了我国救护车产业的发展。尤其 2020—2022 年新冠疫情防控期间,国家卫生健康委员会、国家发展和改革委员会、教育部、工业和信息化部、公安部、人力资源和社会保障部、交通运输部、应急管理部和国家医疗保障局于 2020 年 9 月 17 日联合下发了《关于印发进一步完善院前医疗急救服务指导意见的通知》(国卫医发〔2020〕19 号),国家发展和改革委员会、国家卫生健康委员会、工业和信息化部统一部署,根据疫情防控的需要,各地医疗系统对监护型救护车及负压型救护车的需求激增,根据院前医疗急救服务需求合理配置救护车类型。促进了救护车产业的爆发性增长,为人民群众的生命安全保驾护航发挥了重要的作用。

二、我国救护车的标准、定义、分类及功能

由于救护车的生产归属工业和信息化部管理,实际使用单位归属国家卫生健康委员会管理,因此两部委分别出台了相应的救护车标准。

(一)工业和信息化部相关标准

1. GB/T 17350—2009《专用汽车和专用挂车术语、代号和编制方法》的相关定义及分类

(1)定义:救护车(ambulance)是装备有警报装置和救护设备,用于紧急救护和/或运送伤、病员的厢式汽车。

(2)分类:①运送型救护车(transport ambulance)是装备有一般医疗设施,用于运送伤、病员的厢式专用作业汽车。②监护型救护车(ward ambulance)是除了装备有一般医疗设施外,另配备有监护仪器。用于对伤、病员进行紧急救护的厢式专用作业汽车。

2. QC/T 457—2013《救护车》车型分类

(1)运送型救护车(patient transport ambulance):装备有基本医疗救护设施,主要用于运送伤病员的救护车。

(2)监护型救护车(emergency ambulance):除装备有基本医疗救护设施外,还装备有急救、监护等设备设施,可对伤病员进行救治、监护转运的救护车。

(3)智能型救护车(intelligent ambulance):具有接入公共或专用通信网络,实现实时移动交互式通信及对车载医疗仪器、设备进行数据采集、记录、实时转发的功能,并装备急救智能辅助系统和急救调度计算机辅助管理系统的救护车。

(4)特殊型救护车(special ambulance):用于公共卫生、突发灾害事故现场,实施应急医疗救援工作及具有特殊医疗用途的救护车。特殊型救护车按用途可分为传染病防护救护车、救援指挥救护车、救援保障救护车、婴幼儿救护车、诊疗救护车。

(5)传染病防护救护车(infection ambulance):用于救治、监护和转运传染病患者的救护车。

(6)救援指挥救护车(medical command control vehicle):用于公共卫生重大事件、突发灾害事故现场,进行医疗救援通信指挥的救护车。以视频、音频和文字为采集手段,以卫星、微波、超短波通信为传输手段,集话音、图像、数据资料实时传送于一体,为指挥人员在现场研究问题、进行现场指挥提供全天候可移动的指挥中心。

(7)救援保障救护车(medical rescue vehicle):用于突发公共卫生重大事件、突发灾害事故现场医疗救援补给、电能供给、现场照明、应急手术等保障任务的救护车。

（8）婴幼儿救护车（baby-emergency ambulance）：用于救治、监护和转运危重症新生儿的救护车。

（9）诊疗救护车（mobile clinic vehicle）：用于公共卫生、突发灾害事故现场，对多名伤病员实施应急诊断、救治的救护车，平时可在农村、社区、大型企业等基层单位进行巡回医疗，并可对患者进行转运。

（二）国家卫生健康委员会相关标准

依据卫生部（现国家卫生健康委员会）于 2008 年 4 月实施 WS/T 292—2008《救护车》标准，将救护车定义和分类如下。

1. 定义　救护车（ambulance）是用于紧急医疗服务以及突发性公共卫生事件医疗救援的机动车辆。具有驾驶室、医疗舱、双向无线通信装置，以及必要的基本的抢救、抢险、防疫或转运设备。

2. 车辆分类　根据运载患者的不同病症而区分的车辆类型。

A 型：普通型。为基础处理、观察和转运轻症患者而设计和装备的救护车。

B 型：抢救监护型。为救治、监护和转运急危重症患者而设计和装备的救护车。

C 型：防护监护型。为救治、监护和转运传染性患者装备的救护车。

D 型：特殊用途型。为特殊用途设计和装备的救护车。

（三）其他类型救护车

随着医疗技术的发展和实际应用的需求，除了标准中所列的救护车种类，其他越来越多的特种用途救护车也被开发出来，包括但不限于以下类型。

1. 脑卒中监护型救护车　该车是为救治、转运脑卒中危重症患者而设计和装备的救护车，可通过车载 CT 完成头部扫描，从而提供早期脑卒中诊断和治疗。车内主要配置有：车载头部扫描 CT、生化/血气分析仪、除颤监护仪、急救转运呼吸机、输液/注射泵、急救信息化系统及其他相关急救设备。

2. ECMO 监护转运型救护车　该车是为肺部感染、呼吸衰竭及心脏功能衰竭等需要使用体外膜氧合器（extracorporeal membrane oxygenation，ECMO）进行院间转运危重症患者而设计和装备的救护车。车内主要配置体外膜氧合器（ECMO）、生化/血气分析仪、除颤监护仪、急救转运呼吸机、输液/注射泵、急救信息化系统及其他相关急救设备。

3. 新生儿转运监护型救护车　该车主要是为了监护和转运危重新生儿而设计和装备的救护车。车内主要配置有新生儿转运暖箱转运系统，包括一体集成的：新生儿暖箱、新生儿监护仪、新生儿呼吸机、T组合复苏器、输液/注射泵及电动担架等。

4. 全地形越野型救护车　该车是应对灾害事故时为转运患者，需要在泥泞、冰雪、非铺装道路以及涉水等情况下行驶而设计和装备的救护车。该车底盘通常选用 4×4 或 6×6 高机动性越野底盘进行改装，具有优良的通过性能。车内主要配置自动上车担架、供氧/呼吸设备、除颤仪监护仪、心电图机、车载卫星通信设备和急救信息化系统等。

5. 多伤员转运型救护车　该车主要是为应对群体性灾害事故而设计和装备的救护车，通常选用大型客车底盘进行改装，车内具有多副担架及座椅，可同时转运多名轻重伤员。车内主要配置自动上车担架、供氧/呼吸设备、除颤仪监护仪、心电图机、车载卫星通信设备和急救信息化系统等。

6. 血液运输型救护车　该车主要是为血液中心进行急救血液运输而设计的救护车。车内主要配置血液保温转运箱、车载冰箱、血小板恒温振荡培养箱等。

三、救护车车载装备配置

救护车内车载装备配置通常包括以下几类。①移动搬抬类：用于移动患者；②肢体固定类：用于对患者受创部位进行固定；③供氧系统：用于提供氧气并对氧气气流进行调节；④医疗设备：用于监护和救治患者的车载急救医疗器械；⑤通信及信息化系统：用于车组与急救中心间进行联络、沟通和指挥等，可将车内设备监测信息、患者体征、治疗措施等进行远程传输和存储；⑥标志灯具和警报系统：用于提示周围车辆及行人进行避让。

（一）移动搬抬类

1. 上车担架（救护车担架）　上车担架是救护车转运患者的主要设备，通常采用铝合金或高强度钢制造，一般可承重 200~250kg，由担架面、支撑腿、行走脚轮、上车装置、车上固定装置等部分组成。

担架面长度应大于 1 950mm，宽度 550mm，靠背和搁脚部分角度可调，部分型号的担架可通过折叠或变形缩小整体长度，方便进入电梯。担架面所配的床垫一般由聚氯乙烯（PVC）制成，内部填充海绵材料，厚度在 10cm 以上，从而充分支撑患者身体。

支撑腿常用有 H 形直立腿和 X 形交叉腿两种设计方案，两种方式各有优缺点，直立腿结构简单，一个人便可操作上下车。交叉腿四轮分布较远重心稳固，可调节担架高度。

行走脚轮一般采用合成材料发泡轮，带有锁止系统。有固定轮和 360° 万向轮两种安装方式，一般而言相较于固定轮安装，四个轮全部都采用万向轮更有利于推行。

上车装置通常由安装于担架头部两个导轮及相关机构组成，可以引导担架正确地对准车上固定装置并作为折叠结构的保险装置。

2. 铲式担架　铲式担架有别于一般的担架，它由左右两片可拆分的板状结构组成，两端中间装有离合器铰链，担架的长度可以根据患者的身体进行调整。使用时分别将两块板插入到患者身体下面，然后扣合后抬起，从而最大程度地减少在搬运过程中对患者造成的二次伤害。铲式担架主要材质为铝合金、不锈钢及聚乙烯（PE）塑料等。也有采用碳纤维制成的，具有重量轻、可透射 X 线等优点。

3. 楼梯担架　楼梯担架主要用于无电梯的高层建筑搬抬患者或作为临时轮椅使用。楼梯担架一般配有前后搬抬把手，依据型号不同配有 2~4 个脚轮，有些型号后部带有辅助下楼的履带装置。楼梯担架可折叠以便在车内收纳。依据驱动方式可分为三种形式：手动搬抬式、阻尼履带式及电动履带式。

4. 软担架　软担架主要用于无电梯的高层建筑搬抬患者，通常由棉制帆布或尼龙牛津布制成，外周缝制 8~10 个软质把手便于搬抬。软担架不能用于搬抬脊柱损伤的患者。

5. 真空担架　真空担架主要用于野外复杂地形骨折创伤患者的搬抬救治，一般采用热塑性聚氨酯（TPU）材质制作，内部填充可发性聚苯乙烯（EPS）小球，在抽取真空后能根据患者的身体轮廓塑造成型，可对患者进行有效的束缚，避免二次损伤。还可根据患者的伤势使用气筒调节担架的软硬度。由于采用非金属材料制成，适用于放射性 X 线透视。

6. 负压隔离舱　负压隔离舱用于传染性患者的转运，防止病原体进一步扩散，使外界环境免受污染，降低健康人员的感染概率。负压隔离舱使用密闭舱体将患者进行隔离，通过负压过滤系统与外界进行气体交换，对 0.3μm 气溶胶微粒过滤效率大于 99.99%。舱体一般采用高强度透明材料制成，并配有防水密封拉链。负压系统由电池驱动的负压风机及高效过滤器组成。负压隔离舱一般与负压型救护车和上车担架一同使用。

（二）肢体固定类

1. 脊柱板　脊柱板采用高强度工程塑料制成，用于颈椎或脊柱受伤患者的搬抬，一般结合颈部和头部固定装置共同使用。其中空的结构在水中不易下沉，可兼用于水面救援使用。

2. 骨折固定装置　救护车上常用的骨折固定用品为卷式骨折固定夹板。卷式夹板采用金属（铝板）与高分子材料（交联酯包膜）复合加工而成。具有体积小，防水、可透射 X 线、只需用手便可以随意塑形，使用方便等特点。还可按需要将夹板任意裁剪，以达到最佳固定效果。适用于上下肢、额部、手指、肩关节脱臼固定使用。

3. 胸腹急救夹板（KED）　胸腹急救夹板是在发生交通事故时将受创伤的人从车辆中救出的急救固定装置，可避免伤者在从车辆中救出时，对神经系统造成非常严重和不可逆转的损伤。

4. 骨盆固定器　主要用于骨盆骨折和盆骨创伤的患者，可提供骨盆环向加压，以稳定骨盆，从而减少失血和疼痛。通常采用魔术贴或滑轮式张紧结构，由于没有金属部件，可在 MRI、X 线和 CT 扫描期间使用。

（三）供氧系统

1. 车载供氧系统 依据 WS/T 292—2008《救护车》，车内应配备 2 个容量至少 10L 的钢制或铝制氧气瓶作为固定供应氧气设备，充装压力在 12~15MPa。同时应在医疗舱内墙壁上设有至少 2 个快接式氧气终端，以供连接患者吸氧的湿化瓶和急救呼吸机使用。现在部分救护车上安装了电子氧气汇流排，可将氧气使用情况实时发送给车载信息化系统。

2. 便携式供氧系统 依据 WS/T 292—2008《救护车》，应配备 1 个容量至少 2L 的小型氧气瓶作为便携式氧源，但由于使用习惯等原因，国内部分车组倾向于选择枕式氧气袋作为便携式氧源，而车内的 2L 氧气瓶多用于气动电控型急救转运呼吸机的工作气源。

（四）医疗设备

1. 除颤监护仪 现代救护车所使用的除颤监护仪通常集患者监护仪、手动／自动除颤仪、心电图机及体外起搏器等多种功能于一体，具有多功能、轻量化的特点。

（1）除颤部分重要的指标：除颤波形、除颤能量及充电时间等。除颤仪自发明以来，波形从单相波逐渐演化到了现在的双相波，而双相波又可分为常见的指数截止型双相波（BTE），双相方波（RBW，美国 ZOLL），以及多脉冲双相波（瑞士席勒）。除颤能量从 360J 大能量向 200J 甚至 120J 的能量低、损伤小的方向发展。充电时间也随着技术进步越来越短，从以前单相波十几秒的充电的时间已经缩短至现在的 3 秒。

（2）监护部分主要参数：心电波形、心率、12 导联心电图、血氧饱和度、氧饱和体积描记图、脉搏、血压，还可选配呼气末二氧化碳检测以及体温检测功能。

在选择除颤监护仪时应注意该型号设备是否适用于车载，由于我国没有制定专门针对车载医疗设备的相关标准，可参考欧盟 DIN EN 1789 标准相关内容，如抗震动性能、抗冲击性能、抗跌落性能、防尘防水能力及设备使用温度和海拔等。

2. 便携式心电图机 心电图作为一种独特的无创的检查手段，至今仍不失为最简便实用的诊断方法，是重要的临床诊断依据。心电图机的主要指标有：共模抑制比、抗极化电压和频率响应等。

（1）共模抑制比：心电图机一般采用差动式放大电路，这种电路对于同相信号有抑制作用，对异相信号有放大作用。共模抑制比（CMRR）指心电图机的差模信号（心电信号）放大倍数 Ad 与共模信号（干扰和噪声）放大倍数 Ac 之比，表示抗干扰能力的大小。GB 9706《医用电气设备》要求大于 80dB，一般大于 100dB，有些型号能达到 140dB 以上。

（2）抗极化电压：极化电压是皮肤和表面电极之间因极化而产生的电压。这主要是由于心电电流流过后形成的电压滞留现象，最高时可达数十毫伏乃至上百毫伏，极化电压对心电图测量的影响很大，会产生十分严重的干扰现象。GB 9706《医用电气设备》要求抗极化电压大于 ±300mV，一般大于 ±500mV，有些型号能达到 ±650mV 以上。

（3）频率响应：人体心电波形并不是单一频率的，而是可以分解成不同频率、不同比例的正弦波成分，也就是说心电信号含有丰富的高次谐波。若心电图机对不同频率的信号有相同的增益，则描记出来的波形就不会失真。但是放大器对不同频率的信号的放大能力并不一定完全一样。心电图机输入相同幅值、不同频率的信号时，其输出信号幅度随频率变化的关系称为频率响应特性。一般要求在 0.05~150Hz（−3dB）。

为了便于携行移动，急救用的便携式心电图机主机重量一般在 2kg 以内，通常采用 3 通道同步打印。这里需要注意区分导联和通道，目前所用心电图机通常都是 12 导联心电图机，简称为 12 导心电图。因记录器同步打印波形数量不同，又可分为单通道、3 通道、6 通道和 12 通道心电图机，简称为单道、3 道、6 道和 12 道心电图机。因"导"和"道"发音相似，经常造成混淆。

3. 便携式电动吸引器 车载使用的便携式电动吸引器主要用于吸除口腔及上呼吸道分泌物，保障气道畅通。一般要求负压可调，负压范围在 0~600mmHg 之间，抽吸流量大于 20L/min，收集罐容积大于

1 000mL,最好采用一次性收集罐。机内具有电池,方便下车使用,可通过车上 12V 电源工作并为电池充电。

4. 急救转运呼吸机　在现代救护车转运中呼吸机具有改善患者通气、提高患者血氧、监测患者呼吸,维持患者生命体征的重要作用。为适应急救转运复杂多变的环境,急救转运呼吸机应具备易携带、能固定、轻量化、好操作的特点。

按照其工作原理不同分为气动电控和电动电控两种,而两种工作原理在实际应用过程中各有优劣。以气动电控原理工作的呼吸机以高压气源为驱动动力,电磁阀控制参数调节变化,具有工作稳定、环境适应能力强、噪声小、响应快等优势,但需要精确把控气源使用时间。以电动电控原理工作的呼吸机通常具备可吸入压缩空气的涡轮、气泵等装置,优势在于没有高压氧源场景仍可工作,降低患者窒息风险,但涡轮、气泵等模块工作有一定的噪声,在转运过程中易受颠簸等环境因素影响。

在转运过程中面对不同患者类型,急救转运呼吸机应具备有创和无创两种供气方式。有创通气需建立人工气道,需通过气管插管、气管切开等,将呼吸机与人体相连;患者可能处于意识障碍状态,也可能神志清楚;需根据治疗要求,采取适当的镇痛镇静措施,提高呼吸机支持依存性、减少人机对抗,可设置较高气道压力上限,优先保障潮气量达到更好的治疗作用。可选择通气模式有容量辅助/控制通气模式、同步间歇指令通气、压力控制通气、压力支持通气、持续气道内正压通气等,需结合患者氧合状态、血流动力学等给予调整。无创通气则无须建立人工气道,通过鼻面罩等方式,将呼吸机与患者相连;患者意识状态相对良好,存在自主呼吸、咳嗽排痰功能,通气模式可选择双水平正压和持续气道正压通气模式,能满足患者吸气的需求,并且具备一定的基本报警功能和患者窒息后备通气模式。

急救转运呼吸机主要应该具备功能有:控制方式,分为压力控制和容量控制;间歇指令通气、双水平通气、持续正压通气、压力调节容量控制通气等常用通气模式;精确调节的氧气浓度;触发、触发窗、触发灵敏度的调节;自主呼吸失去报警提示及备用通气模式;特定模式中压力上升波形调节;通气相关重要指标监护及显示;配备背包挂钩等装置易携带。急救转运呼吸机应适用于成人、儿童及幼儿。

5. 简易转运呼吸器　简易转运呼吸器通过机械装置产生压力差,从而产生肺泡通气的动力原理制成,可以用来替代、控制和改变人体自主呼吸运动。简易转运呼吸器由呼吸囊、呼吸活瓣、面罩及衔接器等组成。因适用人群不同,其容量不同,成人:呼吸囊容量 1 500mL;儿童:呼吸囊容量 550mL;婴幼儿:呼吸容量 200mL。材质通常为 PVC+ 硅胶合成材质。

6. 心肺复苏机　心肺复苏机是以机械方式代替人工闭胸心脏按压等基础生命支持的医疗设备,可代替医护人员在实施抢救、转运过程中为患者提供自动的持续的闭胸心脏按压,保障持续按压血流量,从而提高复苏的成功率。按其工作驱动介质可分为气动式和电动式两种,气动式心肺复苏机采用高压空气或氧气作用驱动能量,由于需要气源驱动,其便携性和持续性均受到一定影响,故目前院前急救多采用电动式驱动。

电动式心肺复苏机按其技术路线又可分为三个典型代表:其一是以美国史赛克的 LUCAS 系列为代表,模仿手工心肺复苏按压的活塞点按式。点按式一般由动力泵头、连接框架、按压背板三部分组成,该技术路线也为目前多数厂家所采用。其二是以美国 ZOLL 的 AutoPulse 为代表的环压式,该种方式通过一条环绕胸壁的束带按压患者的整个胸腔以改善心脏和脑部的血液流动性。其三是以 SUNLIFE 的 MCC-E 为代表的点环结合式,将泵头与束带结合,实现对胸廓的全面按压。

相比于人工心肺复苏,心肺复苏机可带来以下好处:可持续进行标准化的心肺复苏按压;消除使用者的疲劳;当救护人员有限时,可腾出人手实施其他抢救措施;转运途中,当患者需要连续心肺复苏时,可确保心肺复苏按压的准确。

7. 麻醉喉镜/可视喉镜　麻醉喉镜主要用于气管插管时挑起会厌暴露声门,便于气管导管的插入。通常由镜柄、镜片、光源和电源等部分组成。

可视喉镜相较于麻醉喉镜增加了显示屏及摄像头,因而具有以下优点:操作时,只要是熟悉普通喉镜的医师均能快速上手;口腔内的结构,可以清晰地展现在屏幕之中,轻松完成图像的采集;操作者与患者之间保持一定的安全距离,减少与呼吸道分泌液、血液和呕吐物等的接触,有效减少交叉感染现象;可显著改善声门暴露分级,接近 99% 的患者声门暴露分级可达到 Ⅰ~Ⅱ 级,可至少将声门暴露分级降低 1 个等级;气管插管的时间相对更短,成功率增加,食管插管率更低;普通喉镜进行气管插管是体位呈口、咽、喉三轴一线的嗅物位,以便更好地暴露声门,同时,常常需加用各种手法改善暴露,而可视喉镜相对简单,无须三轴一线,头颈部操作幅度较小,适用于颈椎损伤等病例;操作力量更轻,损伤更小,血流动力学变得更加平稳。

8. 便携式血气分析仪　即时检测(point-of-care testing,POCT)又称床旁检验,是指在患者床旁进行的检验手段,其最大特点是即时性,可快速提供检测报告,对急症患者的快速诊治具有重要的意义。血气分析是临床 POCT 的重要组成部分,通过对患者心肌标志物、脑钠肽(BNP)、血气、生化 / 电解质等指标进行分析,可全面掌握患者的生命体征信息,从而为进一步治疗提供依据。对胸痛、心力衰竭、呼吸、创伤患者的救治有明显的意义。便携式血气分析仪多采用干化学法,体积小巧,仅需 20~200μL 样本。研究证实,POCT 生化分析仪由于不受急诊工作中地域的限制,可显著缩短样本采集和分析时间。

干式与湿式生化分析仪的检测结果都可以满足临床检验的要求,但在测定原理、仪器结构、操作与保养等方面都有很大的不同,因此,这两种仪器也适用于不同的应用场合。受限于车载使用环境,相较于湿式生化分析仪对水、电力等要求较高,干式生化分析仪更适用于狭小又颠簸的车载使用场景。

推荐的设备型号为雅培 i-STAT 系列手持式血液分析仪,该型号全重仅 520g,产品采用最新的生物传感技术,在沿用传统大检验设备方法学原理的基础上,利用微流控技术、将参比电极、定标液体、参比液、离子选择电极膜、废液包、动力泵及反应通路集成在一张干式卡片内,只需几滴全血即可实现对血液中血气、电解质、血凝、生化以及心肌标志物等的监测。

9. 注射泵 / 输液泵　注射泵是一种能将少量药液精确、均匀、持续泵入患者体内的医疗设备,主要适用于需要持续缓慢给药的患者,比如急性胰腺炎、急性心肌梗死等急症抢救时。注射泵由步进电机及其驱动器、螺杆和支架等构成,通过设定螺杆的旋转速度,就可调整其对注射器针栓的推进速度,从而调整所给的药物剂量,一般注射泵的注射给药速度为 0.1~99.9mL/h。

输液泵是一种能够准确控制输液滴数或输液流速,保证药物能够速度均匀、药量准确并且安全地进入患者体内发挥作用的仪器。同时,输液泵还能提高临床给药操作的效率和灵活性,降低护理工作量。输液泵通常是机械或电子的控制装置,它通过作用于输液导管达到控制输液速度的目的。常用于需要严格控制输液量和药量的情况,如在应用升压药物、抗心律失常药物的输液,以及婴幼儿静脉输液或静脉麻醉时。

10. 便携式超声设备　超声诊断已经成了临床诊断中继视诊、触诊、叩诊、听诊后的第五种诊断方法,被誉为"视诊器"。

随着技术的进步,超声设备的体积也在不断地变小,而便携式超声设备的出现,使车载使用超声设备变成了现实。便携式超声设备只有手机大小,重量只有 200~300g,具有 B、B/M、C、PW、CPA 等多种工作模式。探头具有线阵、凸阵、微凸阵和相控阵形式,可满足从心脏、肺部、腹部到浅表小器官等所有部位的检测需求。

超声在院前急救的主要临床应用有:创伤检查(FAST)、肺部超声、急救重点心脏评估、急救重点腹部评估、下肢深静脉血栓、妇产科急诊重点超声、超声引导静脉穿刺、肋骨骨折检查。

院前急救使用的超声方案包括:针对创伤的 FAST/EFAST 方案、针对肺部的 BLUE 方案以及心肺复苏FEEL 流程等,能及时发现如张力性气胸、心脏压塞、严重低容量性休克等心搏骤停的可逆性因素等等。

11. 骨髓输液穿刺系统　快速建立血管通路可以为患者及时给药和输注,但对于外周循环低灌注或停止的危重患者,因其周围循环衰竭,外周静脉充盈较差或塌陷,很难进行穿刺建立静脉输液通路,因此延误了治疗,此时应采取其他手段建立血管通路。骨髓腔内输液利用长骨骨髓腔中丰富的血管网,将药物和液体经骨髓腔输入血液循环中。相较于中心静脉穿刺,骨髓腔内通路首次穿刺成功率高,操作时间短,有利于更快地建立静脉通路,提高抢救成功率。

目前院前所用的骨髓穿刺系统动力方式有弹射式和电动式两种。相较于弹射式,电动式更容易掌握,穿刺成功率更高。

12. 体外膜氧合器(选配) 体外膜氧合器(ECMO)主要用于对重症心肺衰竭患者提供持续的体外呼吸与循环,以维持患者生命。

体外膜氧合器(ECMO)的核心部分是氧合器(人工肺)和动力泵(人工心脏),可以对重症心肺衰竭患者进行长时间心肺支持,为危重症的抢救赢得宝贵的时间。

ECMO主要包括血管内插管、连接管、动力泵(人工心脏)、氧合器(人工肺)、供氧管、监测系统等部分。

动力泵(人工心脏):提供动力驱动血液在管道中流动。临床上主要有两种类型的动力泵:滚压泵、离心泵。滚压泵不易移动,管理困难。急救首选离心泵,优势是安装移动方便,易于管理,血液破坏小。

氧合器(人工肺):将输入的血液进行氧合,输出氧合后的动脉血。氧合器分为硅胶膜型与中空纤维型两种。硅胶膜型的生物相容性好,血浆渗漏少,血液成分破坏,适合长时间使用。中空纤维型膜肺易排气,2~3日可见血浆渗漏,血液成分破坏相对大。

ECMO运转时,血液从静脉引出,通过膜肺氧合,排出二氧化碳,氧合血可回输静脉(V-V转流),也可回输动脉(V-A转流)。

13. 新生儿运输用培养箱(选配) 用于早产儿、低体重儿、病危儿、新生儿恒温培养,新生儿体温复苏、输液、输氧、抢救、住院观察的设备。

新生儿运输用培养箱,指内部采用空气热对流原理进行调节,制造一个空气温湿度适宜、类似母体子宫的优良环境,从而可对婴儿进行培养和护理的设备。主要应用于早产儿、低体重儿、病危儿、新生儿恒温培养、新生儿体温复苏、输液、输氧、抢救、住院观察等。

(五)通信及信息化系统

1. 短波通信系统 车载短波通信终端一般选用符合中华人民共和国电子行业标准 SJ/T 11228—2000《数字集群移动通信系统体制》中的 800MHz 数字集群通信车载电台。数字集群是指"专用移动通信系统",数字集群通信是 20 世纪末兴起的新型移动通信系统,它除了具备公众移动通信网(GSM、CDMA)所能提供的个人移动通信服务外,还能实现个人与群体间的任意通信,并可进行自主编控,是集对讲机、GSM、CDMA 和图像传输于一体的智能化通信网。数字集群通信在技术上的特点和优势决定了它不仅具备个人通信的全部功能,而且它能控制与实现个人与群体间任意通信,具有保密性高,功能丰富的特点。

2. 车载急救信息化系统 将智能调度、引导急救、视音频互动、远程会诊、移动监护、大数据分析全面融合的平台化、标准化。在技术架构上支持未来面向全省(市)的集群化拓展。支持中央指挥调度中心从容量随需无缝升级、重大灾难事件协同处理,支持各急救分站的网络化拓展及无缝对接。依靠现代先进的高带宽、低延时的 5G 互联网技术,将呼救受理、指挥调度和多方(指挥调度中心、移动急救指挥单元、紧急救援车辆、急诊科室)数据互联互通,实现急救指挥的智能化、快速化、精准化,以及管理的科学化、规范化。车载急救信息化系统的功能模块包括如下方面。

(1)智能调度:该系统是 120 指挥调度的主体功能,也是指挥系统的核心部分,包含了话务系统、调度系统、数据管理系统、数据分析系统、数据统计系统等多个子系统,主要功能为语音指挥调度、呼叫电话智能排队及类别分析、骚扰电话管理、值班人员受理呼救电话的方式、来电信息自动显示(在电信部门提供号码库的情况下)、历史出警记录查询、紧急出诊信息派发、车辆状态管理、急救信息管理、院前急救病历管理、受理席位实时统计、受理席位管理、录音播放、可即时显示所有急救车辆调度信息、数据维护、数据安全、数据统计等。

(2)数据传输:服务于调度指挥中心平台急救分站系统、移动急救设备之间的急救数据、音视频数据、定位数据、时间数据、监护数据等信息的收发,实时监控数据收发通道的运行情况,及时诊断通道的运行状态,实现院前急救工作中数据采集与处理的全面数字化,并且大幅缩短了数据处理所需的时间,确保数据统计的完整性、可靠性,以了解接警的全过程,为急救提供客观、真实的依据。

(3)数据统计:数据统计是对 120 急救工作的总结,急救中心主要提供前日全中心业务工作情况报表,每月工作量统计、病员流向、疾病分类、120 执行任务等信息的统计,急救中心工作人员(医护、驾驶员、调度人员）当月急救工作统计,急救中心领导及有关职能科室所需要的资料,及时对急救中心的急救工作运转情况提出分析,重大灾害事故信息的储存和统计,为急救工作推进提供可靠、完整的数据资源及分析报告。

（4）车载定位:急救车载全球定位系统(GPS)信息子系统的主要技术就是利用GPS的定位数据,通过无线通道的及时传输,利用地理信息系统(GIS)技术动态显示并进行实时控制。在市区范围内对一定数量的急救车辆实现24小时实时、动态地监控、跟踪,GIS地图监控系统将显示车辆的准确位置;指挥中心的值班人员可为车辆提供调度、管理、导向等服务,以便急救车辆迅速到达急救现场,更加及时有效地实行救治。

（5）位置服务:多手段求救人位置定位服务,可以精准地实现求救人的位置定位。

（6）车载视频:视频是最直观的信息之一,急救车在急速行驶中,车内的救护现场很难得知,无线视频传输系统可以将急速行驶的救护车辆内部的画面通过无线网络实时传回到医院的救援中心,使救援中心的专家及时了解患者一切情况,协助车内医生、护士对患者作出正确的救治;系统自带的录像功能,可记录下整个救护过程中,一旦日后发生某些纠纷则可提供有利的证据。

（7）集群对讲:对讲业务是集群通信中最广泛使用的一种通信调度工具,现阶段利用4G无线接入技术实现的SMART-PTT集群系统,则体现出与传统对讲机的差异性,可实现在全国移动通信网络覆盖的更大范围内实现灵活对讲,是对传统集群通信产品的功能的延伸和补充。

3. 5G系统　第五代移动通信技术(5th generation mobile communication technology,简称5G)是具有高速率、低时延和大连接特点的新一代宽带移动通信技术,5G设施是实现人机物互联的网络基础设施。

5G的三大类应用场景,即增强移动宽带(eMBB)、超高可靠低时延通信(uRLLC)和海量机器类通信(mMTC)。增强移动宽带(eMBB)主要面向移动互联网流量爆炸式增长,为移动互联网用户提供更加极致的应用体验;超高可靠低时延通信(uRLLC)主要面向工业控制、远程医疗、自动驾驶等对时延和可靠性具有极高要求的垂直行业应用需求;海量机器类通信主要面向智慧城市、智能家居、环境监测等以传感和数据采集为目标的应用需求。

（六）标志灯具和警报系统

救护车所选标志灯具和警报器应符合GB 13954—2009《警车、消防车、救护车、工程救险车标志灯具》和GB 8108—2014《车用警报器》的相关标准。

救护车用标志灯具光色应为蓝色;峰值波长应为470nm;最小发光强度:400cd。

可选光源有:卤钨灯、氙气灯、LED灯,目前以LED灯为主流,有寿命长、能耗小的特点。

灯源发光频率可分为:

（1）旋转方式:以旋转方式发出闪光的主光源的旋转频率为60~150转/min。

（2）闪烁方式:以闪烁方式发出闪光的主光源的闪烁频率为60~150次/min。

（3）脉冲方式:以快速光脉冲组方式发出闪光的主光源的闪烁频率为30~150次/min。每个快速光脉冲组视为1次,但该组内各光脉冲之间的时间间隔应不大于100ms。

（4）多灯循环方式:在同一方向(灯具前方或后方),使用同种光源且发光方式相同的多个主光源依次轮流发光的标志灯具,每个主光源的发光频率为30~150次/min,相邻主光源的发光时间间隔应不小于100ms。

目前标志灯具常用多灯循环脉冲频闪组合方式作为主灯源发光模式。

标志灯具主光源一般安装在救护车驾驶室上方,安装形式可分为:长排式和嵌入式两种,长排式标志灯为货架产品,相对价格较低,安装操作简单。嵌入式标志灯为定制产品,可与车辆融为一体,美观大方,具有较高的辨识度。其他标志灯具可安装于车头中网、车侧顶部、后尾门上部等。

警报器按功能可分为两部分:一是控制器和送话器,二是扬声器。警报器采用慢速双音转换调,音响频率:800Hz,1 000Hz±50Hz,变调周期:1.67~2.5s,声压等级:110~120dB(轴线2米处)。

警报器、标志灯具应当经公安机关交通管理部门依法登记后,方可上道路行驶。同时还应遵守:不得在禁止使用警报器的区域或者路段使用警报器;夜间在市区不得使用警报器;列队行驶时,前车已经使用警报器的,后车不再使用警报器。

四、我国救护车 2017—2022 年产量统计

(一) 2017—2022 年我国救护车销量统计

如图 4-12 所示,从 2017—2022 年救护车全国年度销量分析,2017—2019 年,随着全国二级及以上医院建立五大中心即"胸痛中心、卒中中心、创伤中心、危重孕产妇救治中心、危重儿童和新生儿救治中心",全国院前急救体系的完善,2017—2019 年年平均销售量为 7 601 台;2020—2022 年,新冠疫情防控期间,在党中央的领导下,各级政府遵循人民生命高于一切的原则,救护车的发展呈现爆炸性的增长,2020—2022 年年平均销售量为 21 641 台,比 2017—2019 年年平均销售量增长 184.73%,在三年疫情防控期间,为保障人民群众的生命健康,救护车作为主要的救护运载工具发挥了重要作用。2022 年 12 月 26 日国家卫健委公告 2022 年第 7 号,经国务院批准,自 2023 年 1 月 8 日起,解除对新型冠状病毒感染采取的《中华人民共和国传染病防治法》规定的甲类传染病预防、控制措施;新型冠状病毒感染不再纳入《中华人民共和国国境卫生检疫法》规定的检疫传染病管理。自 2023 年 1 月 8 日起,后疫情时代的到来,全国院前急救及医疗系统对救护车的需求,将回归到正常医疗采购需求状态。由于 2020—2022 年新冠疫情防控期间,各地卫生健康委员会医疗系统对救护车的超量采购及疫情财政的影响,预计 2023—2025 年救护车全国年平均需求将下降到 6 000~8 000 台。同时,工业和信息化部、交通运输部、发展和改革委员会、财政部、生态环境部、住房和城乡建设部、国家能源局、国家邮政局于 2023 年 2 月 3 日联合发文,《工业和信息化部等八部门关于组织开展公共领域车辆全面电动化先行区试点工作的通知》(工信部联通装函〔2023〕23 号),在政策的引导下,新能源纯电救护车将得到进一步的发展,预计年化率约 10%~15%。

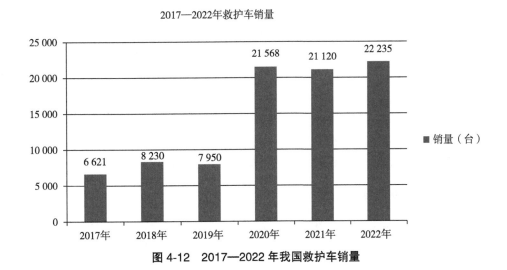

图 4-12　2017—2022 年我国救护车销量

(二) 2017—2022 年我国救护车销量地区分布及占比统计

如图 4-13、图 4-14 所示,从 2017—2022 年,分地区年度销售量及分地区占比分析,经济发达的华东地区销售总量远高于其他地区,是其他地区累计平均销售量的 2.73 倍,华中、华北、华南、西南、西北销售总量基本持平,东北地区受经济影响,销售总量偏低。预计 2023—2025 年救护车分地区销售分布,受当地政府财政资金的影响,仍维持这样的分布布局。

2017—2022年全国分地区销售量分布

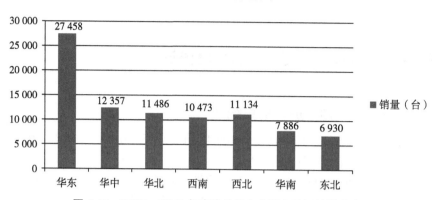

图 4-13　2017—2022 年我国救护车全国分地区销量分布

2017—2022年救护车销量分地区占比

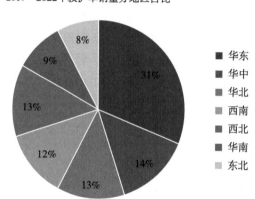

图 4-14　2017—2022 年我国救护车销量分地区占比

（三）2017—2022 年我国救护车底盘主要车型品牌

从 2017—2022 年救护车主要车型品牌分析,江铃全顺救护车车型一支独大,占据全国救护车市场的主要车型。北汽福田、上海大通、南京依维柯、江淮星锐、金旅海狮也占据一定份额的市场。高端救护车奔驰威霆因产品性能优异、操控安全,仍是主流选择。预计 2023—2025 年救护车主要车型品牌仍保持这样的布局,但 2023 年 2 月 3 日《工业和信息化部等八部门关于组织开展公共领域车辆全面电动化先行区试点工作的通知》(工信部联通装函〔2023〕23 号)下发,将会促进纯电救护车车型品牌的发展,比亚迪、理想、吉利等一些新能源汽车厂家品牌也将对传统的救护车品牌带来挑战。

（四）我国救护车行业主要改装厂

截至 2022 年 12 月,全国实现救护车销售的大致有 87 家车企,厂家多,产量小,分散广。在市场上占据一定份额的救护车改装厂家主要是(排名不分先后):江铃改装、北汽福田、上海大通、南京依维柯、复星北铃、宇通汽车、宁波凯福莱、程力汽车等。

五、我国救护车产业发展存在的问题

救护车是用于医疗急救服务以及满足突发公共卫生或灾害事故的医疗救援专用汽车,在重大活动、重大卫生紧急事件,或发生地震、台风等重大灾害时,以及公民的日常紧急医疗服务中具有不可替代的重要作用。截至 2022 年 12 月,全国实现救护车销售的有 87 家车企,其中:累计销售千辆以上的有 6 家,合计份额 53.3%,刚过半数水平,即便是领先的江铃改装、北汽福田也只有 18% 左右的占比,尚未形成规模态势。300~1 000辆的13家,100~300辆的17家,合计份额43.6%。百辆以下的51家,其中销售个位数的23家,一些企业只处于样车申报公告的阶段,尚未形成批量销售规模,合计份额只有3.1%。

我国救护车产业发展存在的问题如下:救护车标准不统一,多头管理。目前,工业和信息化部、国家卫生健康委员会对救护车的标准从行业管理的角度都进行规范和管理,管理的角度及内容不统一。从医疗专业的标准及医疗行业法规的角度,随着医疗技术的发展,法规的完善,WS/T 292—2008《救护车》已不能适应新医疗、新装备、新技术的发展要求,亟待完善及更新。

救护车生产厂家产业规模小、分散广、创新不足,针对重大传染病、专项基础病、老年专科病症、儿童特种病等,专用型救护车的技术创新有待进一步地改善和提高,与国外先进的救护车技术有一定的差距。

我国人均救护车的配置标准,与发达国家的配置标准,还存在一定的差距和不足,亟待改进和完善。

未能及时研究及跟踪欧美等发达国家的救护车的先进技术,救护车行业对外技术交流缺乏系统性、全面性、专业性。

随着国家"一带一路"倡议的实施,救护车在独联体、中东、非洲等国际市场的开拓仍不足。

六、我国救护车产业发展机遇及发展趋势

国家卫生健康委员会、国家发展和改革委员会、教育部、工业和信息化部、公安部、人力资源和社会保障部、交通运输部、应急管理部和国家医疗保障局2020年9月17日联合下发了《关于印发进一步完善院前医疗急救服务指导意见的通知》(国卫医发〔2020〕19号)。其中主要目标:到2025年,建成与我国社会经济发展水平相适应的政府主导、覆盖城乡、运行高效、服务优质的省、地市、县三级院前医疗急救服务体系,院前医疗急救人才队伍长足发展,服务保障能力全面提升,社会公众急救技能广泛普及,急救相关产业健康发展,全社会关心支持急救事业发展的氛围基本形成。

具体指标如下。

1. 地市级以上城市和有条件的县及县级市设置急救中心(站)。

2. 合理布局院前医疗急救网络,城市地区服务半径不超过5公里,农村地区服务半径10~20公里。

3. 以地级市为单位,按照每3万人口配置1辆救护车,以县域为单位,根据县域人口的300%估算人口基数,按照每3万人口1辆的标准配备救护车。根据院前医疗急救服务需求合理配置救护车类型,其中至少40%为负压救护车。平均急救呼叫满足率达到95%。

4. 全国120急救电话开通率达到100%。120呼救电话10秒内接听比例达到95%,3分钟出车率达到95%。院前急救病历书写率达到100%。危急重症现场医疗监护或抢救措施实施率达到98%。

5. 地市级以上急救中心设立统一指挥调度信息化平台。与本级区域健康信息平台、二级以上综合医院信息系统实现数据共享。

6. 独立设置的急救中心(站)急救医师数量满足服务需求。

同时,国家卫生健康委员会将会进一步加强全国二级及以上医院"胸痛中心、卒中中心、创伤中心、危重孕产妇救治中心、危重儿童和新生儿救治中心"五大中心的建设和完善,随着国家卫生健康委员会《"十四五"卫生健康标准化工作规划》《突发事件紧急医学救援"十四五"规划》(国卫医急发〔2022〕35号)及《"健康中国2030"规划纲要》的实施,我国救护车产业的发展也将迎来重要战略发展机遇期。

我国救护车的发展趋势如下。

1. 信息化　随着车载终端5G及物联网技术的成熟及应用,救护车对信息化的需求越来越迫切。上车即采集患者信息,"人—车—医院"信息互联互通,5G救护车的需求主流化。

2. 智能化　随着人工智能技术的突破,救护车将会配备更多的智能设备,如患者AI画像急救诊断算法及模型、智能监测仪、智能药箱、智能诊断急救等,以提高救护车第一时间现场救治能力和效率。

3. 绿色化　随着国家新能源汽车政策的推广,救护车也将采用更环保的动力系统,如纯电动救护车、氢能源救护车等,以减少对环境的污染。纯电动救护车、氢能源救护车也将是未来发展的主流车型之一。

4. 自动化　救护车将会配备自动驾驶辅助技术,自主规划急救时间最短路径,自动障碍预警,自动刹

车避障,以提高救护车的 24 小时不间断救援的安全性。

　　5. 专业化　根据重大卫生事件的需求及患者特种病症急救的实际特点,基础型监护救护车 + 专业化 AI 智能诊断急救模块,将是新型专业化救护车技术发展趋势。如负压 ICU 救护车、ECMO 救护车、脑卒中 CT 急救车、新生儿转运车、水陆两栖救护车、空地飞行救护车、高原富氧救护车、全地域越野型救护车等。

［复星北铃（北京）医疗科技有限公司　刘　毅　杨建朋］

参 考 文 献

［1］历史同仁［J］.伤害医学(电子版),2016,5(3):71.

［2］搜狐网.救护车简史［EB/OL］.(2020-02-16)［2023-05-31］.https://www.sohu.com/a/373403007_121861.

［3］阚德祥.生命速递:救护车［J］.汽车运用,1999(4):26.

［4］杨洪杰.救护车及其装备［J］.医疗器械,1979(4):50-53.

［5］张自然.救护车警报器［J］.医疗器械,1984(2):42.

［6］国家药品监督管理局.病人搬运设备　第 1 部分:救护车担架:YY/T 1638.1—2019［S/OL］.［2023-07-04］.https://hbba.sacinfo.org.cn/stdDetail/c7477704345121b35944d4bb819ed45319db63a7bd5c7032acf382a128b2b7ff.

［7］中华人民共和国国家质量监督检验检疫总局,中国国家标准化管理委员会.警车、消防车、救护车、工程救险车标志灯具:GB 13954—2009［S/OL］.［2023-07-04］.http://c.gb688.cn/bzgk/gb/showGb?type=online&hcno=317518307D41D1BCE1-A667CD6337AF7D.

［8］中华人民共和国卫生部.救护车:WS/T 292—2008［S/OL］.［2023-07-04］.https://hbba.sacinfo.org.cn/attachment/onlineRead/2a01133ef94a81788e8a5a3ebd2d79d3.

［9］中华人民共和国工业和信息化部.救护车:QC/T 457—2013［S/OL］.［2023-07-04］.https://hbba.sacinfo.org.cn/stdDetail/46d86a3be1b7a4dd0a4bbb05672f2fea.

［10］中华人民共和国工业和信息化部.专用汽车和专用挂车分类、名称及型号编制方法:GB/T 17350-2009［S/OL］.［2023-07-04］.http://c.gb688.cn/bzgk/gb/showGb?type=online&hcno=2DBE8734DDC6AA01DC655E74DD68D21D.

第四节
中国医院船发展概况

医院船服务的对象主要是"伤"和"病"两大类人员。当发生战争时,医院船服务对象主要是海上战争的伤员。非战争状态时医院船所服务的对象则是海上事故、自然灾害(舰船火灾、触礁、海啸等)所造成伤病员。平时医院船也可为舰艇编队提供卫勤保障,为边远地区驻岛礁部队提供医疗服务。作为医院船,它首先必须满足海上战争伤病员救治的需要,其次才考虑非战争海上突发事件的处理,包括国际救援以及其他医疗服务等任务。

一、医院船的概念界定

医院船是指专门用于对伤病员及海上遇险者进行海上救护、治疗和运送的非武装勤务辅助舰船。医院船的主要使命是充当"一个机动、灵活、快速反应的海上医疗救护平台",因此船上不配备进攻性武器,只有少量的轻武器,用来实施内部警戒和击退强行登船之敌。如果有更大威胁,医院船只能寻求支援,或者紧急撤离。在医院船上除了应有的医疗机构以外,还有供伤员休养和活动的场所,比如洗衣房、健身房、理发室、图书馆和酒吧等。

除此之外,医院船还有以下几个特点。

大部分医院船都是由大型邮轮改装而成的,如美国的"仁慈"号,也有现代医院船是专门设计建造的,如我国的"和平方舟"号。现代医院船满载排水量通常可达 3 000~15 000 吨,最大航速 15~20 节。

医院船通常设有以战场外科为主的医疗科室和多种专科救治设备,包括足够的床位及良好的生活设施、运送伤病员的小型救护艇和直升机、带有独立通风和污染处理系统的传染病隔离室及太平间等。

按照国际法和 1949 年《改善海上武装部队伤者、病者及遇船难者境遇之日内瓦公约》规定,医院船船体水线以上漆白色,标有红十字或红新月,并悬挂红十字旗标志,在任何情况下不受攻击和捕拿。

医院船需要平战兼顾,军民结合,现代医院船除保证战时使用外,平时作为流动医院、训练医务人员、支援海难救助及沿海地区巡回医疗等。历次重大海战和人道主义救援行动,世界各国医院船在海上卫勤保障中均发挥了不可替代的作用。这些医院船不仅医治后送伤病员,而且作为流动固定的海上救治平台,协助舰艇医务人员会诊,并为一线舰船提供救治力量、各种药品和卫生器材等。

二、当今世界上在用医院船国别分布情况简述

早在公元前 5 世纪就有了医院船的雏形。雅典海军曾命名过一艘"Therapia"(意为"治疗")号船舶;而罗马海军也拥有一艘"Aesculapius"(罗马神话中的医神之名)号舰船,据推测,极有可能是执行海战伤员抢救任务的"医院船"。

18 世纪,西方国家在对外掠夺的殖民战争中,其大型舰队几乎都编有卫生舰船。俄国配备了 3 艘医院船,在对瑞典的战争中,先后有多艘医院船参与了海上医疗救护。日俄战争中,俄国舰队配备有 4 艘医院船。

第一次世界大战中英国改装的"麦乐勒"号和"贝勒姆"号医院船,第二次世界大战中英国改装的11艘医院船,以及朝鲜战争中英国的"缅因"号医院船均参与了伤病员的医疗救护任务。美国是世界上使用医院船最多的国家之一,其第一艘医院船"红色漂泊者"号于1859年建成下水,曾于美国南北战争中使用;第一次世界大战中,美军投入近50艘医院船执行海上卫勤保障任务;第二次世界大战中,美军共有17艘医院船参战;朝鲜战争中,美军的"抚慰"号、"安息"号、"庇护"号等3艘医院船执行海上卫勤保障任务;越南战争中,美军也有3艘医院船执行伤病员的救护。世界上第一艘较符合医学要求的医院船,是英国海军"美女岛"号医院船。

如今,多国海军,包括一些民间慈善组织也都配备了一定规格和数量的医疗船,用于战时医疗救治,以及和平时期的医疗救援。目前,各国公布的大型现役军方专属医疗舰船(不含临时调用改建及配备一定医疗设施的其他舰船)主要有19艘:分别是巴西6艘、中国4艘、俄罗斯4艘、美国2艘,印度、印度尼西亚、越南、秘鲁各1艘。日本、英国等国家曾在战时配备过专门的医院船,但后来因各种原因取消了其编制或改换了用途。英国有1艘私人医疗船"非洲爱心"号,主要为世界上欠发达地区或战乱地区提供慈善医疗活动。还有国家,如法国,没有建造专门的医院船,而是用训练舰、两栖舰或大型保障船临时"客串"医疗舰船。

这些现役的医院船中,有很多因体量和航行能力不足,主要只能在湖泊河流及近海使用,如巴西海军6艘"艇级"的小吨位(不足万吨)医院船,印度尼西亚海军的两栖登陆舰艇改建的两用船(1.6万吨),秘鲁和印度的货船/客船改建的小型医院船。真正具备远洋航行能力的现役万吨级医院船,全世界也只有7艘,分别归属于俄罗斯(3艘)、美国(2艘)、中国(1艘)。

美军现役两艘医院船均为"仁慈级"医疗舰,分别为"仁慈"号(T-AH-19)和"舒适"号(T-AH-20),该级舰船均由"圣·克莱蒙特"级超级邮轮改装,是目前世界上最大的医院船,也是目前世界上排水量最大、综合医疗能力最强的医疗舰,排水量高达6.5万吨,分别于1986年和1987年交付美国海军使用。其中"仁慈"号医院船船长272.6米、宽33.2米,满载排水量69 360吨,各种现代化医疗设施一应俱全。设有检伤分类区、手术区、复苏室、病房、放射科等区域,船上共有病床1 000张。满编配船员1 215人,其中医务人员956人,可根据需要分别展开250张、500张或1 000张床位。医院船可收治任何伤病员,经历过海湾战争、"沙漠风暴"等军事行动,有着丰富的战救经验。疫情防控期间,美国的两艘医院船曾驶入纽约港用于抗击"新冠疫情"。

俄罗斯的4艘医院船,包括"鄂毕河"号、"叶尼塞河"号、"斯维尔河"号和"额尔齐斯河"号,其最大排水量也都在万吨以上,不过建造或改造年代久远,其中两艘还是苏联时期遗留下来的。"鄂毕河"级医院船,该级船编有船员80名,医务人员200名,拥有400~500张病床。

真正从设计之初就被定义为专门的"海上医疗救护"医院船的还是我国的"和平方舟"号,它是我国自行研制的世界首艘万吨级医院船,堪称一座现代化海上流动医院,被官兵们誉为驶向大洋的"生命之舟"。

三、中国医院船建设历史的简要回顾

结合世界各国医院船的发展现状,可以看出,当今美国拥有的医院船规格(吨位)最大,而我国的医院船("和平方舟"号)不仅是世界"首创",性能也最为先进。新冠疫情及其他水系灾害的出现,各国也开始重视医疗舰船和大型医院船的研发,美国和俄罗斯也在考虑建造研制新型专属医院船。

回顾医院船的研制历程,需了解一下医疗舰船,或被统称为"卫生船舶"的分类——主要分为"救护艇""卫生运输船""医院船"等3类,其主要区别为排水量吨位及性能不同,因此也有不同的用途。

救护艇:排水量通常在几十到几百吨,属于轻型船舶,航速快、机动灵活、干舷低,主要配备捞救器材,用于近海或岸滩伤员、溺水人员捞救和部分急救及转运任务,收容床位只有几张到十几张,所以国际上有人戏称为"海上救护车"。卫生运输船:一般是千吨以上、万吨以下的中型船只,海上适航性较好,配备运送途中继承性治疗和护理为主的医疗设备,主要负责伤情或病情稳定的海上救治与安全后送任务,其收容床位通常为几十张至上百张,也会设置用于突发疾病治疗的 1 张或 2 张手术台。医院船:顾名思义,是海上移动的医院,其排水量一般在几千吨至数万吨,具备远海航行的能力。医院船通常需要配备百张以上的收容病床,外科设施和各类辅助检查设施应配备齐全,满足对批量伤病员进行外科治疗为主的救治要求。通常医院船还配备有良好的生活设施,搭载运送伤病员的小型救护艇和直升机,并拥有独立通风和污染处理系统的传染病隔离室,以满足各种海上救治和救助需要。

中华人民共和国使用卫生船舶的正式报道最早见于 1955 年的"一江山岛战役",当时 3 艘民船临时改装为救护艇随后勤船只一起负责救护和后送伤员任务。关于医院船的建造需求,最早源于 1974 年的"西沙海战"。在那次战斗中,由于没有专门的卫生船舶保障,我方 67 名伤员,需通过渔船进行超过 100海里的后送,不仅中途多次换乘,耗时超过 40 小时。军队有些机构在战后明确提出,需要建造适应远离岸基作战保障、装备百张床位的卫生船舶。我国也正式开启了"医院船"建造的尝试。

经过多次讨论研究,以及海上演习探索,包括海上外科手术实验,1977 年初,我国第一代医院船,或者说"代医院船"的设计与建造正式提上了日程。第一艘"代医院船"的设计原则主要包括:符合我海军"近海防御"需求,除了医疗救护能力,还包括船体结构、续航力、航速及生活保障条件等;收容伤病员人数在 100 例规模,并能实现优质的医疗救治,完成前接后送任务;充分吸收我军海上救护的科研成果,医疗设备符合海上救护特点,提高海上医疗救治效率。根据当时的具体条件,第一代医院船采取"客货轮改建方案",并由广州造船厂实施,据统计,在改建过程中,属医疗系统的工程共计 120 项。1981 年 10月,船舷号为 833 的"南康号",作为我国海军第一代医院船正式下水,虽然其排水量仅为 2 150 吨,体型小且缺乏直升机搭载能力,但却是我国海上医疗救治的新起点。此前,还有一艘船舷号为 832 的"琼沙号"(后改名为"南医 09 号")医院船,才是我国第一艘医院船,但由于参与及执行任务较少,没有太多报道。

"南康号"医院船,设有手术室、重症抢救室、X 线诊室、化验室、传染病隔离区,可容纳 100~130 例伤病员,不仅显著提升了我海军在近海的海上卫勤保障能力,还提供了海上医疗训练平台。"南康号"于 20世纪 80 年代,参加过多次演习,完成了多项海上医疗救治演练和实验,充分证明了其性能良好,能够担负近海防御的卫勤保障任务,并具有平战两用的特点,为海上救护训练、海上卫勤保障、海军医学科研、岛礁巡回医疗等提供了良好的海上医疗平台。但随着现代海战需求升级,以及国际性海上救助救援要求提升,于 20 世纪 90 年代,我国的第二代医院船在国际先进的"模块化改装"经验下也投入建设。

我国海军医学研究机构紧跟时代发展,进行医院船模块化改装探索,于 1996 年研制出了一套由 18 个具有医疗功能的集装箱组成的"船用医疗模块系统"。第二代医院船依然采用"改装方案",在"庄河号"集装箱船上改装一艘 3 万吨级的医院船(船舷号 865)。与此同时,近万吨的"世昌号"国防动员舰也尝试搭载医疗模块,成为一艘随时可待命的"第二代改装医院船"。这一阶段的医院船,平时可用于训练或其他情况,可根据需要加载不同的医疗模块,成为一艘具备先进医疗水平、可收容 100~200 例伤病员的医院船,以实现海上军事医疗和常态化备勤救援任务,还能远程进行人道主义海上援助工作。

在第二代"改装版"医院船研制的同时,我国海军医学研究机构继续进行对制式专用医院船的探索。虽然,目前国际上"改装版"医院船还很流行。但我国着眼于未来长远的发展,尤其是我国海军建设发展理念的提升和战略转型的决策,自主研发了世界首艘万吨级制式专用医院船,也就是"和平方舟"号。

四、"和平方舟"号医院船的基本情况

"和平方舟"号于 2008 年 10 月投入使用,入列东海舰队,船舷号为 866,正式舰名为"岱山岛号"。它的建成使用,致使我国"一船、五艇、四机"海上医疗立体救护装备体系已经基本建成,不仅体现了我国海上医疗救护上的先进水平,还是我国整体经济实力发展的具体体现。2009 年,在海军成立 60 周年暨多国海军活动中,"和平方舟"号首次公开亮相,一举惊艳世界。

我国的"和平方舟"号(岱山岛号)医院船满载排水量达 14 219 吨,全长 178 米,全宽 25 米,由 4 台柴油机驱动,功率为 150 000 马力(1 马力 =0.735kW),最高速度达 20 节,续航距离 5 000 海里。该医院船

医疗设施完备,装备先进,船上有 CT 室、DR 室、特诊室、特检室、透析室、口腔诊疗室、眼耳鼻咽喉诊室、药房、血库、制氧站、中心负荷吸引真空系统和压缩空气系统等医疗系统,共有 217 种、2 406(台)套;配备设有 8 个手术室和 9 个护士站;设有重症监护室含 20 张床、重伤病房含 109 张床、烧伤病房含 67 张床、普通病房含 94 张床、隔离病房含 10 张床等各类型的床约 300 张;船上设有远程医疗会诊系统;配有特殊规格的电梯 3 部,供伤员转运使用。此外,医院船还设有日常生活的设施,包括洗衣房、健身房、理发室、图书馆和蛋糕房、餐厅等,可以保障船上伤病员和工作人员良好的休息环境和休闲娱乐康复环境。

借助大排水量的优势,"和平方舟"号大型医院船综合应用了减振、降噪、减摇的措施,高海况抵抗能力较强,可在各种复杂的环境下作业。另外,其船尾设置了面积近千平方米的直升机起降平台,并设有配套机库,可以保障我国海军各种型号的大型直升机进行起降和维护作业,并内建一个"直-8"医疗直升机机库,可有效实现伤病员的快速换乘。

"和平方舟"号医院船曾 10 次走出国门,航程 26 万余海里,服务 43 个国家和地区,为 25 万余人次提供医疗服务。"和平方舟"号医院船优良的医疗救护能力,在战时可以为作战部队伤员提供海上早期救治和救护;平时,可为我国驻岛守礁如西沙、南沙岛的部队和居民提供医疗服务,保障和维护这些地区军队和人民群众的健康。另外,"和平方舟"号医院船还可以为全球各地突发的灾难提供医疗救护和实施人道主义救援,有时也专门赴海外提供平时医疗服务,提升了我国海军的实力,展示了我国良好的国际形象和国际影响力。

五、其他类型医院船的情况

如上所述,"和平方舟"号医院船目前是我国现役唯一的大型专属医院船,但它并不"孤独"。从我国海上立体医疗救护体系构建看,我们已经基本完成从海到岸基,包括海上医院船医疗队、救护艇医疗队、卫生运输船医疗队、救护直升机医疗小分队以及码头救护所在内的整体架构。在海上军事行动、非战争医学救援任务中,不仅之前提到的多艘"改装式"医院船可以相互配合,还有两艘曾经出现在公众视野中的中型医院船。并且,配合近年来我国航母的建设,伴随航母的万吨级综合保障船,以及大型集装箱民用船舶也随时可以改装成医院船投入使用。

六、2022 年"和平方舟"号医院船执行任务情况

2022 年 11 月 2 日上午,"和平方舟"号从浙江舟山启航,执行新的任务,赴印度尼西亚访问并提供医疗服务,这是该医院船入列以来第 10 次赴海外执行任务。

本次印度尼西亚之行,为当地民众、中方机构人员、华人华侨等提供为期 7 天的医疗服务,共诊疗当地患者 13 488 人次、开展手术 37 例。医院船还首次配备了磁控胶囊胃镜、舰船专用静脉全麻机器人、新型便携式内镜等先进医疗设备,实现了在国外的诊疗活动从多发病常见病诊治向疑难病症诊治转变。

本次任务共开设 14 个临床科室、3 个辅诊科室和药房,携带 1 架舰载救护直升机。在印度尼西亚期间,医护人员坚持生命至上、待患如亲,日均接诊患者近 2 000 人次,并接生了"和平方舟"号医院船入列以来的第 7 位"和平宝宝"。此任务再次承载着国家使命,传递了和平友爱。

（中国人民解放军总医院第六医学中心 钱阳明 史成和）

参 考 文 献

[1] 钱阳明,张嘉诚.海军医院船在新时代背景下的功能定位[J].转化医学杂志,2014,3(2):115-117.

[2] 蔡金辉.中美医院船现状与思考[J].医疗卫生装备,2017,38(4):127-130.

[3] 徐磊,黄朝晖.军队医院机动卫勤分队训练教材[M].北京:军事医学出版社,2016:332-333.

[4] 陈汝雪,王海威,高朝晖,等.美军"仁慈"号医院船设计使用特点及启示[J].解放军医院管理杂志,2014,21(8):753-755.

[5] 悬崖.解码中国海军新型大吨位医院船[J].舰载武器,2019,313(5):10-13.

[6] 田勇.新形势下海上救助力量提升研究[J].中国捞救,2019,196(7):41-43.

[7] 陈锋.加强海上医学救援力量建设服务国家向海图强发展战略[J].中国医疗管理科学,2020,10(6):5-7.

[8] 程嘉豪,王戈,杨光远,等.海军"和平方舟"号医院船圆满完成"和谐使命-2022"任务凯旋[EB/OL].(2022-11-29)[2023-07-04].https://www.js7tv.cn/video/202211_291776.html.

第五节
中国民用运输机场自动体外除颤器设置发展报告

一、研究背景

《中国心血管健康与疾病报告 2021》显示,我国心血管病的发病率与致死率仍高居榜首,2019 年农村、城市心血管病分别占死因的 46.74% 和 44.26%,每 5 例死亡中就有 2 例死于心血管病。心源性猝死(sudden cardiac death,SCD)是各种心脏原因所致的突然死亡,早期表现常无典型性,患者突然出现心搏骤停等表现。院外心脏停搏(out-of-hospital cardiac arrest,OHCA)的抢救对于保障公众的生命安全非常重要,早期呼救、早期实施高质量的心肺复苏、早期进行除颤等急救措施,对于提高 OHCA 患者的存活率十分重要。当发现院外心脏停搏患者时,由现场第一目击者在急救人员到达现场前使用自动体外除颤器(AED)对患者进行除颤,尤其是在心室颤动发生后 5 分钟内进行电除颤,对挽救生命至关重要;电击时间的早晚是决定患者能否存活的关键。

自动体外除颤器(automated external defibrillator,AED)是一种由计算机编程与控制的、用于体外电除颤的、自动化程度极高的除颤仪。由于其体积小、重量轻、操作方便,便于携带与使用等特点,无论专业人员还是非专业人员,在经过规定的学时培训之后,均可以安全、正确地掌握其操作方法;能够解决医务人员无法在第一时间对 OHCA 患者进行有效救治的难题。AED 在国外已经有较长时间的发展并且初具规模,这项工作通常被称为"公众除颤"(public access defibrillation,PAD)计划,指在院外心脏停搏发生率高、人员密集的公共场所配置 AED 与公众培训心肺复苏(CPR),当发现院外心脏停搏患者时,由现场第一目击者在急救人员到达现场前使用 AED 对患者进行除颤,从而提高院外心脏停搏患者的院前复苏率和院内抢救成功率,改善其预后。

目前,美国、欧洲、日本等多个国家或地区均开展了 PAD 项目,已有使用 AED 对院外心搏骤停患者进行除颤的规范流程或指南。虽然我国在 AED 的实施及普及方面均起步较晚,但在国家经济水平提高和"健康中国 2030 战略"大背景的推动之下,在 AED 对社会卫生保障的重要性已经成为全球共识的今天,我国 AED 的普及脚步不断加快。《健康中国行动(2019—2030 年)》提出,完善公共场所急救设施设备配备标准,在学校、机关、企事业单位和机场、车站、港口客运站、大型商场、电影院等人员密集场所配备急救药品、器材和设施,配备自动体外除颤器;国家卫生健康委员会于 2021 年发布《公共场所自动体外除颤器配置指南(试行)》,对 AED 的规划配置、安装要求进行了明确规范。除了国家层面统一的政策部署外,各省市都在加大 AED 的配置力度。比如,《北京市重点公共场所社会急救能力建设三年行动方案(2021—2023 年)》提出,北京在 2023 年底前实现重点公共场所急救设施设备全覆盖;北京市将初步形成覆盖全市重点公共场所的 AED 等急救设施设备配置、使用、管理体系;全市配置总量不低于 5 000 台,达到常住人口每 10 万人不少于 20 台的水平。《"健康福建 2030"行动规划》提出,到 2030 年,全省公共场所 AED 配备率达到每万人 1~2 台。教育部办公厅印发的《普通高等学校健康驿站建设管理指引(试行)》要求,驿站物资储备中,必须包括医用便携急救箱 1 套,便携式医用除颤仪 1 套等。

二、中国民用运输机场自动体外除颤器设置建设现状

中国民航一直秉承"生命至上"的理念,近年来开展的"平安、绿色、智慧、人文"——四型机场建设理念,更凸显了对机场急救能力,包括设施配置和配套人员能力培训等方面的重视。民航相关法规、文件对机场应急救护专业力量的急救能力提出了明确要求。《民用运输机场突发事件应急救援管理规则》规定,机场管理机构按应当配备医疗急救设备、医疗器材及药品、医疗救护人员等。GB 18040—2019《民用运输机场应急救护设施设备配备》规定了不同应急救护保障等级的机场急救设备配备的数量要求,并综合考虑机场起降架次、旅客流量、人流密度分布等情况,规定了急救站室等专业医疗急救力量的合理分布,要求确保急救设备资源充足和人员到位迅速。

为更好地保障旅客的健康出行,民航始终重视航站楼等公共场所急救设备的配备,力争使其成为我国公共场所配置 AED 的先行者。2006 年,首都国际机场 T2 航站楼率先安装了 11 台 AED,成为国内第一个引进 AED 的公共场所,目前首都国际机场三个航站楼共配置了 69 台 AED。近年来,国内各家运输机场通过机场自筹资金、社会捐赠等形式,陆续在航站楼内配备或增加配置 AED 设备,并不断增加配备数量,逐步向确保取用时限最佳化努力,并推广到覆盖员工工作区域。如 2020 年 10 月,石家庄正定国际机场完成了航站楼公共区域 20 台 AED 的配置;2021 年 10 月,三亚凤凰国际机场完成了第一批 15 台 AED 的配置。2023 年 3 月,广州白云国际机场在航站楼出发层、到达层等旅客主要流程路线上增加投放 33 台 AED 等。与此同时,在新建机场的规划建设中,AED 配备也作为落实"四型机场"建设的重要内容受到高度重视并得到落实。2019 年投入运营的北京大兴国际机场,安装 AED 设备 40 台,并创新性地在立式 AED 柜机中增配了创伤救治等急救物资。根据中国民用机场协会医疗救护疾控分会的统计,截至 2023 年 3 月,国内各级各类运输机场航站楼公共区域共计配备 AED 设备 981 台。

中国民用航空局高度重视应急救护知识技能培训,通过相关法规、文件对机场开展培训工作作出了明确要求,如《民用机场管理条例》明确指出,机场管理机构应组织培训机场应急救援的人员;2019 年 8 月 12 日颁布实施的《民用运输机场应急救护工作规范》(民航规〔2019〕44 号),对机场应急救护专业人员的急救能力培训进行了明确要求,对机场消防等机场应急救援人员急救能力培训,以及在急救专业人员指导下实施急救也进行了明确规定。中国民用航空局飞行标准司对开展"民用机场急救员"培训等机场非急救专业人员的急救能力建设给予大力支持,2019 年,飞行标准司指导并批准了民航民用机场应急救护培训基地,对北京大兴国际机场应急救援核心力量——机场消防员开展"民用机场急救员"取证培训,取得了良好效果,实现了机场医疗急救专业力量之外的机场工作人员急救能力规范化建设的良好开端。民航民用机场应急救护培训基地和首都机场管理学院联合申报开发教育部 1+X 职教改革重点项目——"航空器灭火救援与紧急救护"的初、中、高级课程,研发了配套教材等,推动了民航行业相关院校在校学员在进入行业岗位前的急救能力培训工作。各机场也高度重视一线服务人员的急救能力建设,北京大兴国际机场要求 AED 配置点位的重点一线工作人员要 100% 持应急救护培训证明上岗,持续提升心源性疾病旅客救治质量和效率。深圳宝安国际机场微信小程序上线了"一键急救"功能,发现心搏骤停患者,只需点击"深圳机场"微信小程序中的"一键急救"按钮,相关急救人员将在 4 分钟内赶赴现场施救,为患者赢取宝贵救治时间。北京、重庆、南宁、深圳等地的机场先后开展面向往来旅客的常态化急救普及培训、急救日专题宣传等活动,一方面,积极推动机场急症和意外事件急救链条的及时性、科学化、联动化、畅通化、高效化;另一方面,推动社会急救理念转变、急救技能普及,成效卓著,逐步培育了第一目击者的急救意识和能力。

为推进机场 AED 配置的科学规范发展,2021 年 9 月,中国民用机场协会批准并发布了团体标准 T/CCAATB 0014—2021《中国民用机场航站楼自动体外除颤器设置管理规范》(以下简称"团体标准"),并在深圳宝安国际机场、北京首都国际机场、呼和浩特白塔国际机场、重庆江北国际机场设立中国民用运输机场 AED 规范化管理培训基地。该"团体标准"明确航站楼内供公众使用的 AED 设置的基本原则,对于机场航站楼 AED 设置要求、设置场所、密度要求、引导标志、巡护管理、教育培训等进行细化和规范,为进

一步在机场行业推进 AED 科学配置和提升全员急救能力打下坚实的基础。在"团体标准"中明确,机场应在旅客人员密集、流量较大区域(如值机区、安检区、联检区、候机区、旅客到达区、行李提取区、接送机区域等)、既往院外心脏停搏等意外事件发生率较高的机场区域配置 AED 设备,符合上述条件时,可优先考虑将 AED 设备配置在问讯服务台、值机柜台、安检口等机场服务人员常守地点;AED 设备的设置密度,应满足施救者能够在 3 分钟之内拿到 AED 设备并赶到患者身边的要求;为便于公众寻找,"团体标准"提出应在机场航站楼总览图及楼层导航平面图上标示 AED 所在位置,在航站楼重要出入口设置统一、明显的 AED 导向标志;在"团体标准"中强调机场管理机构应明确 AED 设备管理部门,建立 AED 设备检查管理制度,定期实施 AED 设备可用性检查等;"团体标准"还对机场相关人员的 AED 急救技能普及、培训及演练等进行了进一步明确。

为进一步做好规范管理,民航民用机场应急救护培训基地依据"团体标准"的要求,开发了"民用运输机场自动体外除颤器(AED)管理员培训"等培训课程。各运输机场持续建立健全 AED 等急救设施设备质量及安全管理体系,包括检查制度、检查单、检查频次等内容,做好 AED 等急救设施设备的运行维护、耗材补充和日常管理等工作,旨在确保 AED 设备妥善率达到 100%。

三、总结

《健康中国行动(2019—2030 年)》指出,要完善公共场所急救设施设备配备标准,在学校、机关、企事业单位和机场、车站、港口客运站、大型商场、电影院等人员密集场所配备急救药品、器材和设施,配备自动体外除颤仪。民航运输机场通过 AED 等急救设施设备的合理配备,开展公众急救技能的宣传培训,将进一步创新运用信息化等新工具,助力推进高效急救网络建设,以更好地保证广大旅客的健康出行。

(首都机场集团紧急医学救援中心 袁 力 张小梅 朱 洁 刘兆祺)

· 参 考 文 献 ·

[1] 国家心血管病中心. 中国心血管健康与疾病报告 .2021[M]. 北京:科学出版社,2022.

[2] LOPSHIRE J C,ZIPES D P.Sudden cardiac death:better understanding of risks,mechanisms and treatment[J].Circulation, 2006,114(11):1134-1136.

[3] 中华医学会急诊医学分会,中国医学科学院海岛急救医学创新单元(2019RU013),海南医学院急救与创伤研究教育部重点实验室,等. 中国 AED 布局与投放专家共识[J]. 中华急诊医学杂志,2020,29(8):1025-1031.

[4] 曹秋野,李宗浩,安佰京. 公众对 AED 使用认知度调查[J]. 中国急救复苏与灾害医学杂志,2017,12(1):6-8.

[5] HASKELL S E,POST M,CRAM P,et al.Community public access sites:compliance with American Heart Association recommendations[J].Resuscitation,2009,80(8):854-858.

[6] 赵达明. 自动体外除颤仪:角色与应用[J]. 医疗卫生装备,2008,29(8):80-82.

[7] 胡苏珍,常秀春,夏桂虎,等. 宁波市公众对 AED 认知和使用的现况调查研究[J]. 中华急诊医学杂志,2020,29(4):614-616.

第六节
中国卫生防疫防护装备现状与发展

卫生防疫防护装备是针对烈性传染病病原体或核生化威胁,实施污染感知、预防、控制和消除的仪器器材,能有效避免或减少感染、沾染和损伤,保护人员健康的一系列医学防疫防护技术和装备的总称。从装备使用功能上可分为卫生防疫装备和卫生防护装备。卫生防疫装备是防止各种有害因素对人体的不利影响,预防、控制和消除传染病流行而使用的器材、仪器和设备的统称,主要用于卫生学流行病学侦察、检验,室内外环境的消杀处理以及饮用水、食品的检验等。卫生防护装备是运用医学技术、防护技术及其他相关技术,在核、化、生战剂污染发生或存在潜在的威胁时直接或间接地保护和救治伤病员的一系列装备的总称。

一、领域(专业)历史回顾

1888 年,德国科学家菲尔布林格发明了用升汞、乙醇对手部进行消毒。1889 年,德国诞生了全世界第一家消毒剂专业生产商——舒美公司。1892 年,德国汉堡发生霍乱疫情,舒美公司生产的来苏水被大量用于消毒。第一次世界大战,德军使用化学毒剂,法军与英军配发防毒面具,供个人防护使用。第二次世界大战期间,世界主要国家采用橡胶材料研制了防护面具,并配以活性炭作为过滤吸附材料。其后,采用气密性材料研制核生化防护服,配以橡胶靴、手套,供特殊环境作业人员使用。第二次世界大战以后,核生化大规模杀伤性武器的出现,进一步促进了核生化卫生防护装备的研发与应用,形成了以生化防护服、防护面具、侦察车、洗消车、防护帐篷等为代表的三防系列卫生防护装备。20 世纪 80 年代,美国、英国、意大利等国家研制了系列卫生防护装备,如英国 S10 型防护面具、美国 M40 防护面具、加拿大 C4 型防护面具等。90 年代,美、法、德等国家大量采用新材料、新技术、新结构和新工艺研制个人防护装备,如美国杜邦和 3M 公司研发了大量高性能防护罩材料和装备,英国 Avon 防护公司的 M50 面具,美军装备 M31E2 型生物综合检测系统等。21 世纪初,欧美国家将高机动性装甲运输车改装成生物战剂侦察车,用于核生化检验预警等多种任务需求和复杂任务环境,如德军狐式侦察车、西班牙 VRAC 型核生化侦察车等。此外,美军陆续装备了 MDF-200 联合洗消系统和里弗斯 EMS-2 三防帐篷等洗消防护装备,英国 Biral 公司研制了 VeroTect 生物气溶胶报警系统,美国生物防护联合计划局研制了 SR-BSDS 短程生物战剂监测装置等防疫监测装备。

我国从 20 世纪 50 年代开始研制防毒面具、防毒衣、洗消车及现场检验装备。检验装备包括水质细菌检验箱、食品细菌检验箱以及食品微生物检验箱等。1960 年我国研制了第一台用于细菌检验的野战细菌检验车。70 年代,研制了细菌检验车和昆虫疟原虫检验车,80 年代,研制了 WJ-85 型微生物检验车和消毒杀虫车,21 世纪,研制了以杀虫和消毒为主、辅以快速检验功能的 WCD2000 卫生防疫车,以及生物检验车、生物侦察车等三防卫生装备。经过几十年的发展,卫生防疫装备初步形成了以侦查采样、检验及消杀装备为主体的构成模式,其所涉及的装备品种繁多,既有小型的携行装备,又有大型的机动车辆装备,通过不同的功能组合,可在不同地域、场合及环境条件下展开卫生防疫保障工作,适应多种作业的需要。

二、领域（专业）建设现状

（一）卫生防疫装备

1. 卫生防疫检验装备　卫生防疫检验装备是指用于细菌、病毒、真菌和毒素等威胁的报警、监测、侦察和鉴别的一类装备的总称。检验装备按照侦检范围可分为染毒地域侦检、装备侦检、水质侦检、食品侦检和人员侦检五类，按照所用载体可分为侦检器材和侦检车辆两类，按照所用技术可分为传统技术装备和以生物技术为基础的装备等。

当前，检测装备研发主要集中在快速检验方式和新材料检验方式2个方向。快速检验主要是大力推广使用病毒抗原检测试剂，所应用的检测技术主要是使用带标记的传统免疫分析方法（放射免疫分析或酶联免疫分析等）。2019年以来，新型冠状病毒感染引发了严重的全球性重大公共卫生问题和社会经济问题。随着疫情防控措施的调整以及抗原检测在新型冠状病毒感染患者诊疗中发挥愈加重要的作用，越来越多的企业申请注册新型冠状病毒抗原检测试剂，其检测方法多使用免疫分析法中的乳胶法、胶体金法、荧光免疫层析法等。2022年内我国有近50个新型冠状病毒抗原检测试剂上市，还有更多产品在申报过程中。

随着近年来一些传染病疫情暴发，北京、上海等少数特大城市开始设计研发移动式P3实验室，实现机动灵活、反应迅速地到达烈性病毒疫区展开作业。原中国人民解放军军事医学科学院研制了具有自主知识产权的移动式P3实验室，使中国生物安全防护能力显著提高，成为继美国、法国、德国之后极少数能够独立设计和制造该装备的国家。

病毒检测技术结合各类传感设备应用，能够实现病毒威胁的实时侦查监测，以达到卫生防护预警功能。原中国人民解放军军事医学科学院微生物流行病研究所与北京汇丰隆生物科技发展有限公司联合研制了固定式生物监测报警系统，其可实时监测环境空气中生物气溶胶（bioaerosol）粒子的数量、直径和浓度的变化，当空气中生物气溶胶浓度异常升高时，可实时发出预警信号。该固定式生物监测报警系统装备分别承担了2008年北京奥运会、2009年国庆60周年庆祝活动、2010年上海世界博览会的生物安全监测预警任务。

2. 卫生防疫洗消装备　目前用于病毒洗消装备可分为固定式洗消设备、喷洒洗消设备、淋浴设备等3类。固定式洗消设备：通常是应用特殊光照、化学试剂、脉动真空环境等对医疗器械及耗材或小型密闭环境进行消毒，如压力蒸汽灭菌器、环氧乙烯灭菌器、甲醛熏蒸消毒柜等。相关技术比较成熟，近年少有新的设备或技术研发上市。喷洒洗消设备：一般由药箱、机动泵、喷枪、喷刷和输药管等组成，可对大型武器、车辆、装备与地面进行高压水柱、蒸汽或热空气冲洗以及化学消毒。我国现有多种杀虫消毒车，除了装有可用于喷洒冲洗的喷枪、喷刷、固定喷头外，还配有可供室内消毒用的气溶胶喷雾器与野外大面积杀虫用的超低容量喷雾杀虫装置。淋浴设备：是进行人体全面洗消的主要装备。日常生活使用的淋浴设施也可用于生物战剂洗消，但若在野战条件下短时间内通过大量人员，则必须有专门的淋浴设施。上海贺氏实业有限公司研究的核生化污染洗消系统，便于携带，可以现场进行安装和拆卸。此系统配备加长型帐篷，帐篷内可实现双区洗消处理，实现两种洗消独立运行互不干扰的功能。

（二）卫生防护装备

卫生防护装备是运用医学技术、防护技术及其他相关技术，在核、化、生战剂污染发生或存在潜在的威胁时直接或间接地保护和救治伤病员的一系列装备的总称。主要有个体防护装备和集体防护装备两大类。

1. 个体防护装备　个体防护装备是指为了保护突发公共卫生事件处理现场工作人员免受化学、生物与放射性污染危害而设计的装备，包括防护服、眼面防护用具、防护手套和呼吸用品等，以预防现场环境中有害物质危害人体的健康。

医用防护口罩可预防阻止高危致病细菌、病毒飞沫侵入呼吸系统,供医护人员佩戴的面部卫生罩体器材,通常采用聚丙烯熔喷非织造布、熔喷超细纤维过滤材料等制作。美国 1995 年提出 42CFR Part84 口罩标准,将口罩分为 N95、N99、N100 三个防护等级。欧盟 EN149:2001 口罩标准分为 FFP1、FFP2、FFP3 三个防护等级。我国 GB 19083—2010《医用防护口罩技术要求》,规定医用生物防护口罩过滤效率应大于等于 95%;GB 2626—2019《呼吸防护　自吸过滤式防颗粒物呼吸器》,GB 30864—2014《呼吸防护　动力送风过滤式呼吸器》等国家标准,对防护器材的过滤效率、呼吸阻力、气密性、制造材料阻燃性等均有详细规定。

医用防护服是用于高危致病微生物气溶胶颗粒物阻隔、滴液阻渗的传染病疫区作业人员全身穿戴式防护服装。21 世纪初,德国 TEXPLORER 公司研制了可以同时防护化学和生物战剂的防护服。近几年来,我国已对高性能防护服材料的研发予以很大重视,也取得一定的进展。张文福等研制的生物防护服,采用"三明治"外构,具有抗病毒、透湿、抑菌、防血液渗透、防水、防静电等多项功能。郝新敏等研制的生物防护服,具有多项功能:耐久地隔离病毒、防血液渗透、防静电、防水、防油、抗菌、透湿等。其综合防护性能达到并超过相关标准要求。

正压防护服是用于重大传染病救治人员和 4 级生物安全实验室作业人员从头到脚整身性预防保护的气密型个人穿戴装备,具有空气过滤净化与超压动力送风功能。正压防护服按照送风形式分为集中动力送风和自主动力送风两种,由风机、电池、空气过滤器和控制模块构成的小型便携式动力送风系统,给防护服提供干净新鲜的空气并形成正压环境,确保穿着者的安全。20 世纪 80 年代,美国 Fredericade ILC Dover 公司研制了第一款正压防护服。原中国人民解放军军事医学科学院某研究所研制的正压防护服采用聚氨酯、聚氯乙烯复合面料,经高频热合而成,具有自主动力送风净化、压力在线监控报警灯功能,且可重复使用。

2. 集体防护装备　集体防护装备是用于高危病原体沾染损伤预防与保护的具有滤毒净化和气流组织控制功能的群体型密闭掩体,与公共环境物理隔离,并通过设置过滤、净化、通风设备设施以及相应的压力梯度实现内部正压/负压气流组织的净化处理和有序控制,以确保掩体内部空气环境或外部公共大气环境的生物安全性。如核生化防护卫生帐篷、负压型传染病隔离病房等。原中国人民解放军军事医学科学院某研究所研制的生化集防隔离运送帐篷,由三级过滤模式的通风滤毒装置、压力控制装置以及缓冲通道构成,既能满足各级救护所和机动卫勤力量的救治需要,又可用于突发性灾害事件的应急救援。宋秀棉通过对缓冲帐篷的合理分区,在缓冲帐篷与手术车之间设置了缓冲过道作为绝对清洁区,并进行了 VCY-2002 野战手术方舱的展开与手术感染防控工作,在汶川震后救灾住院术中实现了零感染。

三、问题分析

病毒检测的传统方法是在实验室中使用大型自动化临床分析仪进行的,根据检测方式的不同,检测技术主要包括核酸检测、免疫学分析、光谱技术、质谱技术、纳米技术等,这类检验方法对实验条件的要求较高,需要专业技术人员,且操作较为烦琐。此外,部分标本中病毒量少或活性低,细胞病变较慢,检测耗时长,在迫切需要快速简便的病毒检测时,该类方法并不适合。

传统的喷洒型消杀装备在功能上和成本上或多或少存在短板,一些设备的部署成本低廉、性能可靠,但是智能程度低、使用场景局限性大、需要大量人员参与;一些设备智能程度极高、可以满足多场景下的无人化消杀作业,但这类设备往往价格高昂、集成度极高,从而导致部署难度较大、设备维护成本较高。在日常消毒工作中,工作人员常选用具有强烈腐蚀性的氯消毒剂(如 84 消毒液)或高浓度的过氧化氢作为户外消毒试剂,存在一定损伤或中毒风险。

面对新冠疫情突发及其在全球蔓延,医用一次性防护服的使用量大幅度增长,其用后即弃,虽可有效避免交叉感染,但其难以自然降解,严重影响环境。医用一次性防护服常规的处理方法为经过消毒后焚烧处理,既造成了资源浪费,又有悖于绿色环保趋势。此外,处理成本以及可能带来的环境问题也引起了广泛的关注。

用于新冠疫情防控工作的医用防护服面料均具有一定的拒液性及高过滤效率,因此,当面料两侧存在温湿度差时,极易在湿度大的一侧形成液滴,导致水汽透过性变差。虽然,防护服面料有一定的透湿性,但极为有限,长时间穿着医用防护服人体舒适性极差。抗疫一线的医务人员必须长时间穿着防护服进行高强度的工作,这会导致防护服内局部温度升高、人体出汗量增大且难以排出,给医务人员身心健康造成严重负面影响。

正压防护服可以有效排出湿热空气,舒适性更好,这取决于正压防护服内部稳定的正压环境。正因为防护服内外有压差,需要防护服面料整体具备较好的液密性和气密性。服装成形时为确保密闭性,一般采用高频热合方式进行缝合,同时使用超长的柔性气密拉链配备卡环型防护手套和防护靴。正压医用防护服研发难度大,检测成本高,国际上研发正压生物防护服的厂家并不多。目前,欧美发达国家在正压防护服关键技术研究水平和产品开发能力上仍处于领先地位,国内对正压医用防护服的研发和应用尚处于初级阶段。

四、发展趋势

(一)卫生防疫检测装备

检测装备未来的发展方向是趋于便携化、个人化,可与智能设备相结合,并使用人工智能算法进行深度分析,从而为快速诊断、个人健康评估和大范围流行病筛查提供便利。基于此,可用于病毒探测的检测装备未来的发展包括以下几个方面。

发展与无线通信设备兼容的新材料,使智能设备通过机器学习或人工智能的方法从分析响应中提取更丰富的信息,快速为医疗决策和流行病学模型提供信息。

发展生物可兼容新材料,开发可穿戴甚至可植入的病毒检测设备。这对材料的无毒性、可制造性、使用可持续性以及可回收性提出了更高的要求。

发展更高灵敏度与特异性的新材料,实现微创样本(如唾液、呼出物、泪水、尿液)的检测。微创样本更易遭到污染,所含物质种类更加复杂,检测难度较人体内环境更大,对材料的灵敏度与特异性提出了更高的要求。

(二)卫生防疫消杀装备

消杀装备未来的发展方向是无人化、自动化、智能化,其应用方式即智能洗消机器人,技术研发主要集中在以下几个方面。

不需要额外编程同时拥有简单友好的操作界面,通过机器人说明书或简单培训即可知晓其操作方法,方便各行各业的人员操作使用。

降低机器人发生故障的概率,由于非专业人员处理机器人紧急故障的能力较差,若发生故障将影响机器人使用,延误消毒工作,因此需降低机器人报错、发生故障的概率。

减小机器人的体积,方便机器人进入走廊过道、人员密集等狭小空间进行消毒,使消毒工作更全面可靠。

智能计算不同环境所需的消毒液剂量,由于不同区域的细菌病毒含量不同、人员密集程度不同,需要机器人具有复杂环境识别功能,要求机器人能计算出消毒区域的面积、细菌含量、人员密集度并通过算法科学得出所需的消毒液使用量,避免消毒液的浪费。

降低机器人价格,使更多的单位和个人能接触到并能承担起消毒防疫机器人的费用,这样才能普及消毒防疫机器人,让机器人充分发挥其优势。

(三)医用防护服装备

1. 提高穿着舒适性　在保证防护服防护性能的前提下,通过研发新型透气透湿性好的面料、优化防护服的结构,以提高其穿着舒适性是今后重要的研发方向之一。

2. 提升穿脱便捷性　由于新型冠状病毒的高感染性,因此疫情防控对医用一次性的穿脱步骤有着严格的要求,以避免疫情防控人员接触病毒,穿脱医用防护服较为烦琐且用时较长,因此需通过优化防护服开口设计、拉链设计、版型设计等提升其穿脱的便捷性。

3. 开发循环利用方式　由于医用一次性防护服的主要材料为聚丙烯,其软化温度约为155℃,熔点约为189℃,远高于可以杀灭新型冠状病毒的沸水温度(100℃),因此,可通过将使用后医用一次性防护服消毒、破碎、分拣后熔融造粒的方式,实现医用一次性防护服的循环利用。

五、对策建议

(一)应用新材料技术研发快速检测装备

随着新材料技术的快速发展,利用纳米材料可制备更为精密的生物传感器件,以实现对病毒的高选择性和高灵敏度的检测、识别及量化。生物传感器检测具有检测能力高、稳定性好、操作简单、可靠性高、可控性好等优点,可以在不影响临床分析标准灵敏度和重现性的情况下进行快速检测。与传统技术相比,生物传感器平台在改善人类健康方面显示出更广阔的应用前景,在许多贫困地区更是如此。近年来在全球范围内暴发的新型冠状病毒感染突显了对社区部署不需要专业人员操作的快速检测设备的需求,而病毒检测设备的开发离不开新材料的发展。

(二)研发应用智能洗消机器人

针对防疫洗消风险问题,科研人员研发使用了机器人、农用无人机等进行洗消工作,有效避免了药物近距离接触,安全可靠。室内消毒机器人可采用超干雾化过氧化氢、紫外线消毒、等离子空气过滤等方式,在医院病房、走廊通道等相对密封的环境中进行消毒;在室外、社区街道、路面或公共场所,则需采取搭载消毒水箱的机器人或无人机,通过喷洒消毒药水的方式进行消毒。新冠疫情防控期间,在"大隔离、大消毒"发挥作用时期,应用无人机、无人车、机器人等喷洒消毒水,对人口密集的重点场所进行消毒,有效解决了社区消毒工作中存在的设备缺乏、人手不足等诸多问题。通过在无人系统设备内部装置消毒系统产生消毒气体,利用机器内部的气动系统将消毒气体快速喷出,增加消毒的覆盖面和均匀性,能有效、无死角地杀灭空气中的新型冠状病毒、致病细菌等传染源,而且无人系统能够根据设定的路线自动、高效、精准地进行消毒防疫,操作简单效率高,并能有效减少人工作业可能产生的交叉感染。

(三)研发可重复使用防护服

近年来,高密织物、涂层织物、层压织物相继出现,为多次重复使用医用防护服材料提供可能。重复性使用医用防护服研究是在新型冠状病毒战"疫"中防护服供不应求的情况下,为适应疫情防控的应急需求而开展的研究项目,在以下方面具有重大意义:优化我国防护服产业供应结构,满足重大公共卫生事件暴发时医用防护服使用量急剧增加的需求,降低国家疫情防控物资储备成本,节约资源及减少环境污染等。

(四)研发具有监测预警功能的正压防护服

由于正压防护服穿脱不便,相关医务人员往往会长时间穿着以减少复杂操作所浪费的时间。而长期处于正压密闭环境势必对医务人员身体造成不良影响甚至造成突发疾病,因此需要通过监测各种送风量条件下人体各生理参数的变化规律,探索最合适的送风量范围。正压防护服内的压力、温度、湿度、噪声、二氧化碳和氧浓度、气流形成等重要参数关系到穿着者的安全与身心健康,穿着过程对穿着者的呼吸、听觉、视力等都会产生较大的干扰和影响,通过对这些参数的实时监控和预警,实现对医务人员的智能保护。

六、2022 年主要成就

湖南工程学院机械工程学院联合该校企业研制的一款微型防疫消毒机器人,可针对疫情防控期间的办公楼、医院等,或者大型防疫车不能到达的偏僻狭窄通道进行防疫作业,自带监控,可实现远程自如行进控制、消毒液喷洒量调控等功能,喷雾装置药液利用率高,满载一次作业可覆盖近 1 万平方米。一些消毒机器人还具有自主导航、自主避开障碍物、自主计算消毒时间等更加智能的功能,中信重工机械股份有限公司在疫情防控期间成功研制出国内首个可自由回转的防疫喷雾消毒机器人,并用于疫情防控中。

江南大学纺织科学与工程学院联合深圳善行医疗科技有限公司,研制了穿戴式心电监测服及其诊断系统,接近医疗级心电监测与预警功能。吴钦鑫等在医用防护服中加入柔性集成传感系统,用于监测人体血氧浓度、体表温湿度和地理位置。这些监测系统可与防护服降温导湿模块结合,实现智能化热湿调节。

赖军等人以防静电高密涤纶长丝面料为外层、聚氨酯(PU)高透膜为阻隔层、涤纶长丝经编面料为内层,采用湿气固化反应型聚氨酯(PUR)热熔胶双面点式复合方式制备了可重复使用医用防护服面料。

北京方圣时尚科技集团与中国航天科工集团第二研究院二〇六所水净化技术团队联合研发的新一代 P2+ 电动送风正压防护服,并在航天中心医院进行了试穿,仅在部分城市少数抗疫地区有试用。

北京克力爱尔生物实验室工程有限公司生产的 ST-120 生物安全型担架,舱体材料使用 PVC 围护结构或耐寒 TPU 围护结构,整体通透,舱体内放置了气囊垫,为被隔离人员提供舒适感;由于新冠疫情的暴发,国内负压隔离舱的设计也掀起一股热潮,原中国人民解放军军事医学科学院生产的 S-2014 负压隔离转运舱,舱体为透明塑料,密封性能好,水密闭拉链开合方式方便被隔离人员进出,内部立体空间大,空气循环装置避免交叉感染,舱体具备低流量或者低电量时会发出警报提示,保障被隔离人员安全。李永设计了一种带有排风过滤结构的负压隔离舱,舱体一端设有排风过滤机构,另一端设有进风口,排气检测管内壁上安装有气体检测传感器,净化效果好,不易感染周围环境。

(中国医学救援协会装备分会　赵　欣)

· 参 考 文 献 ·

---

[1] 傅征. 军队卫生装备学[M]. 北京:人民军医出版社,2004.

[2] 王政. 中华医学百科全书:军事与特种医学:军队卫生装备学[M]. 北京:中国协和医科大学出版社,2020.

[3] 王政,王运斗. 核生化武器与"三防"卫生装备[M]. 北京:解放军出版社,2003.

[4] 顾建儒,张美进. 应急医学救援与装备保障[M]. 北京:国防大学出版社,2003.

[5] 张文福,蒋莉,王太星,等. 新型生物防护服对病毒防护效果的研究[J]. 中国消毒学杂志,2004,21(2):83-85.

[6] 郝新敏,张建春,周国泰,等. 可重复使用透湿型 SARS 防护服材料的研究[J]. 西安工程科技学院学报,2003,17(3):206-211.

[7] 周珣,吴洪兵,邬佩瑶. 疫情背景下供气型正压医用防护服的研究与设计[J]. 黑龙江科学,2022,13(16):22-24.

[8] 伍瑞昌,王政,初泽坤,等. 帐篷式野战医疗系统研制[J]. 医疗卫生装备,2006,27(8):18-20.

[9] 宋秀棉. 野战医院手术方舱的展开与感染控制[J]. 中华医院感染学杂志,2011,21(3):527-528.

[10] 汪志鹏,王谷一. 新型多场景智能雾化防疫消杀系统设计研究[J]. 电脑知识与技术,2023,19(6):85-86,93.

[11] 孟硕,汪泽幸,李文辉,等. 可重复使用医用防护服面料的研发现状及趋势[J]. 棉纺织技术,2022,50(2):4-9.

[12] 颜怀玉,杨琳,田明伟,等. 医用一次性防护服及其研发趋势[J]. 山东纺织科技,2022,63(2):50-52.

[13] 李昕哲,庄亚文. 智能防疫机器人的设计与发展展望[J]. 南方农机,2022,53(2):165-167.

[14] 孙永生,金伟,唐宇超. 无人系统在新冠肺炎疫情防控中的应用实践[J]. 科技导报,2020,38(4):39-49.

[15] 闫钧,高文静,张丹丹,等. 可重复使用医用防护服的研究进展[J]. 中国医疗设备,2021,36(6):160-163.

[16] 吴钦鑫,侯成仪,李耀刚,等. 辐射降温纳米纤维医用防护面料及传感系统集成[J]. 纺织学报,2021,42(9):24-30.

［17］鲁雯玥,宋文芳,严语欣.医用防护服功效性能研究进展及趋势［J］.针织工业,2023(3):5-10.

［18］赖军,唐世君,绳以健,等.一种高透湿高阻隔可重复使用医用防护服面料及其制备方法:202010429231.X［P］.2020-08-25.

［19］梁龙.方圣集团:抗疫再立新功正压防护服填补行业空白［J］.中国纺织,2021(1):70.

［20］马秉辉.负压隔离舱的人机工程仿真及优化设计研究［D］.徐州:中国矿业大学,2022.

［21］李永.一种带有排风过滤结构的负压隔离舱:CN202120607878.7［P］.2022-02-11.

第七节
中国生命支持装备发展概况

一、领域（专业）历史回顾

（一）生命支持装备的概念

生命支持装备是指在医疗领域中用于维持、辅助或替代人体生命功能的各种设备和技术。它们广泛应用于急诊医学、重症监护、手术室、康复医学以及长期护理等领域，旨在提供关键的生命支持和医疗救治。

（二）生命支持装备的分类与体系

生命支持装备可根据其功能和应用领域进行分类。以下是一些常见的生命支持装备及其分类。

1. 呼吸支持装备　用于维持或辅助患者的呼吸功能，包括呼吸机、氧气供应装置、呼吸道管理设备等。

2. 循环支持装备　用于维持或辅助患者的循环系统功能，包括心脏起搏器、体外膜氧合器（ECMO）、血液净化装备（如 CRRT）、血压监测设备等。

3. 体温调节装备　用于调节患者的体温，包括体温控制仪、加温毯、降温设备等。

4. 麻醉装备　用于维持患者在手术期间的生命支持和无痛状态，包括麻醉机、麻醉监测设备、麻醉药物管理设备等。

5. 输液与输血装备　用于输注液体和血液制品，包括输液泵、输血泵、输液监测设备等。

6. 体征监测与记录装备　用于监测和记录患者的生理参数，包括多功能监护仪、血氧饱和度仪、心电图仪、无创血压仪等。

这些生命支持装备形成了一个庞大的体系，以满足不同患者的不同需求。它们的发展和创新为医疗领域提供了强大的支持，有助于救治危重患者、改善手术效果以及提高医疗质量。

（三）生命支持装备的沿革与发展

1. 血液净化装备　血液净化装备是现代医学中一项重要的技术，可以清除患者体内的废物和毒素，维持身体的水、电解质和酸碱平衡。其中，连续性肾脏替代治疗（CRRT）是一种肾脏替代治疗技术，是目前治疗肾脏功能不全的主要手段之一。CRRT 技术的发展可以追溯到 20 世纪 60 年代初期，当时美国医生已经开始使用慢性肾脏病患者的静脉血来清除他们的血液。随着技术的进步和医学的发展，CRRT 技术得到了广泛的应用，尤其是在危重症医学领域。20 世纪 80 年代初，CRRT 技术开始在欧洲和美国广泛应用，其目的是治疗危重患者的肾脏功能不全。该技术具有连续、缓慢、温和和安全等特点，对于维持重症患者的水、电解质和酸碱平衡有着重要的作用。随着 CRRT 技术的不断发展和完善，相关的设备和技术也得到了不断改进和升级。如今，CRRT 技术已经成为临床治疗肾脏功能不全的重要手段之一，尤其在危重症医学领域得到了广泛应用，并且也逐渐在其他医疗领域得到应用。

2. 体外膜氧合器（ECMO） 是一种通过机器替代心肺功能来支持患者生命的技术。它可以在体外将患者的血液引出来,通过膜肺进行气体交换后再输回患者体内,以帮助患者呼吸和心脏循环功能。ECMO技术是目前危重症医学领域中的重要手段之一。ECMO技术最早可以追溯到20世纪50年代,当时医生们使用这种技术来支持新生儿的呼吸和心脏功能。然而,由于技术水平和设备限制,ECMO技术的使用受到了很大的限制,直到20世纪90年代初期,随着技术的不断改进和设备的升级,ECMO技术开始在欧美等地广泛应用。在随后的几十年中,ECMO技术在临床治疗中的应用不断增加。近年来,ECMO技术在新冠疫情中的应用也引起了广泛关注。2020年初,在我国武汉抗击新冠疫情的过程中,ECMO技术成功挽救了许多重症患者的生命。ECMO技术在疫情防控期间的应用证明了其在临床上的重要性和应用前景,并在全球范围内推动了ECMO技术的发展和研究。

3. 体征监护设备 体征监护设备是指用于监测患者身体各项生理指标的设备,以便医护人员及时了解患者的病情并采取相应的治疗措施。随着现代医学的发展,体征监护设备在临床上发挥着越来越重要的作用。最早的体征监护设备可以追溯到20世纪初。当时,医生们主要通过观察患者的外观、听诊心肺音等方式来了解患者的病情。20世纪30年代,医生们开始使用血压计来测量血压,从而更准确地了解患者的血压。20世纪50年代,随着电子技术的发展,电子体征监护设备开始应用于临床,这标志着体征监护设备进入了现代化的阶段。当时的设备主要是单项监测,如心电图仪、呼吸机等。20世纪60年代,出现了多参数监护仪,可以同时监测心电图、血压、体温等多个指标。随着计算机技术的发展,体征监护设备得以实现更加智能化、全面化的监测。21世纪以来,体征监护设备得到了进一步的发展,不断出现新型的设备和功能。例如,通过生物传感器技术可以实现对患者的实时监测,智能化的算法可以对监测数据进行分析和预警。这些新技术的应用,使得体征监护设备在临床治疗中的作用更加重要,对医疗技术的进步和患者的生命安全都有着积极的促进作用。

4. 呼吸支持设备 呼吸支持设备是指为呼吸功能受损的患者提供机械化的呼吸支持,从而维持患者的呼吸功能。呼吸支持设备的出现,对于许多需要呼吸机器辅助的疾病,如呼吸衰竭、麻醉后呼吸抑制等,都是重大的医学突破。早期的呼吸支持设备主要是手动的,由医护人员操作呼吸袋或人工氧气袋,为患者提供呼吸支持。20世纪50年代,电子技术开始应用于呼吸支持设备,这些设备能够提供自动化的呼吸支持,使得医护人员的工作得到了很大的简化。当时的呼吸机主要是大型的固定式呼吸机,价格昂贵,安装和操作复杂,只有少数大型医院才能够购买和使用。20世纪70年代,出现了便携式呼吸机,这些呼吸机更加轻便、易于携带,使得呼吸机的使用范围得到了极大的扩展。20世纪80年代,随着微电子技术和计算机技术的发展,呼吸支持设备得到了进一步的发展,出现了多功能呼吸机,可实现控制通气、容积通气、压力支持通气等多种模式。同时,新型的氧疗设备、吸氧器、呼吸道管理器材等也得到了广泛的应用,为呼吸功能受损患者的治疗带来了更多的选择和机会。21世纪以来,呼吸支持设备得到了更加智能化、便携化的发展。例如,便携式呼吸机和家用呼吸机的出现,使得患者可以更方便地在家中进行呼吸支持治疗。随着人工智能、大数据等新技术的应用,呼吸支持设备的治疗效果和安全性也得到了进一步提升,对于患者的健康和生命安全有着重要的保障作用。

5. 液体输注设备 液体输注设备是医疗领域中的重要设备,用于输注各种药物、营养液和生理盐水等液体。随着人们对药物输液的需求不断增加,输液设备也逐渐得到改良和发展。20世纪初期,最早的输液器是一种手动压力泵,医护人员需要手动压动泵体以控制液体的输注速度。这种手动输液器已经相对落后,缺乏精确的输液控制和可靠的输液监测。20世纪中期,随着电子技术的进步,计算机技术的应用也为输液设备的发展提供了技术基础。20世纪50年代,出现了最早的电动输液器;60年代,出现了一种能够实现计算机控制的输液系统,从而实现了输液的自动化。21世纪初期,液体输注设备已经进入了数字化和智能化时代,其功能不断得到扩展和完善。现代输液设备能够实现输液流速和容积的自动控制,能够根据患者的情况自动调整输液速度和剂量,还能够进行输液监测和报警,以确保输液的安全和有效。同时,现代输液设备还能够实现远程监控和数据传输,方便医护人员对输液过程进行远程管理和调整。

6. 连续救治装备 连续救治装备是指能够对患者进行持续的生命支持和治疗的设备,包括了监护设备、输液泵、呼吸机、ECMO等多种设备。在现代医疗中,连续救治装备已成为重症患者生命支持和治疗的重要手段。随着科技的不断发展,连续救治装备得到了不断改进和创新。20世纪80年代末,随着计算机技术的应用,多参数监护仪逐渐被引入到临床医疗中,使医生们能够更加精确地监测患者的生命体征。21世纪以来,连续救治装备的智能化程度不断提高,如利用人工智能技术开发出的预测性监护系统,能够对患者的病情进行预测和预警,提高了治疗效果和患者的生存率。此外,在新冠感染等疫情的暴发中,连续救治装备的作用也得到了进一步的展示。全自动呼吸机、体外膜氧合器(ECMO)、床旁心肺复苏仪等装备,成为重症患者生命支持的重要手段。

二、领域(专业)建设现状

(一) 血液净化装备

血液净化是一种通过机械、物理、化学等手段清除体内代谢产物和毒素的治疗方法,其中连续性肾脏替代治疗(CRRT)是一种用于治疗肾衰竭的血液净化技术,被广泛应用于重症患者的治疗中。目前,血液净化装备的领域建设已取得了长足的进展。在国内,一些大型综合医院和专业医疗机构已经建立了完善的血液净化治疗中心,具备了CRRT等多种血液净化技术的治疗能力和临床经验。同时,国内的一些医疗器械企业也在积极开发和生产血液净化装备,满足临床需求。在国际上,血液净化领域的专业建设也得到了快速发展。多个国际组织和协会致力于促进血液净化技术的研究和应用,如欧洲连续性肾脏替代治疗组织、国际连续性肾脏替代治疗组织等,这些组织通过组织国际学术会议、培训医护人员、推广最新技术等方式,促进了血液净化技术的发展和应用。此外,随着医疗技术的不断进步和临床需求的提高,血液净化装备的领域建设也在不断推进。近年来,一些新技术和新装备如智能CRRT、超滤系统等已经逐渐应用于临床治疗中,为患者提供更加有效、安全的治疗手段。

(二) 体外膜氧合器

体外膜氧合器(ECMO)是一项高难度、高风险的技术,其领域建设主要涉及心胸外科、危重症医学、呼吸内科等多个专业。目前,全球ECMO技术的领域建设较为成熟,许多国家和地区都已建立了ECMO专业团队和专业中心。在欧美地区,ECMO技术领域的建设相对较早。例如,美国的ECMO中心多数是由心胸外科或危重症医学科牵头成立,同时与其他相关科室(如危重症医学、呼吸内科等)合作,形成多学科协作的模式。欧洲地区的ECMO技术也相对较为发达,多数国家都有ECMO专业中心或专业团队,例如英国、法国、德国等。此外,欧洲的ECMO技术交流和合作也较为频繁,已经形成了ECMO网络,定期组织国际性的ECMO会议和培训活动。在亚洲地区,ECMO技术的发展相对较晚,但也在近年来得到了快速的发展。例如,日本在20世纪80年代开始使用ECMO技术,发展迅速,现在已经成为全球ECMO技术的领头羊之一。中国也在近年来快速发展ECMO技术,越来越多的医疗机构开始使用ECMO技术,建立了专业团队和专业中心,同时也加强与国际的交流与合作,提高ECMO技术的水平。总的来说,ECMO技术的领域建设是多学科协作的过程,需要心胸外科、危重症医学、呼吸内科等多个专业的配合和合作。全球范围内,ECMO技术的领域建设已经相对成熟,但仍需要不断推进和完善。

(三) 体征监护设备

体征监护设备是医疗设备中的一个重要领域,主要用于监测患者的生命体征,包括心率、呼吸、体温、血压等等。随着科技的不断发展,体征监护设备也在不断更新换代,不断地提高着监护的精度和效率。目前,体征监护设备的领域建设已经非常成熟,市面上出现了各种功能齐全、性能稳定的设备。医院和诊所都普遍采用了这些设备来监测患者的生命体征。同时,随着智能化技术的发展,一些体征监护设备也逐渐具备了自动化、互联网化等功能,为医护人员提供了更便捷的监护手段。此外,近年来随着健康管理行业的兴起,一些体征监护设备也开始应用于个人健康监测领域,例如智能手环、智能手表等产品,这些产品不仅可以监测用户的运动情况,还可以监测心率、睡眠等生命体征,为用户提供健康管理建议。可以预见的是,未来体征监护设备的应用领域还将进一步扩大和深化。

(四)呼吸支持设备

呼吸支持设备主要用于治疗呼吸系统疾病或外伤导致的呼吸衰竭。随着现代医学技术的不断发展,呼吸支持设备的种类也越来越多,功能也越来越完善。目前,呼吸支持设备的领域建设已经非常成熟,市面上出现了各种类型、各种规格的呼吸支持设备,例如呼吸机、鼻导管、氧气供应设备等。这些设备广泛应用于医院、急救中心、护理院等医疗机构,可以帮助患者缓解呼吸困难、改善氧气供应等问题,提高生命体征稳定性。随着人们对健康的重视程度提高,呼吸支持设备的应用范围也在不断扩大,例如在高原、空气污染严重地区等特殊环境下,一些人可能会出现呼吸困难等症状,这时候呼吸支持设备也可以提供有效的帮助。同时,一些轻便型呼吸支持设备的应用也逐渐增多,例如便携式氧气机、便携式呼吸机等,可以方便患者在家中使用。

(五)液体输注设备

液体输注设备主要包括输液泵、注射泵、静脉输液管等,是临床医学中必不可少的设备之一,具有非常重要的应用价值。在当前医疗技术快速发展的背景下,液体输注设备也在不断创新和完善。目前,液体输注设备已经广泛应用于各个医疗领域,从普通病房、急诊科、重症监护室到手术室,都有其应用。同时,随着临床诊疗技术的不断升级,液体输注设备也在不断完善和更新。当前市场上的液体输注设备已经越来越多样化,包括有线和无线输液泵、智能输液泵、注射泵等,这些设备的使用使得液体输注过程更加准确、可靠和安全。此外,随着全球老龄化的加剧,医疗保健服务需求不断增长,液体输注设备市场也将迎来更广阔的发展前景。为了满足这一需求,液体输注设备制造商和研发机构不断加大研发投入,不断改进和创新,推出更加符合市场需求的设备。同时,随着国家对医疗卫生服务的投入逐年增加,液体输注设备的使用范围也将进一步扩大。

(六)连续救治装备

连续救治装备涉及多个学科领域,如急救、危重症医学、外科等,因此其领域建设现状也具有复杂性和多样性。在急救领域,国内的急救体系逐渐完善,各级医疗机构建立了急诊科、急诊留观室、急诊重症监护室等设施,急救设备也在逐步升级,如医用救护车、移动医疗急救箱等。同时,国内还在大力推进急救人才培养和急救技能竞赛等方面的工作。在危重症医学领域,国内各级医疗机构均配备了危重症医学科,其中一些大型三级甲等医院还拥有完善的危重症医学体系和设备,如连续性肾脏替代治疗仪、体外膜氧合器、多功能监护仪等。同时,危重症医学领域的专业人才也在逐步增加,相关学科的研究也在积极开展。在外科领域,国内医疗水平不断提高,各级医疗机构的外科医生和手术团队的整体实力逐渐增强。外科手术设备也在逐步升级,如微创手术设备、智能化手术室等。同时,相关外科学科也在不断拓展,如微创外科、胸外科、神经外科等。总的来说,随着国内医疗事业的不断发展和技术水平的提升,连续救治装备方面的领域建设也在不断完善,专业人才队伍不断壮大,各类设备不断升级更新。但是也需要持续的投入和努力,以满足不断增长的医疗需求和不断升级的技术要求。

三、问题分析

(一)血液净化装备

我国血液净化行业处于快速成长阶段,渗透率不断提升,发展潜力较大,血液净化器械从依赖进口逐步向国产化趋势发展。但目前仍存在一定问题,从技术层面看,目前血液净化中壁垒最高的血液净化设备和透析器主要还是外国品牌为主,国产占比相对较低;而壁垒较低的血液净化管路、透析粉液等耗材已基本实现国产化。

从产品上市情况看,截至 2022 年 6 月底,国内上市的血液净化器械产品近 400 个,其中国产占比三分之二。国内血液净化器械生产企业中,可生产净化管路和透析粉液的企业相对较多,分别达到了 38 家和 49 家;血液净化设备、透析器、灌流器企业分别为 22 家、22 家和 8 家。其中,有较多国际龙头品牌如费森尤斯、贝朗、东丽、泰尔茂、日机装等,均在我国以外资或合资形式设立公司。国内血液净化器械生产企业数量(图 4-15)。

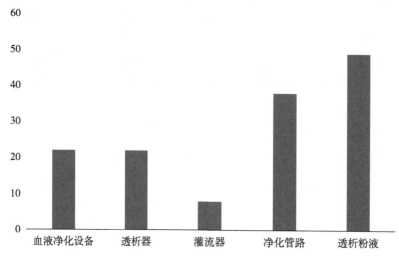

图 4-15　国内血液净化器械生产企业数量

国产占比较高的主要有灌流器、净化管路和透析粉液等血液净化耗材,而血液净化的核心产品血液净化设备和透析器,进口批件数量占比较高,国内主要血液净化器械企业产品线分布见表 4-8,血液透析器械市场规模见图 4-16。

表 4-8　国内主要血液净化器械企业产品线分布

企业名称／产品	血液净化设备	透析器	灌流器	净化管路	透析粉液
威高集团	√	√		√	√
健帆生物	√		√	√	
宝莱特	√	√			√
三鑫医疗		√		√	√
新华医疗	√	√			
威力生	√				√
广州康盛		√	√		√
成都欧赛		√	√	√	
河南驼人		√		√	√
广州暨华	√				
重庆山外山	√				
上海佩尼		√			
贝恩医疗		√		√	
吉林迈达	√			√	
上海百洛普	√			√	

注:√表示企业生产此项产品,空白表示企业未生产此项产品。

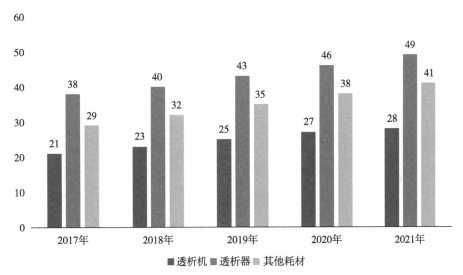

图 4-16 血液透析器械市场规模

（二）体外膜氧合器

ECMO 也叫作"人工肺"，可为心肺衰竭患者提供长时间的体外心肺支持，为危重患者的抢救赢得宝贵时间。根据体外生命支持组织（Extracorporeal Life Support Organization，ELSO）的统计，截至 2021 年全球近 5 年的 ECMO 使用患者登记数达到了 85 490 例，且这个数字还在快速增长（表 4-9）。

表 4-9 截至 2021 年全球近 5 年 ECMO 使用例数统计

人群	合计 / 例	幸存至撤机或转移的比率 /%
新生儿	8 459	58%
呼吸支持	4 435	68%
心脏支持	3 087	49%
体外心肺复苏支持	937	43%
小儿	12 674	57%
呼吸支持	3 943	65%
心脏支持	5 883	58%
体外心肺复苏支持	2 848	42%
成人	64 357	48%
呼吸支持	28 662	57%
心脏支持	27 250	45%
体外心肺复苏支持	8 445	29%
总数	85 490	51%

截至 2021 年底，国内开展体外生命支持技术的医院总数为 592 家，但约 14% 的医院不能持续开展，开展 5 例以下的医院有 248 家，而开展 50 例以上的医院仅 54 家。开展 ECMO 例数最多的省份为河南省，为 1 726 例，其次为广东省（1 416 例）、浙江省（959 例）。不同地区开展体外膜氧合器的医疗中心和数量（图 4-17）。

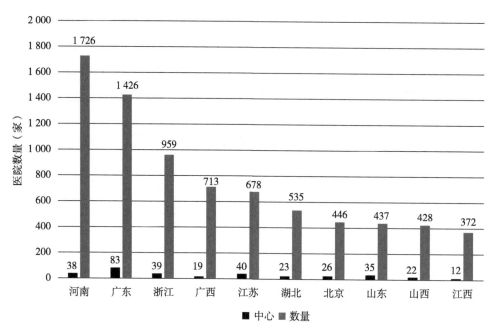

图 4-17　不同地区开展体外膜氧合器的医疗中心和数量

2023 年初,两款国产 ECMO 获批上市,填补了国内的空白,成为我国高端医疗设备发展的重要里程碑。然而,国产 ECMO 仍有不少难点亟待突破。在技术方面,国产 ECMO 需突破核心组件血泵和氧合器中多项技术难题,如其中氧合器中的一次性耗材中空纤维膜(PMP),目前全球能够大规模提供这一纤维膜的仅有美国 3M 公司旗下的 Membrana 公司。PMP 材料本身并不独特,但是要制成中空纤维膜则需要独特的制作工艺,对制作的精度要求较高。据已发布的消息,汉诺医疗已突破这一技术难题,开发出来具有自主知识产权的高性能中空纤维膜制造装备、纺丝工艺以及涂层改性技术,有望实现每年 5 000 平方米的产能。国产 ECMO 另一方面还存在专用标准缺失的问题。我国对体外心肺支持辅助设备以及耗材还没有专用标准,企业只能参考类似的产品标准或类似的产品注册审查指导原则。但这些标准可能并不完全适合 ECMO 产品,因为这些标准或注册审查指导原则,更多的是适用于 6 小时以内的短效应用,缺少对大于 24 小时应用的产品检测相关的方法和要求。这将会给 ECMO 的研发及临床推广带来隐患。

(三)体征监护设备

监护仪是一种能够实时监测和记录患者生命体征的医疗设备,广泛应用于各个临床科室,尤其是危重患者的救治。随着我国医疗器械市场的快速发展,国产监护仪也取得了显著的进步,但与国外先进水平相比,仍然存在一些问题和挑战,主要有以下几个方面:技术创新能力不足。国产监护仪虽然在低端市场已经实现了进口替代,但在高端市场仍然面临着与国外品牌的竞争压力,尤其是在核心部件、软件算法、无线通信、智能分析等方面,还有较大的差距。国产监护仪缺乏自主创新能力和核心技术的保障,很多产品还依赖于进口零部件或技术授权。

政策法规和标准规范不完善。国产监护仪虽然已经通过了国内的相关认证,但在国外市场仍然需要符合更严格的标准和要求,需要加强技术创新和质量管理。同时,国内对于监护仪的政策法规和标准规范也不够完善和统一,导致了市场准入门槛低、产品质量参差不齐、行业竞争混乱等问题。现有的监护仪存在着诸多需要改进的地方,以重症监护室为例,ICU 的患者身上往往穿插着多种治疗管路,每增加一道管路,灵活性和安全性便打一个折扣:错综复杂的管路让医护操作受到限制,患者变换体位十分不便,杂乱无章的布线易引发潜在事故,患者转移监测数据会中断等等。

(四)呼吸支持设备

中国呼吸机行业整体技术与国际先进水平差距 20 年以上,国内头部企业成人呼吸机吸气端还在采用已经被国际主流淘汰了的"热丝式"流量传感器,新生儿常频、高频等高级技术机型处于"行业空白"状态。临床反馈国产机型适应患者自主呼吸自动化程度低,人机对抗矛盾突出,二次上机率高。且整机国产化程度低,其中关键部件:流量传感器、涡轮电机、氧电池等关键部件依赖国际采购,依然处于被国际医疗巨头"卡脖子"的状态,有创呼吸机市场仍以进口品牌为主。

在疫情之前,中国有创呼吸机供给产能相对较小,疫情之后国内有创呼吸机主要生产厂商开始扩大产能以供应国内外呼吸机需求,迈瑞医疗和谊安医疗在中国有创呼吸机供应中发挥了巨大作用。

国际化认证有待提升。2020 年 4 月 1 日前,没有一家中国品牌的呼吸机产品获得美国、加拿大的使用授权。在新冠疫情的影响下,才开始有产品通过美国食品药品监督管理局(FDA)签发的应急使用授权(EUA)。

(五)液体输注设备

我国在这方面的起步较晚,近几年来开始重视并逐步将之用于临床,并且也有多家中国公司的产品问世,截至 2022 年,国产输液泵品牌市场占有率见表 4-10。国产输注泵和进口产品相比差距逐渐缩小,高重复精度可控制在 0.3%~0.5%,规格型号也相对比较全,且在价格上和进口输注泵相比存在较为明显的优势。但是质量参差不齐,总体来说,国产输液泵还处于仿制阶段,种类较少,性能还需改进。

表 4-10　2022 年国产输液泵品牌排行榜

排名	名称	市场份额
1	迈瑞 Mindray	29.53%
2	麦科田	20.59%
3	爱朋医疗 apon	11.35%
4	苏嘉 SU JIA	7.01%
5	圣诺 SINO MDT	5.65%
6	科曼 COMEN	4.39%
7	科力建元 KellyMed	3.54%
8	好克医疗 HAWK	2.51%
9	思路高 SLGO	2.20%
10	迈帝康 MDK	1.62%

注:统计时间为 2022 年 1 月 1 日—12 月 31 日;市场份额为销售数量占比。

(六)连续救治装备

目前,治疗装备的现状仍基本上是以民用为主,以平时为主,而且主要在大、中型医院内使用,适合灾害现场急救条件使用者还比较少。如高压氧和血液净化装备,因其体积大,结构复杂,环境要求较高,机动性较差,不适于灾害现场急救条件下使用。连续救治装备总的发展趋势是引入新材料、新工艺,注重整机性能安全可靠,同时,进行综合开发,使一机多用或兼有多种功能。

四、发展趋势

生命支持装备是指能够维持或恢复人体重要生理功能的医疗装备,如呼吸机、除颤器、心肺复苏机、体外膜氧合器(ECMO)、人工心脏等。这些装备在抢救危重患者、防止死亡和残疾、提高生活质量方面发挥着重要作用,也能满足不同人群和场景的需求。生命支持装备是为保障人民群众生命安全和身体健康而开发应用的相关硬件、软件和集成系统的总和,主要包括监护与生命支持装备、有源植介入器械等。生命支持装备的发展事关健康中国战略和制造强国战略的实施,事关突发公共卫生事件的装备保障,事关人民生活品质和福祉水平的提升。

(一)提高生命支持装备的智能化水平,实现远程监测和诊疗

我国目前仍旧面临着医疗资源不足、分布不均衡、跨区域就诊难等问题,传统医疗模式已经难以满足日益增长的医疗需求。5G+医疗健康能够突破时间和空间的限制,实现多种远程医疗应用,如远程诊断、远程手术、远程监护、远程教学等,为患者带来更便捷、更安全、更高效的医疗服务。同时,5G+医疗健康能够借助大数据和人工智能等技术,对医疗数据进行智能分析和挖掘,提供精准的医疗辅助决策,提升医生的诊断水平和治疗效果。此外,5G+医疗健康还能推动医院管理的数字化和智能化,提高医院的运营效率和服务质量。例如,在美国芝加哥大学医学中心,一位脑动脉瘤患者成功接受了世界首例基于5G网络的远程神经介入手术。手术由位于8千米外的专家通过5G网络远程操控机器人臂完成。手术过程中,5G网络保证了图像传输和机器人臂控制的低延时性和高可靠性。

(二)加强生命支持装备的标准化建设,提高产品质量和安全性

生命支持装备的质量和安全性关系到公共卫生和医疗健康,标准化建设对于提高其水平、促进产业创新发展具有重要意义。一些发达国家已经建立了较为完善的生命支持装备标准化体系,其产品在质量和安全性方面达到了较高水平。以美国为例,它是全球最大的医疗装备市场之一,也是生命支持装备的主要生产和消费国。美国对生命支持装备实施严格的监管制度,由FDA负责相关工作。美国国家标准学会(ANSI)、美国材料与试验协会(ASTM)、美国心脏协会(AHA)还制定了一系列与国际标准相一致或相兼容的标准,并积极参与ISO和IEC等机构的标准制定工作,推动全球生命支持装备的标准化和协调发展。

(三)拓展生命支持装备的应用领域,满足不同人群和场景需求

生命支持装备在适应人口老龄化和慢性病负担、提高急救效率和质量、促进医学教育和培训等方面具有重要的应用价值。例如,呼吸机可以为慢性阻塞性肺疾病(COPD)等需要长期或间断使用生命支持装备的患者提供更加便捷、舒适和经济的治疗方案;移动式ECMO、便携式呼吸机、智能除颤器等可以在突发公共卫生事件或重大灾难事故中为危重患者提供及时有效的生命支持措施;智能CPR训练器、智能模拟人等可以通过智能反馈功能提高除颤器等生命支持装备使用者的技能和信心。因此,拓展生命支持装备的应用范围和水平,对于保障人民健康和生命安全具有重要的意义。移动式ECMO如德国的Lifetec ECLS System、美国的Cardiohelp System等,这些装置具有体积小、重量轻、操作简便、性能稳定等特点,可以在救护车、直升机或飞机上使用,为患者提供及时有效的生命支持措施。便携式呼吸机如英国的Oxylog 3000 Plus、美国的LTV 1200等,这些装置具有体积小、重量轻、电源需求低、操作简便等特点,可以在不同场景下使用,为患者提供更加便捷、舒适和经济的治疗方案。智能除颤器如美国的HeartStart OnSite AED、日本的AED-2100等,这些装置具有自动识别心律、自动调节电击强度、自动给出语音指导等特点,可以降低操作难度和风险,提高除颤成功率和救治效果。

(四)优化生命支持装备产业链布局,形成协同创新的产业生态

我国人口老龄化、慢性病防治、医疗保障等方面的挑战日益突出,对高端、智能、个性化的生命支持装备需求也不断增加。优化产业链布局,可以提高产品供给质量和效率,满足不同层次、不同场景的医疗服务需求。我国生命支持装备产业虽然已经形成了较为完整的产品体系和制造基础,但在关键核心技术、高端产品、标准规范等方面仍存在短板弱项,面临国外技术封锁和市场壁垒的挑战。优化产业链布局,可以促进上下游企业协作配套,强化资源、技术、装备支撑,加快原创性引领性产品的研发和推广应用,提升国际市场份额和话语权。优化产业链布局,可以推动"5G+医疗健康"新模式发展,实现远程诊断、远程监护、远程手术等创新应用;可以推进居家社区和医养康养一体化发展,提升紧急医学救援保障能力;可以深

化国内大循环和国际双循环相互促进,拓展国内外市场空间。优化生命支持装备的产业链布局,形成协同创新的产业生态,是我国医疗装备产业高质量发展的必然要求,也是满足人民群众健康需求、提升国家战略能力的重要举措。

五、对策建议

(一) 完善行业标准,实现核心组件的自主研发

ECMO 等高端医疗设备刚刚迈出国产化的第一步,相应的行业标准有待进一步完善。国产生命支持设备的核心部件性能有待提高。如呼吸机的零配件高度全球化,其中核心技术、核心部件,如涡轮风机、压力传感器、电磁阀、芯片等主要来自欧美。国产的核心部件在风机的噪声、转速,传感器的精度、灵敏度方面均与海外产品存在差异;ECMO 核心部件离心泵被国外垄断;血液净化中壁垒最高的血液净化设备和透析器主要还是外国品牌为主。打破国外垄断,实现核心组件的自主研发生产,制定完善的行业标准,是国产生命支持设备特别是高端设备发展的关键。

(二) 提升使用舒适度与安全性

国产生命支持设备应在舒适度、稳定性方面进一步提升。以呼吸支持设备为例,其中最关键的核心技术就是呼吸机产品设计,它涉及由呼吸算法公式衍生的软件和硬件伺服系统的高度配合,实现根据患者自主呼吸变化给予智能化的呼吸通气支持。国际最先进的呼吸通气技术垄断在德国。而涉及呼吸机设计的呼吸算法公式,国内呼吸机行业和国外技术差距至少 20 年。这严重制约着国产产品用户舒适度体验,无法全面满足临床使用的实际需求。

(三) 实现无线化联网升级和智慧互联

智能化成为医疗器械发展的重要趋势,通过智能化实现更加便捷、安全、智能的生命支持救治。通过对生命支持设备进行无线化联网升级和智慧互联,可以有效解决部署混乱问题,无线化后可减少现场烦琐的布线,提升整体环境舒适度,降低管线脱落等风险事件发生;可改善灵活性差问题,无线化后可实现数据无线漫游,保证实时监测不中断,实现在不同科室之间转运,或是远程监测功能;可降低维护成本,老旧监护仪布线和维护成本高,无线化一次性可解决大部分问题,且后续可扩展性强,大大降低后期维护成本;实现集中化管理,无线化联网后,可将各科室监护仪数据集中传输到中央监护站,对病患生理情况进行集中化监测,同时实现对数百台监护仪的维护管理。

(四) 攻关核心关键材料

以 ECMO 为例,关键材料中空纤维膜(PMP)批量制备技术仍未完全突破,制约了 ECMO 国产化的进程,且目前普遍使用的第三代人工膜肺是基于 PMP 材料的固体中空纤维膜,虽然具备寿命更长和防血浆渗漏的优势,但由于尺寸与结构限制,与人体的生理肺功能仍相差甚远。国际上最新一代的膜肺是基于微流控技术并采用更高性能膜材料(PDMS)制成的微流体人工肺,能最大程度接近人体肺功能。使用微流体技术能够在实验室水平上创建膜厚度高达 $10\mu m$,血液通道大小高达 $15\mu m$,与中空纤维膜相比,这大大提高了气体交换的效率,减少了血液预充体积。

(五) 提升售后服务水平

在未来几年,我国生命支持装备行业将采用更加先进的技术,提升产品质量,提高生产效率,以满足更多患者的需求,进一步拓宽其市场规模。同时,还应加强对维修和维护服务的宣传,提升维修服务水平,以提高消费者对其产品的信心。

（六）向多功能融合、小型化、便携化方向发展

多功能融合、小型化、便携化的生命支持设备将更便于医护人员对患者的集中管理，更适合需要前出支援的现场急救环节。如美敦力（Medtronic）公司的新产品 Nautilus™ Smart 膜肺是全球首个有集成监测功能的长效氧合器。该设备无须外接监测装置即可对血氧饱和度、压力、温度等重要指标进行实时、准确的监测，让医生更直观了解患者的情况，有助于实现 ECMO 的移动化管理；如国产便携急救用 XJ-1 型血液净化治疗机，采用分体便携式，结构紧凑，体积小巧，操作简单，功能完善，性能可靠，具有多种监测报警系统，通过更换不同类型的血液净化器，即可完成多项血液净化治疗，适用于床旁和现场治疗，从而使血液净化装备救援一线使用成为可能。

综上，由于人才储备不足和技术存在差距等，短期内很难改变国产生命支持设备走不了高端路线的现状。因此，我国一方面走国际技术引进、学习消化，再追赶提高的技术发展路径；另一方面通过国内医疗、计算机软件、机械电子等行业力量整合，下大力气联合技术攻关，攻克技术发展"瓶颈"。

六、2022 年主要成绩

（一）血液净化装备

1. 2022 年血液净化装备市场现状　国内血液净化器械企业中，以威高集团相关产品线最为全面，涵盖血液透析设备、透析器、净化管路和透析粉液的完整产品线；健帆生物在血液灌流领域拥有血液灌流设备、灌流器和净化管路的完整产品线。此外，宝莱特和新华医疗具有血液透析设备和透析器的生产能力，具备血液净化核心产品的生产能力。

国内，血液净化装备市场还处于发展阶段，国产自主品牌的市场占有率仅在 10%~20%，且企业数量较少，市场高度集中。国内企业主要集中在低端产品的生产，高端产品仍依赖进口。国内企业如重庆山外山、山东威高、广东宝莱特等也在加速布局产品系列化，但进展相对缓慢，主要原因是企业进入时间短、国外企业销售渠道布局全面、国内医疗机构对进口产品依赖严重等。

从产品类型来看，血液净化装备市场可以分为血液透析装备、腹膜透析装备、连续性血液净化装备和其他血液净化装备。其中，血液透析装备是最常用的一种血液净化方式，占据了市场的主导地位。腹膜透析装备是一种相对简单和便捷的血液净化方式，适合家庭使用。连续性血液净化装备是一种用于治疗急性肾损伤和多器官功能障碍综合征等危重症患者的血液净化方式，具有更好的生物相容性和生理相似性。其他血液净化装备包括血浆置换装备、血浆吸附装备、白蛋白吸附装备和血液灌流装备等。

从市场需求来看，血液净化装备市场受到肾病患者数量、医保政策、医疗水平、医疗资源分布等多方面因素的影响。随着我国人口老龄化、生活方式改变，以及受环境污染等因素影响，肾病患者数量呈现快速增长趋势，对血液净化装备的需求也随之增加。同时，我国医保政策不断完善，对血液透析治疗的报销比例不断提高，降低了患者的经济负担，也促进血液净化装备的使用量增加。此外，我国医疗水平不断提高，对血液净化装备的需求也随之增加。此外，我国医疗水平不断提高，对血液净化装备的质量和性能要求也越来越高。

2. 2022 年血液净化装备市场动态　国内血液净化市场以透析（包括血液透析和腹膜透析）为主，辅以血液灌流，用于对终末期肾病（ESRD）患者的治疗。2017—2021 年，中国 ESRD 患者人数从 252.9 万增长至 359.2 万，年复合增长率为 9.2%，高于全球同期增速的 3.6%。但国内接受透析治疗的比例较低，2019 年每百万人口接受透析治疗人数约为美国的 1/3，日本的 1/5，渗透率较低，有很大提升空间。

公开资料显示，血液透析器械 2021 年市场规模达到 118 亿元，其中透析机 28 亿元、透析器 49 亿元、其他耗材 41 亿元。透析机和透析器作为血液透析的核心器械，目前还以国外品牌为主，2021 年国产化率分别在 30% 和 45% 左右。国内企业威高血液净化近年来增长迅速，根据其招股书披露数据显示，2021 年，其透析机国内市场份额达到 22.1%，市场份额第二；透析器国内市场份额 32.4%，市场份额第一，国内

企业正迅速崛起。

（二）体外膜氧合器

1. 2022 年体外膜氧合器（ECMO）市场现状　初步统计目前国内已有 22 家高校、企业在进行 ECMO 的攻关研制，一些单位研制进展如下。

作为我国最早开展 ECMO 研究、最早研发膜式氧合器、灌注管路等医疗器械的单位之一，西安交通大学第一附属医院心血管团队在 ECMO 的临床应用及相关研究方面已有 20 多年的经验积累。2021 年 11 月 8 日，西安交通大学第一附属医院、机械学院，以及四川大学国家生物医学材料工程技术研究中心联合研发出 ECMO 设备，并在西安交通大学第一附属医院，由袁祖贻和闫炀教授带领团队率先应用于临床，拯救了两名危重心血管病患者。

微创医疗和汉诺医疗分别是上海与深圳地区的代表性公司。微创医疗于 2021 年全资收购了 ECMO 的初创公司——德国 Hemovent GmbH，其产品 MOBYBOX System 特点为体积小、重量轻及依靠纯气体驱动，可在无电力供应时作为应急装置；汉诺医疗借助 ECMO 项目加入了国家高性能医疗器械创新中心，依托中德联合研发团队，已实现 ECMO 各核心部件包括氧合器、离心泵和系统主机在内的整套设备的功能样机设计定型，即将进入技术转化和产品注册阶段。其泵头转速达到 7 000rpm，属于高速型 ECMO。

江苏赛腾医疗科技有限公司于 2018 年 7 月成立，赛腾 OASSIST ECMO 系统的续航能力和可移动性设计指标较高，整套设备的重量为 10 公斤，其主机和泵头已在中国医学科学院阜外医院动物实验中心进行了 10 例动物实验，验证了较低流量（2L/min）的辅助，并已于 2021 年 11 月在阜外医院启动临床试验。2009 年上海交通大学医学院附属上海儿童医学中心成立了国产离心泵研发小组，由体外循环科王伟教授牵头组建的研发团队，利用 3D 打印、计算机模拟等先进技术，结合单支点支撑、磁力悬浮等传统优势，并借鉴国外先进设计理念，克服动力、磁力耦合、电机温升、材料选用等诸多困难，于 2019 年 6 月 4 日宣布成功设计出自主知识产权的机电磁一体化的离心泵。该研究小组完整组装出的实验室样机可满足临床要求，并已完成专利的市场转让，正处于进一步临床试验和调试的阶段。

航天新长征医疗器械（北京）有限公司是中国航天科技集团有限公司第一研究院第十八研究所全资子公司，正开展 ECMO 整机、关键零部件、配套耗材的研发、制造、试验、注册、销售等工作。公司核心团队基于前期人工心脏的研制经验，已完成了 ECMO 主机、耗材的设计与定型，研制的产品便携性和集成化较高，适用于临床、急救及转运场景，已在开展动物实验。

2. 2022 年体外膜氧合器市场动态

（1）市场占有变化情况：中国是全球第二大 ECMO 消费市场，2021 年其市场规模为 0.53 亿美元，占全球的 14.7%。中国市场的主要厂商有微创医疗、普洛尼和深圳汉诺医疗科技有限公司等。

微创医疗是中国最大的 ECMO 生产商，2021 年其销售收入达到了 0.17 亿美元，占中国市场份额的 32.1%。普洛尼和深圳汉诺医疗科技有限公司分别位居第二和第三，其销售收入分别为 0.09 亿美元和 0.07 亿美元，占中国市场份额的 17.0% 和 13.2%。

（2）收购情况：一些企业通过收购其他企业或地区分支机构，来增加自己的市场份额和地域覆盖度。2022 年 12 月，法国 Air Liquide 公司宣布以约 1.5 亿欧元的价格收购了中国的迈瑞医疗在呼吸机和体征监护设备等领域的部分业务，双方将在这些领域进行技术交流和市场合作。

（3）里程碑事件：一些企业通过获取国内外的产品认证，提升了体征监护设备的质量和安全性。例如，2022 年 11 月，中国的科曼医疗宣布获得了欧盟 CE 认证和美国 FDA 认证，为其生命体征监护仪系列产品的国际市场拓展打开了通道。2022 年 8 月 25 日，中国医学科学院北京协和医院成功完成了全球首例基于 5G 网络的跨洲远程人工智能辅助 ECMO 治疗。该技术由北京协和医院与北京谊安医疗系统股份有限公司共同开发，利用 5G 网络实现了对位于非洲赞比亚的一名急性呼吸窘迫综合征（ARDS）患者进行远程 ECMO 监测、调节和指导，为全球范围内 ECMO 治疗的普及和提高提供了新的思路。

（三）体征监护设备

1. 2022 年体征监护设备市场现状　　2022 年中国体征监护设备市场现状显示,国内市场需求主要集中在三级甲等和二级甲等医院,各省区域市场表现差异明显,南方地区显著多于北方地区。2022 年第三季度,全国体征监护设备公开中标事件累计 2 260 次,金额约为 11.21 亿元,共计销售设备 11 471 台,采购单位数量约 1 447 家,经销商约 1 815 家。广东省位居第一,采购额约为 2.04 亿元,占全国 18.18%。

2022 年中国体征监护设备市场竞争格局显示,市场集中度高,排名前十的品牌占整体市场的 63.67%,其中国产品牌占整体市场的 47.99%。国产品牌迈瑞以 36.11% 的市场占比位列第一,共计中标 513 次,约 4.05 亿元。其次是飞利浦和理邦,中标金额分别为 9 828 万元和 6 306 万元。

体征监护设备市场规模的增长主要受到以下因素的推动。

（1）产品的不断创新:随着科技的进步和消费者的需求变化,体征监护设备不断地更新换代,从单一功能的设备发展到集成多种功能的一体化设备,从有线连接的设备发展到无线连接或可穿戴的设备,从仅限于医疗机构使用的设备发展到适合家庭使用的设备。这些创新提高了产品的性能、准确性、便利性和舒适性,从而吸引了更多的用户。

（2）家庭医疗服务的需求增加:由于人口老龄化、慢性疾病的高发、医疗成本的上升和医疗资源的不足等因素,越来越多的人选择在家中接受医疗服务或自我管理健康。这就需要使用体征监护设备来定期或持续地测量自己或家人的生命体征,并将数据发送给医生或云端平台进行分析和指导。因此,家庭医疗服务为体征监护设备市场提供了巨大的潜在需求。

（3）医疗机构的数量增加:随着全球经济发展和医疗保健水平提高,各国纷纷增加对医疗机构建设和改善的投入,扩大了医疗服务覆盖范围和质量。这就增加了对体征监护设备在医院、诊所、门诊手术中心等场所使用的需求。

2. 2022 年体征监护设备市场动态　　2022 年中国体征监护设备市场趋势包括以下几个方面。

（1）随着医疗技术的进步和医疗需求的增加,体征监护设备将向智能化、远程化、个性化、多功能化方向发展。例如,智能化的体征监护设备可以实现自动识别、分析和预警人体生命体征的异常情况,提高医疗质量和效率;远程化的体征监护设备可以实现远程传输和共享人体生命体征的数据,方便医生和患者之间的沟通和协作;个性化的体征监护设备可以根据不同患者的特点和需求,提供定制化的服务和方案;多功能化的体征监护设备可以集成多种功能和参数,可在不同场合使用,满足不同的使用目的。

（2）随着基层医疗服务能力的提升和居民健康意识的增强,体征监护设备将在基层医疗机构和家庭医疗领域有更大的应用空间。例如,基层医疗机构可以通过使用体征监护设备,提高对慢性病和重点人群的管理和服务水平;家庭医疗可以通过使用体征监护设备,实现对自身或家庭成员的健康状况的实时监测和记录,及时发现和处理异常情况。

（3）随着国家政策的支持和国内企业的技术创新,体征监护设备的国产化将加速,国产产品的竞争力将逐步提高。例如,国家在《中华人民共和国国民经济和社会发展第十四个五年规划和 2035 年远景目标纲要》中明确提出,要提升高端医疗设备的核心竞争力,推动医疗设备产业创新发展;国内企业在近年来不断加大对体征监护设备的研发和生产投入,推出了一批具有自主知识产权和国际水平的产品。

（四）呼吸支持设备

1. 2022 年呼吸支持设备市场现状　　杭州中经智盛市场研究有限公司发布的《2022—2026 年医用呼吸机市场现状调查及发展前景分析报告》显示:随着国内企业的技术突破,以及政策对国产医疗器械的扶持,我国医用呼吸机生产能力显著提升,产量规模稳步上升。同时,我国居民收入提升、健康意识的提高,以及医疗服务供给逐渐充分,也带动我国医用呼吸机需求增长。数据显示,中国医用呼吸机 2022 年产量达到 0.99 万台,销量达到 1.47 万台。新冠疫情暴发后,医院 ICU 对呼吸机的需求迅速攀升,预计我国医用呼吸机市场需求仍将保持快速增长态势。国内呼吸机企业经过多年的发展,低端产品进口替代基本完成,中高端市场逐渐成为外资和国产品牌的竞争领域。

国产医用呼吸机品牌逐渐树立。长期以来,国外企业在生产制造高端医疗器械设备上有着明显优势,国内企业仅在少数产品实现打破垄断,在世界上树立了品牌形象。在国内前十大医用呼吸机销量排名中,国产品牌仅迈瑞医疗、深圳科曼、北京谊安三家企业榜上有名,分别占比14.03%、3.30%、3.19%。我国医用呼吸机在海外市场逐渐渗透,迈瑞医疗一家独大。数据显示,迈瑞已经基本垄断医用呼吸机的海外出口,上半年出口占比达77.54%。通过比较迈瑞、谊安、科曼三家企业,同比增长迅速,其中谊安增速最快,达80.23%,海外市场依然有强劲的市场需求。

从产品类型来看,有创呼吸支持设备是占据主导的市场份额,主要用于治疗重症或危重症患者,如ARDS、COPD等。新冠疫情导致的急性呼吸衰竭患者的激增促使有创呼吸支持设备的市场增长,以及技术的进步和创新,如智能呼吸机、人工智能算法、远程监控等。无创呼吸支持设备则主要用于治疗轻度或中度的呼吸障碍,如睡眠呼吸暂停综合征(SAS)、哮喘等。无创呼吸支持设备的市场增长受益于对患者舒适度和便利性的关注,以及对家庭医疗和远程医疗的需求。

2. 2022年呼吸支持设备市场动态 呼吸支持设备是一种用于治疗或缓解呼吸功能障碍或呼吸衰竭的医疗器械,主要包括呼吸机、氧气治疗设备、雾化器、呼吸道管理设备等,广泛应用于重症监护、急诊救治、家庭医疗等领域。2022年全球呼吸支持设备市场规模约为200亿元,预计未来将持续保持稳定增长的态势,到2026年市场规模将达到300亿元。2022年中国呼吸支持设备市场动态显示,国内市场需求主要集中在三级甲等和二级甲等医院,各省区域市场表现差异明显,东南沿海地区显著多于中西部地区。

2022年第三季度,全国呼吸支持设备公开中标事件累计1 650次,金额约为6.5亿元,共计销售设备8 570台,采购单位数量约1 200家,经销商约1 500家。广东省位居第一,采购额约为1.2亿元,占全国18.46%。2022年12月份,全国前十名的采购大单出在安徽、云南、福建、广东、浙江、新疆等地,其中阜阳市第二人民医院、曲靖市第一人民医院和福建省漳州市医院采购金额超过了1 100万元。

2022年中国呼吸支持设备市场竞争格局显示,市场集中度较高,排名前十的品牌占整体市场的68.23%,其中国产品牌占整体市场的52.17%。国产品牌迈瑞以28.35%的市场占比位列第一,共计中标467次,约1.84亿元。其次是德尔格和科曼,中标金额分别为3 346万元、1 308万元。在迈瑞的产品中,SV300系列产品在2022年12月份的中标金额最高,共约1 822万元,中标数量为91台。2022年中国呼吸支持设备市场发展趋势包括:一是随着医疗技术的进步和医疗需求的增加,呼吸支持设备将向智能化、远程化、个性化、多功能化方向发展;二是随着基层医疗服务能力的提升和居民健康意识的增强,呼吸支持设备将在基层医疗机构和家庭医疗领域有更大的应用空间;三是随着国家政策的支持和国内企业的技术创新,呼吸支持设备的国产化将加速,国产产品的竞争力将逐步提高。

(五)液体输注设备

1. 2022年液体输注设备市场现状 根据前瞻网的报告,2020年我国液体输注设备市场规模约为970亿元,同比增长25.97%。其中,体液平衡用输液市场规模约为600亿元,同比增长20.5%,占比61.9%;营养用输液市场规模约为370亿元,同比增长35.8%,占比38.1%。预计到2025年,我国液体输注设备市场规模将达到1 850亿元,年均复合增长率为13.9%。

受新冠疫情的影响,我国医疗机构2020年诊疗人数有所下降,对体液平衡用输液的消耗有所下滑,但对营养用输液的需求却有所增加,尤其是对于重症患者和老年人群。此外,随着我国新冠疫苗接种的推进,对于小规格注射器的需求也出现了爆发式增长。

液体输注设备市场可以分为体液平衡用输液设备和营养用输液设备两大类,其中体液平衡用输液主要包括氯化钠注射液、葡萄糖注射液等,营养用输液主要包括氨基酸注射液、脂肪乳注射液等。根据产品规格和功能的不同,又可以细分为以下几种类型。

(1)大输液(250mL以上):主要用于补充人体水分、电解质和营养物质,适用于各种手术、创伤、感染等情况。大输液产品主要有软袋式和玻璃瓶式两种形式,其中软袋式具有轻便、安全、无菌等优点,逐渐取代玻璃瓶式成为主流。

(2)小输液(250mL以下):主要用于给药或调节酸碱平衡等目的,适用于各种急救、抢救、重症监护等情况。小输液产品主要有塑料瓶式和玻璃安瓿瓶式两种形式,其中塑料瓶式具有易开启、易挤压、易回收等优点,逐渐取代玻璃安瓿瓶式成为主流。

（3）注射器:主要用于皮下注射、肌内注射或静脉注射药物或疫苗等,适用于各种预防、治疗、免疫等情况。注射器产品主要有普通型和安全型两种形式,其中安全型具有防止针头复用、防止针头伤害、防止针头污染等优点,逐渐取代普通型成为主流。

（4）输液泵和注射泵:主要用于控制输液或注射的速度和剂量,适用于各种精确给药或长时间给药的情况。输液泵和注射泵产品主要有机械型和电子型两种形式,其中电子型具有智能化、精确化、便捷化等优点,逐渐取代机械型成为主流。

液体输注设备市场由于技术门槛较低,参与者较多,竞争较为激烈。目前,市场上主要有两类产品:一类是高端产品,具有高精度、高安全性、高智能化等特点,主要由欧美及日本等发达国家的企业生产和销售,如 BD1、B.Braun、ICU Medical 等;另一类是中低端产品,具有低成本、低价格、适用性广等特点,主要由中国等发展中国家的企业生产和销售,如科曼、康德莱、威高等。高端产品主要占据了欧美及日本等发达国家的市场,中低端产品主要占据了中国等发展中国家和地区的市场。

2. 2022 年液体输注设备市场动态　2020 年以来,全球新冠疫情给人类健康和社会经济带来了巨大的挑战和影响。我国在抗击疫情方面取得了显著成效,但仍需保持高度警惕和防范。新冠疫情对我国液体输注设备市场产生了双重影响:一方面,由于医疗机构诊疗人数有所下降,对体液平衡用输液的消耗有所下滑;另一方面,由于重症患者和老年人群对营养用输液的需求增加,以及新冠疫苗接种的推进,对小规格注射器的需求出现了爆发式增长。

从竞争格局来看,我国液体输注设备行业呈现出高度集中的特点。根据未来智库的报告,2020 年我国大输液（250mL 以上）市场前五名企业的市场份额合计达到 85.4%,其中科伦药业以 32.6% 的份额位居第一;小输液（250mL 以下）市场前五名企业的市场份额合计达到 73.4%,其中科伦药业以 24.7% 的份额位居第一;安全型注射器市场前五名企业的市场份额合计达到 75.8%,其中康德莱以 23.3% 的份额位居第一。输液泵和注射泵市场则相对分散,前五名企业的市场份额合计约为 40%,其中美敦力以 12.5% 的份额位居第一。

从市场份额来看,我国液体输注设备行业存在着明显的区域差异。根据中国医药工业信息中心的数据,2020 年我国液体输注设备消费量前十名的省份分别为广东、河南、山东、江苏、四川、湖北、浙江、河北、陕西和安徽,占全国总消费量的 67.8%。其中,广东省以 12.3% 的份额位居第一,河南省以 10.2% 的份额位居第二,山东省以 9.8% 的份额位居第三。

2022 年,全球液体输注设备市场也出现了一些重要的里程碑事件,反映了行业的技术进步和创新能力。如 2022 年 11 月,科曼医疗与中国人民解放军总医院签署了战略合作协议,将为后者提供一批先进的输液设备和服务,支持其在抗击新冠疫情等重大公共卫生事件中发挥重要作用。

从产品升级换代来看,随着医疗技术的进步和患者需求的提高,安全型、功能型、智能型等高端产品将逐渐取代传统产品,成为市场增长点。例如,安全型输液器可以有效防止空气栓塞、血液回流等风险;功能型输液器可以实现多种药物混合或分离;智能型输液器可以实现远程监控和管理等。

从创新发展来看,我国液体输注设备行业在近年来也取得了一些突破性的成果。例如,科伦药业推出了国内首款无菌无热源一次性使用软袋式输液器,解决了传统软袋式输液器在灭菌过程中易产生有毒物质的问题;康德莱推出了国内首款自动回收式安全型注射器,解决了传统安全型注射器在使用后需要人工回收针头的问题;威高股份推出了国内首款基于云平台的智能型输液泵,解决了传统输液泵在数据传输和管理方面的问题。

（六）连续救治装备

1. 2022 年连续救治装备市场现状　随着医疗技术的不断发展,连续救治装备在临床治疗中扮演着越来越重要的角色。2022 年,全球连续救治装备市场规模持续扩大,市场竞争日趋激烈。

（1）技术创新不断涌现:随着科技的不断发展,连续医疗救治装备市场也在不断创新。例如,远程监控和诊断技术的应用,使得医生可以在远离患者的地方进行实时监测和诊疗。此外,人工智能、大数据和物联网等技术的融合,也为连续医疗救治装备的发展提供了更多可能性。

（2）市场需求持续增长:随着全球人口老龄化和慢性病发病率的上升,对连续救治装备的需求也在不断增长。此外,新兴市场的快速发展也为连续救治装备市场提供了更多的增长空间。

（3）行业集中度提高:在过去的几年里,连续救治装备市场经历了一系列的整合,行业集中度逐渐提高。一方面,大型医疗器械企业通过兼并收购等方式扩大市场份额;另一方面,政府对医疗器械行业的监管力度加大,促使行业内优胜劣汰,提高行业整体竞争力。

（4）产品多样化:为了满足不同患者和医疗机构的需求,连续救治装备的产品种类日益丰富。除了传统的监护仪、呼吸机等设备外,还有许多新型产品如可穿戴设备、远程监测系统等不断涌现。

（5）政策支持力度加大:各国政府纷纷出台政策支持连续医疗救治装备的研发和应用。例如,美国政府通过"精准医疗计划"鼓励企业研发新型医疗设备和技术。中国政府也提出了"健康中国2030"战略,明确提出要发展远程医疗、移动医疗等新型医疗服务模式,为连续救治装备企业提供了良好的发展环境。

（6）国际合作日益紧密:随着全球化的推进,连续救治装备领域的国际合作日益紧密。各国企业纷纷加强技术交流与合作,共同推动行业发展。

2. 2022年国际连续救治装备市场动态

（1）市场占有变化情况:2022年国际连续救治装备市场占有变化情况主要体现在以下几个方面。

连续救治装备行业呈现出高度集中的特点,科伦药业、康德莱、威高股份等企业占据了较大的市场份额和竞争优势。

中国的连续救治装备企业在国际市场上的影响力逐渐提升,凭借自主创新和成本优势,赢得了一些新兴市场的订单,如非洲、东南亚等地区。

美国和欧洲的连续救治装备企业依然保持着较高的市场份额,主要依靠其技术优势和品牌影响力,以及与政府和国际组织的合作关系。

日本和韩国的连续救治装备企业也在不断提升自身的竞争力,主要通过加强研发投入和产品质量,以及拓展海外市场。

一些新兴的连续救治装备企业也开始崭露头角,如印度、巴西、土耳其等国家,主要利用其本土市场的需求和政策支持,以及与其他国家的合作机会。

（2）2022年国际连续救治装备市场上也发生了一些收购事件:7月,中国迈瑞医疗公司以8亿美元收购了美国的急救设备公司 ZOLL Medical Corporation,旨在扩大其在北美市场的影响力,并且增加其产品线的多样性。

（3）里程碑事件:2022年连续救治装备市场上也发生了一些具有里程碑意义的事件。主要有以下几个方面:中国与阿拉伯国家举行了首届中国-阿拉伯国家峰会,其中包括在应急救援领域开展合作的内容。中国国际应急救灾装备技术展览会在北京举行,展示了国内外最新的应急救灾装备技术和产品,为推动应急产业发展和国际交流合作搭建了平台。

（中国医学救援协会装备分会　张　广　袁　晶　刘冠军）

· 参 考 文 献 ·

［1］吴太虎,王运斗,何忠杰. 现代院前急救与急救装备［M］.北京:军事医学科学出版社,2013.

［2］王运斗,高树田. 灾害医学现场急救装备［M］,北京:科学出版社,2021.

［3］吴太虎,张广,王运斗. 心肺复苏急救装备与应用［M］.北京:军事医学科学出版社,2013.

［4］火石产业大脑. 我国血液净化器械行业现状及发展趋势分析［EB/OL］.(2022-08-18)［2023-06-25］.https://zhuanlan.zhihu.com/p/555238403.

［5］医心. 第三款国产 ECMO 产品获批上市,国产 ECMO 发展进入快车道［EB/OL］.(2023-03-02)［2023-06-25］.https://

zhuanlan.zhihu.com/p/610297559.

［6］北京和义广业创新平台科技管理有限公司.国产 ECMO 上市只是第一步！打破垄断，"中国肺"还面临三大挑战［EB/OL］.（2023-02-18）［2023-06-25］.https：//zhuanlan.zhihu.com/p/607098096.

［7］刘予欣.2021 中国 ECMO 调查报告发布：全国 ECMO 救治总例数 10 656 例［EB/OL］.（2022-06-19）［2023-06-25］.http：//www.jksb.com.cn/html/xinwen/2022/0619/177037.html.

［8］陆晓华.赛腾医疗 ECMO 获批上市［EB/OL］.（2023-2-24）［2023-06-25］.https：//www.sipac.gov.cn/szdshkjcxq/gzdt/202302/a846f2d0f8c44d52a99b6a2400b3bc2f.shtml.

［9］许剑,朱尘琪,郭媛,等.《中国医疗器械行业发展报告（2022）》我国体外膜氧合器技术市场现状发展趋势［EB/OL］.（2022-09-19）［2023-06-25］.https：//www.sohu.com/a/586285042_120370885.

［10］好萝卜网.AI 洞见 从"救命机"现状,看我国医疗器械行业发展［EB/OL］.（2020-04-20）［2023-06-25］.https：//zhuanlan.zhihu.com/p/133642291.

［11］杜怡萱.2022 年中国有创呼吸机行业发展现状及市场规模分析 2021 年市场规模超 400 亿元［EB/OL］.（2022-09-01）［2023-06-25］.https：//www.qianzhan.com/analyst/detail/220/220901-28350a13.html.

［12］器械之家.国内市场老大,ECMO 巨头一级召回［EB/OL］.（2023-04-03）［2023-06-25］.https：//xueqiu.com/8902409310/246344931.

［13］任明仕,董士勇,申华,等.国产体外膜氧合设备的研发现状和应用前景［J］.中国体外循环杂志,2022,20（6）：365-370.

［14］佚名.ECMO 技术发展历程及国外主流产品,一文理清［EB/OL］.（2023-03-09）［2023-06-25］.https：//zhuanlan.zhihu.com/p/610887667.

［15］2022 年全球家用无创呼吸机市场规模及竞争格局预测分析［EB/OL］.（2022-10-08）［2023-06-25］.https：//www.askci.com/news/chanye/20221008/0917591992901.shtml.

［16］2022 年全球有创呼吸机行业市场竞争格局分析 跨国巨头占据全球主要市场份额［EB/OL］.（2022-04-01）［2023-06-25］.https：//finance.sina.cn/2022-04-01/detail-imcwipii1827548.d.html.

［17］输液泵及配件市场规模、份额（2022-27）|行业预测［EB/OL］.［2023-06-25］.https：//www.mordorintelligence.com/zh-CN/industry-reports/global-infusion-pumps-38-accessories-market-industry.

第八节
中国野外移动医院发展现状及对策建议

当发生重大灾害时,尤其是固定医院遭受损害时,野外移动医院就成为灾害医学救援、灾后重建装备中不可缺少的重要医疗装备。

一、野外移动医院的概念与分类

(一) 野外移动医院的概念

野外移动医院是用于灾难现场伤病员救护、留治并为后续确定性治疗和康复创造有利条件的各类野外移动医疗平台的总称。一般根据野外救护需求和地理位置、人员编配等情况,由伤病员急救单元、手术单元、临床检验单元、护理单元、卫生技术保障单元等构成。

野外移动医院是从军队野战医院发展而来的。由于部队作战要由医生给受伤的人员进行治疗,野战医院也就应运而生,野战医院就是流动使用的为前线受伤人员进行治疗的医院,也可在国家遭遇自然灾害时应急使用。

(二) 野外移动医院的分类

野外移动医院主要是用于突发事件应急医学救援的医院,一般按其主要功能单元载体类型进行分类,通常可分为方舱医院、帐篷医院、车载医院、卫生列车医院、医院船和空中医院等。

1. 方舱医院　方舱医院是一种以医用方舱为载体的可快速部署的机动式医院,包括手术、急救、影像诊断、检验、药械供应等主要医疗救治和医技保障单元,适宜公路、铁路、水路和航空运输,具有良好的医疗救治条件和工作环境。方舱医院一般也配备有一定数量的帐篷,用于连接各方舱和设置病房,形成一个封闭的医疗空间。由于它机动性好,展开部署快速,环境适应性强等诸多优点,方舱医院能够适应突发的应急医学救援任务,因而受到了各个国家的高度重视。在抗震救灾等公共卫生应急保障中发挥了巨大作用。

2. 帐篷医院　帐篷医院是以医用帐篷为掩体,医疗与医技保障功能综合集成的可快速部署的成套卫生装备。一般由手术、急救、指挥、检伤分类、影像诊断、检验、病房等主要医疗救治和医技保障单元组成,适宜公路、铁路、水路和航空运输,具有比较良好的医疗救治条件和工作环境。与其他类型的移动医院比较,装备成本较低,便于装载和运输,但帐篷的使用寿命较短。帐篷可分为网架式帐篷、框架式帐篷和充气式帐篷等,按功能可分为功能帐篷和通道帐篷。在抗震救灾等公共卫生应急保障中发挥了巨大作用。

3. 车载医院　车载医院是以轮式机动车辆为载体,医疗和医技保障功能综合集成的成套卫生技术车辆装备,由手术、临床检验、X线诊断、消毒灭菌、药械供应等卫生技术车辆组成,也配备一定数量的帐篷,用于设置病房,减少车辆数量。

4. 卫生列车医院　卫生列车医院由专用铁道列车、普通客车加改装列车和普通列车或动车组加改装列车组成,可后送伤病员并能在运行途中实施救治,且具备生活保障的成套卫生装备。其主要特点是运载量大、速度快、行驶平稳,能在短时间内转运大批伤病员。也可在铁路沿线驻车部署为一个固定医院使用。

5. 医院船　医院船是用于海上收容治疗伤病员的专用勤务船,具有与完成早期治疗和部分专科治疗任务相适应的医疗设施和技术力量,主要应用包括以下方面:①担负舰艇部队海上作战、两栖作战等海上伤病员后送体系中的一级救治阶梯后送来的伤病员;②充任海上机动医院,为舰艇编队提供伴随保障,或在近岸、港口接收伤病员;③把前进基地或舰队医院的伤病员后运送到远离战区的医院或本土治疗;④为其他舰船补给药品器材;⑤平时,可执行海上巡回医疗任务,提供门诊、会诊及日常医疗保障服务。

按建造方式医院船可分为三类:一类是专门设计建造的专用医院船,也称为制式医院船,如我国的"和平方舟"号医院船和俄罗斯"斯维尔河"号级医院船;第二类是由其他船舶改装而成的永久性医院船,如美军利用超级邮轮改装的"仁慈"号、"舒适"号医院船;第三类是利用其他船舶平台临时加改装形成的医院船,如我海军的200床位集装箱医院船,是临时将集装箱医疗模块加装在集装箱运输船上组成的临时性医院船。

6. 空中医院　空中医院亦称"飞机医院"(flying hospital,aircraft hospital)。以飞机为运载体,在机舱内展开的固定式医疗单元。通常由大型运输机改装而成。机上设有手术室、急救室、消毒室、血库、化验室、X线室、外科治疗室,设一定数量的床位。配备有医生、护士、放射技师、化验员和勤务保障人员,可在空中对伤病员实施有效救护和连续的医疗监护,进行长距离空运后送,适用于对机场卫勤支援和灾害救援。目前,空中医院已经成为一种很实用的灾区救援方式,越来越受到欢迎,很多国家都在纷纷组建自己的空中医院。另外还有可空运医院(air-transportable hospital)。可空运医院是以飞机为运载体,在地面展开的机动医疗机构。是由方舱、集装箱、帐篷和全套医疗设备组成的野外医院,设有手术、X线检验、医学临床检验等科室。

二、野外移动医院发展历史回顾

野外移动医院的应用历史可追溯到16世纪,战争、自然灾害以及突发公共卫生事件等灾难事件的频发对医疗装备的机动能力和系统性提出了更高的要求,野外移动医院就是在各种机动医疗装备的应用实践活动中发展形成起来的。1588年,西班牙"无敌"舰队就配备有机动医用单元的卫生船舶。17—19世纪,俄、英、美等国海军先后研制了医院船,并且装备部队参加了作战的卫勤保障。美国的"仁慈"级医院船主要有12间手术室,1 000张病床,医疗救治能力相当于陆地上的一所综合医院。1912年,法国研制成功第一台野战手术车。1936—1939年,西班牙内战中使用了野战手术车。第二次世界大战期间,德国也研制出多种型号的野战手术车。战后,野战手术车的研制向高技术、高性能、平战结合使用的方向发展,并以野战手术车为核心,发展多种卫生技术车辆系统组合的车载医院。

20世纪60—70年代,德、美、法、苏、意等国相继研制出各种类型的卫生方舱。20世纪60年代,美军率先在越南战场上使用了第一套方舱医院系统,该系统采用方舱和帐篷相组合的方式,形成了功能综合集成的可快速部署的野战医院。20世纪70年代至90年代,方舱医院系统得到长足发展,各种不同类型、不同规模的方舱医院系统层出不穷,且功能高度集成、组合方式灵活多样。美军研发的"可部署医疗系统"采用方舱和帐篷组合的形式,模块化程度较高,组配方式灵活。

沙特阿拉伯是发展和使用空中医院最早的国家。早在1980年,当时世界上第一所空中医院在沙特阿拉伯诞生。空中医院组建的第一年里就显示出非凡的功效,由6人组成的空中医院就救治了63名患者,包括有心脏病和各种急发病患者。空中医院上配有治疗和通信设施,对一些疑难杂症,飞机上暂时不能诊断的,空中医院能在飞行中直接通过电台把患者的病情及时通知给地面接收医院。美军是最早把空中医院用于军队伤病员救护勤务的国家之一。20世纪80年代初,当第一架空中医院诞生后不久,美国空军随即就改装了可用于进行远距离空中医疗支援的空中医院。此外,英、德等国还装备有类似空中医院的专用卫生飞机。移动医院不受天气条件、地理环境、出动速度等因素的制约,具有机动性强、轻便快捷、组装配套、功能齐全、通用性强的特点,因此在灾难医学救援中起到了举足轻重的作用。

帐篷式野战医院系统主要经历了三个发展阶段,包括医疗帐篷、医疗帐篷单元和帐篷式野战医院系统。第二次世界大战之前帐篷医院主要以单独的医疗帐篷形式出现,医疗和宿营用帐篷基本没有区别,仅仅是采用普通帐篷作为医疗救治的临时掩体,这一阶段的帐篷医院尚未形成模块和系统,主要的特点是:没有专用的帐篷,医疗设施零散,组织实施形式混乱。第二次世界大战到20世纪90年代,随着医疗救治需求和科学技术的不断发展,野战医疗越来越向着模块化和系统化发展,逐步形成了以各种医疗单元为主体的野战医疗机构,医疗帐篷单元是其中的典型代表。这一阶段中,医疗帐篷的特殊性逐步被重视,在原有宿营帐篷的基础上研制专用的卫生帐篷,通过不断改进帐篷的材料和结构来满足医疗救治掩体的密闭性、可洗消性、洁净性及环境适应性等要求。同时,医疗功能的模块化也逐步受到重视,通过将手术、急救、病房等重点医疗功能模块化,根据不同医疗功能所需的帐篷、卫生装备及药材等进行划分,管理、装备研制配发和训练等方面都按照模块化进行,从而大大提高了野战医疗机构在战场执行救治任务的效率和灵活性。这一阶段的主要特点是出现专用的医疗帐篷,重视不同医疗功能的模块化设计与应用,提高了医疗救治机构在战场的救治效率和灵活性。20世纪90年代至今,在帐篷医疗单元的基础上逐步发展为帐篷式野战医院系统。随着医疗救治需求的发展,医疗救治功能进一步细化,医技保障要求也越来越高,原先帐篷医疗单元从医疗功能到保障条件都不能满足需要,而着眼于帐篷医疗单元自身的改进空间已经有限,必须从野战医院总体上进行系统设计才能解决,基于这一思路,帐篷医疗单元逐步向帐篷式野战医院系统发展。

三、我国野外移动医院建设现状

(一)方舱医院建设现状

我国自20世纪90年代开始研究和应用方舱医院,主要配备军队医疗保障机构,并在四川汶川"5·12"大地震、青海玉树大地震等应急医学救援中发挥了重要作用。进入21世纪,以武警部队为主体组建的中国国际救援队医疗分队也配备了方舱医院。中国的新型方舱医院由方舱医疗单元、收容留治病房单元、生活资源保障单元三部分构成,包括5台扩展方舱、7台固定方舱和18顶军用卫生帐篷,全部展开后可形成一个100张床位的医院,能够进行伤病员分诊、紧急救命手术、早期外科处置、早期专科治疗、危重急救护理、X线诊断、临床检验、卫生器材灭菌、药材供应、远程会诊等。二代方舱医院在一代方舱的基础上,对功能方舱进行了优化,由4m和2m的方舱改用为6m方舱,提高了医疗功能方舱的自我保障能力,减少了装备的数量,提高了机械化、信息化水平。该方舱医院系统在地震灾害医学救援中发挥了重要作用。

(二)帐篷医院建设现状

无论是发达国家还是发展中国家,都把帐篷式医疗单元作为一种通用性装备发展和应用,是各国应急医学救援中使用的主要野外移动医院种类。中国的帐篷医院由功能帐篷、连接帐篷、医疗设备、保障设备及配套设备组成,可根据实际需求进行模块化组合,系统可展开指挥、检伤分类、手术、急救、检验、诊断、药房、病房等功能分组,实现伤员分类后送、紧急救命手术、早期外科处置、危重急救护理、野战X线诊断等功能,并成功用于"和平友谊-2015"中马联演、中国-老挝"和平列车-2017"医疗服务活动等一系列国际重大任务保障活动中。为更好地履行国家义务,从2015年开始,国家借鉴军队帐篷医院研究思路和成果,为提升应急医学救援能力,在全国范围内组建了11支国家卫生移动应急处置中心。队伍装备以帐篷化、箱组化、模块化、集成化、空运化为特征,可实现紧急医学救援在灾害发生后24小时内到达救援第一现场,大大提升了卫生应急快速响应能力。2017—2021年,我国科研人员针对新形势下紧急医学救援新需求,成功研制出1套包含空投式医疗帐篷、空投型医疗箱组及集成式手术模块、集成式急救模块等模块的可空投式帐篷式医疗系统,并在多个国家级紧急医学救援队伍进行了应用示范,反响良好。

(三)车载医院建设现状

我国早在20世纪80年代就开始进行以手术车为主的系列卫生技术系列车辆的研制。进入21世纪,军队研制出新一代自行式外科手术系统。该系统由手术车、X线诊断车、消毒灭菌挂车、临床检验车等组成,采用二类越野汽车底盘改装和大板式车厢结构,既可单车独立作业,也可成系统配合使用,同时具有一定的信息化能力。

在此基础上,为适应国际灾害医学救援的需要,中国部分省份的国家级应急医学救援队近期配备了应急流动车载医院,其中,30床位应急流动医院为典型代表。该车载医院采用EQ2102和NJ2046两种越野底盘改装,大板式固定车厢结构,包括手术车、X线诊断车、临床检验车、灭菌/供应车、制氧车、发电车、炊事车、病房保障车共8台车。该医院机动越野能力强,展开撤收迅速,自我保障能力全面,可实施外科手术治疗,具备临床检验、X线诊断、消毒灭菌、供水、供氧与发电功能,同时具有整个医院的饮食保障能力,能够在突发自然灾害或公共卫生事件情况下迅速机动展开,成为具备独立自我保障能力的车载医院。

1. 手术车　手术车采用东风底盘改装,通过设备的展开形成1个可移动式手术场所,在医疗设备及医疗器械的合理、系统配置,水、气、电路的合理排布下,具备可开展手术的功能,满足手术需求。车辆后部可展开1个术前准备帐篷,车厢内可展开1张手术台,昼夜完成大、中、小20例外科手术。手术范围包括:可以实现阑尾切除、胃部切除、肠部切开、甲状腺切除、疝气切开、胆囊切除、肿瘤摘除、骨折内部固定手术及妇科接生等。

2. X线诊断车　X线诊断车采用东风底盘改装,主要为X线诊断提供具有良好机动性能的诊断平台。车厢是一个可移动式X线诊断室,通过车厢及其附属设施、X线诊断设备的合理、系统配置,可以在严酷的自然环境、地理环境中对伤病员胸、腹、四肢、颅脑及腰椎等部位进行X线检查,完成骨折诊断、异物定位等,是一间流动X线诊断室。

3. 临床检验车　临床检验车采用南汽加强型底盘改装,配有半自动生化分析仪、血气分析仪、血细胞计数仪、尿液分析仪、电解质分析仪、显微镜、血凝分析仪、水浴箱、离心机、医用冰箱等主要医疗设备,可开展血液/生化/细菌/配血检验。

4. 灭菌供应车　灭菌供应车采用南汽加强型底盘改装,车厢内前部放置高温灭菌器及清洗中心,左右两侧设有工作柜,主要对手术器械进行洗涤、灭菌及存储,对衣巾单、敷料等进行洗涤。

5. 制氧净水车　制氧净水车采用东风底盘改装,可就地快速制取医用氧气,并能压氧、充瓶,产氧量:$3m^3/h$,氧浓度:≥93%±3%,出氧压力:0.3MPa,压氧速率:$3m^3/h$,充瓶压力:15MPa(最大)。制氧采用分子筛变压吸附技术,将空气中的氧、氮气体分离而制取医用氧气。此外,车内还携带有两个水囊和水净化设备,主要对野外江河湖水进行消毒净化,满足人员生活需求。净水能力可达$0.5m^3/h$。

6. 发电车　发电车采用南汽加强型底盘改装,为整个应急医院提供电力供应,满足各医疗车辆和病房帐篷的用电,保证医疗手术等的顺利实施。

7. 炊事车　炊事车采用南汽加强型底盘改装,配备有主食灶、炖菜灶、炒菜灶各1台,同时配备有冷藏柜、调理台、抽油烟机等。1h内可加工50~80人份的主副食。

8. 帐篷保障车　帐篷保障车采用东风底盘改装,主要用于携带病房单元的各帐篷、病床、担架及其他病房配套医疗设备设施,同时,车厢后部配备有冷暖空调,为病房单元提供空调、暖风保障。车辆可展开4顶6m充气式帐篷。4顶帐篷两两相接形成两顶长帐篷,展开时布置在帐篷保障车两侧,由保障车为帐篷提供暖风和空调保障。每顶长帐篷内可布置15张病床,两顶长帐篷共能容纳30张病床。两张病床共用一个折叠式床头柜,并有输液、供氧、洗手装置等保障设施。

(四)卫生列车医院建设现状

目前,我国的卫生列车医院主要包括:中国人民解放军的卫生列车医疗队采用普通列车改装的"和平列车"卫生列车医院和利用动车组列车改装的动车组卫生列车医院。

1. "和平列车"卫生列车医院　中国人民解放军卫生列车医疗队装备的普通列车改装的"和平列车"卫生列车医院,由指挥车、医疗护理车、手术急救车、重症监护车等车厢组成,最大编组19节。可一次性运载近500名卧位伤病员,可在运输途中展开继承性救治、手术急救、重症监护等医疗服务,相当于一所流动的"二级医院"。

该卫生列车具有"接收批量大、机动速度快、区域跨度广、医疗设施齐、救治能力强"等显著优势,特别适用于我国地域面积辽阔、铁运网络发达条件下的伤病员后送转运和途中医学保障。卫生列车配备了多种医护用的特殊装置:为解决在快速运行状态下,列车的震动及晃动会影响医护人员稳定的手术操作这一技术难题,卫生列车设置了包括定位板、调节支柱、人体固定装置在内的手术操作定位架,可在列车运行时保证手术处于相对稳定状态,进而保证手术成功率。悬挂式担架辅助装置是根据卫生列车伤病员上车乘车需要设计的,采用滑轮和支撑结构,悬挂于列车窗口,滑轮轮距与军用四折担架宽度相等,主要用于高站台条件下辅助伤病员通过担架方式,上乘至卫生列车车厢,增加上乘过程的平稳性,减少搬运人员数量。骨折伤牵引装置占用空间小,可实现列车卧铺上对骨折伤患者的牵引,且能在高速运动的列车里使牵引保持稳定,实现对患者的牵引制动,不易给患者造成二次损伤。轨道式输液架的悬挂杆能在导轮安装架和制动升降组件中做任意旋转运动,实现输液架在轨道中的相对位置固定,可有效解决运动状态下输液架随撞动、震动、晃动而产生移位的问题。电动双层升降床通过遥控调整病床水平位置,减少伤病员人工搬运环节,方便重症伤病员安置和诊疗。同时,预设上铺下降的最低限高,防止对下铺伤员造成损伤。车载伤员转运推车可将伤员以"站姿"方式进行转运,同时兼具横向平移功能,满足伤员在列车车厢狭窄空间内进行转运的现实需求。下滑式轨道手术床在传统手术台下方加装滑轨,使手术台具备平移滑动功能,与手术区侧开门和伤员转运推车配合使用,可增大伤病员转运空间,更方便将伤员转运至手术台接受手术治疗。重症车厢配备有床旁呼吸机、床旁透析机、床旁超声等重症监护设备。

2. 动车组卫生列车医院 与以往卫生医疗医院不同,动车组卫生列车医院行进速度更快,对配重平衡性要求更高,列车共有 8 节车厢,内设收容处置室、重症监护室、手术室等,以车厢为单位划分医疗保障组、后勤保障组等工作区域,可收容行走伤员、担架伤员、重症伤员等 100 多人。动车组卫生列车医院是对"长距离、大批量、快转移"救治模式的一次成功探索,可以有效提高救治时效,降低伤残率、致死率。

在不改变车厢内部结构的前提下,该列车医院在列车内加装医疗设施。针对车厢狭小的特点,携带的医疗器械突出小型化、集成化、便携化,还配备了可升降操作台、便携式多器官功能支持等设备,保证列车行进途中救治工作有序展开。列车内还装配有便携式连续性血液净化设备。该设备可实现救治前移,降低战创伤危重伤员的死亡率,提高后送救治成功率。在移动颠簸条件下,设备可稳定实现多器官功能联合支持,稳定内环境,并且可与体外膜氧合器(ECMO)联合使用,实现体外生命支持,使得以往只能在后方医院开展的连续性血液净化与生命支持关键技术,能够前移至战场一线和伤员转运途中,为伤员后送提供保障条件。

(五)医院船建设现状

目前,我国的医院船主要包括"和平方舟"号医院船和 200 床位集装箱医院船。

1. "和平方舟"号医院船 我国于 2005 年开始设计建造制式医院船,2008 年 10 月"和平方舟"号医院船入列,该船自入列以来,成功执行了海上伤病员医疗救护训练和海外医疗服务任务,出访亚丁湾 5 国、中美洲 4 国、东南亚 8 国实施医疗服务和交流。2013 年 11 月 21 日,"和平方舟"号医院船前往菲律宾灾区执行人道主义医疗救助任务,除在船上开展医疗救治工作外,还派出了携带装备的医疗小分队组成前置医院,前后 20 天总共接诊伤病员 2 208 人,住院 113 人,手术 44 例,开展流行病学调查 7 000 余人,消毒杀虫面积 50 000 多平方米,以切实的行动赢得了菲律宾灾区民众的信任和友谊,获得了世界卫生组织的认可和肯定。

"和平方舟"号医院船是中国专门为海上医疗救护"量身定做"的专业大型医院船。"和平方舟"号医院船满载排水量 14 200 吨,全长 178 米,全宽 25 米,吃水 11 米,最大航速 20 节,是一种具有在海上收容、治疗和运送伤病员能力的现代舰船。除正常的海上航行设备外,船上分为医疗区和生活区。医疗区可提供 300 个伤病员的床位,可同时展开 8 台手术,配套设有检验室、特诊室、重症监护室、X 线室、手术室、口腔诊疗室、医生工作室、信息中心等医疗专用舱室,同时配有先进的 CT 扫描设备、X 线机、口腔综合治疗台、空气净化装置等医疗设备。医疗信息系统分设局域网络、远程医学和闭路监控系统。医疗设备达到了陆地上三级甲等医院的水平。在"和平方舟"号船体两侧各悬挂了 3 个救生艇,主要用于接救伤病员。船尾设有直升机机库、起降平台以及相关保障设施,通常可搭载 1 架直升机。

2. 200 床位集装箱医院船 我国 200 床位集装箱医院船由 126 个集装箱组成,箱组分为医疗箱组、生活箱组和扩展箱组,医疗区 76 个集装箱,生活区 34 个集装箱,扩展箱组由直升机保障模块、伤病员换乘装置和救生装置三大类装备组成。伤病员换乘装置由 2 台吊具模块、2 块换乘平台板和 6 个换乘吊篮组成;救生装置由 6 个救生艇、1 台海上撤离系统和 4 只气胀救生筏组成。医疗系统设置病床 200 张,4 个手术室,共 8 张手术台,配套有 X 线、B 超、心电图、临床检验与血液贮存供应、灭菌消毒与供应、药品调剂、贮存与供应等设施与设备,并有供氧、通信、供电、供水、空调、信息与监视系统等医疗辅助系统。人员生活保障系统包括厨房、餐厅、洗衣间、住室、小电站、供油站等,主要用于保障医疗队人员的生活、休息和活动等。整套医疗集装箱组能在 6 级海况下处于正常工作状态,4 级海况下实施手术;直升机保障模块能在 4 级海况下开展作业,伤病员换乘装置能在 3 级海况下实施换乘,救生艇模块能在 3 级海况下释放救生艇。

四、我国野外移动医院发展趋势

(一)提高信息化水平

随着高新技术的发展及其在各个领域的广泛应用,应急救援医学保障乃至保障装备都发生了很大的转变。面对这些新技术的出现,方舱医院作为移动医疗平台的代表,也加入了信息化的浪潮。然而目前我国应急救援装备仍停留在以机械化为主要特点,信息化程度有待提高。高效、协同的紧急医学救援信息系统的实现,将为国家对应急事件的处置提供有力支撑。具体到方舱医院来说,通过网络就可以进行医院内部乃至与外界的联通,可以进行远程会诊、手术指导等操作,从而实现优良医疗资源的调用。

(二)进行模块化编组

救援任务对使用的物资装备提出了模块化的需求,不同任务环境下配备的物资要有针对性和适用性。同时由于医疗保障任务的多样性,要求医护救援人员的编配同样做到模块化。将应急救援所需要的医疗设备、药材、后勤保障物资通过模块化编组,依托医疗方舱建立多种人员编配功能模块,根据任务特点选取需求的功能模块,可以形成机动性能强、集成化程度高、医疗救治范围广的应急救援保障体系,提高移动医疗平台的应急能力、适应能力和保障能力,从而提高了医学救援能力。

(三)完善功能单元

灾后伤员成批出现,数量多,伤情复杂,伤病员大多为混合性伤病,救治复杂,同时受救援条件环境、气候、人力、物资、宗教信仰等多种因素影响。再者派出的救援人员有限,既要满足救援需要又要完成应急特殊条件下的医疗救治任务,因此对野外移动医院的功能单元完整性提出了更高的要求。

在未来,野外移动医院不仅需要具备各种急救手术和诊疗功能,还要在现有构成装备体系的基础上,设置手术单元、急救单元、检验单元、影像单元、医用垃圾废弃物处理单元、卫生防疫单元和各专科治疗单元等,实现能够在应急情况下短时间承担起所辖地域医院的全部急救功能。整体能够具备二级甲等医院规模,部分技术指标达到三级甲等医院标准。

(四)提升机动性水平

近年来,野外移动医院的任务重心主要在非战争军事行动的保障,更多地用于自然灾害的救援。然而在地震等自然灾害中,现有的方舱医院往往面临各种原因造成的交通不畅,无法通过公路铁路进入目标区域,难以完成医疗救援任务。因此,野外移动医院应当增加机动形式从而满足保障需求。部分现有的野战卫生车辆速度慢、爬坡能力差,无法跟随其他军用车辆一同行军,容易掉队。因此野外移动医院应当提升野战卫生车辆的机动性能,以更快更好地提供医疗保障。

（五）加强环境适应性

野外移动医院在执行平时或战时的医疗任务时，可能会面临非常复杂的外部环境，因此其自身的设计需要满足野外环境下工作，除去方舱自身防护外，通过供电供水方舱与医疗方舱进行编组配置的方式，可以为移动医院提供水电，使方舱医院具有独立作业的能力；储物方舱和供药方舱提供基本作业所需的药材、血液，所以方舱医院的作业和所需药材供应不会受到外界恶劣环境的影响，具备良好的环境适应性，提升医疗救援的效率。

目前，我国主要通过以方舱医院为代表的野外移动医院，来应对各种灾害、事故、疫病、突发状况下的紧急救援工作。通过加强对移动医疗平台的建设，可以对各种突发事件中的伤病员进行紧急有效救治，减少人员伤亡和财产损失，因此目前急需研发出一种能够符合未来发展趋势的新型野外移动医院，以达到满足现代先进救治手段的能力。近年来以方舱医院为代表的移动医疗平台受到各国的高度关注和重视，发展速度很快，保障效益日益明显，技术水平大幅提高。

五、我国野外移动医院发展存在的问题

我国野外移动医院的发展在提升应急医疗救援能力、保障人民生命健康方面发挥着重要作用，但同时也面临着一些问题和挑战。以下是我国野外移动医院发展存在的主要问题。

（一）技术和设备方面

一是技术更新滞后。部分野外移动医院的技术和设备可能未能及时跟上医疗科技的快速发展，导致在应对复杂医疗情况时可能存在一定的局限性。二是设备维护困难。由于野外移动医院需要频繁移动和部署，设备的维护和保养可能面临较大挑战，影响设备的稳定性和使用寿命。

（二）人员和培训方面

一是专业人才短缺。野外移动医院需要具备专业技能的医护人员，包括急诊、外科、内科等多学科人才，但目前这方面的人才相对短缺。二是培训不足。医护人员对于野外移动医院特有的工作环境和操作流程可能缺乏足够的培训，影响救援效率和效果。

（三）管理和协调方面

一是管理机制不健全。野外移动医院的管理体系可能尚未完全建立或完善，导致在救援过程中可能出现协调不畅、指挥不力等问题。二是跨部门协作困难。野外医疗救援往往需要多个部门和机构协同作战，但目前在跨部门协作方面可能存在一定障碍和困难。

（四）法律法规和标准方面

一是法律法规不完善。关于野外移动医院的法律法规可能还不够完善，导致在救援过程中可能出现一些法律上的空白和争议。二是标准不统一。不同地区、不同机构之间，野外移动医院建设标准可能存在差异，影响整体救援能力和效果。

（五）物资和资金方面

一是物资储备不足。野外移动医院需要储备大量医疗物资和设备，但部分医院可能由于资金或管理原因，导致物资储备不足或更新不及时。二是资金来源单一。目前野外移动医院的资金来源可能相对单一，主要依赖政府拨款或社会捐赠，难以满足长期发展的需求。

（六）信息化和智能化水平有待提高

一是信息化程度低。部分野外移动医院在信息化建设方面可能存在不足，导致信息传递不畅、救援效率低下。二是智能化应用不足。随着人工智能、大数据等技术的快速发展，野外移动医院在智能化应用方面还有很大提升空间。

六、我国野外移动医院发展对策建议

针对我国野外移动医院发展过程中存在的问题，对策建议如下：

（一）加强技术和设备投入

一是技术更新与引进。积极引进国内外先进的医疗技术和设备，确保野外移动医院的技术水平与国际接轨。同时，鼓励自主研发，提升我国在医疗技术和设备领域的创新能力。二是设备维护与保养。建立完善的设备维护和保养制度，定期对设备进行检修和保养，确保设备在紧急情况下能够正常运转。此外，加强设备管理人员培训，提高其维护技能。

（二）强化人员培训和队伍建设

一是专业培训。组织医护人员参加专业培训，特别是针对野外医疗救援的专项培训，提高其应对复杂医疗情况的能力。同时，加强医护人员的心理辅导和团队建设，提升其综合素质。二是人才引进与培养。积极引进具备专业技能的医护人员，特别是急诊、外科、内科等关键学科的专家。同时，建立人才培养机制，为医护人员提供广阔的发展空间和职业晋升渠道。

（三）完善管理与协调机制

一是建立健全管理体系。制定完善的野外移动医院管理制度和操作规程，明确各部门和人员的职责和权限。同时，加强内部沟通和协调，确保救援工作顺利进行。二是跨部门协作。加强与政府、军队、民间组织等部门沟通和协作，建立信息共享和联动机制。在救援过程中，形成合力，共同应对各种挑战。

（四）完善法律法规和标准体系

一是制定相关法律法规。加快制定和完善关于野外移动医院的法律法规体系，明确其法律地位、职责和权利。同时，加强对违法行为的打击力度，保障患者的合法权益。二是统一建设标准。制定全国统一的野外移动医院建设标准和技术规范，确保各地医院在设备配置、人员配备、服务流程等方面保持一致。这有助于提高整体救援能力和效果。

（五）拓宽资金来源渠道

一是政府投入。争取政府加大对野外移动医院的投入力度，特别是在基础设施建设、设备购置和人员培训等方面给予更多支持。二是社会捐赠。积极争取社会各界的捐赠和支持，包括企业、个人和慈善机构等。通过设立专项基金、举办公益活动等方式筹集资金和资源。三是自我造血。鼓励野外移动医院通过提供医疗服务、开展科研合作等方式实现"自我造血"，提高经济效益和社会效益。

（六）推进信息化和智能化建设

一是信息化建设。加强野外移动医院的信息化建设水平，建立完善的信息管理系统和远程医疗系统。通过信息化手段实现医疗资源的优化配置和高效利用。二是智能化应用。积极引进和应用人工智能、大数据等先进技术，提高野外移动医院的智能化水平。例如利用智能机器人进行辅助手术、利用大数据分析提高疾病诊断准确率等。

综上所述,通过加强技术和设备投入、强化人员培训和队伍建设、完善管理与协调机制、完善法律法规和标准体系、拓宽资金来源渠道以及推进信息化和智能化建设等措施的实施,可以推动我国野外移动医院实现更快、更好的发展。

七、2022 年度我国野外移动医院建设成就

(一) 方舱医院

2022 年 12 月,由武汉大学中南医院牵头的湖北省移动方舱医院正式建成。该移动方舱医院参照国家紧急医学救援队及国家卫生应急移动医疗救治中心相关标准和要求,配备指挥通信、专业处置、后勤保障、装卸运输等现场救援设备装备,按照装备模块化、功能集成化的要求进行建设,确保在发生重特大突发事件时,能快速响应,迅速抵达现场,有效开展紧急医学救援工作。具备检伤分类及现场处置、门诊接诊、急诊救治、住院留观、常规检验检查及开展全麻手术的能力。该移动方舱医院目前配备专业车辆 11 台,包括通信指挥车、多功能检验车、车载移动 CT 及负压手术车等,各类帐篷 30 顶,专业医疗设备 202 台 / 套,后勤装备 138 种。装备全部展开后,门诊每日可接诊 100 名患者,留观 20 名住院患者、2 名重症急救患者,每日可完成 15 例小手术或 7 例大手术。常态化储备应急队员 200 人,可根据灾害类别与等级灵活机动、快速展开投入医疗救治工作。

2022 年 4 月 8 日,云南省首个应急移动医院在德宏傣族景颇族自治州瑞丽市投入使用。该院采用装配式模块化建筑技术,具有可"移动部署""快速展开"和"灵活组合"特点,可根据不同地形进行分散布置、灵活使用,可实现远程会诊双向转诊以及常规外科手术治疗,增强周边地区疫情防控及收治能力。医院严格按照"三区两通道"规范设计,由 170 个舱体构成,总占地面积 3 654 平方米,设置床位 100 张,入驻 105 名医务人员。医院建设有医院信息系统、中心供氧系统,配备 64 排 CT 舱 1 个,移动 DR 舱 1 个、实验室舱 3 个、手术室 1 个,配备了 ECMO、呼吸机、移动 B 超、监护仪、床旁血滤机等医疗设备,能够独立完成常规实验室检测项目,能够实现与昆明市、瑞丽市新型冠状病毒感染病例定点救治医院的远程会诊双向转诊,能够满足常规临床诊断、治疗、急救、手术、重症病例救治需求,具备收治孕产妇、重症、危重症患者能力。

(二) 帐篷医院

2022 年 9 月 19 日,苏州江南航天机电工业有限公司研制生产的帐篷医院系统在云南通过客户方及终端使用方联合验收。此帐篷医院系统采用充气式功能帐篷、功能方舱、保障方舱组合结构,具备救治、诊断、保障、隔离防护、消杀五大能力,系统整体可进行模块化抽组,整体达到"三区两通道"的传染病员收治要求,能有效确保诊疗人员、科学防控人员和医务人员的安全。

(三) 车载医院

北京 2022 年冬奥会和冬残奥会期间,中国冰雪运动员医疗信息管理平台正式投入使用。中国冰雪移动医疗保障平台是国内首个基于 5G 专用网络的冰雪运动员医疗信息管理平台,是一所专门为冰雪运动员打造的"移动野战医院",主要由移动 CT 车、移动检测车、移动口腔车、移动手术车、负压转运车、急救转运车组成。运动员受伤后,在车内能够立即进行 CT、口腔等方面的健康监测,必要时还能进行简单的急救手术,如果伤势严重,可以用急救转运车立即转送至大型医院。该平台能够完全满足运动员训练备战的就医需要。该平台在国内创新使用 5G 专用网络,集合 25 家医疗卫生保障定点医院、99 名医疗卫生保障特聘专家,支持远程多点会诊,实现比赛场地与基地医疗站、中转医院、定点医院以及特聘专家、医务专家之间的实时互通,全程共享运动员的健康档案、检查结果、诊疗记录、影像资料等,真正实现全流程无纸化、移动化、规范化、精细化的医疗保障。

国务院抗震救灾指挥部办公室、应急管理部、甘肃省人民政府于 2022 年 5 月 11 日在甘肃省张掖市等

地联合举行高原高寒地区抗震救灾实战化演习,代号"应急使命·2022"。本次演习模拟甘肃省张掖市甘州区发生 7.5 级地震,嘉峪关、金昌、酒泉、武威等地震感强烈。甘肃省人民医院作为甘肃省野外流动医院依托单位,与甘肃省紧急救援医学中心、甘肃省疾病预防控制中心三支紧急医学救援队组建成由甘肃省卫生健康委员会牵头的甘肃省应急医疗队,接到应急响应指令后迅速集结,快速增援灾区,现场搭建联合方舱医院,为灾民提供快速、精准、坚实而可靠的医疗保障。甘肃省野外流动医院救援力量迅速到位,建立红、黄、绿伤员救治区,辅助功能区,负压隔离病区,医疗支持区六大区域,其中红区由抢救室、监护室及红区病房组成,辅助功能区由手术车、影像诊断车、检验车及水电保障车组成,医疗支持区由医疗指挥室、远程会诊中心及物资保障部门组成,上述六大模块快速完成搭建并立即投入高效运行,灾害救援工作有序开展,迅速有效补充并替代了受灾地区被毁医疗资源,为因灾受伤群众后续救治创造了有利条件。

(四)卫生列车医院

1. 中车研究院卫生列车医院　为解决我国幅员辽阔、地质复杂、人口分布不均,灾害医疗救援压力大的问题,2022 年中车研究院提出了卫生列车移动医院的概念。该卫生列车移动医院可对地震、疫情等各类灾害开展紧急医疗救援服务并具有如下功能特点。

(1)灵活配置:可根据不同灾害类型快速完成车辆整备。

(2)响应快速:可按照 5 小时快速辐射救援能力,沿我国铁路网主要枢纽配置卫生列车移动医院储备基地,车辆到达后经解编、吊装、模块化拼接,快速形成医院群落。

(3)节能环保:该移动医院除实现医疗功能外,可实现水、电自主供应以及污物的循环处理。

(4)功能完备:该移动医院配置医学影像室、检验室、手术室、普通病房、隔离病房、ICU 等,可形成快速医疗救助能力。

2. 中国人民解放军"和平列车"卫生列车医院　2022 年 7 月 19 日上午,中国人民解放军赴老挝参加"和平列车 -2022"活动的卫生列车从磨憨站驶出,通过"一隧连两国"的友谊隧道后抵达老挝。列车机动过程中,我军官兵开展了伤员现场急救、疫情紧急处置与突发情况应对等课目演练。为深化延续中老两军"和平列车"系列活动,两军于 7 月下旬在老挝共同开展了"和平列车 -2022"人道主义医学救援联合演习暨医疗服务活动。我军派出一支 149 人医疗队、出动卫生列车 1 列以及车载医疗仪器设备参演。期间,组织了卫勤联合训练演习和医疗服务活动。

3. 中国人民解放军动车组卫生列车医院　2022 年 8 月 5 日,中国人民解放军东部战区总医院开展了实战化卫勤演练,首次使用动车组作为"卫生列车",演练大批伤员救治和后送。与以往不同,该卫生列车行进速度更快,对配重平衡性要求更高,列车共有 8 节车厢,内设收容处置室、重症监护室、手术室等,以车厢为单位划分医疗保障组、后勤保障组等工作区域,可收容行走伤员、担架伤员、重症伤员等 100 多人。卫生列车是对"长距离、大批量、快转移"救治模式的一次成功探索,可以有效提高救治时效,降低伤残率、致死率。

(中国医学救援协会装备分会　高树田　王嘉琦　郭艳丽)

参 考 文 献

[1]傅征.军队卫生装备学[M].北京:人民军医出版社,2004.

[2]孙景工,王运斗.应急医学救援装备学[M].北京:人民军医出版社,2016.

[3]邬小军.战场伤员医疗后送[M].北京:清华大学出版社,2021.

[4]王运斗,宋振兴.空中医学救援装备[M].北京:科学出版社,2021.

[5]王运斗,高树田.紧急医学救援装备图册[M].北京:科学出版社,2021.

[6]谭树林,刘亚军,孙景工.应急医学救援方舱医院装备研究进展[J].医疗卫生装备,2011,32(9):78-79,85.

[7]王金,支锦亦,向泽锐,等.我国卫生列车应用现状及研究展望[J].医疗卫生装备,2019,40(4):93-97.

［8］吴凡,李运明,张虎军,等.基于中国标准动车组的卫生列车编组方式及模块功能研究［J］.医疗卫生装备,2016,37
　　（4）:32-34.

［9］李运明,张虎军,杨波,等.国内外卫生列车应用现状及高铁卫生列车展望［J］.医疗卫生装备,2016,37（6）:118-120.

［10］吕传禄,杨延龙,王侠."和平方舟"号医院船医疗服务研究现状和热点探析［J］.中华航海医学与高气压医学杂志,
　　2021,28（2）:159-162.

［11］伍瑞昌,孙景工,王兴永,等.野战帐篷医院系统设计与应用［J］.医疗卫生装备,2018,39（5）:1-6,16.

第九节
中国院外影像装备发展概况

医学影像装备是现代医学科学发展的重要基础。1895 年伦琴发现 X 线,奠定了医学影像的科学基础,而 20 世纪 50 年代以来的现代科技革命,特别是电子科学技术、计算机科学与技术、信息科学、材料科学等工程科学与生物物理、生物化学的紧密交叉,使现代医学影像设备取得了突飞猛进的发展,新的成像手段和成像模式层出不穷,并极大地推动了生物医学研究和临床诊断治疗方式的转变,如今,无论在医学基础研究中还是在临床诊断治疗中,医学影像均起着举足轻重的作用。

我国疆域辽阔,各地区经济发展水平存在较大差异,医疗水平格局也极不平衡。由于各方面因素的限制,相对于中心城市的医疗资源充裕,处于农村及边远地区的患者由于当地医疗条件的局限而得不到及时准确的诊断和治疗。院外移动医学影像作为移动计算机和医学影像结合的交叉研究领域,越来越受到学术界和产业界的关注。通过移动计算、无线网络、云计算等技术,院外移动医学影像扩展了传统医学影像应用的便捷性和覆盖范围,尤其在边远地区、野战环境及突发公共卫生事件等情况下显得尤为必要。通过这类系统可以弥补医疗资源分布不均衡状态,充分发挥中心城市的医疗资源潜力,发挥国内医疗专家的临床经验,为患者提供高效、精确、及时的诊疗方案,切实解决患者"看病难"及异地就医所增添的痛苦,减轻医疗费用的支出。

一、国内移动 CT 的发展现状

移动 CT 扫描仪,也被称为便携式 CT 扫描仪,是一种小型、易操作的 CT 扫描仪。移动 CT 相对于固定 CT 具有便捷、实用和经济优势。首先,危重患者在院内转送已被证明是一种高风险的操作,其不良事件发生率高达 70%,移动 CT 减少了患者在医院内运送过程中发生并发症的风险。其次,移动 CT 检查可将患者从检查预约到完成检查的时间减少多达三分之二。最后,节省了影像科固定 CT 扫描仪上的宝贵检查时间。

移动 CT 根据应用场景及扫描方式不同,可以分为院内移动 CT 以及车载 CT。院内移动 CT 的主要应用场景一般为 ICU、神经外科手术室、耳鼻咽喉科、急诊室、介入放射科、颌面外科及病房等。而车载 CT 可以应用于农村、边远地区、自然灾害、公共卫生事件的突发地以及战场一线等。

原中国人民解放军第一四八医院自行研制了车载 X 线计算机断层装置,即车载 CT,该装置采用解放牌 141 汽车底盘作为承载,承载能力大,减振性能较好,供 CT 扫描仪用的发电设备为抽屉式结构,便于搬动和维修,电源电压在 AC8V~264V 之间,并配有 UPS 不间断电源。车内设有显示器和数字打印机双套图像输出装置。整车防护性能好,符合国家标准。采用多面开门,车内操作空间大,便于操作使用。该车载系统具有灵活机动性,适应未来高科技条件下的战争需要及平时突发事件和救灾抢险等的应急保障。

黄鑫等于 2023 年研制了基于紧急医学救援的车载移动 CT,设计适合远距离长途运输的汽车底盘系统,选用体积小、质量轻、稳定性高的国产 32 排 CT,加强了车载 CT 的实用性。高性能车载移动 CT 稳定性高、抗震能力强、扫描速度快,能够快速支援,开展大规模筛查、紧急医学救援、平战结合,是对日常 CT

扫描的有效补充。

国内某医疗公司开发的全身应用型车载 CT,其车身及 CT 通过了国家军用装备实验室测试,具有稳定、安全、实用三大特点,可适应各种复杂路况,被誉为"移动的三级甲等 CT 室"。具备独立于室外的全身型方舱检查单元,患者医生双通道的设计,可避免交叉感染;无须安装,可有效缓解医院救治的巨大负荷,解决机房不足的问题;远程 5G 传输图像,可帮助诊断资源不足的医院。

最近几年,随着我国经济的快速发展,医疗服务水平也得到了不断更新和提高,流动体检行业迅速崛起,很多大中型医院、疾病预防控制以及职业病防治研究所等医疗单位都购置了包括车载 CT 系统在内的流动体检车,以满足人民的健康需求,形成了一个新的医疗服务项目。各大、中型医院派出流动体检医疗队,奔赴农村和偏远的山区为就医困难的人们体检。职业病防治研究所每年都要派出流动体检医疗队去工矿企业为职工体检。应急总医院为国内自然灾害、公共卫生事件派出车载 CT 等影像设备。

二、国内移动 DR 的发展现状

如今,移动数字 X 线摄影(DR)正成为放射图像采集中一个越来越重要的部分,因为它们可以满足几乎所有常见的射线检查和环境的定位要求。移动 DR 的灵活性和图像拍摄相比于传统 DR 已被证明是有一定优势的,特别是在灾害救援等时间紧迫的环境中,必须查看放射图像并快速对其进行操作。这些优势可能导致未来 CR 系统的替代。

移动 DR(便携式 DR)主要应用场景一般为 ICU、住院床旁、灾害或战场一线等。车载 DR 一般可以应用于体检、自然灾害、公共卫生事件的突发等状况。国内某医疗公司新一代 uDR 380i Pro 移动 DR,搭载可视化曝光技术,实现远程曝光、隔室指导摆位等功能,兼得精准摄片与低剂量保护;同时,轻量化设计及长时间续航,充分发挥移动 DR 的优势,满足病房、ICU 等多种应用场景。

2003 年严重急性呼吸综合征(SARS)期间,北京、上海以及苏州等单位成功地集成和制造了我国第一台数字式移动体检车,并于 6 月初交付某疾病控制中心使用。该车安装了低剂量直接数字式 X 线机(DR)系统。该 DR 系统的特点是直接数字化影像采集、辐射剂量低、影像动态范围宽,还有丰富的图像后处理功能,实现了无胶片化,图像格式为标准的 DICOM 3.0,如果加载通信网络,则可将图像发送到医院现有的PACS 网,进行网络传输,实现与医院的放射信息系统(RIS)、医院信息系统(HIS)以及影像存储与传输系统(PACS)的无缝链接。其 X 线的照射与传统方式不同,该设备采用线扫描的方式,采用软启动软刹车的非线性控制技术,实现机械部分的快速启动和停止,使 X 线管窗口中心 0.5~1.0mm 的 X 线束对准探测器的入射窗口,线扫时间为 1~5ms。由于它属于机械扫描,不适合于实时动态检查,影像质量也受到一定的影响。另外,该系统的主机是低剂量直接数字式 X 线机,因此只有 X 线摄影功能,而不能进行透视检查。目前,该车载系统有 8.6 米和 11.9 米两种汽车底盘。

目前我国军方机动卫勤分队有三种常用的移动野战 X 线成像设备。标准野战 X 线车、DR 改装野战 X 线车、便携式 DR。目前我国军方各机动卫勤分队列装的基本是部队配发的 XCY2002-1/200 型野战X 线车。野战医疗队设放射技师 1 人,工程师 1 人、野战 X 线车另配 1 名司机。野战 X 线车展开、撤收需 3 人协作完成;便携式野战 DR 设备徒手运输、展开及撤收可由 1 人完成。开展工作时,技师 1 人独立完成体位摆放、图像处理、影像诊断等工作,工程师尚需负责全队的医疗设备维修。野战 X 线车具有空间大,机动速度快,防护性能好的优点;数字化改装后的野战 X 线车除上述优点外,还具有检查速度快、伤员通过率高的特点,数字化图像保证了质量更稳定。便携式野战 DR 数字化摄影系统与数字化改装野战 X 线车比较,不但具有相同的工作效率和图像质量,更有体积小、方便携行、展收便捷、操作灵活、成像位置前移、自带内置电池保证即到即可开展工作等优势。便携式野战 DR 作为机动卫勤分队最新配发的野战 X 线装备,可经长途空中运输、设备保持完好无损,到达目的地后能快捷组装、顺利展开工作,图像清晰、性能稳定,能对站立、卧位伤员展开各项 X 线摄影检查,还能为不宜搬动的重伤员提供床旁照相,伤员通过率满足救治要求;它的应急机动能力、野战环境适应性均符合机动卫勤分队开展野战医疗紧急救治的需求。

三、国内便携式超声的发展现状

便携掌上超声机是近年来在医疗领域发明的一种手持式新型医用超声检测仪,以电池为能源,不自带屏幕,使用时直接连接智能平板显示器。同时依托智能平板的应用程序,可将复杂的操作按键变为触屏中简洁的点击,减少新用户的使用难度。该仪器具有体积小、重量轻、成本低、可联网、可加载辅助智能诊断程序,探测画面实时反馈至平板电脑屏幕上的鲜明特点。应用场景为方舱医院、病房、社区、急救车以及战场。

2009 年国外某医疗公司推出第 1 款全身应用型便携笔记本式彩色多普勒超声诊断仪。2021 年国内某医疗公司推出全临床应用便携式彩超。它体积小,重量轻,电池续航却长达 3.5h,解决了传统便携超声充电时间长、电池待电量低等问题,为医生节省时间、提高效率。它配备多种探头,可以满足不同的临床需要,还融入了一系列高端台式超声仪器才具备的高级功能成像如弹性成像、造影成像等,应用场景可为户外急救、灾区支援、床旁、急诊等。

2016 年 8 月,国内首款有线掌上黑白超声——"掌声"获得注册证书。这款由国内某医疗公司研发的仅有 6 英寸(1 英寸 =2.54cm)智能手机大小、全触屏操作、图像智能优化的产品实现了 B 超与手机功能整合,不仅使患者的超声诊断更为便捷,也使远程医疗成为可能。半年后,国内首款无线探头式超声获得注册证书。这款由国内某医疗公司推出的无线掌上超声也颠覆了传统的"主机与探头分离"的模式,把主机缩小到只是一个 300g 的手机大小的体积,超声图像信号通过 WiFi 无线传输到安装了超声 App 软件的手机或平板电脑进行显示。

四、国内移动 MRI 的发展现状

移动式磁共振成像(MRI)设备因其能够在不易接入磁共振成像设备的环境中使用,且具有方便磁共振成像检查的特点,是近年来磁共振成像技术发展的一个方向。伴随着我军后勤装备技术水平的迅猛发展,越来越多的医疗装备实现了集成化、车载化或移动化,并被广泛应用于反恐处突、抢险救灾等战救现场或灾害救援、紧急医疗救治的各类卫勤保障工作中。

2014 年,国外某医疗公司生产出某型 0.22T 永磁型磁共振成像系统。它体积小、重量轻,安装极为方便,可应用于四肢关节的磁共振成像。2016 年,我国成功研制世界首台磁共振医疗车。该产品由国内高科技企业自主研发,在多项技术上实现了重大突破,达到世界领先水平。这台磁共振医疗车总重不到25 000kg,外观上与普通的 9 米厢式货车基本相同,不超长、不超高、不超宽、不超重,可正常通行于各等级公路、隧道和负荷大于 25 吨的桥梁。车辆随时可自主行驶移动,停车即可启动磁共振系统扫描,扫描过程与医院里普通的 MRI 系统完全相同,不需特殊操作。扫描一位患者只需 10~20min,并通过远程影像系统将图像传至医疗机构,由影像专家出具诊断报告,方便快捷。经医学影像专家评判,这台车载磁共振系统的成像速度、成像质量、临床应用完全达到同类产品的优秀水平。

谭亮等联合研发了基于永磁体的超低场磁共振(MRI)颅脑成像系统。其中主磁体重量 700kg,磁感应强度为 50mT,目标区域为直径 270mm 的球形空间,主磁场均匀度 60ppm,完全满足快速颅脑成像需求,并克服固定、屏蔽、匀场的难题完成了车载化,建立了国内首台移动 MRI 卒中单元(mobile MRI stroke unit,MMSU)。通过 MMSU 对于卒中患者行 T1 与 T2 加权成像,可以有效鉴别诊断缺血性卒中与出血性卒中,与患者入院后行商用 CT 及 MRI 诊断结果一致,准确性与特异性均达 100%。MMSU 为前移卒中治疗至急救第一线,使传统急性脑卒中"固定医疗资源,而转运患者"的急救模式转变为"固定患者,而转运医疗服务"的新模式,缩短溶栓时间,改善卒中预后创造了理论与实验条件。

五、总结

院外移动医疗装备以其机动灵活的特点可以为农村、边远地区、战场一线及灾害现场等恶劣条件下就诊不便的患者提供医疗服务,克服了地理和环境等因素的限制。我国的院外影像装备处于起步阶段,先进的装备还不多见,与美国还存在差距。如果能开发出现代化院外医学影像装备,以其灵活机动的特性,既可满足农村、边远地区使用高端医疗设备的检查要求,同时能节约资源,节省经费。随着计算机技术和卫星通信技术的发展,院外影像装备将会有更广阔的应用前景。

(中国人民解放军总医院第三医学中心　王贵生　陈晓霞　何绪成　滑蓉蓉)

参 考 文 献

[1] GUNNARSSON T,THEODORSSON A,KARLSSON P,et al.Mobile computerized tomography scanning in the neurosurgery intensive care unit:increase in patient safety and reduction of staff workload[J].J Neurosurg,2000,93(3):432-436.

[2] JOHN S,STOCK S,CEREJO R,et al.Brain Imaging Using Mobile CT:Current Status and Future Prospects[J].J Neuroimaging,2016,26(1):5-15.

[3] MASARYK T,KOLONICK R,PAINTER T,et al.The economic and clinical benefits of portable head/neck CT imaging in the intensive care unit[J].Radiol Manage,2008,30(2):50-54.

[4] BENDER M,STEIN M,KIM S W,et al.Serum Biomarkers for Risk Assessment of Intrahospital Transports in Mechanically Ventilated Neurosurgical Intensive Care Unit Patients[J].J Intensive Care Med,2021,36(4):419-427.

[5] MARTIN M,COOK F,LOBO D,et al.Secondary Insults and Adverse Events During Intrahospital Transport of Severe Traumatic Brain-Injured Patients[J].Neurocrit Care,2017,26(1):87-95.

[6] Agrawal D,Saini R,Singh P K,et al.Bedside computed tomography in traumatic brain injury:experience of 10,000 consecutive cases in neurosurgery at a level 1 trauma center in India[J].Neurol India 64(1):62-65.

[7] 郑全乐,陈文锦,吴国华,等.重症监护患者床旁移动 CT 与常规 CT 头部扫描结果对比分析[J].中华脑科疾病与康复杂志:电子版,2021,11(5):300-304.

[8] 黄鑫,温林,郝鹏,等.基于紧急医学救援的车载移动 CT 的研究与实践[J].中国医疗器械杂志,2023,47(1):66-69.

[9] 郑全乐,陈文锦,李春虎等.16 排移动 CT 在 ICU 床旁与车载头部扫描结果对比分析[J].中华脑科疾病与康复杂志(电子版),2020,10(01):21-24.

[10] COWEN A R,KENGYELICS S M,DAVIES A G.Solid-state,flat-panel,digital radiography detectors and their physical imaging characteristics[J].Clin Radiol,2008,63(5):487-498.

[11] MARKUS KÖRNER,WEBER C H,WIRTH S,et al.Advances in digital radiography:physical principles and system overview[J].Radiographics,2007,27(3):675-686.

[12] RAPP-BERNHARDT U,BERNHARDT T M,LENZEN H,et al.Experimental evaluation of a portable indirect flat-panel detector for the pediatric chest:comparison with storage phosphor radiography at different exposures by using a chest phantom[J].Radiology,2005,237(2):485-491.

[13] 周华,马晓璇,孙鹏,等.便携式野战 DR 在机动卫勤保障任务中的应用及优势探讨[J].空军医学杂志,2020,36(2):167-169.

[14] 刘硕,毓星,郭乐杭,等.小型化、智能化、远程化、掌上超声的发展与展望[J].中国仪器仪表,2022(11):29-34.

[15] 朱婷婷,陈兴奎,蒋苏香,等.一种新型便携磁共振设备介绍及未来临床应用展望[J].影像研究与医学应用,2020,4(3):250-251.

[16] 天津滨海高新区.中国成功研制出世界首台磁共振医疗车[J].中国医学计算机成像杂志,2017,23(1):72.

[17] 谭亮,贺玉成,陈方格,等.移动MRI卒中单元于超早期卒中鉴别诊断的应用研究[C]//中国医师协会,中国医师协会神经外科医师分会.第十六届中国医师协会神经外科医师年会摘要集.[出版地不详]:[出版者不详],2022.DOI:10.26914/c.cnkihy.2022.033112.

第五章

案例

第一节
中国国际救援队印度尼西亚海啸救援典型
案例分析

一、背景介绍

北京时间 2004 年 12 月 26 日 8 时 58 分,印度尼西亚苏门答腊岛西北近海发生 9.3 级地震,地震引发人类有史以来最为严重的一次海啸,波及印度尼西亚、斯里兰卡、泰国、印度、马来西亚、孟加拉国、缅甸、马尔代夫等多国。印度尼西亚是此次灾害损失最严重的国家,位于苏门答腊岛最北端的亚齐省离震中最近、受灾最为严重,基础设施绝大多数被海啸摧毁。据印度尼西亚国家减灾协调局 2005 年 2 月 14 日宣布,印度尼西亚在此次地震和海啸灾害中死亡和失踪人数达到 234 271 人,亚齐省确定死亡人数 119 221 人。

国家地震灾害紧急救援队,对外称中国国际救援队(英文缩写为 CISAR),2001 年 4 月 27 日由中国地震局地震专家、中国人民解放军某工程部队、原武警总医院医疗救护人员共同组建队伍,既是一支多重领导、多部门参与、不同行业人员共存的队伍;也是一支团结协作、训练有素、装备精良、富有成效的队伍;更是一支冲锋在抢险救援最前线的突击队和攻坚队,主要任务是对因地震灾害或其他突发性事件造成建(构)筑物倒塌而被压埋的人员实施紧急搜索与营救。CISAR 是中国第一支代表国家政府的国际救援队,具备 100 余个国家救援资质,曾由原武警总医院侯世科教授担任医疗队队长兼首席医疗官,樊毫军教授担任医疗队副队长,先后带队参加印度尼西亚海啸、巴基斯坦地震、海地地震,我国汶川地震、玉树地震、天津港爆炸等 20 余批次国内外重大救援实战。2009 年 11 月,中国国际救援队通过联合国国际重型救援队分级测评,获得国际重型救援队资格认证,成为全球第 12 支、亚洲第 2 支国际重型救援队。同时经联合国授权,具备在国际救援行动中组建现场协调中心和行动接待中心资格。

2004 年 12 月 30 日,应印度尼西亚政府的援助请求,我国政府决定派出中国国际救援队赴印度尼西亚亚齐省实施国际人道主义救援行动,这是中国国际救援队第三次赴境外执行救援任务。中国国际救援队先后出动两批共 70 人,其中医疗救援队全部由原武警总医院医护人员组成,携带移动医院和各类药品赴亚齐省实施紧急救援,历时 1 个月。

本次救援工作呈现以下特点:

一是救援时间紧,任务艰巨。中国国际救援队受政府委派,在最短时间内集结队伍、物资,奔赴灾区。由于灾区伤病员大量增加,分布范围广而散,救援队必须快速反应,迅速到达灾区展开救援。

二是医疗救援难度大。灾区基础设施被严重破坏,大部分公路、桥梁被冲毁,交通、通信、燃油、供电、食品及饮用水等生命线工程中断,生活条件十分艰苦。道路拥挤、交通受限,加大伤员现场救治和医疗后送的难度。加之亚齐省班达亚齐市政府官员大量伤亡,政府处于瘫痪状态,使得当地局面更加复杂。队员每日工作均在 10 小时以上,精神高度紧张,体能消耗大,营养状况下降,在特殊环境下,队员的身体素质、心理素质和应急救护能力都面临极大挑战。

三是卫生防疫工作要求高。印度尼西亚地处热带雨林气候,天气炎热、多雨,因相关习俗,很多遇难者尸体禁止火葬,大量尸体得不到及时掩埋,在露天环境下暴晒、浸泡后腐烂,在医疗卫生资源匮乏的条件下出现了传染病霍乱、疟疾,并伴有暴发大规模传染病的风险,给救援队自身及灾区卫生防疫工作提出更高要求。

二、救援工作特点及主要做法

(一)制定预案,合理组织队伍结构

中国国际救援队自建队以来,在组织结构、人员选择、设备配置、技术训练、药品保障等方面都制定了相应预案。接到紧急出动的救援命令后,迅速挑选经过国际 SOS 培训且具有多次地震灾害救援经验的队员,并进行重新编组和战前动员。同时,完成数吨急救医疗药品和器械等物资的装箱工作。救援队医疗队员包括医疗官、临床医师、检验科医师、感染科医师、护士等医护人员,分别来自急诊内外科、呼吸科、心血管科、消化科、神经内科科、胸外科、普外科、泌尿科、脑外科、骨科、妇产科、儿科、五官科、眼科、皮肤科、ICU、检验科及感染科、营养科,为执行灾区医疗任务奠定了基础。

(二)加强卫生监督,做好卫生防疫

中国国际救援队坚持贯彻“预防为主”的工作方针,特别注意控制救援队传染病的发生和流行,降低发病率,提高救援队健康水平和适应能力,保持救援队战斗力。注重开展卫生宣传教育,在救援队普及卫生知识,启发队员自觉遵守卫生制度;组织卫生流行病学侦查和调查,及时掌握当地疫情情报;加强饮食、饮水和环境卫生监督,避免食用当地肉食,饮用瓶装矿泉水,保证营地清洁;加强传染病管理,落实综合性防疫措施,以防传染病传播和蔓延;做好预防接种和药物预防工作,第一批救援队员因出发时间仓促未进行预防接种,第二批救援队员针对灾区有疟疾和霍乱发生的情况,在国内均接种了疟疾疫苗并口服霍乱疫苗;给队员配发富含多种维生素及微量元素的多维元素片(29)及胸腺素等免疫调节剂,以增强队员免疫力,提高机体抗病能力;实施队伍轮换,减少队员患病机会。救援期间,救援队注重自身卫生监督及防疫,救援行动中未发生疾病减员现象。

(三)建立移动医院,搭建基本医疗环境

中国国际救援队到达班达亚齐机场当日,在机场附近建立救援队基地,搭建 9 个帐篷,其中 6 个居住帐篷、1 个指挥通信帐篷、2 个医疗帐篷。一个医疗帐篷作为内科诊疗帐篷,放置心电图机、心电监护设备、输液用品及心脑血管、消化、呼吸科常备药品等;另外一个医疗帐篷作为外科诊室兼清创处置室,内有手术床、麻醉药品、手术器械、换药包、石膏、绷带等。这两个帐篷构成了移动医院,可以为灾民就诊提供 24h 医疗保障,为救援队员外出巡诊、参加国际转运及当地医院重建提供便利条件。

(四)联合国际力量开展转运工作

地震海啸导致印度尼西亚当地交通大面积瘫痪,伤病员多采用直升机转运到机场内的联合国国际联合转运中心。中国国际救援队应邀参加联合转运工作,在转运中心设置医疗帐篷,伤病员经飞机转运到医疗帐篷后,对其进行快速检伤分类,心电、血压监测和前期抢救工作,填写伤票,建立静脉通路,待病情稳定后转送到后方医院。在伤病员转运工作前后,形成现场救护与医院治疗一体化,重点做好快速转运、快速诊治和组织协同三个环节的工作。

(五)实行机场和 Lhoknga 郊区巡诊,对灾民实施医疗救助

中国国际救援队救援基地靠近班达亚齐机场,每天有近千名难民从机场逃离亚齐省,在此处灾民相对集中、数量多,医疗队员每天在机场巡诊便于大批量诊疗工作的展开。Lhoknga 郊区在灾前有 21 个村,灾后居民仅剩四分之一,分布在各个难民营中,医疗队员每天深入帐篷,对难民营进行巡诊。巡诊归来后及时补充所消耗的药品,为下次巡诊做准备。

（六）重建灾区医院

第一批救援队在 2005 年 1 月 1 日着手 KotaJantho 社区医院的恢复重建,每日派一个医疗小组到社区医院诊疗患者,并帮助灾民进行卫生防疫工作。医疗队为 KotaJantho 社区医院捐赠了急需的药品、手术器材及绷带等医用材料,一定程度上缓解了该医院缺医少药的局面。第二批救援队员清理了班达亚齐市总医院病房 18 间,并进行了严格的洗消灭杀工作,创建中国病区,成为医院重建工作的中坚力量,极大提高医疗救治能力。灾害后,医院检验科房屋毁损、设备报废,原 25 名工作人员,仅剩 1 名技术员,无法支持大量危急重症患者的诊断、抢救工作。救援队在事先充分估计的情况下,自带的设备和试剂完全能在野营条件下迅速在中国病区开展常规急诊检验工作,包括血常规,尿常规,便常规,寄生虫镜检,ABC 血型鉴定,肠道致病菌快速筛查试验,血清肥达试验、外斐反应、艾滋病、梅毒、乙肝五项等检测,血糖测定等 30 多个项目。此外,还能接受多个国家病区送检的标本,前往其他国家病区采集标本,每天完成约 30 个检验项目,为临床提供了可靠的诊断依据,得到多国临床医师信任。同时,医疗队还利用高学历、临床经验丰富和外语水平高的优势,对当地医疗机构人员进行了医疗、护理等技术培训,增强了当地医院收治能力,促进了医院工作的恢复。

（七）开展心理救助

此次灾难后,许多伤病员得以从海啸中逃生,亲友遇难及惨烈的灾难场面对伤病员心理造成极大伤害,容易引起强烈的心理应激反应,出现恐怖、焦虑、失眠、精神恍惚、精神失常等症状。救援队特派女队员以其特有的温柔和爱心对伤病员进行积极心理疏导,帮助当地灾民身心恢复,尤其在儿童伤病员中发挥更好的作用。

三、取得成绩

从 2005 年 1 月 1 日至 1 月 25 日,救援队先后为 10 402 例伤病员提供了医疗救助,开展手术 284 例,救治的各类患者总数居各国救援队前列。救援队在灾区开展工作期间,与联合国人道主义事务办公室、世界卫生组织等国际机构的现场协调中心加强联系,密切合作,保证了救援工作的有序、高效。救援队在印度尼西亚的救援任务中发扬的国际主义和人道主义精神,工作受到当地灾民的认可与欢迎,向世界展示了中国政府珍爱生命、重视人权的价值观和国际责任感以及医务工作者的精神风貌。救援队抵达班达亚齐 5 天后受到当地最大的报纸 Serambi 报的报道,对中国国际救援队的工作给予了积极的肯定。雅加达两家电视台、美联社也到中国病区和救援队驻地进行采访。救援队还受到印度尼西亚副总统的亲切接见,对提升中国国际形象、加强两国关系起到了重要助推作用。

四、经验与体会

（一）改进救援医疗装备

中国国际救援队的医疗装备与美国、法国等救援队相比存在一定差距。移动医院由于缺乏分区明确的医疗集装箱及帐篷、医疗床等设备,机动性受到一定限制。医疗救援装备要向制式化、智能化发展,配置多功能救援医疗车,实现远程医疗会诊,进一步完善移动医院的建制,是紧急医疗救援工作顺利展开的基础,利于提升急救医疗能力。

（二）加强后勤保障能力

中国国际救援队赶赴灾区没有配备自用车辆,只能租用当地车辆,难以保证救援的及时性,且不安全因素增多,影响救援工作展开。新加坡、马来西亚等国救援队自身配备军用飞机、卡车、救援车等运输工具,为救援工作提供了运输保障,现代化救援应注重救援运输工具和装备的改进;救援队在灾区救援期间的通信工具只有一部海事卫星电话,使用率高且通信速度慢,无法保障队伍及时沟通,造成前后方信息不同步、不准确,造成一定程度的人力和物资浪费,应改善通信装备,便于协作展开救援工作;受印度尼西亚当地气候环境影响,救援队长期饮用矿泉水,吃自热食品、压缩食品或方便面,蔬菜和水果摄入较少,身体长期处于水肿状态。且居住条件差,炎热潮湿的气候下救援服装透气性差,导致救援队员多发皮炎,影响队伍救援能力,需要对救援队伍饮食、居住等相关条件进行改善。

（三）预防传染病暴发

"大灾之后必有大疫"。印度尼西亚海啸后最主要的传染病是急性呼吸道传染病和痢疾,其他传染病包括疟疾、麻疹、登革热、破伤风等。救援队在对灾民进行医疗救治的同时,在维护饮水安全、保持环境清洁卫生方面做了大量工作,避免了传染病大范围传播,保证了基本医疗救援秩序。

（四）灾后心理救助

灾后心理救助是医疗救援不可或缺的一部分。地震海啸后对伤员及早进行心理治疗非常必要,可以舒缓伤病员恐惧、悲痛、焦虑等不良情绪,减轻应激损害,尤应其对患有某些隐匿性疾病的伤病员进行心理治疗。

五、启示及建议

（一）建立完善的应急预案和紧急医疗救援系统

完善的应急预案及应急指挥决策系统是政府有序、有效开展灾后救援工作的保障。印度尼西亚海啸灾害发生后各国的应急反应能力各有不同,印度是个多地震国家,故其在应对灾害方面明显比起其他几个国家要有序和快速得多。我国是灾害多发国家,重大突发事件频率高,在预防为主的同时,建立健全紧急救援体系,建设好国家级紧急医学救援队伍,建立应对不同灾害的指挥、管理系统,建立紧急医疗救援系统所需的专业人才和储备机制,健全社会灾害紧急医疗救援系统,在重大灾难发生时,能快速启动灾难医疗救援系统,最大程度调动各方力量开展灾后自救、互救。面对印度尼西亚海啸这种大规模的灾害,专业救援队伍远远不能满足救援需求,需要平时对专业队伍以外的群众进行防震减灾知识宣传,开展志愿者队伍的建立和培训,全民防灾减灾应急意识的提高才能真正有效地提高救灾实效。

（二）发展灾害医学,培养复合型人才

灾难对人类生命安全构成极大威胁,有必要认识灾害创伤特点,重视预防伤害,探寻创伤急救队伍建立及培训方法,建立高效合理的灾难创伤急救程序。灾害医学是一门综合性交叉学科,是医学重要分支学科,具有独立性,与管理学、心理学、工学等学科密切相关,涉及面广,与社会各层面联系密切是其他医学专业所不具备的。灾害医学主要在灾难发生期间或抢救力量不足时的现场抢救,同时涉及灾区流行病预防、伤病员创伤及精神救治。专业医疗救援人员应是全方位复合型人才,专业技术要强、懂外语、懂野外生存、懂灾后自身防护,自身素质好,还需要熟练掌握现场救护五项技术、内科疾病处理、对外伤感染的处理、伤口换药、检验检查等知识,能够一人多用。深入研究灾害医学、培养复合型人才有利于提高社会医学应急救援能力,保障人民生命健康。

（三）建立现代化移动医院救援体制

要进一步根据"战役后方、战术后方、战略后方"三级救治的体制,指导移动医院建设。"战术后方"是有大量人员伤亡的灾害现场;"战役后方"相当于在营地附近展开的移动医院;"战略后方"相当于远离灾害现场,医疗条件较好的固定医疗点。移动医院应该按照受灾地点灾情的特点和进展合理分布医疗资

源,最大效率地救治伤员。同时启动高效、准确的情报收集系统,根据灾区当地自然信息和灾情信息适当调整携带医疗设备,做到有的放矢。推进移动医院数字化升级,及时把化验、影像检查结果等医疗信息回传到后方医院,实现远程会诊,并有效存储医疗信息。

（天津大学应急医学研究院　樊毫军　侯世科　董文龙　姜贺颖）

参 考 文 献

［1］陈虹,李成日.印尼8.7级地震海啸灾害及应急救援［J］.国际地震动态,2005（4）:22-26.

［2］李向晖,程纪群,刘爱兵,等.印尼海啸灾区救援中的卫生防疫工作［J］.中国急救医学,2005,25（4）:275-276.

［3］樊毫军,侯世科,彭碧波,等.中国国际救援队移动医院的组织实施［J］.解放军医院管理杂志,2006,13（2）:124-125.

［4］李向晖,杨造成,侯世科,等.印尼海啸的紧急医疗救援［J］.中华急诊医学杂志,2005,14（7）:555-556.

［5］徐娜.拯救生命:访赴印尼中国国际救援队医疗队队员侯世科［J］.中国减灾,2005（4）:11-12.

第二节
中国新冠疫情应对及防控

一、新型冠状病毒感染的概况

新型冠状病毒感染（coronavirus disease 2019，COVID-19）简称新冠，是由严重急性呼吸综合征冠状病毒2（severe acute respiratory syndrome coronavirus 2，SARS-CoV-2）感染引起的疾病。COVID-19患者的临床表现差异较大，多数患者未表现出临床症状或者症状较轻。主要症状包括发热、咳嗽、全身乏力和味觉或嗅觉丧失，也可能出现咽痛、头痛、腹泻和皮疹。重症患者可能出现胸痛、呼吸困难或呼吸急促、丧失言语或行动能力、意识模糊等。大部分患者预后良好，老年人、伴有慢性基础疾病患者、免疫功能缺陷、晚期妊娠和围产期女性、肥胖人群更容易进展为危重患者。大多数患者都会完全康复，但现有证据表明，一些患者在康复后会受到各种中期和长期的影响。这些长期影响被称为COVID-19后遗症（又称COVID长期症状）。

SARS-CoV-2传染能力强，人群普遍易感。感染者无论是否有症状，都可能具有传染性，将病毒传给他人。研究表明，感染者在症状出现前和发病早期最具传染性。发展成重症的人传染期可能更长。SARS-CoV-2在人群中的主要传播方式为呼吸道飞沫传播/气溶胶传播和密切接触传播，容易引起暴发或流行，尤其是在人员密集、通风不良的封闭空间，对人民的健康和社会的稳定造成严重伤害。

二、全球新冠疫情发展历程

2019年末开始暴发新冠疫情，迅速在全球范围内传播。全球200多个国家和地区暴发了新冠疫情，且病例的数量还在逐步上升。鉴于病例数大幅增加以及有更多国家报告了确诊病例，世界卫生组织（WHO）突发事件委员会于2020年1月30日举行会议并达成了共识，总干事宣布新冠疫情构成国际关注的突发公共卫生事件（public health emergency of international concern，PHEIC）。2020年3月11日，总干事宣布WHO评估认为新冠疫情已具有大流行的特征，并指出这是首个由冠状病毒引发的大流行。截至2023年7月5日，全球已经形成了六波新冠疫情，具体情况见图5-1。

（一）第一波疫情

WHO报告的数据显示，自武汉报告第一例COVID-19病例后，全球每日新增病例迅速增加，在2021年1月9日左右首次达到峰值（约80万），并开始逐步下降。

随着时间的推移，SARS-CoV-2已经过多次变异，每种变异株都引起了不同地区、不同规模的疫情暴发。2020年6月WHO成立了病毒进化工作组，特别关注SARS-CoV-2变异株、其表型及其应对措施的影响。该工作组后来成为SARS-CoV-2进化技术咨询小组。2020年末，出现了对全球公共卫生构成更大风险的变异株，促使WHO将其中一些定性为需要留意的变异株（variant of interest，VOI）和需要关注的变异株（variant of concern，VOC），以便优先开展全球监测和研究，并协助采纳和调整COVID-19应对措施。

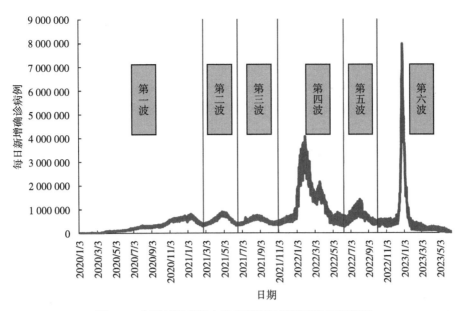

图 5-1 全国新冠疫情六波疫情每日新增确诊病例情况

（二）第二波疫情

WHO 报告的数据显示,全球第二波疫情从 2021 年 3 月开始,全球每日新增病例迅速增加,在 2021 年 4 月 29 日左右达到峰值(约 88 万),并开始逐步下降。本轮疫情的主导变异株是 Alpha 变异株。GISAID 数据显示,Alpha 株全球序列占比于 2021 年 5 月达到峰值,单日流行最高峰值曾占全球流行毒株的 72%。随后迅速降低,至 2021 年 8 月底占比低于 0.5%。在 Alpha 变异株流行的同时,Beta 变异株在非洲国家流行。GISAID 数据显示 Beta 株全球序列占比于 2020 年 9 月逐渐升高,2021 年 3 月达到峰值,单日流行最高峰值占全球流行毒株的 2%,随后逐渐降低,2021 年 8 月底占比低于 0.1%。

（三）第三波疫情

2021 年 3 月后,印度出现第二波 COVID-19 疫情,2 个月内就新增了约 0.36% 印度人口的感染者,仅在 2021 年 5 月,印度就新增 902 余万例 COVID-19 患者。全球第三波疫情从 2021 年 7 月开始,并于 2021 年 8 月 19 日左右达到峰值(约 74 万)。Delta(B.1.617.2)变异株在全球第三波 COVID-19 疫情中占主要优势。GISAID 数据显示,Delta 变异株于 2021 年 6 月在全球序列占比超过 50%,7 月达 90%,逐渐取代 Alpha 变异株成为全球的绝对优势流行株。

（四）第四波疫情

2021 年 11 月,全球 COVID-19 每日新增病例再次呈现上升趋势,全球迎来第四波疫情。本轮疫情有两个峰值,远高于前三轮疫情,分别为 405 万人和 215 万人。本轮疫情是由 Omicron 变异株引起的。GISAID 数据显示 Omicron 株全球序列占比于 2021 年 12 月逐渐升高,2022 年 1 月起占比超过 90%,至今仍是全球主要流行株,占全球流行毒株的 98% 以上。

（五）第五波疫情

2022 年 6 月,全球迎来第五波 COVID-19 疫情,本轮疫情的峰值达到 104 万人。本轮疫情主要是由 Omicron 变异株亚型 BA.5 引起的,BA.5 在所有检测的基因序列中的占比增加至 52%,成为全球主要流行变异株。

（六）第六波疫情

2022 年 11 月,全球迎来第六波 COVID-19 疫情,本轮疫情的峰值达到 794 万人,其中 697 万来自中国。本轮疫情主要是由于中国因势优化防控措施,于 2022 年 11 月 11 日提出进一步优化疫情防控的二十条措施。因此新增病例在短时间内达到峰值,并快速恢复低水平。

2023 年 1 月 COVID-19 每日新增病例呈现稳定下降趋势,WHO 于 2023 年 5 月 5 日宣布新冠疫情不再构成"国际关注的突发公共卫生事件"。截至 2023 年 7 月 5 日,全球累计 COVID-19 确诊病例超过 7 亿人,累计 COVID-19 死亡病例超过 694 万。COVID-19 的全球卫生威胁并未完全解除。

三、新型冠状病毒不同变异株的流行病学特征

(一)原始株 / 野生株

SARS-CoV-2 为带有包膜的圆形或椭圆形的 β 属冠状病毒,基因测序显示 SARS-CoV-2 的基因组包括两个侧翼非翻译区(5′-UTR 及 3′-UTR)和一个编码多蛋白的长开放阅读框(ORF)。第一个 5′-ORF(ORF1a/b)编码形成 16 种非结构蛋白(nsp1-16),3′-ORF 编码辅助蛋白和结构蛋白。结构蛋白包括 4 种:刺突蛋白 S、包膜蛋白 E、基质蛋白 M 和核衣壳蛋白 N。表面蛋白 S 由 S1 和 S2 亚基组成,可以识别宿主细胞的受体血管紧张素转换酶 2(ACE2)并与之结合,介导病毒向宿主细胞渗透。SARS-CoV-2 的传播效率很高,根据早期武汉病例确定的基本再生数(R0)为 2.2~2.5。SARS-CoV-2 的传染性开始于症状出现前 2~3 天,症状出现前 1 天左右达到高峰,并在症状出现后 7 天内迅速下降。

SARS-CoV-2 野生株引起的 COVID-19 的平均潜伏期为 6.65 天(95%CI:6.31~6.99 天),症状出现前 2~3 天即具传染性。SARS-CoV-2 野生株的 R0 为 2.26~6.20,病死率估计值为 3.06%(95%CI:2.02%~4.59%)。COVID-19 的传染源包括确诊患者和无症状感染者。SARS-CoV-2 感染者中存在一定比例的无症状感染者。无症状感染者由于隐匿性强,所导致的传播难以预防,是疫情防控的一个巨大挑战。既往研究显示 SARS-CoV-2 原始株感染者的无症状感染比例为 15.6%(95% CI:10.1%~23.0%)。其中,儿童、老年人和孕妇的无症状感染比例分别为 27.7%(95%CI:16.4%~42.7%)、28.3%(95%CI:0.94%~94.2%)和 49.9%(95%CI:14.9%~84.9%)。中国和其他国家的研究中无症状感染者的比例分别为 15.5%(95%CI:8.8%~25.7%)和 14.5%(95%CI:9.8%~21.1%)。

(二)Alpha(B.1.1.7)变异株

2020 年 11 月,Alpha 变异株首次在英国肯特 9 月的一份样本中被检测到,并于 2020 年 12 月席卷英国,2021 年 4 月成为在美国占主导地位的病毒株,并在世界范围内迅速成为主要病毒株。Alpha 变异株曾在至少 173 个国家或地区流行或在监测中发现。该病毒变异株属于 SARS-CoV-2 的 B.1.1.7 谱系,共有 17 个突变,其中 S 蛋白上有 9 个突变:Δ69/70、Δ144、N501Y、A570D、D614G、P681H、T716I、S982A、D1118H,另外也可能合并 E484K、S494P 和 K1191N。B.1.1.7 不仅比已有的 SARS-CoV-2 变异株更具传染性,还可能导致更严重的疾病。2020 年 12 月,WHO 病毒进化技术指导组将其列为第一个正在调查的变异株(variant under investigation,VUI),后来进一步归类为 VOC,记录为 VOC-202012/01。该变异株也被称为 20I/501Y.V1(即早先的 20B/501Y.V1)或 501Y.V1。

Alpha 变异株感染者中无症状感染者比例为 17.5%,远高于野生株(0.59%)。英国第一波疫情(2020 年 3 月 3 日至 2020 年 5 月 31 日)中,儿童和青少年患者中无症状感染者比例为 10%。Alpha 变异株感染的潜伏期略短于野生株,平均潜伏期和中位潜伏期均为 5.0 天。研究显示,Alpha 变异株的潜伏期是其他毒株的潜伏期 0.63(95%CI:0.504~0.797)在拥挤场所、密切接触的环境以及通风不良的密闭空间更易感染。当前新冠疫苗对 Alpha 变异株仍有全方位的保护作用。

(三)Beta(B.1.351)变异株

在 Alpha 变异株流行的同时,Beta 变异株在非洲国家流行。Beta 变异株包括 B.1.351 及其分支 B.1.351.2 和 B.1.351.3,又称 20H/501Y.V2,最早于 2020 年 12 月在南非 2020 年 5 月的一份样本中被检测

到,并在几周内成为东开普省、西开普省和夸祖鲁-纳塔尔省的主导变异株。Beta 株曾在至少 114 个国家或地区(主要是非洲南部国家)监测中发现。B.1.351 变异病毒的 S 蛋白上具备 8 个突变或位点缺失:D80A、D215G、Δ241/242/243、K417N、E484K、N501Y、D614G 和 A701V。N501Y 和 D614G 突变,以及合并受体结合域(receptor-binding domain,RBD)上的 K417N、E484K 突变,均可改变 RBD 构象,增加与 ACE2 受体亲和力,增强传染性。2020 年 12 月 18 日 WHO 病毒进化技术指导组将其与 Alpha 变异株同时列为 VOC。

Beta 变异株的无症状感染者比例约为 30.3%,远高于野生株(0.59%),中位潜伏期为 4.5(IQR:2,7)天,与野生株的潜伏期基本一致。此外,Beta 变异株感染者比 Alpha 变异株感染者罹患重症的可能性高 25%,需要重症监护的可能性高 50% 左右,死亡的概率高达 57%。Beta 变异株防控面临的主要挑战在于免疫逃避。在活病毒中和实验中,非复制性载体疫苗接种者的血清针对 Beta 变异株的中和抗体较原型株降低了 85.91%。

(四) Delta(B.1.617.2)变异株

2021 年 3 月后出现的印度第二波 COVID-19 疫情,两个月内就新增了约 0.36% 印度人口的感染者,仅在 2021 年 5 月印度新增 902 余万例 COVID-19 患者,是自 2019 年疫情以来各国疫情最严重的一个月,Delta(B.1.617.2)变异株在印度第二波 COVID-19 疫情中占主要优势。B.1.617 变异株,包括 B.1.617.1、B.1.617.2 和 B.1.617.3,其 S 蛋白上特征突变有:L452R、D614G、P681R,可伴随 E484Q、Q107H、T19R、T478K、D950N、Δ157/158。而 B.1.617.2(关键突变:L452R、T478K 和 P681R)迅速成为印度甚至全球最主要的流行病毒株。印度于 2020 年 10 月发现 Delta 变异株,此后该变异株在全球多个国家流行。Delta 变异株已在至少 162 个国家或地区流行。2021 年 4 月 4 日,WHO 病毒进化技术指导组将其列为 VOI,5 月 11 日进一步归类为 VOC。

Delta 变异株的 R0 达到 5~9.5,且感染后住院风险相比 Alpha 变异株增加 2.6 倍。既往研究显示 Delta 变异株感染者的无症状感染比例为 25.09%(95%CI:22.22%~28.20%),与 Alpha、Beta 变异株无显著差异。Delta 变异株感染者的排毒时间为 6.00 天,PCR 阳性持续时间为 12.67 天。广东省 24 起聚集性疫情中,Delta 变异株的平均潜伏期为 4.4 天,平均代际间隔为 2.9 天,平均序列间隔为 2.3 天,均显著短于野生株。其中,感染 Delta 变异株的非重症患者的中位潜伏期(4.0 天)显著短于野生株(7.0 天,P<0.001)。广州涉外输入关联本土疫情中 Delta 变异株第一代潜伏期为 4 天,第二代潜伏期为 5~6 天,第三代和第四代均为 10 天,Delta 变异株潜伏期随着代数传递而逐渐延长;野生株第一代潜伏期为 9 天,第二代潜伏期为 4 天,第三代潜伏期为 6 天,第四代潜伏期为 10 天;野生株第一代潜伏期(9 天)显著长于 Delta 变异株(4 天),且第二代之后也随着代数传递而逐渐延长。

(五) Omicron(B.1.1.529)变异株

南非于 2021 年 11 月 24 日首次发现并向 WHO 报告了 Omicron 感染病例,此后该变异株迅速成为南非主要流行变异株,并传播至全球多个国家和地区。研究人员对来自博茨瓦纳的 Omicron 变异株病例进行基因组测序发现该变异株的刺突蛋白 S 有 30 多种突变,包括 A67V、T95I、Δ211/L212I、G339D 等突变。Omicron 的突变与 Delta 和 Alpha 突变株有多处重合,并且与传染性增强和逃避感染阻断抗体的能力有关。2021 年 11 月 24 日,WHO 病毒进化技术指导组将其列为 VOI,11 月 26 日进一步归类为 VOC。至少 210 个国家或地区在监测中发现该毒株。

在不加控制的情况下 Omicron 变异株的 R0 是 9.5,是 Delta 变异株的 2 倍。Omicron 的无症状感染者比例比其他 VOC 高,欧洲疾病预防控制中心的研究发现 Omicron 感染病例中,22% 报告为无症状,高比例的无症状感染者可能是该变异株在全球范围快速传播的主要因素。韩国的一项研究显示 Omicron 变异株阳性患者中,大多数症状轻微,27.5% 无症状,在 6.1 天的平均观察期内未出现重症或死亡患者。Omicron 变异株的潜伏期仅约 72 小时,低于其他 VOC。Omicron 感染者的排毒时间和 PCR 阳性持续时间也短于其他变异株,平均排毒时间为 5.33 天(95%CI:3.43~7.24 天),排毒时间最长为 14 天;Omicron 感染者的

PCR 阳性持续时间为 11.00 天(95%*CI*:10.01~12.19 天),PCR 阳性时间最长为 23 天。Omicron 变异株的传播与原发感染风险系数的降低和再感染风险系数的增加有关,2021 年 11 月 1 日至 11 月 27 日 SARS-CoV-2 再感染与原发感染的风险比约为 2.39(95%*CI*:1.88~3.11),是 Beta 和 Delta 变异株流行时期的 3 倍。这意味着 Omicron 变异株有能力逃过初次感染引发的自然免疫防线。

2022 年 7 月 6 日,世界卫生组织发布消息称在过去两周,全球报告的新冠病例增加近 30%,增加的主要原因是传染性更强的 Omicron 亚型 BA.4 和 BA.5 变异株引发的感染。最早的 Omicron BA.4 变异株于 2022 年 1 月在南非被检测出来。BA.5 最早于 2022 年 2 月 25 日在南非采集的一例患者的鼻咽拭子中被检测出来。BA.4 和 BA.5 感染的潜伏期可能更短(2~3 天)。BA.4、BA.5 比其他 Omicron 变异株亚型传播得更快。BA.4 和 BA.5 的有效再生数(Re)分别是 BA.2 的 1.19 倍和 1.21 倍。BA.5 的 R0 可达 18.6,十分接近麻疹(R0 约为 12~18),是目前已知传播能力最强的病毒。BA.4/5 S 蛋白中的多个突变,包括 HV69-70del、L452R 和 F486V 增加了病毒的传染性。与早前的 Omicron 疫情暴发相比,南非 BA.4 和 BA.5 流行导致的住院率变化不大,病死率甚至更低。从住院与死亡人数来看,两次 Omicron 暴发的严重程度都比 Delta 暴发更加温和。实验室数据表明疫苗免疫产生的中和抗体在阻断 BA.4 和 BA.5 效果方面不如阻断早期 Omicron 菌株(包括 BA.1 和 BA.2)有效。这甚至可能使接种过疫苗和加强免疫的人容易受到多种 Omicron 感染。

四、全球新冠疫苗接种及疫苗研发情况

(一) 全球疫苗接种情况

截至 2023 年 6 月,全球有 70.1% 的人口至少接种了一剂新冠疫苗,有 64.37% 的人口进行了全程疫苗接种。在低收入国家中,30.1% 的人口至少接种了一剂新冠疫苗,全球共接种超过 134 亿剂新冠疫苗,目前疫苗接种剂量仍以 207 246 剂/日的速度增加。累计疫苗接种剂量前三的国家是中国(34.9 亿)、印度(22.0 亿)、美国(6.7 亿)。

从接种人口比例来看,全球约三分之一的国家的疫苗全程接种率达到 75%,其中卡塔尔、阿联酋和文莱是全球新冠疫苗接种率最高的国家,疫苗覆盖率接近 100%。我国疫苗全程接种率为 91.89%。虽然全球新冠疫苗接种率正在上升,但全球仍有近三分之一的人口尚未接种疫苗,尤其是中低收入地区。非洲地区的新冠疫苗至少 1 剂次疫苗接种率为全球最低(36.83%)。

(二) 全球疫苗研发情况

2020 年 12 月 2 日,美国制药公司辉瑞和德国生物技术公司 BioNTech 宣布获得了世界上第一个抗击 COVID-19 的疫苗授权。英国药品及保健产品监管局(medicines and healthcare products regulatory agency, MHRA)已临时授权其针对 COVID-19 的 mRNA 疫苗(BNT162b2)紧急使用。这是新冠疫苗在全球范围内进行的第 3 阶段临床试验之后的第一个紧急使用授权。美国食品药品监督管理局(Food and Drug Administration,FDA)于 2020 年 12 月授予该疫苗紧急使用授权,并于 2021 年 8 月 23 日正式批准该疫苗上市。

据 WHO 报告,截至 2023 年 3 月底,全球已有 382 款候选新冠疫苗处于研发进程中,其中有 199 款处于临床前开发阶段,183 款处于临床试验阶段。根据制备技术,新冠疫苗分为灭活病毒疫苗、减毒活疫苗、mRNA 疫苗、DNA 疫苗、病毒载体疫苗、病毒样颗粒疫苗和蛋白亚单位疫苗。在所有临床疫苗技术路线中,蛋白亚单位疫苗占比最高(32%),其次为病毒载体疫苗(14%),见表 5-1。我国已经覆盖灭活疫苗、腺病毒载体疫苗、重组蛋白疫苗、减毒流感病毒载体疫苗和核酸疫苗 5 条技术路线。在候选疫苗的剂量选择中,两剂疫苗占比最高,为 55%,见表 5-2。

表 5-1　WHO 报告的全球新冠候选疫苗

缩写	临床疫苗技术路线	候选疫苗数量 / 款	候选疫苗占比 /%
PS	蛋白质亚基	59	32
VVnr	病毒载体（非复制）	25	14
DNA	DNA	17	9
IV	灭活病毒	22	12
RNA	RNA	43	24
VVr	病毒载体（复制）	4	2
VLP	类病毒颗粒	7	4
VVr+APC	VVr+ 抗原呈递细胞	2	1
LAV	减毒活病毒	2	1
VVnr+APC	VVnr+ 抗原呈递细胞	1	1
BacAg-SpV	细菌抗原 - 孢子表达载体	1	1

表 5-2　WHO 报告的全球新冠候选疫苗的接种剂量和接种时间

接种剂量和接种时间	候选疫苗数量	候选疫苗占比 /%
1 剂	47	26
0 天	47	
2 剂	101	55
0 天 +14 天	8	
0 天 +21 天	37	
0 天 +28 天	56	
3 剂	2	1
0 天 +28 天 +56 天	2	
尚无数据	33	18

　　为了有效评估新冠疫苗的质量、安全性和有效性，WHO 采取紧急使用清单的方式，对疫苗第二阶段末期和第三阶段临床试验数据以及关于安全性、有效性、质量和风险管理计划的大量额外数据进行严格审查。评估过程中会对突发事件造成的威胁以及使用该产品可能带来的好处与任何潜在风险进行权衡。作为紧急使用清单程序的一部分，疫苗生产企业必须承诺继续生成数据，以使疫苗得到完全许可和 WHO 预认证。

　　WHO 预认证程序将以滚动方式评估疫苗试验和部署工作产生的更多临床数据，以确保疫苗始终符合必要的质量、安全性和有效性标准，从而扩大疫苗供应。目前已有 15 款疫苗被 WHO 列入紧急使用清单。如表 5-3 所示。

表 5-3　WHO 公布的紧急使用清单

疫苗名称	研发机构
COMIRNATY® COVID-19 mRNA 疫苗（核苷修饰）	辉瑞 /BioNTech 公司 Pfizer/BioNTech
COMIRNATY® 原始株 /Omicron BA.1（15/15 mcg）COVID-19 mRNA 疫苗（核苷修饰）	辉瑞 /BioNTech 公司 Pfizer/BioNTech

续表

疫苗名称	研发机构
COMIRNATY® 原始株 /Omicron BA.4-5（15/15 mcg）COVID-19 mRNA 疫苗（核苷修饰）	辉瑞 /BioNTech 公司 Pfizer/BioNTech
COMIRNATY® 原始株 /Omicron BA.4-5（5/5mcg）COVID-19 mRNA 疫苗（核苷修饰）	辉瑞 /BioNTech 公司 Pfizer/BioNTech
VAXZEVRIA COVID-19 疫苗（ChAdOx1-S［重组］）	阿斯利康公司 / 牛津大学 Oxford/AstraZeneca
COVISHIELD™ COVID-19 疫苗（ChAdOx1-S［重组］）	印度血清研究所 Serum Institute of India Pvt.Ltd
COVID-19 疫苗（Ad26.COV2-S［重组］）	强生公司 Janssen-Cilag International NV
SPIKEVAX COVID-19 mRNA 疫苗（核苷修饰）	莫德纳公司 Moderna Biotech
COVID-19 灭活疫苗（Vero 细胞）	北京生物制品研究所 Beijing Institute of Biological Products Co., Ltd. （BIBP）
CoronaVac COVID-19 灭活疫苗（Vero 细胞）	北京科兴中维生物技术有限公司 Sinovac Life Sciences Co.,Ltd
COVAXIN® COVID-19 疫苗（全病毒颗粒灭活冠状病毒疫苗）	巴拉特生物技术公司 Bharat Biotech International Ltd
COVOVAX™ COVID-19 疫苗（SARS-CoV-2 rS 蛋白纳米颗粒［重组］）	印度血清研究所 Serum Institute of India Pvt.Ltd
NUVAXOVID™ COVID-19 疫苗（SARS-CoV-2 rs［重组佐剂］）	美国诺瓦瓦克斯公司 Novavax CZ a.s.
CONVIDECIA COVID-19 疫苗（Ad5-nCoV-S［重组］）	中国康希诺生物股份公司 CanSino Biologics Inc.
SKYCovione™（GBP510） COVID-19 疫苗（重组蛋白亚基）	韩国 SK 生物科技公司 SK Bioscience Co.,Ltd,

　　我国疫苗研发进展始终处于全球第一梯队，目前共计有 5 条技术路线，17 款产品正在进行或已完成Ⅲ期临床试验，三款疫苗被纳入紧急使用清单，包括 BBIBP-CorV 疫苗（中国生物北京生物制品研究所）、新型冠状病毒灭活疫苗（Vero 细胞）（北京科兴中维生物技术有限公司）和重组新型冠状病毒疫苗（5 型腺病毒载体）（康希诺生物股份公司）。

　　WHO 于 2023 年 3 月 20 日至 23 日召开会议，修订了新冠疫苗接种的路线图。此次修订既反映出奥密克戎变异株的影响，也考虑到病毒感染和疫苗接种在人群中形成的高水平免疫。修订后的路线图再次强调了为风险人群接种疫苗的重要性。同时，各国应该根据实际情况来决定是否继续为低风险人群接种疫苗，尤其是不能影响常规疫苗接种。此外，路线图还重点关注如何维持卫生系统的复原力，并重新考虑了为低风险人群接种新冠疫苗的成本效益，同时修订了有关续打加强针及其接种间隔的建议。

　　修订后的路线图确定了 3 个等级的新冠疫苗优先使用人群，即高优先使用人群、中等优先使用人群和低优先使用人群。这些优先级主要基于重症和死亡的风险，并考虑疫苗性能、成本效益、规划因素和社区接受程度。3 个等级的新冠疫苗优先使用人群及疫苗接种建议见表 5-4。

表 5-4　WHO 免疫战略咨询专家组更新的新冠疫苗接种指南

人群	定义	疫苗接种建议
高优先使用人群	老年人、患有严重合并症(例如糖尿病和心脏病)的年轻人、免疫缺陷病患者(如艾滋病毒携带者和移植受体,包括 6 个月及以上的儿童)、孕妇和一线卫生工作者	在最后一次加强针注射后 6 个月或 12 个月再注射一剂加强针,时间范围取决于年龄和免疫力,以及当前的流行病学状况等因素
中等优先使用人群	50~60 岁及以下未患有合并症的健康成年人,以及患有合并症的儿童和青少年	建议全程接种新冠疫苗并接种一剂加强针。尽管额外的加强针对这一群体是安全的,但鉴于公共卫生回报相对较低,因此并不常规推荐这一做法
低优先使用人群	年龄为 6 个月 ~17 岁的健康儿童和青少年	建议全程接种疫苗以及加强针。但是鉴于其疾病负担较低,因此各国应当基于各国实际情况,如疾病负担、成本效益、其他卫生或方案优先事项以及机会成本,重新考虑是否为该群体接种疫苗

此外,已经制定额外加强针政策的国家应该基于国家疾病负担、成本效益以及机会成本来评估不断变化的接种需求。除路线图外,专家组还更新了有关二价新冠疫苗的建议,各国可以考虑使用针对奥密克戎 BA.5 的二价 mRNA 疫苗作为基础免疫疫苗。

WHO 新冠疫苗成分技术咨询小组于 2023 年 5 月 18 日称,新的新冠疫苗制剂应产生对 XBB.1.5 或 XBB.1.16 变种毒株的抗体反应,实现针对 XBB 谱系的中和抗体反应的其他疫苗制剂或疫苗制剂开发平台也可以考虑。该小组还指出,目前在人群中很难检测到新冠原始株和早期流行株(例如:Alpha、Beta、Gamma、Delta),接种针对原始毒株疫苗对当前的流行变异株所产生的中和抗体非常低或检测不到,因此未来的疫苗不会再针对新冠原始毒株。

WHO 提供了关于全球疫苗接种的最新状况,并考虑了对可能终止国际关注的突发公共卫生事件的影响。WHO 向所有缔约方发布了 7 条临时建议:①保持国家能力增长并为未来事件做好准备,避免出现恐慌和忽视的循环;②将新冠疫苗接种纳入生命全程疫苗接种计划;③汇集来自不同呼吸道病原体监测数据源的信息,以实现全面把控;④准备好在国家监管框架内授权的医疗对策,以确保长期可用性和供应;⑤继续与社区及其领导人合作,以实现强大、有弹性和包容性的风险沟通和社区参与,以及信息流行病管理计划;⑥根据风险评估,继续取消与新冠国际旅行相关的卫生措施,并且不要求任何新冠疫苗接种证明作为国际旅行的先决条件;⑦继续支持研究以改进减少传播和具有广泛适用性的疫苗;了解新冠后疾病的全谱、发病率和影响,以及新冠在免疫功能低下人群中的演变;并制定相关的综合护理途径。

五、中国新冠疫情应对及防控历程

自从 2019 年末湖北省武汉市监测发现不明原因肺炎病例,我国迅速采取行动,开展病因学和流行病学调查,阻断疫情蔓延,全面展开疫情防控。我国新冠疫情防控共分为 3 个阶段:突发疫情应急围堵阶段(2020 年 1—4 月)、疫情常态化防控阶段(2020 年 5 月—2022 年 12 月 7 日)、疫情防控策略优化调整阶段(2022 年 12 月 8 日—2023 年 1 月 8 日—至今)。

(一)突发疫情应急围堵阶段

2019 年 12 月 27 日,湖北省武汉市报告不明原因肺炎病例。武汉市组织专家从病情、治疗转归、流行病学调查、实验室初步检测等方面情况分析,认为上述病例系病毒性肺炎。2020 年 1 月 7 日,中国疾病预防控制中心成功分离新型冠状病毒毒株。1 月 8 日,国家卫生健康委专家评估组初步确认新型冠状病毒为疫情病原。我国第一时间报告疫情,迅速采取行动,开展病因学和流行病学调查,阻断疫情蔓延,及时主动向世界卫生组织通报疫情信息,向世界公布新型冠状病毒基因组序列。随着武汉地区出现局部社区传播和聚集性病例,其他地区开始出现武汉关联确诊病例,我国全面展开疫情防控。

2020年1月20日,国家卫生健康委发布公告,将新冠感染纳入传染病防治法规定的乙类传染病并采取甲类传染病的防控措施;将新冠感染纳入《中华人民共和国国境卫生检疫法》规定的检疫传染病管理。

这一阶段主要采用应急围堵的手段,实施"外防输出、内防扩散"基本策略,组织4.2万医务人员驰援湖北,在武汉先后开展迅速扩充8 100多张重症床位集中救治重症患者、集中改造16家方舱医院收治轻症患者、组织对421万户居民开展两轮社区拉网排查;统筹安排19个省(区、市)对口支援湖北省武汉市以外16个市州和县级市;在湖北省以外省份全面加强社区防控,扑灭各地火星火苗,用3个月左右时间取得湖北保卫战、武汉保卫战决定性成果,成功阻断了疫情本土传播。

2020年2月19日,武汉市新增治愈出院病例数首次大于新增确诊病例数。湖北省和武汉市疫情快速上升势头均得到遏制,全国除湖北省以外疫情形势总体平稳,3月中旬每日新增病例控制在个位数以内,疫情防控取得阶段性重要成效。以武汉市为主战场的全国本土疫情传播基本阻断,离汉离鄂通道管控措施解除,武汉市在院新冠感染患者清零,武汉保卫战、湖北保卫战取得决定性成果,全国疫情防控阻击战取得重大战略成果。

(二)疫情常态化防控阶段

在经历新冠疫情高峰后,我国自2020年4月29日起进入疫情防控的常态化阶段。这一阶段全球疫情处在第二波流行期间,疫情中心主要在欧洲、美洲,国际上总体从严管控。在没有本土病例时,我国依然保持高度警惕的指挥系统。通过发热门诊监测、症状监测、环境监测、重点人群与重点场所的监测、冷链食品物流监测等相结合,多渠道监测预警,人物同防,提高疫情监测的敏感性和准确性,及时进行风险研判与监测预警。在出现本土病例时,快速启动扁平高效指挥系统,扩大核酸检测,快速发现感染者,划定风险区域、追踪密切接触者,快速精准流调,强化病例救治。通过"及时发现,快速处置,精准管控,有效救治",基本在1~2个潜伏期内有效控制疫情。

具体的防控措施为:在坚持前期的人—物—环境同防和社会面防控的基础上,继续大力推进疫苗接种;针对传播速度更快的变异毒株,优化完善防控措施,强化防控薄弱环节,与病毒"赛跑",实现主动防御。我国继续坚持"四早"原则,在发热门诊监测的基础上,将监测关口前移一步,对口岸高风险人员等12类人群"应检尽检",定期开展核酸检测。

我国实施境外远端防控、入境航班熔断、入境人员集中隔离观察等措施;根据新型冠状病毒无症状感染者传播特点,确定以核酸检测为中心扩大预防原则,对口岸、定点医院、集中隔离点等重点人员实行核酸检测"应检尽检",对突发疫情采取一定范围的全员核酸筛查。在此期间我国出现了30多起局部聚集性疫情,基本实现了预期控制目标。在此阶段,境外输入病例基本得到控制,我国本土疫情总体呈零星散发状态,局部偶有小范围聚集性疫情,均迅速有效控制,疫情积极向好态势持续巩固,社会经济生活快速恢复正常。

从2021年8月我国开始进入全链条精准防控的"动态清零"阶段。这一阶段全球疫情处在第三波流行期间,疫情中心先后在东南亚和欧洲、美洲。Delta变异株成为全球主要流行株。我国本土疫情传播范围进一步扩大、疫情规模相应扩大。此阶段的防控目标是尽量减少疫情发生,在疫情发生后高效处置散发病例和聚集性疫情,基本在1个潜伏期(14天)内控制住疫情,力求以最小社会成本获得最大防控成效。新疆霍尔果斯、内蒙古额济纳旗、内蒙古二连浩特等地均是通过相关人群的主动监测发现。

2022年1月份至5月份,Omicron病毒变异株成为优势株并传入我国以后,我国本土疫情多发频发,疫情进入更加突出全方位综合防控阶段。这一阶段全球处于第四波流行期间,疫情中心仍主要在欧洲、美洲,各国入境管控政策总体呈现放松趋势,俄罗斯、蒙古国、缅甸、越南等周边国家和地区新增病例数快速增加。

根据病毒变异和传播的新特点,我国以变应变,大幅提升核酸检测能力从3 000万管/天到超过5 700万管/天,及时提出各地增强隔离收治能力标准,健全感染者方舱医院和定点医院分类收治机制,同步在7个城市启动缩短入境人员隔离和封控管控区的管控时间试点研究,有效地控制住疫情的扩散。

（三）疫情防控策略优化调整阶段

我国发生新型冠状病毒感染疫情以来,坚持"人民至上、生命至上",坚持策略稳定性和措施灵活性相结合,因时因势不断优化调整防控措施,最大程度保护人民群众生命安全和身体健康。国务院联防联控机制综合组于 2022 年 11 月 11 日公布《关于进一步优化新冠肺炎疫情防控措施　科学精准做好防控工作的通知》,提出了进一步优化疫情防控的二十条措施,包括不再判定密接的密接、取消入境航班熔断机制、将风险区调整为"高、低"两类、纠正核酸检测"一天两检""一天三检"等不科学做法,加快新冠感染治疗相关药物储备。要求各地结合自身实际,在隔离转运、核酸检测、人员流动、医疗服务等方面采取更为精准的措施。

2022 年 12 月 7 日,国务院联防联控机制综合组公布《关于进一步优化落实新冠肺炎疫情防控措施的通知》,根据当前疫情形势和病毒变异情况,为更加科学精准防控,切实解决防控工作中存在的突出问题,提出进一步优化落实疫情防控的十条措施,包括:①科学精准划分风险区域;②进一步优化核酸检测,不按行政区域开展全员核酸检测;③优化调整隔离方式;④落实高风险区"快封快解";⑤保障群众基本购药需求;⑥加快推进老年人新型冠状病毒疫苗接种;⑦加强重点人群健康情况摸底及分类管理;⑧保障社会正常运转和基本医疗服务;⑨强化涉疫安全保障;⑩进一步优化学校疫情防控工作。

根据病毒变异、防控形势等综合研判,国家卫生健康委员会于 2022 年 12 月 26 日发布公告,将"新型冠状病毒肺炎"更名为"新型冠状病毒感染"。2023 年 1 月 8 日,依据《传染病防治法》,我国将新型冠状病毒感染从"乙类甲管"调整为"乙类乙管"。

2022 年 11 月以来,我国围绕"保健康、防重症",不断优化调整防控措施,取得疫情防控重大决定性胜利,创造了人类文明史上人口大国成功走出疫情大流行的奇迹。2 亿多人得到诊治,近 80 万重症患者得到有效救治,新冠病死率保持在全球最低水平,我国较短时间实现疫情防控平稳转段。

六、我国应对新冠大流行的成功经验

把人民生命安全和身体健康放在第一位,是中国制定疫情防控政策的首要考量,也是衡量疫情防控成效的重要标准。回顾三年抗疫过程,从突发疫情应急围堵,到常态化疫情防控探索、全方位综合防控;从武汉保卫战、湖北保卫战,到上海保卫战。我国始终坚持人民至上、生命至上,因时因势不断优化调整防控措施,先后印发十版防控方案和十版诊疗方案,随着条件的逐步具备,相继出台二十条优化措施,推出新十条优化措施,将新型冠状病毒感染从"乙类甲管"调整为"乙类乙管",牢牢掌握了抗疫的战略主动权。三年来,我们经受住了全球五波疫情流行冲击,有效处置了百余起聚集性疫情,有力守护了人民群众生命安全和身体健康。实践充分证明,我国采取的疫情防控方针政策是正确的、科学的、有效的。

七、防控工作建议

（一）继续加强新冠变异株监测工作

加强变异株监测,评估变异株流行态势变化并开展对疫苗有效性影响的及时动态研判,加快针对变异株的新型疫苗研发。在疫苗审批方面与国际先进同行接轨,鼓励和支持创新。坚持依法科学、稳妥有序、动态调整、风险可控的原则,不断优化完善政策措施,加强老年人、有基础性疾病等脆弱人群的保障,高效统筹疫情防控和经济社会发展,最大程度保护人民群众身体健康和生命安全。

（二）全面加强满足国家公共卫生安全形势需要的强大医疗卫生体系

未来五年,要推动各地医疗卫生体系均衡发展,推进疾病预防控制体系改革,加强重大疫情救治、应急响应能力建设,创新医防协同机制,完善重大疫情群防群治体系,筑牢基层重大疾病防控防线。提升科技支撑水平,针对重大疫情以及其他危及国家公共卫生安全的应急需求,发挥新型举国体制的优势,集中力量开展核心技术攻关,全面提升重大疫情早期监测、智能预警、快速反应、高效处置、综合救治能力。

（三）全面加强重大疫情防控治理体系和治理能力建设

建议国家有关部门成立重大疫情防控的联防联控机制;全面提升各地重大疫情防控治理水平和治理能力。持续加强重大疫情防控能力建设投入。全面总结疫情防控经验和做法,形成全面系统加强重大疫情防控能力建设意见,以顶层设计的文件形式印发各地组织实施,指导各地不断加强常态化重大疫情指挥体系、人力和资源组织动员、防控能力建设准备等工作,尤其是强化基层一线社区疫情防控能力建设,推动重大疫情防控治理重心下移,充分发挥基层主体作用,建设基层社区防控体系,加强群众自治,打造共建共治共享的重大疫情防控治理新格局。

（清华大学万科公共卫生与健康学院　梁万年）
（北京大学公共卫生学院　刘　民　吴　俣）

参 考 文 献

［1］世界卫生组织.新型冠状病毒感染(COVID-19)基本信息［EB/OL］.(2023-03-28)［2023-07-04］.https://www.who.int/zh/news-room/questions-and-answers/item/coronavirus-disease-covid-19.

［2］世界卫生组织.新型冠状病毒感染(COVID-19):概述［EB/OL］.［2023-07-04］.https://www.who.int/zh/health-topics/coronavirus#tab=tab_1.

［3］国家卫生健康委办公厅,国家中医药局综合司.新型冠状病毒感染诊疗方案(试行第十版)［A/OL］.(2023-01-05)［2023-07-04］.https://www.gov.cn/zhengce/zhengceku/2023/01/06/5735343/files/5844ce04246b431dbd322d8ba10afb48.pdf.

［4］世界卫生组织.世卫组织总干事在关于2019新型冠状病毒的《国际卫生条例》突发事件委员会新闻通报会上的发言［EB/OL］.(2022-01-30)［2023-07-04］.https://www.who.int/zh/director-general/speeches/detail/who-director-general-s-statement-on-ihr-emergency-committee-on-novel-coronavirus-(2019-ncov).

［5］世界卫生组织.世卫组织总干事2020年3月11日在2019冠状病毒病(COVID-19)疫情媒体通报会上的讲话［EB/OL］.(2020-03-11)［2023-07-04］.https://www.who.int/zh/director-general/speeches/detail/who-director-general-s-opening-remarks-at-the-media-briefing-on-covid-19—11-march-2020.

［6］世界卫生组织.跟踪严重急性呼吸综合征冠状病毒2变异株［EB/OL］.［2023-07-04］.https://www.who.int/zh/activities/tracking-SARS-CoV-2-variants.

［7］世界卫生组织.关于2019冠状病毒病(COVID-19)大流行的《国际卫生条例(2005)》突发事件委员会第十五次会议声明［EB/OL］.(2023-5-5)［2023-07-04］.https://www.who.int/zh/news/item/05-05-2023-statement-on-the-fifteenth-meeting-of-the-international-health-regulations-(2005)-emergency-committee-regarding-the-coronavirus-disease-(covid-19)-pandemic.

［8］CHAN J F,KOK K H,ZHU Z,et al.Genomic characterization of the 2019 novel human-pathogenic coronavirus isolated from a patient with atypical pneumonia after visiting Wuhan［J］.Emerg Microbes Infect,2020,9(1):221-236.

［9］WU Y,KANG L,GUO Z,et al.Incubation period of COVID-19 caused by unique SARS-CoV-2 strains:a systematic review and meta-analysis［J］.JAMA Netw Open,2022,5(8):e2228008.

［10］WU Y,GUO Z,YUAN J,et al.Duration of viable virus shedding and polymerase chain reaction positivity of the SARS-CoV-2 Omicron variant in the upper respiratory tract:a systematic review and meta-analysis［J］.Int J Infect Dis,2023,129:228-235.

［11］MA Q,LIU J,LIU Q,KANG L,LIU R,JING W,WU Y,LIU M.GLOBAL PERCENTAGE OF ASYMPTOMATIC SARS-COV-2 INFECTIONS AMONG THE TESTED POPULATION AND INDIVIDUALS WITH CONFIRMED COVID-19 DIAGNOSIS:A SYSTEMATIC REVIEW AND META-ANALYSIS.JAMA NETW OPEN.2021 DEC 1;4(12):E2137257.

［12］GRANT R,CHARMET T,SCHAEFFER L,et al.Impact of SARS-CoV-2 Delta variant on incubation,transmission settings and vaccine effectiveness:results from a nationwide case-control study in France［J］.Lancet Reg Health Eur,2022,13:100278.

［13］杜敏,刘民,刘珏.新型冠状病毒Delta变异株的流行病学特征及防控研究进展［J］.中华流行病学杂志,2021,42（10）:1774-1779.

［14］吴俣,刘珏,刘民,等.新型冠状病毒Omicron变异株的流行病学特征及其科学防控建议［J］.中华疾病控制杂志,2022,26（5）:497-501.

［15］FDA.FDA Approves First COVID-19 Vaccine［EB/OL］.（2021-08-23）［2023-07-04］.https://www.fda.gov/news-events/press-announcements/fda-approves-first-covid-19-vaccine.

［16］WHO.COVID-19 vaccine tracker and landscape［EB/OL］.（2023-03-30）［2023-07-04］.https://www.who.int/publications/m/item/draft-landscape-of-covid-19-candidate-vaccines.

［17］WHO.COVID-19 Vaccines with WHO Emergency Use Listing［EB/OL］.（2022-06-16）［2023-07-03］.https://extranet.who.int/pqweb/vaccines/vaccinescovid-19-vaccine-eul-issued.

［18］WHO.SAGE updates COVID-19 vaccination guidance［EB/OL］.（2023-3-28）［2023-07-04］.https://www.who.int/news/item/28-03-2023-sage-updates-covid-19-vaccination-guidance.

［19］WHO.Statement on the antigen composition of COVID-19 vaccines［EB/OL］.（2023-05-18）［2023-07-04］.https://www.who.int/news/item/18-05-2023-statement-on-the-antigen-composition-of-covid-19-vaccines.

［20］WU Z,MCGOOGAN J M.Characteristics of and Important Lessons From the Coronavirus Disease 2019（COVID-19）Outbreak in China:Summary of a Report of 72 314 Cases From the Chinese Center for Disease Control and Prevention［J］.JAMA,2020,323（13）:1239-1242.

［21］中华人民共和国国务院新闻办公室.抗击新冠肺炎疫情的中国行动［EB/OL］.（2020-06-07）［2023-07-04］.https://www.gov.cn/zhengce/2020-06/07/content_5517737.htm.

［22］中国发布新冠肺炎疫情信息、推进疫情防控国际合作纪事［EB/OL］.（2020-04-06）［2023-07-04］.https://www.gov.cn/xinwen/2020-04/06/content_5499625.htm.

［23］梁万年,姚建红,吴敬,等.我国新型冠状病毒肺炎疫情防控常态化阶段的经验与思考［J］.中华医学杂志,2021,101（10）:695-699.

［24］梁万年,刘民,刘珏,等.我国新型冠状病毒肺炎疫情防控的"动态清零"策略［J］.中华医学杂志,2022,102（4）:239-242.

［25］国务院应对新型冠状病毒肺炎疫情联防联控机制综合组.关于进一步优化新冠肺炎疫情防控措施　科学精准做好防控工作的通知:联防联控机制综发〔2022〕101号［EB/OL］.（2022-11-11）［2023-07-04］.https://www.gov.cn/xinwen/2022-11/11/content_5726122.htm.

［26］国务院应对新型冠状病毒肺炎疫情联防联控机制综合组.关于进一步优化落实新冠肺炎疫情防控措施的通知:联防联控机制综发〔2022〕113号［EB/OL］.（2022-12-07）［2023-07-04］.https://www.gov.cn/xinwen/2022-12/07/content_5730443.htm.

第三节
中国胸痛中心全流程救治区域协同主要做法与经验启示

一、案例背景介绍

随着我国经济发展,生活方式改变、人口老龄化及城镇化进程加速,我国心血管疾病危险因素流行趋势明显,导致心血管疾病发病率呈持续上升趋势,其病死率居首位。当前,我国心血管疾病的诊疗技术取得长足发展,我国医师对高血压病、高血脂等心血管疾病危险因素防控,以及对冠心病、先天性心血管病、心房颤动、心力衰竭等心血管疾病救治能力均有较大提升,然而,我国心血管疾病发病率和病死率依然不断增长,其根本原因在于,我国心血管疾病防治体系建设尚未健全,例如急性心肌梗死救治,多数医院具有基本急性心肌梗死转运和救治能力,但由于广泛存在患者就诊延迟、基层转运延迟、治疗流程延迟等问题,致使急性心肌梗死病死率不断增加。因此,相对于专业技术能力提升,体系建设更为关键。应对严峻形势,加强政府主导下的心血管疾病防治体系建设,形成心血管疾病预防、救治、康复一体化的防治体系至关重要。以中国胸痛中心建设为代表的我国心血管病急救体系建设工作取得显著成效,为我国心血管疾病防控体系建设提供了可推广可复制的模式和路径。

胸痛中心横向通过多学科联合诊疗,纵向通过构建院前、院中、院后一体化的医疗服务体系,为急性胸痛患者提供快速而准确的诊断、危险评估和恰当的治疗手段,从而提高急性胸痛患者的早期诊断和治疗能力,减少误诊和漏诊,避免治疗不足或过度治疗,做到"快速诊断、及时治疗、全程管理、降低死亡、避免浪费"。随着大数据时代不断发展,智慧胸痛中心建设应运而生。主要是通过信息化系统支持,实现胸痛患者救治过程中的全流程管理及患者治疗过程中数据质控管理,通过胸痛中心信息系统及心电网络的搭建,患者救治信息在上下级医院、不同科室之间实现共享,助力医院之间和科室之间高效协作。

二、主要做法

(一)经典救治案例

2021 年 1 月 25 日,家住某县某乡的老程就因为突发胸痛,导致生命岌岌可危,最终通过县、乡上下联动胸痛区域协同救治体系的救治,成功将他从"鬼门关"拉了回来。

"那种疼痛,估计没几个人受得了,当时如果不是抢救及时,我这条命也就没了。"老程提起一个月前的那次经历,至今仍然心有余悸。

当天,老程像往常一样在镇上采购,突然感觉胸口疼痛,用手揉了揉后,便在原地休息,但这一休息不仅症状没有缓解,胸口还越来越痛。

"前几年我兄弟也是突然胸痛,没一会儿人就没了,我当时想自己的症状和他差不多,就立即起身往卫生院跑了一小段,最后实在动不了了,感觉自己要死了。"老程说。

被路人送到卫生院后,张医师见状,简单询问病情后立即用县人民医院下发的心电图设备行心电图检查,一键上传至县人民医院心电诊断中心,心电诊断中心医师反馈诊断急性下壁心肌梗死。

县人民医院心内科王主任同时收到诊断,第一时间联系卫生院:"患者心电图典型心肌梗死,立即给予心肌梗死一包药(阿司匹林 + 替格瑞洛 / 氯吡格雷)口服,静脉注射肝素。我立即开通绿色通道,启动导管室,你跟家属谈话立即进行转运介入治疗。"

卫生院张医师当即按照指示用药并与老程谈话说明病情,与此同时,县人民医院 120 救护车接收指令立即前往患者所在卫生院。30 分钟后,老程被顺利送上救护车。

救护车上,120 急救医师在智慧胸痛急救系统上建好老程的病患档案,复查心电图上传,并进行系列检查项目,王主任则通过车内远程监控系统实时关注病情。

一路上 120 急救医师与老程进行谈话,讲明手术事项。"我没想到一下就要进医院,身边没有那么多钱,怎么手术?"老程还记得当时问了这样一句话,也还记得他收到这样一句肯定的回答,"别担心老伯,胸痛中心,先救治后收费!"

救护车一路鸣笛,进入医院大门,绕过急诊,绕过冠心病监护治疗病房(CCU),直达导管室。消毒、铺巾、穿刺、顺利造影,显示右冠脉中段闭塞,立即开通血管,血流通了。老程心率慢,血压低,王医师赶紧让护士应用提前准备好的升压药物,快速补液,5 分钟后老程症状完全缓解,手术圆满结束,安全下台。送入CCU 观察。后转入普通病房,因为救治及时,复查各项心脏指标均不错。

"现在干活后偶尔会觉得胸闷,但比以前要强多了,感谢医师们给了我第二次生命。"老程说。

"王主任邀请我进了随访微信群,群里经常有一些健康小知识,我看了也会叮嘱我爸保重身体。"老程儿子如是说。

"是呀,医师时不时还打电话给我问问身体情况呢,是真的关心患者呀。"老程乐呵呵地说。

老程能够得到及时救治,得益于全程乡镇卫生院 - 县医院无缝对接,开通了这一条救命的绿色通道,同时通过有效的院后患者随访管理,为胸痛患者生命安全提供了有力保障。

(二)规范胸痛救治

1. 制定认证标准　急性胸痛患者尤其是 ST 段抬高心肌梗死(STEMI)患者救治延误由医疗急救系统及患者因素共同决定,缩短患者总缺血时间涉及患者健康意识、医师水平、医患信任度、医疗报销体系、院前急救体系、院内救治通道,以及院前急救与院内救治的运行机制等多种因素的综合改进,基于胸痛中心理念制定的《胸痛中心认证标准》(又称"标准版认证标准")和《基层胸痛中心认证标准》(又称"基层版认证标准")针对各个环节均建立有效改善机制,是各级医疗机构胸痛中心建设的"说明书",指导医院建立科学、规范的胸痛中心医学模式。

2. 创新组织构架　与传统科室、病区概念不同,胸痛中心既可以是在不改变现有结构基础之上实体运作的虚拟机构,也可以是重新组建的实体机构。无论何种形式,均要求设立胸痛中心委员会,并明确各成员职责分工,强调"一把手工程""多科室联动",确保胸痛中心常态化运行。

3. 完善培训机制　急诊系统人员、院内接诊医师、急诊经皮冠脉介入术(PCI)团队(溶栓团队)、辅助科室人员、护士在急性胸痛患者救治全流程中承担不同角色,因此胸痛中心建设标准强调对院前急救系统、院内急诊科、心血管内科、辅助科室等专业人员开展不同层次的培训,重点加强胸痛诊断与鉴别诊断、急性心肌梗死规范化治疗等方面的培训,以提高对急性心肌梗死的早期识别、尽早启动再灌注治疗的意识和能力。

4. 实现全流程管理　目前我国院前急救和院内救治系统大多相对独立,分属于不同的医疗机构,双方联动欠佳,因此,以胸痛中心为枢纽,完善院前急救系统、基层医院及 PCI 医院之间的沟通机制,优化各级医院院内绿色通道建设,实现无缝衔接的区域网络救治模式至关重要。胸痛中心建设标准中要求胸痛中心单位与 120 急救系统及网络医院建立紧密合作机制,通过落实联合救治计划、培训机制、质量改进机制共同为提高急性胸痛患者的救治效率提供服务。建立随访体系,规范二级预防,建立院前急救、院中救治、院外随访康复的全流程管理模式。

5. 建立患教机制 《健康中国行动(2019—2030年)》指出,每个人是自己健康的第一责任人。提高公众对心血管疾病的知晓率,提高公众对急性心肌梗死救治从一级预防、治疗策略及二级预防的整体认识,是缩短患者发病到首次医疗接触时间最有效的手段。胸痛中心建设标准强调积极开展对公众进行有关早期心脏病发作的症状和体征的识别,以及紧急自救,如心肺复苏的培训;胸痛中心必须承担公众健康教育义务并积极致力于通过对公众教育来降低心脏病发作及病死率,提高公众对急性胸痛危险性的认识以及在胸痛发作时呼叫120的比例。

6. 建立院内评估机制 持续改进是胸痛中心认证的核心价值,胸痛中心建设标准要求各单位制订各类督促流程改进的措施和方法,并通过数据显示持续改进的效果。通过落实数据管理制度、联合例会、质量控制、典型病例分析会等制度,实施以问题为导向的医疗质量持续改进,确保医疗质量和医疗安全。

三、取得成绩

在国家卫生健康委员会医政医管局支持及领导下,各级卫生行政主管部门高度重视和支持胸痛中心建设并提出要求。自2015年起发布一系列文件指导胸痛中心建设,2019年国家卫生健康委员会同意中国胸痛中心联盟开展胸痛中心建设工作。

历经12年的发展,胸痛中心建设形成政府领导、行业推动、医疗机构参与、社会支持的实施路径,建立了中国特色胸痛中心组织管理体系,形成了全国胸痛中心救治基本网络。截至2023年5月,全国范围胸痛中心建设数量5 500余家,其中有2 402家通过胸痛中心建设,全国304个地市、州、地区至少有一家胸痛中心通过认证,完成334个地市、州、地区91%覆盖,县域覆盖率96%以上。胸痛救治单元建设数量超过9 000家。

(一)胸痛中心建设有效救治患者

胸痛中心数据库近5年数据显示,救治胸痛患者1 020万例,其中高危急性胸痛患者374万例,包括急性心肌梗死患者230万例,不稳定型心绞痛(UA)患者130万例,主动脉夹层患者10.2万例,肺动脉栓塞患者3.9万例;即每年救治急性胸痛近250万例,每年救治的例数按照30%增长;其中救治高危胸痛患者占40%。

(二)胸痛中心建设显著缩短救治时间

接受PCI治疗的STEMI患者平均入门到导丝通过时间近年来整体呈下降趋势,2012年为115分钟,2021年,通过"标准版认证标准"的胸痛中心,单位导丝通过时间为74分钟,缩短了36%;通过"基层版认证标准"的胸痛中心,单位导丝通过时间为77分钟缩短了33%。

(三)胸痛中心建设有效提升救治质量,降低病死率

胸痛中心建设之前的急性心肌梗死患者的平均病死率为10.1%,2021年通过"标准版认证标准"和"基层版认证标准"的胸痛中心单位STEMI患者院内病死率分别为3.39%和3.85%,通过胸痛中心建设,显著优化救治流程,改善患者预后。

(四)疫情下,胸痛中心持续发挥在重大疾病救治中的关键作用

中国胸痛中心联盟于2020年2月发布《新型冠状病毒肺炎疫情防控期间胸痛中心常态化运行流程中国专家共识》,及时在疫情期对STEMI患者救治策略的调整;并于2022年4月发布《新型冠状病毒感染疫情防控期间胸痛中心常态化运行专家共识(2022修订版)》,根据防疫政策调整,兼顾疫情防控与重症救治。进行新冠疫情下省级胸痛中心常态化运行培训会,分别在12省市陆续召开,共覆盖医疗机构3 155家和医疗专业人士26 264名。胸痛中心承担着全国急性高危胸痛的重要救治任务,疫情下患者救治效率持续提升。

四、经验和启示

(一)推动胸痛救治单元建设,实现区域内胸痛早诊断早识别工作前移

胸痛救治单元是胸痛中心区域协同救治体系的组成部分,是胸痛救治网络体系的基础环节,也是心肌梗死救治成功的关键。胸痛救治单元建设,将为辖区胸痛患者早诊断、早识别工作前移,实现在最短时间内将急性胸痛患者送至具有救治实力的上级医院接受最佳治疗,最大程度提高胸痛患者救治成功率的目标。

市级、县级医院应积极推动基层卫生院胸痛救治单元建设,定期对现有的胸痛救治单元及正在建设中的胸痛救治单元进行专业知识培训,并通过信息资源共享,协调联动形成急性胸痛救治网络,汇聚合力,进一步提高胸痛诊治能力,完善区域胸痛急救地图,建设胸痛急救绿色通道,实现院前急救、院内诊疗、区域协同的有效衔接。通过胸痛救治单元建设,打通胸痛救治"起跑"第一公里,提升基层医务人员对胸痛患者的识别能力及规范救治能力,缩短冠脉血管开通时间,有效降低急性心肌梗死患者的病死率。

(二)持续推动胸痛中心建设及常态化质控工作,提高运行质量

加速构建全国胸痛救治网络,扩大协同网络深度、广度,实现市市有胸痛中心联盟、县县有胸痛中心。根据建设及认证标准要求,开展多维度、多形式的培训,持续提升各级医疗机构急性胸痛患者救治能力及胸痛中心建设水平。

在各级卫生行政部门的指导下,贯彻《中国胸痛中心常态化质控方案》要求,建立全国 - 省级 - 地市级三级质控工作机制,落实各级协同工作机构职能,持续提升胸痛中心建设质量,重点推动省级、地市级胸痛中心全面质控。

(三)推动随访管理工作,完善急性冠脉综合征患者全流程管理

建立急性冠脉综合征(ACS)患者全程、全面管理的随访体系,落实《急性冠脉综合征分级诊疗技术方案》要求,规范随访内容及流程,提供便捷随访工具,提升随访效率,减轻医务人员工作负荷,开展 ACS 患者随访管理培训及经验分享,提升随访质量,提高患者"黏性",加速实现从急救到二级预防、从急病急救到全程管理的有效延伸。

ACS 随访管理是一项系统性工程,应充分利用各种现有的资源,实现对 ACS 患者多方位的长期随访管理。《胸痛中心急性冠脉综合征随访管理方案》为随访工作开展提供原则性指导,各地区应结合自身情况制定符合实际的随访管理实施细则,医院应进一步推进随访工作,不断总结分析,完善 ACS 患者随访管理,不断改善患者预后,从而降低我国 ACS 患者心血管不良事件的再发率和病死率。

(四)推动心电诊断中心建设,提升心血管疾病一体化防治工作

聚焦智慧赋能,推进智慧医院建设。胸痛中心建设过程中,搭建实时交互智能平台,实现患者信息院前院内共享,提升抢救与转运能力,为患者提供医疗救治绿色通道和一体化综合救治服务,提升重大急性病医疗救治质量和效率。此外,利用先进的网络云技术建立云上远程心电系统,实现云上心电网络诊断。应用配备在各基层卫生院的远程设备采集患者的心电信息,通过远程心电诊断枢纽平台上传至上级医院远程诊断中心,上级医院医师第一时间出具诊断报告,回传至基层卫生院,指导进一步诊断和治疗。

由专业心电医师及时、准确作出诊断,这样既可以保证心电图诊断质量,又能够帮助基层医师提高心电图诊断能力。远程心电诊断枢纽平台能够及时发现、早期救治心血管疾病患者,对降低患者的病死率和致残率有着重要意义。究其原因,此举,能较好地解决基层、偏远地区患者心电监测困难的问题,使患者足不出户就可以享受到医疗专家高水平、高质量的诊疗服务。

通过加速信息化建设,在现有胸痛中心救治体系下,以胸痛中心单位作为上级医院,把可传输的心电

检测设备铺设到县域、乡镇、社区等基层单位,实现心电诊断数据互联互通,以信息化区域协同救治体系实现协同管理和智能诊断,从而打通胸痛救治"起跑"第一公里,实现"智慧胸痛中心"建设目标。

(五)高效规范推进信息化建设,打造高质量智慧胸痛中心

信息化建设是提升医院胸痛中心建设质量的重要依托,胸痛中心数据上报包含胸痛时间节点的自动数据采集和患者基本信息临床资料,可以从院内电子病历系统的接口对接获取,时间节点自动采集要与胸痛患者救治相关设备对接,如手环、心电图机、POCT以及生命体征仪等;与院内电子病历系统的接口对接获取字段中标准化、结构化数据是基础,自然语言结构化、智能化处理助力数据字段的快速精准采集。胸痛中心信息化系统的建设使用,能够优化胸痛患者救治流程、提高救治效率;可以提高胸痛中心数据上报的自动化处理比例,很大程度上减轻医务人员繁杂的工作负荷;通过各环节的质控与岗位化管理,助力胸痛中心认证与常态化高质量运行。

在智慧胸痛中心建设过程中,首先,要规范标准,明确建设标准、流程及分级,确保规范化、同质化建设。其次,要提升质量,通过广泛开展建设培训以及数据对接,进而不断提升建设质量。最后,要扩大覆盖面,建议政府部门加大支持力度,为不同层级医院提供不同的信息化解决方案,针对性推进建设;通过患者个人居家监测管理、胸痛救治单元、120救护车以及各胸痛中心单位等多方联动,同时借助心电一张网与院前院内串联的全流程管理的胸痛中心信息化系统,以及智能化辅助诊断与数据结构化处理等技术手段,助力实现信息共享、远程诊断、数据汇集统计分析,进而最终落实智慧胸痛中心区域性建设全覆盖。

(中国胸痛中心联盟　中国医学救援协会心血管急救分会　葛均波　霍　勇)

第四节
马拉松赛事现场心搏骤停医疗保障案例

"第一反应"是中国首批社会企业,是首个获得国际认证的公益企业,以"让意外不再夺走生命"为使命,以"将互助互救成为中国社会新常态"为愿景,致力于实现救护车到达前的"黄金四分钟急救"。"第一反应"近10年已经完成中国40个城市的453场和日本12个城市的115场马拉松等路跑赛事的现场医疗保障,成功挽救23个心搏骤停患者的生命,心搏骤停救活率高达92%。自2018年以来,"第一反应"马拉松赛事现场医疗指挥系统(ICS)成为"全球最安全马拉松"——东京马拉松的医疗保障合作伙伴,为其提供数字化、信息化的现场医疗指挥系统及技术保障。

本节通过对这些实践案例的总结,包括现场急救人员分级培训、医疗救援团队精益管理体系、现场急救去耦合自启动系统、赛事现场医疗指挥系统(ICS)、科研创新成果和标准体系建设等方面,简要介绍"第一反应"的成功做法和经验体会,并从应对疫情、数据汇总和法律保障等角度提出了对策建议。

一、背景介绍

2015年中国田径协会全面取消对马拉松赛事的审批,我国马拉松及相关规模赛事迎来了飞速发展。2011年到2019年的短短9年时间内,赛事数量从22场激增到1 828场(其中田协认证赛事357场),增加了82倍;参赛人数从40万人次增加到712万人次,增加了近17倍,比赛地点覆盖了全国31个省区市。根据文献统计估算,马拉松赛事心搏骤停的发病率约为0.8人/10万人,病死率约为0.47人/10万人。按此估算,2019年马拉松赛事心搏骤停的选手约为57人,因心搏骤停而失去生命的选手约为34人。

如何提升赛事医疗保障水平,保障参加赛事人员的生命安全,减少健康危害和生命损失,避免发生公共安全责任事件,推动群众体育跑步运动健康发展,是值得思考且亟待解决的问题。

二、做法和成效

2012年,"第一反应"通过对欧美地区及日本等国家的急救体系进行调查,发现心搏骤停的患者如果能在4分钟内得到有效的心肺复苏,有超过一半的概率能获救,否则获救的概率会大大降低。如果在马拉松赛事中成功构建"黄金四分钟"急救体系,将会大大提高心搏骤停的参赛选手的存活率。为了实现这一目标,需要从人员、设备设施、SOP流程、指挥系统、数据采集分析等多个维度进行系统建设。

(一)现场急救人员能力培训考核

马拉松赛事保障对现场急救人员,即在救护车医护人员或医疗站医护人员到达之前实施现场急救处置的志愿者,有很高的要求,普通志愿者难以胜任。普通志愿者接受的训练和考核针对性不足、内容有限,难以正确做到心搏骤停等急症的现场处置、紧急通信,对指挥中心指令的正确理解和执行,而这些都是赛事医疗保障的核心需求。因此,现场急救人员应由赛事医疗指挥中心指派或委托的有资质的考官对其进行技能考核,合格后才能上岗。考核内容应包括基本急救技能和赛事专项技能两部分。

在课程设计方面,"第一反应"遵循美国心脏协会(AHA)心肺复苏国际医学指南等国际标准,研发RLS-B赛道生命支持课程,组建包括课件、导师团队和执行标准在内的全套课程体系,并持续通过实践进行迭代发展。

在培训考核方面,"第一反应"都要事先对志愿者进行CPR/AED急救和赛道救援等两方面的培训和考核,合格后方能将其设为现场急救人员候选人。其中CPR/AED急救方面,主要考核心肺复苏的操作和AED的使用;赛道救援方面主要考核马拉松赛道上哪些事情能做,哪些事情不能做:包含分级别紧急通信体系构建、伤患隐私保护、针对性技能(急救毯、化学冰袋,侧卧保护体位技能,自我防护技能,现场处置视频取证技能)的使用、人员分工和分组演练。

截至2023年4月底,"第一反应"累计培训急救志愿者近5万人,均获得中国医学救援协会或AHA的急救员证书,其中4 025人通过RLS-B赛道救援认证,成为合格的赛事现场急救人员。

(二)医疗救援团队精益管理体系

要想实现有效的"黄金四分钟",培训具有急救和赛道救援技能的现场急救人员只是第一步,后续还需要对这些人员进行精细化管理。

"第一反应"要求所有赛事志愿者不仅必须完成急救员培训课程,通过对急救技能的考核要求,还要通过4~6次模拟伤情场景和抗压能力演练,以保证在高压力下作出正确的判断和处置。比赛前一天还要进行赛前模拟演练。

对急救志愿者还要进行全方位考核,比如360度互评、持续能力测试、量化积分考察、晋升和降级等机制;对于违反规则的志愿者也有非常严格的负激励机制,严重的甚至会被除名。除了赛事前的复训外,志愿者每6个月还要进行一次能力测试,以确保其对急救技能的记忆处于激活状态,定期检测受试者在压力下能否恰当地处理突发事件,对未能通过测试的人员自动重新培训。

对于违反志愿者行为规范要求的志愿者,管理人员会将其归类入"灰名单",并进入一定时间的考核期,对于严重违反相应规范的志愿者将被列入"黑名单"。通过严格规范的志愿者管理体系,"第一反应"构建了高质量的急救志愿者服务团队,为马拉松赛事保障提供了有力的人才储备。

(三)现场急救去耦合自启动流程

为避免由于通信不畅、培训不足、现场压力等原因造成救助延误,保证急救志愿者在高压环境下也能迅速响应并完成正确施救,"第一反应"专门设计了适合马拉松赛事场景的去耦合自启动流程。

流程对救助过程每个步骤都进行定义和规范,第一发现人自报位置后,会迅速启动应急响应系统,相邻岗位的两位队员随即带上AED等急救设备赶往现场,形成3人施救小组,各自按照既定的SOP流程来执行现场救援。这套流程可以完全不通过后台调度,就能实现第一时间的现场高效救援,从而实现了现场急救的去耦合自启动流程,如图5-2所示。

(四)赛事现场医疗指挥系统(ICS)

马拉松赛事场景的现场医疗指挥系统,与现有120等指挥系统有较大差异。因为路线距离长(21千米或42千米)、参赛人员多(数千人或数万人),对指挥中心而言,难以快速、准确判断事发位置,难以掌握现场处置实际情况,难以应对天气变化对医疗保障的影响,难以远程实施准确高效的全局指挥。遇到医疗事件集中高发的情况,指挥中心在短时间内难以高效调配医疗资源,使发生心搏骤停的参赛选手很难得到及时救治。

"第一反应"自2015年起开始自主研发适用于马拉松场景的现场医疗救援数字化指挥系统。经过不断迭代升级,目前有效版本为ICS5.0,该系统实现如下功能:通过GIS资源调度地图界面,直观显示赛道线路、公里数和医疗资源分布情况。通过自定义赛道地图,将所有医疗资源进行标注,实时定位人员、车辆和设备。建立无须设置中继设备的独立通信集群,并能对接入系统的对讲机进行定位。实现事件智能资源分配及调度,对事件进行智能分级管理及分级展示,自动归档。具有DWWS智能气象动态预警系统,通

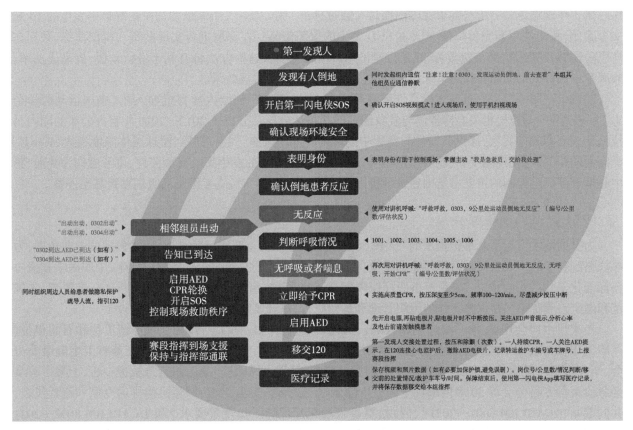

图 5-2　去耦合自启动的规范化流程

注：
1. 第一闪电侠 App 与赛事现场医疗指挥系统（ICS），供赛事现场医疗保障人员使用。
2. 判断呼吸情况采用读"1001、1002、1003、1004、1005、1006"数字的方式来估算时间约为 6 秒。
3. 0302、0304 为赛事现场医疗保障人员编号示例。

过专用智能气象站，为指挥中心提供多项实时气象数据、实时 WBGT 暑热指数及位置信息，提供高温相关急症概率及变化趋势分级预警。系统云端部署、信息云端存储，无须安装程序，方便快速灵活部署。通过"第一闪电侠"专用 App，可将定位信息、人员信息、联系方式实时显示至指挥中心大屏，可通过 SOS 呼救功能将现场处置实况传输至指挥中心，并生成后台事件记录，实现医疗保障体系成员间一键拨打电话。

（五）科研创新成果

2016 年"第一反应"参与江苏省体育局重大科研课题"江苏省马拉松赛事医疗救助工作研究"的科研项目，该课题目标是制定"江苏省马拉松赛事医疗救治服务标准和服务运行机制"，从而为今后江苏省马拉松赛事的医疗救治服务的组织架构、服务标准、技术手段、响应机制和属地配合等，提供一个科学的参考和借鉴。该研究通过调研历年马拉松猝死案例资料，分析马拉松医疗风险的特征类型，对环境因素可能产生的影响进行相关性分析；对马拉松赛事组委会的医疗救治方案，包括组织机构、途径手段、应急方案、服务方式等进行分析，评估赛事现场、院前、院内的应急响应救援体系的效能，通过 10 例 SCA 抢救成功案例分析赛事医疗保障能力。

2017 年"第一反应"赛事医疗官许臻晔、段宝华、刘养洲等人在《中华灾害救援医学》发表论文"2012—2016 年中国马拉松赛事中心搏骤停案例及医学救援分析"，文章分析了 2012—2016 年官方公布的国内马拉松相关突发心搏骤停案例，探讨其发病特点、救援实施情况及效果，提出建议：应在 SCA 高发赛段设置风控点，合理配置救援力量，且不同赛程类型均应得到重视。

2017 年"第一反应"赛事医疗官许臻晔、段宝华、刘养洲等人在《中华急诊医学杂志》发表论文"马拉松心搏骤停现场急救分析与赛事保障的探讨"，通过分析"第一反应"所保障的马拉松赛事中发生的10起SCA案例，指出应不断完善降低SCA和SCD发生的保障策略。在赛前进行实地勘察和模拟演练、采用在高风险位置设置固定岗与急救兔、充足合理的AED布点配备，这些办法将有利于进行救援、提高成功率。非医疗专业背景的志愿者经过系统培训，同样可以达到良好的救援效果。

2018年"第一反应"赛事医疗官许臻晔等人和"第一反应"创始人廖育鲲等人在《中国运动医学杂志》发表论文"马拉松相关心搏骤停与气象因素的相关性分析"，分析了2012—2016年官方公布的国内马拉松相关心搏骤停案例，探讨其发病与赛程中的降雨、湿度、风速、气温、气压、湿球黑体温度指数（WBGT）等因素的相关性，发现温度、气压的高低与马拉松相关心搏骤停的发生率具有相关性，可考虑作为赛前、赛中心搏骤停风险控制的重要考量因素及预警因素。WBGT≥28℃时，应考虑最高级别预警甚至停赛。

（六）标准体系建设

为贯彻落实习近平总书记提出的"人民至上、生命至上"的重要指示精神，从医学救援的专业角度，为参加路跑赛事的广大人民群众提供生命安全保障，减少和避免公共安全责任事件的发生，中国医学救援协会标准化工作委员会成立"路跑赛事医疗保障标准"起草专家组，起草科学精准的体系化标准要求，来规范和健全路跑赛事医疗保障工作的组织管理和运营执行，提升风险防范的基本能力建设。

专家组由协会理事，第一反应创始人陆乐担任召集人。"第一反应"作为立项申请单位和召集单位，在中国田径协会和中国医学救援协会的共同指导下，组织上海市卫生健康委员会、江苏省卫生健康委员会、绍兴市卫生健康委员会、昆山市卫生健康委员会、浙江省人民医院、凉山州紧急救援中心、上海市医学会急诊医学专科分会等30多位来自全国卫生健康、应急管理、赛事组织、保障机构等的专家和跑者代表，共同起草T/CADERM 8001—2021《马拉松赛事现场医疗保障人员配置要求》和T/CADERM 8002—2021《马拉松赛事现场医疗保障设施设备配置要求》（后文简称"两项马拉松医疗保障标准"），于2021年12月14日发布，2022年1月14日实施，这是中国马拉松赛事医疗保障领域首批发布的"标准"。

T/CADERM 8001—2021《马拉松赛事现场医疗保障人员配置要求》，对马拉松赛事现场医疗保障的医疗指挥中心的组织架构和人员配置要求作出具体规定，对现场急救人员、救护车医护人员、医疗站医护人员的数量、准入和考核等方面的要求作出规定。T/CADERM 8002—2021《马拉松赛事现场医疗保障设施设备配置要求》，对马拉松赛事现场医疗保障的医疗指挥中心的配置要求作出规定，对救护车和医疗站的配置数量和配置要求作出规定，对AED的配置数量作出规定。

"两项马拉松医疗保障标准"从马拉松赛事现场医疗保障的专业有效性角度，提出了科学精准的体系化标准要求，规范和健全赛事医疗保障工作的组织管理和运营执行，在提升可能危及生命安全的赛事风险防范基本能力建设的同时，减少公共医疗资源的社会成本浪费。"两项马拉松医疗保障标准"聚焦马拉松赛事现场医疗保障，对指挥人员的专业跨界能力要求较高，对救护车到达之前的现场急救人员及志愿者要求较高，对历年或同规模赛事医疗处置的统计数据要求较高和对基于各地实际医疗卫生水平的可执行性的难度较大等，针对以上4个主要技术难点，"两项马拉松医疗保障标准"提出了科学解决方案。

三、建议与展望

（一）建议执行"两项马拉松医疗保障标准"，确保疫情后赛事安全

国内疫情防控期间，蓬勃发展的马拉松赛事活动被迫暂停。目前，疫情过后的各种赛事将陆续恢复，推测可能带来两个挑战：一是，跑者因为长期缺乏系统的高强度训练，参加赛事发生生命危险的概率大幅增加；二是，赛事组织人员和保障人员新面孔多，认知和经验不足，因实战经验缺乏而造成的问题时有发生。

因此建议，严格执行中国田径协会和中国医学救援学会颁布的"两项马拉松医疗保障标准"。针对长期停赛后的系统性风险防控，国家卫生健康委员会领导和组委会对于"两项马拉松医疗保障标准"的有效

性、可操作性和实用性非常肯定,给予了很高的评价。事实证明,将"两项马拉松医疗保障标准"落实到位,能有效对抗上述两个挑战,为参加赛事的运动员和人民群众提供生命安全保障,减少和避免公共安全责任事件的发生。

(二)建议建立汇总分析马拉松赛事现场医疗数据的长效机制

目前,在赛事医疗保障领域的结构性数据非常匮乏,只有很少的赛事组委会和专业第三方机构有部分数据积累,难以对赛事医疗保障所需要的人员和物资进行精细化配置。

建议按照"两项马拉松医疗保障标准"中规定的"紧急送院医疗事件记录要求",对紧急医疗事件进行数据采集、记录和数据汇总,对器械耗材药品进行数据采集、记录和数据汇总,对气象数据进行采集和汇总,旨在为行业高质量发展提供结构化数据模型,为学术研究和政策制定打下基础。此举,不仅可以帮助赛事组委会持续提升医疗保障水平,还可以成为降低马拉松赛事紧急医疗事件的系统性风险的长效机制。

(三)建议制定地方性法规,确保马拉松赛事保障标准的实施

建议地方有关部门根据本行政区域的具体情况和实际需要,参考国家体育总局、中国田径协会和地方政府相关文件和规定,以及"两项马拉松医疗保障标准",听取地方政府和社会各界的意见和建议,制定相关的地方性法规或行政规章,为推动中国马拉松事业的健康有序发展提供强有力的法律制度保障。

(中国医学救援协会科普分会　第一反应志愿服务中心　陆　乐　尤晓彤
中国医学救援协会科普分会　倪震楚　廖育鲲　徐　瑞)

● 参 考 文 献 ●

[1] 中国田径协会,华米科技.中国马拉松跑者研究蓝皮书.2019年.

[2] 许臻晔,段宝华,刘养洲,等.2012—2016年中国马拉松赛事中心脏骤停案例及医学救援分析[J].中华灾害救援医学,2017,5(3):121-126.

[3] 许臻晔,段宝华,刘养洲等.马拉松心脏骤停现场急救分析与赛事保障的探讨[J].中华急诊医学杂志,2017,26(01):61-64.

[4] 许臻晔,廖育鲲,黄文婵等.马拉松相关心脏骤停与气象因素的相关性分析[J].中国运动医学杂志,2018,37(05):427-431.

第五节
武汉市空地一体化急救模式构建与实践

一、背景介绍

航空医疗救护是指利用医用救护航空器作为运输工具或工作平台,提供紧急医疗服务和突发公共事件医学救援,包括现场医疗急救、医疗转运、医疗力量和医用物资、设备投送等。与地面救援方式相比较,航空医疗救护具有机动能力强、救援范围广、救援效果好、科技含量高等特点,有着其他应急救援手段无可比拟的优势,为应急医学救援提供了更高层次的响应平台,应用前景极其广阔。随着社会进步和经济发展,航空医疗救护已经成为当今世界许多国家应急医学救援体系的重要组成部分和主要力量。随着我国医疗机构改革的深入,特别是经历了新冠疫情重大突发公共事件后,国家医疗改革的速度、改革的深度进一步加强,对公共卫生预防和紧急医疗救援的投入进一步加大,各种医联体的建设也进入实质化的阶段,突发紧急医学救援、急危重症患者的救治、快速安全转运成为急需解决的问题,航空医学救护体系的建设与规范化管理迫在眉睫。与此同时,航空医学紧急救援与航空医疗救护急救与转运救护也将迎来快速发展的黄金期。

2016年,国家卫生和计划生育委员会关于印发《突发事件紧急医学救援"十三五"规划(2016—2020年)》的通知指出,要推进航空医疗转运与救治,鼓励发展我国航空医疗转运与救治工作。为做好航空医疗救护联合试点工作,2019年3月中国民用航空局、国家卫生健康委员会联合印发《航空医疗救护联合试点工作实施方案》。2019年9月武汉市卫生健康委员会颁布了《武汉市空地院前急救站建设与管理暂行办法》,并由武汉市急救中心负责组织实施。武汉市急救中心为全国首批航空医疗救护联合试点单位之一;同年9月,武汉市急救中心与武汉亚心总医院同向发力、携手合作,经武汉市卫生健康委员会批准成立了湖北省首家空地一体化急救站——太子湖空地急救站。2020年12月经湖北省卫生健康委员会批准,决定成立湖北省急救中心武汉航空急救分中心,并依托武汉亚心总医院开展航空医疗救护工作,进一步推动航空医疗救护建设与发展。

在过去四年多的时间里,武汉市急救中心太子湖空地急救站、武汉航空急救分中心围绕"空地一体化急救站"的建设,积极开展航空医疗救护联合试点工作,在常态化运行、技术管理和服务等方面积累了一些经验,建立起较为完善的航空医疗救护管理体系和运行机制。现以武汉市急救中心太子湖空地急救站、湖北省急救中心武汉航空急救分中心为例,对空地一体化急救模式构建及运行情况进行简要介绍。

二、主要做法

(一)颁布《武汉市空地院前急救站建设与管理暂行办法》

为探索和构建空地一体化航空医疗救护相关标准和规范化体系,提高应对突发公共卫生事件的院前急救能力,建立直升机紧急医疗服务一体化的急救服务模式,依据《武汉市院前医疗急救条例》、国家《院前医疗急救管理办法》,以及中国民用航空局、国家卫生健康委员会联合印发《航空医疗救护联合试点工作实施方案》的精神,并且参照医疗机构设置、通航等法律法规的要求,武汉市卫生健康委员会和武汉市急救中心组织专家编写了《武汉市空地院前急救站建设与管理暂行办法》,2019年9月由武汉市卫生健康委员会颁布,并由武汉市急救中心负责组织实施。《武汉市空地院前急救站建设与管理暂行办法》对空地急救站的组织领导,空地急救站设置、布局和审批,空地急救站建设条件,人员配备和准入,设备标准及直升机、救护车的配备,执业管理,规章制度和流程,管理和监督等都进行了具体规定,对空地急救站的标准化和规范化建设起到了重要指导作用。

(二)航空医疗救护管理体系建设

1. 组织架构　构建了武汉市急救中心航空医疗救护工作领导小组,武汉市急救中心主任为组长,网络医院院长为副组长,武汉市急救中心调度中心、网络科、急救科,以及医院急诊科等为组员的组织管理框架。

空地一体化急救站网络医院层面成立医院航空医疗救护管理委员会,由院长担任主任委员,医技、行政、后勤各科室负责人为航空医疗救护管理委员会的主要成员;航空医疗救护管理委员会下设有航空医疗救护办公室,成立了飞行团队、医疗团队及后勤保障团队,配备运控协调员,明确了各部门和各类人员的职责分工。

2. 制度规范与工作职责

(1)编制了航空医疗救护制度规范:编制了航空医疗救护手册和工作流程、安全质量管理制度、航空医疗救护紧急处理流程,为航空医疗救护人员提供了可操作性强的工作规范。

(2)航空医疗救护管理委员会工作职责:负责航空医疗救护体系的建设和发展。制订航空医疗救护总体发展战略和阶段性目标,调动医疗机构内外资源为航空医疗救护的建设和运行提供保障;负责对外协调工作,落实与网络医疗机构或医院联盟协议的签署、培训和联合演练等事宜;负责协调、解决航空医疗救护中心在流程优化、多学科会诊、先救治后收费等过程中的重大问题;负责审核、批准航空医疗救护中心重大发展计划、培训计划及财政预算;主持召开多学科协作的航空医疗救护联合例会;负责组织对外相关讲座、学术会议;负责对外宣传、品牌建设;负责对航空医疗救护人员的资质审核、评估、考核;协调处理航空医疗救护中心运行中遇到的其他问题;等等。

(3)航空医疗救护中心办公室主任职责:负责领导航空医疗救护中心的工作,与其他部门合作,确保空中救援中心的工作高效有序地开展。制订航空医疗救护中心发展计划及培训方案,负责急救医疗技术队伍的建设和管理;主持航空医疗救护中心各流程的修订并组织实施;定期主持召开质量分析会,飞行任务总结,制订改进措施;提出并参与航空医疗救护中心战略计划、实施及财政预算;负责协调与各学科合作,提高协同效率;等等。

(4)航空医疗救护医疗组长工作职责:负责航空急救与转运患者的病情判断和适应证的评估,组织实施航空医疗救护的救治、转运医疗工作;负责协调解决网络医疗机构或医院在急危重症患者诊疗过程中的各类复杂疑难医疗问题;负责医疗救援方案设计与组织实施;负责急救医疗技术队伍培训与技能的提高;负责监督和管理医疗安全;负责收集与分析飞行医疗数据,制订改进措施;等等。

(5)航空医疗救护人员工作职责:全面执行伤病员的急救与航空医疗转运过程中医疗与护理任务;全面负责航空医疗救护中心的日常运行、管理及协调,严格遵守航空医疗救护中心规章制度,与飞行组、机务组、地面组密切协作,强化飞行安全,做好空中救护工作;负责与网络医疗机构、医院医师、患者及家属进行病情的沟通、协调工作,做好转运工作;参与制订航空医疗救护中心的发展战略和计划,确保阶段性目标及质控指标,协助参与培训计划的制订与组织实施;参与航空医疗救护中心各项管理制度的制订,参与流程图的修订工作;负责提供出诊任务病例资料与病例汇报,包括提供讨论需要的影像、化验及其他特殊检查项目资料;负责机载设备消毒、管理与日常养护工作等。

(6)支持医疗团队工作职责:根据患者病情需要,在邀请某位学科专家讨论或参与航空医疗救护时,由航空医疗救护中心协调组长或医疗组长提出申请,由相关部门协调发出邀请,受邀各专业组的专家不得拒绝、推诿,应及时给出相关专业诊治意见,必要时派遣相关专业医护人员参与航空医疗救护;确因特殊情况专家本人不能参加者,须指派另外一位相应专家替代,替代者应为高年资中级职称以上人员。

（7）运控协调组长工作职责:负责航空医疗救护中心的日常管理工作及各部门之间的协调工作。比如,负责向军、民航空中交通管制部门申报飞行计划;负责飞行动态的跟踪监控和通报;负责飞行小时的统计汇总上报;参与航空医疗救护中心工作流程、监控指标及奋斗目标值的制订及修订;定期进行急诊救援患者数据分析,及时发现数据管理和航空医疗救护中心运行中的问题;负责落实各类培训并负责收集和保存培训相关资料;负责质量分析会议资料收集及组织准备工作,并做好会议相关资料的留存等。

（三）硬件及配套设施建设

1. 直升机停机坪　停机坪建设符合 MH 5013—2023《民用直升机场飞行场地技术标准》要求,并建立适用于各种类型起降场地的空中和地面勘察程序,应用文件的形式,确定着陆区的选择标准,标准中应包括场地尺寸、障碍物、照明、道面和架空线缆的情况,以及确定风向的方法等。以武汉市太子湖急救站、武汉航空急救分中心为例,武汉亚心总医院在建院设计阶段,按 B 类通用直升机场标准进行设计,在医院楼顶建立了符合国家 B 类通用航空高架直升机场,并取得民航许可证,总面积达 932 平方米,配套齐全的安全防护系统、灯光助航系统、消防救援系统和液压梯垂直转运系统,可载重 13.8 吨级的重型直升机。

2. 医院救护直升机　武汉亚心总医院自购一架 H135 双发轻型医用救护直升机。空地通信系统按 WS/T 451—2014《院前医疗急救指挥信息系统基本功能规范》相关规定,确保航空医疗救护服务全流程实现有效沟通,清晰传递患者救护相关信息,保持通信联系。设有医疗物品及医疗垃圾专用存放区域,并设定标识,分类管理。具有医疗舱照明灯光和供医疗电子仪器工作使用的电源,照明可以满足夜间航行及途中救治的需要。直升机配备适航的机载急救医疗装备,主要包括担架、除颤起搏监护三位一体的监护仪、呼吸机、微量泵、输液泵、氧气瓶及各类医用药品、耗材、内外科急救包等。

3. 机载医疗设备及用品　配备适航的机载医疗设备,可移动担架,便携式监护仪、除颤仪、呼吸机、输液泵、注射泵、医用供氧装置、负压吸引装置、物理降温设备等,严重心肺衰竭患者还配备主动脉内球囊反搏仪(IABP)、体外膜氧合器(ECMO),婴幼儿患者可配备婴儿暖箱等。机载医疗设备配置备用应急电源或电池。机上各类医用药品和耗材的配置及内外科急救包等根据所执行的任务及时调整。建立有效期登记表,定期检查,确保医疗用品、药品在有效期内。

4. 其他配套设施和设备　基地医院设有空中救援指挥中心和信息化指挥系统,可随时进行信息沟通交流,配备指挥大屏以及必要的会议和办公设备。设有航空医疗救护伤病员院内转运专用电梯、通道及转运设施设备(医用专用转运车或救护车),保障救治绿色通道快捷、畅通。建有航空医疗救护伤病员抢救专用标准化复苏单元,航空医疗救护伤病员专用优先手术室、综合病房和专科 ICU。建立院内特色急救系统,院内设有黄色呼叫(code yellow)、蓝色呼叫(code blue)、橙色呼叫(code orange)等系统,分别对应是严重创伤、呼吸骤停、心搏骤停、脑卒中急救呼叫等抢救,通过院内广播急救呼叫系统,多学科团队可在第一时间内迅速集结,参与抢救,在最短时间内制订出最佳的手术治疗方案;与此同时,输血、介入、重症、体外循环等特色专科随时待命,确保抢救、治疗、手术、重症监护的无缝衔接。

（四）空地急救站的运行

武汉市急救中心与武汉亚心总医院共建空地急救站,委托专业通航公司负责管理医疗救护服务中的所有飞行相关的事务,创新探索医院与企业合作的新模式。急救中心、医院、通航公司、中国民用航空局、空管等多部门紧密协作,同向发力,形成了独具特色的"空地一体化的紧急医疗救护"运行模式。

急救中心指挥调度,空地无缝对接,医院与通航公司强强联合,发挥各自优势。飞行员及机务团队常年驻守在医院,搭载好急救设备的直升机停放在医院,遇到紧急医疗任务时可随时出诊。飞行机组负责飞行安全,随机医护则负责患者在转运过程的空中医疗救治。

医院与省内外近 100 家医院签署了直升机转诊协议,联盟医院建立直升机临时起降点,直升机救护辐射半径在 600 千米。

急救中心与基地医院联合开展工作,实行双重管理,急救中心在接到直升机救援报警后,立即将信息转发给医院空中救援指挥中心,由医院医疗救护团队评估病情,机组人员对飞行气象条件、临时起降场地、航程、飞行时间作出飞行评估,确定是否适宜飞行及起降。医疗评估、飞行评估全部通过后执行飞行任务。若需要地面救护车接驳,则由急救中心负责救护车的调度派遣。

空中救援具体流程包括:接警评估、任务准备、任务实施、任务总结等 4 个阶段。接警评估阶段包括接警受理、信息采集、飞行评估、病情评估等,收集患者的信息及病情资料,飞行医疗组及时对患者病情作出正确的医疗评估,机组人员对飞行气象条件、临时起降场地、航程、飞行时间作出飞行评估,确定是否适宜飞行及起降。若医疗评估、飞行评估全部或其中一项不通过,则须取消任务。任务准备阶段制订任务计划,告知服务对象收费标准及服务费用收取方式,航空医疗救护相关的注意事项及风险,签署任务相关协议书和转运风险知情同意书,根据任务计划完成医务人员、仪器设备、耗材、药品等的准备,直升机及机载设备检查和调试,飞行任务申请与批复等飞行准备工作。任务实施阶段保持通信通畅,满足空地有效沟通及航空医疗救护人员和机组人员的机上沟通交流。做好地面接驳与病情交接,转运途中随时观察和记录生命体征,病情变化给予必要的医学急救措施和心理支持,并做好记录。做好接收患者病情记录、机上诊疗记录、医疗文书及检验报告的签字交接。任务完成后对机舱及设备进行消毒处理,及时清理与补充物资,及时完成资料整理存档工作,并进行任务总结。

三、取得的成就

以武汉市为中心,已有近 100 家具有紧急救援能力的地市(县)级医院加入湖北省急救中心武汉航空急救分中心空中救援网络联盟,覆盖湖北全省(神农架林区暂未覆盖),并辐射安徽、江西、湖南、河南、浙江、重庆等邻近地区的医院。

自 2019 年 7 月至 2023 年 9 月,空中救援网络联盟医院完成直升机航空医疗救护转运 193 例。空中救援网络联盟创下"一天两飞,一周七飞"的最密频率;单向救护跨越 5 个省,最远航程 720 公里;患者年龄的最大跨度为出生 8 天到 89 岁;患者 26 秒下直升机至手术室手术的最快速度;航线审批从申报到起飞 18 分钟的最短时间;运输途中零死亡等多项航空医疗救护记录。

培养了一批航空医疗救护人员,并注重加强急救人员的培训。空地一体化急救模式要求急救人员需要具备丰富的空地急救知识和技能,包括地形、气候、道路等知识的了解,以及急救设备的使用和航空生理学、紧急航空医疗急救知识。急救人员参与航空医疗救护实践和定期进行培训和考核,保证其急救能力一直保持较高水平。

推广空地一体化急救模式。武汉市政府、急救中心和多家媒体开展宣传教育和宣传活动,以提高公众对空地一体化急救模式的认知度,鼓励更多人参与到急救行动中来。

建立健全了"航空基地标准—救护网络—管理体系—运行机制"四位一体的航空医疗救护"武汉模式",立足湖北、辐射周边六省(直辖市),完成了大量的开创性工作,取得了重要系列成果,产生了显著的社会经济效益。

四、经验总结

搭建"立体式、专业性、网络化"的空地一体化医疗救护工作平台,为区域化空地一体化急救创造了条件。在医院楼顶建成了华中地区荷载量最大的、取得民航许可的医院直升机场;设置航空医疗救护伤病员院内转运专用设施、设备,优化抢救专用标准化单元。将湖北省首家医院自购空客 H135 直升机改造成了空中移动 ICU。在配备常规设备的基础上,增配主动脉内球囊反搏仪(intra-aortic balloon pump,IABP)、体外膜氧合器、新生儿暖箱等尖端设施,做到航空转运与专业救护并重,最大程度保障伤病员生命安全;畅通院内转运专用设施、设备,开辟"空地一体—双绕行"转运救治通道。飞机降落后无缝对接专用电梯直达手术室、重症监护室等,极大压缩了紧急转运中间环节,确保生命线畅通。基于生态系统视角,创建区域化空中救援医院网络联盟,整合湖北省内医疗服务资源,与地市级核心医院形成紧密网络关系,覆盖全省并辐射安徽、江西、湖南、河南等相邻地区的医院,通过网络联盟成员间资源、信息、能力互补和密切协作,实现患者整体价值最优化;综合考虑空中救援网络联盟医院所在城市经济状况、交通网络、医院周边人口分布、医疗技术及后勤保障等因素,经规划、踩点、评估后,完成近百家空中联盟医院临时起降点勘测(已执飞56%),并给予持续性专业指导。

创建多部门紧密协作、空地无缝衔接、病员高效转运"三合一"的空地一体化医疗救护管理体系,推动区域空地一体化医疗救护的规范化管理。基于系统性和扁平化的管理理念,专门设立了急救中心空中救援领导小组,确定基地医院航空医疗救护的组织架构与工作职责。成立院长为第一责任人的基地医院航空医疗救护管理委员会,医技、行政、后勤等各科室或部门负责人为该委员会主要成员,并设中心办公室负责落实好院内协调性工作;成立运控协调、医疗救援(下设飞行医疗团队和支持医疗团队)、运营和工程四个工作小组,细化了各工作组人员构成,明确了具体岗位职责;以医疗救援组为重点,强化航空医疗救护核心能力建设,包括具有飞行资质的医务人员组成飞行医疗团队,医院内外妇儿等专家组成多学科综合治疗(MDT)支持医疗团队。依托空中救援网络联盟,打破行政区划壁垒,跨区域建立了以地级市医院为切入点,精准对接基层县医院、乡镇卫生院的一级地面医疗救援体系;以武汉亚心总医院为中心,与本省和邻近省(直辖市)地市级医疗机构间建立快速转运的二级空地一体化医疗救援体系。注重跨行业协同配合,充分发挥行业主体及其主管部门的作用,聚焦提高航空医疗救护效率。与武汉市急救中心协作成立航空医疗救护工作领导小组;创新医疗机构与通用航空企业合作模式,拥有专职飞行员、维修师,24小时全程待命。立足整个产业链,"推动"中国民用航空局与国家卫生健康委员会等行业主管部门联合,全面调动空管、公安、城管、园林等职能部门参与,合力保障航空医疗救护畅通。创建指挥与信息管理系统、空地一体医疗救护过程管理系统、院内日常管理系统,为空地一体化医疗救护体系的设计、建设、运行和管理提供了"成功运行方案"。成立空中救援指挥中心,建立信息化支持系统,利用视频会议和异地协商等方法,加强空地一体化医疗救护的指挥、协调、辅助决策,实现快速响应、精准调度。完备直升机及其配备、转运前和转运中管理系统,覆盖接警评估、任务准备、任务实施、任务总结四个阶段,规范救护与转运过程。规划空地一体化医疗救护的医疗卫生资源,指导医院内各科室、各部门、专业人员、相关经费的日常管理体系建设,不断总结经验,编纂形成航空医疗救护手册等管理文件和实施方案。

构建全域化、多路径、整合型的"空中生命线"医疗救护运行机制,提升了湖北省航空医疗救护能力。建设面向服务、涵盖全程的航空医疗救护数据库。加强多方培训和演练,培养专业化人才队伍。制订航空医疗救护演练计划和方案,定期开展航空医疗救护应急实践演练和飞行安全训练。举办空中救援国家级继续教育项目,多次举办或受邀参加全国、全省航空医疗救护交流与培训会议,培养了一批航空医疗救护专业化人才队伍。深耕湖北省航空医疗救护能力建设,优化"空中生命线"运行机制,提高重大突发事件应急支撑水平。建立了航空医疗救护响应机制,设立空中救援专线,疫情防控期间制订特殊时期响应流程;创建多学科诊疗机制,开发"蓝—黄—橙—红"专用代码的紧急呼叫系统,开展多系统、多器官疑难及复杂病例的诊治。通过自我评价与病患满意度调查的内、外部评价相结合的形式,落实服务质量评价与持续改进机制。开设了"太子湖空地急救站",依托医院成立湖北省急救中心武汉航空急救分中心,主导省内军运会保障演练、高速公路、突发公共事件等应急演练等10余次大型演练,在急危重症患者、抗疫人员转移、防疫医疗物资运输等方面发挥了不可替代的重要作用,极大地提升了湖北省空地一体化医疗救护服务能力,为军运会和新冠疫情等重大事件应急工作提供有力支撑。

五、体会和启示

开展航空医疗救护需要卫生行政部门的支持和推动。卫生行政部门在开展航空医疗救护中起到了至关重要的作用,其制订的政策、资源支持、标准和规范,以及监管执法和普及教育,都对于航空医疗救护的发展奠定了重要基础,为日常工作开展提供了可靠依托。

将空地急救站和急救中心的资源进行整合,形成空地一体化医疗救护管理体系,使急救资源得到充分利用;急救中心与基地医院空地急救站联合开展工作,对空地急救站运行实行双重管理,利用两者之间的互动来提高医疗救护的效率。

空地一体化急救模式需要医疗机构、通航公司、民航、军方,以及应急管理部门等多个部门的协作与配合,需要跨部门的合作和信息共享。不同部门之间需要进行充分的沟通和协调,以保证急救资源的充分利用和协同作战,以确保及时、有效地为患者提供急救服务。

航空急救分中心、航空医疗救护基地医院,以及各联盟网络医院合作,建立若干航空医疗救护网点和直升机临时起降点,可以节省起降点评估时间、地面接驳时间,对提高转诊效率起到至关重要的作用。

此外,航空急救分中心依托医院,以医院为主体和平台开展空地一体化医疗救护的模式,可以实现医疗机构自主调配直升机,保证转运衔接顺畅,救治效率高。这种急救方式能够最大程度减少交接环节,节省时间将患者从一家医院转移到另一家医院,并在需要紧急救治的时候能够及时得到治疗。

(武汉市急救中心　江旺祥)

(武汉亚心总医院　苏　晞　张　勇　张治平)

参 考 文 献

[1] 张治平,苏晞,张勇,等.航空医疗救护空地一体化模式实践与探讨[J].中国急救复苏与灾害医学杂志,2023,18(9):1163-1168.

[2] Thomas S,Arthur A.Helicopter EMS:Research Endpoints and Potential Benefits.[J].Emergency medicine international,2012,2012:698562.

[3] Homma H,Niiyama Y,Sonoda H,et al.The Impact of Air Transport for Acute Coronary Syndrome Patients[J].Air medical journal,2019,38(2):73-77.

[4] 郭爱斌,高雯,刘斌,等.空地一体化医疗救援体系建设实践及运行模式研究[J].中国急救医学,2021,41(5):438-443.

[5] 钟斌,田剑清.我国航空医疗救援发展现状及策略[J].中华灾害救援医学,2019,7(9):531-535.

[6] 冯基花,郑晓文,周冬娜,等.广西区域立体化医学救援体系建设初步探讨[J].中国急救复苏与灾害医学杂志,2020,15(9):1047-1049.

[7] 张治平,苏晞,张勇,等.医院主导的航空医疗救护服务模式转运危重患者案例分析[J].中国急救复苏与灾害医学杂志,2022,17(3):316-319,327.

第六节
公众除颤计划及其在中国的应用与推广

心搏骤停（sudden cardiac arrest，SCA）是公共卫生和临床医学领域最危急的情况之一，如不能得到及时有效救治，常导致患者即刻死亡，即心源性猝死（sudden cardiac death，SCD）。在心搏骤停患者中，心室颤动（ventricular fibrillation，VF）是最主要的致病因素之一，使用自动体外除颤器（automated external defibrillator，AED）进行早期电除颤是挽救患者生命的关键。为了尽可能缩短患者获得电击的时间，欧洲地区及美国、日本、新加坡等国家多年来一直在推广公众除颤（public access defibrillation，PAD）计划，将 AED 放置在人们聚集的特定位置，以便于在 SCA 发生时，由熟悉 AED 使用的现场目击者在第一时间实施除颤。

本节先对 AED 和公众除颤计划做了简要介绍；后续梳理了推广公众除颤计划与实现联合国可持续发展目标的关系；在此基础上，进一步分析了公众除颤计划推进的几个关键问题，即"可用、会用、好用、敢用"；最后介绍了国内外一些典型的公众除颤计划的案例，例如某公司的"蒲公英计划"。

我国目前 AED 部署情况不容乐观，相较欧美地区及日本等存在推广进程慢，相关立法规定不完善以及医疗专家资源不足等的负面影响因素。基于这样的现状，目前公众除颤计划推广的关键在于进行科学布局与标识，让 AED 便捷可用；普及 AED 技术培训，让公众掌握会用；强化 AED 的运维管理，让 AED 保质好用；完善相关政策法规，让有需要的群众放心敢用。在公众除颤计划的推广过程中，专家与学者、企业及其他团体组织、政策研究人员与制定者乃至社会公众等不同角色，都能起到重要作用。只有社会各界各司其职、共同努力，才能有效地推进公众除颤计划的实施、落地和广泛应用。

一、院外心脏停搏和公众除颤计划

心搏骤停（sudden cardiac arrest，SCA）是公共卫生和临床医学领域最危急的情况之一，表现为心脏泵血功能突然停止、患者对外界刺激无反应、无脉搏、无自主呼吸或濒死喘息等。如不能得到及时有效救治，常导致患者即刻死亡，即心源性猝死（sudden cardiac death，SCD）。除了心脏病是 SCA 的主要危险因素之外，不当的运动、高压力及快节奏的生活等亦为 SCA 诱发因素，因而 SCA 可猝发于任何人员、任何时间和地点。SCA 患者的抢救需要争分夺秒，每延迟 1 分钟，患者的生存率便降低 7%~10%，故有"黄金四分钟"的说法。在 SCA 患者中，心室颤动（ventricular fibrillation，VF）是最主要的致病因素之一，而电除颤是去除心室颤动的唯一有效方法。记录显示，25%~50% 的 SCA 患者发生了心室颤动，而事实上可能有更高比例的 SCA 患者其实发生了心室颤动，却在除颤器或其他带心电图的设备到达时其已转化成停搏，未被记录为心室颤动且错过了除颤时机，因此早期电除颤是挽救 SCA 患者之关键。国际上普遍认可的"生存链"，即早期识别和呼救、早期心肺复苏、早期除颤、早期高级生命支持和标准化复苏后护理四个环节，是有效的 SCA 抢救措施。其核心环节即是除颤（defibrillation）和心肺复苏（cardiopulmonary resuscitation，CPR）。CPR 帮助心脏实现再灌注，为组织和大脑提供氧气，电除颤则帮助心脏恢复到有效搏动。如能在 SCA 发病现场 1 分钟内实施心肺复苏，3~5 分钟内进行除颤，可使患者存活率达到 50%~70%。

SCA 大部分发作于院外,也称为院外心脏停搏(out-of-hospital cardiac arrest,OHCA)。据统计,在美国和欧洲,每年约有 70 万人死于 OHCA。早期除颤对于患者的生存至关重要。在紧急医疗服务到达现场之前,外行救援人员使用自动体外除颤器(AED)就可以先开始治疗,从而提高抢救的成功率。

为了尽可能减少获得电除颤时间,欧美国家开始推广公众除颤计划,将 AED 放置在人们聚集的特定位置,例如购物中心、机场、酒店、运动场所、办公大楼,以便于在 OHCA 发生时,由熟悉 AED 使用的现场目击者或"第一反应人"(通常是非专业人员),在第一时间实施除颤。这类计划目前已经在美国、日本、新加坡等国家和欧洲地区得到广泛推广。例如,美国心脏协会(AHA)自 1995 年开始推荐 PAD 计划,并强调组织、计划、培训的重要性,以最大程度地发挥这些计划的作用。基于诸多这类研究的结果,国际复苏联络委员会(ILCOR)的专家共识与美国心脏协会(AHA)的急救指南均强力推荐推广 PAD 计划,认为该计划有效地缩短了 AED 到达和电除颤的时间,现场普通人进行的第一时间的 CPR/AED 施救提升了 OHCA 急救的成功率,从而有效提高了 OHCA 患者的 30 天生存率,并强调组织、计划、培训的重要性,以最大程度地发挥这类计划的作用。

二、推广公众除颤计划

推广公众除颤计划,在公共场所广泛部署 AED,并培训公众使用 AED,能够挽救大量院外心脏停搏患者的生命。"可用、会用、敢用、好用"是 PAD 计划推广的关键:合理科学布局投放,设置规范有效的标识,并通过物联网技术提供 AED 地图和急救员调度,保证有 AED"可用";普及有效的 AED/CPR 培训,让更多公众掌握要点,真正"会用";落实有效的运维,保证 AED 的"好用";完善 AED 立法,打消施救者的顾虑,以解决"敢用"问题。完整地落实以上四点,PAD 计划才能长期有效地挽救 OHCA 的生命。同时在企业界、医疗界、学术界的共同努力下,AED 技术与产品进步也响应这四点要求,一直朝着判别更快速精准、施救更安全高效、使用更方便智能、信息化运维更周到与可及的方向持续改善。

(一)科学布局与标识,让 AED 便捷可用

1. 合理科学布局　AED 的布局投放是 PAD 计划实施的关键。PAD 的部署密度及其实际可及性,对其发挥救治作用有重要影响。就总体密度而言,目前基于最新的 ILCOR 专家共识,将 AED 布置在预计每 5 年发生一次心搏骤停的区域,能提供较高的卫生经济学总体效价比。就具体的部署位置而言,往往考虑到效价比,依据公共场所的位置和性质、人员的数量和特征进行优化部署,且具有一定的局部密度以保证需要时步行 2~3 分钟内可获取。Zakaria 等的研究指出,各类交通枢纽、交通设施、酒店 / 旅馆,体育 / 娱乐设施、健康 / 医疗机构等公共场所是 OHCA 的多发地点,在这类区域配置 AED 有较高效价比。

然而简单效价比也非规划 PAD 部署唯一的考量。例如,在疫情前,全球每年约有 30 亿人乘坐商业航空,而每 500 万至 1 000 万名乘客中会发生一次 SCA。但降落之前,专业医疗急救无法触及,且紧急降落的程序往往耽误宝贵的抢救时间,它导致了 86% 的飞行中死亡事件。目前国际上多国的医学学会均强力推荐或由航空主管部门强制要求,长途航班上配备 AED 并对司乘人员进行 CPR/AED 培训,以备在 SCA 发生时能第一时间施救。另据统计,工作场所 OHCA 占全部 OHCA 的 1%~6%,但因工作中发病者多为中青年,身体基础较佳,其抢救成功率和出院存活率远高于其他公共场所发病的患者,因此工作场所 AED 利用率不高却具有更高的卫生经济学效价比。当然针对不同的工作场所,部署 AED 的策略尚需基于其发病的风险而定,如考虑员工和访客的人员的数量和健康状况、OHCA 相关基础病的多发程度、职业相关的 OHCA 致病因素,以及该场所地理位置等,以供职业病医师、急救科医师、全监测人员、雇主及政策制定者参考。再如,青少年中 SCA 发生率为(3.0~9.0)/10 万人年,远低于总人口中的发生率,且抢救成功率和存活率亦高于一般人群。然而青少年 SCA 造成的社会家庭损失和影响严重,因而出于对青少年保护而在教育机构配置 AED,就具有卫生经济学与社会责任上的深远意义。

当然对于效价比过低而不现实的部署,亦应考虑可行的替代措施。例如,在家中发生的 OHCA 占据很大比例(60%~80%),且有部分患者不适合植入型心律转复除颤器(ICD)。因此单靠公共场所 PAD,总

体的 OHCA 存活率难以大幅度改善。然而广泛的于家庭配备 AED,一是成本较高,二是有研究观察到,基于目前的西方家庭结构,家中老人发生 OHCA 时常常没有目击者及时行 CPR/AED,家庭 AED 难以发挥急救效果。针对此问题,新加坡提出的社区 AED 具有一定的参考价值。2016 年新加坡发布的除颤临床指南指出,该国居住稠密的特点可能使社区 PAD 得到较好的利用。为此,新加坡内政部和卫生部着手在公共住房、公寓楼大规模安装 AED,达到每两栋公屋部署一台 AED,建立了统一的 AED 登记系统,开展了急救响应调度计划(DARE)和调度员指导下的 CPR/AED 使用培训,并开发了与之配套的软件(myResponder)。一旦有 OHCA 发生,通过该软件能迅速给急救中心发送警报,并动员事发地点周围 400 米之内的志愿者参与施救并给出 AED 的位置。国内大中城市的居住情况与新加坡十分类似,在我国城市 PAD 计划布局规划中可考虑借鉴其社区布局的经验。又如,在人口稠密的城镇区域部署 AED 的效果已得到彰显的同时,如何在偏远地域部署 AED 尚有待研究。在偏远地域如农村、山村、林场、海岛、户外活动(如登山、徒步、渔猎、滑雪)场所等区域,专业急救响应时间过长,易错失有效除颤的时间窗口,造成患者存活率低。同时该类区域地广人稀,AED 预期利用率低,维护设备持续可正常运行较为困难。然而亦有国外文献推荐将 AED 部署在偏远区域的居民社区和户外营地,并给可承担现场急救的人员(如消防队、警队、搜救队、保安及其他工作人员)配备 AED 和进行完整的基础生命支持培训。该文献指出,以往的临床证据表明,在偏远地区采取这些措施对 OHCA 的抢救成功率并不逊于城镇区域,且远好于仅依赖专业医疗急救响应的效果。鉴于我国地域广大,城镇化发展不充分不平衡,老龄化快速,该推荐对我国在偏远地域规划 AED 部署亦有一定借鉴意义。但其具体可行的部署策略和管理维护制度还有待探索研究。

2. AED 部署的规范化　我国在除颤仪的技术与安全方面已有 GB 9706.8—2009《医用电气设备第 2-4 部分:心脏除颤器安全专用要求》及 JJF 1149—2014《心脏除颤器校准规范》等规范,在 AED 投放或运维管理层面,仅经济较为发达的部分地区或大城市早将其纳入了当地急救医疗服务条例进行规范化。如海南省在 2010 年 8 月 1 日颁布的《海南省红十字会条例》(后文简称《条例》)中明确规定,首先,"县级以上红十字会,可以在机场、港口、车站等公共场所配备符合国际标准的自动体外除颤器等急救设备。"这是我国首个支持公共场所配备 AED 的法规;但随着国务院与国家卫生健康委员会在《健康中国行动(2019—2030 年)》发展战略中明确提出"完善公共场所急救设施设备配备标准,在学校、机关、企事业单位和机场、车站、港口客运站、大型商场、电影院等人员密集场所配备急救药品、器材和设施,配备自动体外除颤器(AED)"的要求,近年来 AED 设置、使用与管理的规范化亦引起了政府部门和社会各界的重视。在此背景下,中国红十字会和急救医学领域的专家近年连续商讨并发布了《中国 AED 布局与投放专家共识》,为政策与法规的制定提供专业意见。2021 年 1 月,浙江省杭州市正式开始实施《杭州市公共场所自动体外除颤器管理办法》,杭州成为全国首个以地方立法形式规范公共场所 AED 配置与使用的城市。各个行业团体也纷纷响应,如中国民用航空局下属的中国民用机场协会医疗救护专委制定了 T/CCAATB 0014—2021《中国民用机场航站楼自动体外除颤器设置管理规范》,中国教育装备行业协会制定了 T/JYBZ 020—2022《校园急救设施设备配备规范(试行)》,分别对相关场所的 AED 配置、使用、管理人员的组织培训提出更有针对性的规范。相信,这些标杆性的法规、标准的出台将对我国增强公众的公共健康意识,提升健全医疗急救体系水平发挥重要作用。

3. AED 的安装与标识、引导　为了 OHCA 发生时,施救人员可以用最短时间取到 AED,AED 设备及其标识的放置方位与方式亦是影响可用性的重要因素。

目前 AED 通常随专用机柜或急救设备机柜安装,为保证可及性,机柜应设置在场所的公共的、非封闭的或随时有人值守的区域。为保证 SCA 的黄金抢救时间,AED 的设置间距应根据场地的实际情况,达到合理的覆盖范围,保证目标区域内发现 OHCA 患者后,施救人员 2~3 分钟内可携带 AED 可到达患者身边。同时要考虑到不同人群(如残障人士或青少年)的取用,建议 AED 机柜把手高度应在离地 120~135cm。机柜突出墙面宜在 15cm 范围内,以不干扰周围通道的正常通过。

对 AED 的标识国内尚无统一的规范,可以部分借鉴消防规范中对标识的要求。这类标识应直观表达 AED 救护的含义。其尺寸(如不小于 30cm × 30cm)、放置高度和内容设计上应确保其视觉上清晰醒目,其图案文字应与背景对比鲜明,宜符合 GB/T 2893《图形符号　安全色和安全标志》的要求,并保证对色盲、色弱等人群的可读性。其放置还需使内容面向人流方向,并不受人群及其他物体遮挡。其位置宜设在重要出入口和 AED 安装位置正上方或附近走道的上方,并带有相应的方向指示箭头。另外,场所的主管或营运单位应通过内、外部多种沟通途径,如员工手册、网页和移动端应用程序、楼层图 / 导览图等,向工作人员和到访公众发布 AED 的位置并鼓励其合规使用。

随着技术的发展,基于物联网和移动互联网技术构建的 AED 管理平台及移动应用亦可以引导 AED 的获取与求救施救。该类系统能够实时提供的功能包括:紧急呼救、OHCA 患者定位、AED 的位置和状态查询、求救信息发布或推送,以及急救员调度。在紧急情况下,施救者可以尽快找到可用的 AED,附近受过培训的急救员可以及时接到呼救信息并赶来帮助,同时可以联系到 120 急救中心提供后续的专业救护。不难预见,先进信息技术与 PAD 计划结合将能够提高 AED 在紧急情况下的可用性,提高抢救效率与成功率,有效改善患者的生存率和预后。

(二)普及技术培训,让公众掌握会用

PAD 计划的合理部署和有效标识引导仅解决了有 AED "可用"的问题,其实际发挥效能还受多方面因素影响:如公众参与急救的意愿和培训经历,公众第一时间判断 SCA 的能力和对 AED 的认知与使用、接受意愿,以及场所工作人员配合程度等。

Kuramoto 等人通过问卷调查进行研究,发现公众参与 CPR/AED 抢救的意愿与有无相关培训经历高度相关,而公众对 AED 认识不足的情况还较为普遍,不会 / 不敢使用、不敢接受,担心后果等一些负面因素,需要通过加强宣导和培训来消除。国外的一些研究显示,有必要简化面向公众的 CPR/AED 培训,如英国心脏基金会 "救助者之国 - 呼叫,推入,救援" 计划,大阪的 PUSH 项目和新加坡的 DARE 计划等,其注重吸引更多的受众,提高普及率,在提高公众参与 CPR/AED 抢救的意愿上效果更为显著。

CPR/AED 培训应结合所在场所的具体情况,通常包括以下方面:心搏骤停院外抢救的必要性和急迫性;心搏骤停的院外急救响应流程,呼救的各种途径;症状识别与描述的正确方式;场所采用的 AED 标识,AED 安装位置的查询方式,场所工作人员应熟悉其岗位附近或沿线的 AED 位置;施救前的准备工作,含 AED 与 CPR 的正确操作方法,以及与专业医疗救护人员的衔接配合方式。其中,AED 使用方法部分应包含:AED 设备上各项重要标识、提示的含义,AED 各部件的用途及使用方法,AED 与 CPR 配合使用的方式。

(三)强化运维管理,让 AED 保质好用

由于 OHCA 的发病特点,AED 使用频率较低,而一旦使用往往需要争分夺秒,这就使得 AED 的维护显得极其重要。当 OHCA 发生时 AED 若不能正常工作,后果将是灾难性的。然而在 PAD 计划的实施中,往往大部分经费用于前期购买安装,一部分用于初期的培训,而长期的维护和配件更换却后继乏力的情况并不少见。这也提示了监督并支持对于 PAD 计划长期维护的重要性。

除了上文介绍的面向公众的 AED 设备查询和紧急呼救功能,物联网技术也可为 AED 提供以下维护管理功能。

1. AED 管理　记录 AED 的箱体,机体信息,及每台 AED 的安装、移机、使用、巡检、告警等详情,提供后台查询和追溯,并可以汇总进行统计分析。

2. 耗材预警　记录 AED 耗材信息,如电池、AED 电极片和急救包内耗材的有效期,并可设置预警,系统自动推送耗材更换的任务给运维人员。

3. AED 监控　监控记录 AED 机体、箱体的状态,AED 取用复位状态,机箱温湿度等。异常情况下,系统可提示运维人员及时检修。

4. 巡检管理　进行定期和临时巡检任务的派遣,并在现场巡检时留存证据以供追溯,使巡检任务保质保量地完成。

只有坚持有效地维护管理,持续保证 AED 功能完好、电量充足、时刻待命,才能在突发情况时有效地

挽救患者的生命。

(四)完善政策法规,让公众放心敢用

推广公众除颤(PAD)可以有效减少心源性猝死的发生。但是,如果许多非专业目击者担心由于失误而造成的民事或刑事责任,则可能不愿意使用AED。公众对于法律责任的担忧将对PAD计划的有效推广产生很大影响。一方面,为解决"敢用"的问题,通过立法豁免施救者的法律责任至关重要。这类法律通常称为"好撒玛利亚人法(Good Samaritan Law)",或称"好人法"。另一方面,由于AED的购买、安装与运维均需要成本,而其带来的收益是全社会的,也应该通过立法对公共场所部署AED进行鼓励,或明确相关主体的运维责任,从而促进PAD计划的推广。

1. 国外立法情况　美国在AED立法方面较为领先,1995—2000年,所有50个州以及华盛顿特区、波多黎各都通过了有关非专业施救者AED计划的法律和法规,即所谓"好撒玛利亚人法"。2000年,联邦通过了《心搏骤停生存法》(CASA,公共法106—505),对紧急AED用户和AED提供方提供有限的民事责任豁免权。此后,许多州重新审查了各自相关法规,消除了非专业施救者AED的法规障碍并制定了鼓励发展的相应法规。

欧洲目前尚无欧盟层面统一的AED法规,但许多国家均各自有AED相关的立法,规定不一。例如,对于谁可以使用AED的问题,荷兰、法国、德国等国的法律允许所有人合法使用,而西班牙、波兰和匈牙利等国,允许受过训练的人使用;土耳其、葡萄牙允许急救人员使用;而保加利亚则仅允许医师使用。

日本的AED普及率和利用率居世界领先地位,这得益于该国较早对AED使用和管理各方面进行了规范化。日本厚生省于2004年颁布的《非医务从业者使用AED的说明》规范了公众如何使用AED施救。鉴于AED作为抢救器械的特殊性,为保护施救者和被施救者双方的权益,厚生省于2009年又颁布了《对AED恰当管理的相关规定》,明确了各级政府及辖区内单位对所安装的AED有严格管理和规范维护的责任,以确保其所有或所辖AED设备随时处于妥善状态。在这些法规的影响下,AED得以在日本各类公共场所快速普及。

2. 我国立法进展　我国于2021年1月1日开始实施的《中华人民共和国民法典》,其第184条延续了《中华人民共和国民法总则》的同一法律条款。该法律条款明确规定了"自愿实施紧急救助行为造成受助人损害的,救助人不承担民事责任"。这在国家法律层面为善意施救者免责,是保护和鼓励救死扶伤高尚行为的法律条款,又被称作中国版"好人法",为倡导和保护公众使用AED抢救生命的行为提供了法律基础。

具体到AED层面,我国的相关立法起步较晚。自2010年以来一些省市开始陆续颁布了与AED和紧急救助相关的法规。比如,深圳市2013年颁布的《深圳经济特区救助人权益保护规定》第三条规定,"被救助人主张其人身损害是由救助人造成的,应当提供证据予以证明。没有证据或者证据不足以证明其主张的,依法由被救助人承担不利后果。"杭州市2015年起实施的《杭州市院前医疗急救管理条例》第三十条规定,"鼓励经过培训取得合格证书、具备急救专业技能的公民对急、危、重伤病员按照操作规范实施紧急现场救护,其紧急现场救护行为受法律保护,不承担法律责任。"上海市2016年颁布的《上海市医疗急救服务条例》规定,"紧急现场救护行为受法律保护,对患者造成损害的,依法不承担法律责任。"但实施紧急现场救护行为的主体被限定为"经过培训的人员"。此外,南京、成都、沈阳、广州、长春、宁波等地,也陆续颁布相关法规。

三、公众除颤计划案例

(一)国际上PAD计划案例

美国是推广PAD计划最早的国家之一,每年销售的用于公众使用的AED在20万台左右。著名的PAD部署案例有美国芝加哥的奥黑尔国际机场,其在2000年就投放了61台AED,达到公共区域步行

60~90 秒范围内就有一台。且机场的 500 多名警察、安保人员及部分工作人员接受了培训。该项目实施的两年内，机场内 50% 的 SCA 发病患者（21 例中 11 例）在 5 分钟内接受了首次电除颤，预后良好的 1 年存活率亦接近 50%（21 例中的 10 例）。另外，拥有 380 万人口的洛杉矶市在 21 世纪初部署了约 1 300 台 AED 于各类公共场所，并对 AED 的安装、培训、运维进行了统一规划。该项目也取得了良好的效果，在 AED 抢救的 OHCA 患者中，69% 得以存活。

在欧洲，英国政府的 PAD 计划又名"国家除颤器项目（NDP）"，其将 AED 布置在历史记录的 OHCA 高发场所，保证在 200 米距离之内均有配置，并对场所的工作人员提供了 CPR/AED 培训。丹麦的 PAD 计划部署的 807 台 AED 广泛分布于丹麦的城市、郊区和农村，覆盖了全国 4.3 万平方公里上的共 550 万国民。在之后的 28 个月，这些场所约 69% 的 OHCA 发病患者（48 例中 33 例）得到了成功抢救。

在亚洲，日本最早在全国范围内推广 PAD 计划，截至 2007 年，共安装 AED 约 88 000 台，相当于居住区域平均每平方公里 0.97 台，平均 10 万人拥有为 69 台 AED。因此，在日本，OHCA 患者的首次电除颤时间从平均 3.7 分钟缩短到 2.2 分钟，并显著提高了生存率。也有 PAD 计划实施欠佳的例子，如韩国推广 PAD 计划始于 2007 年左右，却没有对救治效果进行系统评估；而对釜山都市圈 PAD 计划的调研发现，其部署未遵循依发病率高低的优先顺序，一些设备被放置在低优先级地点导致使用率非常低。

（二）AED 和 PAD 在中国

PAD 在我国的发展相对滞后，AED 投放的密度低，配置要求和操作流程尚缺乏统一标准，给 OHCA 患者抢救工作带来了困难。我国据不完全统计每年 SCA 引发的猝死超过 54.4 万例，且 90% 发生在医院外。由于未能广泛、规范开展心肺复苏的急救技能培训和推广配置 AED，加上救护车到达不够及时，我国 OHCA 的抢救成功率目前不到 1%。虽然早在 2002 年中华医学会急诊医学分会复苏组就将 AED 和 PAD 计划写入《中国心肺复苏指南（初稿）》，但是与现实尚有很大差距，且相关内容仅集中于个别发达的大城市。

2006 年起北京首都国际机场配备了 76 台 AED，上海 2015 年起在公共场所陆续配置了 315 台 AED。但据公开资料，截至 2017 年，中国公共场所已配备的 AED 不超过 1 000 台，与国外还有很大的差距。因此，国家与各级政府应当增加投入，并发动民间各方力量，向各个地区尤其是 OHCA 发生概率较高的人口密集场所增加 AED 配置数量，并使更多的公众接触和认识 AED。

PAD 的推广，除了主要需要政府力量的支持外，还需要社会各界例如医学协会、慈善机构等非政府组织、爱心企业与个人等的支持与协同推进。近年来，国内外也有许多企业发挥各自资源与技术优势，运用企业力量支持公众除颤计划的案例。例如，飞利浦凭借业界前沿的除颤技术，致力于提高世界各地的公众在发生突发心搏骤停时的存活率，推动公共急救事业的发展。2021 年，飞利浦在中国启动了"蒲公英计划"，以普及心肺复苏、心脏除颤知识技能与急救理念为目标，开展了 AED 捐赠、应急救护培训、宣传科普、科学研究以及规范指南的制定等活动。2021—2022 年已在全国六个省市地区开展心脏除颤（CPR/AED）线下培训，累计培训 6 000 余人，间接受益人数预估超过 13 000 人。覆盖校园、旅游、交通、酒店等行业的从业人员，以及公众应急救护志愿者等。

四、公共管理

针对推广公众除颤计划的关键——"可用、会用、好用、敢用"，以及公众除颤计划在美国、欧洲及日本、韩国的经验，都表明 PAD 计划的实施需要各环节不同相关方的共同努力才能奏效。AED 的生产制造与购买布局，让 AED 可用；专家及慈善组织开展的培训让群众会用 AED；日常管理维护让 AED 好用；政府等机构的立法与监管让群众敢用 AED。促进多个相关方在不同环节的协作，以良好的公共管理，是有效推进 PAD 计划的有力保障。如图 5-3 所示。

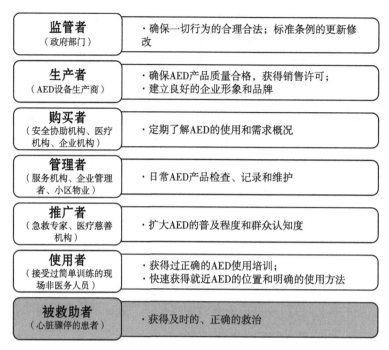

图 5-3　AED 相关主体及其职能（要求）

以政府部门为代表的监管者主要职责是确保 AED 管理的过程中一切行为的合理合法,并负责标准条例的更新修改。一方面,监管者需要保障被救助者的利益,完善关于 AED 布局的相关规定,从制度层面营造更有效的救助环境;另一方面,监管者需要保障施救者(使用者)的权益,通过立法明确施救者的法律责任,让我国非医疗专业人员使用 AED 救人有法可依,从而减轻施救者的顾虑,让社会公众敢救、愿救,更好实现从非专业目击者到施救者的转变。

作为 AED 的生产者,生产商需要确保 AED 产品质量合格,获得销售许可,并建立良好的企业形象,赢取公众信任。为更好实现 AED 的应急救助功能,一方面,AED 设备生产企业应结合主营业务或主要优势降低 AED 设备成本、提高维护管理效率,以提高 AED 的覆盖率与妥善率,让 AED 更可及、更好用;另一方面,企业也可参与 AED 的推广与培训,使培训急救产业覆盖各个社会主体。

作为设备的购买者,安全协助机构、医疗机构、企业机构等组织需要定期了解 AED 的使用与需求概况,多渠道、多途径解决 AED 配置不足的问题。同时,政府可发挥其调控作用,不断拓宽 AED 提供渠道,明确各方责任,科学布局。

作为 AED 的管理者,服务机构、企业管理者、小区物业等主体需要对管理范围内的 AED 产品进行日常检查、记录和维护。AED 的维护管理包括 AED 管理(记录 AED 箱体信息,巡检信息,提供后台查询与追溯等),耗材预警(记录电池电量、电极片有效期等信息),AED 监控(监控 AED 状态、箱门状态等,及时报告检修),巡检管理(定期和临时巡检并留存证据)等内容。只有有效的运维管理,才能保障 AED 在需要使用时能够功能完好、电量充足,有效挽救被救助者的生命。

急救专家、医疗慈善机构等主体作为推广者,需要提升 AED 的普及程度以及公众的认知度。在普及方式上,开展 AED 培训是推广 AED 的有效途径,除了对医务人员、警察、社区工作者及公务员队伍进行培训外,推广者可以与初高中学校合作,让 AED 走进校园,作为学生的培训课程。同时,推广者通过总结使用技术、改善教学方法等手段,提升急救技术的培训和学习效率。在普及渠道上,推广者可通过积极开展急救知识的讲座,普及 AED 的作用及使用方法,并借助网络平台,以漫画、视频等丰富的形式推广 AED。

AED 设备的使用者主要为接受过简单培训的现场非医务人员,他们需要接受过正确的 AED 使用培训,并能快速获得就近的 AED 设备的位置与明确的使用方法。PAD 计划的有效部署仅解决了 AED "可用"的问题,但 PAD 设备的实际可及性很大程度上受公众对 AED 掌握程度的影响。因此,AED 的使用应与 CPR 并列作为生存链的核心环节,及时纳入院外心脏停搏的抢救培训计划之中,让更多的非医务人员接受 AED 培训。

全面普及 AED,对于完善社会治理,建设健康中国至关重要。这既需要政府的统筹规划,也需要社会各界的支持配合。只有完善 AED 的公共管理,协调好各个利益相关方的需求,才能更好地发挥 AED 的救助功能,让心搏骤停的患者获得及时的、正确的救治。

五、总结

公众除颤计划是减少心源性猝死、改善院外心脏停搏患者存活率及预后的有效方式。心室颤动是心搏骤停的主要致病因素之一,由于大部分心搏骤停多发生在医院外的家庭或公共场所,加上心搏骤停救治的时间紧迫性,心源性猝死愈加高发。电除颤作为治疗心室颤动的唯一有效方法,在心搏骤停的 3~5 分钟之内实施电除颤治疗能极大提高患者的存活率。因此,尽可能广泛地布局 AED 并让更多公众参与 AED 使用的技术培训,将有可能挽救更多患者的生命,提高公众生命安全保障水平。

然而我国目前 AED 部署情况不容乐观,相较欧美及日本等国家,我国 PAD 计划推广进程慢,除了 AED 设备价格较高以外,亦有宣传指导与培训不够普及等阻碍因素。基于这样的现状,目前 PAD 计划推广的关键在于加大投入并进行科学布局与标识,让 AED 便捷可用;普及 AED 技术培训,让公众掌握会用;强化 AED 的运维管理,让 AED 保质好用;完善相关政策法规,让有需要的群众放心敢用。

在 PAD 计划的推进过程中,完善的公共管理至关重要,这需要监管方、生产者、购买者、管理者、推广者、使用者等主体的协同努力。以政府为代表的监管者要完善相关法律法规,做好执法监督工作,为应急救助营造良好的法律环境;AED 生产商需要保证产品的质量,建立良好的品牌形象;设备的购买者需要及时跟进使用与需求情况,联动各个渠道保障 AED 的配置;管理者要做好日常的运维管理,及时记录和跟进,以保障 AED 能完好使用;专家与慈善机构作为重要的推广主体,需要重视推广渠道的拓展,让 AED 的使用方法普及到各个人群,利用好自媒体等新兴的宣传渠道,以更多新的形式宣传 AED 的作用与使用方法;AED 的使用者需要掌握 AED 的使用方法,快速获取就近的 AED,及时对患者展开救治。同时,对于每一名社会公民而言,都可以积极参与到 AED 的相关培训学习之中,并积极宣传 SCA 抢救的重要性、紧迫性与 AED 的重要作用,助力 PAD 计划的普及。这将极大促进我国 PAD 计划的推进,减小心源性猝死发生率,为公众生命安全提供更多保障,同时也可提高城市空间的安全性,助力推进健康中国建设与联合国可持续发展目标进程。

(中国医学救援协会 飞利浦基金会 李宗浩 葛 鑫 罗忠池 刘可心 马 源 罗敏丽)

· 参 考 文 献 ·

[1] LOPSHIRE J C,ZIPES D P.Sudden cardiac death:better understanding of risks,mechanisms,and treatment[J].Circulation,2006,114(11):1134-1136.

[2] American Heart Association.What is an automated external defibrillator? [Z],2017.What Is an Automated External Defibrillator? (heart.org).

[3] LAYCOCK K M.Automatic external defibrillators[J].Canadian journal of emergency medicine,2005,7(2):76.

[4] ZHANG S.Sudden cardiac death in China:current status and future perspectives[J].Europace,2015,17(Suppl 2):14-18.

[5] PERKINS G D,HANDLEY A J,KOSTER R W,et al.European Resuscitation Council Guidelines for Resuscitation 2015:Section 2.Adult basic life support and automated external defibrillation[J].Resuscitation,2015,95:81-99.

[6] PERKINS G D,AUGRÉ C,ROGERS H,et al.CPREzy:an evaluation during simulated cardiac arrest on a hospital bed[J].Resuscitation,2005,64(1):103-108.

[7] 李宗浩,葛鑫.自动体外除颤器 AED 和"公众启动除颤"计划[J].中国急救复苏与灾害医学杂志,2020,15(9):1013-1018,1036.

［8］李宗浩,葛鑫,罗忠池,等.自动体外除颤器与"公众启动除颤"［M］//李宗浩.现代心肺复苏急救学.长沙:湖南科学技术出版社,2021:58-75.

［9］TRAVERS A H,PERKINS G D,BERG R A,et al.Part 3:Adult Basic Life Support and Automated External Defibrillation:2015 International Consensus on Cardiopulmonary Resuscitation and Emergency Cardiovascular Care Science With Treatment Recommendations［J］.Circulation,2015,132(16 Suppl 1):S51-S83.

［10］ZAKARIA N D,ONG M E,GAN H N,et al.Implications for public access defibrillation placement by non-traumatic out-of-hospital cardiac arrest occurrence in Singapore［J］.Emerg Med Australas,2014,26(3):229-236.

［11］FOLKE F,GISLASON G H,LIPPERT F K,et al.Differences between out-of-hospital cardiac arrest in residential and public locations and implications for public-access defibrillation［J］.Circulation,2010,122(6):623-630.

［12］ATKINS D L.Public access defibrillation:where does it work?［J］.Circulation,2009,120(6):461-463.

［13］ENG HOCK ONG M,CHAN Y H,ANANTHARAMAN V,et al.Cardiac arrest and resuscitation epidemiology in Singapore(CARE I study)［J］.Prehosp Emerg Care,2003,7(4):427-433.

［14］LEE C Y,ANANTHARAMAN V,LIM S H,et al.Singapore Defibrillation Guidelines 2016［J］.Singapore Med J,2017,58(7):354-359.

［15］STRÖHLE M,PAAL P,STRAPAZZON G,et al.Defibrillation in rural areas［J］.A Am J Emerg Med,2014,32(11):1408-1412.

［16］中华医学会急诊医学分会,中国医学科学院海岛急救医学创新单元(RU),海南医学院急救与创伤研究教育部重点实验室,等.中国AED布局与投放专家共识［J］.中国急救医学,2020,40(9):813-819.

［17］KURAMOTO N,MORIMOTO T,KUBOTA Y,et al.Public perception of and willingness to perform bystander CPR in Japan［J］.Resuscitation,2008,79(3):475-481.

［18］Mao R D,Ong M E.Public access defibrillation:Improving accessibility and outcomes［J］.Br Med Bull,2016,118(1):25-32.

［19］IWAMI T.Effectiveness of Public Access Defibrillation with AEDs for Out-of-Hospital Cardiac Arrests in Japan［J］.Japan Med Assoc J,2012,55(3):225-230.

［20］MALTA HANSEN C,KRAGHOLM K,PEARSON D A,et al.Association of Bystander and First-Responder Intervention With Survival After Out-of-Hospital Cardiac Arrest in North Carolina,2010-2013［J］.JAMA,2015,314(3):255-264.

［21］CRONIN O,JORDAN J,QUIGLEY F,et al.Prepared for sudden cardiac arrest? A cross-sectional study of automated external defibrillators in amateur sport［J］.Br J Sports Med,2013,47(18):1171-1174.

［22］Namee K,Panong N,Polpinij J.Integration of IoT,Edge Computing and Cloud Computing for Monitoring and Controlling Automated External Defibrillator Cabinets in Emergency Medical Service［C］.2019 5th International Conference on Information Management(ICIM).2019:237-241.

［23］Ashimi A O,Cobbe S M,Pell J P.Scottish survey of public place defibrillators［J］.Scott Med J,2010,55(3):8-10.

［24］PARK C.Status of the implementation of automated external defibrillators in Korean health/fitness facilities［J］.Dissertation Abstracts International Section A:Humanities and Social Sciences,2013,74(2-A(E)):Sefe.

［25］AUFDERHEIDE T,HAZINSKI M F,NICHOL G,et al.Community lay rescuer automated external defibrillation programs:key state legislative components and implementation strategies:a summary of a decade of experience for healthcare providers,policymakers,legislators,employers,and community leaders from the American Heart Association Emergency Cardiovascular Care Committee,Council on Clinical Cardiology,and Office of State Advocacy［J］.Circulation,2006,113(9):1260-1270.

［26］BAHR J,BOSSAERT L,HANDLEY A,et al.AED in Europe.Report on a survey［J］.Resuscitation,2010,81(2):168-174.

［27］CAFFREY S L,WILLOUGHBY P J,Pepe P E,et al.Public use of automated external defibrillators［J］.ACC Current Journal Review,2003,12(1):71.

［28］ECKSTEIN M.The Los Angeles public access defibrillator(PAD)program:Ten years after［J］.Resuscitation,2012,83(11):1411-1412.

［29］COLQUHOUN M C,CHAMBERLAIN D A,NEWCOMBE R G,et al.A national scheme for public access defibrillation in England and Wales:early results［J］.Resuscitation,2008,78(3):275-280.

［30］NIELSEN A M,FOLKE F,LIPPERT F K,et al.Use and benefits of public access defibrillation in a nation-wide network［J］. Resuscitation,2013,84（4）:430-434.

［31］KITAMURA T,IWAMI T,KAWAMURA T,et al.Nationwide public-access defibrillation in Japan［J］.N Engl J Med,2010, 362（11）:994-1004.

［32］YOON C G,JEONG J,KWON I H,et al.Availability and use of public access defibrillators in Busan Metropolitan City,Korea ［J］.Springerplus,2016,5（1）:1524.

［33］赵达明.自动体外除颤仪与"公众启动除颤"计划［J］.临床急诊杂志,2008,9（6）:365-366.

［34］中华医学会急诊医学分会复苏组.中国心肺复苏指南（初稿）［J］.岭南急诊医学杂志,2002（2）:141-161.

［35］陈楚琳,桂莉,阚庭,等.公众启动除颤实施现况及效果的研究进展［J］.解放军护理杂志,2017,33（1）:41-44.

第七节
深圳市公共场所配置自动体外除颤器实践经验

近年来,深圳市积极贯彻落实党中央实施"健康中国战略",全面贯彻落实发展为民、发展惠民,保障和改善民生的新发展理念,从2017年起启动"公众场所配置自动体外除颤器项目",在全市公共场所大量投放自动体外除颤器,全力构建全民急救体系,在提升深圳院前急救成功率的同时,全民急救意识与急救能力也得到显著提高,深圳市民生命安全更有保障。

(一) 相关法规、政策

1.《深圳市"十三五"自动体外除颤器配置实施方案》 2017年,深圳市急救中心按照深圳市卫生健康委员会要求,组织专家起草制定的《深圳市"十三五"自动体外除颤器配置实施方案》,方案提出:在公共场所配置AED、普及急救技能,构建全民参与的社会急救新体系。建议由政府主导,财政出资,由深圳市急救中心牵头负责在全市重点公共场所配置AED,分年度实施,计划"十三五"期间完成5 500台AED的采购与配置安装工作。

2. 深圳市政府"民生实事"项目 自2017年始深圳市启动了"公共场所配置AED项目"并纳入深圳市政府民生实事项目。深圳市卫生健康委员会委托深圳市急救中心牵头动员各区、各部门参与公共场所配置AED工作。

3.《深圳经济特区医疗急救条例》 2018年10月1日,《深圳经济特区医疗急救条例》颁布实施,在法律层面支持公共场所配置AED。条例第四十六条规定:"市卫生行政部门应当制定机场、地铁车站、火车站、汽车客运站、客运码头、口岸等公共场所配置自动体外除颤仪等医疗急救设备和器材规划,经市人民政府批准后组织实施"。条例第四十七条规定:"市、区卫生行政部门应当制定医疗急救培训计划,免费向公众提供医疗急救知识与技能的普及培训。培训可以通过购买服务的方式实施,费用纳入财政预算。"条例第四十八条还特别指出:"人民警察、消防人员、保安人员、导游、公共交通工具的驾驶员和乘务员等所在单位,应当组织相关人员参加医疗急救知识与技能的普及培训。已配置医疗急救设备和器材的公共场所、人员密集场所的经营管理单位,以及从事高危作业、易发生灾害事故的企业事业单位,应当组织相关人员参加医疗急救知识与技能的普及培训,掌握医疗急救设备和器材的使用技能,并定期进行医疗急救应急演练。"

4.《公共场所自动体外除颤器建设与管理规范》 2023年3月,深圳市急救中心制定深圳市地方标准《公共场所自动体外除颤器建设与管理规范》获批准发布,标准对深圳市公共场所自动体外除颤器的建设规划、配置场所、配置密度、配置要求、日常管理等进行统一规范。

(二) 组织实施

1. 编制AED配置规划 深圳市"公共场所配置自动体外除颤器项目"遵循"政府主导、社会共建、全民共享"的原则,实行先行先试、循序渐进的方式,根据区域人口数量,按比例配置。初期("十三五"期间)目标"百台千台"起步,中期("十四五"期间)目标每10万常住人口配置100至200台,远期目标每10万常住人口配置200台以上。同步建设全市公共场所AED信息化管理平台,实现全市AED信息化、科学化、标准化管理。

深圳市"公共场所配置自动体外除颤器项目"初期("十三五"期间)由深圳市卫生健康委员会委托深圳市急救中心主导组织实施,中远期由各区卫生主管部门负责辖区内公共场所 AED 配置管理工作。深圳市体育局、教育局、交通运输局等各有关部门积极配合做好市本级所辖公共场所 AED 配置工作。深圳市红十字会负责接受自然人、法人和其他组织向公共场所捐赠 AED,接受捐赠的 AED 纳入全市统一规划。

2. 统一 AED 设置规范 对全市公共场所配置 AED 的配置场所、配置密度、配置选址、配置方式、标志标识进行统一规范。

(1)配置场所:深圳市根据公共场所承担的城市功能,结合其面积、人流量、院外心搏骤停发生率等因素,将必须配置 AED 的公共场所分为三类。一类公共场所包括城市主要交通场站(口岸、机场、地铁站、火车站(高铁站)、客运站、游轮码头)、体育健身场所(体育馆、球类(训练、比赛、娱乐)场所、健身场所、游泳场(馆)等)、医疗卫生服务机构(市级医院、区级医院、社区医院、社区健康服务中心、社区健康服务站、中医馆)、养老机构(养老院、老人照料中心、老人娱乐活动中心)、学校(高等学校、高级中学、初级中学、小学)、大型购物场所(50 000 平方米以上都市型购物中心、地区型购物中心)。二类公共场所包括公共住宿场所(经各级旅游星级饭店评定委员会评定为一星级及以上的宾馆、酒店、旅馆、旅社、宾舍、度假村、俱乐部等)、文化交流场所(展览馆、博物馆、美术馆、图书馆、宗教活动场所、书店等)、文化娱乐场所(影剧院、音乐厅等)、住宅小区(商品房、公租房、人才房、宿舍楼等)、办公场所(企事业单位办公楼、商务楼、部队、工厂、建筑工地等)、公众服务场所(党群服务中心、行政办事大厅、派出所、对外服务办事窗口)、公共交通工具(火车、高铁、飞机、客渡、公交车)。三类公共场所为除列入一类及二类以外的其他公共场所。

(2)配置密度:深圳市根据不同的公共场所配置相应数量的 AED,一类公共场所 AED 配置密度满足每台 AED 服务辐射半径≤300m 或施救者直线步行 3~5 分钟可获取;二类公共场所 AED 配置密度满足每台 AED 服务辐射半径≤600m 或施救者直线步行 3~10 分钟可获取;三类公共场所根据需求配置适宜密度的 AED。

(3)配置选点:深圳市公共场所 AED 的设置点选择在公共场所人流密集区域、位置显眼、易于发现、方便取用且不影响人员安全疏散的固定位置(表 5-5)。AED 设置点周边无易燃或易爆物品;周边区域环境清洁和干燥;周边区域有网络、监控设备覆盖或人员值守。

表 5-5 深圳市公共场所 AED 的设置点选择

公共场所类别	配置安装选址推介
城市交通枢纽	覆盖每层建筑平面、有规律地安装在各类服务台、客服中心、监控室附近、垂直电梯附近,重要出入口、等候区、安检区、售票处
市政城市、自然公园	重要出入口、保安亭、公共洗手间附近
观光旅游区	重要出入口、售票处门口、医务室门口、服务台、客服中心、公共洗手间附近
体育健身场所	重要出入口、服务台、客服中心
养老机构	重要出入口、医务室门口、护士站、服务台、客服中心
医疗卫生服务机构	室外出入口、服务台、客服中心
学校	校门口、医务室门口、操场(运动场)附近、宿舍楼一楼出入口、图书馆出入口、食堂出入口
公共住宿场所	服务台、客服中心、垂直电梯附近
居民住宅小区	多层楼梯房:保安亭、管理处、一楼出入口 小高层、高层电梯房:一楼大堂出入口、垂直电梯附近
大型购物场所	商场门口、服务台、客服中心、垂直电梯附近
文化交流场所	重要出入口、服务台、客服中心、垂直电梯附近

续表

公共场所类别	配置安装选址推介
文化娱乐场所	重要出入口、服务台、客服中心、垂直电梯附近
办公场所	重要出入口、服务台、客服中心、垂直电梯附近
公众服务场所	重要出入口、服务台、客服中心
其他公共场所	重要出入口、服务台、客服中心、垂直电梯附近

（4）配置方式：深圳市按照配置场所的不同，选择不同的 AED 安置方式，常规公共场所 AED 设备安置在机柜（箱）内（图 5-4、图 5-5），机柜（箱）外形尺寸与 AED 匹配，机柜（箱）体端正，无歪斜、翘曲等变形现象，箱体表面无凹凸不平、毛刺等加工缺陷；机柜（箱）不上锁、不遮挡、不扫码，开启操作轻便灵活、无卡阻现象。机柜（箱）放置在地面或桌（台）面或悬挂于墙面，机柜（箱）牢固安置。AED 设备便于取用，其上沿离地面垂直高度不高于 1.5 米。部分安置在户外的 AED，选用具有防湿、防寒、防晒、防腐蚀、防雷等保护措施的机柜（箱）。特殊公共场所，如公共交通工具，将 AED 设备安置在具备防震功能的便携式手提式箱包内（图 5-6）。

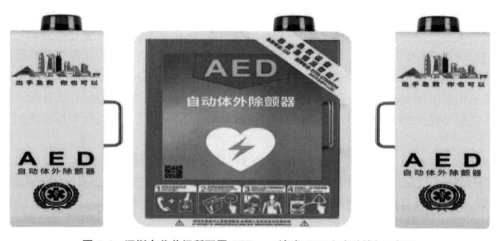

图 5-4　深圳市公共场所配置 AED——墙式 AED 机柜（箱）示意图

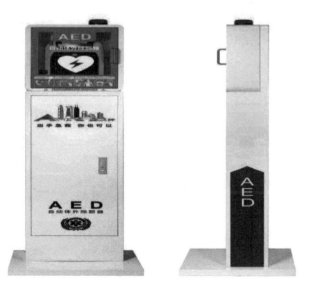

图 5-5　深圳市公共场所配置 AED——
立式 AED 机柜（箱）示意图

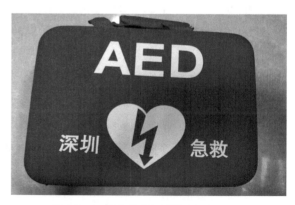

图 5-6　深圳市公共场所配置 AED——
箱包式 AED 手提包

（5）标志标识：深圳市 AED 设置点标志为三角形柱式立体结构（图 5-7），AED 设置点标识牌的下沿距地面的垂直高度大于 2 米。

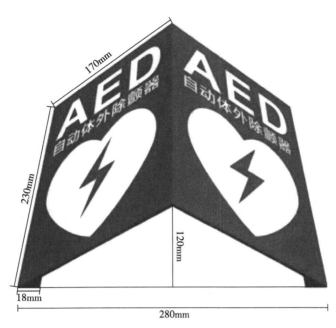

图 5-7　深圳市公共场所配置 AED 设置点标识牌

3. 规范 AED 的管理　深圳市急救中心、公共场所 AED 配置单位、AED 中标商、第三方维保单位、按各自职责共同做好 AED 管理工作。

（1）开发"深圳 AED 一键查"地图、AED 导航微信小程序。为让市民更方便快捷地找到距离其最近的 AED，2018 年 10 月，深圳市急救中心开发"深圳 AED 一键查"地图和"深圳 AED 导航微信小程序"，市民只能通过手机扫一扫，就能查找身边的 AED 并通过导航提示即可前往获取。

（2）建立 AED 日常检查制度：深圳市急救中心通过与公共场所 AED 配置单位签订"公共场所配置 AED 合作协议"明确其作为 AED 协管单位，共同做好 AED 的管理。"公共场所配置 AED 合作协议"规定：公共场所 AED 配置单位应建立自动体外除颤器管理制度，明确责任部门和责任人，至少每周检查 1 次设备，检查内容包括：设备是否正常待机、设备是否在固定位置、放置自动体外除颤器的机柜（箱）是否清洁、完好、配备的操作说明、宣传册是否缺损。同时，公共场所 AED 配置单位应建立自动体外除颤器档案资料，记明配置类型、数量、安装地点、检查、维护、使用等有关情况并建立自动体外除颤器故障消除登记制度，自动体外除颤器设备发生故障后，应及时电话报修。

（3）通过购买服务落实人工巡检：深圳市急救中心每年度通过申请财政专项资金，通过政府招标，委托第三方服务公司每年一次上门对配置在公共场所的 AED 开展维护保养、检测更新并形成月报表。维护保养内容包括：设备操作运行是否正常、电池容量是否达到技术要求、电极片是否完好、有效、设备使用年限是否有效。检测更新内容包括：设备电极片在失效前及使用后及时更换、设备使用后操作系统及数据及时提取、更新。

（4）启用自动体外除颤器远程管理平台：深圳市急救中心于 2020 年开发建立基于网络的自动体外除颤器远程管理平台（图 5-8），平台能远程实时、动态监控全市 AED 设备状态、序列号、设备位置、设备状态、维护状态、电池电量、状态更新时间等。同时 AED 一旦被取出使用，平台第一时间触发报警、信息反馈至中心，由专人到现场进行数据提取及跟踪、回访。

4. 强化人员培训　深圳市"公众场所配置 AED 项目"中明确，在公共场所每配置 1 台 AED，AED 配置所在的公共场所经营单位必须按照 1∶10 的比例（安装 1 台 AED，急救培训 10 人）分批次、分阶段组织员工进行免费的自动体外除颤器相关急救培训。

目 AED深圳管理平台

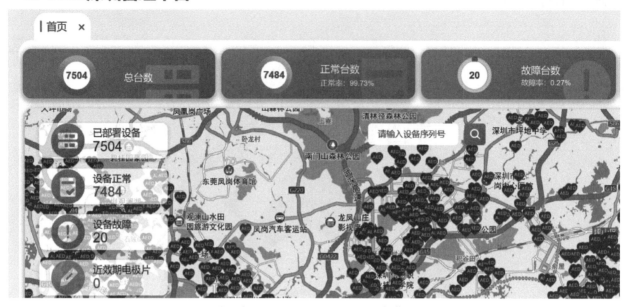

图 5-8　深圳市 AED 管理平台功能页面

深圳市"公众场所配置 AED 项目"配套急救培训由深圳市急救中心负责监督、培训地点覆盖分布在全市十个行政区,培训机构为取得深圳市急救中心认证的,具备颁发急救培训证书的 12 家"深圳市急救培训基地"(表 5-6)。各基地严格按照市急救中心的"五个统一"(统一学时、统一教材、统一师资、统一教具、统一颁证)的要求,开展急救技能培训工作。

表 5-6　深圳市急救培训基地名单

序号	基地名称
1	深圳市卫生健康能力建设和继续教育中心急救培训基地
2	北京大学深圳医院急救培训基地
3	深圳市龙岗中心医院急救培训基地
4	深圳市人民医院急救培训基地
5	深圳市中医院急救培训基地
6	深圳市罗湖区人民医院急救培训基地
7	深圳市前海蛇口自贸区医院急救培训基地
8	中国科学院大学深圳医院急救培训基地
9	深圳市坪山区人民医院急救培训基地
10	深圳市龙华区中心医院急救培训基地
11	深圳市盐田区人民医院(集团)急救培训基地
12	深圳宝安乐邦拥军急救培训基地

深圳市"公众场所配置 AED 项目"配套急救培训内容包括急救四步法、心肺复苏(CPR+AED)、异物卡喉、外伤急救、法律法规五大模块。培训时长为 7 小时。学员通过"深圳急救"微信小程序按流程进行报名,培训形式采用"试学练测"的学习形式,即对技能先试、再听老师讲、然后自行练习,培训当天现场将进行笔试及技能测试,合格者可获得深圳市急救中心颁发的"初级救护员"证书(图 5-9)。

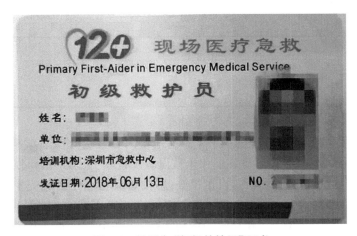

图 5-9 深圳市"初级救护员"证书

截至 2022 年 12 月,深圳市急救中心累计急救培训总量为 69.695 万人次,以深圳市常住人口 1 756 万计算("七普"人口数据),急救培训普及率达到 3.97%,高于国内平均 1% 水平。

5. 加强宣传推广 社会公众能否积极主动参与到院外心搏骤停急救,直接影响公共场所配置 AED 的工作成效。深圳市急救中心特别重视加强公众急救技能科普与救助免责法律条款的普法宣传,引导和鼓励社会公众理性、主动参与急救服务,增强公众的社会责任感。

每年的 1 月 20 日急救日,深圳市急救中心响应全国急救中国医院协会急救(站)分会号召,举办"120 国家急救日倡议活动暨急救科普大课堂公益培训",让市民近距离地了解急救、学习急救、参与急救。同时,联合深圳地铁、深圳火车站等单位开展"出手急救,你也可以"急救知识与技能宣传活动,邀请广大市民参与使用 AED 急救体验式教学。

目前,深圳市急救中心制作有关自动体外除颤器操作使用的 2 个短视频以公益广告形式在深圳地铁沿线各站及列车上每天循环播放,以此作为宣传媒介,广泛宣传。截至 2023 年 4 月 30 日,"深圳急救"微信公众号推送有关深圳公共场所配置自动体外除颤器宣传信息 151 条。

(三)取得成效

1. 构建社会急救新体系 在深圳市卫生健康委员会的统一领导下,深圳市形成"政府主导、社会共建、以点带面、市区联动"的深圳公共场所配置 AED 整体推进局格,截至 2022 年底,深圳全市区 AED 配置总数达到 43 397 台(表 5-7),以深圳市常住人口 1 756 万计算("七普"人口数据),配置率为每 10 万常住人约 248 台。

表 5-7 深圳市公共场所配置 AED 数量

序号	安装主体单位	安装数量(台)
1	深圳市急救中心	10 500
2	福田区卫生健康局	1 300
3	南山区卫生健康局	2 000
4	龙华区卫生健康局	1 200
5	宝安区卫生健康局	3 239
6	龙岗区卫生健康局	1 000
7	光明区卫生健康局	1 300
8	城安院城安智慧传播科技(深圳)	5 600
9	消防局	15 000

序号	安装主体单位	安装数量（台）
10	其他	2 258
11	共计	43 397

深圳市对社会急救意识的觉醒,来自 2014 年深圳地铁内 IBM 公司员工梁某一起猝死事件,无人敢救、会救的悲剧引发大众热议,急救知识普及率和急救设备配置率"双低"是导致其生命无法获得重生的主要原因。近年来,随着 AED 在公共场所的大量投放,急救知识培训的普及,完整有效的社会急救机制逐渐在深圳有效运行,截至 2022 年底,深圳安装在公众场所的 AED 共参与现场抢救 213 人次,已成功救治 56 人(表 5-8)。其中年龄最大的 75 岁,年龄最小的仅 13 岁。一个个深圳市民在各大公共场所大胆使用 AED 成功救人的故事,被全国、省、市各大媒体广泛报道宣传,温暖人心,令人振奋,不仅让更多公众见识了"AED 救命神器"的神奇,也让公众在危急时刻更有信心出手使用 AED 施救。

表 5-8 深圳市公共场所配置 AED 使用情况

AED 配置场所	AED 使用次数	使用 AED 成功次数
体育场所	16	11
学校	21	6
文化场所	2	1
大型商场	2	1
街道社区	20	7
交通场站	7	3
社康	36	9
政府机关	12	3
公园、旅游景点	8	3
地铁	47	9
养老院	18	0
口岸	4	0
住宅小区	20	3
救护车	0	0
共计	213	56

2. 发挥示范引领作用 深圳因为大规模启动"公众场所配置 AED 项目",深圳的 AED 发展模式得到了社会各界的认可。如今,"深圳模式"同样发挥了示范效应,在"深圳模式"的带动下,全国有许多城市也在加大公共场所 AED 的配置。如云南省、海南省、杭州市、北京市、天津市、武汉市、广州市等借鉴深圳市的做法,启动 AED 配置工作。

近年来,中央电视台、《健康报》、全国两会等多次宣传肯定深圳率先在公众场所普及 AED 急救设备在全国做出的示范引领作用。

2020 年,深圳市急救中心受国家卫生健康委员会委托,作为唯一起草单位,编写《公共场所自动体外除颤器配置指南(试行)》获国家卫生健康委公开印发,深圳 AED 配置经验从深圳推广至全国。

（深圳市急救中心 周 强 陈楷珠）

第八节
国产化生物制剂在动物致伤救治中的实践应用

一、狂犬病

目前,公认狂犬病可防不可治,狂犬病疫苗和被动免疫制剂对于狂犬病病例的治疗是无效的。然而,个体发生狂犬病暴露后,及时进行暴露后预防(PEP)几乎可以 100% 预防狂犬病发病。

现代狂犬病疫苗具有高度的免疫原性,在正确接种时可有效预防狂犬病。世界卫生组织建议只使用每瓶效力至少为 2.5IU 的浓缩、纯化细胞培养和鸡胚狂犬病疫苗(concentrated,purified cell culture and embryonated egg-based rabies vaccine,CCEEV),我国要求每剂效力至少为 4.0IU。我国可以生产原代地鼠肾细胞狂犬病疫苗、纯化 Vero 细胞狂犬病疫苗、人二倍体细胞狂犬病疫苗,可以满足国内 PEP 需求(表 5-9)。

表 5-9　国内部分人用狂犬病疫苗生产单位

批准文号	产品名称	生产单位
国药准字 S20120007	冻干人用狂犬病疫苗(人二倍体细胞)	成都康华生物制品股份有限公司
国药准字 S20030033	冻干人用狂犬病疫苗(Vero 细胞)	辽宁依生生物制药有限公司
国药准字 S20043090	冻干人用狂犬病疫苗(Vero 细胞)	辽宁成大生物股份有限公司
国药准字 S20050105	冻干人用狂犬病疫苗(Vero 细胞)	武汉生物制品研究所有限责任公司
国药准字 S20073014	冻干人用狂犬病疫苗(Vero 细胞)	宁波荣安生物药业有限公司
国药准字 S20083040	冻干人用狂犬病疫苗(Vero 细胞)	广州白云山生物制品股份有限公司
国药准字 S20160006	冻干人用狂犬病疫苗(Vero 细胞)	长春卓谊生物股份有限公司
国药准字 S20210014	冻干人用狂犬病疫苗(Vero 细胞)	长春生物制品研究所有限责任公司
国药准字 S20210026	冻干人用狂犬病疫苗(Vero 细胞)	山东亦度生物技术有限公司
国药准字 S20230004	冻干人用狂犬病疫苗(Vero 细胞)	华兰生物疫苗股份有限公司
国药准字 S20060076	人用狂犬病疫苗(Vero 细胞)	吉林惠康生物药业有限公司
国药准字 S20160003	人用狂犬病疫苗(Vero 细胞)	大连雅立峰生物制药有限公司
国药准字 S19990064	人用狂犬病疫苗(地鼠肾细胞)	吉林亚泰生物药业股份有限公司
国药准字 S20000004	人用狂犬病疫苗(地鼠肾细胞)	中科生物制药股份有限公司
国药准字 S20000044	人用狂犬病疫苗(地鼠肾细胞)	河南远大生物制药有限公司
国药准字 S20000057	人用狂犬病疫苗(地鼠肾细胞)	兰州生物制品研究所有限责任公司
国药准字 S20063041	人用狂犬病疫苗(地鼠肾细胞)	艾美诚信生物制药有限公司

　　狂犬病免疫球蛋白(rabies immunoglobulin,RIG)是一种含有抗狂犬病毒抗体的制剂,包括人源 RIG (hRIG)或马源 RIG(eRIG)。它们被认为具有相似的临床有效性(表 5-10)。抗狂犬病单克隆抗体产品已在临床试验中被证明是安全有效的。这类单克隆抗体广谱中和全球流行的 RABV 分离株。单克隆抗体产品的优势包括质量标准化的大规模生产、高度有效性、在生产过程中不使用动物等,降低了不良事件的风险。如果可以获得,单克隆抗体产品可以作为 RIG 的替代品。目前,国内已上市的单克隆抗体产品为华北制药金坦生物技术股份有限公司生产的奥木替韦单抗注射液(国药准字 S20220003)。

表 5-10　国内部分狂犬病人免疫球蛋白生产单位

批准文号	产品名称	生产单位
国药准字 S20190001	狂犬病人免疫球蛋白	成都蓉生药业有限责任公司
国药准字 S20063014	狂犬病人免疫球蛋白	广东双林生物制药有限公司
国药准字 S20063107	狂犬病人免疫球蛋白	广东卫伦生物制药有限公司
国药准字 S20053107	狂犬病人免疫球蛋白	贵州泰邦生物制品有限公司
国药准字 S20150003	狂犬病人免疫球蛋白	国药集团上海血液制品有限公司
国药准字 S10940014	狂犬病人免疫球蛋白	国药集团武汉血液制品有限公司
国药准字 S20110010	狂犬病人免疫球蛋白	哈尔滨派斯菲科生物制药有限公司
国药准字 S20180005	狂犬病人免疫球蛋白	河北大安制药有限公司
国药准字 S20083009	狂犬病人免疫球蛋白	华兰生物工程股份有限公司
国药准字 S20220014	狂犬病人免疫球蛋白	华兰生物工程重庆有限公司
国药准字 S20053040	狂犬病人免疫球蛋白	华润博雅生物制药集团股份有限公司
国药准字 S20093007	狂犬病人免疫球蛋白	南岳生物制药有限公司
国药准字 S20053087	狂犬病人免疫球蛋白	山东泰邦生物制品有限公司
国药准字 S20083124	狂犬病人免疫球蛋白	山西康宝生物制品股份有限公司
国药准字 S20033032	狂犬病人免疫球蛋白	深圳市卫光生物制品股份有限公司
国药准字 S20053016	狂犬病人免疫球蛋白	四川远大蜀阳药业有限责任公司
国药准字 S20110009	狂犬病人免疫球蛋白	同路生物制药有限公司
国药准字 S20053078	狂犬病人免疫球蛋白	武汉中原瑞德生物制品有限责任公司

【经典救治案例】

　　2023 年 3 月 25 日,家住河北省某市 11 岁男孩小王被狗咬伤,为腿部严重撕裂伤伴有组织缺损,长约 20cm,宽约 5cm,出血不止。就诊当地医院,建议转至北京进行救治。

　　小王的母亲原以为处理伤口后只需要注射狂犬病疫苗就行了。按照狂犬病预防的规范,对既往没有全程注射过狂犬病疫苗的Ⅲ级暴露患者,除规范处理伤口、注射狂犬病疫苗外,还须使用被动免疫制剂。Ⅲ级暴露患者,感染狂犬病风险高、潜伏期短,如果既往未注射过狂犬病疫苗,此次注射疫苗后需要 1~2 周体内才产生对狂犬病的抵抗力,因此需要注射被动免疫制剂,快速产生保护作用,而且狂犬病被动免疫制剂应尽量在伤口周围做充分的浸润注射。狂犬病被动免疫制剂包括狂犬病人免疫球蛋白及单克隆抗体等,狂犬病人免疫球蛋白的黏稠度高,注射疼痛感相对强。孩子的母亲非常担心孩子忍受不了注射的疼痛、不能满意配合,影响浸润注射的充分程度,选择了单克隆抗体。

注射过程很顺利。与生理盐水的黏稠度接近的单克隆抗体注射的疼痛感比较低,小王很平静地接受了注射。经过医生和护士的细心诊疗,小王的伤口在半个月之后基本愈合,没有出现伤口感染。观察了半年多的时间,没有出现破伤风,也没有发作狂犬病。

二、蛇咬伤

抗蛇毒血清通过中和人体内的蛇毒发挥治疗效果,是目前治疗蛇咬伤很有效的药物。我国蛇毒血清是单价抗蛇毒血清,包括抗五步蛇毒血清、抗蝮蛇毒血清、抗眼镜蛇毒血清和抗银环蛇毒血清。使用原则:早期用药、同种专一、异种联合。

目前,国内上市的抗蛇毒血清为抗眼镜蛇毒血清(国药准字 S10830005)、抗蝮蛇毒血清(国药准字 S10820180)、抗五步蛇毒血清(国药准字 S10820178)、抗银环蛇毒血清(国药准字 S10820179),均为上海赛伦生物技术股份有限公司生产。

目前抗蛇毒血清也存在一些不足,如对细胞毒、血液毒造成的人体局部组织损伤的疗效不佳。抗蛇毒血清作为异种蛋白,可引起过敏反应。抗蛇毒血清种类有限,抗蛇毒血清对部分毒蛇咬伤中和效果不佳。

【经典救治案例】

在 2021 年 7 月 13 日的一个炎热午后,73 岁的老陈像往常一样在山上采摘粽叶。但这次不同,他在不知不觉中被毒蛇咬伤后摔倒,出现颜面部、上呼吸道水肿,生命垂危。幸好丽水市某医院蛇伤救治中心的医务人员及时将他从"鬼门关"拉了回来。

"当时,我没有意识到是毒蛇的咬伤。我摔倒后感到头痛、头昏,面部肿胀得很厉害,于是被送到县医院。医生说我病情严重,需要转到丽水市某医院急诊科。到那里后,蛇伤救治专家识别出我是毒蛇咬伤导致中毒。"老陈回忆起一个月前的经历,仍然心有余悸。

那天,老陈和老伴采摘粽叶时,老陈突然摔倒,感到头痛、颜面部肿痛。他回家休息,希望症状能自行缓解。但他发现肿痛越来越明显,睁不开眼,甚至出现了"熊猫眼"的症状。他的儿子发现不对劲,急忙将老陈送到当地县医院。经过化验,老陈的血小板计数极低,生命危在旦夕。

转到丽水市某医院后,值班的医生给老陈做了仔细查体,发现老陈颜面部肿胀明显,前额部有点状创口,双眼青紫肿胀,睁眼受限,双眼上睑皮肤破损伴渗血,口唇肿胀,呈鱼嘴样改变,牙龈出血,血小板计数极低。医生认为老陈的症状不符合普通外伤的临床表现,颜面部均质性肿胀,口唇外翻,血小板计数极低,头颅 CT 未见明显骨折、出血,于是请示了蛇伤救治中心主任。主任考虑到患者受伤地点为五步蛇咬伤高发地带,结合患者的临床表现、血常规检查结果和头颅 CT 情况,高度怀疑是五步蛇咬伤。于是,对老陈进行诊断性治疗,给老陈注射了一支能够有效解蛇毒的药抗五步蛇毒血清。使用抗蛇毒血清后,不到 1 小时,复查血常规,老陈的血小板计数明显升高,恢复到正常范围。至此,老陈的诊断基本明确为五步蛇咬伤颜面部导致的中毒。

治疗期间,老陈的颜面部肿胀加重,呼吸费力,血氧饱和度下降,意识改变。考虑到并发急性喉头水肿可能,医生紧急给他气管插管、呼吸机辅助呼吸。插管时发现悬雍垂、会厌部明显水肿,老陈随后被转入了急诊重症监护室。考虑到中毒症状明显,医生还继续给予老陈输注抗五步蛇毒血清。

经过 20 天的全力救治,老陈逐渐康复,没有留下任何后遗症。老陈感慨地说:"感谢医生们给了我第二次生命。"这次成功的救治,得益于专业的蛇伤救治团队的及时救援,有效的解毒药物使用,以及有效的院后患者随访管理,为蛇咬伤患者的生命安全提供了有力保障。

三、蜂蜇伤

(一)肾上腺素

抢救过敏性休克需注射肾上腺素,对儿童蜂蜇伤早期应用肾上腺素甚至可避免气管插管。具体用法:肾上腺素 0.3~0.5mg(儿童 0.01mg/kg,不超过 0.3mg)肌内注射,严重者可每隔 5~10 分钟重复使用。有研究提示,臀部肌内注射较上臂肌内注射或皮下注射吸收更快。如无效或已出现循环衰竭,应静脉给药。

(二)糖皮质激素的分层次应用

糖皮质激素可抗炎、抗免疫、抗休克、抗过敏、抗溶血及提高机体应激能力。早期可静脉给予氢化可的松 200~400mg,或地塞米松 5~20mg,或甲泼尼龙 40~160mg 等。目前,关于糖皮质激素在蜂蜇伤中的应用并无争议,但究竟多大剂量治疗效果最佳并没有统一的认知,使用剂量的有效性及安全性尚缺乏系统性研究。

(三)蜂毒免疫疗法

蜂毒免疫疗法是一种使人体获得对蜂毒成分主动免疫能力的方法,常规应用于蜂蜇伤毒效应的预防与治疗过程中。

患者被蜂蜇伤后应尽快接受特异性 IgE 抗体测试。抗体测试阳性后即应接受蜂毒免疫疗法,方法可分为常规疗法及冲击疗法两种。常规疗法是将混合蜂毒液提取物进行肌内注射,首次剂量为 0.1μg,以后每周注射 1 次,并逐渐加大单次注射剂量,在 3~6 个月内达到单次剂量 100μg,并维持此剂量持续注射 3~5 年。维持剂量治疗期间的注射间隔时间延长至每 3 个月 1 次。

【经典救治案例】

陕西省汉中地区每年 9 月到 11 月易发生胡蜂蜇人事件。

2021 年 8 月 19 日,家住汉中市某县的小兰在田间刨花生时,不慎惊扰到草丛中的胡蜂,被蜇伤头部、胳膊及小腿共 40 余处,疼痛难忍,伴恶心呕吐。同村人员见状及时拨打急救电话将小兰送往当地医院就诊。当地医院发现小兰蜇伤部位形成大片青紫瘀斑,小便呈酱油色,神志恍惚,病情极其危重,紧急转至汉中市某医院治疗。

到达汉中市某医院时,小兰已出现溶血性贫血,横纹肌溶解,肝损伤,Ⅰ型呼吸衰竭及急性肾损伤等多脏器功能损害。时间就是生命,抢救刻不容缓,医师立即行右侧股静脉穿刺置管术,予以床旁连续性肾脏替代治疗(CRRT)+ 血液灌流治疗。并给予补液、水化、碱化,预防应激性溃疡,抑制炎症反应等措施治疗。8 月 20 日小兰病情进一步加重,医生在原有治疗措施基础上,进行了血浆置换。但是当晚,小兰血氧饱和度和氧分压下降,Ⅰ型呼吸衰竭加重,给予了气管插管、呼吸机辅助通气治疗。住院期间共行床旁 CRRT 治疗 96 小时,血液灌流 8 次,血浆置换 2 000mL × 4 次,呼吸机辅助通气 102 小时。最终经过 15 天的治疗,小兰病情逐渐稳定,最终康复出院。

四、蜱咬伤

某些蜱传疾病可以通过接种疫苗进行预防,如蜱传脑炎病毒引起的蜱传脑炎(tick-borne encephalitis)。2021 年美国 FDA 已批准蜱传脑炎疫苗 TicoVac 上市,在 1 岁以上个体中用于预防蜱传脑炎;但国产蜱传脑炎疫苗还没有上市。

五、创伤弧菌感染

有报道,多黏菌素 B 固定纤维(PMX)血液灌流能够特异性吸附内毒素,改善革兰氏阴性菌严重感染患者预后,可治疗创伤弧菌所致脓毒症。有报道,4,4- 二异硫氰酸酯 -2,2- 二磺酸二钠盐选择性地抑制创伤弧菌 RtxA1 毒素的分泌,降低 RtxA1 毒素诱导的钙离子内流,抑制 RtxA1 与宿主细胞的结合,从而显著抑制创伤弧菌对宿主细胞的细胞毒性,是一种有潜力的靶向药物。

六、蝎子蜇伤

抗蝎毒血清是治疗蝎子蜇伤中毒的特异性中和药物。1956 年英国伦敦切尔西的 Lister 研究所的抗蝎毒血清产量达到了 80 000 支/年。2011 年 8 月 4 日由墨西哥国立自治大学和 Bioclon Institute 公司共同开发的抗蝎毒药 Anascorp，获美国 FDA 批准上市，Anascorp 为马抗刺尾蝎属蝎毒免疫球蛋白 F（ab'）$_2$ 注射液，由蝎毒免疫的马血浆制成；该药为美国首个刺尾蝎属的蝎子蜇伤特异性治疗药物，目前已经在墨西哥、巴西、委内瑞拉、突尼斯和伊朗等国家应用。

在我国，目前尚无自主研发或进口的抗蝎毒血清产品应用于蝎子蜇伤后中毒，严重蝎子蜇伤患者仍然采用注射抗蛇毒血清。

七、动物致伤相关破伤风的防治

破伤风主动免疫制剂为含破伤风类毒素的疫苗（TTCV）。破伤风类毒素疫苗于 1924 年首次生产，在第二次世界大战中广泛使用。此后，TTCV 在预防孕产妇及新生儿破伤风和创伤相关的破伤风方面发挥了重要作用。TTCV 包括吸附破伤风疫苗（tetanus vaccine，adsorbed，TT）、吸附白喉破伤风联合疫苗（diphtheria and tetanus combined vaccine，adsorbed，DT）以及吸附无细胞百白破疫苗（diphtheria，tetanus and acellular pertussis combined vaccine，adsorbed，DTaP）等。成人接种 3 剂次的 TTCV 后，96% 的抗体水平可维持在保护水平长达 13 年，72% 可以维持 25 年。破伤风疫苗的安全性较高，严重不良反应的发生率仅为 1.6/100 万。

破伤风被动免疫制剂包含破伤风抗毒素（tetanus antitoxin，TAT）、马破伤风免疫球蛋白（F（ab'）$_2$）[equine anti-tetanus F（ab'）$_2$]和破伤风人免疫球蛋白（human tetanus immunoglobulin，HTIG）。其中 F（ab'）$_2$是在原有使用马血清生产 TAT 工艺的基础上，经加用柱色谱法纯化工序降低 IgG 等大分子蛋白的含量、提高有效成分抗体片段 F（ab'）$_2$ 的相对含量，使之安全性较 TAT 得到较大提高。相较于破伤风主动免疫，被动免疫制剂的保护时间短。TAT 和 F（ab'）$_2$ 保护时间为 10 天，而且反复注射保护时间逐渐缩短。HTIG保护时间为 28 天。因此，被动免疫制剂主要用于外伤后的临时性预防，需要通过主动免疫建立长期保护。仅依靠被动免疫制剂预防破伤风，仍有患病风险。另外，被动免疫制剂的不良反应也应重视，TAT 过敏发生率达 5%~30%，且有 1/1 万的过敏致死率。TAT 进行脱敏注射，也有 14.1% 的过敏发生率，且脱敏导致过敏性休克的发生率达 1.2%。TAT 即使皮试阴性，注射后仍有 3.91% 的过敏发生率。因此，如果需要使用被动免疫制剂，应优先选择 HTIG，其次是 F（ab'）$_2$，最后是 TAT。

随着医学科学技术的发展，抗破伤风毒素单克隆抗体正在研制中，其具有批间差异小、安全性提高、可大量制备等优势，并且有替代现有抗破伤风被动免疫制剂的趋势和可能。表 5-11 为国内部分破伤风免疫制剂生产单位。

表 5-11　国内部分破伤风免疫制剂生产单位

批准文号	产品名称	生产单位
国药准字 S10820029	吸附破伤风疫苗	北京生物制品研究所有限责任公司
国药准字 S20160004	吸附破伤风疫苗	成都欧林生物科技股份有限公司
国药准字 S10820005	吸附破伤风疫苗	成都生物制品研究所有限责任公司
国药准字 S20233103	吸附破伤风疫苗	华兰生物疫苗股份有限公司
国药准字 S10820156	吸附破伤风疫苗	兰州生物制品研究所有限责任公司
国药准字 S10820056	吸附破伤风疫苗	武汉生物制品研究所有限责任公司

续表

批准文号	产品名称	生产单位
国药准字 S10880001	破伤风人免疫球蛋白	成都蓉生药业有限责任公司
国药准字 S20063017	破伤风人免疫球蛋白	广东双林生物制药有限公司
国药准字 S20120026	破伤风人免疫球蛋白	广东卫伦生物制药有限公司
国药准字 S20053106	破伤风人免疫球蛋白	贵州泰邦生物制品有限公司
国药准字 S10870003	破伤风人免疫球蛋白	国药集团武汉血液制品有限公司
国药准字 S20063145	破伤风人免疫球蛋白	哈尔滨派斯菲科生物制药有限公司
国药准字 S20180010	破伤风人免疫球蛋白	博晖生物制药（河北）有限公司
国药准字 S20023036	破伤风人免疫球蛋白	华兰生物工程股份有限公司
国药准字 S20153006	破伤风人免疫球蛋白	华兰生物工程重庆有限公司
国药准字 S20033044	破伤风人免疫球蛋白	绿十字（中国）生物制品有限公司
国药准字 S20073004	破伤风人免疫球蛋白	南岳生物制药有限公司
国药准字 S20053090	破伤风人免疫球蛋白	山东泰邦生物制品有限公司
国药准字 S20083114	破伤风人免疫球蛋白	山西康宝生物制品股份有限公司
国药准字 S20053027	破伤风人免疫球蛋白	深圳市卫光生物制品股份有限公司
国药准字 S20043094	破伤风人免疫球蛋白	四川远大蜀阳药业有限责任公司
国药准字 S20202000	破伤风人免疫球蛋白	同路生物制药有限公司
国药准字 S20053028	破伤风人免疫球蛋白	武汉中原瑞德生物制品有限责任公司
国药准字 S20233096	破伤风人免疫球蛋白	新疆德源生物工程有限公司
国药准字 S10970022	破伤风抗毒素	江西生物制品研究所股份有限公司
国药准字 S10820151	破伤风抗毒素	兰州生物制品研究所有限责任公司
国药准字 S10820040	破伤风抗毒素	武汉生物制品研究所有限责任公司
国药准字 S20053002	马破伤风免疫球蛋白（F(ab')₂）	上海赛伦生物技术股份有限公司

【经典救治案例】

2019 年 3 月 6 日，河北省廊坊市一个小镇的李爷爷 89 岁了，像往常一样住在自己小女儿家中，悠闲自在，安度晚年，乐享生活。

小女儿家院中养了 5 条大型犬，平日里李爷爷与这几只犬比较熟悉，谁知这一天几只犬突然挣脱了绳索将李爷爷扑倒在地，撕咬起来。听到呼救的孩子们急忙出来制止猛犬的攻击。但是李爷爷已经头面部、躯干、四肢等多处损伤，伤口有活动性出血，还可见到肌肉外露。李爷爷的孩子们吓坏了，急忙用毛巾将伤口捂住用力地压着止血，此时已是哭声一片，李爷爷也疲惫地躺在地上。

孩子们急忙把李爷爷抬上车送往当地医院，但是当地医院没有见过这么重的犬咬伤患者，建议转院。孩子们开车来到天津，辗转了几家医院最后来到天津市某医院。

在该医院里，医生进行了全面查体，李爷爷精神虚弱，血压 90/60mmHg，头面部、躯干、四肢多发皮肤破损，四肢伤口深达骨骼，断端肌肉外露，渗血。医生第一时间将李爷爷送入手术室进行伤口冲洗以及狂犬病暴露后预防处置。在清创过程中李爷爷出现了失血性休克，生命垂危，经过医生们的全力抢救，李爷爷被医生从鬼门关救了过来。

虽然医生及时给予了破伤风人免疫球蛋白250IU肌内注射的预防措施。但是,第二天李爷爷出现牙关紧闭,肌肉强直、抽搐,再次生命垂危。

经过询问,3年前李爷爷曾被猫咬伤并全程肌内注射狂犬病疫苗,狂犬病发作的可能性小。经过专家们认真讨论后得出结论,李爷爷是破伤风发作,原因是:①多犬多处严重咬伤产生大量坏死组织;②伤口污染严重;③失血性休克限制了清创的满意程度;④李爷爷无破伤风疫苗接种史;⑤全身肌肉持续强烈强直性收缩、阵发性震颤,牙关紧闭、张口困难,符合破伤风的临床特点。

为什么李爷爷在已经肌内注射破伤风人免疫球蛋白250IU后仍然发病?首先,李爷爷全身多处咬伤,伤情重,辗转多家医院导致清创延迟。其次,发生失血性休克加重伤口缺氧。此外,李爷爷没有进行过破伤风疫苗接种。在此基础上,注射破伤风人免疫球蛋白250IU不足以完全避免破伤风发病。

诊断明确后,医生给予破伤风人免疫球蛋白3 000IU一次性肌内注射,并肌内注射破伤风疫苗。经医务人员的积极治疗和细心护理,经过近1个月的时间,李爷爷病情稳定,出院回家休养。

对于医院的成功救治,李爷爷及家属非常满意和感激,经过出院后的居家恢复,李爷爷已经脱离了家属的搀扶,可以自由活动。

（北京大学人民医院　王传林　李　明　杜　哲　邓玖旭）
（中国疾病预防控制中心　殷文武　吕新军）
（北京大学第一医院　刘　斯　刘　珵）
（首都医科大学附属北京朝阳医院　陈庆军）
（温州医科大学附属第五医院　兰　频）
（南方医科大学第五附属医院　康　新）
（天津市西青医院　郭志涛）
（汉中市中心医院　王　敬）
（福建中医药大学附属晋江中医院　庄鸿志）
（晋江市罗山街道社区卫生服务中心　庄天从）
（北京市顺义区光明社区卫生服务中心　张中良）

参 考 文 献

[1] World Health Organization.Rabies vaccines:WHO position paper,April 2018-Recommendations[J].Vaccine,2018,36(37):5500-5503.

[2] 国家药品监督管理局数据查询[DS/EB].[2023-07-04].https://www.nmpa.gov.cn/datasearch/.

[3] 国家卫生健康委办公厅.国家卫生健康委办公厅关于印发常见动物致伤诊疗规范(2021年版)的通知[EB/OL].[2023-07-04].http://www.nhc.gov.cn/yzygj/s7653p/202108/4ffeae91da9b4e63907247075686f9ac.shtml.

[4] BILÒ B M,BONIFAZI F.Epidemiology of insect-venomanaphylaxis[J].Curr Opin Allergy Clin Immunol,2008,8(4):330-337.

[5] FREEMAN T M.Clinical practice.Hypersensitivity to hymenoptera stings[J].N Engl J Med,2004,351(19):1978-1984.

[6] GUO R H,GONG Y,KIM S Y,et al.DIDS inhibits Vibrio vulnificus cytotoxicity by interfering with TolC-mediated RtxA1 toxin secretion[J].Eur J Pharmacol,2020,884:173407.

[7] BOYER L V,THEODOROU A A,BERG R A,et al.Antivenom for critically ill children with neurotoxicity from scorpion stings[J].N Engl J Med,2009,360(20):2090-2098.

[8] Tetanus vaccines:WHO position paper-February 2017[J].Wkly Epidemiol Rec,2017,92(6):53-76.

[9] SCHEIBEL I,BENTZON M W,CHRISTENSEN P E,et al.Duration of immunity to diphtheria and tetanus after active immunization[J].Acta Pathol Microbiol Scand,1966,67:380-392.

[10] Simonsen O,Badsberg J H,Kjeldsen K,et al.The fall-off in serum concentration of tetanus antitoxin after primary and booster vaccination[J].Acta Pathol Microbiol Immunol Scand C.1986,94:77-82.

［11］陈孝平,汪建平,赵继宗.外科学［M］.9 版,北京:人民卫生出版社,2018:126-130.

［12］兰晓东,周涛,王超,等.我国烧伤后并发破伤风临床文献分析［J］.中华医院感染学杂志,2021,31（14）:2198-2202.

［13］罗时定.人破伤风免疫球蛋白及其应用［J］.中华急诊医学杂志,2002,11（4）:285-286.

［14］佟孝杰,罗银秋.脱敏注射破伤风抗毒素的风险与人破伤风免疫球蛋白的应用［J］.齐齐哈尔医学院学报,2009,30（18）:2336.

［15］仇秋菊,宾文凯.马血清破伤风抗毒素与马破伤风免疫球蛋白 $F(ab')_2$ 过敏反应比较［J］.蛇志,2015,27（3）:263-265.

［16］任怡,赵建中.我国抗破伤风毒素单克隆抗体的临床开发和评价［J］.中国临床药理学杂志,2022,38（14）:1701-1704.

第九节
数字技术助力社会应急网络建设

一、数字技术助力社会应急网络建设概况

2021 年 7 月，驰援河南抗洪救灾，腾讯的多款产品发挥了积极作用。例如紧急上线汛情互助小程序和"救命文档"，并在后台联动社会救援力量，为民众提供帮助。腾讯地图上线了"郑州暴雨互助地图"，提供汛情查询、灾情上报以及求助点／避难点查询等功能。驰援救灾的经历，进一步加深了腾讯对数字科技助力社会应急能力建设的思考。以数字技术为核心，助解应急难题，是腾讯参与到社会应急领域的初心，也是我们对"科技向善"使命的践行和规模化创造可持续社会价值的一种探索。

2022 年，全国人大代表、腾讯董事会主席兼首席执行官马化腾先生向全国人大提交了《关于利用数字技术助力社会应急网络建设的建议》的议案，提出可利用互联网技术创新安全宣传教育方式，提高公众安全意识和应对能力，打造政府主导下的社会应急开放平台，将预警信息、应急科普与救援服务有效衔接。加强社会应急能力建设与基层治理的融合，探索提高数字化连接能力，将社区志愿者、外卖配送员、网约车、司机、快递员等数量庞大的属地化群体，纳入社会应急志愿者组织体系，通过派单机制将需求和供给精准匹配。马化腾先生的这一提案，背后体现了腾讯对数字科技助力社会应急能力建设的研究和思考。

社会应急网络由熟人、属地和陌生人等层次构成，他们之间相辅相成、相互支持、相互协助。当灾害或紧急情况发生时，身边人往往是第一响应人，其意愿度最高，但通常不具备所必要的应急能力和条件。因此，全民应急意识和技能的普及尤为重要，这是第一重保障。然后是属地管理，类似学校、社区、工作单位等。近年来，在公共卫生或灾害事件发生时，社区往往成为应急管理的最小单元，因此提升属地应急管理和响应能力尤为重要。我们也曾看到过类似网格员、第一响应人等的实践。再者是最广大的志愿者，他们可以是外卖员、网约车司机或是快递员，这些离人们很近，是每天穿梭在人们身边的群体。虽然人们每天见到他们，但目前，在紧急时刻还很难与之建立有效的"连接"。如果大家都能加入社会应急志愿者队伍，那么，整个社会的应急响应能力将会有显著提升。

因此，腾讯提出要搭建应急开放平台，通过互联网技术去建立这种连接。在政府领导下，建设全民参与的应急体系。一方面，通过平台，腾讯希望探索建立数字化连接能力，将求救信息、急救科普与救援服务有效连接，并推动社会力量和政府力量的有效协同，构建有效的政府引领、社会协同、公众参与的社会应急网络。另一方面，腾讯也希望通过平台向社会提供更为便捷、高效的技术服务，为当前社会应急网络建设所遇到的问题，提供更加创新的技术手段和解决方案。

二、社会化院前急救的探索和实践

当前我国无论是在急救设备还是急救志愿者数量上都存在较大缺口，整体院前急救成功率处于较低水平。在过去的实践中，往往通过全民急救技能教育、AED 密度提升来逐步改善。但我国幅员辽阔、人口众多的国情，使得这样的方式往往会消耗巨大的资源，以致在各地都难以有效开展院前急救。因此，急救志愿者和急救设备在未来一段时间内仍将处于相对短缺状态，而如何最大程度地用好这些资源，成为必须

面对的一个重要问题。互联网技术恰好能在这个环节中发挥重要作用。通过互联网的连接能力,可以快速精准地定位到附近的急救设备以及掌握急救技术的人员,从而让他们第一时间到达现场。相比起过去随机的偶遇式的急救,这种急救方式将大大地提升救援效率和急救资源的使用率。基于此,腾讯搭建了应急开放平台,探索让现有资源得到充分调配,联动各地急救体系,通过信息化平台实现"呼救、定位、派遣"的院前急救全流程,助力急救成功率的提升。

(一)开放区域的院前急救探索

从 2022 年起,我们与深圳市宝安区红十字会共同探索"五分钟社会救援圈",尝试将应急系统与社区卫生与健康服务中心、医院等医疗体系打通,通过数字技术快速呼叫志愿者救助,并接入专业的急救医疗资源,从而实现在辖区内通过社会力量及时应对处置各类医疗急救事件。当用户扫描二维码或使用小程序呼救时,涵盖属地管理员、志愿者、社区卫生与健康服务中心、医院的四级响应机制会即时启动,医师志愿者会通过视频给予专业指导,社区卫生与健康服务中心作为专业医护力量会及时赶往现场。此外,距离事发地最近的管理员及相关志愿者也会第一时间收到通知,并通过互联网定位及时赶到现场实施救援。该体系最大程度地提升了在开放区域的院前急救成功率,通过社会力量与专业医护力量的有效协同,实现及时、准确、有效的院前急救。当前,系统已部署至深圳宝安区 49 个小区及相关的社区卫生与健康服务中心、医院,在几个月内已成功救助数例患者。该模式得到了初步验证。

(二)封闭场景的院前急救探索

商城、写字楼、校园等的封闭场景存在着管理密度高、范围可控等特点,因此更精细化的院前急救系统,往往更能显著提升该类场所的急救成功率。

例如,在校园场景,2021 年 12 月,由腾讯打造的全国首个高校场景的急救响应系统在南京大学落地。通过一键呼救小程序"企鹅急救助手",实现"求助者—志愿者—设备"的在线联动。2022 年,陆续在华中科技大学、暨南大学等高校也落地了校园应急系统。2022 年 8 月,在教育部体育卫生与艺术教育司指导下,腾讯与全国急救教育试点工作办公室、中国教育发展基金会达成战略合作,在全国筛选 30 余所试点高校,将从校园应急平台建设、急救教育内容数字化建设、急救技能提升、线上线下宣教活动等方面推动校园应急能力提升。这项工作目前正在持续进行中。

在大型商场,应急响应系统在深圳率先落地,同时腾讯还与某公司合作,搭建了系统化的员工培训体系。目前,应急响应系统已覆盖华南大区 15 个万象城,为商场的顾客提供健康和生命安全保障。下一步,双方将从单一商场场景拓展到万象生活全国高端写字楼 / 住宅、体育馆、产业园、公园等多种业态,旨在为公众提供全方位的健康和生命防护。

(三)数字技术助力急救效率提升

2020 年 9 月,国家卫生健康委员会等 9 部委印发《进一步完善院前医疗急救服务指导意见的通知》,提出加强院前医疗急救信息化建设,探索并推广急救呼叫定位的要求。结合当前院前急救报警定位位置上报率低、位置不准确,以及无法了解现场实际情况等问题,腾讯与重庆急救中心通过微信小程序"渝视救",就报警定位、视频报警能力开展试点合作,即在现有报警定位体系的基础上,结合微信开放平台的能力,基于微信小程序进行用户定位上报,作为现有报警定位功能的有效补充,与其他定位能力并行,为急救中心提高报警定位覆盖率及精准率,缩短出车营救时间;同时以视频报警形式,连接事发现场及急救中心专业医务人员,便于判断现场实际情况并实现远程视频指导,旨在提高救援效率。

目前,重庆急救中心已全面落地微信小程序定位及视频通话功能,并在重庆市 32 个 120 调度指挥分中心正式上线运行,截至 2022 年底,"渝视救"小程序注册用户共计 70 819 人,收到报警 11 505 余次。其中,使用小程序主动报警 5 635 次,短信链接转视频发送总量 2 086 次,发送标准急救指导视频 3 784 次;通过精确定位和远程急救指导,120 有效接警率提升 20%、院前抢救成功率提升 13%、救护车空车率下降 5 个百分点,有效降低了院前伤残率和病死率。

随着越来越多的急救中心开通微信小程序,增加定位、视频报警等信息化功能,相信,未来急救中心的应急处置工作将更加高效,方式也更为多样化。

(四) 针对特殊群体的数字化服务

2021 年国际残疾人日,腾讯推出"无障碍急救功能",采用科技手段解决听障人士的独立急救报警难题。通过该功能,听障人士可以通过文字呼叫 120。该功能将文字转译成语音,传输给本地 120 急救中心;120 急救中心调度人员接到听障人士报警,会收到相应提示音,以便于准确回应;120 急救中心调度人员的语音回复也将同步转译成文字,发送给报警人。与此同时,听障人士的报警位置信息也将同步传输给 120 急救中心,从而极大减少沟通环节,提升救援效率。目前该信息化功能已在全国 51 个城市的急救中心上线使用。

三、创新的应急科普方式

广泛有效的应急科普宣传,是构建社会应急网络的必要支撑和基础。腾讯利用线上产品资源和渠道,通过搭建应急知识内容体系、线上知识平台等多种形式,积极推动应急知识普及和传播。

结合"5·12 防灾减灾日"、6 月"安全生产月"等时间节点,在应急管理部的指导下,腾讯内部多个业务团队同向发力、协作创新,推出了新的科普创新产品以及丰富多元的科普内容,旨在让更多公众了解应急,学会应急。活动曝光和覆盖受众超亿人次,获得了广大用户的关注和好评。

2022 年 6 月"安全生产月",腾讯结合"五进"场景下十分常见的安全隐患问题,以"应急安全鹅"形象,开展救援技能趣味测试活动,为用户提供救援技能趣味体验和自救互救知识的 H5 互动小游戏。活动在 6 月 16 日正式上线。该活动得到应急体系、中央媒体等官方账号矩阵的联合推广及宣传报道,同时还通过腾讯 QQ、浏览器、微信、腾讯视频、腾讯新闻等多个平台进行了广泛的用户传播。

2023 年 5 月 12 日,第 15 个"全国防灾减灾日",腾讯联合应急管理部新闻宣传司发起"救在身边"应急科普周系列活动。此次活动联动 QQ、文档、微信、地图、公益、新闻、视频七大产品,共创应急功能和扩充科普内容,以数字化工具优势为社会和用户系上"安全带"。"救在身边"应急科普系列活动持续宣传了一周时间,取得良好成效,活动整体曝光、覆盖受众均超亿人次。

下一步,我们还将通过科普知识小程序、AI 助力互动体验等,为公众提供丰富、创新的科普形式,让应急知识更有趣,更普及,如图 5-10 所示。

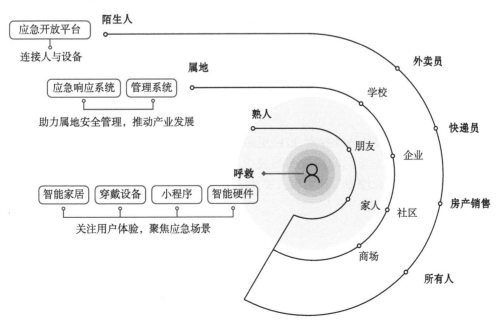

图 5-10　构建政府引领、社会协同、公众参与的社会应急网络

四、灾害应急的探索和实践

腾讯公益慈善基金会作为国内互联网行业第一家在民政部注册的全国性非公募基金会,自 2007 年成立至今,一直致力于推动互联网与公益慈善事业的深度融合与发展,尤其近几年在疫情防控、灾害医学救援方向不断探索数字化与应急救灾的深度融合。

2020 年,抗击新冠疫情的过程中,腾讯公益慈善基金会捐赠 15 亿抗疫基金,整合公司内部健康码、微保、腾讯医典、腾讯新闻、手机管家等 95 个团队和 11 000 余名员工志愿者,联合外部 58 家基金会和 82 家企业,累计支持了 601 个公益项目;主要投入在物资捐赠、人员关怀、精准济困、战疫后备及开发者联盟等方面,为疫情防控提供了一揽子救援和保障计划。面对自然灾害,2021 年河南、山西水灾,腾讯公益慈善基金会紧急捐款 1 亿元,联合前线的救援机构与慈善组织,用于保障当地公众人身安全和紧急采购救灾物资,并结合腾讯数字化能力,完善升级救灾快速响应机制,形成以“快速高效响应、专业立体救灾、数字科技助力”为特色的腾讯救灾模式,并在促进行业协同和救灾生态网络方面取得一定成果。

此外,在“7·20”郑州特大暴雨发生时,一份“待救援人员信息”腾讯共享文档,成为民间抗洪资源对接平台,24 小时内经网友自发更新至第 270 余版,“官方救援队信息”“民间救援队信息”“可充电地点”“避险地区”,以及有专业医师提供医疗咨询服务的“线上卫生站”等关键信息,得到实时动态更新,被公众称为“救命文档”。

如何让有用的信息流转、对接起来,对遭遇困境地区至关重要。一般来讲,灾害发生时,各种情况纷繁复杂,如何确定复杂情况中的多种因素,实现资源的迅速调配和部署,对于精准化救援非常关键。这份文档在和时间赛跑,背后的每一个参与者,因互联网汇聚起来。这些孤立的、分散的信息产生连接,在救灾中发挥了重要作用。同时,这也加深了我们对数字技术助力灾害应急救援的认知。

在预警方面,地震作为八大自然灾害之首,具有突发性强、破坏性大、影响面广、连锁性强的特点。我国地震预警发展相对滞后,20 世纪 90 年代开始建设地震预警系统,2019 年以后,国产主流手机已普遍内置灾害预警功能,但依然存在预警终端支出成本高,全面普及难度大,传统预警方式下发慢、打开率低,通知效果不理想等问题。

2023 年 5 月 12 日是四川汶川特大地震 15 周年纪念日,也是第 15 个“全国防灾减灾日”,腾讯与四川省地震局合作,正式在微信平台上线四川省地震预警平台也是全国首个官方地震预警平台。微信接入预警消息,实现国家地震预警工程与微信平台的适配对接;通过接口推送预警信息,缩短了地震波预警送达用户手机的时间,从而帮助更广大的用户及时收到精准的地震预警信息,并作出有效应对,成为官方预警渠道的有力补充。下一步,我们还将“连接”预警信息、安全科普和救援救助等功能,为公众提供更完善的应急服务。

五、展望与愿景

今后,腾讯将在社会应急领域持续探索,鼓励更多人员参与社会应急,通过互联网产品和技术建立连接,助力提升各类紧急情况下的应急响应效率和成功率。如同腾讯 SSV 所探索的科技助力社会公益之路,希望这样的“星星之火,可以燎原”,让更多人关注应急,参与应急。它连接的人与人,不仅仅关乎被求助者与施救者,更是我们身边的每一个人。

（腾讯可持续社会价值事业部 - 社会应急实验室）

第十节
海南创建急救安全屋　引领急救培训新模式

一、海南省急救安全屋背景

近年来,社会经济不断发展,生活节奏不断加快,与此同时,各类突发意外伤害事件也时有发生,全社会对掌握急救知识技能的需求日益增加。人人关心急救、人人懂得急救、人人参与急救是城市文明的重要标志,是挽救生命、减少二次伤害、保障人民群众健康安全、提高人均预期寿命的重要民生项目。

当前海南省公众急救知识技能培训体系亟待完善,各市县急救培训基地少、培训师资少、教学设备少,难以经常性开展各类急救培训;除了省卫生健康委员会和省红十字会等个别部门外,其他部门参与急救知识技能普及的主动性不高,上级缺乏硬性要求,急救志愿者队伍建设有待加强,公众"不会救、不敢救"问题依然存在,全社会重视急救的氛围还不够浓厚,亟待健全公众急救知识培训体系,提高群众自救互救能力,防范各类突发意外事件的发生。

海南省将开展应急救护知识普及培训纳入2023年为民办实事项目,项目计划2023年在全省建成100个急救安全屋,免费开展应急救护知识持证培训超过3万人,普及培训超过8万人。此举,将切实解决全省公众急救知识技能培训基地少、培训师资少、教学设备少,难以经常性开展各类急救培训的问题,助推公众急救知识技能培训长效机制的建立和运行。

根据《中华人民共和国基本医疗卫生与健康促进法》《海南省"十四五"卫生健康规划》《海南省完善院前医疗急救服务实施方案》(琼卫应急〔2021〕5号)等文件精神,2022年海南省卫生健康委员会组织专家研究制定了《海南省公共场所急救安全屋建设指南(试行)》(琼卫应急函〔2022〕9号),要求海南省按照实际贯彻落实,持续开展好公众急救知识普及和技能培训活动。结合该条例要求与海南省实际,就海南省以急救安全屋为载体,推广急救普及新模式的情况简要介绍如下。

二、海南省急救安全屋简介

安全屋内放置常用的急救设备,经过培训合格的急救志愿者在屋内值勤,为安全屋附近的人提供以下服务:市民在遇到突发事故需要救助时,在救护车到达前即可享受急救志愿者的救助,提高抢救的成功率;市民参加免费的急救医学知识讲座和技能培训;市民可以享受到安全屋提供的多项便民服务,如卫生应急知识宣传、急救技能培训、健康教育和健康促进、便民服务等,是集应急、训练于一体的综合服务平台。

三、急救安全屋运行模式

在急救培训过程中,我们了解到,市民群众学习急救热情很高,但缺乏固定时间,也缺乏固定场所,缺乏形式丰富的急救普及课堂。根据反映的情况,海口市120急救中心(以下简称"中心")党总支班子组织相关科室深入研究,经过不断探索,2016年9月10日,全国首个社区急救安全屋在海口市凤翔东路江畔人家小区落成,社区急救安全屋提供3大设施服务:智能救援岛、救援培训岛和应急救援设备。智能救援岛主要是起到远程急救的作用,居民可以通过触动 SOS 按钮,与远程的医护人员进行视频通话,以便于呼救与指导进行现场急救;而救援培训岛主要是起到科普的作用,市民可以在培训岛上进行急救知识的问答和练习,以及在机器的指导下进行技能的练习和考核。

(一)固定时间与地点的急救安全屋

2017 年 4 月 1 日上午 9 点,位于海口市的万绿园志愿者之家正在举行一堂急救普及课,海口市 120 急救中心有关专家为 14 名普通市民讲解急救常识、常见急症急救措施、心肺复苏术、气道异物梗阻解救术、自动体外除颤仪的使用、创伤止血包扎、灾害自救互救措施。自此,标志着海口市万绿园急救安全屋正式运营,每周六上午 9 点至 12 点,急救微课堂准时开课,深受市民群众的欢迎,一时间,前往被称为"万绿丛中一点红"的万绿园急救安全屋学习急救知识成为附近居民的一种新时尚。截至 2023 年 4 月底,万绿园急救微课堂已连续开展了 199 期,培训人数达 5 488 人。

(二)固定地点,时间自主选择类型急救安全屋

在探索急救安全屋运行模式过程中,中心党总支领导班子坚持党建引领,与时俱进,创新形式,为急救安全屋运行注入新活力。2019 年 5 月 7 日下午,海口市 120 急救中心与海南省农垦中学经过前期协商、筹备,共同建设的"海南省农垦中学急救安全屋"正式落成,这也是继万绿园安全屋送急救知识到市民游客身边,将安全屋建到学校去之后的又一次有益尝试。

2019 年 4 月起,海口市 120 急救中心与海南省农垦中学、海口经济学院、海南民间灾害救援队、美兰区新时代文明实践中心、海南华侨中学初中部、海南星童教育、海南卫生健康职业学院、海南科技职业大学等联合共建急救安全屋,根据双方协定,海口市 120 急救中心为各个共建单位培养 10 名急救志愿者导师,并对其授课开展督导,提供专业技术支持。各急救安全区投放点利用智能救援培训岛定期开展急救普及培训活动,每年完成不少于 20 场培训,培训人数不少于 1 000 人,同时该急救安全屋将每年不少于 6 次对外开放,供市民学习急救知识,并提供急救技能练习指导。

特别是将急救安全屋建到学校,这一模式标志着急救普及培训正式纳入学生素质教育,将实现投放点学校急救普及全员覆盖,为青年学子的成长搭起一道生命安全防护网。学校教师学习急救知识,加入急救志愿服务队,再回到学校传播急救知识具有很强的教学优势和学生易接受优势。急救安全屋落户校园标志着急救微课堂离学生更近了一步,每一届学生都学会了急救,这将是学生素质教育的特色。

截至目前,海口市各个急救安全屋共计开展培训 412 期,培训人数达 23 630 人。

(三)流动急救安全屋

随着海口急救普及培训的全面铺开,除了以上两种形式的安全屋的建设外,急救培训导师团队还经常受邀上门做培训,形成了急救普及"五进"模式(进机关、进企业、进社区、进学校、进乡镇),"培训"哪里需要到哪里去,成为一种流动模式的急救安全屋。

培训过程中针对不同年龄段、不同的行业,对潜在发生的意外事件紧急救援处置进行普及培训。如针对儿童和青少年,主要是识别、躲避危险因素,会报警和呼叫救助等;针对老年人,主要是老年人慢性疾病的预防、心血管疾病的急救措施和自救技能等;针对成年人,主要是面对突发意外伤害的自救、互救措施等;针对公园、景区、酒店,主要是开展心肺复苏、气道异物梗阻、自动体外除颤术、烧烫伤、跌落伤、各类外伤的紧急处置培训。培训采取理论与操作相结合的方式进行,更多的时间和内容是让受训者参与动手实操。此外,灵活的培训时间也满足了不同志愿者参与服务的需求。

在中心党员、青年职工和社会志愿者的共同努力和鼓励下,受训者一传十十传百,滚雪球式地扩大急救普及影响力,在海口实现人人学急救将"蔚然成风"。最初,这支专业的志愿团队仅有急救中心的工作人员,服务范围也有限,但随着一批热爱医疗急救的市民参与进来,急救知识培训慢慢辐射到社区、机关、企业、学校、乡镇。

截至目前,海口急救普及以流动安全屋为载体,由志愿者开展的急救普及培训 650 场,累计培训人数

达 80 701 人。

（四）线上急救安全屋

2020 年初，突如其来的新冠疫情影响着每一个人，为积极响应全民抗疫要求，号召大家落实不扎堆、不聚集、不串门等抗疫措施。海口市 120 急救中心开发了"海南急救培训"微信公众号，开通了线上学习渠道，组织培训导师录制线上急救微视频。其内容除了包括常见的急症急救、心肺复苏术、自动体外除颤术、气道梗阻解除术、止血包扎术外，还重点推荐了七步洗手法、口罩手套等防疫用品的穿脱使用等知识，实现了线上学习、线上考核、线上取证工作的新突破。

截至目前，已组织培训导师拍摄微视频百余部，其中双人心肺复苏术与自动体外除颤的微视频观看人数浏览量达 20 多万人次。海口市 120 急救中心开发的线上急救安全屋满足了广大市民朋友在疫情下学习急救知识的需求，足不出户就可以通过线上学急救成为一种新模式，进一步丰富了急救知识普及"载体"。

（五）小地摊，大公益

为推动急救知识进社区，营造全社会参与的良好氛围，海口市 120 急救志愿服务队立足自身优势，秉承志愿服务精神，提出"小区门前摆地摊，左邻右舍学急救"的倡议，2020 年 6 月起开展"小地摊，大公益"活动。由海口市志愿服务联合会主办，海口市 120 急救志愿服务队承办，海口市 120 急救志愿者导师作为摊主，携带培训器材（成人模拟人 1 个、婴儿模拟人 1 个、AED 训练机 1 台、呼吸膜 4 盒、灯 1 个、扩音器 1 个，配齐洗手液、口罩、乙醇等）负责为小区居民讲解急救知识。组织"小地摊，大公益"活动，为小区及周边居民讲解成人/婴儿心肺复苏术、自动体外除颤术、气道异物梗阻解除术、新冠疫情防控知识、如何拨打 120 急救电话、如何查找海口地区 AED 的分布等。以小地摊形式开启了市民朋友深入学习急救知识的新模式。

四、所取得的成效

在中心党总支的带领下，海口急救培育及培训，从无到有，从有到强，再到各种急救安全屋的创建，都是一步一步探索出来的，在急救普及的道路上砥砺前行，不畏艰难，赢得了社会的认可。

（一）示范向导作用

海南省将开展应急救护知识普及培训纳入 2023 年为民办实事项目，项目计划 2023 年在全省建成 100 个急救安全屋，免费开展应急救护知识持证培训超过 3 万人，普及培训超过 8 万人，以切实解决全省公众急救知识技能培训基地少、培训师资少、教学设备少，难以经常性开展各类急救培训的问题，优化建立公众急救知识技能培训长效机制。

（二）避免急救资源的浪费

海口市 120 急救志愿者们用知识守护生命，"救"在一步之遥，让在市民心中专业性极强的急救知识通过志愿服务活动，转化为通俗、易懂、易学的急救技术。当意外发生时，市民可以利用已掌握的知识自救互救，从而提高院前急救的抢救成功率。通过向市民普及 120 急救电话的正确拨打方式，以及有效利用急救技能自行处理简单的意外伤害的方法，将在一定程度上减少急救资源的浪费，可以把救护车等急救资源让给最需要的患者。2018 年，中心共受理电话 121 233 次，比去年同期下降 5.82%；派车数 27 787 次，比去年同期下降 7.57%；出车数 23 125 次，比去年同期下降 6.75%，有效避免和减少了救护车滥用的现象。正是由于加强了心肺复苏的普及培训，有了第一目击者实施心肺复苏，为医护人员赢得宝贵时间，院前心肺复苏抢救成功率才得以大幅提高。随着越来越多的市民急救意识的提高，"人人学急救、急救为人人"的理念已深入海口市民心中。

（三）涌现出救人的好人好事

经过安全屋急救培训的学员中,涌现出许多敢于伸手施救的先进事迹,据不完全统计,海口市 AED 已使用近 50 次,成功挽救了多名患者生命。2018 年 12 月 12 日上午 7:45,海口市 120 急救志愿服务队安全屋急救培训导师刘佳、冯秋霞、孔凤娇途经南沙路,偶遇交通意外。她们没有退缩,从容地取出急救包,为头部受伤的老人进行了包扎。三人的先进事迹,先后被海口市广播电视台、海南广播电视台、中央电视台新闻频道、海南日报、海口日报等多家媒体报道,被评为"海口十佳好人"。

2019 年 3 月 5 日,正是全国学雷锋日,海南农垦中学高三年级六班学生黄靖洋在学校门口马路上徒手实施心肺复苏救人。海口市 120 急救志愿服务队携带培训器材到校为黄同学的班级开展了急救培训,黄同学学得认真,练得扎实,关键时刻敢于出手相救,他的事迹被多家媒体广泛报道,成为海口广为流传的英雄少年。

2019 年 12 月 23 日,志愿者翁昌雄在临高县兰心幼儿园 5 岁小孩被糖果卡住喉咙无法呼吸时,采用海姆立克手法将其救下;翁昌雄也曾在临高县第一小学门口为一名头部受伤流血的小学生做了止血包扎;2019 年 12 月 24 日,志愿者王燕军在海口市美兰区演丰镇红林路,偶遇车祸致一对母女倒地血流不止,立即给予外伤止血包扎,并拨打 120 急救电话送医救治。还有许许多多救人于危难不留姓名的海口 120 急救志愿者,他们是社会的一股正能量,用实际行动感召更多的市民积极践行新时代核心价值观。

（四）所取得的荣誉

海口市 120 急救中心"急救安全屋"项目,获得第五届中国青年志愿服务项目大赛国家卫生健康委员会专项赛金奖,在第二届全国卫生健康行业青年志愿服务项目大赛中获得银奖。"急救安全屋"项目获得"海口市最佳志愿服务项目"称号。

五、经验和启示

以急救安全屋为载体的急救普及培训模式在全国属于首创,在探索的道路上,有一些成功的经验可以借鉴,也存在一些不足之处。

（一）安全屋模式下急救培训的优势

海口市 120 急救中心对志愿者导师授课有着严格的质量把控,授课导师要经过系统的培训、试讲、督导等环节,并定期参加复训,每年至少参与主讲 2 次,并积极参与由海口市 120 急救中心举办的对于志愿者导师开展的急救技能更新培训,旨在不断提高授课技能与知识水平。

急救安全屋的建成标志着急救微课堂离市民更近了一步,市民可多选择、多时段、多地点参加急救课堂,这将是急救普及道路上新的特色,为市民筑起一道生命安全防护网。

学校安全屋将急救课纳入学生课业教育,使得每一届毕业生都学会了急救知识,该项目具备较强的复制性与延续性。假如面向更多学校全面开展,急救普及在校园遍地开花,海口市将成为全国首个把急救课纳入校园实施学生素质教育的地区,对全国也具有较强的示范引领作用。

（二）存在的不足

1. 影响力有待加强　在海口市各类急救安全屋中,除了学校安全屋外,其他的几类安全屋不同程度存在着影响力不足、听课学员人数少的情况。除安全屋选址因素外,还需要加大宣传力度,提高培训质量,创出培训特色,吸引更多的人参与,最终形成专业化、品牌化、常态化的急救安全屋。

2. 日常管理有待加强　急救普及活动是一项长期性工作,特别是以志愿服务队和安全屋为载体,要切实加强志愿服务工作的组织领导,真正做到单位有人管、人员有注册、活动有组织、服务有登记,应把它作为一项重点工作切实做好。海口市 120 急救中心作为安全屋的主管单位,要定期组织各类急救安全屋负责人召开会议,研究制订详细的活动方案,工作流程,明确任务,落实责任,严格督导,切实抓好工作实效。要充分发挥急救安全屋特色,不断拓展和创新活动载体、模式,从而使志愿活动抓出实效、形成特色,力争最终实现人人学会急救的目标。此外还要注意提高海口市急救知识普及率,提高急救成功率,让急救安全屋变得更有意义、更有价值。

(三) 启示

海口市 120 急救中心将继续坚持党建引领,在急救志愿服务中发挥行业优势,在急救普及和急救安全屋运行模式方面进行新的探索,促进党建与业务工作的深度融合,为急救普及搭建更好的平台。继续推广新型急救安全屋,扩大安全屋投放点,将急救教育、急救服务融为一体,丰富安全屋培训课程内容。在急救志愿服务活动中,充分发挥党员志愿者的先锋模范和带头作用,用实践证明志愿服务能够发挥独特作用,助力国家重大战略的实施,让广大党员干部和青年职工在海南自由贸易港建设中实现新时代志愿服务价值,努力为海南自由贸易区(港)建设提供有力的急救志愿服务保障。

（海口市 120 急救中心　付　杰）

第十一节
中山大学附属第七医院和中山大学医学院开展急救教育工作案例

一、案例背景介绍

（一）中山大学附属第七医院和中山大学医学院急救教育建设背景

1. 人民健康需求　我国心搏骤停猝死每年高达 54 万人,有年轻化趋势。据了解,发达国家院外抢救成功率多在 10%~15%,而我国院外抢救成功率仅为 1% 左右。心肺复苏能力一定程度上标志着一个国家、一个地区的文明程度。我们体会,中山大学附属第七医院心肺复苏研究所的成立,以及新型心肺复苏的医教研培训转化体系的创建,正是践行"人民至上,生命至上"的实际行动。

2. 国家政策要求　《中华人民共和国国民经济和社会发展第十四个五年规划和 2035 年远景目标纲要》中明确提出"全面推进健康中国建设"。《健康中国行动(2019—2030 年)》提出"遇到呼吸、心搏骤停的伤病员,会进行心肺复苏"。心肺复苏是个人和家庭必备的健康技能。为实现健康中国战略,教育部等多部门联合发文要求加强校园急救教育工作,如《教育部办公厅关于开展全国学校急救教育试点工作的通知》(教体艺厅函〔2021〕43 号)、《教育部等五部门关于全面加强和改进新时代学校卫生与健康教育工作的意见》(教体艺〔2021〕7 号),以及《关于首批全国急救教育试点学校认定结果的公示》等。《中国红十字会总会　教育部关于进一步加强和改进新时代学校红十字工作的通知》(中红字〔2020〕24 号)强调:"把学生健康知识、急救知识,特别是心肺复苏纳入教育内容,培训培养急救教育教师,开发和拓展红十字应急救护课程资源。"重点培养大学生的院前急救实践能力,发挥大学生辐射优势,从而提高院前急救知识普及率、推动我国院前急救水平提升。我国学生群体在普及全民心肺复苏中具有重要作用,在学生群体中开展心肺复苏培训具有不可替代的现实意义。

（二）医院高质量发展需要

中山大学附属第七医院(以下简称中山七院)是由深圳市政府投资建设、中山大学运营管理的直属附属三级甲等医院,是中山大学医科品牌在新时代最具代表性的传承和发展。医院占地面积 23.36 万平方米。作为深圳市"三名工程"引进的重点民生项目,中山七院以深圳市建设中国特色社会主义先行示范区为契机,立足深圳,服务粤港澳,辐射东南亚及"一带一路"共建国家,努力建设成为世界一流、以医学人文和智慧化为特色的开放式、综合性、研究型教学医院。目标是到 21 世纪中叶,整体建设成为具有鲜明中国特色的国家级区域医疗中心、应急与灾难医学中心、保健康复中心,将医院建成国际领先水平、集医教研产于一体的世界级医学中心。

2021 年 10 月中山七院联合中山大学医学院申报并获批"首批全国急救教育试点学校"(中山大学为省级协作组组长单位)。

（三）开展心肺复苏急救培训的目的与意义

1. 心肺复苏的重要性　心搏骤停是重要的公共卫生问题。院外心脏停搏（out-of-hospital cardiac arrest, OHCA）是导致人群死亡的重要原因之一。患者在发生心搏骤停 3~5min 内接受有效的心肺复苏，存活率可以达到 49%~75%。每延迟 1min 实施心肺复苏，患者的生存率就会下降 7%~10%。第一目击者（即普通民众）能否在患者出现心跳呼吸骤停后的"黄金四分钟"内对其实施高效的 CPR 尤为重要。美国每年约有 50 万人死于心搏骤停。欧洲每年约有 30 万人发生院外心脏停搏，我国每年有 54.4 万人死于院外心脏停搏。

2. 心肺复苏急救培训现状　很多国家非常重视急救教育，从小学到大学，有不同的普及和教学内容。德国从幼儿园开始进行急救教育，挪威的急救教育做得最好。德国 83.2% 的民众接受过 CPR 培训，其中 46.5% 的人接受过两次及两次以上 CPR 培训。丹麦通过在基础教育中加入了 CPR 教育后，在短短 9 年间，将 CPR 成功率提高到 44.9%。从 2012 年至 2017 年，5 年的时间，挪威超过 50% 的民众接受了 CPR 培训。华盛顿州金县的院外心脏停搏存活率是全世界最高之一，79% 的当地民众参加过 CPR 培训。我国心肺复苏术普及率低，只有不到 1% 的人接受过心肺复苏培训。出现呼吸、心搏骤停的患者行 CPR 抢救会受较多因素影响，应及早采取规范的救治措施，提升救治成功率。CPR 患者急诊抢救成功率的影响因素包括短暂复苏率、家庭急救率、CPR 开始时间和 CPR 至短暂复苏时间等。

二、主要做法

（一）中山大学附属第七医院成立急救复苏研究所

2021 年 10 月，中山七院在中国医学救援协会李宗浩会长的大力支持下、在何裕隆院长的领导下，创建了急救复苏研究所；中国医学救援协会会长李宗浩教授任首席科学家，中山七院院长何裕隆教授任所长；急救复苏研究所团队由来自全国及中山大学系统的心肺复苏、急救、公共卫生、临床、信息等领域专家组成。该研究所是中山七院研究型医院建设的重点项目，致力于心肺复苏急救教育体系研究、急救复苏设施设备的研发、实践成果的转化等科研工作，与中山大学医学院共同推进中山大学全国急救教育试点学校的建设工作，旨在逐渐形成中山大学医学院、中山七院共同体。该研究所的目标是建成国家级急救复苏研究所。

（二）联合推进学校急救教育工作

为推动高校急救教育高质量内涵式发展，从 2021 年开始，中山大学医学院联合中山七院在中山大学深圳校区开展急救教育工作，重点建设国内一流、国际先进的急救教育实践教学基地。

1. 急救资源配置方面　作为一流的急救教育基地，先进的模拟实训是不可或缺的，在模拟的真实场景中可以让训练者更深刻地感受到急救的意义，锻炼急救思维。本着这样的教学理念，中山大学医学院购置了与急救相关设备 70 套，总值约 2 000 万元。中山七院及中山大学医学院，配备了智能化模拟培训场景，并配置心肺复苏模型、急救模拟人以及急救虚拟场景等先进设备（可用医学模拟人 40 套，AED 训练机 25 套），理论和实操场地总面积达 3 000 多平方米。中山大学深圳校区及中山七院公共场所配置 AED 共 75 台。中山大学医学院智能化模拟培训，包括虚拟急救情景教学系统、虚拟车祸致多发伤患者的院前急救与院内监护训练系统、XVR 虚拟灾难应急情景培训系统等在内的先进急救教学设备，通过全流程的虚拟仿真操作，再现车祸致多发伤患者的院前急救与院内监护训练的场景，虚拟仿真的车祸现场，急救转运、院前急救和院内救护等医学救治环境，能够按照急救人才培养要求建立一套完整的急救训练平台系统，通过全流程的模拟救援，完成急救教育等相关的教学和科研工作。

2. 急救教育体系建设方面　急救教育结合社区群众、高校学生和临床医师等不同层次学员培养特点和规律，构建系统、完整的急救教育体系，设置包括知识普及、基础急救、高级生命支持、创伤急救等多个层次的课程,以满足不同层次学员的需求。针对缺乏急救知识的高校新生,在新生入学军训及其他时间开展急救知识普及和急救技能培训活动;针对具有一定急救知识基础的本科生,开设《社区和家庭急救》选修课;针对医科专业本科生,在国内综合性大学首次开设《救援医学》选修课。此举,是坚持"人民至上,生命至上"崇高理念,将价值熏陶与育人元素融入急救教育全过程的重要实践。

（三）心肺复苏急救培训模式

1. 有序开展面向心肺复苏急救培训活动　2022年5月开始,中山七院联合中山大学医学院有序开展面向中山大学深圳校区师生、工作人员的心肺复苏急救培训活动。该活动是以中山七院专业医务工作者为主要带教老师培训中山大学深圳校区人员的模式展开,目的在于向中山大学深圳校区普及心肺复苏急救知识及技能。为广泛开展急救知识和技能普及活动,提高广大教职工、学生等人员的急救意识,中山大学医学院成立"'救'在身边"急救培训志愿服务队,通过急救知识讲座、实战演练等形式,在中山大学深圳校区开展"生命连线,分秒必争"公益性心肺复苏急救知识和技能培训。

2. 学生团队提供强有力的后勤保障　在培训前期,中山大学医学院团委、学生会、社团等部门通过活动宣传招募志愿者、学员,并进行分组;制作和发送急救技能科普图文和准备后勤物资;在活动中期,负责学员签到,活动采风;在培训后期,辅助整理场地,做好仪器设备清点,及后续的发放证书等。

3. 开展培训志愿服务心肺复苏急救导师,扩充师资力量

（1）急救导师培训:为满足校园培训的需求,扩充心肺复苏培训师资资源,培训组织方从已通过心肺复苏技能培训及考核的校区人员中挑选急救培训志愿者。由中山七院负责对志愿者辅助导师再次培训,培训并通过考核的,颁发《心肺复苏急救导师证书》。

（2）学员培训:由心肺复苏急救辅助导师协助心肺复苏培训老师开展心肺复苏急救技能培训,最后由中山七院培训老师负责现场考核。

培训模式概括如表5-12所示。

表 5-12　心肺复苏急救培训模式

项目	辅助导师培训	学员培训
培训形式	视频学习＋面对面教学	视频学习＋面对面教学
考核形式	理论＋实操(中山七院导师考核)	理论＋实操(中山七院导师考核)
培训时长	不少于16学时(1.5~2天)	不少于4学时(0.5天)
证书名称	心肺复苏急救导师培训证书	心肺复苏急救培训证书
证书有效期	3年	2年

三、取得成绩

（一）获得荣誉

中山七院心肺复苏研究所所长何裕隆教授任中国医学救援协会常务理事、《中国急救复苏与灾害医学杂志》副主编,他积极向校园、社会大力推广普及心肺复苏、心脏除颤在院外的实施,提出了"关于规范开展心肺复苏自动除颤等急救知识普及和科研教学的建议",得到中国科协的支持,以"科技工作者建议"向国家相关部门作了反映。

2022年9月,中山七院院长何裕隆教授入选中国科学技术协会决策咨询首席专家智库。

2022年11月,中山大学和中山七院分别获批中国医学救援协会心肺复苏急救培训基地。

2022年11月,中山七院院长何裕隆教授被全国校园急救教育试点工作办公室评为全国首批学校急

救教育专家（中山大学为首批学校急救教育省域培训基地）。

2023年2月，中山七院被广东省科学技术协会、广东省科技厅批准为"广东省科普教育基地"（2023—2027年度）。

2023年9月，中山七院被深圳市光明区教育局批准为"光明区中小学校外科创教育实践基地"。

重症医学教研室开设的"救援医学"被认定为"2022年中山大学一流本科课程"。

重症医学科团队的"'救援医学'科普式教学模式的探索与实践"获得第十一届中山大学校级本科教育教学成果奖一等奖。

急诊与灾难医学中心学科带头人廖晓星教授题为《急救大咖教你心肺复苏》的科普作品，在深圳市科学技术协会2023年深圳市科普讲解大赛决赛荣获一等奖。

（二）心肺复苏急救培训成效

1. 师资团队建设成效　以中山七院为首的各个附属医院已组建300多名医护人员心肺复苏导师团队，其中有80多位导师已取得中国医师救援协会颁发的《心肺复苏急救导师合格培训证书》。此外，还在中山大学深圳校区各个学院的学生中培训志愿者心肺复苏辅助导师160多名，培训并考核合格颁发中山大学医学院-中山七院《心肺复苏急救导师证书》。辅助导师可协助导师完成心肺复苏培训，这样做，扩充了校园急救培训师资的力量，也增强了校园自我开展急救教育培训的能力。

2. 学员培训成效　中山七院和中山大学医学院担起历史重任，通过社区培训、校园军训和新生入学培训、医院三基三严培训等形式，截至目前已完成约15 000多人次的心肺复苏培训。2022年以来，中山七院与中山大学医学院以培训班形式，共开展40多场次（超过2 000人）急救教育培训，学员包括深圳校区教职工、学生、后勤和安保人员、附属学校和幼儿园教师等，其中1 800余人培训合格获得中山大学医学院和中山七院联合颁发的《心肺复苏培训证书》，约200人获得深圳市急救中心颁发的"初级救护员证"。

3. 学生参与抢救成功案例　在2022年5月24日培训期间，中山大学医学院有4名学生参加触电物业工人的真实心肺复苏救治，"工人触电心搏骤停，师生接力救回一命"的新闻曾被国内10多家知名媒体的大力宣传与报道，微博浏览量近1 000万。2023年8月28日，开学第一天，在中山大学深圳校区课堂上，突然有一位女生不适晕倒，授课老师和上课的同学们立即展开紧急救援，展开心肺复苏抢救，最终学生恢复心跳起搏和自主呼吸，在医护人员到达现场前为学生的生命抢救赢得了宝贵时间，该成功抢救案例得到了新华社、人民日报、央视新闻、学习强国等媒体的大力宣传与报道。该校园师生抢救成功案例被中国医学救援协会会长李宗浩教授称赞为"教科书式急救"。急救教育成果初显。

（三）科教研建设成效

"关于在本科生中开展救援医学等急救教学实践的研究"成果，分别获得中山大学本科教改项目立项2项、广东省教改项目立项1项，相关研究成果发表在《医学教育研究与实践》杂志上。急救继续教育项目相继开展，2022年10月，廖晓星教授团队申报的"多模态混合教学法在灾难创伤急救教学中的应用"课题研究，已在中山大学医学院临床实验室全面展开；2023年李玉杰教授的"心肺复苏技能培训"获批深圳市级继续医学教育项目。2023年中山七院急救复苏研究所开展"415计划"院内科研项目并开展相应研究，项目主要围绕急救复苏理论、动物实验、培训方法及模式、设施设备研发等展开研究。

（四）社区试点推广成效

2023年5月落地"科技部重点研发计划示范应用基地"，同时中山七院与深圳市光明区应急管理局共建"光明区公共应急救援中心"，推进光明区应急救援能力提升及急救技能普及工作，为区消防救援大队、应急管理局、发改局、工信局、环境局、住建局、交通局、水务局、华星光电消防队等单位工作人员提供心肺复苏急救技能培训，为光明区高质量发展和光明科学城建设提供新思路、共同探索创新应急管理体系建设。2023年9月，中山七院被深圳市光明区教育局批准为"光明区中小学校外科创教育实践基地"，标志着中山七院将作为深圳市中小学科普教育学分制光明区试点资源单位参与科普学分制试点工作。目前已在深圳光明区相应社区、学校、企事业单位等推广普及心肺复苏知识和技能。

四、经验与启示

（一）加强心肺复苏急救师资队伍建设是关键

心肺复苏急救师资是培训的关键要素，中山七院联合中山大学医学院在中山大学深圳校区开展全员心肺复苏急救培训，培训师资主要来自中山七院临床医务工作人员，少部分来自中山大学深圳校区学生志愿者心肺复苏辅助导师。医务人员临床工作本身就忙，工作时间无法离开医院而去开展心肺复苏急救培训，都是利用休息时间参加培训工作。为持续推广心肺复苏急救培训，学校需要培养非医务人员、学校师生作为师资力量，提高学校自主开展心肺复苏急救培训的能力。考虑到学校非医务人员培养历时较长，在前期开展培训时以医务人员带动学校非医务人员，以带教的形式开展培训，考核则由医务人员把关，这样既提高了培训效率，又保障了培训质量。为加快学校心肺复苏急救培训师资队伍建设，建议教育部门、卫生行政部门等多部门联动，动员高校附属医院组建师资，支持高校和中小学急救教育师资队伍建设。

（二）构建中国特色社会主义先行示范区急救模式

中山七院联合中山大学医学院构建我国心肺复苏的教学培训体系，探索在深圳市开展心肺复苏急救知识普及路径，推动深圳建设成为引领广东省乃至华南地区的全员急救教育培训先行者；同时，将深圳北部打造成为与国际心肺复苏高水平接近的宜居地区，加速深圳急救基础建设向国际前沿靠拢。

中山大学深圳校区校园心肺复苏急救成功的关键因素，包括以下方面。

（1）新医科及学校教书育人的新理念：中山大学强调大学生应掌握基本急救技能。

（2）第一目击者具备急救技能：中山大学非常重视培养学生规范熟练实施心肺复苏技能，确保"黄金四分钟"抢救。

（3）抢救设备的可及性：深圳市急救中心在中山大学深圳校区教学楼等公共场所安装了AED，紧急情况可就近取用。

（4）院前急救接力：中山七院接到120任务后，10分钟内到达现场接力抢救。

（5）院内救治：中山七院急诊与灾难医学中心、重症医学科、神经医学中心等具备强大的医疗团队，为心搏骤停患者提供优质高效的复苏及复苏后、康复医疗服务。

（三）创新校园、社会急救教育体系

中山大学医学院联合中山七院采用了"教学-研究-实践"相结合的教学模式，注重理论与实践的有机结合。通过设置丰富的课程体系，引入现代教育技术，强化实践环节，使学生在学习过程中不仅能够掌握扎实的理论知识，还能锻炼自己的实际操作能力，其中面向非医学专业本科生开设的"救援医学"选修课为国内综合性大学首次开设的课程。在急救实践教学过程中，充分利用虚拟仿真、增强现实、虚拟灾难应急情景等现代科技手段，为学生提供更加真实的模拟环境。模拟实训技术的运用，大大提高了学生的学习兴趣和实践能力，有助于提高急救技能的掌握程度。在急救教育过程中强调培养学生的社会责任感，通过与中山七院、社区、重大赛会等合作，结合"三下乡"等社会实践活动，为学生参与急救培训提供了广泛的实践机会。建议将心肺复苏课程纳入大学、中小学教育体系，如将心肺复苏课程纳入大学生必修课和军训课程，面向中小学生开展心肺复苏培训普及等。

通过实施创新教学模式和方法，培养了大量具备扎实理论知识和实践能力的急救人员，为我国急救事业发展提供了有力支持。通过举办公开课、讲座等，普及急救知识和技能，使更多的公众了解并掌握基本急救知识，提高了全社会公众的急救意识。在突发事件发生时，公众能够积极参与急救工作，为患者提供

及时的救助,为提升院外心脏停搏抢救成功率打下坚实的基础。

（中山大学附属第七医院　张常华　李晓宁）
（中山大学医学院　谭红梅）

参 考 文 献

[1] 郑永先,张珊,王加充.海南省非医学类大学生院前急救教育现状及需求调查分析[J].海南医学,2022,33(6):799-801.

[2] 苗晨曦,吕静,王丹丹,等.国内外居民院外心肺复苏普及培训现状及对我国的培训启示[J].长春中医药大学学报,2018,34(1):159-161.

[3] NEUMAR R W,SHUSTER M,CALLAWAY C W,et al.Part 1:Executive Summary:2015 American Heart Association Guidelines Update for Cardiopulmonary Resuscitation and Emergency Cardiovascular Care[J].Circulation,2015,132(18 Suppl 2):S315-S367.

[4] 李晓丹,郑康,马青变.电话指导的心肺复苏研究进展[J].心血管病学进展,2020,41(2):107-110.

[5] POOLE K,COUPER K,SMYTH M A,et al.Mechanical CPR:Who? When? How? [J].Crit Care,2018,22:140.

[6] HOEHN E F,CABRERA-THURMAN M K,OEHLER J,et al.Enhancing CPR During Transition From Prehospital to Emergency Department:A QI Initiative[J].Pediatrics,2020,145(5):e20192908.

[7] BERG R A,HEMPHILL R,ABELLA B S,et al.Part 5:adult basic life support:2010 American Heart Association Guidelines for Cardiopulmonary Resuscitation and Emergency Cardiovascular Care[J].Circulation,2010,122(18 Suppl 3):S685-S705.

[8] 张琼,高永利,苑艺,等.国内外民众心肺复苏认知及多元化培训模式的研究进展[J].中国医药科学,2021,11(17):52-54,95.

[9] STIELL I G,BROWN S P,CHRISTENSON J,et al.What is the role of chest compression depth during out-of-hospital cardiac arrest resuscitation? [J].Crit Care Med,2012,40(4):1192-1198.

[10] 中国研究型医院学会心肺复苏学专业委员会.2016中国心肺复苏专家共识[J].解放军医学杂志,2017,42(3):243-269.

[11] 安荣成,宋娟娟,吕信鹏,等.院前心肺复苏的普及和现状[J].医学综述,2018,24(18):3613-3616,3621.

[12] 青木,张雪婷.学校急救教育,国外怎么做?[N].环球时报,2021-10-25.

[13] MALSY M,LEBERLE R,GRAF B.Germans learn how to save lives:a nationwide CPR education initiative[J].Int J Emerg Med,2018,11(1):9.

[14] WISSENBERG M,LIPPERT F K,FOLKE F,et al.Association of national initiatives to improve cardiac arrest management with rates of bystander intervention and patient survival after out-of-hospital cardiac arrest[J].JAMA,2013,310(13):1377-1384.

[15] BAKKE H K,STEINVIK T,ANGELL J,et al.A nationwide survey of first aid training and encounters in Norway[J].BMC Emerg Med,2017,17(1):6.

[16] BOBROW B J,SPAITE D W,BERG R A,et al.Chest compression-only CPR by lay rescuers and survival from out-of-hospital cardiac arrest[J].JAMA,2010,304(13):1447-1454.

[17] KARASEK J,SLEZAK J,STEFELA R,et al.CPR-related injuries after non-traumatic out-of-hospital cardiac arrest:Survivors versus non-survivors[J].Resuscitation,2022,171:90-95.

[18] 黄忠毅,李晓雷,赵丹,等.呼吸心跳骤停行CPR抢救成功的影响因素及干预对策[J].海南医学,2021,32(16):2115-2117.

[19] 彭宝红,余健.CPR患者急诊抢救成功率的影响因素及对策[J].现代诊断与治疗,2021,32(3):441-443.

第十二节
湖州市开展校园急救培训调研情况介绍

一、校园急救培训背景及意义

生命健康是人类社会文明进步的基础和前提,学生作为一个特殊群体,在人群中占据了绝大部分优势。据了解,2022年全国共有各级各类学校51.85万所;学历教育在校生2.93亿人;专任教师1 880.36万人。中小学生是意外伤害的高危人群,其接受新事物的能力较强,善于创新,但是自身危险意识相对匮乏,处理意外事件的能力以及生活经验相对不足。据相关统计数据,全国每年非正常死亡人数超过320万,其中约有1.6万名中小学生、3 000名大学生。触目惊心的数字给我们敲响了安全警钟。因此,对学生进行校园急救培训及教育很有必要,势在必行。

在发达国家,国民的急救能力已成为评判其社会发展水平的必备指标之一。欧美发达国家在20世纪早期就把急救教育纳入学校课程,其学生急救知识的普及面已经远超我国成年人且已应用于实际,事实证明,已经取得了成功。相关研究早已证明,急救知识的普及率与突发事故的伤残率、病死率息息相关。而我国校园急救培训与教育处于起步阶段,尚无相关的法律规定对学生进行急救培训,缺乏统一规范、统一调配,用于学生急救培训的经费严重不足、没有完整的急救培训体系及流程,教育水平的差异也导致许多地区尚未开展急救知识培训与急救教育课程,诸多因素制约校园急救水平难以提升,校园急救演练与知晓率、普及率均处于较低水平。

随着经济的发展、理念的更新,近年,我国有关部门已经逐渐意识到校园相关急救知识、技能普及的重要性,并开始了相关行动。《健康中国行动(2019—2030年)》明确提出,要努力提升中小学生急救综合素养,切实提升中小学生急救和互救能力,实时向学生提供安全应急、自救互救等知识,用以提高学生健康素养。为深入实施《健康中国行动(2019—2030年)》,贯彻落实《教育部等五部门关于全面加强和改进新时代学校卫生与健康教育工作的意见》(教体艺〔2021〕7号)精神,加强学校急救教育,保护青少年生命健康,为社会培养乐于施救、敢于施救、善于施救的人员,教育部决定实施青少年急救教育行动计划,开展全国学校急救教育试点工作。

长期从事创伤外科临床救治,致力于降低创伤致死率和致残率的学术研究的姜保国院士强调指出,创伤是可以预防的。他以急诊创伤外科模式为基础,提出了建立以综合医院为核心的闭环式城市区域性创伤救治体系这一理念,创建了以综合医院创伤救治团队替代独立的创伤救治中心这一新模式,在多个城市及地区推动建立示范区并取得良好效果。学生的意外伤亡不仅影响到学校的正常秩序,而且严重危害到学生家庭的利益,扰乱社会和谐。学校作为一个组织性较强的地方,在开展救护培训方面有很好的先天优势。面对突发事件的应急救护培训,可以提高学生的社会实际生存技能,增强校园里的救护力量。开展学校应急救护培训工作,可以培养学校师生的安全意识,使其了解和掌握急救安全知识和技能,在意外伤害发生时能及时正确地自救互救,最大程度减轻伤害、挽救生命。生命无小事,救护是关键,让救护培训走进校园,客观而言是保障生命健康的重要举措。

二、湖州市第一人民医院及其创伤学科群的情况介绍

湖州市第一人民医院湖州师范学院附属第一医院始建于1923年,是浙北地区集医疗、预防、科研、教学、康复于一体的综合性三级甲等医院。医院由人民路院区、红旗路院区、三里桥院区组成。医院是国家级住院医师规范化培训基地,具备国家认定的临床试验机构资格,是全国综合医院中医药工作示范单位,曾先后荣获全国巾帼文明岗、全国三八红旗集体、全国五一劳动奖状、全国工人先锋号等荣誉称号。医院实施"学科再建设、科教再攀登、人才再培育、服务再提升"的"四大工程",积极发展重点学科和特色专科,强化医院内涵管理,提升综合管理水平。

我国创伤医学事业可持续发展的关键在于一代又一代具有创新精神、甘于奉献和人品良好的青年才俊的不断涌现,形成优势学科的人才群体。在湖州市卫生健康委员会湖州基层卫生协会的领导以及湖州市创伤医学学科群、湖州市第一人民医院创伤中心、湖州市急诊医学质控中心、湖州市医学会急诊医学专业委员会、湖州市创伤医学分会专业委员会协助下,湖州市三县两区,65个急救团队,400余名基层急救队员,通过专业训练与学习,实现了培训创伤学科专业人员的全覆盖,初步奠定了湖州地区基层创伤救治网络的发展基础。2017年9月24日,在浙江省急诊质控中心及湖州市卫生健康委员会领导下,医院联合湖州市急救中心签约启动中国创伤救治联盟"湖州区域创伤中心";建立市区域创伤中心管理委员会。在经历3年高级创伤中心建设期后,湖州市第一人民医院于2022年12月被授予"中国创伤救治联盟高级创伤中心"称号。

湖州市第一人民医院联合湖州市公安局、湖州市消防局和湖州市急救中心一道,与区域内多家医疗卫生单位共建区域内创伤学科群,建立了统一规范的创伤救治技术标准,从而提升了区域内创伤救治相应的学科发展水平;通过对严重创伤患者的救治,提升了创伤救治质量和效率。目前,这项工作取得了显著成效。

三、湖州市第四中学的情况介绍

湖州市第四中学,创建于1958年,曾坐落于湖州市原安定书院旧址,是吴兴区一所校园规模大、设备完善、文化底蕴深厚的初级中学。2001年8月学校搬迁至白鱼潭路221号,2011年8月,西山漾校区正式启用,成立湖州市第四中学教育集团;2021年8月,毗山校区正式启用,翻开了学校发展史上的崭新一页,迎来了"和合共生"发展模式的美好前景。

学校秉承"团队合作、智慧共享、求真务实,和谐发展"的校风、"爱生乐业、好学善教、踏实严谨、追求完美"的教风、"勤奋学习、自主发展、互助共进、追求卓越"的学风,以"和合共生"为办学理念,以"文化内涵更丰富,特色优势更明显,省内有较高影响力,全国有一定知名度的集团化名校"为办学目标,努力将学生培养成为"身心健康、乐于学习、温润通达、心系家国、具有国际视野、和而不同"的新时代可持续发展好少年。

四、湖州市第一人民医院与湖州市第四中学开展联合校园急救培训的背景

为树立健康第一的教育理念,提升学生健康素养,湖州市第一人民医院联合湖州市第四中学以普及急救知识和技能为重点,以提高校园应急救护能力为目标,深入开展急救教育培训,以提高师生急救技能,增强学校应急管理能力,使学生掌握应急救护知识与技能,培养自救互救和自我保护能力,推动在校园内配备急救设施设备,加强教职工、学生急救知识教育和技能培训,探索和积累可复制、可推广的校园急救教育经验做法。

五、主要执行的主体单位与培训的目标人员

主要执行的主体单位:湖州市第一人民医院。

培训的目标人员:湖州市第四中学在校学生(以初中学生为主)及教师。

六、合作培训的方式方法

校园讲座:湖州市第一人民医院于"5·12"国家赈灾日在湖州市第四中学进行校园急救相关讲座(大课)。

班级授课:湖州市第一人民医院专业医护人员进行班级授课。

网络学习:学生通过网络学习相关急救培训内容。

实践演练:学生通过实践演练掌握培训内容。

七、培训教学大纲

第一条　培训目的

使受训学生树立救死扶伤的人道主义思想和自救互救意识,学校学生要掌握常用急救知识和技能,在发生意外伤害和突发事件的现场,能迅速进行自救互救,减少伤员的病痛、伤残和死亡。

第二条　培训原则

突出现场的、初级的、群众性的特点,以技能训练为主,通俗易懂,简明实用。

第三条　培训方法

采取理论与实际操练相结合的方法。

第四条　培训要求

保证学习质量,应配备足够的完整的培训设备,如心肺复苏训练,要有标准的人体模型;时间、地点、年级、学生人数、成绩等应记录在案。为巩固所学到的知识和技能,要根据实际情况安排复训,并注意充实新的训练内容。授课教师课堂讲解力求通俗易懂、深入浅出、生动具体。边讲授边示教,以实际操作为主。

第五条　培训内容

根据《中国红十字会红十字救护员课程教学大纲》规定,培训内容主要是应用于现场的、群众易于掌握的紧急避险、应急救护知识和技能,包括:

(1)现代救护概念。

(2)包扎、止血、骨折固定、伤员搬运四大技术。

(3)现场心肺复苏;常见突发急症的紧急救护。

(4)新冠疫情的预防。

八、培训学生的基数

校园讲座的培训基数为1 200人(在湖州市第四中学体育活动中心进行培训);班级授课的培训基数为200人(在湖州市第四中学大教室),同时全校师生观看授课网络直播;培训时间为每月第三个星期五,时长为1小时(下午3:30—4:30);寒暑假不进行培训。

九、培训前的问卷调查

中学生创伤科普知识调查问卷

该问卷仅用于学术调研,不涉及任何商业用途;以匿名方式填写,您的隐私将受到严格保密,您可以放心作答!

1. 您的性别是什么?

   A. 男

   B. 女

2. 您的年龄是几岁?

3. 您的年级是什么?

   A. 初一

   B. 初二

   C. 初三

4. 您在成长过程中是否有创伤经历?

   A. 是

   B. 否

5. 您经历这一事件的时间是什么?

6. 您经历的创伤事件可以归属于以下哪一类?

   A. 虐待性事件(精神虐待、性虐待等)

   B. 灾难性事件(自然灾害、交通事故、重症疾病等)

   C. 暴力事件(经历或目睹暴力场面、校园暴力)

   D. 生活压力事件(家庭变故、恋爱伤害、人际交往困难、环境适应压力)

   E. 重大社会生活事件意外事件(溺水、遭抢劫、被动物袭击等)

7. 这一经历对您的影响持续时间有多久?

   A. 三个月以下

   B. 三个月到半年

   C. 半年到一年

   D. 一年到三年

   E. 三年以上

8. 您是否亲身实践过各类急救知识(比如心肺复苏、溺水紧急处理)?

   A. 是

   B. 否

9. 您以前参加过创伤急救培训吗?

   A. 从来没有

   B. 参加过一次

   C. 参加过二次

   D. 参加过三次以上

10. 您的急救知识获得途径是什么?

    A. 电视广播杂志

    B. 微信微博

    C. 科普讲座

    D. 专业培训

E. 其他

11. 您觉得有必要掌握急救知识吗?

    A. 非常需要

    B. 需要

    C. 无所谓

    D. 不需要

12. 您是否主动系统地去了解急救知识?

    A. 是

    B. 否

13. 如果有专业医师进行科普宣教的机会,您期待通过什么方式了解和学习?

    A. 各类平台科普软文(包括微信公众号)

    B. 线上免费直播教育

    C. 现场免费科普讲座

    D. 网络平台科普短视频

    E. 线上收费知识平台学习

    F. 其他方式(请详细描述)

14. 如果有专业医师进行科普宣教的机会,您想了解哪些内容?

    A. 日常创面的处理

    B. 如何预防感染

    C. 消毒方法

    D. 如何护理可减轻瘢痕的产生

    E. 使用什么药物可以减轻瘢痕

    F. 其他

15. 您对于开展急救知识普及宣传活动采取什么态度?

    A. 支持

    B. 中立

    C. 反对

16. 您认为学生急救知识缺乏的原因是什么?

    A. 没有实际训练

    B. 没有专业人员讲解

    C. 没有时间培训

    D. 其他

17. 您对学生加强急救知识培训有什么建议?(可多选)

    A. 政府及有关部门应高度重视

    B. 学校应多组织急救知识培训活动

    C. 报刊、电视、广播等媒体应多设置和宣传"学会急救"公益性专题或节目

    D. 其他(请写出来)

18. 你认为现阶段学校急救知识普及遇到的主要困难是什么?(可多选)

    A. 学校没有开展相应的活动

    B. 开展的方式不够吸引人

    C. 普及效果不好

    D. 学习急救知识的主动性不强

    E. 学校没有强制要求学生掌握急救知识与技能

    F. 其他(请写出来)

中学生创伤急救知识调查问卷

1. 您对于创伤急救知识的了解程度如何?
   A. 了解
   B. 不太了解
   C. 不了解

2. 您会心肺复苏术、创伤止血包扎等常用的急救技能吗?
   A. 会
   B. 了解,但不完全掌握
   C. 不会

3. 您知道急救的黄金时段是什么吗?
   A. 1~3 分钟
   B. 1~6 分钟
   C. 1~10 分钟
   D. 不知道

4. 下列急救知识中有哪些是您了解或能运用?
   A. 胸外心脏按压
   B. 人工呼吸
   C. 海姆立克急救法
   D. 都不了解

5. 皮肤被烫伤后如何处理?
   A. 患处涂抹牙膏
   B. 患处涂抹酱油
   C. 用纱布包扎伤口
   D. 用冷水冲洗烫伤皮肤

6. 搬运脊柱骨折患者的正确方法是什么?
   A. 抬头抬脚法
   B. 搂抱搬运法
   C. 半坐搬运法
   D. 平托搬运法

7. 煤气中毒时,首先应如何处置?
   A. 呼救吸氧
   B. 转移患者到空气流通处
   C. 通知家人

8. 骨折部位现场固定时可选用什么?
   A. 领带
   B. 木棍
   C. 棉垫
   D. 铁丝

9. 您身边的人在运动中发生扭伤时该怎么办?
   A. 立即涂药油
   B. 用热毛巾热敷
   C. 使用冰袋或湿毛巾冰敷

D. 直接用冰敷

10. 发生中暑时,首先应如何处置?

  A. 到阴凉通风处休息

  B. 喝淡盐水

  C. 就地休息松解衣物

11. 如果您周围有人发生药物食物中毒,您应该怎么处置?

  A. 给他灌水以稀释药物

  B. 用手刺激咽喉壁诱导恶心呕吐

  C. 迅速呼叫救护车

  D. 不知道该怎么处理

12. 若打篮球不慎将脚踝扭伤,(轻度)应怎么做?

  A. 先冰敷,24 小时后改用热敷

  B. 先热敷,24 小时后改用冰敷

  C. 热水泡脚即可

13. 吃饭时突然看到有人不能说话,面色发青,应该怎么急救?

  A. 拍背在其身后双手冲击上腹部

  B. 赶紧让他喝点儿醋

  C. 让他吃大块馒头

14. 如有人被电击伤,你在现场首先应当做什么?

  A. 立即采取正确安全的方法关闭电源

  B. 去触摸患者是否还有呼吸心跳

  C. 直接抓住患者裸露的身躯将之拖到安全地方

15. 手背被开水烫伤的首要处理方法是什么?

  A. 擦酱油

  B. 冰敷

  C. 自来水冲洗

16. 中暑患者第一步的抢救方法是什么?

  A. 搬移患者到阴凉处

  B. 掐人中

  C. 喝水

17. 下列处理低血糖的方法中最佳的是什么?

  A. 吃水果

  B. 喝蜂蜜水

  C. 进食含糖或高碳水化合物食物

18. 溺水者发生心跳呼吸骤停最重要的抢救方法是什么?

  A. 控水

  B. 清理、开放气道

  C. 心脏按压

19. 胸外心脏按压的位置是什么?

  A. 患者左胸

  B. 两乳头连线中点

  C. 患者胸部正中

20. 成年患者胸外心脏按压的推荐深度是什么?

  A. 至少 2.5cm

B. 5~6cm

C. 至少 7.5cm

十、培训具体内容

（一）心肺复苏

见表 5-13。

表 5-13　心肺复苏

授课单位	湖州市第一人民医院	培训对象	湖州市第四中学学生及教师
培训目标	1. 了解心搏骤停的基本知识。 2. 掌握心肺复苏操作技能。		
教学方法	角色扮演法引入案例 对知识点进行分类排序 体验完成六项工作任务 成果展示		
培训内容	（1）评估现场:确定周围及现场环境安全,避免二次受伤害的发生。 （2）判断意识:拍打患者肩部并大声呼叫,观察患者有无应答。 （3）判断生命体征:对于非专业急救人员,不再强调训练其检查脉搏,只要发现无反应的患者没有自主呼吸就应按心搏骤停处理。对于医务人员,一般以一手示指和中指触摸患者颈动脉以感觉有无搏动。检查脉搏的时间一般不能超过 10 秒,如 10 秒内仍不能确定有无脉搏,应立即实施闭胸心脏按压。 （4）闭胸心脏按压（close chest cardiac compression,C）:确保患者仰卧于平地上或用闭胸心脏按压板垫于其肩背下,急救者可采用跪式或踏脚凳等不同体位,将一只手的掌根放在患者胸骨中下 1/3 交界处,将另一只手的掌根置于第一只手上。手指不接触胸壁,按压时双肘须伸直,垂直向下用力按压,成人按压频率为 100~120 次 /min,下压深度 5~6cm,每次按压之后应让胸廓完全恢复,按压时间与放松时间各占 50% 左右,放松时掌根部不能离开胸壁,以免按压点移位。对于儿童患者,用单手或双手于两乳头连线水平按压胸骨,对于婴儿,用两手指于紧贴两乳头连线下方水平按压胸骨。为了尽量减少因通气而中断闭胸心脏按压,对于未建立人工气道的成人,国际心肺复苏指南推荐的按压 - 通气比率为 30:2。 （5）开放气道（airway,A）:在 2010 年美国心脏协会心肺复苏（CPR）及心血管急救（ECC）指南中有一个重要改变是在通气前就要开始闭胸心脏按压。闭胸心脏按压能产生血流,在整个复苏过程中,都应该尽量减少延迟和中断闭胸心脏按压。而调整头部位置,实现密封以进行口对口呼吸,拿取球囊面罩进行人工呼吸等都要花费时间。采用 30:2 的按压通气比开始 CPR 能使首次按压延迟的时间缩短。有两种方法可以开放气道提供人工呼吸:仰头抬颏法和推举下颌法。后者仅在怀疑头部或颈部损伤时使用,因为此法可以减少颈部和脊椎的移动。遵循以下步骤实施仰头抬颏:将一只手置于患者的前额,然后用手掌推动,使其头部后仰;将另一只手的手指置于颏部附近的下颌下方;提起下颏,使颏骨上抬。注意在开放气道同时应该用手指挖出患者口中异物或呕吐物,有假牙者应取出假牙。 （6）人工呼吸（breathing,B）:给予人工呼吸前,正常吸气即可,无须深吸气;所有人工呼吸（无论是口对口、口对面罩、球囊 - 面罩或球囊对高级气道）均应该持续吹气 1 秒以上,保证有足够量的气体进入并使胸廓起伏;如第一次人工呼吸未能使胸廓起伏,可再次用仰头抬颏法开放气道,给予第二次通气;过度通气（多次吹气或吹入气量过大）可能有害,应避免。实施口对口人工呼吸是借助急救者吹气的力量,使气体被动吹入肺泡,通过肺的间歇性膨胀,以达到维持肺泡通气和氧合作用,从而减轻组织缺氧和二氧化碳潴留。		
培训效果			
满意度			

（二）溺水的预防

见表5-14。

表5-14 溺水的预防

授课单位	湖州市第一人民医院	培训对象	湖州市第四中学学生及教师
培训目标	1. 了解日常生活中预防溺水的方法。 2. 掌握溺水时的自救方法。		
教学方法	谈话引入话题 授课		
培训内容	1. 如何防溺水 （1）不要私自在海边、河边、湖边、江边、水库边、水沟边、池塘边玩耍、追赶，以防滑入水中。 （2）严禁学生私自下水游泳，特别是中小学生必须有大人的陪同并戴好救生圈。 （3）严禁中小学生私自外出钓鱼，因为钓鱼蹲在水边，水边的泥土、沙石长期被水浸泡变得很松散，有些水边还因长年累月被水浸泡长了苔藓，踩上去易滑入水中，还有摔伤的危险。 （4）到公园划船，或乘坐船时必须坐好，不要在船上乱跑，或在船舷边洗手、洗脚，尤其是乘坐小船时不要摇晃，也不要超重，以免小船掀翻或下沉。 （5）在坐船时，一旦遇到特殊情况，一定要保持镇静，听从船上工作人员的指挥，不能轻率跳水。如果出现有人溺水，更不要贸然下水营救。 （6）遇到大风大雨、大浪或雾太大的天气，最好不要坐船，也不要在船上玩。 （7）不要在水中长时间憋气，容易导致供氧不足。 （8）如果不慎滑落水中，应吸足气，拍打着水，大声地呼救。 （9）如果不幸溺水，当有人来救助的时候应该身体放松，让救助的人托住腰部。 （10）当自己特别心爱的东西掉入水中时，不要急着自己去捞，而应找大人来帮忙。 2. 溺水时的自救方法 （1）不要慌张，发现周围有人时立即呼救。 （2）放松全身，让身体漂浮在水面上，将头部浮出水面，用脚踢水，防止体力丧失，等待救援。 （3）身体下沉时，可将手掌向下压。 （4）如果在水中突然抽筋，又无法靠岸时，应立即求救。如周围无人，可深吸一口气潜入水中，伸直抽筋的那条腿，用手将脚趾向上扳，以解除抽筋。 3. 水中抽筋自救法　抽筋的多发部位是小腿和大腿，有时手指、脚趾及胃部等部位也会发生。抽筋原因主要是下水前没有做准备活动或准备活动不充分，身体各器官及肌肉组织没活动开，下水后突然做剧烈的蹬水和划水动作，或因水凉刺激肌肉突然收缩而出现抽筋。游泳时间长，过分疲劳及体力消耗过多，在身体大量散热或精神紧张、游泳动作不协调等情况下也会出现抽筋。 （1）对于手脚抽筋者，若是手指抽筋，则可将手握拳，然后用力张开，迅速反复多做几次，直到抽筋消除为止。 （2）若是小腿或脚趾抽筋，先吸一口气仰浮水上，用抽筋肢体对侧的手握住抽筋肢体的脚趾，并用力向身体方向拉，同时用同侧的手掌压在抽筋肢体的膝盖上，帮助抽筋腿伸直。 （3）要是大腿抽筋的话，可同样采用拉长抽筋肌肉的办法解决。		
培训效果			
满意度			

（三）骨折的包扎与固定（表5-15）

表5-15 骨折的包扎与固定

授课单位	湖州市第一人民医院	培训对象	湖州市第四中学学生及教师
培训目标	1. 掌握骨折的包扎与固定的方法。 2. 了解包扎与固定过程中的注意事项。		

续表

教学方法	1. 模拟临床骨折场景,由标准化病人、模拟人或者学生扮演患者及其他相应角色,教师讲解及分步示范。 2. 学生分组在模拟场景中相互之间或者相互配合在模拟人上进行骨折包扎与固定的练习。
培训内容	1. 现场急救的"三不"黄金法则　骨折现场急救最怕的是好心办坏事,对于没有急救经验的施救者来说,自认为正确的急救方法却很有可能给被救助者和随后治疗的专业医师带来很大的麻烦。所以作为非医学专业的施救者,在事发现场一定要坚持骨折救治的"三不"黄金法则,具体如下。 (1)不复位:因为盲目复位极易造成二次损伤,或污染的骨折端回缩造成深部感染。 (2)不盲目上药:这种做法会给医院处理增加难度,建议没有医学经验或经过急救培训的人,最好不要给患者上药,以免增加处理难度。 (3)不冲洗:因为冲洗易将污染物带入身体深部甚至骨髓,造成伤口感染,引发骨髓炎。 2. 开放性伤口的处理原则　如受伤者是开放性骨折,势必伤处有大量的出血。医师建议的处理原则是除应及时恰当地止血外,还应立即用消毒纱布或干净布包扎伤口,以防伤口继续被污染。如伤口表面有异物,一定要取掉,而外露的骨折端,非专业的施救者切勿推入伤口,以免污染深层组织。有条件者最好用高锰酸钾等消毒液冲洗伤口后再包扎、固定。 一般的止血方法可用敷料加压包扎止血。但是严重出血者,若使用止血带止血,一定要记录开始使用止血带的时间,每隔 30 分钟应放松 1 次,每次 30~60 秒,以防止因肢体缺血出现组织坏死。同时快速送往医院救治。 3. 现场急救的重点:简单固定　如果发现受伤者有骨折的可能,现场人员一定要先使受伤部位制动。医师建议,可以用制式夹板或就地取材如木棍、竹片、树枝、手杖等做成的夹板进行骨折固定。如果这些条件均不具备,伤者自身身体也是良好的夹板。固定的目的是避免骨折处再次受损,减轻疼痛,减少出血,易于搬运。简单固定需要注意的几点事项如下。 (1)在上夹板前,凡是和身体接触的地方要用棉花、软物垫好,避免进一步压迫、摩擦损伤。 (2)骨的凹凸处,四肢,躯干的凹凸处,因骨折造成的畸形处,一定要加够厚的棉织品软垫才能避免再度损伤。 (3)骨折固定绑扎时应将骨折处上下两个关节同时固定,才能限制骨折处的活动。要求夹板长度一定要超过骨折处上下两个关节。只有大腿骨折时夹板的长度是从腋下至足跟,因为大腿肌肉丰厚,仅仅固定髋及膝关节,难以固定牢固。 (4)骨折固定绑扎的顺序 1)应先固定骨折的近心端,再固定骨折的远心端。 2)然后依次由上到下固定各关节处。 3)下肢骨折和脊柱骨折要将两脚靠在一起,中间加厚垫,用"8"字包扎方法固定。 4)绑扎松紧度以绑扎的带子上下能活动 1 厘米为宜。 5)四肢固定要露出指(趾)尖,以便随时观察末梢血液循环状况。 6)如果指(趾)尖苍白、发凉、发麻或发紫。说明固定太紧,要松开重新调整固定压力。 4. 骨折患者安全转运应遵循的原则 在现场紧急处理后,应立刻把患者送往就近医院接受专业治疗。如果伤患是四肢骨折,经固定后可用普通担架运送。如果是脊柱骨折患者,就必须平卧于硬板上,同时要固定好头颈部。运送的原则是迅速、平稳。运送途中注意观察全身情况及创口出血情况。在安全转运的过程中有以下几个原则需要遵循。 (1)保暖措施:尽快脱掉更换伤者潮湿的衣物,利用一切可以利用的工具如电热毯、热水袋、热水瓶、棉被、麻袋甚至救护者的衣物帮助伤者尽快升温保暖。 (2)不要喂食:在等待转运的过程中,原则上不要给予伤者任何饮料和食物,最好经过详细检查后再作决定。伤者自觉口渴难耐时,可用小勺少量喂给伤者,并密切观察伤者的反应,是否出现呛咳、恶心、疼痛加剧的表现,如果出现则应立即停止。
培训效果	
满意度	

（四）止血

见表 5-16。

表 5-16　止血

授课单位	湖州市第一人民医院	培训对象	湖州市第四中学学生及教师
培训目标	1. 学会判断出血的性质。 2. 掌握各种止血的方法。		
教学方法	学生分成若干小组 每组表演一种止血法 边表演边向同学们说明动作要点和注意事项		
培训内容	1. 出血的性质　在急救现场,首先应判断外伤患者出血的性质。 (1) 毛细血管出血:血液由伤口慢慢渗出,呈点状或片状,色鲜红,可自愈。 (2) 静脉出血:较缓慢流出,色暗红,多不能自愈。 (3) 动脉出血:呈喷射状,色鲜红,多需经急救才能止血。 2. 外伤出血的处理方法　应沉着冷静,避免慌张,忙中出错。首先,要让患者第一时间脱离危险区,根据患者的外伤情况判断受伤情况和出血性质,采取相对应的治疗措施。现将具体方法介绍如下。 (1) 一般止血法:一般情况下,擦伤肘部、摔伤膝盖或意外割破手指之类的事情,前往校医室,正确地进行医疗处理。如果是表浅的划伤或擦伤,应先用肥皂和清水清洗伤口,涂上抗菌软膏,再贴上创可贴或扎上绷带。绷带的压力通常为能促使血液在伤口处凝固即可。 (2) 直接压迫包扎止血法:这是常用的止血方法。一般用于无明显动脉性出血的伤口。尽量用生理盐水冲洗,若无此条件可用无污染的清水或矿泉水冲洗伤口,周围用 75% 乙醇涂擦消毒。涂擦时,先从近伤口处向外周擦,然后手持消毒纱布直接按压创口或出血部位约数分钟,再用绷带纱布加压包扎止血。若急救现场无消毒条件,可直接用干净纱布、衣物、毛巾等压迫止血,包扎伤口,以防污染。 (3) 指压止血法:如果是四肢或头颈部的动脉出血,用手指或手掌用力地压住伤口近心端动脉止血,这是最为简便有效的现场急救措施。 (4) 填塞止血法:对软组织内深在的血管损伤出血,如鼻出血、颈部的较深伤口、大腿或背部的深伤口等,不易找出出血部位,常有动脉和静脉同时损伤,快速清洗消毒后,用无菌纱布块填塞创口压紧,外面再加大块无菌敷料加压包扎压迫止血。 (5) 止血带止血法:适用于四肢出血面积较大的、出血速度较快的或较复杂的伤口止血,一般见于四肢大血管破裂,出血汹涌或经其他急救止血法无效者。所谓止血带一般是指弹性较好的橡胶带或身边的腰带、领带、围巾等,也可用毛巾、头巾、手帕、衣服、领带等制成布条,也可用三角巾代替。止血带应绑在伤口的近心端,即肢体靠近心脏的一侧,例如:膝关节以下外伤出血,应立即在大腿的适当部位扎止血带。肘关节以下流血不止,应在肘关节以上扎止血带。扎止血带时一般要注意扎紧,以伤口基本上没有新鲜血液流出为原则。 (6) 屈肢止血法:四肢出血压迫止血无效时,如无骨折,可利用关节的极度屈曲,压迫血管以达到止血,如前臂或小腿出血则在肘窝或膝窝内放一棉垫,再使关节极度屈曲,然后将小腿与大腿或前臂与上臂用 “8” 字形绷带捆拢可以暂时止血。 3. 外伤出血需要专业帮助的情况　出现以下情况,须及时到医院清创处理和彻底止血。 (1) 当压迫伤口 5 分钟后,伤口仍未止血。 (2) 被人或动物咬伤;伤口深或创口很大。 (3) 伤口有碎片或污物嵌入,而自己不能清除。 (4) 被脏的东西扎伤,例如地上的玻璃块,伤口又小又深(这类伤口由于不出血反而更易感染,出血可以减少伤口的细菌)。 (5) 受伤区域没有知觉,提示受伤区域神经可能受损。		
培训效果			
满意度			

（五）搬运

见表 5-17。

表 5-17　搬运

授课单位	湖州市第一人民医院	培训对象	湖州市第四中学学生及教师
培训目标	1. 掌握搬运患者的方法。 2. 了解搬运过程中的注意事项。		
教学方法	1. 模拟临床急救搬运场景,由标准化病人、模拟人或者学生扮演患者及其他相应角色,教师讲解及分步示范。 2. 学生分组在模拟场景中相互之间,或者相互配合在模拟人上进行急救搬运术的练习。		
培训内容	1. 单人搬运法 （1）抱持法:伤者一手搭在急救者肩上,急救者一手抱住伤员腰背部,另一手肘部托住大腿部。 （2）背法:将伤者双上肢拉向急救者胸部,前胸紧贴后背,伤者屈髋屈膝,急救者双手前臂托住伤者大腿中部。 （3）驮法:将伤员捎在肩上,其躯干绕颈部,同时牵住其下垂的上肢。 2. 双人搬运法 （1）椅托式:急救者二人手臂交叉,呈座椅状。 （2）轿杠式:急救者二人四手臂交叉。 （3）拉车式:一名急救者抱住伤员双膝,另一名急救者则双手从腋下抱住伤员。 （4）椅式搬运法:将伤员放在座椅上以搬运。 （5）平抬法:两位急救者双手平抱伤员胸背部及臀部、下肢。 3. 担架搬运法 （1）腹部内脏脱出的伤员 1）使伤员双腿屈曲,腹肌放松,仰卧于担架上。 2）切忌将脱出的内脏送回腹腔,以免造成感染。可用一清洁碗扣住内脏,再用三角巾包扎固定。 3）包扎后保持仰卧位,屈曲下肢,做好腹部保温后转送。 （2）昏迷或有呕吐窒息危险的伤病员:使伤病员侧卧或俯卧于担架上,头偏向一侧,保证呼吸道通畅的前提下搬运转送。 （3）骨盆损伤的伤员:用三角巾将骨盆作环形包扎,搬运时使伤员仰卧于硬板或硬质担架上,双膝略弯曲,其下加垫。 （4）脊柱损伤的伤员 1）颈椎骨折:应先行颈椎固定后再搬运。颈椎损伤应由专人牵引伤员头部。 2）胸腰椎搬运:应有 3~4 人在场时同侧托起伤员的头部、肩背部、腰臀部及两下肢同时搬运,搬运时动作要一致,伤员的胸腰部要垫一薄枕,以保持胸腰椎部伸位,平放于硬质担架或硬板上。搬运时整个身体要维持在一条线上。常用的搬运方法有滚动法和平托法两种。脊柱损伤严禁背运和屈曲位搬运。 （5）颅脑损伤:患者应取侧卧或半俯卧位,以保持呼吸道通畅,固定头部以防震动。 【注意事项】 （1）转送次序:先转送危及生命的伤员,然后是开放性损伤和多发性骨折的患者,最后转送轻伤员。 （2）搬运要求:要平稳、舒适、迅速、不倾斜少震动,动作轻柔。 （3）昏迷、气胸采取平卧式。 （4）颈椎骨折注意牵引头部头颈、躯干长轴一致,头颈两侧用沙袋等垫好固定。 （5）骨盆骨折采取多头带或绷带包扎骨盆臀部两侧也要用软垫垫好。		
培训效果			
满意度			

（六）眼外伤的预防（表 5-18）

表 5-18　眼外伤的预防

授课单位	湖州市第一人民医院	培训对象	湖州市第四中学学生及教师
培训目标	1. 熟悉预防眼外伤的方法。 2. 掌握处理眼外伤的措施。		
教学方法	现场授课		
培训内容	1. 预防眼外伤 （1）不玩锐利和危险的玩具，如刀、针、剪、锥子、木棍、弹弓，圆规等物。 （2）勿动易燃、易爆等危险品，燃放鞭炮等；不互扬沙子、投石子等。 （3）家长、老师等使用锐器时要注意周围的环境，别误伤儿童。 （4）不买劣质、袭击性玩具，不玩一次性注射器，禁止燃放烟花、鞭炮，避免接近牲畜、家禽。 （5）不观看电焊火花或在阳光较强的雪地上玩耍。 （6）洗澡时避免直视浴霸等强光；禁止用激光笔玩耍，防止灼伤眼。 （7）避免孩子接触眼药水、乙醇、清洁剂、油漆、胶水等化学物品。 2. 机械性眼外伤的处理措施 （1）异物伤：眼有异物进入，如灰尘、铅笔屑等。可采取以下措施：①如有抗生素眼药水，可暂时使用防止感染；②不要用手按压眼部，孩子眼部不舒服要防止其揉眼；③用纱布遮眼尽快就医。 （2）眼钝挫伤：眼睛受到钝性物体，例如爆炸气流、拳头、球类、石块等打击所造成的组织损伤。眼眶、眼外炸伤，未伤及眼球，可采取以下措施：①前期先进行冷敷、止痛、消肿、止血（有出血时）；②尽快送至医院进行伤口专业清洗消毒或者伤口缝合。要避免用力揉眼睛和擤鼻涕的动作。 （3）穿通伤：眼部受到锐器刺破性损伤，如剪刀、铅笔、玻璃等造成的损伤，戳伤出现后续感染的概率很高，不仅可致盲，部分患者还需要摘除眼球。需要注意以下事项：①不可用清水清洗，不可随意涂抹入眼眼膏；②有异物残留，不可擅自拔出，不要用手按压；③让患者保持眼位，尽量减少眼球转动；④必须尽快就医。 3. 化学性眼外伤的处理措施 （1）化学性眼外伤：是指化学物质对眼部的损伤，如硫酸、盐酸、硝酸、水泥、石灰、洁厕剂、消毒液、干燥剂等。 （2）碱性物质造成的眼外伤：多见于氢氧化钠、石灰、水泥、氨水等造成的眼外伤。碱性物质能溶解脂肪和蛋白质，与组织接触后能很快渗透到组织深层和眼内，使细胞分解坏死，对眼球有持续伤害作用。 （3）酸性物质造成的眼外伤：酸性物质对蛋白质有凝固作用，低浓度的酸性溶液仅有刺激作用，但强酸能使组织蛋白凝固坏死，由于凝固的蛋白不溶于水，形成一凝固层，能阻止酸性物质继续向深层渗透，因此组织损伤相对较轻。 （4）建议：切不可拖延就医，贻误最佳治疗时期。应当争分夺秒地用大量水冲洗眼部，可用手撑开眼并用清水进行清洗，也可将头部浸入盆中不停眨眼至少 15 分钟，并转动眼球，充分将化学物质洗净，完成冲洗后应当马上就医。		
培训效果			
满意度			

（七）外耳道损伤的预防

见表 5-19。

表 5-19　外耳道损伤的预防

授课单位	湖州市第一人民医院	培训对象	湖州市第四中学学生及教师
培训目标	1. 了解外耳道损伤的原因。 2. 掌握预防外耳道损伤的方法。		

教学方法	现场授课
培训内容	外耳道损伤的常见原因及预防措施 1. 外耳道外伤 若患者在挖耳或掏耳的过程中,不慎损伤外耳道皮肤,会造成皮肤破损,引起出血、疼痛等症状。此时应及时给予抗生素软膏进行局部涂抹,同时避免水进入外耳道,以防止合并感染。若患者不及时治疗,会出现外耳道瘢痕、外耳道狭窄,进而影响听力。 2. 外耳道炎症 如外耳道皮肤急性炎症或局限性疖肿,可能造成外耳道弥漫性或局部肿胀,而引起耳屏压痛、耳廓牵拉痛。此时,应给予患者抗生素软膏进行局部治疗,防止脓性分泌物堵塞、堆积在外耳道内,而影响听力。预防外耳道炎的三种主要措施如下。 (1) 避免频繁掏耳朵,以免造成外耳道损伤,引起细菌感染导致外耳道炎。少量耵聍对耳道有保护作用,可以防止细菌感染外耳道。 (2) 保持外耳道清洁干燥,要减少佩戴入耳式耳机的时间,洗澡时防止污水进入耳内,不要在不干净的水域游泳。 (3) 多吃营养丰富、清淡易消化、富含维生素及蛋白质的食物;多吃蔬菜、水果。 3. 其他原因损伤 若患者存在外耳道异物以及外耳道肿瘤、胆脂瘤,应及时将异物取出,或取出胆脂瘤、切除肿瘤,以防止出现外耳道闭锁以及狭窄等问题。
培训效果	
满意度	

(八) 手卫生的培训

见表 5-20。

表 5-20 手卫生的培训

授课单位	湖州市第一人民医院	培训对象	湖州市第四中学学生及教师
培训目标	1. 通过培训,引起同学们对保持手部卫生的重视。 2. 掌握七步洗手法。		
教学方法	培训人员展示正确洗手方法 学生学习后进行实践练习		
培训内容	"七步洗手法"概括为:内、外、夹、弓、大、立、腕。 1. 内:掌心相对,手指并拢相互搓擦。 2. 外:手心对手背沿指缝相互搓擦,交换进行。 3. 夹:掌心相对,双手交叉沿指缝相互搓擦。 4. 弓:双手指相扣,互搓。 5. 大:一手握另一手大拇指旋转,交换进行。 6. 立:将五个手指尖并拢在另一手掌心旋转搓擦,交换进行。 7. 腕:螺旋式擦洗手腕,交替进行。 洗手需要认真揉搓双手至少 15 秒,应注意清洗双手所有皮肤,最后在流动水下彻底地冲净。		
培训效果			
满意度			

(九) 新冠疫情知识及预防

见表 5-21。

表 5-21　新冠疫情知识及预防

授课单位	湖州市第一人民医院	培训对象	湖州市第四中学学生及教师
培训目标	1. 学习新冠感染预防相关的知识。 2. 了解自我防护的重要性。		
教学方法	网络授课		
培训内容	1. 普通师生防护 （1）减少人员聚集。不要去校园隔离医学观察点周围。 （2）在校园日常行走等活动时，须戴口罩。可使用一次性医用外科口罩或一次性医用防护口罩，口罩湿了应及时更换。使用后的一次性口罩须单独放在塑料袋等密封袋里，然后把密封袋投放到"其他垃圾"桶。 （3）饭前便后、接触垃圾后要用肥皂（洗手液）和流水彻底洗手。建议采用七步洗手法，整个过程持续不少于 30 秒，揉搓时间不少于 15 秒。 （4）在食堂或其他正规饮食店就餐，食用熟食。 （5）不随地吐痰，咳嗽或打喷嚏时使用纸巾或屈肘遮盖口鼻。 （6）不大声喧哗，避免"唾沫横飞"。 （7）除工作需要，避免在无防护措施的情况下与牲畜、野生动物接触。 （8）注意所在室内（办公室、教室、实验室、体育馆、图书馆、食堂、寝室等）开窗通风，保持环境卫生。每天至少通风 2 次，每次 15~30 分钟。 （9）应注意保持心理平衡，保证充足睡眠，适量运动，增强体质，保持健康的生活方式。 （10）增强自我防护意识，关注自身健康状况，如有发热、乏力、咳嗽及其他呼吸道症状及时报告健康状况，及时就医。 2. 因工作需要接触校园隔离医学观察点的师生防护 （1）穿医务人员普通工作服，外罩一层隔离衣，戴防护帽和符合 N95 标准的防护口罩，戴乳胶手套和鞋套，如需近距离接触被隔离者时戴护目镜。 （2）每次接触隔离医学观察点前后均须洗手和消毒。手消毒用 0.3%~0.5% 碘伏消毒液或快速手消毒剂（氯己定、苯扎溴铵、75% 乙醇等）揉搓 1~3 分钟。 （3）离开隔离医学观察点时将全套防护设备放入密闭污物袋封闭后交疾病预防控制中心或专业机构灭菌和消毒处理。 （4）注意呼吸道、口腔、鼻腔黏膜的卫生和保护，劳逸结合，避免过度劳累。 （5）建议按照属地疾病预防控制部门的标准化规范，在专业指导下实施。		
培训效果			
满意度			

（十）自动体外除颤器的使用

见表 5-22。

表 5-22　自动体外除颤器（AED）的使用

授课单位	湖州市第一人民医院	培训对象	湖州市第四中学学生及教师
培训目标	1. 了解 AED 的相关知识。 2. 学会正确使用 AED。		
教学方法	由模拟人扮演患者 教师讲解及分步示范 学生实践操作		

续表

培训内容	1. 自动体外除颤器(automated external defibrillator,AED)　可以自动分析患者心律,识别是否为可除颤心律。如为可除颤心律,AED可在极短时间内发出大量电流经过心脏,以终止心脏所有不规则、不协调的电活动,使心脏电流重新自我正常化,被誉为心搏骤停患者的"救命神器"。它不仅仅是一种轻便的急救设备,更代表了一种全新的急救观念。AED构成了完整的心搏骤停患者急救生命链,是4个早期不可或缺的重要一环,即早呼吸、早复苏、早除颤和早期高级生命支持。 2. AED的操作方法 (1)解除患者上衣,露出其胸部。 (2)打开电源开关,按语音提示操作。 (3)放置电极片:在语音提示下,给患者安置电极片,把电极插头插在亮灯处的插座上。安置的部位是:心尖部电极应安放在左腋前线之后第五肋间处,另一片电极放置于胸骨右缘、锁骨之下。 (4)提示不要触碰患者:救护员大声提示周边人员都不要接触患者,等候AED分析心律是否需要电除颤。 (5)等待充电,准备除颤:救护员得到除颤信息后,等待充电,确定所有人员未接触患者,准备除颤。 (6)按下按键,电除颤。 (7)除颤完毕,继续按照其语音提示操作。 继续闭胸心脏按压,并按照自动体外除颤器的引导实施下一步的操作,直到专业医护人员到场为止。 3. 注意事项 (1)如果患者胸部存在可能导致电极片无法粘贴的毛发,您可以使用自动体外除颤器携带箱里的剃刀快速剃掉电极片放置部位的毛发,或者,如果另有一组备用的电极片,可用它们去除毛发,方法是:①粘贴电极片后,用力向下压紧电极片;②然后用力扯掉电极片,以去除毛发;③重新在裸露的皮肤上粘贴一组电极片。 (2)如果伤患者躺在水中,则应快速将其移至干燥处,或者患者胸部有水,则快速将水擦干,再使用AED。 (3)如果伤患者已植入除颤器或起搏器,不要直接将电极片贴于植入装置上,并应遵循自动体外除颤器操作的正常步骤。 (4)如果伤患者在需要放置电极片的位置有药物贴片,不要直接将电极片贴于药物贴片上,请轻轻但快速地撕掉药物贴片,将该部位擦拭干净,再贴上电极片。 (5)在打开AED的时候,一定要在语音提示下进行操作,不要提前操作,也不要迟迟不进行操作。如果除颤仪分析后,语音提示不建议除颤,请不要按下除颤电源按钮。 (6)由于AED在除颤过程要进行放电,所以,操作者的身体包括肢体一定要离开伤病员,同时也要大声提醒旁边的人远离伤病员,防止触电。 (7)对于儿童和婴儿,使用AED的时候,要尽量使用医疗级的、儿童婴儿专用的AED,因为它的除颤功率是可以调节的;如果没有,要尽量使用附带剂量衰减配件的AED;如果也没有,那也只有在极端的情况下,才可以拿成人AED给儿童及婴儿使用。
培训效果	
满意度	

十一、培训后的效果调查

见表5-23。

表5-23　培训后的效果调查表

项目	完全掌握	基本掌握	很少掌握	没有掌握
心肺复苏救治流程				
预防溺水的预防措施				
发生溺水时的自救方法				

续表

项目	完全掌握	基本掌握	很少掌握	没有掌握
骨折包扎与固定的方法				
出血性质的判断				
出血后止血的方法				
搬运患者的方法与搬运过程中的注意事项				
预防眼外伤的方法及眼外伤处理措施				
外耳道损伤的原因及预防措施				
手卫生重要性及七步洗手法				
新冠感染的预防及自我防护				
AED 的使用方法				

十二、总结与表彰

对实施培训的医护人员以及参与活动的教师及志愿者表示感谢；给予培训中积极参与及培训优秀的学生鼓励与表扬。

（湖州市第一人民医院　冯文明）

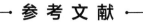

参 考 文 献

［1］唐芊尔.2022 年全国教育事业发展基本情况发布学历教育在校生达 2.93 亿人［EB/OL］.［2023-07-04］.https://www.gov.cn/xinwen/2023-03/24/content_5748122.htm.

［2］沈松.中小学急救教育管理的现状及改进［D］.岳阳:湖南理工学院,2020.

［3］健康中国行动（2019—2030 年）［EB/OL］.［2023-07-04］.https://www.gov.cn/xinwen/2019-07/15/content_5409694.htm.

［4］教育部等五部门关于全面加强和改进新时代学校卫生与健康教育工作的意见［EB/OL］.［2023-07-04］.http://www.moe.gov.cn/srcsite/A17/moe_943/moe_946/202108/t20210824_553917.html.

［5］张磊,李韬.急诊创伤外科模式在多发伤救治中的研究进展［J］.华夏医学,2021,34（4）:185-188.

［6］叶中华.教育部:开展全国学校急救教育试点工作［N/OL］.中国城市报,2021-10-25［2023-07-04］.http://www.zgcsb.com/news/shenDuBaoDao/2021-10-25/a_338719.html.

第六章

国际

第一节
国际心肺复苏历程

现代心肺复苏(cardiopulmonary resuscitation,CPR)技术及自动体外除颤器(automated external defibrillator,AED)源于欧美,但中国对此的研究及实践应用基本与其同步。中国在1963年拍摄的《触电急救》和1978年拍摄的《生命的复苏》这两部科教影片,系统介绍了CPR技术,并且在6个省及北京、上海两个市作了调研,在广东应用猴、狗的动物实验做了心脏除颤的研究。

2018年,中国医学救援协会会同中华护理学会,发布了《现场心肺复苏和自动体外心脏除颤技术规范》标准,中国医学救援协会依据此标准开展了心肺复苏培训。中国政府对心肺复苏等急救技能的普及十分重视,国家卫生健康委员会责成中国医学救援协会开展心肺复苏技术培训,提高心源性猝死抢救成功率。此外,2019年国务院发布的《国务院关于实施健康中国行动的意见》中也明确提出,心脑血管疾病是我国居民第一位死亡原因,要引导居民学习掌握心肺复苏等自救互救知识技能。

综上所述,无论是从理论、实践还是政府支持层面来看,近年,中国心肺复苏的发展都正处于一个最为有利的时期。我们要不失时机地壮大心脏性猝死抢救力量,努力夺回那些不该逝去的生命。

中国每年发生"心脏性猝死"的人数达54万(登记数据),随着人口老龄化等因素,心脏性猝死的形势更为严峻,而心肺复苏抢救技术的规范使用尤为重要。随着全球经济一体化进程的加快,中国作为世界上人口体量较大的国家之一,应责无旁贷地推动构建人类命运共同体的建立,与全世界的同道们一起为提高全球心脏性猝死抢救成功率,而规范有效开展抢救。

一、Peter Safar 等创立现代心肺复苏术之前

CPR是人类面对死亡采取的挽救措施,试图将患者从死亡或濒死状态拯救过来。在人类初级文明阶段,受自然条件和科技水平制约,复苏措施主要集中在利用各种物理手段对死亡进行尝试性干预。复苏方法多是感性和经验性的,复苏效果缺乏统一的衡量标准。现代心肺复苏技术是很多研究者的很多小贡献结合在一起的产物。直到20世纪后期,现代CPR才得到长足发展。回顾CPR的发展史,对把握复苏技术的发展脉络,深刻理解现代CPR极为重要。

(一)西方心肺复苏发展的历程

1. 口对口人工呼吸 1960年以前成功的复苏多局限于突发的呼吸骤停患者。1732年,一位名叫James Blair的矿工在一次煤矿火灾中死里逃生,苏格兰外科医生William Tossach通过口对口人工呼吸成功复苏了这位呼吸和心搏骤停的矿工,并于1744年发表了第一篇应用口对口人工呼吸成功复苏的文章。1740年巴黎科学院建议对溺水的人进行口对口人工呼吸。然而,由于卫生方面的原因,同时人们认为呼出气中的二氧化碳如果再进入被救者的肺部是有害的且无法为被救者提供足够的氧气,所以当时口对口人工呼吸并不被认可。1782年,英国皇家医学会建议用风箱吹气法代替口对口人工呼吸。19世纪,其他可供选择的以期恢复呼吸的复苏法逐渐形成。1856年,Marshall Hall强调对呼吸暂停患者及时进行人工通气的重要性。他针对患者仰卧位易发生舌后坠而堵塞气道的现象,想出了另一个办法,即以胃部为

轴线,将患者身体翻转成俯卧位或向身体任意一边侧卧。1858 年,Silvester 提出将仰卧位患者的双臂高于头部抬起以助吸气,然后再次放低压迫胸部以助呼气。直到 19 世纪中期仍提倡用机械方法扩张和压缩胸壁,甚至在 1954 年 James Elam 确定呼出的空气足以维持足够的氧合之后,人们仍不相信口对口人工通气优于其他技术。1956 年 Peter Safar 参与了人工呼吸的研究,于 1957 年确定了 3 个要点:①简单地将患者头部向后倾斜会打开气道;②其他人工通气方法提供的空气很少,而口对口通气可提供良好的通气;③任何人都可轻松有效地进行口对口人工通气。1958 年 Safar 在《美国医学杂志》(JAMA)杂志发表了口对口人工呼吸优于其他通气方法的研究,同年美国科学院的国家研究委员会推荐将口对口人工呼吸作为首选急救技术,从而确定了口对口人工呼吸的重要地位。

2. 闭胸心脏按压的发展　1874 年 Moritz Schiff 第一次记录了开胸心脏按压,并提出了“心脏按压”的概念。他在一只注射氯仿引发心搏骤停(sudden cardiac arrest,SCA)的狗身上,通过开胸直接按压心脏成功恢复了狗的血液循环。然而这项复苏技术却在大约 50 年后才逐渐用于临床,部分原因是开胸时进行持续通气的技术在当时还不完善。最初认为由氯仿麻醉引起心搏骤停的并发症是不可恢复和逆转的。1883 年德国哥廷根大学的外科教授 Franz Koenig 通过对左胸心前区进行按压,论证了自主呼吸和血液循环是可恢复的。Koenig 的外科助手 Friedrich Maass 曾尝试对 Koenig 之前的方法进行修改,该方法于 1891 年 10 月 26 日被证明是成功的,研究更加明确指出闭胸心脏按压可恢复心搏骤停患者的血液循环。Maass 随后报道首次记录了男性成功使用胸部按压来产生动脉脉冲,以及他对胸部按压频率的改变是明显有效的。Maass 描述了一位准备进行腭裂修补术的 9 岁男孩,在用氯仿麻醉时出现发绀、瞳孔散大和脉搏消失,他采用 Koenig 的方法:剑突压迫法以每分钟 30 到 40 次的速度进行,男孩的发绀逐渐消退、瞳孔也逐渐收缩,然而自主循环仍未恢复,其他医生决定停止抢救,把男孩送出了手术室。而 Maass 坚持着不停地给他进行心脏按压,在这种紧迫的情况之下,他可能下意识地就加快按压的节奏,再也不是每分钟 30 到 40 次了,而是更快。在这种新方法 30 分钟后,男孩颈动脉开始出现搏动。原本被宣判死亡的孩子,在这种剧烈按压之后心脏恢复跳动。后来 Maass 在此基础上作了修改,将按压频率调整为 120 次/min,并报道了一个 18 岁患者通过该频率或更大速度按压,恢复循环后完成手术。19 世纪末美国外科医生 George Crile 对心搏骤停的研究充满兴趣。1903 年,《纽约时报》发表了一篇报道,讲述了 Crile 通过不断向血液循环中注射肾上腺素,使断头后的实验狗“存活了”10 个小时,他是第一个研究肾上腺素对心搏骤停影响的人。1904 年,Crile 成为美国第一个成功进行闭胸心脏按压的人。然而,闭胸心脏按压再次引起人们的关注源于动物实验室中的一个细心而偶然的发现。约翰斯·霍普金斯医学院一名年轻的工程专业研究生 Knickerbocker 在对心搏骤停的狗进行心脏电除颤。为了使除颤器放电,电极片需要非常有力地压在胸部,而当他用电极片按压胸部时动脉血压会明显上升。1933 年约翰斯·霍普金斯大学的研究生 Knickerbocker、年轻的外科医生 Jude 在电气工程师 Kouwenhoven 教授的带领下发现对狗的胸骨的压力为大脑提供了足够的循环,以维持动物的生命,直到除颤可以重新启动它的心脏,他们的结果在 100 多只狗身上得到了证实。1957 年他们进行了一项包括 20 个病例的临床试验,于 1960 年在 JAMA 上发表了具有里程碑意义的报告 “Closed-Chest Massage”,证实闭胸心脏按压联合除颤成功复苏 20 个患者,其中 14 个患者情况平稳安全出院。从此,人们才意识到闭胸心脏按压技术是如此简单和重要,正如他们在这篇论文中所言:“现在任何人在任何地方都可以进行 CPR,需要的只是一双手”。胸外心脏按压遂被推广应用于临床。

3. 电除颤的发展　人类于 18 世纪中期发现了电流,1788 年 Charles Kite 医生在英格兰皇家救援溺水协会的年鉴上发表了一篇题目为 Essay on the recovery of the apparently dead 的论文,描述了被认为是人类历史上首次成功实施的电除颤。一个 3 岁女童从 2 层楼的窗户边摔下,心脏停止搏动,Kite 在万般无奈时尝试用电流复苏,女童最终恢复了心跳。这一偶然发现震动了当时医学界,但受电生理发展水平限制,人们对电除颤未能科学理解以及对电击心脏还有所恐惧,所以在其后很长时间,临床上仍不敢应用电流复苏。在 20 世纪 20 年代早期,作为约翰斯·霍普金斯大学一名外科实习医生 Claude Beck 在一次手术中由于未能及时有效抢救一位心搏骤停的患者,这激发了 Beck 对 CPR 的兴趣,他制造了第一个胸腔内交流电除颤器。1947 年 Beck 报道一例 14 岁的先天性漏斗胸的男孩在胸廓成形术中发生持续性心室颤动,他通过开放的胸廓对其心脏进行 45 分钟按压，随后又用交流电除颤器对左心室进行了除颤，尽管第 1 次电击未能恢复自主循环，但是第 2 次电击却成功了。患者的心脏恢复了室性节律，同时动脉血压逐渐上升，意识也逐渐恢复且未遗留任何神经精神障碍。1955 年 Zoll 研发出体外电除颤器，1956 年首次报道应用体外电除颤成功抢救一例心室颤动患者，并证明电除颤可终止临床上任何类型的快速性心律失常。1957 年 Kouwenhoven 教授、Jude 及 Knickerbocker 证实闭胸心脏按压联合除颤成功复苏 20 个患者，于 1960 年 7 月在 JAMA 上发表。1979 年第一台便携式 AED 被研制出来并投入临床使用。1995 年美国率先启动公众除颤(public access defibrillation，PAD)计划并通过相关立法，在全国公共场所普及应用 AED，从而使院外心搏骤停(out-of-hospital cardiac arrest，OHCA)患者出院存活率显著提高。

20 世纪是现代 CPR 形成的重要时期，通过分析各种人工通气法，重新恢复了口对口人工呼吸在早期 CPR 的地位，并确立了闭胸心脏按压的重要性。Kouwenhoven 等人于 1960 年清晰地阐明了闭式胸部心脏按压对于 CPR 的重要价值，现代 CPR 由此诞生。几年后，Safar 和 Kouwenhoven 通过谈话，认为同时应用口对口吹气、胸外心脏按压更合理;不久，Safar 确认了这种联合技术。正如 Safar 所言经过长达 4 个世纪的不断发展完善后，现代 CPR 才综合发展成为有效的复苏体系。

(二)中国心肺复苏的发展历程

公元前 5 世纪左右的名医扁鹊(秦越人)，不仅在切脉方面享有盛名，同时也掌握了很多的治疗方法。扁鹊成功救治虢国太子已处于濒死状态的案例影响较大，当时人们盛传扁鹊有"起死回生"之术。扁鹊科学地阐述了人死不能复生，此例救治成功并非已是死亡，而是陷入"尸厥"，即不是"真死"。"越人非能生死人也，此自当生者，越人能使之起耳"，这不仅反映了扁鹊的科学态度，而且其医学大家的职业道德风范，由此也可见一斑。

汉代张仲景所撰写的《金匮要略》是第一本对心肺复苏有详细记录的书籍。书中详细记载了救治自缢患者全过程。首先，要缓解绳套，强调不可突然剪断绳子。其次，注重患者保温，用被子将自缢者从头包到脚，以减少阳气的散失。一人将脚放在自缢者肩部，轻柔牵拉其头部;另一人持续用手按压胸部;第三个人按摩自缢者四肢及腹部，使其逐渐恢复活动。大约 30 分钟后(文中提及"一炊顷"即为现代 30 分钟左右)，自缢者可睁开眼睛，恢复呼吸。由华佗所撰写的《华氏中藏经》，早于西方 1 000 多年提出心肺复苏术。书中强调了复苏要点:患者应处于平坦位置;开放气道(牵拉头发);胸部按压;抬臂以通畅呼吸道;按压腹部上移横膈膜，促进呼吸恢复;持续施救 30 分钟。

晋代则更加关注人工呼吸，葛洪在《肘后备急方》中记载，一人用芦苇管深入到患者咽喉部，另一人堵住鼻孔后用力向芦苇管内吹气，如果此时腹部有气流声音，则气道可能已经通畅了，应继续此操作，定时更换进行吹气的人员，直到患者恢复意识。葛洪建议，施救者可以将皂荚末或葱叶吹到鼻孔中，因其具有刺激性气味可促使患者打喷嚏以恢复呼吸。待呼吸平稳顺畅后，可以取矾石末、丁香等药物煎汤，有助于患者恢复。

隋朝医家巢元方所撰写的《诸病源候论》，是中国最早有关于记录疾病的病因、病理以及症状的书籍。在"自缢死候"这一章节中强调了复苏的原理，自缢死患者因窒息导致腹内脏器气血不通，经络血脉闭塞，而导致死亡，因而在抢救时只要保证患者体内腑脏真气未散尽，依然有救治成功的希望。书中提到了心肺复苏应尽早开始，呼吸和循环的恢复同等重要。这与现代医学理念基本一致。

唐代孙思邈所撰写的《备急千金要方》中，最重要的理念是将灸法应用在急救中，书中提及灸地神等穴位，有助于恢复阳气，促进复苏。

明朝医士冯梦龙撰写的《醒世恒言》中记载了口对口人工呼吸在当时已家喻户晓。书中记录一则真实故事"张秀廷逃生救父"，张秀廷的未婚妻因其父不同意婚事而自缢，家中亲人采用口对口人工呼吸的方式救下女孩。这表明 400 年前，该项急救技术已经非常普及。

清朝开始，越来越多的急救相关书籍出版，例如《古方汇精》《集古良方》等。中国心肺复苏传播到日本，日本著名医学家丹波元简所撰写的《选方急救》中曾引用我国古书《愿体集》，足见当时我国心肺复苏被世人所接受，且流传范围广。

20 世纪 60 年代前，对呼吸心搏骤停的猝死患者抢救，主要停留在仅依靠对呼吸骤停的抢救。欧美学者提出并广泛采用的人工呼吸主要是"压式"方法，其原理是依靠外界（人工）力量，通过压迫胸廓或背部，使它间接地按压肺部，迫使气体由肺部压出，造成呼气。按压力量解除，造成被动吸气，完成呼吸过程。当时，欧美国家广泛使用的是俯卧式压背法、仰卧式压胸法及仰卧式牵臂法等。当时的中国也采用上述人工呼吸方法，这种压式的人工呼吸方法，实际通气量十分有限，效果并不确切。此外，对心搏骤停如何维持血液循环，也缺乏急救方法。所以，仅是对呼吸骤停的单一措施"孤掌难鸣"。在现实生活和工作环境下，在医院外的现场抢救而获成功的病例并不多见。

二、Peter Safar 等创立现代心肺复苏术

现代心肺复苏术是自 20 世纪 60 年代以来全球普及最为广泛的急救技术，心肺复苏的普及和应用已经让无数人重获生命。麻醉医师 Peter Safar（1924 年 4 月 12 日—2003 年 8 月 2 日），正是这项急救技术的开创者。Peter Safar 是捷克裔奥地利人，麻醉医师，现代心肺复苏医学的先驱。他一生专注于挽救有心肺、循环与呼吸等疾病患者的生命。

Peter Safar 于 1924 年 4 月 12 日出生在奥地利维也纳的一个医师家庭。他的父亲是眼科医师，母亲是儿科医师。在 19 岁那年他进入维也纳的医学院学习。1949 年获得耶鲁大学外科学的研究员职位，并移居美国。Peter Safar 在宾夕法尼亚大学完成了麻醉科住院医师的培训。从外科到麻醉科的转变是由于他认识到"没有好的生命支持技术外科将无法进步，而麻醉学将教会你如何做好生命支持"。随着对麻醉学理解的加深，他产生了手术室内的麻醉技术也可以应用于手术室外的想法。从那时起他对手术室内外的复苏技术的研究兴趣增加。

1954 年他加入了马里兰州巴尔的摩市的约翰斯·霍普金斯医院，但在建立独立的麻醉科的过程中，他遇到了阻力，因此他转到了约翰斯·霍普金斯大学附属巴尔的摩市医院（现约翰斯·霍普金斯湾景医疗中心），并在那里建立了独立的麻醉科。接下来，担任麻醉科主任的 6 年是 Peter Safar 职业生涯中专业成就最高、最快乐的一段时光。他在这里开展了一系列的研究项目，他于 1956 年 10 月在堪萨斯城举行的美国麻醉医师协会的会议上与 James Elam 进行了交流。Safar 了解到 Elam 的研究已经证明通过面罩或气管导管进行呼出气再通气能够维持患者正常的血气水平。这启发他进行了一系列的研究，同年，他和 Elam 创造了由仰头举颏法开放气道、口对口吹气和徒手胸外压（按压）组成的 CPR。随后，Safar 出版了《急救复苏 ABC》（ABC of Resuscitation），提出将 A 即开放气道（airway）、B 即人工呼吸（breathing）、C 即闭胸心脏按压（close chest cardiac compression）相结合，创造了心肺复苏术。这一技术经志愿者操作验证证明有效，即使是普通老百姓也可以通过采用人工呼吸和心脏按压挽救生命。此后，Peter Safar 便坚持不懈地推广这样一种简单易学，且在紧急情况下却会救人生命的技术。正因为如此，ABC 步骤的急救培训，被美国心脏协会（american heart association，AHA）所采纳，并于 1974 年在 JAMA 首次发布了全球第一版心肺复苏和心血管急救指南。

Peter Safar 的成就并不止于创造 CPR 技术。1958 年，他在巴尔的摩城市医院创建了美国第一个重症监护室（intensive care unit，ICU）；1961 年，他到匹兹堡大学工作，并创立了著名的麻醉学院和世界第一个重症监护医学培训课程；1967 年，他发起成立的"Freedom House Enterprise Ambulance Service"救护服务系统，也是全美最早的院前紧急医疗服务之一；1979 年，他卸任了匹兹堡大学麻醉学院的主任，创立了国际复苏研究中心（现匹兹堡大学的 Safar 复苏研究中心）。他一生获奖无数，如获得危重症医学会（Society of Critical Care Medicine）的终身成就奖等，还被三次提名诺贝尔生理学或医学奖。值得一提的是，Peter Safar 还是 1976 年美因茨（Mainz）俱乐部的创始人之一。这个俱乐部的成立很快引起各国医学专家的重视，不久即更名为世界灾害与急救医学协会（the world association for disaster and emergency medicine，WADEM），该学会主要研究世界各国在医院外抢救垂危濒死患者和组织现场急救的经验。Peter Safar 担任了 WADEM 的第一届主席，第一次将急救医学和灾害救援医学紧紧地联系在一起。

三、"复苏安妮（Resusci Anne）"的诞生

心肺复苏操作培训是复苏急救培训中重要的一门课程，课程需要培训学员学习如何在发生心搏骤停的患者身上进行标准的 CPR 操作，以实现心搏骤停患者的复苏。但 CPR 中所包含的气道清理、口对口人工呼吸及闭胸心脏按压操作却难以使得培训学员在标准化患者身上实施并进行复苏效果评估。因此，心肺复苏培训的教具应运而生，这一教具模型就是"复苏安妮"。

（一）"复苏安妮"形象的来源

在今天，"复苏安妮"被誉为医学界的"蒙娜丽莎"，几乎每个医学生都曾经无数次呼唤过她的名字，急迫地问她"还好吗"，甚至，绝大多数医学生的"第一次"公开接吻对象都是她。但"复苏安妮"这一形象来源于艺术界的一个病态符号"塞纳河之女"，这还要先从 18 世纪开始说起。

18 世纪末的某一天，在巴黎卢浮宫旁的塞纳河畔，人们发现了一具溺水死亡的少女尸体，但让人觉得不可思议的是这个溺亡少女的面容上，表现出了一种绝对的平静。至于这位身份不明的女子为何死亡，人们没有确切的答案，但人们普遍认为，这名年轻女子极有可能是自杀而亡。当时巴黎太平间的一位病理学家被这名女子的美貌与宁静吸引了，他用蜡制作出了第一个"塞纳河之女"的死亡面具，此后这一作品被越来越多的人所追捧，更多的"塞纳河之女"死亡面具复制品被制造了出来，也有越来越多的人开始了收藏，甚至很多巴黎人把这种病态的面具当作时髦的艺术品安放在了家中。很多人开始琢磨女孩脸部的表情，其中最著名的是，阿尔贝加缪把女孩的微笑比作了"溺水的蒙娜丽莎"，引发了人们对她的地位、处境和死亡的许多猜测。"塞纳河之女"这一形象在历史上广泛传播，激发了许多艺术作品、故事和小说的灵感。一些历史学家和学者甚至指出，"塞纳河之女"俨然已经成为当时的一个时尚偶像，许多女性甚至试图以此塑造自己的形象。

而在半个世纪后，Peter Safar 和 Asmund S.Laerdal 选择了"塞纳河之女"的面具作为 CPR 急救模型"复苏安妮"的脸。也因为许多心肺复苏术课程都需要使用这种仿真人体模型，所以使得"塞纳河之女"最后被称为有史以来"被亲吻次数最多的脸"。

（二）"复苏安妮"的诞生是 Peter Safar 与 Asmund S.Laerdal 的成功之作

1. 挪度（Laerdal）公司和奥思蒙·挪度（Asmund S.Laerdal）　1940 年，一家立志"为儿童创造快乐"的图书出版及玩具制造公司成立了，其名为"挪度"，创始人为 Asmund S.Laerdal。之后数年间，挪度的圣诞老人玩具车热销 100 多个国家，销量逾亿辆。Asmund S.Laerdal 是个肯动脑筋、不断学习进取的商人。第二次世界大战后，他了解到塑料业在美国正飞速发展，便远涉重洋去那里研究这方面的技术。回国后，他开始用模具制造塑料人玩具，他设计了一个酷似娃娃的小女孩，取名"安妮"。挪威民防队很重视急救的普及，请 Laerdal 制造皮肉伤口模型，以供教学之用。挪度的安妮娃娃在欧洲流行开来。挪度对软塑料的开创性应用，为其后来生产全世界第一个心肺复苏培训模型创造了契机，进而改变了公司的发展方向。

故事要从 1954 年开始说起，某一天，位于北欧斯堪的纳维亚半岛西北部的挪威斯塔万格市，Asmund S.Laerdal 带着家人到海滨周末度假，一道巨浪袭来，卷走了他的 2 岁儿子。他奋力地从海浪中捞起孩子。上岸后，他的孩子已经面色青紫、呼吸停止。当时他并不懂急救知识和技能，现场也没有医务人员。他本能地提起儿子，使其头朝下，用力摇晃。再接着，他牵动儿子的双臂，助其扩张胸部。他以为，这能刺激、恢复心跳。几分钟后，孩子呼吸道里的水流出来了，渐渐地恢复了呼吸，他的儿子活了下来！他的名字就是陶里·挪度（Tore Laerdal），如今已经是全球急救界的重量级人物，同时也是挪度集团（由挪度医疗、挪度全球健康、挪度基金会和挪度百万生命基金会构成）的执行主席。

基于挪威的地理环境几乎三面环海，西南濒临大西洋、西北濒临北冰洋、南与丹麦隔海相望，淹溺意外时有发生。再加上小儿子的溺水事件，使 Asmund S.Laerdal 意识到学习急救知识是多么的重要，自己这次救活儿子是及时、侥幸的，而更多的情况下，则是不幸的结果。这个偶然的有惊无险的事件，给这位企业家

巨大的震动,认识到急救之重要,给他一种无可言喻的新启迪。如果说,在他儿子发生那次淹溺前,他将制造伤口模型等作为副业的话,那么此后,他便开始热衷于研究、制造寻找救人方法的教学模型。正是因为儿子淹溺事件,他改变了公司的发展方向。

2. 科学家与企业家的成功合作 1958 年 8 月,Peter Safar 教授到挪威参加斯堪的纳维亚麻醉会议。会上,Peter Safar 在做关于口对口吹气人工呼吸的学术报告时指出,这是一种对传统的人工呼吸方法的挑战,是一种革命性的、新的急救技术。他和同事们发明的这种心肺复苏的新技术,如能很好地普及,教给志愿者,可以挽救无数人的生命。"这么行之有效的救命方法,不应局限于医院内,不应高悬于科学殿堂中,必须争分夺秒地走入社会,走进家庭。"30 多岁的 Peter Safar 激动地告诉听众,一场复苏医学的革命即将来临。演讲中谈到的对此项革命性技术极为重要的推广和普及必须借助模型。报告得到参加会议的 Asmund S.Laerdal 的赞赏,两人成为知音。

随着胸外心脏按压技术的出现、基本心肺复苏原理和技术的形成,Laerdal 在 Safar 的科学指导下,致力于为医务人员和广大公众学习掌握 CPR 提供可靠保障——制造心肺复苏模型。然而困难是显而易见的,因为传授心肺复苏时不能用正常人来实验,正常人的肺里充满空气,与停止呼吸者的肺的内容和反应不同;正常人的心脏在跳动,不能用强加的外力来使它发出新的搏动和循环。因此,心肺复苏技术的培训不仅需要一种逼真的模型,而且要价廉物美,以便在社会上广泛地普及。

Asmund S.Laerdal 大胆接受了这一挑战,设计了一个真人大小的半身模型,胸腔要有足够的弹性,能模拟真人按压时反弹的力量,嘴巴张开、能实现口对口人工呼吸。其实,这件事对他来说,虽有挑战但也并非无法完成。因为他有着丰富的玩具制作经验,知道软塑料的可塑性。设计模型时,他决定做成女性,不具威胁性,能激励人练习。1958 年 11 月,Asmund S.Laerdal 和 Peter Safar 会面深入讨论。此后,他潜心研究,在 1959 年春尽夏来之际,他做出了一个与真人大小一样的模型,只要方法正确,真人(施救者)向假人(模型,也即被救者)吹气,假人胸廓即会隆起。性别、材料都确认了,那么脸呢? Asmund S.Laerdal 是一位深具丰富艺术想象力的企业家,他想起了祖父家中挂过一个面具,那便是闻名一时的"塞纳河之女",溺亡少女的面容让人难以忘却,美丽而恬静,也就是与 Safar 相识交谈后,他想到了模型面具,想到了溺水,想到了他的孩子溺水经历和成功得救……他选择了这个女孩的面具,并取名为"安妮小姐"。

科学家与企业家的成功合作诞生了"安妮小姐",至今已经过去了六十多个春秋。Peter Safar 教授曾多次指出,复苏模型的合理设计对 CPR 学习对象的广泛性、社会的普及性和使用的正确性,都具有重要且直接的意义。CPR 得以在全球迅速普及,CPR 的模型发挥了很大的作用。

1960 年,Asmund S.Laerdal 带着这个被重命名为"复苏安妮"的模型前往纽约。与 Safar 在心肺复苏领域上齐名的 Archer Gordon 医师会面,Archer Gordon 见此兴奋不已。因为他也看到了用此模型传授口对口吹气方法简便有效。方法正确,胸部隆起;方法不当,如模型人的头部后仰不充分,致气道阻塞,任凭多用力吹气,也不见胸部起伏。也就是说,吹气是无效的,如不予以纠正,不仅徒劳,更是浪费宝贵的时间,最终导致被救者丧失生命。

19 世纪已经于动物身上进行胸外心脏按压成功而未被重视的事实,1960 年因为在人身上的复苏有效而引起了世人注意,心脏按压技术被医学界肯定并要求迅速推广。于是,经科学家、企业家商量,决定给"复苏小姐"又增加了新的功能:可以让人在"她"身上学习心脏按压,方法正确,胸骨下陷,压迫心脏维持血液循环。

就这样,挪威企业家 Laerdal 先生与 Safar 教授紧密合作,研制出了世界上第一具心肺复苏模型——"复苏安妮",为医学院校、社区公众的 CPR 教学活动提供了科学的培训工具,从而使 CPR 知识和技能迅速在全球传播,在急危现场救助了无数个不该早逝的生命,使他们重新回归家庭、回归社会。除此之外,挪度集团以及旗下的挪度基金会为后来半个多世纪的 CPR 的发展以及全球复苏联盟(global resuscitation alliance,GRA)的创立和实践推广提供了大量的资金、组织支持。

(三)"复苏安妮"的现状

在开发出"复苏安妮"之后,挪度的发展方向发生了变化,"帮助拯救生命"成为公司新的使命。挪度的目标是：到 2030 年，每年帮助拯救 100 万生命。此后，挪度在以下 3 大重点领域，即医学模拟、心肺复苏和全球健康集中发力：第一个是医学模拟。更好地实施模拟教育每年可以减少 20% 的医疗差错，也即通过提升患者安全来帮助拯救生命。第二个是心肺复苏。据估计，在医疗资源丰富的国家，每年有超过 100 万人死于心搏骤停。通过采取已被证明行之有效的最佳实践，心搏骤停存活率可从 7% 提高到 12%。第三个是全球健康。为低收入地区的医护人员提供技能培训和设备支持，从而帮助拯救母婴的生命。

"复苏安妮"自问世至今，已经有 60 多年的经验积累，甚至已然成为现代复苏急救的代名词，这也是为什么说复苏安妮的原型，那位无名的"塞纳河之女"，是史上被亲吻次数最多的少女。随着科技进步，"安妮小姐"也在走入现代化，"她"身上附带的多种指示灯的闪亮，会告诉你吹气、按压正确与否。"安妮小姐"越来越受到人们的欢迎，全世界有近百个国家和地区采用"她"作为心肺复苏的模型，于是"她"又有了不少黑皮肤、黄皮肤的"表亲"，以及"复苏少年"和"婴儿安妮"，这说明了全球对学习心肺复苏的热情在不断高涨。

1970 年，Recording 版本的"复苏安妮"可提供打印版 CPR 绩效反馈，以供学员直观地查看按压和通气表现，帮助培训了大量公众人员。1980 年，为了满足高质量心肺复苏培训要求的实时测量和反馈，出现了采用先进的电子设备来显示心肺复苏技术和步骤顺序的"SkillMeter 复苏安妮"。随着 AED 的发明，1990 年，在公共场所放置 AED 并向公众提供培训的公众除颤计划开始启动。早期除颤对于提高心搏骤停存活率至关重要，如今，发达国家的公共场所几乎都配备有 AED。为了满足除颤的培训需求，可以提供 AED 模拟训练的"复苏安妮"被制作出来。2000 年，AHA 和欧洲复苏委员会（European resuscitation council，ERC）的复苏指南都开始强调优质心肺复苏的重要性。在心肺复苏培训课程中，准确性和精确度开始被更广泛关注。到 2000 年底，"复苏安妮"已经是一款可提供多种配置、附件和反馈选项的高度模块化的人体模型。2013 年，"复苏安妮"QCPR 与 SimPad 平台搭配使用，增加了 CPR 引导性反馈和数据分析的复杂性；并且在 2015 年，通过新增的 ShockLink 使"复苏安妮"QCPR 用户可以将自己的临床除颤器安全地集成到高质量 CPR 培训中。

1960 年至今，现代 CPR 已经发展成为全球最为广泛普及的急救技术，心肺复苏的普及和应用已经让无数人重获生命；与现代 CPR 的发展密不可分的"复苏安妮"，也将不断更新，符合时代的需要。

四、1990 年第一届 Utstein 会议的召开拉开了现代心肺复苏发展的序幕

20 世纪 80 年代，CPR 虽在全球如火如荼地开展，在抢救心搏骤停上发挥了重要作用，但关于心搏骤停存活的科学资料却很少，记录方式各异，存活预后也没有统一的定义。总之，各国都是"各管各的"。世界各国，抢救心脏性猝死后生存率相差悬殊，即使同一国家同一个区域，也有着明显的差异。这说明世界各国缺乏统一的标准、规范，应该制定统一的规范。专家们认识到，照此下去，针对心搏骤停的复苏医学难以取得更大进展。

1990 年，一批心肺复苏医学专家聚在挪威斯塔万格这座幽静的小城，Utstein 小镇与这座小城近在咫尺，更是几乎不染尘土。那里有所历史悠久的 Utstein 修道院，复苏医学专家们一开始在这里召开会议，他们为了一个共同的目标：进一步完善 CPR、研讨如何提高抢救猝死成功率、制定标准等。当时之所以选择在这里来开会讨论、执笔书写标准，是因为挪威挪度基金会的董事会主席 Tore Laerdal 先生对该项目的支持与认可。挪度基金会大力赞助，真情投入，也是为了将 Asmund S.Laerdal 先生、Peter Safar 教授等老一代专家的"复苏热血"延续下去。

Utstein 的首次会议，对如何记录、报告生存数据达成了共识，并于 1991 年出版发表了第一个 OHCA 复苏报告推荐指南——Utstein（乌斯坦因）模式；与此同时，也在世界上该领域几个知名的科学期刊上发表，包括《循环》（*Circulation*）、《复苏》（*Resusctation*）和《急救医学年鉴》（*Annals of Emergency Medicine*）。

挪威的 Utstein 小镇，逐渐成为新一代复苏人十分关注的地方，是英雄的"用武之地"，此后一系列的会议也在这里举行。虽然小镇宁静如常，却在急救医学领域内名声日隆。用李宗浩教授的原话说："这里的

黎明静悄悄,这里的名声却远播重洋。"后来,不少心肺复苏方面的国际标准在 Utstein 这世外桃源的清净之地制定、发布、实施,并且得到全球专家的认同和执行。

(一) 生存链(chain of survival)

CPR 的问世,尤其是这种复苏技术简单易行,"所需的一切只是一双手",而它却能挽救垂危濒死患者,所以这种技术在欧美各国,以及近 30 多年来在中国、世界各地很受欢迎。在 20 世纪末,2 亿多人口的美国,CPR 受训(包括复训)人数已达 7 000 万人。但是,在早期实施的 CPR,在评估 CPR 中,专家们发现,挽救濒死者不仅仅是依靠 CPR 提高抢救成功率,还有一些因素在起着重要作用。1992 年 10 月,AHA 在权威的 *JAMA* 杂志发表了"生存链"这一现代急救的重要观念和技术。

所谓"生存链"(又可译成生命链或生命之链),是指对在医院外环境中突发危重患者,采取的一个系列有序的救护措施,挽救生命的链。专家们认为,从院外急救到医院救治,这一系列的步骤,其中任何一步被延误,抢救都不能成功,生命都可能因此丧失或病情加重。这个链得以存在,必须具备下列条件:院外专业急救机构及健全的急救网络;城镇应答呼救的专业通信指挥机构;公众有较高的急救意识及基本的急救知识技能。

生存链是由 4 个环组成,环环相扣,紧密相连。生存链第 1 环称早期通路,现在已改称为早期急救医疗服务系统(emergency medical service,EMS)。这是指路人、巡警、同事及家属等,即"第 1 目击者"在场发现垂危患者,应立即向专业急救部门或就近担负院外急救任务的部门报告,这样可迅速派出救护力量及时到达现场。第 2 环称早期心肺复苏,即使该城市、社区的急救网络健全,救护车到达现场总需要时间,最快时间也需 4 分钟,将此时间称为"L"时间,已得到国内外同行认可。"L"时间是生命攸关的时间,无论是心脏性猝死或其他原因造成循环骤停者,还是严重创伤等患者,4 分钟内的及时心脏除颤、CPR 和其他紧急医疗措施,是抢救取得成功的最佳时间。所以在专业急救人员尚未抵达,现场人员对垂危患者早期实施 CPR(以及其他紧急医学处理)至关重要。第 3 环称早期心脏除颤。在广泛普及并于现场实施 CPR 的过程中发现,可提高抢救成功率的至关重要措施是尽早进行心脏除颤。因为 CPR 对于早期致死的心室纤颤可以延缓、延长,但却无明显的救治作用,而 10 多分钟后专业人员赶来使用心脏除颤器除颤,往往为时已晚。大量的实践和研究报告指出,早 1 分钟实施心脏除颤,其成功率可提高 8%~10%,如在 15 分钟后实施,则抢救几乎不能成功。AED 是进行早期除颤的简便易学、效果可靠的仪器,现已被大力推荐并迅速普及。2000 年 5 月美国总统克林顿在国会呼吁建议公共场所配置并普及 AED 装备、技术。生存链第 4 环称早期高级生命支持。该环是指专业急救人员迅速到达现场,对患者实施心脏除颤、有效通气下的人工呼吸、应用药物等医学处理,使患者获得进一步可靠的救治。

生存链的提出使 CPR 由单纯的复苏技术,融入了以社会社区为背景的实用的现场抢救领域,使濒死患者的救治得到了综合保障。2010 年 AHA 提出新的急救成人"生存链"内容来阐述影响心搏骤停转归的 5 个关键环节,包括立即识别心搏骤停并启动急救系统、尽早进行心肺复苏,着重于闭胸心脏按压、快速除颤、有效的高级生命支持和心搏骤停后的综合治疗,5 个环节缺一不可。如果在每个关键环节中都处理得当,将会大大提升急救成功率,由此可重建并积极保护大脑,确保大脑功能不会受到损伤。

(二) 心搏骤停登记制(CA registry)

建立心搏骤停登记,把心脏性猝死的抢救资料科学地保存下来,进行分析、研判、改进,对提高抢救效率有重要意义。心搏骤停登记制度的建立和应用,国外已有成功经验和案例值得参考。

挪威心搏骤停的注册表,从 2001 年开始收集院前心搏骤停数据,从 2004 年开始收集院内心搏骤停数据。但在 2009 年,数据收集暂停,注册表需要完全重启。在此过程中吸取了一些经验教训。从组织层面而言,国家组织需要全国合作,必须有人带头。挪威院前紧急医疗机构(NAKOS)主持该项目,由医院代表组成的指导委员会来监督。人的因素,包括顺利合作、分享和信任是必不可少的。应有的政治支持不仅仅来自政治家,也包括 NAKOS 和筹划委员会、大学医院、各级卫生机构的官员。建立心搏骤停注册表,现在心搏骤停被列入挪威的疾病报告名单中,并且心搏骤停登记是强制性的。到 2013 年,注册表收录到国家疾病报告中,参与 EMS 组织和挪威人口覆盖比例稳步增加。到 2015 年底,急救医疗服务医院将覆盖 78% 的挪威人口。

澳大利亚维多利亚州的急救心搏骤停注册处(VACAR)对 OHCA 幸存者的生活质量测量记录有一定参考价值。维多利亚州有一个临床质量登记处,收集所有在维多利亚州的紧急医疗服务参与的 OHCA 的数据。维多利亚州有 600 多万人口,其中 400 多万人居住在首都墨尔本。VACAR 在 1999 年开始采用 Utstein 模式,迄今为止,已经有超过 90 000 条记录。该登记处对测量/监测 OHCA 结果的记录,推动了澳大利亚全国急救服务的改善,并且还在国际上得到支持和认可。

国内的心搏骤停登记制度起步较晚,在 2019 年的 5 月 5 日,李宗浩教授在浙江温州举行"50 人论坛",大家重点讨论了在中国如何开展质量心肺复苏(QCPR)问题。因为当今全球在开展的 QCPR,也是当时由挪威 Utstein 小镇与会的专家们提出的重要课题,而负责推动这一重要课题的是挪度总部。Tore Laerdal 先生及其团队应李宗浩教授邀请到了温州,在大会上做了学术报告,在小会又做了发言,李宗浩教授专门邀请了包括他在内的几位国内外专家,针对中国的情况如何开展 QCPR 进行了深入讨论,而讨论就是从该如何启动 CA 登记制度开始的。

当时,李宗浩教授一直坚持的观点是:国内医院外及医院内对心脏性猝死的抢救,或者说心搏骤停患者的抢救,需要尽快建立统一的登记制度。这个制度,要全国参与、全国同步并按国际登记制度执行,即建立全国统一的"中国心搏骤停登记"制度。因为只有这样,才能提高国内的抢救成效,既能符合中国国情,也能被国际所认可。

(三) 复苏学科的建立(foundation of resuscitation discipline)

1990 年,第一届 Utstein 会议的召开明确了记录心搏骤停数据的方式,进而被称为 Utstein 方法、Utstein 模板、Utstein 风格,或者就叫 Utstein。全球几乎所有的复苏专家都采用了这一方法。

1990 年第一届 Utstein 会议中,与会者一致认为,由于缺乏公认的有关复苏学名词术语的定义,使该领域的研究受到了阻碍。会议着重讨论了有关复苏学概念问题,并决定召开第二次专题讨论会。第二次专题讨论会议于同年 12 月在英国伦敦举行,并邀请了加拿大、澳大利亚等国的专家,进一步统一了复苏学名词术语的定义,并使复苏结果报告规范化。经过反复研讨和修订,一个包括了大多数与描述和比较复苏研究结果有关因素的复苏报告模式产生了,这就是 Utstein 模式。Utstein 模式包括如下内容:①院外复苏模式;②儿科复苏模式;③院内复苏模式;④灾害医学反应研究模式;⑤动物实验研究报告模式;⑥创伤复苏模式。

其中,院外复苏模式是当年提出的第一个模式。该模式推出了可被广泛接受的名词汇编,将"心搏停止""心肺复苏"等名词术语进行了统一定义并详加说明,比如,指出"间期"是两个事件间的一段时间,而"时间"是指事件发生的瞬间时间。在收集和记录具体资料时,该模式推荐使用核心资料和辅助资料两种形式进行表达。时间记录方面使用心搏停止的 4 个时间点:病员时间点;派遣中心时间点;救护车时间点;医院时间点。这些时间点,分别记录 4 个主体的重要事件的发生时间。至此,标志着复苏学科正式建立。

五、2015 年召开的 Utstein 会议进一步完善现代心肺复苏体系

2015 年,也就是在首次 Utstein 会议召开的 25 年后,复苏急救专家再次聚集在 Utstein 修道院开会,解决另一个重大问题,即如何最好地实施心搏骤停复苏策略,如何传播最佳的经验和方法。除此之外,会议还研究了多个重要问题:如何确定最佳的复苏方案以显著提升存活率;强调高质量 CPR(HP-CPR)和电话 CPR(T-CPR)的重要性;出现了大型心搏骤停信息注册,为测量提供了平台,并强调了地区存活率差异显著;加强城市的 EMS 建设,完善高质量复苏措施,以及现在已经有的成功实现方案,如复苏研究院连接了科学研究与地区最佳实践。

（一）生存公式（formula of survival）

OHCA 患者的存活情况取决于将科学理念转化为有效的教育和操作实施的能力，使用 Utstein 生存公式表达如下。

生存率＝医学科学 × 教育效率 × 本地实施。公式的每个领域都会影响系统的整体结果。该结构提供了一个有价值的当代框架以理解差异并进而促进复苏效果。

1. 医学科学（medical science）　生存链中的各个环节将继续作为复苏实施的科学范式。这种范式涉及一系列时间敏感、相互依赖的救治环节，相关救治环节共同提供了"从死亡之口夺回生命"的最佳机会。在复苏过程中，时间维度具有决定性的影响，即使是早晚差距 1 秒也可以决定生与死。最终，干预的时间和质量与患者的病理生理情况，都是影响结果的重要因素。识别、CPR/AED 的初始环节往往决定了下一个环节院前和院内高级复苏救治是否有机会起效。

复苏救治效果改善的研究通常是漫长、困难且昂贵的。基础科学研究和动物模型研究的有效结果，最终可能不会转化为有效手段，在难以控制的人类 OHCA "环境"中得到应用。然而，现实情况是，看似"无效"的干预实际上可能是有益的。但研究人群（研究样本）的选择、干预剂量、给药方式或选定的结果会掩盖或破坏效果的真实性。通过协调一系列有前景的疗法、积极的监管审查和有效的现场评估，可能有机会加速人类复苏科学的进步和成功。在西雅图社区中，通过实施基于指南的最佳实践，OHCA 患者的存活率从 1970 年的 14% 提升到 2019 年的 51%（西雅图消防局 Catherine Counts 提供的未公开数据）。

尽管复苏研究面临挑战，但最新的研究结论与救治思路仍在不断加速发展，使个人精准掌握几乎是不可能的。幸运的是，国际复苏联络委员会（the International Liaison Committee on Resuscitation，ILCOR）对复苏科学的定期审查。ILCOR 将科学研究加以准确解释并转化为指导实践的指导方针。因此，复苏的临床科学会定期更新并且通常可以广泛使用。

2. 教育效率（educational efficiency）　复苏教育培训可提高救助意识、传授基本救治技能并强化自我鼓励效能。COVID-19 流行推动虚拟在线学习快速发展，为复苏教育培训带来了机遇和挑战。尽管传统的物理课堂、教科书和小组教学仍然是一种有效的教育培训手段，但已不再不可或缺。与之相反的是，基于网络的个体化教育培训同样可以获得相关的认知能力。然而，需要注意的是，心肺复苏技能实施也涉及心理 - 运动技能。各项技能需要通过频繁地练习，才能熟练掌握，即使这些"实践"课程很短，这种策略有时也被称为低剂量、高频的精神运动训练。此外，专业复苏不仅涉及个人技能，还需要作为一个团队集体行动。

总的来说，这些战略可能有助于获得培训的社区人员数量最大化，尽可能地为所有人提供更为有效的急救技能培训与储备途径。

3. 本地实施（local implementation）　实施急救技能通常依赖于本地人员。为此，成功的复苏通常有赖于患者附近的旁观者启动紧急呼叫专业人员响应，提供早期的"旁观者 CPR"（bystander-CPR），并尽早寻找和应用 AED。下一步的高级救治，需要更高的临床敏锐度、技术技能水平和更好的组织协调性，以尽可能确保生存和神经功能的恢复。跨生存链的实际运营绩效差异有助于解释系统间结局指标的差异性。

例如，旁观者 CPR 一直是一个成熟的科学概念，长期得到专业认可。尽管几十年来旁观者 CPR 救治效果一直得到认可，但是 OHCA 患者接受合格的旁观者 CPR 救治比例在不同社区之间差异极大，从 10% 到 70% 不等。许多培训实施计划会影响旁观者 CPR 实施率：传统的社区培训、即时远程通信 CPR 辅导、基于学校和职业的针对性培训、高危患者家庭的针对性培训、公众社交媒体应用程序及其他创新方法等均有不同程度的实践与探索。尽管该案例强调了基于不同体系的旁观者 CPR 实施的差异性，但基于其他特征（即患者性别、种族、教育状况或居住社区）的治疗和结果差异，也提供了不同的改善方法。

救治措施的实施本身涉及一项以研究证据为基础的战略，该战略让当地相关人员及部门通过项目规划和项目过程评估，考虑对可能支持或阻碍项目实施的相关因素（包括当地、区域和国家等 3 个层次），实现救治措施的科普与推行。鉴于该领域存在多个不同相关方面及相关部门，在复苏方面相关计划实施尤其具有挑战性。目前越来越多的资源可以为改善复苏的实施策略提供有价值的信息。GRA 获美国国家公路交通安全管理局等组织支持,旨在改进社区急救计划的免费(开源)平台。

(二) 全球最佳实践(global best practices)

2015 年以前,大多数 Utstein 论文着重界定某些重要变量参数,而没有全面精确的测量就没有进步,现在是把注意力转向复苏方案改进的时候了。最佳实践应该成为标准,从而使生存率显著改善。最佳实践是一个动态的概念,应该通过新的项目或者治疗方法来定义最佳实践,并持续监测和改进。这正是"监测和改进"的作用之所在。持续监测可以确定需要改进的东西,并将证明是否发生了改进,这可以定义新的最佳实践方案。未来几十年,应该是使用监测数据来帮助定义和实现最佳实践的时代。从历史经验可以看出,即使在科学共识达成之后,新知识和指导方针的实施通常需要 5~10 年时间。因此,必须加快这一进程! 这需要更好地了解哪些因素是有益的、哪些因素阻碍了新知识和最佳方案的实施。

为提高院前心搏骤停生存率,西雅图 EMS 已经努力了 40 多年,可以说达到了世界最高水平。在 2008 年,EMS 领导人在西雅图创建复苏学院(resuscitation academy,RA)分享他们系统中的最佳做法,以便其他地区学习、适应和实施。到目前为止,他们已经召开了 22 次会议,超过 800 人参会,大部分与会者来自西雅图、美国太平洋西北部和其他十几个州,少数来自欧洲、澳大利亚、亚洲。其目的是实现以地区为基础的院前心脏复苏的最佳实践。RA 提供了一个各个地区都适用的科学原则。与会者在他们的地区实施有效方案,提高了院前心搏骤停生存率。

OHCA 发生所在地区在很大程度上决定了患者的生存可能性,心肺复苏措施实施最差的地区患者生存率不足 1%,而最好的地区的生存率可超过 50%。如果排除特定的异常值,在北美、亚洲和欧洲的系统报告中,生存率从 1.1% 至 26.1%,两者大约有 24 倍的差距。这意味着在一个有 100 万居民的社区(每年约有 500 人发生 OHCA),心肺复苏措施实施差的地区可救活 5 人(1.1%),而好的地区可救活 130 人(26.1%)。

为什么在既定的复苏条件下 OHCA 预后会有如此不同的结果呢? RA 的目标是改进传统复苏指南,进行科学的最佳实践,通常被称为质量改进(quality improvement,QI)。QI 是将科学的工作原理放入纲领性活动中,为地区提供操作策略。最重要的是,RA 将最佳实践分为 10 个步骤,每一个步骤又细分为高、低水平。后文会对此 10 个步骤进行详细介绍。

六、全球复苏联盟的创立(formation of GRA)

心搏骤停是最严重的急症,患者生存率低,其结果令人难以接受。据估计,在发达国家每年有 100 万人死于心搏骤停,采取最好的复苏措施地区的患者存活率可超过 50%,而相当多的地区生存率仅为个位数,优秀地区与较差地区差异达 15 倍之多。这个现状需要改变。

为致力于可以在各地区实施最佳的心肺复苏,2015 年 6 月 6—7 日,在挪威斯塔万格附近的 Utstein 修道院举行的一次会议上,首次提出成立全球复苏联盟(global resuscitation alliance,GRA)。与会者一致支持成立 GRA,并发表了一篇报告:为提高 OHCA 的存活率,呼吁成立 GRA。在本次会议上正式成立启动 GRA 并制定提高 OHCA 存活率的具体方案措施。2017 年 5 月在哥本哈根 EMS 会议上,对该方案进行了更新,报告题目为 *A Call of Establiash A Global Resuscitation Alliance*,后来改为更简练的 *Acting On the Call*,就像一句十分响亮的口号。我国李宗浩教授认为,译成"呼救行动"较好,大家同意,GRA 也赞成。李宗浩教授还为该报告的中文版写了序。具体题目为科学规范开展我国心肺复苏培训教学——《提高院外心脏骤停复苏成活率——全球心肺复苏联盟的创议 2018》。

而 2015 年的这份报告,开宗明义地呼吁建立 GRA,将其作为促进生存改善的具体工作步骤或"手段"。GRA 可以为地区提供工具和支持,让大家学习后在当地建立改善复苏实践的项目,从而促进最佳方案的实施。心肺复苏针对患者的抢救,是一个全球公共卫生的重大题材,是事关全人类共同命运的大事。复苏联盟的主要宗旨是:各地区能够而且必须做得更好;根据目前的知识,坚持实施最佳复苏方案;各地区可以将心搏骤停存活率在现有基础上提高 50%;GRA 提供培训,并提供工具和方法,以提高患者的存活率。

七、全球复苏联盟 -10 个步骤（GRA-10 steps）

2015 年 GRA 提出以地区为单位传播 RA 的最佳复苏策略和方法，包括：提高生存率的 10 个步骤和保证贯彻实施的 10 个行动，实现以地区为基础的院前心肺复苏的最佳实践，提高全球 OHCA 患者的存活率。鉴于诸多城市接受复苏学院的复苏策略之后心肺复苏水平及患者救治成功率的提高（如华盛顿州 5 年内旁观者实施 CPR 率由 62% 上升至 76%，患者生存率由 36% 上升至 46%），因此，有理由相信 GRA 会促使各地区 OHCA 救治水平得到显著提升，更多 OHCA 患者得以生存。

现在将具体的 10 个步骤整理如下：

1. 建立心搏骤停登记　心搏骤停登记是监测的本质。连续测量将决定是否需要改进相关措施，并确定改进的方法等。其最终目标是收集所有心搏骤停病例数据，出具内部共享的报告。对于整个 EMS 系统来说，复苏结果是一个极好的性能基准，因为它涵盖了所有方面，包括协调、专家判断、技术技能、沟通的有效性和及时性。心搏骤停得到很好的管理，将有助于 EMS 处理好其他医疗突发事件。登记不只记录患者的生或死，也记录相关的监护措施。例如，有没有接受旁观者 CPR；有没有进行电话 CPR 指导；心肺复苏的质量如何；CPR 期间和 ROSC 后的气道和通气管理；通过大量的心搏骤停案例，总结出成功的地方和需要改进的地方。

心搏骤停登记要不断保持记录，在任何时期都不能受到资金削减或取消的威胁。必须有足够的资源以及医疗行政部门的全力支持。这些资源包括从救护车、调度中心、AED，从医院记录和死亡证明中收集电子或纸质信息的工作人员。

心搏骤停跟踪系统（CATS）可以在网站（www.resuscitationacademy.org）免费下载。它只收集必要的变量，和一个数据字典，变量包括 14 个事件和 3 个结果。心搏骤停跟踪系统可以帮助 EMS 系统监控患者的表现，跟踪生存时间的变化。CATS 信息存储在 Access 数据库中，支持多种数据库格式并适用于大多数系统。它可以将数据显示在 Utstein 模板上，也可以导出到 Excel 表格里。

2. 电话 CPR 的持续培训和质量改进　作为生存链的重要环节，中心调度人员需要对院外或前往医院途中的来电者提供指导，如电话 CPR。这就要求调度中心设专人负责电话 CPR 指导和调度系统监测。该负责人需要研究呼叫的电话录音，并反馈至个人调度员和全体员工。回顾电话内容明确心搏骤停是否被识别、CPR 指导是否被给予，从而寻找好的案例或改进的可能性。

调度员在生存链的第一个环节中至关重要。他们必须识别心搏骤停并提供电话 CPR 指导，告知附近的 AED 位置，直至 EMS 人员赶到现场。在处理潜在的心搏骤停呼叫时，要求调度员应有一个认真负责的态度，通过积极的 CPR 指示，努力提高急救成功的概率。除此之外，调度员还应该熟知什么是濒死呼吸以及如何识别。CPR 操作指南非常重要，它可以帮助濒临死亡的人恢复知觉甚至康复出院。旁观者目击心搏骤停患者中大约 60% 存在濒死呼吸。

最后，在团队培训和激励下，一个急救调度中心必须确保至少 75% 的概率为心搏骤停呼救提供电话 CPR 支持。这需要强大的资金支持，以进行不间断的培训，并持续审查，确定改进是否全面实施。据此推断，假如调度员们看到生存链的重要性及生存率提高时，他们一定会提倡和拥护电话 CPR。

3. 高质量 CPR 的持续培训和质量改进　从心搏骤停到开始 CPR 的时间，可以预示患者的预后，因此 CPR 质量同样至关重要。通过高质量 CPR 延缓死亡，为除颤和药物治疗提供有利的时机，从而起到更好的治疗效果。

高质量 CPR 的内容包括：正确的手位、每分钟 100~120 次按压、按压深度为 2 英寸（5~6 厘米）、胸腔完全回弹、50：50 的闭胸心脏按压占比、每次通气 1 秒、尽可能不中断 CPR（暂停不超过 10 秒）。因此，保证高质量的 CPR 是一个非常重要的内容，需要不断加强相关的培训和反馈，每月或每季度进行心搏骤停心肺复苏训练演习，从而进行持续改进。因为大多数除颤器在复苏后允许数据下载，测量 CPR 质量。可以通过模拟假人训练结合真实事件回顾获得。每一次心搏骤停抢救之后，都要给相关人员提供效果反馈和持续的质量改进计划。这种近似实时的数据下载可以在最有效的时间内给予团队反馈和质量改进。

4. 快速调度的训练和质量改进　一旦接到有关危急症状的呼救,例如不省人事、呼吸困难、卒中症状、胸痛、重大创伤、糖尿病低血糖等,应立即进行快速调度。快速调度可以为社区的伤员和心搏骤停患者争取医疗救治的时间,挽救他们的生命。社区中的调度中心/EMS 系统必须有一个明确的事件清单,启动快速调度,并仔细测量从第一声电话铃响到开始调度的时间间隔,即"调度时间"。例如对于严重事件,美国消防协会规定的这个时间为 60 秒。

为了保证快速调度的"时间"要求,需要定期审查对快速调度流程的执行情况,例如检查在 30 秒内或更短时间内确定是否需要快速调度、电话沟通人员是否有合格的反馈,还需要不断地进行足够的培训,提高救治质量。

5. 使用除颤仪对复苏过程进行记录　收集和回顾心搏骤停患者的除颤器数据和语音记录,该文件包括但不限于记录时间的细节、干预和 CPR 特点,最后及时向 EMS 人员反馈。

在西雅图和金县,除颤仪会记录每一次心搏骤停及心肺复苏数据,包括每一秒的心律和 CPR 的信息,与数字录音同步。从而实现准确地重建事件,录音加上患者的心律记录使回顾事件更加生动。当连接除颤仪数据时,整个事件的重建就更加准确,就可以推论出延迟复苏的原因(例如:狗在吠并阻挡,把患者从浴室中搬出来,氧气罐漏气等)。事后从数字记录中读出按压、通气、心律、电击的具体数据,这些数据都是有价值的。

一些地区有录像方面的经验。作为可以追踪胸部按压的一个方法。语音和心电图记录可以作为质量改进和教学的素材,也可以作为经验与人员分享,争取下一次做得更好。在一个记录中,医护人员让抢救者停止 CPR 以便插管治疗,之后有 65 秒没有做 CPR,医护人员也没有让抢救者恢复胸部按压。事后医护人员回看记录,不敢相信停顿了这么久。但以此为鉴,在之后进行救治时会有所改善。这里需要指出的是,使用除颤仪对复苏过程进行记录,无须担心相关记录可能用于考核和惩罚,因为到目前为止,所有的记录都没有用于处分。

6. 开始第一反应者的 AED 计划,包括警察、警卫和其他安保人员　具备 CPR 技能和受过 AED 训练的公共安全员或其他第一反应者,有可能提高心搏骤停患者的存活率。但是,要警察参与 AED 计划存在很多现实困难,例如领导是否支持,消防部门和 / 或 EMS 机构是否支持,计划开始和持续的培训费用,AED 的费用、监督、质量改进计划的实施,以及 EMS 整体调度等。

这需要多部门联合共同努力,最关键的是必须有警察局和 EMS 机构的支持,保证每名警察都能够接受现场培训(不仅仅是视频或网络培训),并且训练简单有效,目的是让警察仅仅为真正的心搏骤停事件而出动。在实践过程中,需要警察或其他第一反应者能够回顾所有心搏骤停抢救的潜在参与者,可以提供反馈,例如 AED 是否正确使用,患者最终情况等。最后,最重要的是确保警察或其他第一反应者能够接受每年的 AED 操作培训和 CPR 培训。

7. 使用智能技术推广 CPR 和公众 AED　这是为了当发生紧急情况时,附近的志愿者或市民可以提供早期 CPR/AED。在公共场所配置 AED,并通过智能技术通知志愿者事发点位置和最近的 AED 位置,对 OHCA 的存活率有明显的影响。志愿者在 EMS 到达现场之前开始施救可以提升成功率。

在实践中,志愿者可能是公众市民、医疗志愿者及救生员等。第一步需要在 EMS 系统中登记 AED 信息,并允许公众公开访问,当有电话呼救时,电话呼叫中心告知来电者最近的 AED 的位置。第二步需要使用智能手机应用程序,志愿者在心搏骤停报警系统上登记。EMS 发出后,应用程序通知附近的志愿者,并可以显示附近 AED 的位置。第三步需要志愿者在 EMS 派出的同时,能够得到同意使用附近 AED 的权限,并通知 EMS 赶往事发地点。此时,电话呼叫中心也会告知呼救者有志愿者已经赶来了。

8. 在学校与地区进行强制性 CPR 和 AED 培训　在学校与地区进行强制性 CPR 和 AED 培训是最终培训目标,其主要目标内容为 100% 高中生在毕业前接受心肺复苏培训,100% 公共雇员接受心肺复苏术培训。目前还未完全落实这一目标,但已有部分国家和地区开始朝这个方向努力。

挪威一直进行强制性 CPR 和 AED 学校课程培训。挪威政府认为,CPR 可以发生在任何地区的任何地方,所以任何与公众接触的人都必须接受心肺复苏术培训。当然,这些课程都较为简单,其中许多是在线或视频课程,或者在工作场所提供基本的 CPR 和 AED 使用说明。还有一些课程适用于在家中发生的心搏骤停。

在美国,截至 2017 年底,有 27 个州颁布了强制性的高中 CPR/AED 培训法律。这是朝着正确方向迈出的一步,一些地区要求必须向所有成年人进行 CPR 培训、了解 AED 以及如何使用 AED。普及 CPR 的地方,生存率提高了 1 倍。

韩国首尔市曾与挪度医疗公司联合开发一种新的训练项目,由调度员指导家中旁观者进行 CPR(称为调度员协助的基础生命支持,DA-BLS),并于 2015 年在 4 个 200 万人口的城市试点运行。DA-BLS 培训除了基础生命支持课程外还包括电话心肺复苏等。这是基于某个 1 小时视频的训练计划,针对潜在的家庭旁观者,尤其是妇女和老年人。以上这些提示,亚洲国家也开始加快了培训脚步。

9. 致力于责任制管理,向地区提交年度报告 这要求各地区 EMS 主管每年向联盟提交一份 EMS 年度绩效报告,这也是落实地区责任制的最好方式。为了提高医疗质量,联盟希望建立一个信息透明的系统,在保护患者隐私的前提下分享心搏骤停抢救病例,收集心搏骤停数据并在同级地区间进行比较。如果结果是积极的,这些信息可以用来促进组织运作;如果结果是消极的,那么就应该利用这些信息来助推地区行政管理部门给予更多的关注和支持。

发布内部或外部的年度报告,可包括以下关键内容:总人口、心搏骤停患者总数、Utstein 生存率(VF 存活出院率)、所有心律失常疾病的生存率;在所有心搏骤停患者中,有目击者的占比;在所有有目击者的心搏骤停患者中,接受旁观者 CPR 的占比;在旁观者实施 CPR 的心搏骤停患者中,有调度员指导的占比;在 EMS 系统注册的公众启动除颤(public access defrbrillation,PAD)、在 EMS 到达之前的应用 PAD 的心搏骤停人数;在 EMS 到达之前,接受第一反应者或警察响应的患者人数;接受除颤的病患总人数;等等。

10. 致力于卓越文化建设 首先,需要明确卓越的文化是什么。各个地区的组织中几乎所有成员对救治监护措施均有高期望值。它需要领导有明确目标,肯抓实干,最好由行政和医疗主管共同开展工作。他们需要每周或定期开会,管理和规划 EMS 项目的所有方面,并制订一个长期计划来创建和保持这种工作文化。许多人认为,创造卓越文化是极具挑战性的。然而,优秀文化尽管很难定义或衡量,但它是区分出色系统和普通系统的一个关键因素。

因此,可以说,创造和培育优秀文化也许是最困难的一步。各地区的行政领导和医务领导必须共同加强培训和继续教育,不断提高医疗卫生水平。卓越文化也需要扩展到 EMS 团队的每个人,当 EMS 队员感受到真诚的、实际的行动,而不是口头服务时,他们会对积极的文化作出反应和贡献。当然,优秀的文化也需要持续的质量改进。比如,医疗机构的医务主任在行政主任的支持下,负责质量改进审查。医疗质量改进涉及 EMS 护理的各个方面。具体做法可以是每月召开一次领导会议,组织运营商和医疗总监合作分析数据,最后运用数据改进培训和方案。

八、全球发展

(一)学校强制 CPR 教学

GRA 的提出的 10 个步骤中的第 8 个步骤为在学校与地区进行强制性 CPR 和 AED 培训。

学校开展强制性的 CPR 教学培训任重而道远,目前已经取得了一定成果,例如从 1966 年开始,AHA 便致力于推动全民 CPR 培训。新加坡要求不同年龄段的公众要学习不同的 CPR 知识;15 岁时需要取得经认证的 CPR 培训合格证;大学生则需要取得 CPR 和 AED 培训合格证。德国法律中明确规定,每个成年人必须当义务兵或参加 7 年的急救义务工作,两者必选其一,否则将会被追究刑事责任。在加拿大渥太华,在校参加 CPR 培训是强制性的。丹麦将 CPR 培训和 AED 的使用纳入驾驶证考试中,建立了国家 AED 网络等等。众所周知由于种种原因,国内 CPR 培训起步较晚,至今,CPR 培训尚未纳入中小学和高等教育课程,即使医学院校也未将其作为所有学生的必修课程,公众 CPR 培训的普及率更是不足,与中国经济和社会发展不相适应。在很长一段时间内,虽然有关部门对急救培训进行宣传,但是一直没有取得较好的效果。究其原因,培训一直没有统一的文本教材和考核标准,在培训时间上没有固定的硬性要求,对培训师资也没有资格认证,并且地区之间的差异很大。

(二)强制性的心搏骤停登记制

目前,很多国家已经开始推行强制性的心搏骤停登记制,例如欧洲的挪威和亚洲的日本。

2005年在日本成立了OHCA的国家Utstein注册机构。每年大约注册13万个案例,到2017年底总共有超过130万个案例。日本研究者根据注册信息发表了100多篇研究论文。

根据日本国家Utstein注册机构数据显示,目前日本院外心源性心搏骤停的生存率从2005年的3.3%提高到2014年的7.2%,其主要原因是旁观者心肺复苏率从38.6%提高到50.9%,且AED利用率大大提高。

EMS在东京马拉松赛事的优异表现,已经实现了令人印象深刻的高生存率。从登记数据看出,共发生37起心搏骤停病例;全程马拉松比赛的事故发生率为2/10万,半程马拉松比赛的发生比例为2.5/10万。除颤20例,17例未除颤。除颤情况下患者1个月格拉斯哥-匹兹堡脑功能表现分级(cerebral performance category,CPC)1-2级(CPC为神经功能预后评价指标)的存活率为95.0%(19/20例),非除颤情况下为47.1%(8/17例)。旁观者CPR和PAD均进行和仅旁观者CPR而无PAD的两种抢救方式,两者生存率统计学差异显著(95.0%比47.1%;$P<0.05$)。这些数据都是通过强制性的心搏骤停登记制实现的。

(三)AED的应用

以人工呼吸和胸外心脏按压为基本急救措施的CPR,对处在心室纤颤状态下的心脏是无能为力的,因为无法除颤。因此,要使猝死、濒死者获得复苏成功,除了CPR技术,尽早地进行心脏除颤,成为现场救护措施的关键。这也是李宗浩教授一直关心的问题。

其实,心室纤颤这个"困扰"并不是一个新鲜话题,直到20世纪中叶对此救治有了一些突破。1947年,Beck医师在一次手术中,和他的助手们试用电击除颤获得成功,启发了他们尝试制造世界上第一台心脏除颤器。1956年,Zoll医师和他的同事们对这种除颤器作了重大改进,应用交流电容器获得可控的储存电量,然后使用两个放置在患者胸壁上的电极板,向患者释放一定的电能,达到不开胸而消除心室纤颤的目的,从而奠定了心脏除颤器治疗包括心室纤颤在内的心律失常的临床基础。

从交流电除颤器到应用直流电除颤器,是心脏除颤器的重大进步。因为它具有便于携带、不需要电源等特点,为早期使用电除颤器,或者说为早期对猝死者实施有效的救治提供了技术保障。20世纪70年代后期,用在医院临床上的心脏除颤器在发达国家已经普及。但是,在当时绝大多数使用除颤器的这种"电击"环境都是在医院急诊室、病房或装备齐全的救护车上,而且使用这种除颤器的人员,都是医师或资深的护士,或专业急救人员。

心室纤颤在心脏性猝死者身上的表现不是在救护的后期,而是在早期,在患者骤然倒地的瞬间,也就是说,在家庭、旅馆、马路、车间、工地、办公室等现场,及早地除去心室纤颤,是早期救护的关键,是使患者成活的重要措施。心脏除颤器如果仅掌握在医师、专业急救人员手中,只放置在具有规模的医院急诊室和设备齐全的救护车内,在现实生活中,它几乎远离了绝大多数需要使用它的人群。如果除颤器能为更多的人服务,像普及CPR那样,为公众所能掌握,能放在公众场所,随用随取,那才具备实用价值。因此,AED诞生了。

同样,在20世纪80年代,德国狄克医师"萌芽"了一个新的复苏器械,即AED。其实早在1979年狄克医师及同事就在一项预言性报道中,对这个复苏器,也就是当今全球第一代的"自动体外除颤器"的实验室和临床应用,进行了精彩的描述。这很快引起了专家们的注意,随后的一些研究结果均支持这个复苏仪器在理论上、实践上的正确性与可操作性。随着时间的推移,AED在发达国家的使用越来越普及,例如1998年美国飞往墨西哥的航班上,机组人员使用AED挽救了一名乘客的生命;2000年美国总统克林顿就AED的推广发表了电台演讲;2006年美国立法机构推出了使用AED的免责条款;等等。

(哈尔滨医科大学附属第三医院 徐文佳 隋 欣 韩 非)

(挪度中国 叶雅斯)

参 考 文 献

［1］Trubuhovich RV.History of mouth-to-mouth rescue breathing.Part 2：the 18th century［J］.Crit Care Resusc,2006,8（2）：157-171.

［2］Baskett T F.Resuscitation great：Silvester's technique of artificial respiration.［J］.Resuscitation,2007,74（1）：8-10.

［3］Elam J O,Brown E S,Elder J D.Artificial respiration by mouth-to-mask method；a study of the respiratory gas exchange of paralyzed patients ventilated by operator's expired air［J］.N Engl J Med,1954,250（18）：749-754.

［4］SAFAR P,ESCARRAGA L A,ELAM J O.A comparison of the mouth-to-mouth and mouth-to-airway methods of artificial respiration with the chest-pressure arm-lift methods［J］.N Engl J Med,1958,258（14）：671-677.

［5］COOPER J A,COOPER J D,COOPER J M.Cardiopulmonary resuscitation：history,current practice,and future direction［J］.Circulation,2006,114（25）：2839-2849.

［6］Taw R L Jr.Dr.Friedrich Maass：100th Anniversary of "new" CPR［J］.CPR.Clin Cardiol,1991,14（12）：1000-1002.

［7］Soto-Ruiz K M,Varon J.Resuscitation great.George W.Crile：a visionary mind in resuscitation［J］.Resuscitation,2009,80（1）：6-8.

［8］Beaudouin D.W.B.Kouwenhoven：Reviving the Body Electric.*Johns Hopkins Engineering*.2002（Fall）：27-32.

［9］KOUWENHOVEN W B,JUDE J R,KNICKERBOCKER G G.Closed-chest cardiac massage［J］.JAMA.1960,173：1064-7.

［10］Eisenberg M S.Charles Kite's essay on the recovery of the apparently dead：the first scientific study of sudden death［J］.Ann Emerg Med,1994,23（5）：1049-1053.

［11］Meyer J A.Claude Beck and cardiac resuscitation［J］.Ann Thorac Surg.1988；45（1）：103-105.

第二节
国际 SOS 与中国

国际 SOS 致力于挽救生命,保护企业及组织(客户)的全球员工免受健康与安全威胁。无论客户身处何处,国际 SOS 通过全球服务网络都能为客户提供定制化的健康与安全风险管理解决方案,以助其实现业务发展及工作效率的提升。国际 SOS 的创新技术、医疗和安全专业知识侧重于预防,提供实时、可操作的见解和实地的高质量交付。国际 SOS 帮助保护企业组织的员工及其品牌声誉,并支持企业客户的合规报告的需求。通过与国际 SOS 合作,企业可以充分履行其"员工关照"义务,确保核心业务的商业韧性、连续性及可持续性。

国际 SOS 集团成立于 1985 年,总部设在伦敦和新加坡,得到了近 9 000 家机构和企业的信任,其中包括《财富》世界五百强中的大多数企业,以及大中型企业、政府、教育机构和非政府组织。13 000 名多文化的安全、医疗、物流管理和数字化专家与客户站在一起,从 90 个国家的 1 200 多个地点提供支持和援助,全年 365 天、每天 24 小时不间断。

国际 SOS 早年即 1989 年以 AEA 名称进入中国市场(后更名为国际 SOS),开始以医疗包机转运服务被大家认知。在中国开展业务三十多年,我们非常荣幸参与了许多具有标志性的事件,也见证了一些具有重大历史意义的里程碑。

曾有一个戏剧性的真实故事。那是在 1989 年初,时任"亚洲紧急救援中心"(AEA)创始人安努·韦西晔先生(Mr.Arnaud Vaissie)和帕斯卡·瑞贺默医生(Dr.Pascal Rey-Herme)到刚刚建成运营的北京急救中心,拜访了李宗浩医生,双方相谈甚欢。李宗浩医生表示可以向曾任北京市政府副市长的白介夫先生汇报,建议 AEA 进入中国北京开展国际急救业务。很快,AEA 两位创始人在李医生陪同下拜见了白介夫先生,加速了筹备工作。此后不久,1989 年 3 月,日本圣心女子大学"三国旅游团"在四川发生了车祸。AEA 请求北京急救中心李宗浩医生给予紧急援助。李宗浩医生带领急救中心团队及 AEA 医生们赴现场处置,并将伤员安全护送回东京。此举为 AEA 在华建立机构开展业务起到了很大的促进作用。中国卫生系统官方报刊《健康报》发表了文章给予赞扬。

一、国际 SOS 的团队

(一)安全风险团队

国际 SOS 与其遍布全球的合作网络伙伴,整合了世界领先的医疗资源和安全风险专业人员资源。国际 SOS 拥有 200 多名专职安全风险专业人员,通过与遍布全球 250 多个国家和地区的 400 家安全风险服务供应商网络合作,为负责保障全球员工安全和健康的企业管理人员,提供全方位的安全风险管理服务,受到客户信任。通过国际 SOS 全球网络,提供及时和可操作执行的安全风险信息与分析、专业建议,以及实地的援助服务支持。

(二) 医疗健康团队

国际 SOS 专职的 1 200 多名医生来自各专业医学领域,包括大流行病防控和管理、家庭医学、妇产科、儿科、物理治疗、精神病学和心理咨询、牙科以及营养保健等。

国际 SOS 作为全球远程医疗服务的创新者,在 62 个国家和地区拥有远程医疗服务提供商;并将国际 SOS 援助中心和国际诊所的远程医疗咨询服务能力扩展至 37 个国家和地区。

同时,国际 SOS 在支持全球客户的心理健康需求方面也拥有广泛的专业能力,从情感支持咨询到复杂的心理健康的案例管理。这些服务通过国际 SOS 援助中心、诊所、可定制的客户计划以及数字化渠道(包括应用程序和会员门户网站)提供。

国际 SOS 能通过 100 种语言和方言,为客户提供专业的服务与支持。

二、国际 SOS 的客户

国际 SOS 在全球为 9 000 家企业机构的 700 多万全球员工提供服务与支持,其中包含 75% 的《财富》世界百强以及 65% 的《财富》世界五百强的企业。国际 SOS 的客户占《企业爵士》发布的全球最佳可持续发展企业百强榜中的 50% 以上。

(一) 全球服务数据

国际 SOS 全球服务数据见图 6-1 和图 6-2。

(二) 健康和安全咨询

国际 SOS 作为一家专注于健康和安全风险管理的全球咨询公司,得到了世界领先组织机构、企业的信任,为他们最紧迫的挑战找到可实施的解决方案,为未来的风险做好准备,并为他们的发展提供动力。国际 SOS 的解决方案帮助客户建立强大和可持续的人员管理体系,以更好地准备、应对和管理国际健康和安全问题,并降低风险。

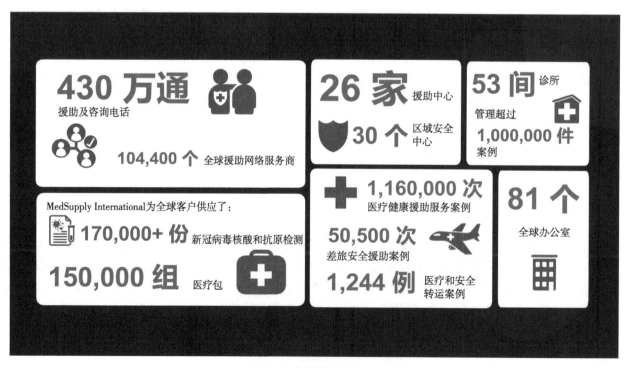

图 6-1 全球服务数据一

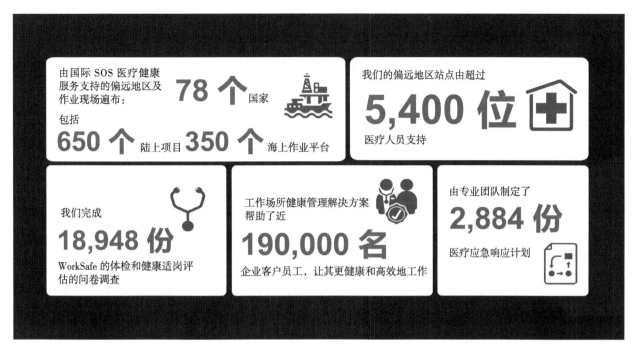

图 6-2 全球服务数据二

全球健康和安全顾问团队拥有丰富的行业、地域和专业经验。健康专业知识包括职业健康、心理健康和福祉、传染病、非传染性疾病和公共卫生等方面。安全方面的专业知识包括差旅风险管理、危机管理和情报（信息和分析）。国际 SOS 的建议是可操作的，因为它在复杂的、偏远的或高风险的环境中实地提供健康和安全服务方面有着深厚的知识和经验。

通过国际 SOS 以数据为主要驱动的解决方案，解决了广泛的健康和安全等问题，分析了相关的趋势。其中包括：保护员工，限制风险暴露，减少事故，改善员工的健康和福利，确保符合行业标准和履行企业对员工关照义务。

国际 SOS 的专家在 2022 年为客户提供了超过 38 500 小时的健康和安全咨询。

（三）远程医疗

国际 SOS 的客户员工可以通过远程医疗解决方案随时随地通过电话、即时消息和视频直接与经验丰富的医疗专业人员取得联系。

凭借超过 35 年专注于为客户提供高质量的医疗援助服务的经验，国际 SOS 成为全球第一家获得 ISO 远程医疗服务认证的公司。

（四）工作场所方案

国际 SOS 有 5 400 多名医疗专业人员在 78 个国家为客户的 650 多个陆上项目和 350 个海上作业平台和偏远地区项目上提供现场医疗站点服务，并结合远程医疗方式共同管理客户员工的健康。2022 年，全球工作场所健康管理解决方案帮助了近 19 万名企业客户员工，并制定了 2 884 份医疗应急响应计划（medical evacuation response plan）。

（五）全球数字化服务

新冠疫情加速了企业为员工建立一个安全的、有韧性的和可持续的未来需要的全球数字化服务平台。

国际 SOS 的手机援助 App 提供最新的新冠疫苗和签证信息，个性化的旅行检查清单，实时新型冠状病毒旅行信息，7×24 小时援助服务，无论在哪里工作或旅行只需轻轻一点，便可获得世界各地的专业团队的帮助，获得最新的医疗健康和安全风险建议。

2022年,国际SOS的全球人员韧性数字化服务共为2 000个企业客户提供支持,帮助他们有能力通过援助App上追踪功能定位760万名员工,管理2 520万次差旅(包括1 800万次国内旅行和720万次国际旅行)。我们通过48 500个警报精准及时地提供每个地点不断变化的安全和健康威胁情况。

(六)培训

作为全球人员韧性服务的重要组成部分,国际SOS的专业团队提供整合的健康与安全培训服务,为企业客户的员工和管理人员提供线上和线下的培训。线下培训包括美国AHA心脏协会认证的急救培训课程、健康促进讲座、企业员工风险系列培训。线上数字化学习平台(DLP)提供丰富实用的数字化学习内容,由国际SOS内部专业团队以11种语言撰写的40多套可在15分钟完成在线学习并评估分数的优质课程。

三、国际SOS在2022年医疗转运数据

2022年,国际SOS持续为企业客户在全球范围内,提供高标准和执行极度复杂的医疗转运和安全撤离(图6-3)。

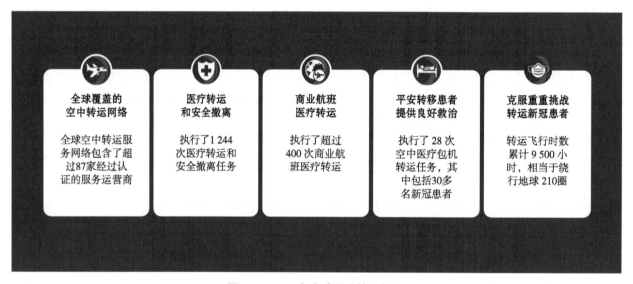

图6-3　2022年全球医疗转运数据

四、全球统一的服务质量

国际SOS致力于取得全球公认的ISO国际认证,提供有质量保证的服务,不断提升服务内容,以确保达到客户的期望。

国际SOS集团下任何一个地区提供的服务都遵循全球统一的标准,获得全球质量管理体系、信息安全管理体系、隐私信息管理体系、远程医疗服务-质量体系、职业健康和安全管理体系的国际认证。

五、国际SOS对危机的响应能力

(一)对新冠疫情的响应

尽管现在商业运作和差旅恢复到疫情前的水平,新冠感染仍然是我们生活中还在持续面对的问题。2022年,各组织、企业向国际SOS的健康和安全专家寻求咨询帮助,进一步支持他们的员工可以健康、安

全地返回办公室工作。

国际 SOS 继续努力监测病毒的发展,并主动向客户传达关于病毒变异情况和差旅限制变化等方面的消息。通过多种途径向各企业提供最新的信息,如免费网络研讨会、有深度的文章、免费教育材料以及视频音频等。国际 SOS 为客户提供建议,帮助他们制定适应当前风险环境的强化健康和安全的政策及程序。在疫情防控期间,国际 SOS 还在客户的现场建立了专门的医疗设施。这使客户能够确保他们的业务连续性,同时保护他们所在当地社区的员工、家属及其相关业务。

以下是国际 SOS 在 2022 年向客户和公众提供支持的一些例子。

执行超过 73 000 例与新冠感染相关的援助案例。

在 163 个国家/地区执行了 495 次空中医疗专机转运,转运了 800 多名新冠患者。

为来自 50 多个国家/地区 30 多万人接种新冠疫苗。

为诊所计划的客户进行了超过 15 万次新冠病毒核酸检测。

提供 17 万份新冠病毒核酸检测和抗原检测试剂盒,3.5 亿个口罩,和 1 500 万防护用品包括手套、防护服、面罩。

增强全球援助网络的能力,整合了在 162 个国家/地区 2 000 个新冠病毒检测和新冠疫苗接种机构。

远程医疗咨询服务网络扩展覆盖到全球 37 个国家。

以 23 种语言提供 190 多份与新冠疫情相关的免费宣讲材料。

举行了 350 次免费网络研讨会,提供的信息时长超过 240 小时,有超过 17.83 万人观看,回复 9 200 次网络咨询。

在媒体上发表 3 500 多篇文章,受众超过 9 500 万,有 253 万条评论。

(二)对 2023 年土耳其、叙利亚突发地震的响应

直接向红十字国际委员会捐款 25 000 美元,以支持他们的筹款工作。全球各分支机构也自行向当地的土耳其、叙利亚大使馆捐款和捐赠所需物资。

在土耳其中部开塞利省组建事件管理团队,主要人员包括安全事件队长、副队长曾任土耳其某地区特种部队军事长官、医疗专家、两名受过专业安全培训的司机。

通过陆路和航空从受灾地区撤离人员,并向有需要的人提供物资和必需品。

集团医疗供应部门主动自愿支持土耳其驻新加坡大使馆的救灾工作,在短短的 36 小时内,通过土耳其航空公司向受影响地区人民运送超过 15 吨紧急人道主义援助物资,之后的 7 天另外 60~80 吨可用的捐赠物陆续抵达土耳其。

为客户提供 120 个涉及安全、医疗和运营相关的援助案件支持,20 条专业建议咨询和 8 条特别建议,10 次局势更新,2 次区域安全预报。

六、国际 SOS 案例分享

(一)新冠疫情防控期间医疗转运

案例一:全球首次多名新冠重症监护病患超远程、同时转运

背景介绍:2022 年 3 月 4 日,国际 SOS 承接了高度复杂的医疗转运任务,为 4 名仍在重症监护的新冠病患,同时从留尼汪岛转运至巴黎。该任务是受法国卫生部委托,由国际 SOS 与法国院前医疗急救体系、法国紧急医疗服务机构、地区卫生局、澳大利亚航空公司和巴黎机场协同合作执行。这是空中医疗转运历史上,首次将多名需要重症监护的患者,经超长途飞行、一次性同时进行的医疗转运。

主要做法:本次任务由澳大利亚航空公司的波音 787 飞机承运,于当地时间 21:33(巴黎时间 18:33)从留尼汪岛起飞,经过 11 个小时的飞行,于 2021 年 3 月 5 日星期五凌晨 5:15 降落在巴黎戴高乐机场。为了确保飞机能够承载更多的医疗担架和数量庞大的氧气搭载患者,必须获得民航豁免。此次医疗转运

团队主要由巴黎和留尼汪岛的 SAMU 组成,其中包括 5 名重症监护医生、5 名重症监护护士、7 名急救人员和 1 名后勤人员;国际 SOS 则提供了一名飞行护士和一名后勤协调专家,负责支持各医护小组并承担与飞机机组和国际 SOS 巴黎援助中心进行实时沟通。国际 SOS 还承担一个关键任务,即如果该任务执行期间出现任何情况需要航班改道时,国际 SOS 需要迅速作出响应,立即协调和调动地面接收患者的资源以支持病患。

取得成绩:由于四名患者病况危重,飞机上装载和安装了先进的医疗设备,包含便携式血液分析仪、超声波机和 2 台体外膜氧合器(ECMO)以及备用呼吸机。这些设备加上为每名患者各自准备的 9 500 升的氧气,总重量约 1 吨。

这是国际 SOS 执行的首次超长途将多名新冠 ICU 病患一次性转运的任务。

案例二:横跨三大洲在空中搭建重症监护室内环境

背景介绍:国际 SOS 负责协调并执行了一起包含 8 名重症新冠感染患者的医疗转运,从远在南太平洋的法属塔希提岛转运至法国本土;本案例是自疫情以来,国际 SOS 医疗转运的另一大突破。

经验总结:国际 SOS 配置了 35 名医护人员以及超过 2 吨重的专业医疗转运设备,用改装后的宽体飞机来运载病患和所有医护人员,在高空中搭建了一个和地面同样的重症监护环境,确保重症病患同样能够获得完善的照料和生命保障。

(二)新冠疫情防控期间中国团队参与的医疗转运和送返

案例三:为某他国国家石油天然气企业提供海外项目员工撤离和返岗支持

背景介绍:2020 年新冠疫情暴发高峰阶段,某他国国家石油天然气企业数十名已经完成了在南苏丹的轮岗任务的员工,由于国际旅行限制,迟迟无法返回母国。

主要做法:收到请求后,国际 SOS 立即启动援助中心团队,协调相关国家商业航空包机资源,并与各方紧密协调和沟通后,获得南苏丹和目的地国家民用航空局的飞行落地许可,将滞留在海外的人员通过包机方式,撤离返回母国。

行前,国际 SOS 还向包含乘客和机组人员共 83 人,提供新冠防护物资,确保人员传染风险降到最低。

经验总结:在疫情防控期间,全球航空运力吃紧的情况下,国际 SOS 通过整合的医疗健康和安全运营专业团队,在多方的共同协作下,为企业填补了跨境援助资源,为企业的员工带来一份安心。

案例四:送恶性疟疾伴有脑并发症患者跨非欧亚三大洲回国

背景介绍:2020 年 7 月,一名在尼日利亚工作的中国籍员工,出现持续高热伴有疟疾及癫痫症状,危及生命,急需救助;该国为高医疗风险国家,医疗设施资源匮乏,且传染病泛滥,给派驻当地的员工带来严峻的健康威胁;适逢新冠疫情防控期间,当地医疗资源受到挤兑,让该员工就地治疗难上加难。

疫情防控期间,国际航空运力锐减、各项检疫政策严格,让包机转运相比以往更加复杂且挑战重重。

主要做法:国际 SOS 在接到相关请求后,首先将患者转移至国际 SOS 集团在尼日利亚的诊所检测,确诊其感染恶性疟疾伴有脑并发症并提供治疗。

企业为保障员工的生命健康,履行"员工关照责任与义务",决定将该患者通过医疗专机转运回国治疗;在获得转运的请求后,国际 SOS 拉各斯诊所,以及位于巴黎及北京援助中心三方联动,着手为本次医疗转运任务做准备,并协助企业办理各项医疗包机入境许可要求。

历经十余个小时,跨越非、欧、亚三大洲,患者最终通过医疗包机,顺利平安回到中国,接受后续治疗。

(三)新冠疫情防控期间差旅安全援助案例

案例五:员工外派地突发暴力事件,帮助客户随时跟进当地形势

背景介绍:因墨西哥暴力事件频发,2022 年 8 月,一位派驻于墨西哥的中资企业管理人员通过电话联系国际 SOS 北京援助中心,咨询相关事件是否有对其员工和企业的潜在危险,并寻求国际 SOS 的安全风险评估。

主要做法:接到需求后,北京援助中心立刻联系当地的安全团队,收集相关信息。通过快速翻译和信息整合,北京援助中心将一份关于相关事件的详细报告和安全风险评估报告递交给客户,并助力客户进行下一步安全风险管理部署。

经验总结:综合的当地安全风险信息,帮助管理人员洞见潜在风险,确保及时响应。实时安全风险和事件监控系统,帮助管理人员进行决策。

案例六:新冠疫情影响下高效信息收集和处理,提供有效援助

背景介绍:2022 年 5 月,国际 SOS 接到客户的问询,他们近期需要派驻一位工作人员从瑞士经由第三国前往中国。

除了对当时防疫政策的了解较少外,客户还面临了中国防疫健康码红码的情况,以及未能同时在转机国家进行健康申报。因此被迫改签机票。

2022 年 6 月客户预订了新的航班后,却被延迟到 8 月。8 月份出发前又无法找到经认证的核酸检测点和英文版的登机要求。客户同时面临着多种出行障碍。

主要做法:接到服务要求后的二十四小时内,中国援助中心和当地援助中心一同为客户提供了当时的入境规定以及核酸时效要求。

一周后接到客户反馈差旅员工健康码为红码后,国际 SOS 团队立刻检查了客户的申报文件,发现缺少文件,需要重新申报,并且告知客户也需要对第三国转机进行健康码申报。

客户通过差旅服务中心改签机票后,中国援助中心跟进提供了最新版申报材料和核酸规定。

同伦敦援助中心一起帮助客户在中转国找寻符合航空公司规定的核酸检测机构并预约服务,同时多次联系航空公司收集英文版本的核酸要求指南,确保客户在中转国能够方便快捷地完成核酸检测并登机。

最终客户成功经过中转航班入境中国。

经验总结:根据政府关于转机入境中国的要求,援助中心为客户配备了英文版本的文件清单和详细的关于申请步骤的介绍。

全球援助中心资源合作,确保第一时间进行信息收集和处理,保障时效性和响应速度,多渠道推进解决方案,包括与大使馆和航空公司的密切联系。

案例七:帮助企业快速评估其人员是否受到袭击事件的影响

背景介绍:在 2021 年发生美国国会大厦袭击事件时,国际 SOS 的客户使用员工风险追踪与沟通平台(Tracker),快速识别当时处于国会大厦附近的所有员工,并使用双向沟通模组第一时间清查他们的人身安全。一家咨询顾问公司在美国华盛顿特区设有办公室,且其全球的员工也经常频繁差旅至该城市。2021年美国国会大厦发生袭击事件时,该企业的领导要求人力资源主管必须快速清查是否有员工在国会大厦周边,并受到事件的影响。

主要做法:该客户为其全球员工(包含美国境内的本地雇员)购买了国际 SOS 全球人员韧性解决方案,并为其全体员工(包含商务差旅人员和本地雇员)提供国际 SOS 援助 App 的访问权限。由于该事件对企业运营风险影响严重,国际 SOS 安全风险团队发布了针对该事件的特别风险警报;该风险警报自动触发了一个危机管理响应机制。因此当攻击发生时,首先,所有通过援助 App 启动自动风险追踪的员工,都被自动"签到",随即他们收到了一个自动通信的联系,要求他们反馈是否安全。

其次,Tracker 系统向客户管理者发送了一封电子邮件,提供 Tracker 对所有在事件周边人员实时的安全评估与反馈的链接。该评估报告中,还标注哪些员工已经反馈安全,哪些需要具体帮助。通过登录Tracker 系统,企业管理者还能够追踪更多将自己标注为需要支持的员工,并通过 Tracker 向他们发送进一步的建议和信息。

经验总结:通过该事件,这家企业对于他们的应急响应流程和管理感到更有信心。人力资源部门还有一个清晰、明确的方法,得以向企业高层领导汇报员工风险管理具体的工作。

(四)心理咨询支持案例

案例八:外派员工出现严重精神问题,急需治疗

背景介绍:入职不到三个月的新员工,出现躁郁、自残甚至伤害他人的情况,并突然失联。所在的印度

尼西亚岛上,没有治疗相关疾病的医疗机构;此外企业后续发现该员工的精神疾病是既往病史,并不在保险保障范围内。此事件给项目上其他员工带来巨大的影响,项目经理要求总部人力资源负责人立即介入,尽快将病患送离项目。总部的人力资源负责人联系了国际 SOS。

主要做法: 国际 SOS 医疗团队提供了两套方案。①病患转运到雅加达的专业精神治疗机构;②派遣精神科医生携带药品从雅加达到当地医院先进行稳定性治疗。与企业及家属沟通后,最终选择在当地先接受稳定治疗;而在国际 SOS 安排病患入院后,患者核酸检测阳性被医院拒收;后经国际 SOS 多方协调,医院将患者收治在隔离病房,同步治疗精神疾病。

国际 SOS 持续与主治医生沟通,追踪病情,并以书面和口头的方式向项目经理、总部人力资源负责人和家属汇报患者最新状况。

国际 SOS 还为其他员工提供线上心理疏导,心理健康培训,纾解员工的焦虑并缓解了企业压力,稳定"军心",维持项目运营的连续性。

病患经精心治疗后,并经后续评估符合航空公司适飞条件后,在同事陪同下,于 2022 年 4 月初搭乘商业航班安全回国,继续接受治疗休养。

案例九:通过微信平台提供高效的咨询支持

背景介绍: 2022 年 8 月,国际 SOS 北京援助中心在微信援助平台收到某位工程总承包企业管理人员的信息,提及该项目上一名较为年轻的员工自新冠疫情暴发以来,即滞留在项目上未能回国,此员工提出希望获得抗抑郁药物。

为确保该员工切实获得科学的帮助,管理者联系了国际 SOS。

主要做法: 收到相关信息后,国际 SOS 北京援助中心医生立即联系该名人员,并通过 30 分钟的关怀问询,了解人员情况并进行初步评估。

对话中,医生也提醒该人员,已经覆盖在该企业服务方案中的 5 次专业心理咨询服务;该人员在医生建议下,同意启动心理咨询支持。

该人员通过在线的形式,完成了 5 次的以中文母语交流的心理咨询,并在国际 SOS 医生回访的电话中,表示自己的抑郁情绪得到很大的排解,能够更加平和理性地面对现状,该人员暂时不需要使用药物。

经验总结: 由援助中心专业医生前期介入,并在关键时刻转介专业心理咨询支持,在获得员工信任的同时,确保专业资源及时干预,避免相关问题进一步升级。通过微信援助平台,服务交付经济高效,便于操作。

(五)提供可靠的海外医疗资源案例

案例十:专业的医疗建议、细致的陪同服务,轻松解决海外就医问题

背景介绍: 2022 年 7 月,某中资矿业企业在苏丹喀土穆的员工,感染乙型肝炎,致电国际 SOS 为其推荐当地具备治疗能力的医院。在国际 SOS 援助中心的指导和安排下,该人员顺利前往当地医院治疗。

两周后,员工的经理再次联系国际 SOS,告知根据当地传染性疾病防治政策,感染的员工必须限期离境苏丹,因此需要国际 SOS 根据患者的医疗情况,推荐后续可执行的方案,并协助安排就医。

主要做法: 在掌握该人员尚处于相对疾病稳定的阶段,国际 SOS 建议企业无须将人员调岗回国,而是可以前往接收乙型肝炎病患的周边国家先进行全面的检查,并推荐了土耳其伊斯坦堡或埃及开罗两套方案。

企业最终决策将人员通过商业航班送往开罗,并通过国际 SOS 协调就诊安排以及医疗费用担保的安排。

患者就诊时,国际 SOS 还为其提供就医陪护以及语言支持。

一周后,该病患的乙型肝炎检查结果出来后,援助中心医生解读相关数据,判断暂无须治疗,按医嘱 6 个月后复查即可。

经验总结: 在边远的异国他乡,推荐可靠医疗资源,提供海外就医支持。为员工健康提供支持的同时,为企业控本提效提供解决方案。

案例十一:远程医疗协助,提供准确的医疗评估和建议

背景介绍:2022 年 7 月,国际 SOS 北京援助中心接到电话,一名国际学校外籍教师的孩子,在三亚家庭旅行期间,出现耳部发炎症状。但是因为没有 72 小时内的核酸检测证明,无法进入医院就诊;又因为语言不通,不知道买到的中国药品如何使用。

主要做法:接到求助后,北京援助中心的医生指导该人员拍摄患病部位和药品发送至援助中心。

收到照片后,国际 SOS 的中国医生和外籍医生讨论后,给出了医疗评估建议和用药指导。

在与医生沟通后,此外籍教师对于孩子状况的担心减轻了许多。

国际 SOS 进行了持续跟进,直到病患康复。

经验总结:通过远程医疗服务,在无法立即就医的情况下,国际 SOS 能够帮助快速准确获取医疗评估和建议。

多语言服务,提供本地化信息,特别是在差旅途中,只能购买当地药品的情况下,国际 SOS 能够帮助选择正确有效的药品及指导用药。后续服务跟进,提供健康支持直到病患康复。

最后,国际 SOS 特别郑重地指出,在开展上述各项服务中,我们特别高兴地看到中国急救事业几十年来的飞速发展,其中国际 SOS 也起了一定的促进作用。我们的创始人之一集团医疗总监 Dr.Pascal Rey-Herme 医生参加了第一届的中国·国际救援医学论坛,我们的医生团队也参加了此次论坛,发表演讲。多年来,我们与李宗浩教授的团队和中国医学救援协会一直保持良好的医学学术和行业发展的关系。希望今后有更多的合作,有更多的医学急救经验的分享。

(国际 SOS 公司)